AF475157

TRAITÉ

DE

PATHOLOGIE EXOTIQUE

---

VI

# MALADIES PARASITAIRES

# PESTE

# LISTE DES COLLABORATEURS

**ANGIER** ........... Médecin-major des troupes coloniales.

**BOUFFARD** ....... Médecin-major des troupes coloniales, professeur à l'Ecole d'application du service de santé des troupes coloniales.

**BOYÉ** .............. Médecin major des troupes coloniales.

**CAMAIL** ........... Médecin principal des troupes coloniales.

**CLARAC** ........... Médecin inspecteur des troupes coloniales, directeur du service de santé de l'Indo-Chine.

**DUMAS** ............. Médecin major des troupes coloniales.

**DUVIGNEAU** ..... Médecin principal des troupes coloniales.

**GAIDE** ............. Médecin major des troupes coloniales, professeur à l'Ecole d'application du service de santé des troupes coloniales.

**GOUZIEN** .......... Médecin principal des troupes coloniales, directeur de l'Ecole d'Application du service de santé des troupes coloniales.

**GRALL** ............ Médecin inspecteur général des troupes coloniales.

**HEBRARD** ......... Médecin principal des troupes coloniales.

**LASNET** .......... Médecin principal des troupes coloniales.

**LEBŒUF** .......... Médecin-major des troupes coloniales.

**LECOMTE** .......... Médecin major des troupes coloniales, professeur à l'Ecole d'Application du service de santé des troupes coloniales.

**LEGER** ............. Médecin-major des troupes coloniales, professeur adjoint à l'Ecole d'application du service de santé des troupes coloniales.

**MARCHOUX** ...... Médecin principal des troupes coloniales, chef de laboratoire à l'Institut Pasteur.

**MARTIN** ........... Médecin-major des troupes coloniales, professeur à l'École d'Application du service de santé des troupes coloniales.

**MATHIS** ............ Médecin-major des troupes coloniales, directeur du laboratoire de bactériologie de Hanoï.

**MÉTIN** ............ Médecin principal des troupes coloniales, professeur à l'École d'Application du service de santé des troupes coloniales.

**NOC** .................. Médecin major des troupes coloniales, directeur du laboratoire bactériologique de la Martinique.

**REBOUL** ......... Médecin-major des troupes coloniales, directeur du service de santé de l'Annam.

**RIGOLLET** ........ Médecin-major des troupes coloniales, professeur à l'Ecole d'Application du service de santé des troupes coloniales.

**SALANOUE-IPIN**. Médecin major des troupes coloniales.

**SIMOND** .......... Médecin principal des troupes coloniales, directeur de l'Institut Pasteur de Constantinople.

**THIBAULT** ....... Médecin-major des troupes coloniales, professeur adjoint à l'Ecole d'Application du service de santé des troupes coloniales.

**THIROUX** ........ Médecin-major des troupes coloniales, directeur du Laboratoire de Bactériologie de Saint-Louis (Sénégal).

# DIVISION EN FASCICULES

Fasc. I. — **Paludisme** .......................................... 12 fr.
Fasc. II. — **Parapaludisme et fièvres des pays chauds** ..... 10 fr.
Fasc. III. — **Fièvre jaune. Choléra** .............................. 10 fr.
Fasc. IV. — **Maladies exotiques de l'Appareil digestif.**
Fasc. V. — **Intoxications et Maladies générales aux colonies.** 10 fr.
Fasc. VI. — **Maladies parasitaires. Peste** ...................... 12 fr.
Fasc. VII. — **Maladies de la peau exotiques.**
Fasc. VIII. — **Maladies chirurgicales aux colonies.**

L'ouvrage complet coûtera environ 80 fr. — Chaque fascicule se vend séparément. — Chaque fascicule se vend également *cartonné*, avec un supplément de **1 fr. 50** par fascicule.

TRAITÉ DE PATHOLOGIE EXOTIQUE

CLINIQUE ET THÉRAPEUTIQUE

*Publié en fascicules sous la direction de MM.*

**CH. GRALL**
Médecin Inspecteur général
du Service de santé des Troupes coloniales

**A. CLARAC**
Médecin Inspecteur
du Service de santé des Troupes coloniales

VI

# Maladies Parasitaires
# Peste



PAR LES DOCTEURS

LECOMTE GAIDE MATHIS NOC
LÉGER ANGIER DUVIGNEAU CLARAC LEBŒUF
RIGOLLET P.-L. SIMON

*Avec 130 Figures dans le texte*

PARIS
LIBRAIRIE J.-B. BAILLIÈRE ET FILS
19, RUE HAUTEFEUILLE, 19

1913

# TRAITÉ
DE
# PATHOLOGIE EXOTIQUE
## CLINIQUE ET THÉRAPEUTIQUE

*Publié sous la direction de MM.*

LE Dr GRALL ET LE Dr CLARAC

# I. — PARASITISME INTESTINAL ET VISCÉRAL

## HELMINTHIASE INTESTINALE

PAR LE Dr LECOMTE

### GÉNÉRALITÉS

#### *NÉCESSITÉ DE L'EXAMEN MICROSCOPIQUE DES SELLES*

On entend sous le nom d'*Helminthiase intestinale* l'ensemble des manifestations pathologiques déterminées par les vers intestinaux, et même, dans un sens plus étendu, le simple fait de la présence d'helminthes dans l'intestin.

Avant d'entrer dans le vif du sujet, c'est-à-dire avant d'étudier séparément les helminthes, nous devons donner quelques indications sommaires d'ensemble sur le meilleur moyen de déceler la présence des parasites dans le tube digestif : l'examen microscopique des selles.

A l'heure où la coprologie tend à prendre en clinique une place méritée par les renseignements précis qu'elle fournit sur le fonctionnement des différentes parties de l'appareil digestif et de ses annexes, il nous semble que l'analyse microscopique des fèces n'occupe pas dans la séméiotique exotique courante la place qu'elle devrait y avoir.

Cependant, qu'il s'agisse de fixer la nature d'une dysenterie ou d'une diarrhée, de rattacher à leur véritable cause les manifestations disparates d'une helminthiase éventuelle, ou enfin de contrôler les résultats apparents du traitement, aucun mode d'examen ne peut donner les indications précieuses et rapides que fournit le microscope par la constatation directe des parasites ou de leurs œufs.

A part les cas inespérés où l'expulsion fortuite d'un ver facilement visible à l'œil nu fournira la solution du problème, on peut admettre que l'examen macroscopique des fèces ne procure, au point de vue qui nous occupe, que des données tout à fait insuffisantes. Que l'on mette au contraire en regard la netteté des indications fournies par la constatation directe de quelques amibes, d'œufs d'ankylostomes ou d'ascaris!

On conviendra qu'un procédé aussi sûr mérite de ne pas rester d'exception. Il faut qu'il devienne, en pathologie intestinale exotique, d'un emploi aussi courant que l'analyse de l'urine dans les affections rénales. Un exemple, entre beaucoup d'autres, démontrera, mieux que toute considération théorique, la nécessité de cet examen.

Un confrère, dyspeptique ancien, est atteint en janvier 1907, à Hanoï, d'une entérite légère : 2 à 4 selles par jour, brunâtres, liquides ou molles, contenant parfois des parties moulées, parfois, parmi les matières fécales, une légère mucosité teintée de sang. Bien que la recherche des parasites eût déjà été négative lors de semblables accidents et que ceux-ci eussent disparu par un traitement dirigé simplement contre la dyspepsie, le malade, cette fois encore, fait analyser ses selles. On y constate de nombreuses amibes, spécifiques, jeunes et très mobiles, qu'un traitement approprié fait rapidement disparaître, avec les désordres concomitants. Aucune rechute depuis.

Qui pourrait nier les dangers redoutables (évolution vers le type clinique de la dysenterie confirmée, localisation hépatique) que faisait courir au malade cette diarrhée, d'apparence bénigne, dont la nature amibienne était méconnue? Et qui, par suite, ne reconnaîtrait l'importance du service rendu ici par l'analyse microscopique ?

Cet examen constitue donc, pour le médecin colonial, plus qu'une pratique utile, c'est un devoir. Tout praticien doit être à même de l'exécuter, car il n'exige pas une longue éducation spéciale et sa technique est simple.

On place sur une lame bien propre une petite quantité de selles fraîches. On recouvre d'une lamelle de verre qu'on presse légèrement, de façon à répartir la matière fécale en une couche d'égale épaisseur. A la rigueur, pour les selles liquides, on pourrait centrifuger ; mais cette manœuvre risquerait (bilharziose, uncinariose, etc.) d'altérer les œufs refoulés avec force au fond du culot. Mieux vaut multiplier les préparations.

Examen sans éclairage Abbe, miroir concave. (Si on gardait l'éclairage Abbe, il conviendrait de diaphragmer.) Oculaire 2, objectif 4 d'abord, pour une première recherche d'ensemble ; objectif 7, ensuite, pour préciser le diagnostic.

Il importe que les selles soient fraîches, un certain nombre de parasites (infusoires, amibes) pouvant perdre toute mobilité, par suite devenir d'un diagnostic difficile dès une heure après l'émission, et parfois même beaucoup plus tôt par temps froid. On choisira de préférence pour l'examen un fragment de fèces d'apparence pathologique, un flacon de mucus sanguinolent, surtout si l'on recherche des amibes. Lorsque les selles sont dures, on en délaie une parcelle au moyen d'un peu d'eau stérilisée, soit dans un récipient quelconque (capsule, soucoupe, verre de montre), soit directement sur la lame elle-même.

« Une précaution préalable, fort avantageuse à tous les points de vue, dit Letulle (1), consiste à diluer dans le liquide fécal une petite quantité de solution de formol à 1 ou 2 p. 100. Ce procédé a le double avantage de désodoriser les fèces et de fixer en l'état les œufs inclus dans le liquide intestinal. Cependant, quand il faut constater *de visu* la vitalité des œufs (Bilharzie) » ou du parasite (amibe), « il faut toujours commencer par préparer quelques lames sans autre addition de liquide qu'un peu d'eau stérilisée ».

Indépendamment de cet examen direct entre lame et lamelle, on peut, dans certains cas, pour faire des recherches plus précises, avoir recours à deux autres méthodes, plus sûres, mais qui relèvent du laboratoire. Darling (2) en a récemment montré la supériorité. Ce sont la méthode de culture en plaques et celle de « densité différentielle (3) ».

La première « consiste à mettre un peu de matière fécale, diluée d'eau, au centre d'une boîte de Petri, et à examiner le contenu après un séjour de 24 heures à 26-30° ; le procédé est surtout à recommander pour la recherche des strongyloïdes stercoralis ». Dans la seconde, on pratique « une double centrifugation des matières fécales, d'abord diluées d'eau et bien triturées,

(1) Maurice LETULLE, Recherche des œufs de parasites de l'intestin dans les matières fécales (*Presse méd.*, 30-12-05, p. 841).

(2) Dr S. T. DARLING, The Intestinal Worms of three hundred insane patients detected by special methods. (*Bull. Soc. Path. exot.*, 1911, n° 5, p. 334).

(3) BASS C.-C., *Archives of Internat Medicine*, 1909, V. III, p. 446.

puis, après enlèvement du liquide surnageant, diluées à nouveau dans une solution de chlorure de calcium de densité 1,250. Les œufs se rencontrent dans le voile superficiel; les vers dans les couches supérieures du liquide ».

Faisons remarquer cependant, à nouveau, que les manœuvres de cette seconde méthode risquent d'altérer les œufs.

En règle générale, l'analyse microscopique clinique des selles, pratiquée en vue de la recherche des parasites ou de leurs œufs, ne nécessite aucun colorant.

L'examen ne doit pas être abandonné dès la constatation d'un parasite ou d'un œuf, il faut le poursuivre, car on peut se trouver en face d'une parasitose associée qu'une analyse persévérante permettra de dépister. Un résultat négatif n'ayant qu'une valeur relative, il conviendra, dans le cas où on ne constaterait ni œuf ni parasite, de prolonger les recherches, d'examiner plusieurs préparations et de renouveler l'examen quelques jours après. Un examen négatif n'a notamment aucune valeur en ce qui concerne la présence du *Tænia saginata*, du *T. solium* ou de l'Oxyure, dont les œufs ne sont que très rarement éliminés avec les matières fécales; ceux du bothriocéphale, au contraire, s'y voient en abondance.

Pour déterminer à quel entozoaire appartient l'œuf qu'on a découvert, on en considérera, ainsi que le conseille Manson, « les dimensions, la forme, la couleur, l'épaisseur, les inégalités ou le poli de la surface et les signes particuliers qu'on y rencontre, la présence ou l'absence de sphères centrales, d'un embryon différencié ou, dans le cas des trois tænias, des trois paires de crochets embryonnaires; enfin l'existence d'un opercule dans le cas de certains distomes et du bothriocéphale ».

Ajoutons, à l'actif de l'analyse microscopique des fèces, qu'elle décèle non seulement les parasites intestinaux, mais encore, par la constatation de ses œufs, tel trématode du foie, et signale ainsi objectivement la distomatose hépatique dont le diagnostic, hors cette indication, manque incontestablement d'assise.

## CESTODES (1)

**HISTOIRE NATURELLE.** — Les *Cestodes* (κεστός, festonné) ou *Vers rubanés* sont des Plathelminthes (πλατὺς, plat; ἕλμινς, ver)

(1) Nous renvoyons, pour plus de détails, aux ouvrages spéciaux, en particulier à la savante étude de R. BLANCHARD sur les *Animaux parasites* (*in* Traité de Pathologie générale de Ch. BOUCHARD, tome II) et aux Précis de Parasitologie si complets et si clairs de P. VERDUN (1907), J. GUIART (1910) et E. BRUMPT (1910), dans lesquels nous avons souvent puisé.

à corps formé d'anneaux plus ou moins nombreux et par suite à taille extrêmement variable, à migrations et à métamorphoses

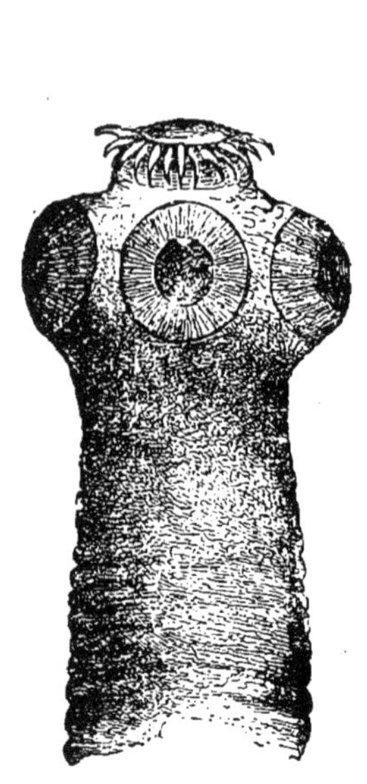

Fig. 1. — Tête de Tænia solium × 45 (d'après Leuckart).

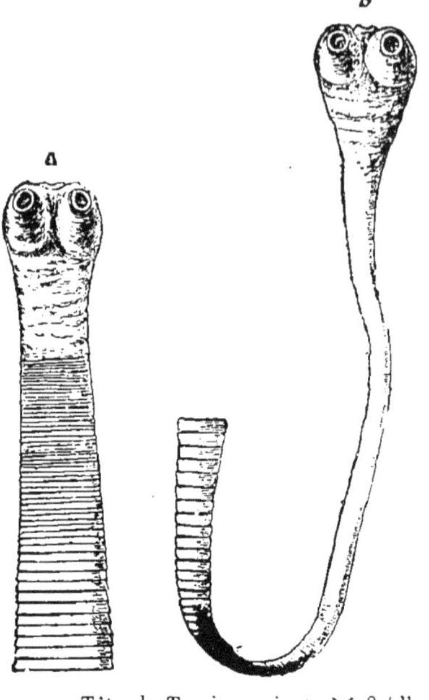


Fig. 2. — Tête de Tænia saginata × 8 (d'après Leuckart).

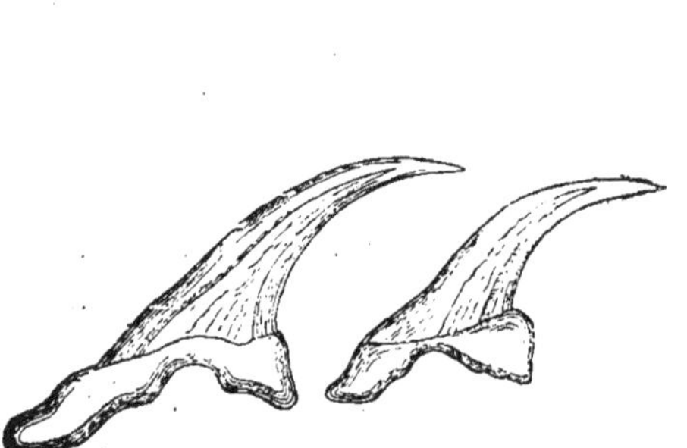

Fig. 3. — Grand et petit crochet de Tænia solium × 280 (d'après Leuckart).

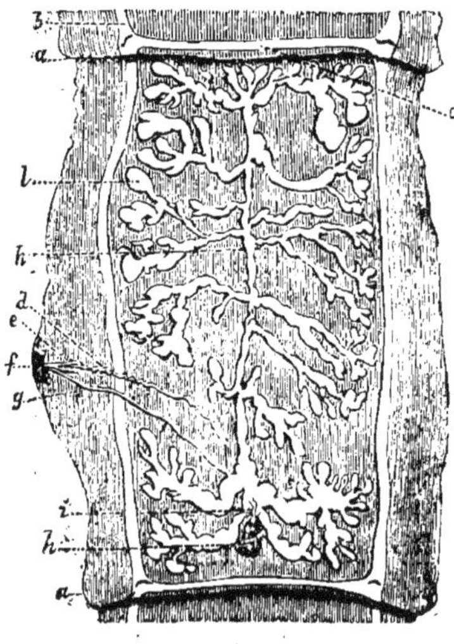


Fig. 4. — Anneau mâle de T. solium (d'après Sommer).

compliquées. Ils habitent, à l'état adulte, l'intestin des vertébrés, une autre partie du corps à l'état larvaire.

Dégradés par le parasitisme, dépourvus de cavité générale et de tube digestif, ils absorbent par osmose les substances nutritives qui les entourent.

Leur corps, effilé vers l'extrémité, qui est pourvue d'organes de fixation, comprend 3 parties : 1° le *scolex* ou *tête*, petit renflement de la grosseur d'une tête d'épingle, muni de ventouses, de bothridies ou de crochets; 2° le *cou*, de diamètre variable, car contractile, non segmenté; 3° le *tronc* ou *strobile*, dont les *anneaux*, *proglottis* ou *cucurbitins*, hermaphrodites, produits par le bourgeonnement du scolex, présentent des dimensions croissantes et une adhérence décroissante à mesure qu'ils s'éloignent de la tête. Un « cestode est donc une colonie pourvue d'un organe de fixation » (Guiart).

On divise les Cestodes en deux grandes familles : les *Tœniadæ* et les *Bothriocephalidæ*, dont chacune comprend plusieurs genres distincts. Dans la première famille se trouvent les genres : *Tænia Linné* 1758 (*echinococcus*, *saginata*, *solium*, *serrata*), *Dipylidium Leuckart*, *Hymenolepis*, *Davainea*. Dans la deuxième, nous rencontrons les groupes *Bothriocephalus* et *Krabbea*.

Les tænias qu'on rencontre surtout dans l'intestin de l'homme sont : le *T. solium* et le *T. saginata*.

**T. solium (ou armé).** — Longueur moyenne : 2 à 3 mètres. Tête globuleuse ou tétragone, de 0 mm. 5 à 1 mm. de diamètre, portant à chacun de ses quatre angles une ventouse arrondie d'un demi-millimètre de diamètre, et terminée par une petite éminence rétractile (*rostre*), à base entourée de 25 à 30 crochets. Ces crochets, longs de 110 à 180 μ, sont disposés en double couronne. Le strobile se compose de 800 à 900 anneaux, d'abord plus larges que longs, puis carrés et dont les 100 derniers, *mûrs*, bourrés d'œufs, sont deux fois plus longs que larges et mesurent 1 centimètre de long sur un demi-centimètre de large. Pores *génitaux*, latéraux, assez régulièrement alternés.

Les anneaux mûrs ne sont pas expulsés isolément, mais par fragment de chaîne et, d'ordinaire, *seulement au moment de la défécation*. Cette expulsion ne commence que 2 à 3 mois après l'ingestion de la larve, c'est-à-dire lorsque le ver a atteint sa longueur normale. La destruction des anneaux expulsés entraîne la dissémination des œufs à la surface du sol.

L'œuf des Tæniadés comporte 2 enveloppes : l'externe, mince et fragile, l'interne ou *embryophore*, épaisse, striée radiairement, brunâtre et qui, le plus souvent, persiste seule. *L'embryophore* de *T. solium*, sphérique, large de 30 à 35 μ, renferme une *oncosphère* ou embryon *hexacanthe* (c'est-à-dire pourvu de 6 crochets) d'un diamètre de 20 μ.

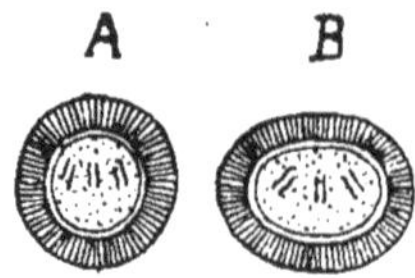


**Fig. 5.**— Œufs ou oncosphères. A, du T. solium; B, du T. saginata (d'après Guiart).

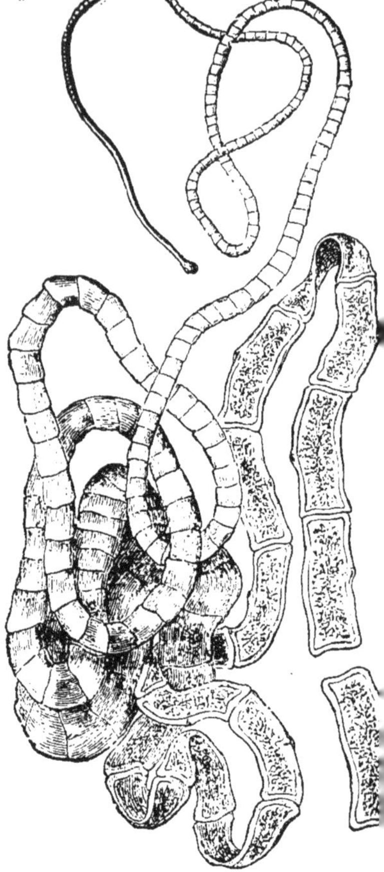

Fig. 7. — Ténia saginata.

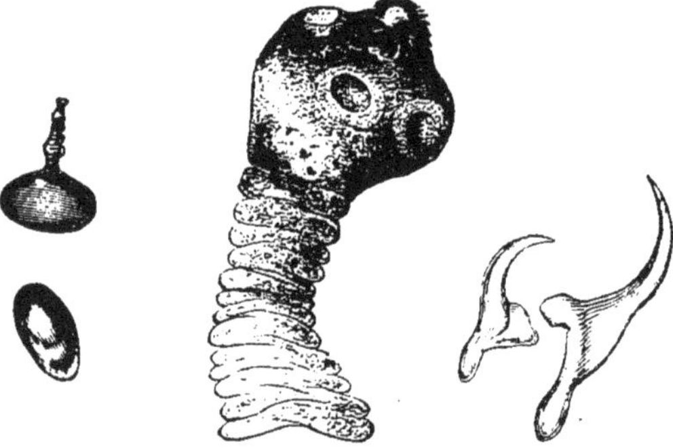

Fig. 6. — Cysticercus cellulosæ ; à gauche, de grandeur naturelle ; au milieu, tête grossie : à droite, crochets très grossis.

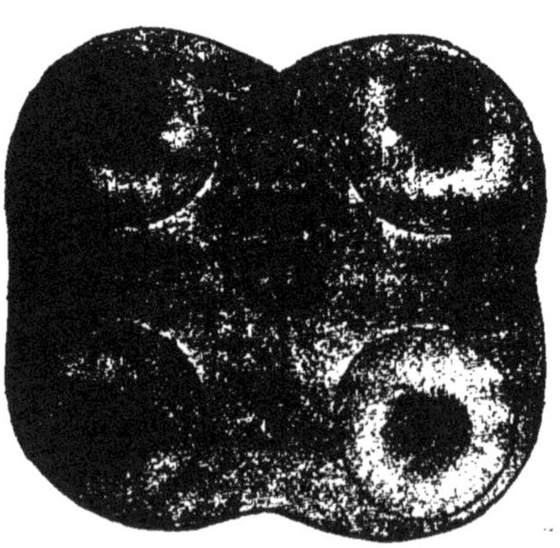

**Fig. 8.**— T. saginata. Sommet de la tête, vue de face × 25. (d'après Guiart).

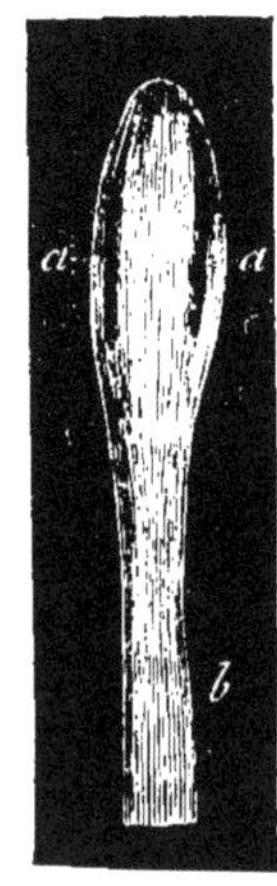


Fig 9. — Tête de Bothriocéphale : *a*) bothrities ; *b*) cou.

Cet œuf, ingéré par un animal (le porc ordinairement) et émigré dans un point quelconque de l'organisme, se transforme, au bout de 3 à 4 mois, en une larve appelée *Cysticercus cellulosæ*, qui se présente sous l'aspect d'une vésicule oblongue et transparente, de 6 à 13 millimètres de long sur 5 à 10 de large et vers le

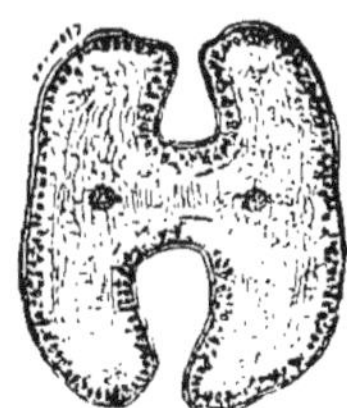

Fig. 10. — Coupe transversale d'une tête de bothriocéphale.

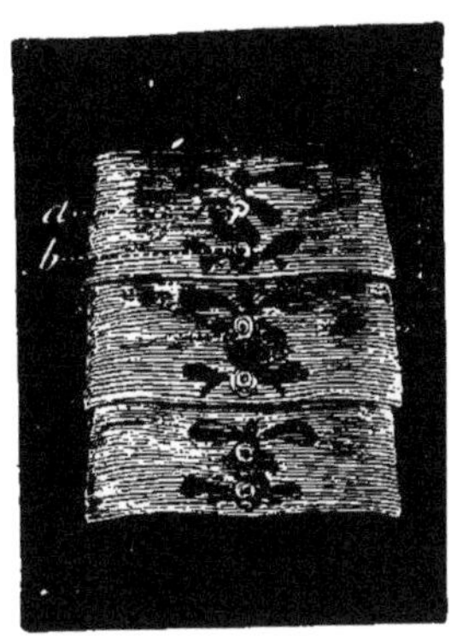


Fig. 11. — Anneaux de bothriocéphale vus par la face ventrale et montrant la rosette utérine; *a*) pore génital; *b*) orifice de la ponte.

milieu de laquelle on aperçoit un point blanc opaque qui correspond au scolex du futur tænia.

**Tænia saginata (médiocanellata ou inerme).** — Longueur : de 4 à 9 mètres.

Scolex piriforme portant, au lieu d'un rostre, une dépression terminale, ne présentant pas non plus de crochets (*inermis*) et dont les 4 ventouses elliptiques, contractiles, sont fréquemment bordées de pigment noir.

Strobile formé par 1.200 à 1.500 anneaux de 1 cm. 1/2 à 2 cm. de long sur 6 à 7 millimètres de large. Papilles *génitales* latérales sans aucune alternance régulière. Les proglottis se détachent isolément et, quittant d'eux-mêmes l'intestin, *franchissent l'anus à n'importe quel moment.* L'embryophore, légèrement ovoïde, de 35 à 40 μ de longueur sur 28 à 35 μ de largeur, renferme un embryon également ovale de 28 à 30 μ de longueur sur 23 à 26 de largeur.

La larve, *Cysticercus bovis*, sensiblement plus petite que celle de *T. solium*, est longue de 5 à 8 millimètres seulement, sur 3 à 4 de large.

**Bothriocephalus latus.** — Le plus long des Cestodes de l'homme, il mesure en moyenne de 6 à 10 mètres et peut en atteindre 16. Tête ovoïde, aplatie en forme d'amande, de 2 à 3 millimètres de long sur 1 millimètre de large, sans ventouses ni crochets, creusée de 2 profondes dépressions ou *bothridies*, l'une dorsale, l'autre ventrale.

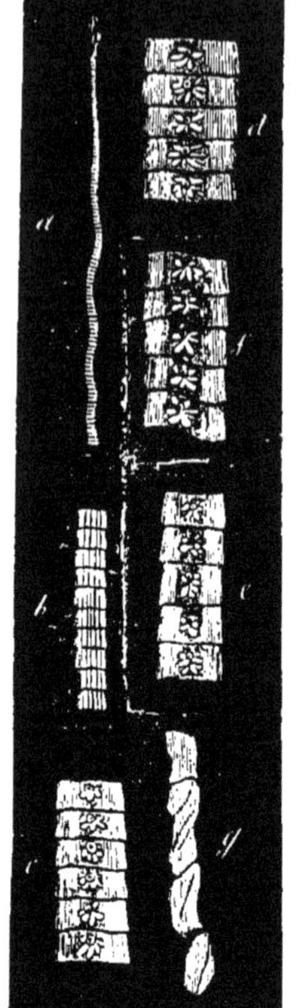

Fig. 13. — *Bibothriocephalus latus*, grandeur naturelle : fragments pris de distance en distance ; *a*) tête et cou ; *f*, anneaux mûrs ; *g*, anneaux ratatinés après la ponte.

Strobile formé de 3.000 à 4.000 proglottis, environ 3 fois plus larges que longs (*B. latus*), puisqu'ils mesurent, à l'état d'activité sexuelle, 10 à 13 millimètres de large sur 2 à 4 de long. Papilles génitales brunâtres médio-ventrales.

Les œufs, au lieu de s'accumuler dans les anneaux comme chez le tænia, s'échappent par l'orifice *utérin* au fur et à mesure de leur production et sont mélangés aux fèces. Ovoïdes, ils mesurent 68 à 70 μ de longueur sur 45 μ de largeur. Ces chiffres ne représentent qu'une moyenne. Il existerait, pour Letulle, des écarts considérables suivant qu'on mesure les petits ou les gros œufs. Les premiers pourraient n'avoir que 57 à 64 μ de longueur sur 42 μ 8 à 45 μ de largeur. Les seconds atteindraient 71, 76 et même 78 μ 5 de longueur sur 47, 52 et même 59 μ 5 de largeur. Ces œufs sont pourvus, à l'un de leurs pôles, d'un clapet que soulève, pour sortir, l'embryon hexacanthe, sphérique, de 45 à 50 μ de diamètre et muni d'une enveloppe ciliée.

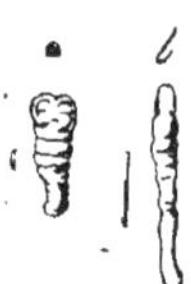

Fig. 12. — Plérocercoïde provenant des muscles du Brochet × 2 *a*) rétraction ; *b*) extension (d'après Max Braun).

La larve (Plérocercoïde), douée de mouvements vermiculaires, offre l'aspect d'un petit ver de 1 à 2 centimètres 1/2 de longueur sur 2 à 4 millimètres de largeur. Introduite dans le tube digestif de l'homme, elle se développerait plus rapidement que celle du tænia, car les anneaux seraient déjà expulsés, avec les fèces, 5 à 6 semaines après son ingestion.

## TÆNIASIS. — BOTHRIOCÉPHALOSE

La similitude des accidents causés par les trois grands Cestodes de l'homme : *Tænia saginata*, *T. solium* et *Bothriocephalus latus*, en commande l'étude dans un chapitre unique.

**DISTRIBUTION GÉOGRAPHIQUE.** — Les plus communs sont incontestablement les deux premiers. Leur assigner une répartition géographique serait superflu, ce sont des parasites ubiquitaires ; ils existent partout où existent le bœuf et le porc, leurs hôtes intermédiaires. Le tænia solium « ne manque que dans les pays torrides où l'élevage du porc ne réussit pas » ou « chez les populations juives et musulmanes qui s'abstiennent de viande de porc » (P. Verdun). La fréquence de ces vers serait donc proportionnelle d'une part à la cysticercose du bœuf ou du porc, d'autre part à l'usage plus ou moins important de la viande crue. Cependant, partout, en Europe comme dans les pays exotiques, le tænia inerme est plus répandu que le tænia armé, même dans les régions où l'élevage du porc a pris une grande extension. A Paris, on rencontre seulement 21 solium pour 1.000 saginata (R. Blanchard).

Toute différenciation mise à part, les tæniadæ s'observent plus souvent entre les Tropiques que dans la Métropole, spécialement en Abyssinie et au Soudan (*T. saginata*), à Madagascar (*T. solium*).

L'*Abyssinie*, d'après L. Hahn (1), pourrait être considérée comme le pays d'origine du tænia. Les Abyssins qui n'hébergent pas un ou plusieurs Cestodes constituent une exception. De même, en *Afrique Occidentale Française*, le parasite est excessivement répandu ; dans certains postes du *Soudan Français*, tous les habitants, européens ou indigènes, en sont porteurs.

Par contre, le tænia serait, d'une façon générale, moins fréquent en *Amérique*. Il est extrêmement rare en *Guyane* (Clarac, Brimont) (2), au moins chez les transportés, qui mangent peu de viande de porc fraîche. Dans le même milieu, Brimont n'a pas rencontré un seul *T. saginata*, parce que les bœufs des pénitenciers, qui viennent du Vénézuela, ne présentent pas de cysticercose.

Le tænia n'est pas rare aux armées. L'expédition de Syrie (1860), composée de 6.000 hommes, fournit aux environs de 300 cas (3). Beaucoup de nos soldats l'auraient contracté aussi au cours de la campagne de Chine (Bérenger-Féraud).

Dans les possessions françaises, pour 1.000 hommes d'effectif total, les troupes européennes ont fourni, en 1907, 13,6 entrées dans les formations sanitaires alors que les troupes métropolitaines n'en donnent que 0,98 et celle d'Algérie-Tunisie 5,12. La fréquence du tænia est donc beaucoup plus grande aux colonies.

(1) Dict. encycl. des Sc. méd. de DECHAMBRE, 3ᵉ série, tome XV, article *Tænia*.
(2) *Bulletin Soc. Path. ex.*, 1907, n° 7, p. 423.
(3) J. ARNOULD, *in* Dict. encycl. DECHAMBRE, art. *France, Pathologie*.

En outre, de la lecture des statistiques générales, deux faits se dégagent :

1° C'est en *Afrique Occidentale Française* et au *Tonkin* que le tænia est le plus fréquent, aussi bien chez les soldats européens que parmi les troupes indigènes. Pendant l'année 1908, les premiers ont fourni 14 cas pour 1.000 en Afrique Occidentale Française, 19,1 au Tonkin; les secondes, respectivement, 9,6 et 6,7, alors qu'à Madagascar, par exemple, les Européens n'en ont eu que 2,3 pour 1.000, les Indigènes 2,4. A remarquer qu'en Cochinchine, pourtant limitrophe de l'Annam-Tonkin, on n'en a compté, cette même année 1908, que 8,5 o/oo chez les Européens et 0,33 chez les Indigènes.

2° La morbidité indigène par tænia est généralement très inférieure à la morbidité européenne : au Tonkin, en 1908, la première a été de 6, 7 ; la seconde, de 19, 1. Nous verrons plus loin que cette proportion est renversée pour les autres helminthes, les troupes indigènes étant, au total, beaucoup plus parasitées que les européennes.

L'aire géographique et l'étiologie du bothriocéphale large lui sont particulières. Il est beaucoup moins répandu que le tænia. A peu près inconnu en France, où on ne le trouve, et encore rarement, que dans le nord, il est également ignoré dans les Colonies Françaises ; toutefois, il existerait à *Madagascar*. Ses deux foyers principaux en Europe sont : 1° la *Suisse*, et surtout les lacs de la Suisse Française ; 2° les bords de la mer *Baltique* et de ses golfes. On n'en a signalé qu'un cas en *Amérique*. En *Afrique*, il n'existerait, en dehors de Madagascar, où il est d'ailleurs peu répandu (personnellement nous n'en avons jamais vu), que dans le *Bechuanaland*, autour du lac N'gami. Mais il est commun dans certaines contrées d'*Asie*, au *Japon* où l'on mange du poisson cru, et au *Turkestan*. Corre « doute qu'on le trouve entre les tropiques ». Boudin mentionne cependant son existence à *Ceylan* (d'après Balfour).

**ETIOLOGIE.** — L'étiologie des Cestodes, leur mode de transmission à l'homme sont bien connus. Nous ne les rappelons que pour mémoire.

L'œuf, mis en liberté d'une façon quelconque, soit par destruction des anneaux (tænia) ou par expulsion hors de l'utérus (bothriocéphale), est dégluti par un animal approprié. Sa coque dissoute par les sucs digestifs de l'estomac, l'embryon hexacanthe est entraîné dans l'intestin dont il perfore bientôt la paroi pour aller, soit directement par ses propres moyens, soit, beaucoup plus généralement, à la faveur de la circulation sanguine, se fixer en un point quelconque du corps de l'hôte intermédiaire. Là il s'enkyste et se transforme en une larve (cysticerque pour le tænia, plérocercoïde pour le bothriocéphale), dont l'évolution ne reprendra qu'au jour où elle sera absorbée, avec les tissus qui l'entourent, par l'hôte définitif, ordinairement l'homme. C'est dans l'intestin de l'homme que le parasite pourra revêtir enfin sa forme adulte sous laquelle il vivra parfois fort longtemps : 10, 15, 25 ans (Wawruch).

Son habitat normal est la première partie de l'intestin grêle.

Les hôtes intermédiaires normaux sont : pour le *Tænia solium*, le porc ; pour le *Tænia saginata*, le bœuf ; pour le *Bothriocéphale*, un poisson (brochet ou lotte) qui n'est d'ailleurs peut-être qu'un hôte secondaire, car on n'a jamais réussi à transmettre directement le ver large par son intermédiaire.

Beaucoup d'autres animaux sont susceptibles de jouer accidentellement le rôle d'hôte intermédiaire : spécialement, pour le Tænia armé, le Sanglier, le Chevreuil, le Mouton, le Chien, les Singes, le Rat. Cette notion présente un certain intérêt, car plusieurs de ces animaux, qui ne font pas partie de l'alimentation ordinaire en Europe, sont assez fréquemment consommés dans certaines régions asiatiques ou africaines.

Le mode d'infestation de l'homme apparaît clairement à la lumière des données zoologiques : la contamination s'opère par l'ingestion de viande ladre, crue ou insuffisamment cuite. Voilà pourquoi le tænia est si commun en Allemagne, où est répandue l'habitude de manger de la charcuterie crue, en Abyssinie, où le « brindo », si en honneur, est constitué uniquement par de la viande de bœuf crue et chaude, pourquoi le Bothriocéphale est si commun chez les peuples ichtyophages comme les Lapons.

L'introduction de la viande crue ou de ses dérivés (suc musculaire, jus de viande) dans la thérapeutique a beaucoup contribué à la propagation du ver rubané.

S'infesteront encore plus particulièrement tous ceux qui auront à manipuler des viandes : garçons d'hôtel, cuisiniers et, en premier lieu, bouchers ou charcutiers qui mettent souvent à la bouche le couteau avec lequel ils viennent de découper une viande ladre.

On s'explique qu'avec ces occasions de contamination répétées le sujet parasité puisse être porteur de plusieurs tænias, contrairement à l'opinion populaire pour laquelle tænia est synonyme de ver solitaire. Si l'unicité est en effet la règle (9 fois sur 10 pour le *Tænia solium*, plus encore pour le *Tænia saginata*), la multiplicité et la diversité s'observent, et dans des proportions variées : on voit communément la même personne expulser simultanément deux tænias ; parfois, mais beaucoup plus rarement, 5 ou 6, généralement semblables, quelquefois différents.

A notre expérience, la multiplicité serait fréquente en pays exotique. Deux Syriens admis à l'hôpital de Konakry (Guinée Française) (1) en septembre 1910, expulsèrent, l'un, 14 tænias inermes ; l'autre, 71. La masse des vers remplissait une cuvette ordinaire et le dévidement des rubans noués et pelotonnés était presque impossible. Ce chiffre de 71 n'avait encore jamais été signalé ; le plus élevé jusqu'ici était de 59 (Laker). Mais Roux a constaté 90 Bothriocéphales.

**SYMPTOMATOLOGIE.** — La symptomatologie de l'helminthiase est tellement variée qu'il est impossible d'en réunir les éléments en un syndrome type. On peut, pour la facilité de la description, classer ces symptômes en trois groupes : troubles *gastro-intestinaux*, troubles *nerveux*, troubles *de l'état général*.

Mais il faut savoir que cette symptomatologie, éventuellement si étendue, est souvent extrêmement réduite, parfois même nulle. Celle du tænia inerme serait plus accentuée, d'après Laboulbène, que celle du *Tænia solium*, parce que le premier serait plus gros, plus robuste et adhérerait plus solidement à la muqueuse (2).

L'homme bien portant, porteur d'un tænia, n'éprouve souvent de son parasite que quelques légers troubles gastro-intestinaux (variations et caprices de l'appétit, flatulences, etc.), sans retentissement sur son état général. L'amaigrissement, que le concept populaire ne sépare pas du ver solitaire, manque souvent. Les personnes faibles, au contraire, les nerveux, les enfants ont tendance à réagir très vivement à l'influence du tænia, en sorte que les manifestations pathologiques de l'hôte sont assez fréquemment en raison inverse de sa valeur biologique.

Les *troubles gastro-intestinaux* les plus habituels consistent en modifications de l'appétit : boulimie, quelquefois remplacée par de l'anorexie, malacia, pesanteur de l'estomac après les repas, ballonnement du ventre ou de l'épigastre, vomissements muqueux matutinaux, ou alimentaires, sensation de boule qui se déplace, coliques, constipation ou, plus fréquemment, diarrhée.

Il est à remarquer que les porteurs de tænia ont généralement des selles faciles, abondantes, dues soit à l'action propre du ver, soit à une nourriture plus copieuse que normalement ; ils sont exposés à des crises de diarrhée ou à des accidents dysentériformes. Nous avons eu l'occasion d'en constater plusieurs fois. Si bien que nous n'hésitons pas, en face d'une diarrhée ou d'une dysenterie chez un porteur de tænia, à donner d'abord un anthelminthique. Ce seul traitement suffit parfois à amener la guérison, comme on le verra dans l'observation ci-dessous (Duvigneau), intéressante à plus d'un titre :

(1) *Annales d'Hyg. et de Méd. col.*, 1911, n° 1, p. 209.
(2) Laboulbène, *Vers intestinaux*, *in* Traité de Médecine et Thér. de Brouardel et Gilbert, t. IV, 1904.

Un homme de 32 ans, malgré qu'il rende des anneaux depuis assez longtemps, continue à rester vigoureux et bien portant. Toutefois, depuis quelque temps, il est sujet à de la diarrhée et même à de petites poussées dysentériformes caractérisées par des selles fréquentes, glaireuses et sanguinolentes. Mais le malade, *imbu de l'idée que son tænia le préserve d'affections plus graves et que, s'il l'expulse, il sera malade par la suite*, hésite à s'en débarrasser. Il s'y décide enfin. On lui donne de la pelletiérine, il rend cinq tænias. Tous les accidents disparaissent.

Cette complication n'est d'ailleurs pas rare aux pays chauds. Dodieau (1) a observé trois malades qui ont présenté pendant plusieurs mois le tableau clinique de la dysenterie, avec des améliorations et des rechutes (celles-là correspondant à l'expulsion de nombreux tænias), et qui furent radicalement guéris le jour où, sous l'influence d'un tænifuge, ils expulsèrent leurs Cestodes.

Ces perturbations fonctionnelles, intestinales ou gastriques, s'expliquent facilement par les réflexes qu'éveillent soit les ondulations du ver, soit les ventouses ou les crochets du scolex, encore que les Cestodes se fixent à l'intestin grêle sans y causer de lésions appréciables. Ces irritations, comme tous les traumatismes légers des muqueuses, sont facilement génératrices de troubles secrétoires ou vaso-moteurs, de spasmes ou, au contraire, de mouvements exagérés.

On aurait signalé également différents désordres hépatiques, surtout à forme de coliques, paraissant sous la dépendance de l'obstruction des voies biliaires par un proglottis; mais ces accidents sont excessivement rares. Contrairement au lombric, éminemment erratique, le tænia émigre peu de l'intestin pour un autre viscère. Jamais il ne perfore le tube digestif. A l'autopsie d'un noir mort à Kayes (Soudan Français) en 1907, Bouffard a trouvé un tænia passé en partie dans la cavité péritonéale à travers une perforation, mais celle-ci était l'aboutissant d'une ulcération dysentérique.

Les *phénomènes nerveux* iraient, d'après les auteurs, depuis la simple céphalalgie jusqu'à la dyspnée spasmodique mortelle. Ils pourraient revêtir l'aspect de toutes les névroses : hystérie, épilepsie (Martha, Tchoudnowski, Comini, Mesmet), chorée, causer un affaiblissement ou une altération des facultés intellectuelles, de l'obsession, entraîner la surdité, la cécité, etc.

Vigerie (2) a même signalé un cas de paraplégie avec crise convulsive qui paraît bien lié à l'helminthiase :

Un Sénégalais de 23 ans, sans stigmate nerveux ni aucun antécédent héréditaire, est atteint, après avoir couché une nuit sous

(1) *Caducée*, n° 11, 1er juin 1907, p. 146. Dysenterie et tænia.
(2) Vigerie, *Arch. de médecine et de pharmacie militaires*, février 1906.

la pluie battante, d'une paraplégie flasque, sans modification de la contractilité électrique ni des réflexes. La sensibilité va en s'affaiblissant du genou aux orteils. Un peu de paresse intestinale.

État stationnaire pendant 7 mois malgré tous les traitements. A ce moment, céphalées et crises convulsives *diurnes*, précédées d'une aura extrêmement longue : le malade a le temps de gagner son lit. Pas de cri initial, convulsions uniquement toniques durant 15 ou 20 minutes. Une seule fois, émission involontaire d'urines. Un cucurbitin ayant été aperçu dans les selles, on administre au malade une dose de pelletiérine qui amène l'expulsion d'un très long tænia. Le surlendemain, dernière convulsion de 2 heures. Le jour même la paraplégie disparaît et la guérison est complète.

A dire vrai, ces désordres graves, dont l'origine helminthiasique exclusive n'a pas toujours été bien établie, doivent constituer, si on songe à la fréquence du tænia, des curiosités pathologiques. Pour notre part, nous n'en avons jamais vu.

Ordinairement, les phénomènes nerveux, quand ils existent, consistent en troubles réflexes *de voisinage* : prurit anal, incontinence d'urine ou *à distance;* toux sèche, symptôme fréquent, ou, au contraire, dyspnée sans toux ni fièvre (Comini), prurit nasal, vertiges, palpitations.

Treille (1) a soigné un officier de marine qui avait depuis 18 mois un vaste eczéma du raphé scrotal résistant à toutes les médications. On constata un jour la présence d'un cucurbitin. Administration de pelletiérine. Rejet d'un tænia inerme. Guérison radicale 15 jours après.

Il s'agit là d'une irritation de voisinage. Voici une observation d'un réflexe à distance. Zilgien (de Nancy) a cité l'exemple d'une femme atteinte d'une arythmie cardiaque pénible et rebelle, accompagnée de dyspepsie, qui céda comme par enchantement à l'évacuation d'un tænia.

Une localisation très rare a été signalée par Lesueur-Florent. Il s'agit d'une névralgie intercostale, observée à Lang-Son (Tonkin) chez un Légionnaire, et qui, rebelle à tout traitement, disparut radicalement à la suite de l'expulsion d'un tænia. Ce cas et celui de Magnus Huss, relatif à une douleur sus-orbitaire, sont les deux seuls exemples connus de névralgie symptomatique d'un tænia.

C'est surtout dans la production de ces phénomènes réflexes qu'intervient le facteur personnel auquel nous faisions allusion plus haut : ces manifestations ne se montrent guère que chez les nerveux ou chez les personnes atteintes d'une tare organique qui localise les accidents. Nous avons observé au Tonkin : 1° de l'é-

(1) TREILLE, *Arch. de médecine navale*, 1888, page 236.

mission involontaire des urines, à deux ou trois reprises, chez un porteur de tænia qui subissait à ce moment un traitement sévère (instillation, béniqués) pour une vieille blennorragie. Jamais pareil accident ne lui était survenu, même au cours de manœuvres thérapeutiques analogues lorsqu'il n'était pas parasité ; 2° du vertige et une sensation de vide cérébral très prononcés chez une neurasthénique ; 3° de la céphalée chez une femme de 50 ans, sujette à des maux de tête depuis sa jeunesse.

Tous ces phénomènes ont complètement disparu ou se sont considérablement atténués à la suite de l'expulsion du tænia.

On voit cependant chez certains névropathes le déséquilibre nerveux survivre à la cause qui l'a provoqué.

L'atteinte de l'organisme peut être plus grave. Les *troubles de la nutrition générale* qu'on observe, rarement, dans le tæniasis sont loin d'atteindre le degré qu'ils présentent dans certaines formes de bothriocéphalose maligne. Le malade éprouve alors de la lassitude générale, un sentiment de faiblesse extrême, il maigrit, les muqueuses se décolorent, les téguments présentent « la pâleur de la mort », l'urine est légèrement albumineuse, la température un peu au-dessus de la normale, l'auscultation décèle des souffles cardiovasculaires. L'examen du sang dénote une forte déglobulisation (1.000.000 environ), une légère augmentation de la valeur globulaire par diminution un peu moindre de l'hémoglobine, de la poikilocytose et de la polychromatophilie, de la diminution des hématoblastes, la présence habituelle de globules rouges nucléés et de myélocytes, une légère leucopénie avec mononucléose (Ravaut). Les extrémités s'infiltrent, il se produit des ecchymoses superficielles (peau, muqueuses) ou profondes (cou, face, rétine).

Cette anémie pernicieuse symptomatique, signalée par Hoffmann, Reyher, Runeberg, Schapiro, Schaumann, Babès, a été bien étudiée par Ravaut (1). Elle évoluerait en 3 stades : 1° période parasitaire simple durant ordinairement de longues années et marquée par un minimum de troubles gastro-intestinaux; 2° période d'anémie qui s'installerait en 6 mois ou un an ; 3° période de cachexie.

La maladie, heureusement, n'accomplit pas toujours son cycle complet.

Un médecin japonais, Nakamura, a rencontré, près de Nagasaki, un homme de 28 ans qui souffrait depuis cinq ans d'éblouissements et de troubles gastro-intestinaux ; et qui présentait, en outre, de l'anémie, de la cyanose de la face et de la tachycardie (120 pulsations). Tous ces phénomènes disparurent après un

(1) RAVAUT, la Cachexie bothriocéphalique (Thèse Paris, 1908).

traitement anthelmintique qui amena l'évacuation d'un Cestode jamais retrouvé jusqu'ici chez l'homme, le *Diplogonoporus grandis* (1).

L'anémie bothriocéphalique ne s'observerait guère dans les cas de parasite unique (Babès), mais la présence de plusieurs bothriocéphales n'est pas non plus suffisante à la produire. Elle serait due à la résorption, par la muqueuse intestinale, d'une substance lipoïde hémolysante découverte par Tallqvist dans l'intimité des tissus du bothriocéphale. Cette substance albuminoïde n'est pas un produit de sécrétion, elle fait partie du corps même de l'helminthe, c'est dire que sa mise en liberté et sa résorption consécutive nécessitent au préalable la décomposition totale ou partielle des anneaux. Ainsi s'expliquerait l'inconstance de l'anémie. Wiltschur et Bard attribuent également ces troubles graves à la mort et à la putréfaction consécutive du bothriocéphale dans l'intestin.

C'est aussi à la toxicité des tænias que serait due la déchéance organique qui s'observe parfois chez leurs hôtes. L'accord cependant n'est pas fait sur ce point. Affirmée par les uns (Schaumann et Tallqvist, Messinéo, Calamida, etc.), cette toxicité est niée par les autres (Cao, Ricardo Lynch, Allaria, Jammes et Mandoul, Boycott). Quelques-uns (André, Grancher, Picou, Rammond, Jammes et Mandoul) attribuent même aux sécrétions des tænias des propriétés bactéricides et antituberculeuses. Weinberg (2), au contraire, émet l'hypothèse que la congestion localisée, produite sur la muqueuse par les ventouses, peut favoriser la pénétration dans la paroi, et par suite dans le courant sanguin, des microbes emprisonnés en ce point, d'où la possibilité de complications infectieuses.

**PRONOSTIC**. — Il est bénin dans la grande majorité des cas (Laboulbène).

On doit mettre à part, bien entendu, l'anémie pernicieuse symptomatique qui, non traitée par l'expulsion du bothriocéphale ou soignée trop tard, aboutit à la mort en un ou deux ans par cachexie progressive.

Mais les accidents du tæniasis, parfois graves, sont moins fréquents et généralement moins redoutables qu'on ne le pensait autrefois.

**DIAGNOSTIC**. — La multiplicité et la diversité des symptômes auxquels peuvent donner lieu les vers rubanés sont loin d'en favoriser le diagnostic.

On y pensera, même en dehors de tout phénomène gastrique ou

(1) Moniez, Traité de Parasitologie, 1896.
(2) Weinberg, *Annales de l'institut Pasteur*, 1907, page 560. *Société de Biologie*, 11 janvier 1908, etc.

intestinal, devant un symptôme de cause inconnue et paraissant d'ordre réflexe : toux quinteuse sans signes stéthoscopiques ou hors de proportion avec les signes constatés, vertige *sine materia*, etc. Ne pas négliger alors d'interroger le malade qui peut fort bien taire la présence d'un tænia, pour lui sans rapport avec le trouble présenté. Au besoin demander à voir les selles. Cet examen garantira le médecin contre une erreur assez commune aux malades : celle de prendre des mucomembranes pour des anneaux de tænia.

En pratique, on peut poser que le seul signe pathognomonique de la présence du parasite consiste dans le rejet des cucurbitins par l'anus : sous forme d'anneaux isolés, à l'insu du malade et en dehors de la défécation pour le tænia inerme ; au moment de la défécation seulement et, quelquefois, par fragments de 5 à 10 anneaux, pour le tænia armé dont l'existence se révèle ainsi beaucoup moins vite et moins facilement que celle de son congénère.

Les cucurbitins chassés au dehors rappellent assez bien l'aspect d'un morceau de nouille, contractile lorsque le proglottis, cas fréquent, est encore vivant.

L'expulsion peut se faire, mais rarement, et jamais pour le bothriocéphale, par la bouche.

Kæpler et Sabrazès ont rapporté, en 1901 (1), un cas de régurgitation matutinale d'anneaux de taenia.

Nous avons observé à Hanoï, en juin 1908, un homme atteint de tænia depuis 4 ans et demi, qui, au milieu d'accidents fébriles étiquetés « accès pernicieux à forme bilieuse » (?), a évacué « per os » un fragment de chaine de 0 m. 70 de long. Bérenger-Féraud a vu expulser 2 mètres de tænia par la bouche. Bernard et Renaud ont rapporté le cas d'une jeune fille qui rendit, dans un vomissement, un tænia saginata complet de 3 m. 25.

Accidentellement et à la faveur d'une perforation ou d'une fistule, dont le parasite n'est d'ailleurs aucunement responsable, cette sortie des proglottis peut encore avoir lieu par l'ombilic, par l'urètre, etc. En règle, le rejet des cucurbitins se produit par l'anus et, tant que le malade n'a pas trouvé d'anneaux dans ses linges (T. inerme), qu'on n'en a pas observé dans ses selles (T. armé), le diagnostic ferme n'est pour ainsi dire jamais posé.

L'examen du sang, en révélant l'éosinophilie, oriente simplement le diagnostic vers une affection vermineuse, mais ne constitue pas un signe certain d'helminthiase, et surtout ne précise aucunement l'espèce de ver en cause. Généralement faible : de 6 à 13 pour 100 (Hall), 11 pour 100 (Achard et Lœper), elle pourrait s'élever, d'après Leichtenstein, jusqu'à 34 pour 100. Mais

(1) Kæpler et Sabrazès, *Arch. de parasitologie*.

aussi elle manque parfois (Achard et Lœper) et cette circonstance lui enlève beaucoup de sa valeur.

La présence des cristaux de Charcot-Robin-Leyden, commune dans la parasitose du tube digestif, n'est pas non plus spécifique. Ces cristaux, grands et très caractérisés dans l'anguillulose, le sont moins dans le Tæniasis (Simonnot).

La constatation des œufs dans les matières fécales a, elle, un caractère pathognomonique. « Les œufs de bothriocéphale, dit Letulle, sont reconnaissables à leur volume, à leur forme irrégulièrement arrondie, enfin à leur ligne de rupture, qui est loin de former le clapet décrit partout aussi élégant que régulier ».

Malheureusement, si les œufs du bothriocéphale, qui possède

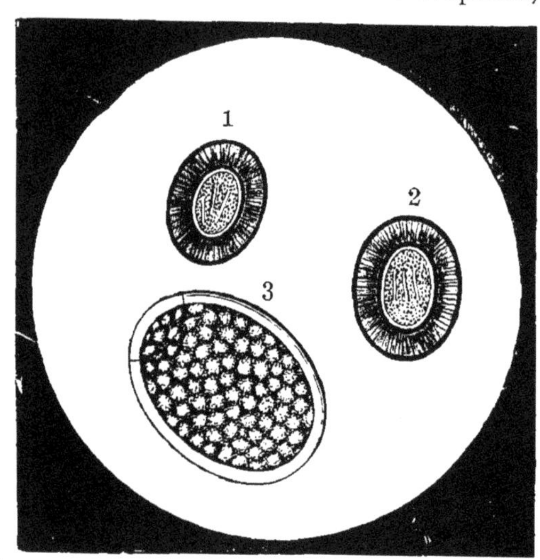

Fig. 14. — Œufs de tænia (1 et 2) et de bothriocephale (3).

un pore utérin, se mélangent aux fèces dans l'intestin et sont expulsés avec elles en grand nombre, il n'en est pas de même pour le tænia qui n'a pas de pore utérin. Les œufs de ce dernier ne se trouvent donc dans les selles que lorsqu'un anneau a été détruit dans l'intestin, c'est dire qu'ils s'observent rarement.

On trouvera résumée dans le tableau ci-dessous, que nous empruntons à Guiart, la diagnose entre les trois grands vers solitaires :

| *Tænia solium.* | *T. saginata.* | *Bothriocephalus latus* |
|---|---|---|
| Anneaux expulsés par fragments de chaîne avec les excréments. | Anneaux se détachant isolément en dehors de la défécation. | Anneaux expulsés par longs fragments de chaîne. |
| Anneaux plus longs que larges : 12 × 6 mms. | Anneaux plus longs que larges : 18 × 6 mms. | Anneaux plus larges que longs : 3 × 15 mms. |
| Papilles génitales latérales. | Papilles génitales latérales. | Papilles génitales médio-ventrales. |
| Utérus à 6-13 branches latérales. | Utérus à 20-50 branches latérales. | Utérus en rosette. |

**PROPHYLAXIE.** — Elle comprendra deux parties : celle qui visera l'œuf, celle qui aura pour objet la larve.

La première, bien qu'indirecte et à plus longue échéance, si elle était bien appliquée, amènerait rapidement une diminution considérable de la cysticercose des hôtes intermédiaires (Porc, Bœuf, Brochet, etc.) et, secondairement, des Cestodes de l'homme. L'Exemple de l'Inde est là pour le prouver : l'interdiction faite aux habitants de souiller par leurs déjections les étangs dont l'eau sert à abreuver le bétail, a été suivie d'une diminution notable du Tænia inerme (1).

On désinfectera donc les selles des personnes atteintes; on incinérera ou l'on soumettra à l'action des antiseptiques les anneaux expulsés. On se gardera de répandre les matières suspectes sur le sol, surtout à proximité des porcheries (*Tænia solium*), dans les pâturages (*Tænia inerme*) et dans les lacs (*Bothriocephalus latus*).

Pour lutter contre l'introduction de la larve dans le tube digestif, nous disposons d'une prophylaxie à deux degrés : d'abord la prohibition des viandes suspectes, puis la destruction par la chaleur des larves qui auraient pu échapper au premier échelon.

Le porc ladre vivant peut présenter toutes les apparences de la santé ; nous en avons vu un à Madagascar, qui paraissait en excellent état et dont le dépècement démontra la présence d'innombrables cysticerques. Ordinairement, quand les « graines de ladre » sont nombreuses, l'animal s'affaiblit, devient triste, perd son poil, s'infiltre, présente de la paralysie du train postérieur, de l'enrouement, de la dyspnée et finit par mourir.

Il importe de bien connaître les lieux d'élection des cysticerques. Chez le porc, on les recherchera sous et dans la langue, dans les muscles du cou, des épaules, de la région vertébrale postérieure, de la cuisse, du psoas, dans les intercostaux, dans le cœur.

On saura que certains marchands indélicats cherchent à faire disparaître sur l'animal vivant les vésicules blanchâtres révélatrices, sublinguales, en les crevant par l'épinglage, et qu'ils enlèvent les kystes sur l'animal mort. La première manœuvre rendra le diagnostic beaucoup plus difficile; elle nécessitera un langueyage soigneux et qui, néanmoins, restera souvent insuffisant. La deuxième pourra être décelée par la constatation, dans les muscles, de petites cavités interfolliculaires qui seront les loges des kystes enlevés.

(1) ROUGET et DOPTER, Hygiène alimentaire, fasc. IV du Traité d'Hygiène de BROUARDEL, CHANTEMESSE et MOSNY.

Dans le porc salé, les kystes revêtiront un aspect particulier : s'il est cru, ils se présenteront sous l'aspect de petits corps ronds, rosés, gros comme un grain de millet ; s'il est cuit, ils seront opaques, de couleur blanc nacré (1).

La ladrerie du Bœuf, beaucoup plus fréquente qu'on ne le supposait, n'est pas de constatation facile. Le diagnostic en est impossible sur l'animal vivant. Sur la bête abattue, bien que malaisé, il peut se faire, à condition de remédier à la rapide dessiccation, et par suite à l'affaissement des vésicules, en humectant la coupe de la viande à examiner. L'aspect des muscles serait alors à peu près celui du porc ladre. Ce serait faute de prendre cette précaution que beaucoup de ladreries bovines passeraient complètement inaperçues (Laboulbène).

On se rappellera aussi que la calcification des cysticerques peut donner à la viande ladrique l'aspect de la viande tuberculeuse (*Cestoden Tuberculose*).

L'examen portera de préférence non pas, comme chez le porc, sur les muscles de la langue, mais sur ceux de la région massétérine qui constitue le siège de prédilection du *Cysticercus bovis*.

On rejettera, de parti pris, toutes les viandes ladres. Cette manière de faire est beaucoup plus prudente que celle en usage dans certaines grandes villes de France, qui consiste à saisir les viandes seulement en cas de multiplicité des cysticerques.

La cuisson reste le plus sûr moyen de se mettre à l'abri du tænia. Le cysticerque du tænia *solium* est tué en quelques minutes à 50° degrés, celui du tænia inerme à 48° ; mais on se rappellera que les parties centrales du morceau de viande soumis à la cuisson s'échauffent beaucoup plus lentement que celles de la surface et sont toujours à un degré sensiblement moins élevé qu'elles. On ne craindra donc pas de prolonger la cuisson, surtout pour les rôtis, et, sauf prescription médicale, on s'abstiendra de viande crue. Dans le cas où celle-ci serait ordonnée, on remplacerait le bœuf, chaque fois qu'on le pourrait, par le cheval ou le mouton.

La prophylaxie du bothriocéphale s'inspire de considérations analogues. La chair des hôtes intermédiaires les plus communs, c'est-à-dire des lottes et des brochets, ne sera mangée que bien cuite. Le fumage et la salaison sont des moyens insuffisants.

**TRAITEMENT**. — Et d'abord faut-il toujours expulser les cestodes ? La question ne paraîtra pas oiseuse à ceux qui auront exercé sous les Tropiques.

Un certain nombre de malades, et non pas seulement de milieu social inférieur, sont pénétrés de cette idée que leur parasite les

(1) Rouget et Dopter, *loc. cit.*

préserve d'autres affections plus graves, notamment de la dysenterie et de la fièvre. Ils attribuent à l'animal qu'ils hébergent l'état de santé parfois florissant dont ils jouissent et, craignant que son évacuation ne soit pour eux le signal d'une diminution de résistance à la maladie, préfèrent conserver un parasite, jusqu'alors silencieux, qui leur apparaît comme une garantie de santé.

Certains médecins ne seraient pas éloignés de partager leur opinion. On a parlé, nous l'avons vu, des propriétés bactéricides, voire antituberculeuses, des sécrétions du tænia. Quelques praticiens, impressionnés peut-être par les souvenirs d'une diarrhée ou d'une anémie palustre, sans doute fortuites, consécutives à la prise d'un tænifuge, n'osent pas imposer l'expulsion du parasite. Ces craintes, comme ces hésitations, sont vaines.

Même silencieux en apparence, des vers dont, à défaut du pouvoir toxique accidentel, cependant très probable, l'action spoliatrice et réflexe est incontestable, ne peuvent être *a priori* absolument indifférents.

La boulimie, fréquente, surmène bien inutilement les organes digestifs si fragiles aux pays chauds. En outre, l'espèce d'assurance contre les maladies, que donnerait le tænia, n'est qu'illusoire, puisque nombre d'hôtes ont de la diarrhée ou de la dysenterie, de la fièvre et de l'anémie palustre, et même, nous en connaissons des cas, le choléra ou une hépatite suppurée. Par contre, nous n'avons jamais vu l'expulsion d'un tænia avoir une influence fâcheuse sur la santé, et nous n'en connaissons pas un seul cas authentique.

Enfin, avec les craintes de contagion pour les autres, le danger permanent, par auto-infestation, d'une cysticercose dont les effets peuvent être funestes, suffirait, à défaut d'autres arguments, pour juger la question.

Donc, sous les réserves générales relatives à un état de faiblesse extrême ou à une susceptibilité particulière vis-à-vis d'un tænifuge donné, on procédera, dès qu'on en aura constaté l'existence, à l'expulsion des tænias, et à plus forte raison du bothriocéphale.

Quelque soit le médicament auquel on recoure, certaines précautions, communes à tous, doivent être observées.

La veille, le sujet gardera la diète lactée, du moins au repas du soir. On lui donnera ce même soir un lavement.

Le traitement proprement dit, qui aura lieu le lendemain matin, comprendra deux temps : 1° l'administration d'un tænifuge, pris à jeun et destiné à engourdir le ver; 2° une demi-heure après, en moyenne, la prise d'un purgatif qui chassera l'animal encore sous l'effet du médicament. Si le sujet présente de l'entérite, on se gardera, naturellement, de lui administrer comme évacuant un drastique. Cependant, on n'oubliera pas, les dangers que peut faire courir au malade la rétention d'un bothriocéphale altéré ou mort, et, dans le cas d'une première tentative infructeuse, il conviendrait d'agir assez énergiquement ensuite pour obtenir l'expulsion du parasite.

Le tænifuge étant généralement un toxique susceptible d'occasionner des nausées, des vertiges et même des lipothymies ou des syncopes, le malade gardera le lit, la tête basse. Lorsqu'il éprouvera le besoin d'aller à la garde-robe, il devra s'y asseoir dans des conditions telles qu'il puisse y rester sans fatigue tout le temps nécessaire. Le vase sera rempli d'eau tiède, de façon à éviter la rupture du tænia. On a aussi recommandé (Spier) de donner au malade un lavement d'eau salée chaude, lorsque le tænia commence à sortir de l'intestin.

Le ver chassé, on en recherchera soigneusement la tête. Dans le cas où on ne la trouverait pas et où l'expulsion ultérieure de nouveaux cucurbitins indiquerait la reconstitution du strobile, le traitement ne serait recommencé qu'au bout de deux ou trois mois.

Les produits propres à expulser le tænia sont très nombreux; nous ne saurions les passer tous en revue (1).

Nous citerons, pour mémoire, quelques-uns des médicaments plus ou moins efficaces qu'offre la flore étrangère; ils pourraient être utilisés à l'occasion. On a préconisé : la *Cévadille*, le *Saoria*, le *Tatze* ou *Zareh*, le *Mousséna*, le suc du *Papayer*, la *Geoffrée de Surinam*, l'*Ailanthe*, le *Go-Go* (rhizome du *Phrynium Beaumetzi*), etc.

Aux Indes, outre les semences de *Cucurbita pepo* ou *Khonda*, on considère comme efficaces les graines de *Butea frondosa* ou *Palas*, l'huile extraite du fruit de l'*Azadarichta Indica* et la poudre de *Noix d'Arec* (2). En Abyssinie, le *Kousso*, le *Bisenna* et l'*Abbatsoja* (3), etc. Chaque pays emploie et prône les produits de son sol.

Martialis (4) aurait obtenu une bonne proportion de succès avec la *Noix de coco* qu'on trouve facilement aux colonies. Il donne 150 grammes de l'amande finement rapée, avec ou sans lait comme véhicule, de bonne heure le matin et, 3 heures après, 45 grammes d'huile de ricin ou 20 grammes d'eau-de-vie allemande. Le ver serait rendu 5 ou 6 heures après.

Ce remède, qui aurait l'avantage d'être d'un goût agréable, serait très anciennement connu. Il viendrait des Caraïbes, les premiers habitants de la Martinique.

(1) Voyez Bérenger-Féraud, Leçons de clinique dans les tænias de l'homme, Paris, 1878.

(2) Guilloteau, Contribution à la géographie médicale des Etablissements Français de l'Inde (*Arch. de médecine navale*, 1891).

(3) Lombard, Traité de climatologie médicale, t. III, page 720. Paris, 1879.

(4) Martialis, Un nouveau tænifuge (*Archives de médecine navale*, 1880, page 304).

La *racine de Grenadier* et son principe actif : la *Pelletiérine*, sont, avec la *Fougère Mâle* et le *Kousso*, les plus employés. Il faudrait y ajouter un nouveau venu, le *Thymol*.

D'après Bérenger-Féraud, la graine de courge comporterait 5 pour 100 de succès, le kousso 12 pour 100, la fougère mâle 45 pour 100 et la pelletiérine 90 pour 100. Nous devons dire que, malgré ses bons effets, nous n'avons pas observé, à l'actif de ce dernier médicament, une aussi forte proportion de réussites.

Par contre, le *Kousso* (*Hagenia Abyssinica*), à condition qu'il soit frais, donne un pourcentage bien supérieur à celui indiqué par Bérenger-Féraud. De prix très modique, il a contre lui sa saveur désagréable, mais il se montre très actif lorsqu'il est frais, et il exerce son action aussi bien sur les tænias que sur le bothriocéphale. Il possède en outre l'avantage d'être à la fois tænicide et purgatif. En Afrique Occidentale Française, spécialement au Soudan, où il pousse naturellement, on l'administre couramment aux indigènes et avec un résultat à peu près infaillible. On donne 20 grammes de poudre, en infusion dans 250 grammes d'eau ou en nature. Le médicament abyssinien est également très utilisé dans son pays, où les habitants se traitent régulièrement tous les mois ou tous les deux mois, « surtout pour ne pas éliminer des anneaux dans leurs vêtements, ce qui est, d'après eux, un signe de sauvagerie et partant très mal considéré » (Brumpt) (1). Mais, fait curieux, le kousso semblerait moins actif en Abyssinie, car Brumpt ne l'a jamais vu amener que l'expulsion de quelques mètres de ver ; après un mois ou deux les anneaux apparaissent de nouveau. Bouffard cependant, à Djibouti, a obtenu du Kousso des résultats presque identiques à ceux qu'il donne au Soudan.

La *graine de Courge*, peu active, mais inoffensive, s'emploie chez les enfants, à la dose de 30 ou 40 grammes, réduite en pâte et incorporée à la même quantité de confiture, suivie, une demi-heure ou une heure après, de 15 à 20 grammes d'huile de ricin.

Le *Kamala* est assez actif. La poudre, souvent fraudée, est infidèle. Laboulbène prescrit :

| | |
|---|---|
| Teinture de Kamala | 30 gr. |
| Sirop d'écorces d'oranges | 30 — |
| Eau aromatisée | 120 — |
| F. S. A. | |

potion à prendre en quatre fois, de quart d'heure en quart d'heure.

(1) BRUMPT, Précis de parasitologie, page 211.

Faire suivre d'une prise d'huile de ricin, d'eau-de-vie allemande ou d'eau minérale purgative.

Pour le *Grenadier*, on prescrira :

| | |
|---|---|
| Ecorce *fraîche* de racine de grenadier.......... | 60 gr. |
| Eau.................................... | 750 — |

Faire macérer 6 heures, faire bouillir à feu doux pour réduire à 500 grammes. Passer. A prendre en 3 fois, à une demi-heure d'intervalle.Donner, deux heures après, 30 à 60 grammes d'huile de ricin.

Si la première tentative échoue, on recommencera 2 mois après et on ajoutera à la décoction, dit Spier (1), une ou deux gouttes d'huile de croton. Mais aux colonies on n'usera de ce produit qu'avec prudence, et on s'assurera, au préalable, que le malade est à même de supporter cette très énergique médication qui délogerait le plusre belle des tænias.

Chez les enfants de cinq à dix ans,on abaissera la dose à 20 ou 30 grammes pour 300 d'eau qu'on réduira à 250 par l'ébullition. Y ajouter 50 grammes de sirop, ou aromatiser avec du jus de citron. L'huile de ricin se donnera à la dose de 10 à 20 grammes.

La *Pelletiérine* ne s'emploiera que sous forme de tannate, moins toxique que le sulfate. On fait usage ordinairement de la préparation de Tanret, répartie en flacons d'une dose qu'on prend le matin à jeun. Boire, passées dix minutes, un verre d'eau, et, trois quarts d'heure après, 30 grammes d'huile de ricin.

La pelletiérine, très active mais toxique, sera maniée avec prudence, surtout chez les sujets débilités qui sont nombreux aux pays chauds. On ne l'emploiera pas chez les épileptiques, ni chez les enfants au-dessous de dix ans. Encore dans ce cas ne donnera-t-on que la moitié ou les trois quarts du flacon. Personnellement nous avons coutume, aux colonies, de ne pas dépasser cette dose chez les adultes affaiblis, surtout chez les femmes.

Bouffard a vu au Soudan une intoxication grave chez une dame qui avait pris, sans succès d'ailleurs, un flacon entier.

L'*Extrait éthéré de fougère mâle*, qui convient particulièrement contre le bothriocéphale, est très actif, à condition d'être employé *frais*. Avant de prescrire ce produit, on agira donc sagement en s'enquérant de sa date de réception et, si possible, de sa date de préparation.

La dose sera de 6 à 8 grammes pour un adulte.

On l'administrera en capsules suivant la formule du docteur Créquy :

(1) Spier, Traitement du ver solitaire (*Yale medical Journal*, reproduit in *Journal of the American medical Association*, 13 janvier 1906, page 153).

| | |
|---|---|
| Extrait éthéré de fougère mâle | 0 gr. 50 |
| Calomel à la vapeur | 0 gr. 05 |

pour une capsule, 12 à 16 capsules pour un adulte, à prendre 2 ou 4 toutes les dix minutes.

Ou :

| | |
|---|---|
| Extrait éthéré de fougère mâle | 8 gr. |
| Calomel | 0 gr. 50 |
| Réglisse pulvérisée | 20 gr. |

Mêler et diviser en 16 cachets, à prendre deux toutes les dix minutes.

Pour remédier à l'action lente du calomel, il est bon de donner, deux heures après, 30 grammes de sulfate de soude, ou, mieux :

| | |
|---|---|
| Eau-de-vie allemande | } ââ 15 gr. |
| Sirop de Nerprun | |

Classiquement, l'huile de ricin doit être proscrite : elle favoriserait, à titre de corps gras, l'absorption d'un principe très toxique de la fougère mâle. Cette proscription nous paraît surtout théorique, nous avons vu employer l'huile maintes fois sans accident.

L'huile de ricin est d'ailleurs associée à l'extrait de fougère, en présence, il est vrai, de chloroforme, dans les capsules du docteur Duhourcau, très employées aux colonies et qui donnent souvent de bons résultats, sans purgatif consécutif, à la condition de se trouver de date récente et d'être fendues au moment de leur ingestion. Faute de cette manœuvre, elles risquent de traverser intactes le tube digestif; nous avons vu le fait fréquemment aux pays chauds où les fonctions digestives sont si souvent languissantes.

Chez les enfants, on donne l'extrait à la dose de 0 gr. 50 centigrammes par année d'âge, dans un électuaire ou une potion. Nous prescrivons simplement :

| | |
|---|---|
| Extrait éthéré de fougère mâle | 2 gr. |
| Sirop de menthe | 25 gr. |

En 3 ou 4 fois dans la matinée, pour un enfant de 4 ans.

Puis :

| | |
|---|---|
| Eau-de-vie allemande | } ââ 4 gr. |
| Sirop de Nerprun | |

Chez une enfant de six ans, porteuse d'un tænia rebelle à trois tentatives d'expulsion, nous avons obtenu le succès en prescrivant les cachets au réglisse suscités, dans lesquels les doses étaient naturellement proportionnées à l'âge de l'enfant.

Le *thymol*, employé depuis peu contre les cestodes, mérite d'entrer dans la pratique courante. D'un prix beaucoup moins élevé que la plupart des autres produits, la pelletiérine notamment, il a encore sur eux l'avantage d'être non pas seulement tænifuge, mais véritablement tænicide ou même vermicide, car il semble actif pour tous les helminthes. Il agirait même sur les flagellés.

Le tænia expulsé par le thymol paraît petit, ratatiné, comme condensé; il n'est plus blanc ni brillant, mais grisâtre et terne.

Les résultats obtenus par l'emploi du thymol sont comparables à ceux de la pelletiérine.

On prescrit :

Thymol.................................. 3 grammes.

en 3 cachets, à prendre le matin à une demi-heure d'intervalle. Une demi-heure après le dernier cachet, prendre 45 grammes de sulfate de soude ou un purgatif drastique. S'abstenir de graisses, d'huile, d'alcool, et même d'eau chloroformée qui dissolvent le thymol. En cas de sensation de brûlure à l'estomac, boire seulement un peu d'eau fraîche.

L'action est généralement très rapide, le ver est rendu une heure après la prise du purgatif, en boule souvent. Parfois, cependant, il peut n'être expulsé que le soir, le lendemain ou les jours suivants.

Cette particularité n'est pas spéciale au thymol; nous connaissons plusieurs cas où le ver a été rendu, le plus souvent alors mort et en boule, deux, trois et quatre jours après le traitement. Aussi convient-il, en cas d'échec, d'examiner les selles pendant les jours suivants.

Il faut savoir que, chez les prédisposés et chez les personnes faibles, le thymol est susceptible d'occasionner quelques troubles. Nous avons observé, à Hanoï, un commencement d'intoxication chez une dame peu résistante, à qui nous avions prescrit seulement 2 grammes de thymol en 2 cachets. Cinq minutes après le *premier* cachet, donc après un gramme, la malade a présenté successivement des bourdonnements d'oreille des vomissements et de la diarrhée, des sueurs froides et de la lipothymie. Les accidents se sont dissipés spontanément. Le deuxième cachet n'a pas été pris, mais la malade, qui avait absorbé 30 grammes de sulfate de soude, a expulsé une portion de strobile longue de 2 mètres.

Avant d'ordonner le thymol, on devra donc tenir compte de l'état de résistance du sujet, et, suivant le cas, on diminuera, et surtout on fractionnera les doses, de façon à s'arrêter aux premiers troubles.

On peut aussi, au lieu d'employer le thymol à dose massive et unique, le prescrire à dose faible et répétée : 1 à 2 grammes chaque matin pendant 3 ou 4 jours consécutifs.

La répétition du remède, quel qu'il soit, est une bonne condition de réussite. Chez une femme, épileptique depuis huit ans, Tchoudnovsky, après avoir inutilement ordonné, à plusieurs reprises, du kamala, de la fougère mâle, du kousso, obtint enfin l'expulsion de 11 mètres de tænia (*solium*) par morceaux, y compris la tête, et guérit ainsi sa malade « en employant les mêmes médicaments, mais à doses plus fortes et systématiquement, pendant une semaine ».

Aux enfants on prescrira, suivant l'âge, 0 gr. 50 à 2 grammes, en cachets ou en potion gommeuse.

Dans le cas où tous les produits cités précédemment feraient défaut ou manqueraient de fraîcheur, on pourrait essayer simplement le *chloroforme*, qui compterait de nombreux succès : 65 pour 100, disent ceux qui le prônent:

| | |
|---|---|
| Chloroforme | 4 gr. |
| Sirop de sucre | 30 — |
| Eau | 120 — |

A prendre en quatre fois, de trois quarts d'heure en trois quarts d'heure. Entre la troisième et la quatrième dose, absorber 30 grammes d'huile de ricin ou 35 grammes d'eau-de-vie allemande.

## CYSTICERCOSE

Lorsque l'homme, au lieu d'héberger le ver rubané dans son tube digestif, le porte dans ses tissus, à l'état larvaire, on dit qu'il est atteint de *cysticercose*. Celle-ci n'est, heureusement, pas commune dans l'espèce humaine.

**DISTRIBUTION GÉOGRAPHIQUE.** — La distribution géographique en est à peu près calquée sur celle de la ladrerie du porc, et le fait est naturel puisque la cysticercose humaine est due, on peut dire exclusivement, à la larve du *Tænia solium*. Les rares cas, en effet, où la ladrerie de l'homme a été imputée à une autre larve, notamment au *Cysticercus bovis*, ne sont pas admis par tous les auteurs comme authentiques. R. Blanchard estime qu'il s'agissait simplement alors de *Cysticercus cellulosæ* modifiés : cependant, il admet la possibilité théorique, par adaptation secondaire, du développement d'un autre cysticerque dans l'organisme.

Chaque tænia est ainsi répandu sous un mode qui lui est propre : le *saginata* sous la forme adulte, le *solium* à l'état larvaire.

La ladrerie humaine paraît rare sous les Tropiques.

D'après Brumpt, elle serait cependant assez répandue au *Congo*.

Bettencourt en a rencontré chez un nègre de l'Angola, mort de Trypanosomiase.

*Madagascar* excepté, on ne la rencontre qu'exceptionnellement dans les colonies françaises où, à notre connaissance, sept cas seulement ont été signalés: cinq à *Madagascar*, deux au *Tonkin*

Mais si l'on songe à la date relativement récente de la première publication [Jourdran (1), 1905], à la fréquence du tænia dans quelques agglomérations, à la négligence que mettent beaucoup d'individus à s'en débarrasser, à la malpropreté de certains milieux indigènes, on est porté à croire, avec R. Blanchard, que la ladrerie n'est pas si rare qu'on l'indique communément et qu'elle est fréquemment méconnue. Un assez grand nombre de cas échappent sans doute aux statistiques, parce qu'ils ne sont pas diagnostiqués et que l'absence d'autopsie ne permet pas de rectifier l'erreur commise.

**ETIOLOGIE.** — D'après Verdun, la cysticercose s'observerait dans les deux sexes, avec prédominance pour le sexe masculin, et à tous les âges, surtout de vingt à quarante ans : de préférence dans l'œil avant cette période, dans le cerveau après.

La localisation serait plus souvent cérébrale chez l'homme, oculaire chez la femme.

Toutes les causes qui peuvent favoriser la pénétration de l'œuf dans le tube digestif concourront au développement de la ladrerie : la promiscuité avec des porteurs de tænia; la malpropreté, surtout la malpropreté des mains, principalement chez les parasités; l'absorption d'une eau souillée par les déjections de porteurs de tænia; la consommation de légumes crus lavés dans cette même eau ou arrosés avec de l'engrais humain; la coprophagie chez les aliénés, etc.

C'est, en effet, par l'ingestion que l'homme se contamine le plus souvent, et l'on peut écrire :

*Ingestion de l'œuf = cysticercose*
*Ingestion de la larve = tænia.*

L'auto-infestation, cependant, est possible par la pénétration, du duodénum dans l'estomac, d'un ou plusieurs proglottis qui peuvent y être digérés ou brisés par les aliments. On a noté assez souvent la concomitance du *Tænia solium* et de la cysticercose chez le même sujet.

La ladrerie peut être localisée et ne comprendre qu'une larve, ou seulement quelques-unes ; elle peut être généralisée et formée par des milliers de cysticerques.

Monnier et Andrianjafy (2) ont constaté un cas où leur nombre

(1) JOURDRAN, Premier cas de cysticercose humaine à Madagascar (*Archives de parasitologie*, tome X, page 114).

(2) MONNIER et ANDRIANJAFY, Cysticercose humaine confluente (*Bulletin de la Société des Sciences médicales de Madagascar*, année 1910, 2e volume, page 30).

pouvait être évalué à plus de 500, surtout fixés « aux environs des vaisseaux, au bras, au cœur et au cerveau. Les muscles plus particulièrement farcis étaient les pectoraux, les grands dentelés, les intercostaux, le diaphragme, les biceps. Les parties inférieures du corps, autant splanchniques que musculaires, en présentaient très peu, sauf autour des vaisseaux de l'aine ».

**SYMPTOMATOLOGIE.** — Les sièges d'élection sont : en premier lieu le tissu conjonctif, tissu cellulaire sous-cutané (d'où le nom de *C. cellulosæ*), tissu interfasciculaire des muscles, puis l'appareil oculaire (globe ou, plus rarement, orbite), le cerveau (encéphale, méninges). Mais toutes les parties de l'organisme peuvent être envahies. Andrianjafy a constaté à Fenoarivo un cas de cysticercose pleurale (1), c'est une localisation excessivement rare.

Sauf dans le cerveau, où elle prend parfois une forme rameuse (*C. racemosus*) due à la configuration particulière de la région la larve se présente sous l'aspect d'un petit kyste gélatineux de 0 m.006 à 0 m.020 millimètres de long sur 0 m.005 à 0.010 mm. de large, dont l'enveloppe est formée par une mince capsule conjonctive due à la réaction inflammatoire du tissu environnant.

Monnier et Andrianjafy ayant remarqué, à l'occasion d'un cas de cysticercose généralisée, « qu'à l'intérieur du cœur et au cerveau le volume des cysticerques était des deux tiers plus petit que partout ailleurs, ont pensé que les battements de ces organes étaient une condition défavorable à l'évolution de ces parasites ».

Dans le tissu cellulaire, où la larve bossèle la peau d'un nombre plus ou moins considérable de petites nodosités dures, de consistance cartilagineuse, elle se comporte ordinairement comme un corps étranger aseptique, s'y incruste bientôt de sels calcaires et meurt en 2 ou 3 mois. La ladrerie en impose alors pour une mycose.

Intraviscérale, sa durée est plus longue (trois ou quatre ans en moyenne, parfois vingt et plus) et sa gravité plus grande.

Dans l'orbite, elle occasionne des poussées inflammatoires qui font penser à l'érysipèle et peuvent aller jusqu'au phlegmon (2), mais au début elle reste silencieuse.

Paucot (3), à Nam Dinh, a enlevé chez un Annamite de 15 ans une tumeur de l'orbite, datant de 3 mois, formée par la glande lacrymale hypertrophiée et contenant un ver blanc. Celui-ci fut reconnu pour être une forme larvaire d'un dibothriocéphalide à ranger dans le groupe artificiel *sparganum*.

(1) ANDRIANJAFY, *Bull. Soc. méd. Madagascar*, 1910, 2e vol., p. 53.
(2) LECOMTE, Cysticerques de l'orbite. Th. de Bordeaux, 1895.
(3) PAUCOT, *Bulletin de la Société médico-chirurgicale de l'Indo-Chine*, 1911, n° 5, p. 244

Intra-oculaire, le parasite, libre ou enkysté, peut amener la désorganisation de l'œil.

Dans le cerveau, la larve se fixe soit à la surface convexe des hémisphères ou du cervelet, soit à leur face inférieure. Elle semble avoir une prédilection pour le voisinage des scissures, notamment de la scissure de Sylvius et du sillon de Rolando. Parfois elle occupe non pas la surface de l'encéphale, mais la substance cérébrale elle-même. On la trouverait en plein lobe. Elle peut détruire une ou plusieurs circonvolutions (cas de Jourdran). Fréquemment, il existe des cysticerques en même temps à la surface et à l'intérieur du cerveau [Ferris (1), Andrianjafy].

La cysticercose cérébrale produit les accidents qu'occasionne toute tumeur intra-cranienne : compression, ramollissement, accès épileptiformes, syndrome méningé, paralysies, troubles mentaux, etc. Elle est souvent prise pour de la syphilis cérébrale, surtout lorsque le malade a des antécédents syphilitiques. La mort, sans être fatale, en est la conséquence ordinaire ; elle peut survenir brusquement, sans que rien ait permis jusque-là de soupçonner une lésion des centres nerveux ; d'ordinaire, elle arrive au milieu de manifestations cérébro-méningées caractérisées plus souvent par des symptômes d'irritation que par des troubles de déficit.

Dans la plèvre, les cysticerques déterminent une vive réaction qui s'est traduite, dans l'observation probablement unique d'Andrianjafy, par de la pleurésie hémorragique.

En somme, les symptômes découlent beaucoup plus du siège du parasite que de l'infection larvaire. Celle-ci n'occasionne par elle-même, quand elle en occasionne, que des troubles banaux : courbature, faiblesse générale, crampes, douleurs musculaires pouvant être étiquetées rhumatismes, etc.

**DIAGNOSTIC.** — A part les cas où l'embryon est aperçu dans les milieux transparents de l'œil, le diagnostic de la ladrerie humaine n'est presque jamais fait. Aucun signe caractéristique ne révèle, en effet, la nature de la ou des tumeurs soupçonnées ou constatées. L'éosinophilie n'est même pas constante.

La cysticercose sous-cutanée sera diagnostiquée seulement après extirpation d'une des petites nodosités, par l'examen microscopique qui éliminera l'idée de mycose.

En présence de phénomènes cérébraux, on pourra songer à la ladrerie lorsque les commémoratifs y aideront et que le traitement spécifique aura échoué.

Peut-être le séro-diagnostic (précipito-diagnostic ou déviation du complément), utilisé avec succès dans l'echinococcose, donnerait-il également ici des résultats appréciables.

(1) *Bulletin médical de l'Indo-Chine française*, 15 janvier 1908.

**PROPHYLAXIE.** — Toutes les précautions préconisées contre le *Tænia solium* restreindront d'autant, secondairement, les dangers de contamination par le cysticerque.

De plus, on cherchera à éviter l'introduction de l'œuf dans le tube digestif en protégeant les aliments contre les poussières suspectes qui pourraient les souiller, en ne buvant que de l'eau filtrée ou bouillie, en s'abstenant de légumes crus, en pelant soigneusement les fruits. Enfin, les personnes atteintes du tænia ou celles vivant dans leur intimité, notamment les domestiques appelés à manipuler le linge, les seaux de toilette, etc., devront prendre, surtout en ce qui concerne leurs mains, des soins de propreté minutieux.

**TRAITEMENT.** — Le traitement de la cysticercose généralisée est à peu près nul.

Feletti a tenté contre elle l'extrait éthéré de fougère mâle, à la dose journalière de 40 à 60 centigrammes pendant un mois. Peut-être les sels de chaux administrés suivant la méthode de Ferrier dans la tuberculose hâteraient-ils la calcification des kystes ?

Lorsqu'il n'existe qu'un petit nombre de vésicules ou, à plus forte raison, une seule, on peut essayer contre elle la ponction, l'acupuncture, mais le meilleur traitement consiste dans l'extirpation précoce et complète du kyste.

## AUTRES TÆNIAS

Le *Tænia saginata*, le *Tænia solium* et le *Bothriocephalus latus* sont les trois cestodes les plus communément rencontrés chez l'homme.

D'autres cependant peuvent s'y trouver, la plupart, il est vrai, parasites accidentels, normalement hébergés par d'autres mammifères. Les troubles auxquels ils sont susceptibles de donner lieu ne diffèrent guère de ceux signalés plus haut. Nous ne mentionnerons de leur histoire que les particularités qui présentent quelque intérêt étiologique ou clinique.

Certains tænias peuvent présenter des anomalies de forme (tænias trièdres, fenêtrés, etc.) ou de couleur (tænia noir), sans constituer, de ce fait, des espèces nouvelles ; mais quelques-uns, bien que rares, appartiennent à des espèces particulières.

Les **Tænias africana**, **confusa**, **hominis**, extrêmement rares, puisqu'on n'en connaît qu'un à deux exemplaires de chaque espèce, n'offrent aucune particularité clinique. L'hôte intermédiaire des deux premiers est inconnu.

Le **Dipylidium Caninum** (ou **tænia canina, t cucumerina**), dont le chien et le chat sont les hôtes définitifs normaux, a été rencontré soixante fois chez l'homme (Blanchard), le plus souvent (75 o/o) chez l'enfant.

Il est long de o m. 15 à o m. 35 centim., sur 2 à 3 millimètres de large et présente un rostre invaginable entouré d'une triple ou quadruple rangée de crochets. Œuf arrondi de 35 à 40 μ, oncosphère (embryon hexacanthe) large de 25 à 30 μ, avec crochets de 11 à 14 μ.

On a pu compter 48 *dipylidiums* chez le même sujet.

Sauf une fois aux Etats-Unis, ce parasite n'a encore été signalé qu'en Europe et surtout au Danemark et en Allemagne. Mais, par ce temps d'expansion coloniale qui favorise tous les échanges, y compris celui des parasites, cette spécialisation géographique n'est sans doute que provisoire et ne peut nous dispenser de le mentionner.

La contamination s'opère par l'entremise du trichodecte ou de la puce, hôtes intermédiaires qui peuvent être avalés avec les aliments, surtout avec le lait. Le *Tænia caninum* est habituellement inoffensif. Cependant Krüger l'a vu produire chez un enfant de seize mois des troubles gastriques, de l'irrégularité des selles et une fièvre notable qui disparurent dès son expulsion.

**L'Hymenolepis murina** ou **Tænia nana** se distingue par son exiguïté. Il ne mesure guère que 2 cent. et demi, sur o mm. 7. C'est le plus petit des cestodes de l'homme, bien que son œuf, elliptique, ait des dimensions analogues à celui des autres tænias. On l'a observé dans toutes les parties du monde, il paraît fréquent en *Italie*. Brimont l'a rencontré à la *Guyane* chez un enfant de deux ans et demi (1); Noc une fois à la *Martinique* (2). A *Figuig*, Foley l'a constaté 4 fois chez 16 enfants indigènes de un à cinq ans, 5 fois chez 59 enfants de cinq ans à dix ans (3).

Parasite habituel de divers rongeurs, l'*hymenolepis* est probablement introduit dans le tube digestif de l'homme avec des aliments peu surveillés, souillés par les excréments de rats ou de souris infestés : il n'a ainsi pas d'hôte intermédiaire. Les singularités de son développement l'expliquent : l'embryon hexacanthe, une fois parvenu dans le tube intestinal, s'enfonce dans la muqueuse et s'y transforme en larve qui, par rupture de son kyste, retombe dans l'intestin, où elle devient adulte (Grassi).

Le *Tænia nana* habite la partie moyenne de l'intestin grêle, sur la muqueuse duquel il se fixe profondément. Il y est rarement

(1) E. Brimont, Parasites intestinaux (Helminthes et Protozoaires) en Guyane Française (*Bulletin de la Société de pathologie exotique*, 1909, n° 7).

(2) Noc, *Bulletin Soc. path. exot.*, 1911, n° 6, p. 390.

(3) H. Foley, Parasitisme intestinal chez les Berbères sédentaires de Figuig. Fréquence d'*Hymenolepis nana* dans la population infantile (*Id.*, 1911, n° 6).

unique, on en a trouvé des milliers chez le même enfant. Dès qu'il en existe plusieurs centaines, ils occasionnent des accidents sérieux, analogues à ceux des grands tænias, mais plus graves : troubles gastro-intestinaux, cérébraux, cachexie, etc.

Comini, de Varèse, a observé un garçon de 7 ans et une petite fille de 3 ans qui présentèrent pendant 2 ans : l'un, des accidents épileptiformes avec troubles cérébraux graves ; l'autre, de la dyspnée avec coliques et désordres gastro-entériques, tous phénomènes dus au *Tænia nana*. Pilatoff, de Moscou, a trouvé plus de 300 *Tænia nana* dans l'intestin d'une enfant de trois ans morte en trois jours à la suite de crises d'éclampsie avec tétanie et laryngo-spasme.

Pour s'en préserver, on devra détruire les rats et les souris, ou, au moins, protéger les aliments contre l'approche de ces rongeurs.

L'extrait de fougère mâle, heureusement, vient aisément à bout du *Tænia nana*.

On ne connaît dans l'espèce humaine que six cas de parasitisme par l'**Hymenolepis diminuta** (ou *Tænia diminuta*), parasite normal des rongeurs. Il n'a été rencontré que chez des enfants et n'a jamais causé de manifestations morbides appréciables.

**Le Davainea** ou **Tænia Madagascariensis** est normalement particulier aux oiseaux. « Sa présence chez l'homme constitue donc un cas helminthologique très curieux en soi, mais aussi très instructif, en ce qu'elle démontre combien peu notre organisme s'oppose à l'invasion des parasites les plus inattendus » (R. Blanchard). C'est un ver armé, mais à crochets caducs, long de 25 à 30 centimètres, et très mince (1 mm. 3). L'embryon hexacanthe, long de 8 à 15 μ, est muni de 6 crochets très fins.

La littérature médicale n'en mentionne que neuf cas dans l'espèce humaine, tous chez des enfants en bas âge. Les deux premiers ont été découverts à Mayotte (Comores), par Grenet, en 1869. La plupart des autres ont également été trouvés dans la région de Madagascar (Nossi-Bé, Maurice). Cependant on en a vu au Siam et à la Guyane.

## ASCARIS LUMBRICOIDES. LOMBRICOSE

Plus fréquent encore que le tænia, l'**Ascaris Lumbricoïdes** souvent appelé simplement **Lombric**, joue un rôle important en pathologie exotique, aussi bien par son ubiquité que par la multiplicité et la gravité des troubles qu'il occasionne.

**HISTOIRE NATURELLE.** — L'*Ascaris* commun est un nématode (νῆμα, fil; εἶδος, forme), c'est-à-dire un ver à coque cylindrique, recouvert de chitine, à tube digestif complet, à sexes séparés.

L'extrémité antérieure, moins effilée que la postérieure, se termine par une bouche bordée de trois lèvres assez résistantes et finement dentelées. L'anus s'ouvre sur la face ventrale, tout près de la queue, par une fente transversale, isolée chez la femelle, commune à l'orifice du canal éjaculateur chez le mâle. La vulve est également située sur la face ventrale, mais vers le tiers antérieur du corps, au niveau d'une portion rétrécie appelée *ceinture*. L'ascaris est blanc ou rosé.

Adulte, le mâle à de 15 à 20 centimètres de longueur sur 4 mm. de largeur, et se reconnaît à sa queue recourbée en crosse. La femelle, plus volumineuse, a de 20 à 30 centimètres de longueur sur 6 mm. de largeur. Breton (1), en Cochinchine, en a même vu une de 40 centimètres.

L'œuf, ellipsoïde, est long de 50 à 75 μ sur 40 à 50

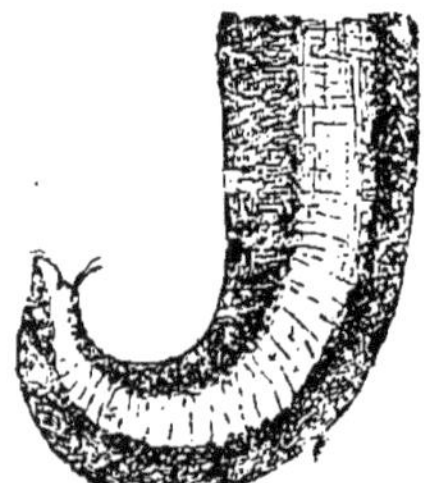

Fig. 16. — Extrémité postérieure du mâle (d'après Leuckart).

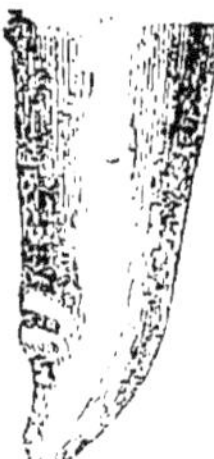

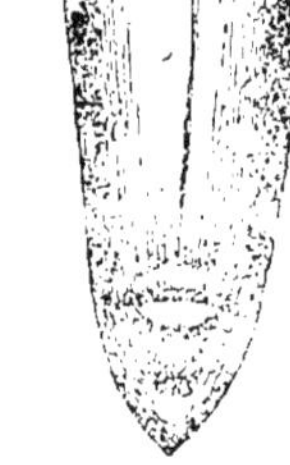

Fig. 17. — Extrémité postérieure de la femelle (d'après Leuckart.) A, profil ; B, face ventrale.

μ de largeur, mais ces dimensions sont sujettes à de grandes variations. Letulle a trouvé, dans les selles d'un enfant, des œufs qui mesuraient en moyenne 59 μ sur 54, ils étaient donc presque arrondis. Au contraire, chez un nègre du Congo, ils avaient de 95 μ à 104 μ 7 de longueur sur 46 et 57 μ de largeur ; la forme était donc ici très allongée. D'autre part, Mathis et Léger (2) ont rencontré au Tonkin « un assez grand nombre d'œufs n'ayant pas la

Fig. 15. — Ascaris lumbricoïdes femelle, grand. naturelle (d'après Guiart).

(1) *Archives de médecine navale*, 1879.

(2) MATHIS et LÉGER, Recherches de parasitologie et de pathologie humaines et animales au Tonkin. Paris, 1911, page 165.

forme classique; ils ressemblent à ceux présentés par Loos dans le *Handbuch der Tropenkrankheiten* de Carl Mense et que le savant helminthologiste appelle *Ascaris lumbricoïdes* anormal ».

L'œuf est pourvu de 2 enveloppes : l'interne, lisse et résistante, l'externe, albumineuse, transparente, colorée en jaune par la bile et mamelonnée, ce qui lui donne un aspect mûriforme caractéristique. Mais cette membrane externe se détache facilement par les manipulations, de sorte qu'il n'est pas rare de rencontrer dans les fèces des œufs réduits à leur enveloppe interne, lisse. Pondus dans l'intestin de l'hôte, les œufs sont expulsés avec les matières fécales. Le développement s'effectue dans l'eau ou en milieu humide, en un laps de temps qui peut être de plusieurs mois, mais dont le minimum varie de quinze jours en été à trente ou quarante en hiver. Il n'y a pas d'hôte intermédiaire.

L'habitat normal du Lombric est l'intestin grêle. Le ver s'y montre très mobile, surtout dans les premiers temps de son existence.

**DISTRIBUTION GÉOGRAPHIQUE.** — L'*Ascaris* est répandu partout, aux pays froids (Finlande, Groënland) comme dans les régions tropicales, mais plus dans ces dernières.

L'*Extrême-Orient* tout entier en est particulièrement infesté.

D'après Matignon, les trois quarts des *Chinois* et des *Japonais* en sont porteurs.

Au *Tonkin*, il existe chez 71,52 des Indigènes (69,80 o/o pour les adultes, 88, 50 o/o pour les enfants) et chez 27, 50 o/o des Européens (Mathis et Léger). Il est donc presque aussi fréquent que le trichocéphale (78,4 o/o chez l'indigène). En *Cochinchine*, Brau (1) l'a trouvé 82 fois sur 100 chez des Tirailleurs récemment incorporés.

Aux *Indes*, il est aussi très commun (Calvert). De même en *Syrie* (Pruner).

En *Afrique*, nous le savons fort répandu en *Egypte* (Pruner). Dans le Sud de la *Tunisie*, Gobert et Catouillard (2) l'ont noté 68 fois sur 100, H. Foley (3) à *Figuig* (*Sud-Oranais*) 85, 5 o/o. Mais il serait rare à la *Côte-d'Ivoire* (4) 15 o/o. Par contre, on en voit beaucoup à *Madagascar*, à *la Réunion*, à l'*île Maurice*,

Le lombric est moins fréquent en *Amérique*.

A *Panama*, on l'observe 4 fois sur 100 (Darling) (5).

Pour Bajon, Davaine (6), Lombard (1877), Clarac (7), il serait

(1) BRAU, *Bulletin Société médico-chirurgicale de l'Indo-Chine*, 1911, n° 5, page 244.

(2) GOBERT et CATOUILLARD, *Bulletin Société pathologie exotique*, 1908, n° 10, page 600.

(3) H. FOLEY, *Id.*, 1911, n° 6.

(4) SOREL, *Id.*, 1911, n° 2.

(5) DARLING, *Id.*, 1911, n° 5, page 334.

(6) DAVAINE, Dictionnaire des sciences médicales de DECHAMBRE, article *Lombric*, page 91.

(7) CLARAC, *Archives d'Hygiène et de Médecine coloniales*, 1902, page 91.

extrêmement répandu à *la Guyane*. Cependant Brimont (1), dans sa statistique, ne le mentionne que 2 fois sur 100. Faut-il en conclure que ces différents auteurs ont observé dans des milieux différents ou que la lombricose revêt souvent en Guyane un ca-

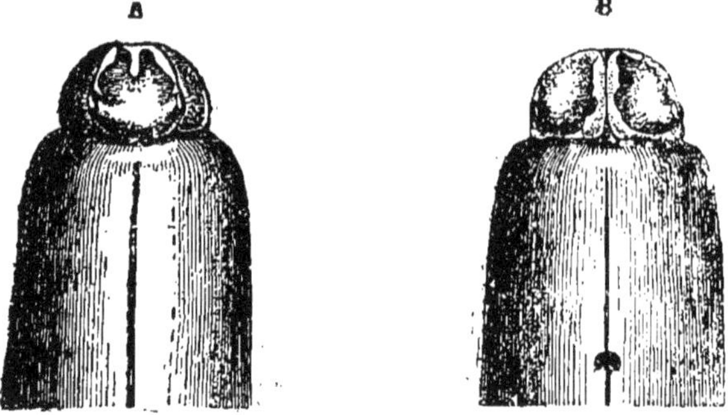


Fig. 18. — Extrémité céphalique (d'après Leuckart) A. face dorsale ; B. face ventrale.

ractère grave? Sur un point, du moins, tous les observateurs sont d'accord ; les Ascaris se trouvent là, comme partout d'ailleurs, surtout chez les enfants; sur 16 cas, Brimont en a compté 14 chez eux.

Selon Sigaud, Lombard, le lombric serait très commun au *Bré-*

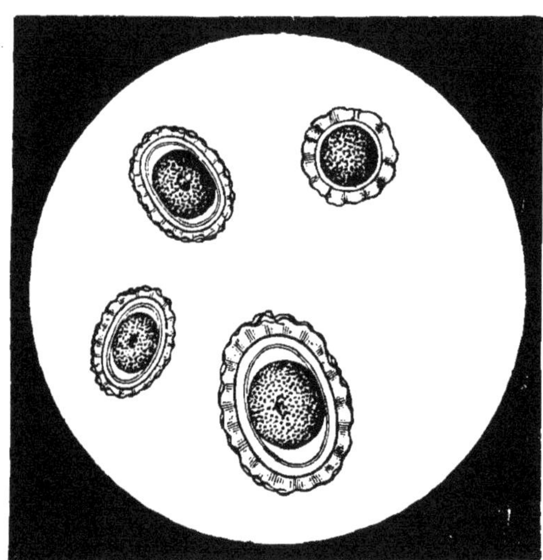

Fig. 19. — Œufs d'ascaris lumbricoïdes (d'après Eichhorst).

*sil* et, de l'avis de tous, aux *Antilles*, notamment à *Saint-Domingue* (Pouppée-Desportes). On le trouverait 31,41 fois o/o à *Porto Rico* (Ashford, King et Guttierez) (1), 44 o/o à *la Marti-*

(1) Brimont, *Bulletin Société pathologie exotique*, 1909, page 423.

(2) Ashford, King et Guttiérez, Report of the comm. for the study and treatment of anemia in Porto-Rico, San Juan. P. R. 1904.

*nique* d'après Noc (1), dont les examinés, il est vrai, présentaient tous des troubles intestinaux.

**ÉTIOLOGIE.** — L'ascaris s'observe dans les deux sexes et à tous les âges. Les enfants y sont particulièrement sujets, sans doute par suite de leur habitude de se traîner à terre et de porter à leur bouche des mains ou des objets souillés, conditions éminemment favorables à la contamination. C'est aussi chez eux que les accidents sont les plus fréquents et les plus graves, probablement à cause de leur résistance moindre aux toxi-infections et de la violence de leurs réactions nerveuses.

La fréquence de l'ascaris dans les différents milieux ou groupes sociaux est sous la dépendance étroite des conditions hygiéniques défectueuses et communes de ces milieux et de ces groupes. Ainsi s'expliquent ces petites épidémies de famille où tous les enfants, et souvent les parents, sont infestés de nombreux vers. Nous en avons constaté une au Tonkin.

Par la même raison se comprend la fréquence du lombric dans certaines corporations. Verdun l'a trouvé chez 80 p. 100 des mineurs du Nord de la France. On l'observe beaucoup aussi chez les habitants des campagnes qui n'ont généralement qu'un médiocre souci de la pureté de leur eau potable. Or, on sait que l'eau impure constitue le meilleur agent de transmission du lombric. Le nombre considérable d'œufs qu'il pond chaque jour explique la facilité de sa propagation.

Les matières fécales qui contiennent ces œufs sont répandues sur le sol, soit par négligence, soit aux fins d'engrais. Ces deux conditions se rencontrent à la campagne et particulièrement aux colonies. Le vent, emportant sous forme de poussières les excréments desséchés, essaime les œufs à travers champs, la pluie les entraîne, et ainsi se contaminent les différentes eaux qui serviront à l'alimentation. L'habitude d'arroser les légumes ou simplement le pied des arbres fruitiers avec l'engrais humain contribue beaucoup à répandre l'ascaris, car nombre de fruits tombent et traînent sur ce sol infesté. C'est assurément à l'usage des fruits et des légumes crus qu'est due la contamination extraordinaire des Extrême-orientaux dont la boisson habituelle, le thé, est stérile.

Les œufs, très résistants, peuvent encore se développer au bout de cinq ans.

Lorsqu'ils ont été introduits dans le tube digestif de l'homme, leur coque est dissoute par le suc gastrique, et l'embryon, dont le développement a déjà commencé au dehors, mis en liberté, achève de se développer dans l'intestin grêle.

(1) Noc, *Bulletin société de Pathologie exotique*, 1911, n° 6, page 390.

On peut trouver un très grand nombre de vers chez le même individu.

Levacher dit avoir vu fréquemment aux Antilles des enfants rendre de 400 à 600 ascaris. En 1909, à Bac-Ninh (Tonkin), une enfant de 2 ans et demi en a évacué 218 à la suite d'*une* prise de santonine. Un petit Malgache de 18 mois, nourri partiellement au sein, en a rendu 80 en 2 fois après absorption de santonine (Fontoynont). Le cas de Fauconneau-Dufresne est célèbre ; il concerne un garçon de douze ans qui, en l'espace de trois années, rendit plus de 5.000 ascaris, dont 600 en un seul jour.

C'est là une observation exceptionnelle, mais il n'est pas rare de contaster la coexistence de deux, trois parasites et plus. Cette multiplicité est même presque de règle, elle constitue un élément de gravité, mais n'est pas indispensable à la production de troubles graves. Nous avons eu l'occasion de soigner une dame atteinte de psychose aiguë qui fut guérie après l'expulsion d'un seul ascaris.

**SYMPTOMATOLOGIE.** — La présence d'un ou même de plusieurs ascaris dans le tube digestif peut passer inaperçue, et certaines personnes en expulsent qui ne leur ont causé aucun accident. Toutefois il est plus normal de voir le parasite déterminer, surtout lorsqu'il n'est pas unique, des *troubles gastro-intestinaux*, lesquels n'ont d'ailleurs, comme ceux dus au tænia, rien de caractéristique.

Ils consistent en *sensation de pesanteur à l'épigastre* avec impression de malaise vague dans la région abdominale, nausées, vomissements bilieux, coliques péri-ombilicales, *souvent à type vespéral* (à la tombée de la nuit), *ou nocturnes*, douleurs vives, subites et courtes, ballonnement du ventre, modifications de l'appétit, difficulté de la digestion. Ces désordres ne s'organisent pas en un syndrome bien défini et sont généralement englobés sous la dénomination de dyspepsie.

Les modifications du chimisme stomacal sont essentiellement variables d'un malade à l'autre et chez le même malade. Variés aussi, les troubles apportés à la motilité de l'estomac. La présence d'ascaris dans cet organe, ou simplement dans l'intestin, peut amener, par excitation réflexe, une contraction spasmodique du pylore, et, pour un temps plus ou moins long, l'arrêt de l'évacuation stomacale (1). Par contre, à l'autopsie d'un Annamite mort de lombricose, Gaide a trouvé l'estomac vide et l'orifice pylorique dilaté (2).

Il s'agit là de crises gastriques réflexes sans lésions de l'estomac,

(1) Paul Carnot, *Archives des maladies de l'appareil digestif*, 1907, vol. I, n° 11, novembre, page 651.
(2) Gaide, *Annales d'hygiène et de médecine coloniales*, 1904, page 575.

sans présence nécessaire de lombrics dans l'organe, par action *à distance* sur l'innervation gastrique.

Ces spasmes et ces parésies peuvent également se produire sur l'intestin (la constatation directe en a été faite) et créer ainsi des conditions qui ne seraient pas sans favoriser beaucoup la constipation, l'auto-intoxication, l'obstruction et la perforation intestinales. Ces faits n'ont rien de surprenant; ils sont conformes à la grande loi de pathologie générale qui place les spasmes sous la dépendance d'une irritation légère ou moyenne des muqueuses.

Parfois l'ascaris entretient un état de dyspepsie gastro-intestinale chronique avec alternatives de diarrhée et de constipation, langue saburrale, fétidité de l'haleine, céphalée, fatigue, qui finissent par amener de l'anémie, avec ou sans bouffissures du visage et une détérioration de l'organisme entier.

Cet état de langueur et de marasme se voit principalement chez les jeunes enfants.

Certains malades, sous l'influence d'une lombricose permanente due à des contaminations répétées, présentent des embarras gastriques à répétition (Gaide, Labadens et Lestage, etc.). Nous en avons observé un exemple typique :

Du 14 septembre 1906 au 21 février 1907, soit en cinq mois, un tirailleur fait quatre entrées à l'hôpital de Hanoï, pour vomissements, coliques ou troubles gastro-intestinaux compliqués une fois de bronchite. Les vomissements se répétaient fréquemment après le repas, les coliques étaient surtout vives à l'épigastre, à l'hypocondre droit et autour de l'ombilic. Lors d'une entrée le malade présentait en même temps de la dysenterie avec amibes. L'examen des fèces montrait chaque fois de nombreux œufs d'ascaris. A plusieurs reprises ces accidents se sont accompagnés de fièvre. Ils ont toujours cédé très vite — *y compris la dysenterie contre laquelle aucun traitement spécial n'a été dirigé* — à la médication anthelminthique qui amenait chaque fois le rejet de nombreux ascaris.

Aux pays chauds, *la diarrhée* et *l'entéro-colite* s'observent souvent chez les porteurs d'ascaris. La première est aiguë ou chronique, exceptionnellement cholériforme, la seconde muco-membraneuse et fréquemment dysentériforme.

Une dame, revenue depuis cinq mois d'Indo-Chine (*où elle n'avait présenté aucun trouble intestinal*), est prise en France (1909), quelques jours après un accouchement, à une période critique par conséquent, de douleurs abdominales assez vives, accompagnées de 3 ou 4 selles journalières, celles-ci formées soit en partie soit en totalité de mucosités sanguinolentes. Le microscope nous révèle la présence de nombreux œufs d'ascaris. Santonine. Expulsion de 7 lombrics. Tout rentre dans l'ordre.

Si la lombricose arrive à réaliser le syndrome de la dysenterie vraie, elle ne met pas, pour cela, le porteur à l'abri de la dysenterie amibienne. Au contraire, elle en favorise l'éclosion (1) et surtout elle entretient la maladie.

A Bizerte, sur seize dysentériques non guéris provenant de Saïgon, Labadens et Lestage (2) ont observé quatorze fois la coexistence d'une lombricose se manifestant par des coliques à type nocturne. La santonine « amenait la cessation immédiate des coliques et la disparition du sang », comme chez le tirailleur dont nous venons de rapporter l'histoire.

En Cochinchine même, Brau, il est vrai, n'a trouvé des ascaris que chez 24 dysentériques sur 175. Si l'on se souvient que le même observateur en a rencontré chez de jeunes tirailleurs, normaux au point de vue intestinal, dans la proportion de 82 o/o, on pensera que la rareté relative des lombrics chez les dysentériques pouvait bien n'être pas primitive, mais secondaire au traitement. D'ailleurs, Brau, tout en conservant à la dysenterie amibienne sa nature spécifique — qui n'est pas en cause — reconnaît à la lombricose un rôle important, quoique secondaire, dans le développement de l'affection. Nous y reviendrons plus loin.

Bartet (3) a observé plusieurs cas analogues à ceux de Labadens et Lestage et il conseille de penser à la lombricose quand on se trouvera en présence d'individus ayant séjourné en Extrême-Orient et présentant de la diarrhée récidivante, des coliques survenant à heure fixe et des selles sanguinolentes.

Ces entérites peuvent même revêtir la forme épidémique, témoin la meurtrière dysenterie épidémique de Fougères en 1787.

Sans quitter l'intestin, l'ascaris est susceptible de causer des désordres plus graves : *occlusion par obstruction*, *appendicite*, *typhoïdose*, *péritonisme*, *péritonite par perforation*.

L'*obstruction de l'intestin* par un certain nombre d'ascaris noués en paquet est chose fréquente en pathologie exotique. Fontoynont (4) en a observé à Madagascar plusieurs exemples si caractéristiques que, pour lui, « chez le Malgache, en présence de phénomènes abdominaux d'occlusion, il faut toujours penser à la possibilité de la lombricose ».

Cette obstruction, dans laquelle l'élément spasmodique s'ajoute sans doute à l'action mécanique (5), donne tout le tableau de

(1) Cf. Parasitose associée. Voyez aussi Brau, *Annales d'hygiène et de médecine coloniales*, 1908, page 511.

(2) *Archives de médecine navale*, 1907, n° 3, page 170.

(3) *Archives de médecine navale*, 1908, n° 1, page 531 (Lombrics et troubles intestinaux).

(4) Fontoynont, *Revue de médecine et d'hygiène tropicales*, 1909, page 8. *Bulletin de la Société des Sciences médicales de Madagascar*, année 1910, 2e vol., page 21.

(5) Kieselbach (Stuttgart). — Un cas d'entérospasme, dû à des vers intestinaux et guéri par entérostomie (*Beiträge zur Klinischen Chirurgie*, tome LXXVI, fasc. 1, octobre 1911, pp. 204 à 208).

l'occlusion intestinale. Elle débute par une vive douleur généralisée à tout l'abdomen et évolue parfois, mais non toujours, sans fièvre, ou avec une fièvre modérée. Si les pelotons d'ascaris occupent la terminaison de l'intestin grêle, le cœcum ou le début du côlon, la symptomatologie est souvent, à s'y méprendre, celle d'une appendicite grave.

Chez les gens de santé précaire, en équilibre instable, et spécialement chez les béribériques si souvent parasités, l'occlusion peut, comme dans le cas suivant de Brau (1), occasionner une mort rapide, soit, comme le pense notre collègue, en « déterminant par un réflexe diaphragmatique la fatale rupture de compensation », soit par arrêt brusque du cœur, fournissant ainsi un nouvel exemple de ces actions à distance (excitatrices ou inhibitrices) dont nous avons déjà parlé.

Un tirailleur annamite, atteint d'une forme légère de béribéri, est pris brusquement à l'infirmerie, le 21 avril 1910, d'une crise d'oppression qui commande d'urgence son transport sur un brancard à l'hôpital de Saïgon. « Pendant la route, au cours d'une violente crise, le malade vomit à moitié un gros lombric » et meurt subitement. Au moment de commencer l'autopsie, pratiquée immédiatement, on aperçoit un gros ascaride, encore vivant, qui sort de la bouche au milieu d'un flot d'écume. Aucun lombric dans l'estomac, mais on en trouve 17 agglomérés en un gros amas qui obstrue le jéjunum. Plus loin, celui-ci présente deux étranglements excessivement serrés, longs de cinq à six centimètres, et dont l'un « est entièrement obstrué par le corps d'un seul ver, gros, il est vrai, comme un fort crayon ».

Les paquets d'ascarides amènent parfois de l'étranglement herniaire. Brumpt en a observé un cas très net, contrôlé par l'autopsie, chez un nègre du Congo.

L'obstruction intestinale ascaridienne peut revêtir chez l'enfant le masque de l'invagination. Fontoynont (2) a relaté l'histoire, fort intéressante, « d'un enfant de quatre ans qui, le 4 août 1908, à Tananarive, est pris de douleurs de ventre avec nausées, puis vomissements. Etat très grave, ventre un peu tendu, *arrêt des gaz, mais émission de glaires sanguinolentes*. Pouls rapide, faciès péritonéal, hoquet. Bref, tous les signes d'une occlusion intestinale aiguë et, en particulier, vu l'âge de l'enfant et la présence d'une tumeur en un point localisé, tous les symptômes d'une invagination. La santonine amena l'évacuation, en 6 jours, de 205 gros lombrics et, par ce fait, la guérison. »

(1) Brau, Helminthiase intestinale et Béribéri en Cochinchine (*Annales d'hygiène et de médecine coloniales*, 1910, nº 4, page 673).
(2) *Loco citato.*

Metchnikoff et Guiart ont bien exposé le rôle éventuel de l'helminthiase dans la pathogénie de l'*appendicite*.

Malgré que cette action nocive ait certainement été amplifiée et, surtout, généralisée à tort, comme nous le verrons plus loin (1), il semble légitime d'admettre que les parasites intestinaux, qui évoluent au milieu d'une flore très riche, puissent causer ou entretenir de l'irritation, et, une fois entamée la barrière de l'épithélium, inoculer à cette muqueuse les bactéries saprophytes ou pathogènes du milieu intestinal, le colibacille surtout (Weinberg). Si les microbes sont virulents, si l'organisme se défend mal, l'infection se généralise. Dans le cas contraire, elle s'éteint ou se localise, en créant par exemple de l'inflammation limitée des follicules clos. Les points de folliculite ainsi développés, s'ils sont voisins de l'appendice, le gagneront par propagation, pour peu que le tissu adénoïdien du sujet s'y prête.

Le vermium est quelquefois ensemencé directement, par pénétration du lombric dans sa cavité.

Bussière en a constaté un bel exemple à Saïgon, chez un soldat d'infanterie coloniale mort de dysenterie compliquée d'appendicite. Il nous souvient aussi d'avoir vu, en 1892, à l'hôpital maritime de Brest, chez un jeune matelot, un « phlegmon de la fosse iliaque droite » qui fut opéré et qui donna issue, les jours suivants, à un lombric vivant. Cet abcès était très probablement consécutif à une appendicite avec perforation à travers laquelle le ver s'était frayé un chemin. Bruw a également trouvé un ascaris dans un abcès péri-appendiculaire consécutif à une appendicite perforante.

Ces observations prouvent que le lombric est parfaitement capable de pénétrer dans l'appendice, du vivant de l'hôte.

Peut-être le ver joue-t-il le rôle d'agent vecteur dans les cas où — comme l'ont signalé Kartulis et Hoppe-Seyler — une appendicite amibienne vient compliquer la dysenterie ?

De ces exemples il faut bien se garder de conclure, par une généralisation hâtive, qu'il y aura appendicite chaque fois qu'un lombric pénétrera dans l'appendice. Cette introduction peut causer de simples coliques appendiculaires ou même ne se traduire par rien. On a trouvé des lombrics fichés dans des appendices macroscopiquement sains et qui n'avaient donné lieu pendant la vie à aucune réaction péritonéale. Le Roy des Barres (2), à Hanoï, en a constaté 10 fois sur environ 200 autopsies, le ver étant encore vivant dans 7 de ces cas.

Au contraire, sans pénétrer dans l'appendice et sans déterminer d'appendicite vraie, les lombrics sont susceptibles de provo-

(1) Cf. Parasitose associée.
(2) Le Roy des Barres, *Gazette des Hôpitaux*, 1903, 27 octobre, p. 1293.

quer certains troubles qui rappellent de très près cette affection. Le syndrome peut en être réalisé, nous l'avons dit déjà, par une obstruction due à un paquet d'ascaris, mais la lombricose peut le produire sans obstruction, principalement en pays exotique, chez les indigènes, très rarement atteints d'appendicite vraie (Le Roy des Barres, Fontoynont).

Par analogie avec le vocable « méningisme », Chameroy (1) a proposé le nom d'« appendicisme vermineux » pour ces accidents qui sont dus à l'action des parasites sur le cæcum ou sur son voisinage. Il relate l'observation d'un jeune soldat qui a présenté un tableau reproduisant celui de l'appendicite, évoquant même l'idée de péritonite, et qui a guéri au bout d'une quinzaine de jours, après avoir expulsé, sous l'influence du calomel et de la santonine, 162 lombrics.

Abbatucci (2) a observé à Moncay, chez un tirailleur tonkinois, une ascariasis simulant l'appendicite ou la péritonite aiguë : violentes coliques, constipation absolue depuis deux jours, ventre ballonné et extrêmement sensible, facies grippé, nausées, 41°. Dans la journée, émission par l'anus de quelques ascarides. On donne 25 centigrammes de santonine sans résultat. Le lendemain eau chloroformée, 50 grammes, et, une demi-heure après, huile de ricin ; dans la journée, trois selles avec une vingtaine d'ascaris. La fièvre tombe et les douleurs diminuent pour disparaître après expulsion de nouveaux vers sous l'influence de l'eau chloroformée et de l'huile de ricin.

Qu'il y ait obstruction intestinale ou non, la ressemblance avec l'appendicite peut aller si loin qu'elle conduit à une intervention. Rocheblave et d'autres avec lui (3) en ont publié des observations remarquables.

Nous connaissons le cas d'une jeune fille européenne opérée, en Indo-Chine, pour des troubles gastro-intestinaux rapportés à une appendicite chronique. L'appendicectomie montra que l'organe était sain. Mais la jeune fille mourut trois ou quatre jours après l'opération, dans des convulsions et des spasmes, au cours desquels elle évacua par l'anus et par la bouche plusieurs ascaris vivants.

Par contre, Hutinel a observé des petits malades qui présentaient les douleurs typiques de la colique vermineuse et qui avaient simplement des appendices de longueur démesurée (Railliet) (4).

Tous ces faits prouvent que le diagnostic de ces états peut être hérissé de difficultés.

(1) CHAMEROY, *Archives de Médecine militaire*, 1910, page 171.

(2) ABBATUCCI, Notes médicales sur le poste de Moncay (Tonkin) (*Archives de Médecine navale*, 1901, p. 457).

(3) Voyez R. BLANCHARD, l'Appendicite et la typhocolite sont fréquemment des affections vermineuses (*Archiv. de parasitologie*, t. X, pages 405-436).

(4) RAILLET, les Vers intestinaux dans la pathologie infantile, Thèse de Paris, 1911, p. 285.

Indépendamment des cas où évoluent conjointement fièvre typhoïde et lombricose, il en existe d'autres qui, par leur aspect clinique, se rapprochent beaucoup de la première affection et sont cependant de simples modalités de l'ascariasis. Ces formes, étudiées sous différents noms (*lombricose à forme typhoïde, typho-lombricose*, etc.) par Chauffard (1), Bouët, Pierre Marie, etc., sont des complications courantes chez les enfants un peu partout, nulle part toutefois plus qu'aux colonies. Gaide, Fontoynont, etc., en ont cité plusieurs cas.

Pour Railliet, ces ascaridioses sont vraisemblablement des septicémies coli-bacillaires, mais la preuve de leur nature reste à faire.

Au point de vue clinique, ces formes, qui se montrent particulièrement dans le bas âge, occupent tous les degrés du typhisme, depuis le simple embarras gastrique fébrile jusqu'à la stupeur de la typhoïde, avec fuliginosités des lèvres, douleur et gargouillement dans la fosse iliaque droite, diarrhée en général mais quelquefois constipation. L'absence des taches rosées lenticulaires, le caractère négatif de la séro et de la diazoréaction permettent seuls le diagnostic.

Un exemple, entre beaucoup d'autres (Gaide) (2) : Un petit métis annamite de six ans, vu pour la première fois le 1er mars 1908, est malade depuis quatre jours : fièvre *continue, 39° à 40°*, nausées, vomissements, coliques, céphalalgie et dépression. Ventre douloureux à la palpation, rien aux autres organes. Le sang ne contient pas d'hématozoaires, la séro-réaction est négative. Deux cachets de calomel et de santonine amènent l'évacuation de quatre lombrics dans la soirée et le lendemain matin. La fièvre baisse le jour même à 38°, l'enfant ne souffre plus, s'alimente. Trois jours après, guérison complète.

Parfois la *fièvre, intermittente ou continue*, semble constituer à elle seule toute la maladie, et disparaît avec les lombrics. Ces cas ne sont pas très rares chez les anciens paludéens. Auto-intoxication ou rappel de l'ancienne infection, latente? Peut-être les deux.

Les lombrics peuvent-ils perforer l'intestin et causer ainsi de la *péritonite?* Ce fait a été l'objet de nombreuses controverses. Niée par Davaine, admise par Corre seulement pour « des tissus déjà malades, ramollis ou ulcérés que le ver déchire en essayant de pénétrer dans une voie toute faite, mais trop étroite pour ses dimensions », la possibilité de cette lésion n'est guère contestée aujourd'hui depuis les observations de Boyer, Sangalli, Gaide, etc. Laboulbène, Guiart l'admettent.

(1) CHAUFFARD, Clinique (*Semaine médicale*, 1895).
(2) *Communication orale*.

R. Blanchard explique le processus ulcératif, qui aboutit à la perforation, par la formation d'un petit abcès de la paroi, consécutif au mordiliement de la muqueuse par l'armature buccale de l'ascaris. Verdun estime même possible l'effraction de l'helminthe à travers une muqueuse intestinale saine, en se basant sur l'impossibilité, dans certains cas — excessivement rares — de trouver trace d'inflammation suppurative sur la paroi intestinale.

Les anses herniées, dont la vitalité est amoindrie et le contenu facilement phlogogène, sont particulièrement sujettes à ces lésions.

La conformation de l'extrémité céphalique de l'ascaris ne serait pas, comme l'estimait Davaine, un obstacle à la lésion de la muqueuse. L'armature buccale de l'ascaris lombricoïde de l'homme est, dit Guiart, absolument semblable à celle de l'*Ascaris Conocephalus*, qui se taille dans l'estomac du dauphin une cupule profonde, véritable moulage du bouton céphalique entamant la muqueuse. Leroux a constaté chez l'homme des lésions moins avancées, mais analogues. Fontoynont, à Madagascar, a vu deux fois un ascaris assez fortement fixé sur la muqueuse pour n'en être détaché que par une légère traction.

Au demeurant, les faits sont là : dans mainte ascariasis, on a trouvé des lésions sérieuses de la muqueuse intestinale que rien, sinon une abondante lombricose, ne pouvait expliquer. Et si l'on peut admettre, avec Davaine, qu'un certain nombre de perforations se sont produites après la mort par les vers fuyant le cadavre en voie de refroidissement, on ne peut accepter cette explication dans les cas où la péritonite, manifeste pendant la vie, a été confirmée par l'autopsie.

C'était le cas de ce tirailleur décédé à Hanoï le 30 septembre 1905 de péritonite généralisée survenue brusquement sans cause apparente. *Il existait une perforation* de la dimension d'une pièce de 50 centimes à la partie moyenne du cæcum qui, dans toute son étendue, était fortement épaissi et adhérent à la paroi. A part la présence de nombreux lombrics, le reste de l'intestin ne présentait rien d'anormal. L'*appendice était sain et sa muqueuse sans ulcérations*. Normaux aussi étaient, les autres organes, notamment le poumon, qui ne présentait aucune lésion tuberculeuse.

Conformément à l'opinion de Corre, ces faits s'observent de préférence en cas d'altération de l'intestin, dans la dysenterie et, surtout, dans la fièvre typhoïde. C'est là, disons-le en passant, un argument de plus pour faire disparaître les helminthes du tube digestif, dès qu'on a constaté ces maladies.

A l'autopsie d'un enfant de douze ans, mort de péritonite au cours d'une fièvre typhoïde, Mathon (1), d'Haïti, a trouvé la mu-

(1) *Lanterne médicale de Port-au-Prince*, n° 5, 1908, page 127.

queuse intestinale couverte d'un piqueté hémorragique sur toute son étendue ; l'intestin grêle présentait en outre, dans sa seconde portion, quatre ulcérations profondes intéressant la couche musculaire et, entre les deux premières et la dernière, une vaste perforation à bords déchiquetés. L'ascaris qui avait causé la déchirure fut découvert, encore vivant, dans un repli du mésentère.

L'évolution des phénomènes peut être si rapide qu'on pense à un empoisonnement. Broquet a pratiqué sur réquisition judiciaire, à la Réunion, l'autopsie d'un enfant de quatre ans dont la mort paraissait suspecte. Elle était due en réalité à de l'occlusion intestinale par un paquet de onze lombrics ; au-dessus du barrage existaient deux perforations, dans chacune desquelles se trouvait engagé un ascaris.

Susceptibles d'entraîner des troubles graves dans le domaine gastro-intestinal, les lombrics peuvent causer des accidents encore plus bizarres et plus déconcertants lorsqu'ils abandonnent la première partie de l'intestin grêle, leur habitat normal. Or, à l'encontre du tænia dont les migrations sont très rares, *l'ascaris est un parasite essentiellement erratique.*

Très fréquemment il gagne l'estomac et c'est particulièrement alors qu'il se manifeste par de la gastralgie, de la dyspepsie, des nausées, des vomissements alimentaires ou simplement bilieux, grâce auxquels d'ailleurs il est souvent rejeté.

Walther (1) a rapporté l'observation d'un lombric expulsé par vomissement un mois après une gastro-entérostomie postérieure. A la suite de son rejet, la malade a vu disparaître tous les troubles dont elle se plaignait : sensation de tortillement à l'épigastre « comme si une bête remuait là », abondants vomissements de bile pure, etc.

L'estomac constitue pour l'ascaris un milieu défavorable, il y périt s'il y séjourne ; aussi cherche-t-il à s'en éloigner : il remonte par l'œsophage qu'il peut obstruer, sort par la bouche ou par les narines, ou pénètre dans le larynx, déterminant éventuellement, surtout chez les enfants, un spasme de la glotte mortel. S'il traverse ce périlleux passage, il s'enfonce dans les bronches. Dans les voies supérieures, le lombric peut pénétrer dans la trompe d'Eustache et sortir par le conduit auditif externe en causant de terribles douleurs, s'engager dans le canal nasal et déboucher par un point lacrymal.

Il peut, de l'intestin grêle, aller obstruer le canal pancréatique ou l'un des canaux biliaires, gagner le foie ou la vésicule, en produisant de l'angiocholite, de la cholécystite ou de l'hépatite suppurée. On a trouvé à plusieurs reprises des ascaris dans la cavité d'abcès du foie.

(1) *Société de chirurgie*, 10 mai 1911.

En s'introduisant dans les canaux biliaires, le ver, forcément chargé de colibacilles ou d'autres microbes intestinaux, peut amener une infection se terminant par un abcès. Gaide a rapporté plusieurs cas d'hépatite suppurée, observés au Tonkin, qui semblent bien avoir cette origine. Courvoisier, cité par Schwartz (1), en a aussi donné des exemples.

Ces complications se réaliseraient principalement chez les enfants qui, par contre, présentent rarement des abcès du foie consécutifs à la dysenterie. Sur 45 cas d'hépatite suppurée infantiles, Leblond (2) en trouve 8 dus à des lombrics, les autres à des causes diverses. Pour Leblond et pour Schwartz, ces vers joueraient donc, dans la production de l'affection, un rôle étiologique plus important que celui de la dysenterie.

Degorce (3) a présenté à la Société médico-chirurgicale de l'Indo-Chine le foie d'une Annamite de quarante ans dont un conduit biliaire, de cinq millimètres de diamètre, était obstrué par un ascaris. Pendant ses derniers jours, cette malheureuse femme souffrait de douleurs intolérables dans l'hypocondre droit, poussait des cris continuels, ne tolérait aucun aliment et avait de fréquents vomissements bilieux. Le foie, muscade, était hypertrophié. Le cœur, dilaté, présentait une double insuffisance, mitrale et tricuspidienne. La malade avait des troubles cardiaques depuis plusieurs années. Degorce pense que les douleurs violentes, occasionnées par l'ascaris, ont dû hâter considérablement l'apparition de l'asystolie. Sans doute, faudrait-il faire une part importante à une action réflexe partie du foie et analogue à celle signalée par Potain dans la lithiase biliaire qui est susceptible d'amener, comme on sait, la dilatation du cœur droit.

A la faveur d'une fistule, un lombric peut sortir par les voies urinaires, par le vagin. A la Guyane, Merveilleux en a trouvé deux dans les ventricules du cœur. Parfois le nématode se généralise et envahit la plupart des viscères, témoin ce malade cité par Gaide, à l'autopsie duquel on constata la présence de l'ascaris dans l'intestin, l'estomac, le pancréas, le cholédoque, le foie, le poumon droit et la cavité péritonéale.

Toutefois, une remarque générale ici s'impose. Les lombrics, comme la plupart des parasites, fuient le corps en voie de refroidissement. A la Morgue de Hanoï, Le Roy des Barres a vu sortir des lombrics par les fosses nasales ou la bouche sur plus de la moitié des cadavres d'Annamites. On n'est donc pas autorisé à conclure que les lombrics se trouvaient forcément sur le vivant là où on les a rencontrés après la mort.

(1) Schwartz, Chirurgie du foie. Paris, 1901, page 135.
(2) Leblond, Diagnostic des abcès du foie. Thèse, de Paris, 1892.
(3) Degorce, *Bulletin de la Société médico-chirurgicale de l'Indo-Chine*, 1911, n° 2.

Extrêmement fréquents, plus que ceux causés par le tænia, sont les *accidents nerveux* de la lombricose. Ils atteignent surtout, ici encore, les nerveux et les enfants. Ces troubles sont des plus variés, ils frappent le système nerveux entier ou se localisent soit sur un appareil sensoriel, soit sur un organe.

Parmi les manifestations d'ordre général, nous citerons : les troubles *vésaniques* : délires, terreurs nocturnes, fréquents chez les enfants ; ou *psychiques* : modifications de l'intelligence et de l'affectivité.

Nous avons traité au Tonkin une dame d'ordinaire très bien portante, très bien équilibrée, qui présenta pendant une semaine, sans fièvre notable (maximum 37°3), de la dépression mélancolique avec mutisme, apathie, et torpeur mêlée d'irritabilité. La malade avait en outre un peu d'embarras gastrique avec constipation légère et une salivation très abondante sans cause connue. Au cours de cet état, qui cessa complètement dès l'évacuation d'un lombric, la malade témoignait à tout son entourage, et notamment à son mari qu'elle affectionnait cependant beaucoup, une indifférence marquée.

Le *prurit* anal et nasal, si connu des parents, les *convulsions* de toute nature sont parmi les symptômes les plus courants. Qui n'en a vu chez les enfants?

Mathis, à Sontay, en 1904, a traité un enfant de quatre ans qui présentait des crises épileptiformes. Après l'administration de santonine, 80 ascaris furent expulsés en 4 à 5 jours. Disparition rapide des symptômes nerveux.

Les accidents peuvent revêtir le type de la chorée, de l'hystérie ou de l'épilepsie, avec ou sans perte de connaissance, et se présenter chez un adulte bien portant avec une brusquerie impressionnante.

Notre boy, un Annamite de vingt-six ans, indemne jusque-là de tout trouble nerveux, tombe brusquement, tandis qu'il portait de l'eau, et perd connaissance pendant deux minutes environ. Au cours de cette syncope, il présente quelques mouvements convulsifs légers, notamment de la mâchoire inférieure. En revenant à lui, il reste pendant dix minutes somnolent et un peu fatigué, se plaint de céphalée, puis de pesanteur à l'estomac. Pas d'incontinence d'urine, pas de morsure de langue, pas de modification des pupilles. La langue n'est pas sale. Le lendemain, calomel et santonine, expulsion de sept lombrics, puis de trois le jour suivant. Aucun phénomène pathologique depuis lors.

Ces incidents peuvent acquérir une plus grande intensité dans les pays chauds où, dit Laboulbène, « la congestion cérébrale, le refroidissement des extrémités, suivis de convulsions, enlèvent les malades avec une grande rapidité ». Sigaud, Bajon, Pouppée-Desportes ont vu le fait au Brésil, à Cayenne, à Saint-Domingue.

Clarac (1) relate un cas de mort par convulsions dues à des lombrics chez un enfant qu'on croyait atteint de tétanos. « Fort peu de temps après la mort, on vit sortir par la bouche et l'anus une quantité énorme de lombrics ; mis en tas, ils présentaient une masse plus grosse que le poing. » Nous avons cité plus haut une observation analogue, relative à une jeune fille d'une quinzaine d'années opérée pour une appendicite qui n'existait pas.

Les connexions de la lombricose avec le coup de chaleur et les accès pernicieux sont peut-être plus fréquents qu'on ne croit. Des états appelés accès comateux auraient disparu par l'évacuation de lombrics.

La terminaison fut moins heureuse dans une circonstance semblable à Madagascar : un mulâtre de la Réunion, malade depuis huit jours, avait vomi de nombreux ascaris avant son entrée à l'ambulance et présentait encore une fièvre élevée (39°8). Brusquement, à quatre heures du soir, il tombe dans un état semi-comateux, pendant que la température s'abaisse progressivement sans hypothermie toutefois (37°1). Mort vingt-quatre heures après. Diagnostic : accès pernicieux comateux. A l'autopsie : Forte congestion du cerveau et des méninges adhérentes à la partie supérieure des hémisphères. Rien de particulier aux organes abdominaux, présence dans l'œsophage d'une quinzaine de lombrics qui l'obstruent.

Comme autres phénomènes nerveux généraux nous citerons : les *contractures*, les *paralysies*, les *accidents méningitiques*, qui simulent parfois la méningite tuberculeuse.

De nombreuses observations en font foi. Dès 1844, Mandière rapportait un cas de paralysie des membres inférieurs compliqué de strabisme, survenu chez un enfant de deux ans, et guéri par un traitement anthelminthique qui expulsa dix-huit ascaris.

Tripet (2) cite le cas d'un enfant de quatre ans « qui fut pris d'accidents méningitiques graves (*céphalalgie, vomissements, convulsions, rétraction du ventre avec fièvre modérée*) pouvant faire craindre une méningite tuberculeuse. Il pensa à des accidents provoqués par des ascarides, donna du calomel et de la santonine, il y eut expulsion de vingt-neuf ascarides dont le plus long avait trente-deux centimètres. La cessation des accidents méningitiques ne survint qu'après deux ou trois jours ».

A l'autopsie d'un dysentérique cliniquement guéri et mort subitement par syncope, Métin et Guillon (3) ont trouvé deux asca-

(1) *Annales d'hygiène et de médecine coloniales*, 1902, page 91. La Guyane.
(2) TRIPET, *Société médico-chirurgicale*, 9 mai 1898. *In* thèse de JULIEN RASPAIL, Rôle pathogène des helminthes en général. Paris, 1906.
(3) *Revue de médecine et d'hygiène tropicales*, 1908, page 98.

rides dans l'intestin grêle. Celui-ci présentait un état congestif et des ulcérations typiques en voie de réparation. Le cœur était mou et étalé. Sans vouloir rien affirmer, nos collègues rappellent « qu'on a conclu à la possibilité d'accidents mortels du fait d'ascarides chez les sujets très anémiés, ce qui était le cas de ce matelot ».

Parmi les manifestations localisées de l'ascariasis, il faut ranger d'abord celles qui atteignent les appareils cardiaque ou pulmonaire : *palpitations*, *toux*, *orthopnée*, etc. Nous avons vu aux colonies, surtout chez les enfants, des relations pathologiques indéniables entre des accidents bronchopulmonaires et des troubles gastro-intestinaux où les lombrics jouaient un rôle prépondérant.

On a cité enfin des *accidents sensoriels* plus ou moins graves : *aphonie*, *mutité*, *amblyopie* ou *amaurose*, *mydriase* ou *myosis*, *inégalité pupillaire*, *blépharospasme*, *xanthopsie* indépendante de toute intoxication médicamenteuse (1), etc.

**PATHOGÉNIE.** — La pathogénie de tous ces troubles est encore diversement interprétée. Réflexes, proposent les uns ; intoxication par les produits du parasite, disent les autres ; inoculation de germes septiques, affirment ceux qui soutiennent la plus récente théorie. Pourquoi ne pas admettre l'action, séparée ou conjointe, de ces diverses causes ?

Bien que son existence, ou du moins son importance, soit encore mise en doute par quelques-uns, la toxicité du lombric ne paraît ni niable, ni négligeable depuis les travaux et les faits de Laboulbène, Cobbold, Railliet, Blanchard, Bastian, Hubert, Weinland, etc. A la suite de la manipulation d'ascaris (de l'homme ou du cheval), on a vu survenir divers accidents, surtout cutanés : gonflement de la peau et des caroncules lacrymales, rougeur, larmoiement, prurit, éternuement, phénomènes généraux fébriles. L'injection d'extrait d'ascaris a déterminé chez les animaux des symptômes d'intoxication. Pour Leuckart, cette action toxique serait due au liquide des cellules musculaires vésiculeuses. Laboulbène incrimine plus tôt le liquide plasmatique du corps. Quoi qu'il en soit, cette toxine persiste dans l'animal mort, puisque de l'alcool dans lequel on avait conservé ces vers a produit des accidents, et que, d'autre part, des troubles graves, typhoïdes, ont été observés à la suite du séjour dans l'intestin d'ascaris morts et putréfiés (Chauffard, Bouet).

L'intoxication n'entrerait pas seule en jeu. La plupart des phénomènes graves seraient dus, pour Weinberg, à des complications d'ordre infectieux, soit que la virulence de la flore intes-

(1) Kœnishœfer, in *Clin. Ophtalm.*, cité par Jocqs *à la Soc. Méd. Ch.* (*Séance du 9 mai 1898*).

tinale se trouvât passagèrement exaltée par les perturbations fonctionnelles si communes dans l'helminthiase, soit que les muqueuses lésées résorbassent des produits septiques avec lesquels elles se trouvent normalement en contact. Il est certain, nous l'avons vu, que les lombrics, agents vecteurs de bactéries, peuvent ensemencer des milieux normalement aseptiques, comme les conduits biliaires ou le canal pancréatique, et que les accidents observés dans ce cas sont au moins autant de nature infectieuse que mécanique.

Est-ce à dire que dans tous les phénomènes helminthiasiques la toxicité des lombrics soit seule en cause? Nous ne le pensons pas. Si la typho-lombricose paraît bien de nature toxi-infectieuse, les entérites pourraient parfaitement être dues, au moins dans un grand nombre de cas, à une action irritative de l'helminthe ou à un trouble d'ordre nerveux provoqué par lui dans le fonctionnement de l'estomac, du pancréas ou du foie (1).

D'autres accidents, la toux, les palpitations, la dyspepsie, les spasmes de l'estomac, les douleurs subites dans la zone du plexus solaire, etc., sont sans doute d'origine purement réflexe.

La diversité des manifestations de la lombricose, affection essentiellement protéiforme, est pour nous la preuve de la prépondérance primordiale que joue le système nerveux dans la pathologie de ces accidents.

La brusquerie de leur cessation une fois le nématode disparu concorde d'ailleurs beaucoup mieux avec l'idée d'un simple désordre fonctionnel d'origine nerveuse qu'avec l'hypothèse d'une toxine toujours assez longue à éliminer.

**DIAGNOSTIC.** — Aucun symptôme n'est pathognomonique de la lombricose. Bien souvent le diagnostic n'est fait qu'à l'occasion de l'évacuation spontanée d'un ascaris par l'anus ou par la bouche. Hâtons-nous de dire, en passant, qu'on devra toujours donner dans ce cas de la santonine, car il serait imprudent de tabler sur l'unicité du lombric. Mais on ne devra pas compter sur cette indication fortuite, donc aléatoire. Il y a intérêt à dépister la lombricose le plus tôt possible. Aussi bien, le difficile n'est-il pas de l'établir d'une façon irréfutable, mais d'y songer.

Les convulsions, les spasmes, surtout chez les enfants, les dyspepsies atypiques, les coliques nocturnes, les troubles divers et bizarres dont on n'établira pas bien la cause devront donner l'éveil. Un symptôme souvent observé chez les Annamites est la douleur au creux épigastrique, alors que la distomatose hépatique se manifeste plutôt chez eux par la douleur en broche qu'ils miment eux-mêmes.

(1) Cf. Parasitose associée.

La bizarrerie de certains états bâtards, de classification indécise, offrant le tableau incomplet de la fièvre typhoïde, de l'appendicite, de la péritonite, de la méningite, constituera également, pour le praticien avisé, une indication précieuse.

En pathologie exotique, et particulièrement chez les indigènes, en présence de phénomènes rappelant ceux de l'occlusion ou de l'appendicite, on devra, avant toute chose, songer à la lombricose.

Il faudra, pour ne pas se laisser induire en erreur, serrer de près chacun des éléments du diagnostic. Une fausse note dans l'ensemble de la pièce pourra mettre sur la bonne piste. Ce seront, par exemple, au milieu d'accidents péritonéaux impressionnants, la concordance du pouls et de la température, ou l'absence de ballonnement du ventre, etc. Ces *discordances symptomatiques*, reconnaissons-le, peuvent manquer. Hors le concours du laboratoire (analyse des fèces, sérodiagnostic, recherche de l'hématozoaire, etc.), le diagnostic est alors impossible. Il faut aussi songer à l'éventualité de simples coïncidences. Situations difficiles où le clinicien sera aiguillé dans la bonne voie plus par une impression issue de son expérience propre que par une déduction scientifiquement établie.

D'ailleurs, aux pays chauds, en médecine infantile principalement, on ne craindra pas de songer trop souvent à la lombricose.

Celle-ci soupçonnée, en cas d'urgence on agira sans plus attendre. Si rien ne presse, on examinera les selles, fraîches ou non. A moins de circonstance exceptionnelle, presque négligeable en pratique, mais scientifiquement possible cependant (lombricose due à un ou plusieurs individus de sexe mâle), les fèces contiendront des œufs en abondance, très faciles à reconnaître, même s'ils ont perdu leur enveloppe mûriforme.

A défaut d'œufs, la présence de la cuticule rejetée au moment des mues pourrait occasionnellement servir à la diagnose.

Malgré le résultat négatif de ces examens, pour peu qu'on conservât un doute, il resterait encore, avant d'éliminer la lombricose, à tenter l'épreuve de la santonine.

L'éosinophilie (5 à 72 p. 100), signe de parasitose, orienterait éventuellement le diagnostic dans une bonne voie. Elle a ainsi éveillé notre attention dans un état fébrile qui avait fait songer à du paludisme : la recherche de l'hématozoaire nous a conduit indirectement à la découverte de l'ascariasis.

**PRONOSTIC.** — On l'a vu, la lombricose, souvent bénigne, parfois inoffensive, est fréquemment sérieuse aux pays chauds. En 1907 et 1908, elle a nécessité l'entrée de 784 indigènes à l'hôpital de Hanoï, sur 18.200 malades (1). Elle peut être grave, même

(1) Le Roy des Barres, Rapport sur le fonctionnement de l'hôpital indigène du protectorat (*Revue médicale de l'Indo-Chine*, 1909).

mortelle, mais les accidents cessent en général très rapidement dès l'expulsion des parasites.

On voit des phénomènes aussi alarmants que ceux de l'obstruction intestinale s'amender dès l'absorption de la santonine, parfois avant l'évacuation des ascaris, et céder sans opération, sous la seule influence du médicament.

Ce qui constitue donc le véritable danger des troubles dus aux lombrics, c'est la méconnaissance de leur nature.

PROPHYLAXIE. — L'usage d'une eau pure, filtrée ou bouillie, constitue la meilleure prophylaxie de la lombricose. La diminution considérable de cette affection, à Paris et dans les grandes villes, sous l'influence d'une bonne adduction d'eau potable, en est la preuve.

On y joindra le lavage soigneux ou, mieux, la cuisson des légumes frais. On ne fera usage des fruits qui auront traîné sur le sol que s'ils sont susceptibles d'être lavés ou pelés. Autant que faire se pourra, on empêchera les enfants de porter à leur bouche leurs mains souillées de terre.

Enfin, les matières fécales et les latrines seront désinfectées, les lombrics brûlés dès leur émission.

TRAITEMENT. — La constatation, ou même le soupçon, de la lombricose commande, encore plus impérieusement que pour le tænia, l'expulsion immédiate des parasites.

Le meilleur médicament, presque le seul usité, est la *santonine*, principe actif du *semen-contra*. On y associe souvent, avec avantage, le calomel, dont l'action vermifuge en même temps qu'évacuante n'est pas à dédaigner.

Il est bon de faire suivre la santonine d'un purgatif. Le meilleur est l'huile de ricin, qui, au lieu de favoriser, comme pour la fougère mâle, l'absorption du principe toxique du médicament, la diminue au contraire et prévient les chances d'intoxication.

Celle-ci se manifeste au premier degré par du ralentissement du pouls, la coloration citron ou orangée des urines, par des modifications du goût et de l'odorat (odeur de violette ou de patchouli), et surtout par de la xanthopsie : les objets rouges paraissent orangés ; les bleus, verts. Plus grave, elle donne lieu à des nausées, des vomissements, de l'obnubilation, de la prostration ou au contraire des convulsions, de l'albuminurie.

La dose moyenne est de 0 gr. 10 à 0 gr. 25 centigrammes pour un adulte. Laboulbène conseille de 0 gr. 25 à 0 gr. 40, mais une telle quantité ne se montre ordinairement pas nécessaire et peut n'être pas sans danger. Von Sury-Bionz a signalé, en 1908, un cas de mort survenu en trois jours chez un enfant de trois ans et demi à qui sa mère avait fait prendre en quarante heures neuf centigrammes de santonine.

Chez les enfants, on la prescrira seulement à partir de deux ans ; on en donnera 0 gr. 01 centigramme par année d'âge, en cachets ou incorporée à du miel, de la confiture, etc. L'idiosyncrasie jouant le plus grand rôle dans les accidents toxiques, il sera prudent de débuter par une dose faible et, pour agir sur les parasites qui auraient échappé à une première dose, d'en donner deux ou trois fois dans la même semaine. On saura en outre que l'absorption est favorisée par l'état de vacuité de l'estomac.

Nous avons coutume de prescrire la santonine trois soirs de suite et d'administrer l'huile de ricin le lendemain du soir où l'on a fait ingérer la dernière dose. Jamais cette méthode ne nous a donné de mécompte.

Abbatucci (1) préconise l'eau chloroformée qu'il donne le matin à la dose de 50 grammes. Il la fait suivre, une demi-heure après, d'huile de ricin. Cette association, qu'il a expérimentée à Moncay (Tonkin), lui aurait, dans la plupart des cas, mieux réussi que la santonine. Le médicament est renouvelé, s'il y a lieu, plusieurs jours de suite.

Les médicaments exotiques, si nombreux contre le tænia et variables presque avec chaque pays, sont plus rares contre le lombric. A la Guyane cependant, d'après Clarac, on emploie, en plus des vermifuges ordinaires, un grand nombre de produits végétaux dont quelques-uns seraient très efficaces. « Un de ces produits donne d'excellents résultats : c'est une plante de la famille des Gingibéracées (*Cipura paludosa*), vulgairement connue sous le nom d'*envers*. »

*L'ASCARIS MYSTAX* (ou *à moustaches*) ou *Canis* n'est pour l'homme qu'un parasite accidentel, car il habite généralement l'intestin grêle du chien et ne se rencontre que tout exceptionnellement dans l'espèce humaine. Mathis et Léger ne l'ont jamais rencontré chez l'homme au Tonkin, où il est cependant si fréquent chez le chien. Il doit son nom aux deux petits ailerons qu'il porte de chaque côté de la tête. Beaucoup plus petit que l'ascaris commun, le mâle n'a guère que 4 à 6 centimètres de long sur un millimètre de large. La femelle mesure de 12 à 13 centimètres de long sur un à un millimètre et demi. L'œuf, globuleux, à surface alvéolaire et non mamelonnée, mesure environ 70 $\mu$.

Son développement et, par suite, sa prophylaxie n'offrent rien de particulier non plus que sa symptomatologie ou son traitement.

(1) *Loc. cit.*, page 457.

## OXYURE. — OXYUROSE

**HISTOIRE NATURELLE.** — Petit ver blanc filiforme, l'**oxyure** (ὀξύς, aigu ; οὐρά, queue) présente à sa partie antérieure une petite vésicule, arrondie et claire, striée transversalement, centrée par

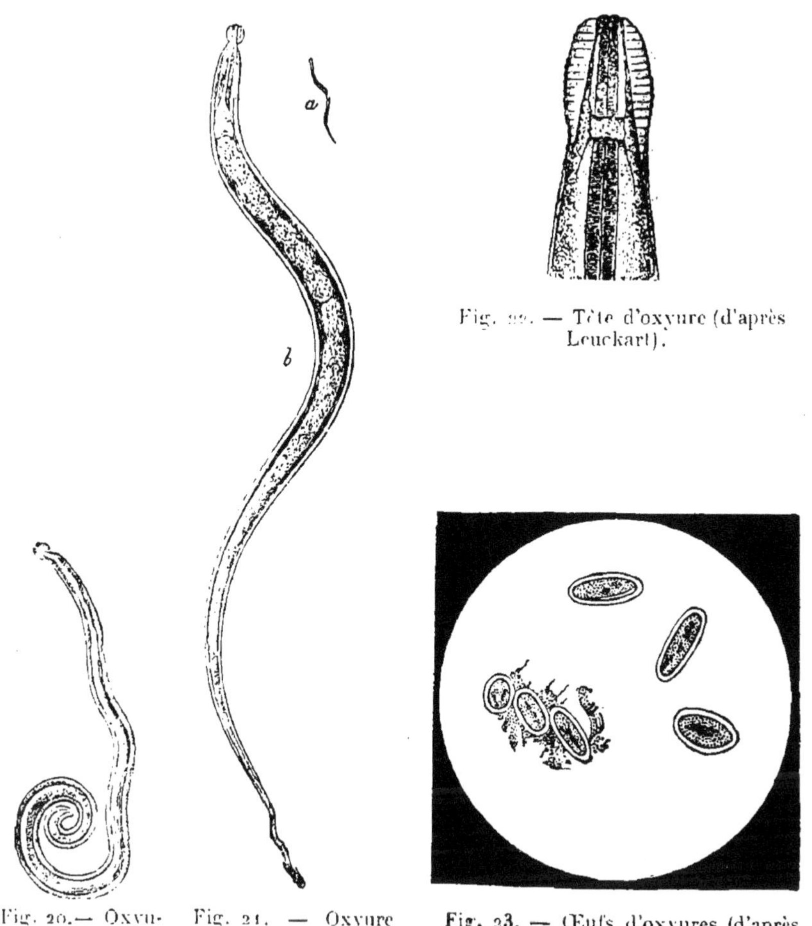


Fig. 22. — Tête d'oxyure (d'après Leuckart).

Fig. 20. — Oxyure mâle; *a*, grandeur naturelle. *b*, × 20.

Fig. 21. — Oxyure femelle ; *a*, grandeur naturelle, *b*, × 10

Fig. 23. — Œufs d'oxyures (d'après Eichhorst).

la bouche et qui rappelle le bout d'ambre d'une pipe turque. La queue, enroulée en spirale et tronquée chez le mâle, est effilée chez la femelle.

Dimensions : du mâle, 3 à 5 millimètres de long sur o m/m 15 à o m/m 20 ; de la femelle, 9 à 12 millimètres sur un demi-millimètre. Le rectum, qui débouche dans un cloaque subterminal chez le mâle, s'ouvre, chez la femelle, isolément et très haut, à trois millimètres environ de l'extrémité antérieure.

Œuf oblong, à face ventrale aplatie, à face dorsale bombée, d'environ 50 μ de longueur sur 20 μ de large, renfermant souvent déjà, au moment de la ponte, un embryon gyriniforme, c'est-à-dire en forme de têtard. Développement direct.

L'embryon évolue dans l'intestin grêle, qu'il quitte seulement après une ou deux mues, et après s'être accouplé, pour aller achever son développement dans le gros intestin.

La mort des mâles après la copulation et leur évacuation avec les matières alvines expliqueraient la prédominance numérique apparente des femelles. Cependant, d'après Zenker, les mâles seraient encore très nombreux; il suffirait, pour s'en assurer, de racler la muqueuse du gros intestin avec le dos d'un scalpel.

Bientôt les femelles s'approchent de l'anus et provoquent les troubles que nous allons étudier.

**DISTRIBUTION GÉOGRAPHIQUE.** — Quoique moins commun que l'*Ascaris Lumbricoïdes*, l'oxyure est comme lui cosmopolite. Il est notamment très fréquent dans certaines régions : l'Inde, l'Islande, le Groënland, l'Uruguay, Java, Sumatra.

« *Aux Philippines*, écrit Jouveau-Dubreuil (1), Garrison l'a rencontré dans la proportion de 8 pour 1.000 parmi les prisonniers, et Brewer de 7 pour 1000 chez les enfants de la ville de Danao. Dans l'*Inde*, dans la province d'Assam, Dobson l'a trouvé dans la proportion bien plus considérable de 153 pour 1000 habitants. »

Leidy le considère comme l'helminthe le plus répandu parmi les Anglo-Américains.

Par une anomalie vraiment curieuse et dont la raison échappe, l'oxyure est, au contraire, excessivement rare au *Tonkin*, cette terre d'élection des parasites intestinaux, puisque, sur plusieurs milliers d'examens, on ne l'aurait rencontré que deux fois chez des Européens et une seule fois chez un indigène (cas de Jouveau-Dubreuil) (2).

En *Guyane*, Brimont a trouvé l'oxyure 4,5 fois sur 100, mais il y serait en réalité plus fréquent; Darling, à *Panama*, 1,8 pour 100. Noc ne le fait pas figurer dans sa statistique de la *Martinique ;* il mentionne simplement « chez quelques individus des oxyures adultes ».

Cet helminthe paraît rare en *Afrique*. Gobert et Catouillard, en *Tunisie*, ne l'ont trouvé que dans la proportion de 1,8 o/o.

(1) *Bulletin de la Société médicale de l'Indo-Chine*, 1910, n° 9, page 477.
(2) MATHIS et LÉGER, *Bulletin de la Société médico-chirurgicale de l'Indo-Chine*, 1910, n° 10, page 520.

H. Foley, qui a fait des recherches dans le *Sud Oranais*, et Sorel à la *Côte d'Ivoire* n'en parlent pas.

En résumé, bien qu'ubiquitaire, l'oxyure est beaucoup moins fréquent aux pays chauds que l'ascaris, le trichocépale et même l'ankylostome.

**ETIOLOGIE.** — L'oxyure est plus commun chez la femme que chez l'homme, chez l'enfant que chez la femme. On le trouve d'ailleurs à tous les âges de la vie ; il infeste le nourrisson et n'épargne pas le vieillard. Il peut parfaitement coexister, comme tous les nématodes du reste, avec d'autres vers. On l'observerait surtout au printemps et à l'automne.

Le parasite se trouve souvent en très grande quantité. Vix en a vu un cas où il existait en telle abondance que la surface entière du gros intestin ressemblait à de la fourrure.

Le développement de l'œuf exige une température qui ne soit pas inférieure à 30 degrés et une certaine humidité ; toutefois, celle-ci ne doit pas être trop accusée, car l'eau, si favorable au développement des autres parasites (tænia, lombric), lui est funeste à la longue.

L'eau n'intervient donc pas, ou du moins ne compte que pour une faible mesure, dans sa transmission, qui a lieu surtout : 1° par l'effritement des matières fécales sous l'influence de la sécheresse et du vent qui dissémine les œufs sur les fruits et les légumes ; 2° par contagion médiate ou directe, près des personnes déjà porteuses d'oxyures.

L'infestation s'exécute par l'intermédiaire des linges souillés de matières fécales ou de mucus. Ou bien elle se fait directement par le malade sur lui-même. Et c'est là une source de contaminations répétées qui entretient et prolonge l'affection : le sujet, incité à se gratter la région anale par le prurit violent qu'y détermine le parasite, recueille sur les doigts et sous les ongles des œufs ou même des femelles fécondées. Si les mains, insuffisamment nettoyées, sont ensuite portées à la bouche ou entrent en contact direct avec les aliments, l'auto-infestation sera réalisée. On devine combien elle doit être fréquente chez les enfants.

L'oxyure se prend facilement, puisque Heller et Leuckart, lorsqu'ils l'étudiaient, en ont été atteints, malgré les plus grandes précautions.

La promiscuité, l'usage en commun d'objets contaminés rendent la prophylaxie très difficile dans les établissements publics (collèges, casernes, prisons, asiles d'aliénés, etc.) où se trouvent des pensionnaires parasités. Pour Darling (1), les mœurs homosexuelles pourraient aussi contribuer à répandre l'oxyure.

(1) *Bulletin de la Société de pathologie exotique*, 1911, page 341.

Un autre mode d'auto-infestation enfin, signalé par Vix et accepté par Laboulbène sinon comme fréquent, au moins comme possible, ferait jouer aux femelles fécondées, qui sont susceptibles de remonter dans les voies digestives supérieures, un rôle analogue à celui de certains cucurbitins. Ces femelles, chargées d'œufs, effectueraient leur ponte dans l'estomac d'où les embryons bientôt libres gagneraient l'intestin et infesteraient ainsi à nouveau la personne la plus soigneuse.

**SYMPTOMATOLOGIE.** — Beaucoup moins grave que la lombricose, l'oxyurasis n'en constitue pas moins une affection fort gênante. Son symptôme le plus caractéristique, celui qui ne manque jamais, est le *prurit anal*. Causé par la descente des vers dans le rectum et leur sortie, il se manifeste surtout la nuit.

Provoqué par la chaleur du lit, quotidien par conséquent, il se montre tous les soirs, peu de temps après le coucher. Cette périodicité a même pu faire penser à une fièvre ou à une névralgie intermittentes (Cruveilhier).

Ces violentes démangeaisons appellent le grattage, elles se propagent vers les parties génitales et sont pour l'enfant une occasion de masturbation. Chez l'homme, l'irritation sourde du rectum s'accompagne d'élancements douloureux irradiant le long de la verge jusqu'au gland. Elle peut aussi être l'origine d'érections pénibles et de pollutions involontaires.

Les règles elles-mêmes pourraient être troublées, sans doute sous l'influence de phénomènes congestifs d'ordre réflexe.

A l'examen, l'anus se montre enflammé, gonflé, desquamant, parsemé de points rouges, produits par la piqûre des parasites (Davaine), recouvert ainsi que son pourtour de mucosités sanguinolentes. Le déplissement de l'orifice permet souvent d'apercevoir quelques oxyures au fond d'un pli; on en trouve même dans le voisinage.

L'inflammation ne se cantonne pas toujours à l'anus, elle envahit le rectum et donne lieu alors à de la *diarrhée*, à de la rectite dysentériforme, qui s'accompagnent éventuellement d'embarras gastrique ou de dyspepsie. D'où une diminution de l'appétit qui, jointe à l'insomnie et à l'énervement causés par les démangeaisons, peut amener de l'amaigrissement et, surtout s'il s'agit d'un enfant, conduire le malade à l'anémie.

Les oxyures, par leur action traumatisante et bactérifère, seraient susceptibles de provoquer l'appendicite (Ragaine, Galli-Valerio, Thévenard et Weinberg) et même, après avoir lésé l'épithélium, de s'enkyster dans la sous-muqueuse ou d'y pondre des œufs bientôt englobés également par une réaction défensive de la paroi (Ruffer).

L'influence des oxyures sur l'inflammation du vermium sera

discutée plus loin dans une étude d'ensemble sur les relations de l'helminthiase avec l'appendicite (1). On sait depuis longtemps que les oxyures pénètrent volontiers dans l'appendice. Heller a même signalé qu'on y rencontre facilement des mâles. Brumpt (2) y a trouvé le ver beaucoup plus souvent chez les enfants (15 o/o, que chez les adultes (3 à 5 o/o), et dans une proportion plus élevée pour les appendices réséqués opératoirement (37 o/o). Dans les mêmes conditions, Railliet (3) l'a également rencontré 14 fois sur 33 appendices opérés, soit 42 fois sur 100; il estime néanmoins que la disproportion des oxyures, chez les sujets atteints d'appendicite et chez ceux morts de toute autre maladie, n'est pas assez grande pour qu'on puisse en tirer argument pour ou contre l'appendicite vermineuse ; cependant, les parasites peuvent inoculer la flore microbienne de l'intestin dans la muqueuse où ils pénètrent, et leur présence dans l'appendice constitue pour le moins une cause d'aggravation des lésions.

Cette opinion nous semble résumer assez bien l'état actuel de la question.

Ce sont les enfants qui pâtissent le plus de l'oxyurose, les enfants et les adultes à système nerveux impressionnable. C'est chez eux qu'on a signalé divers *accidents nerveux* analogues à ceux de la lombricose, mais moins fréquents et moins graves : inégalité pupillaire, amblyopie, cophose, neurasthénie, incontinence d'urine, palpitations, syncopes, vertiges, convulsions, attaques épileptiformes et choréiformes, modifications du caractère et de l'intelligence.

On est actuellement d'accord pour estimer ces phénomènes d'ordre réflexe. Laboulbène attribue comme point de départ à l'arc nerveux les titillations produites par les mordillements du ver sur la muqueuse.

Les *migrations* de l'oxyure ne sont pas pour l'hôte un de ses moindres désagréments. Au contraire du lombric, dont les déplacements sont surtout ascendants, ceux de l'oxyure sont plutôt descendants. Il est cependant suceptible de gagner l'estomac, voire l'œsophage (Cobb, Brera), et les fosses nasales (Roskauër) ; on en a vu sortir par la bouche (Hartmann, Pomper, Dieulafoy), mais ces faits sont exceptionnels. Beaucoup moins rares sont les cas où le parasite s'échappant par l'anus gagne les cavités avoisinantes : la vulve, l'urètre, le vagin, en y entretenant, avec des démangeaisons particulièrement vives, une inflammation tenace accompagnée d'écoulement. Il pourrait même, à travers l'utérus, parvenir jusque dans la cavité péritonéale.

(1) Cf. Parasitose associée.

(2) Brumpt, Précis de Parasitologie, p. 357.

(3) Railliet, les Vers intestinaux dans la pathologie infantile, Thèse de Paris, 1911, 265 pages.

La peau avoisinant l'anus et les parties génitales n'est pas toujours indemne. Elle présente de l'intertrigo ; Michelon a vu l'épiderme taraudé, perforé de trous servant de nids à d'innombrables œufs. Frœlich a trouvé une soixantaine d'oxyures dans une petite tumeur purulente du pli interfessier chez un enfant de onze ans, la tumeur ne communiquait pas avec le rectum.

**DIAGNOSTIC.** — Le prurit anal éveille l'attention, l'examen de la région renforce la conviction ou l'asseoit définitivement, en permettant la découverte d'un ou de plusieurs oxyures. Si l'on n'en apercevait pas, un lavement froid serait d'un grand secours pour provoquer la sortie de ceux qui existeraient dans le rectum.

Enfin l'examen macroscopique des selles y fera souvent voir le parasite, l'examen microscopique y pourra déceler les œufs, faciles à reconnaître, mais très rares.

Les cristaux de Charcot-Robin sont ici très petits.

**MARCHE.** — Malgré sa ténacité, la difficulté de sa complète guérison, l'oxyurose est loin de jouer dans la pathologie métropolitaine ou exotique un rôle aussi important que la lombricose. Néanmoins, par sa durée indéterminée chez les gens peu soigneux ou misérables — on en a vu durer dix, quinze ans et plus — elle est susceptible d'amener une certaine altération générale de la santé.

**PROPHYLAXIE.** — Elle s'inspirera des données étiologiques énoncées plus haut.

On surveillera, plus encore que l'eau, les fruits et les légumes. A défaut de la cuisson, qui reste la meilleure garantie, on pèlera les fruits, on lavera les légumes à l'eau stérilisée.

Les selles et les linges des personnes atteintes seront rigoureusement désinfectés.

Les malades coucheront seuls.

Les mains seront toujours tenues très propres, les ongles ras ; on enduira de teinture d'aloès ou de décoction de quassia amara les doigts des petits onychophages.

Pour éviter l'auto-infestation par le grattage, il sera d'une bonne pratique de revêtir les enfants, pendant la nuit, d'une chemise à coulisse serrée au-dessous des pieds, ou de fixer les manches de ce vêtement au drap inférieur ou aux barreaux du lit.

**TRAITEMENT.** — Le traitement de l'oxyurose est long et difficile. Il doit être poursuivi avec méthode et persévérance pendant plusieurs jours ; quelquefois, à cause des rechutes, pendant plusieurs semaines.

Pour éviter ces retours offensifs, il faut s'attaquer d'abord aux parasites de l'intestin grêle. Ceux-ci, chassés dans le côlon, y seront détruits par des topiques appropriés.

On commencera par purger le malade, de préférence deux ou

trois jours de suite, soit au moyen d'huile de ricin, soit avec du calomel associé ou non à la santonine. Puis on usera soit de la santonine, soit du thymol.

C'est à ce moment qu'il conviendra d'employer les médications locales : lavements, suppositoires.

On les fera précéder d'une irrigation évacuatrice. Les produits dont on fait usage en lavements sont extrêmement nombreux; voici les plus réputés : acétate d'alumine (une cuillerée à bouche pour un litre d'eau), chlorure de sodium (même dose), nitrate d'argent au millième, tanaisie à 1 0/0, glycérine ou huile de foie de morue pures, eau savonneuse à 0,50 0/0, etc.

La liqueur de Labarraque, qui a donné à Vincent (1) de bons résultats dans la dysenterie chronique, mériterait d'être essayée. On l'emploierait en lavages journaliers d'un litre de solution chaude (38°) à 8,12, et quelquefois 20 0/00.

Comby estime que les lavements ne sont que des palliatifs ; il leur préfère les pommades ou les suppositoires mercuriels, vraiment vermicides.

Après une prise matinale de calomel et de santonine pendant trois jours consécutifs, il prescrit de faire à l'enfant le soir, après son coucher, pendant huit jours, une onction intra-rectale avec le doigt enduit de la pommade suivante :

| | |
|---|---|
| Onguent napolitain | 10 gr. |
| Vaseline | 30 — |

Si on s'adresse aux suppositoires, on formulera :

| | |
|---|---|
| Onguent napolitain | 0 gr. 10 ctgr. |
| Beurre de cacao | 2 — |

pour un suppositoire.

Contre le prurit anal, si pénible, Sabouraud ordonne des lavements avec 0 gr. 50 de sulfate de quinine et des onctions dans l'anus et sur les bords avec la pommade :

| | |
|---|---|
| Tannin à l'éther | àà 30 ctgrs. |
| Calomel à la vapeur | |
| Vaseline | 30 gr. |

## TRICHOCÉPHALE. — TRICHOCÉPHALOSE

**HISTOIRE NATURELLE.** — Les Tricocéphales (*Trichuris Trichiurus*) sont des petits vers blancs, arrondis, filiformes, d'aspect caractéristique. Comme l'indique leur nom (θρίξ, θριχός, cheveu;

(1) VINCENT. *Bulletin Société pathologie exotique*, 1909, n° 2.

κεφαλή, tête), leur extrémité antérieure est effilée à l'exemple d'un cheveu, tandis que leur extrémité postérieure, plus grosse, peut atteindre un millimètre d'épaisseur.

Cette extrémité postérieure, enroulée en spirale chez le mâle qui présente un cloaque terminal à spicule, est simplement arquée chez la femelle, où l'anus est subterminal. La vulve se trouve à la

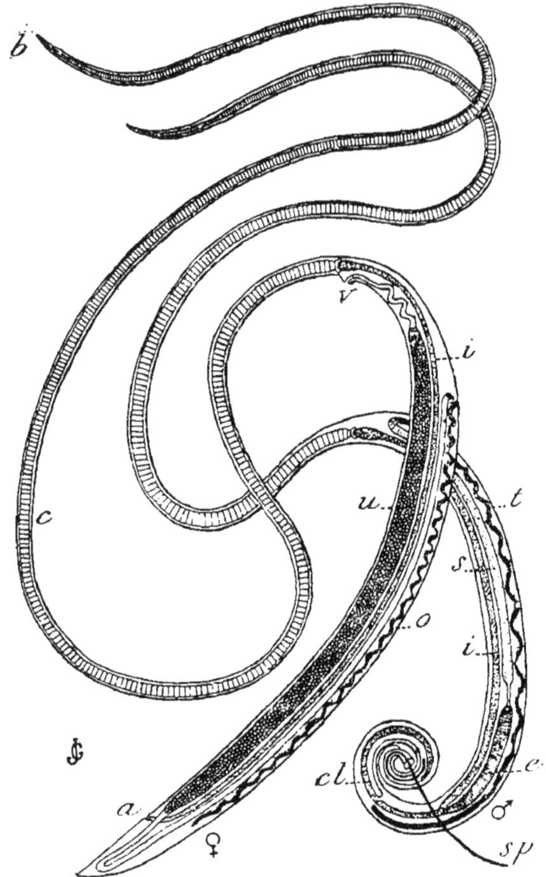


Fig. 24. — Trichocéphales (mâle) ♂ et ♀ femelle × 8 (Guiart).

*a*, anus ; *b*, bouche ; *c*, corps cellulaire ; *cl*, cloaque ; *c*, canal éjaculateur ; *t*, intestin ; *o*, ovaire ; *s*, vésicule séminale ; *sp*, spicule ; *t*, testicule ; *u*, utérus ; *v*, vulve.

réunion de la portion renflée et de la portion effilée. Longueur : du mâle, 40 à 45 millimètres ; de la femelle, 45 à 50 millimètres.

Œuf très caractéristique et particulièrement facile à reconnaître. Il est ovoïde, brunâtre, à coque épaisse et terminée à ses deux extrémités par une sorte de petit bouton brillant. Il mesure de 50 à 55 μ de long sur 20 à 25 μ de large.

Cet œuf qui peut, comme celui de l'ascaris, rester longtemps en vie latente, se développe comme lui, hors de l'intestin, dans l'eau, et très lentement : l'embryon n'est formé qu'au bout de plusieurs mois, parfois de plusieurs années.

**DISTRIBUTION GÉOGRAPHIQUE.** — Le trichocéphale existe partout, mais principalement dans les régions chaudes ou tempérées. En certaines contrées il est de règle chez tous les habitants.

Dans le *Sud de l'Italie*, Braün l'a trouvé à l'autopsie dans presque 100 p. 100 des cas. Au début du siècle dernier, Pascal et Mérat le rencontraient chez presque tous *les Parisiens*. Tombée à 50 o/o (Braün) il y a vingt ans, cette proportion s'est présente-

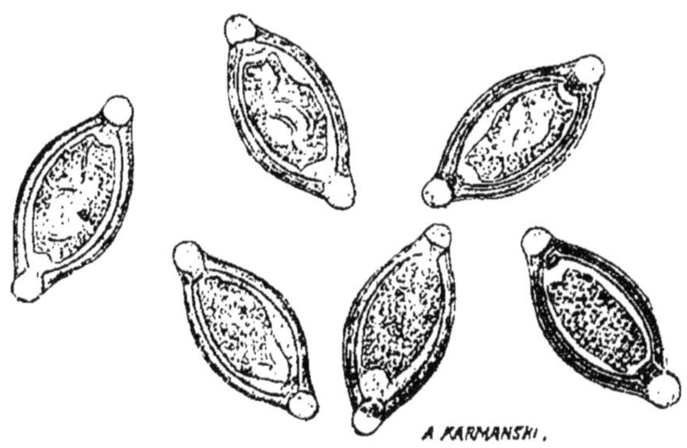


Fig. 25. — Œufs de trichocéphale (d'après Letulle).

ment relevée à 70 o/o [Chantemesse (1)]. Guiart, il est vrai, ne l'estime pas à plus de 10 p. 100 dans la classe moyenne de la population parisienne (2).

Dans les départements miniers du *Centre et du Midi de la France*, Weinberg, Léger et Romanowitch n'ont jamais trouvé moins de 63 o/o de mineurs trichocéphalosés ; dans l'Aveyron et le Tarn, les proportions ont même été respectivement de 96 o/o et 90 o/o (3). La fréquence du parasite dans ces régions serait ainsi plus élevée que dans la plupart de nos colonies, au moins chez les Européens.

En effet, en *Indo-Chine*, à Hanoï, si l'analyse des selles en révèle chez 78,4 o/o des indigènes, elle n'en montrerait que chez 58 o/o des Européens (4). Encore semble-t-il ressortir, de l'étude des statistiques, un accroissement de fréquence du trichocéphale depuis quelques années. Il est, maintenant, de tous les parasites intestinaux, le plus fréquent dans l'Indochine du Nord.

A la *Guyane*, Brimont ne l'a observé que dans la proportion de 7 o/o.

Il est plus fréquent à *Panama* : 46,7 o/o (Darling), à la *Mar-*

(1) *Commun. à l'Académie de Médecine* du 7 avril 1908.
(2) Précis de parasitologie, page 392.
(3) *C. R. Soc. Biologie*, 1908, t. LXV, p. 427.
(4) MATHIS et LÉGER, Helminthiase intestinale chez les Européens au Tonkin (*Bull. Soc. méd. Ch. Indo-Ch.*, 1910, nº 10, page 517).

*tinique :* 38 o/o (Noc). Pourtant, dans un centre très parasité, à Porto-Rico, Ashford, King et Guttierez ne l'ont trouvé que dans 7, 27 o/o de leurs examens.

En *Afrique*, le trichocéphale n'est pas très commun non plus : 12 o/o dans le *Sud Tunisien* (Gobert et Catouillard), 12, 4 o/o dans le *Sud Oranais* (H. Foley), 6, 8 o/o à la *Côte d'Ivoire* (Sorel).

Contrairement à la majorité des autres parasites intestinaux, le trichocéphale est donc plus répandu en Europe, et en France particulièrement, qu'aux pays chauds.

**ÉTIOLOGIE.** — Les conditions de propagation et de développement du trichocéphale sont identiques à celles de l'ascaris ; les exposer serait se répéter.

Comme le deuxième, le premier s'observe également dans les deux sexes, et à tous les âges de la vie, sauf pendant l'allaitement. Toutefois, la part prise par l'eau d'alimentation dans la propagation du parasite, qui est prépondérante pour l'ascaris, ne viendrait ici qu'en seconde ligne, après les fruits et les légumes crus (Chantemesse).

Le trichocéphale vit normalement dans le cæcum, moins souvent dans le côlon, et, contrairement à l'ascaris ou à l'oxyure, n'émigre pas. Il n'a été trouvé qu'exceptionnellement en dehors du côlon : dans le duodénum par Wrisberg, dans l'intestin grêle par Heller, Werner et Bellingham.

Cependant, pour Guiart (1), « le trichocépale adulte n'est pas un hôte exclusif du rectum, mais habite également l'intestin grêle ».

Le cæcum ne contient, en général, qu'une petite quantité de trichocépales, une dizaine en moyenne, bien que, dans des cas excessivement rares, on en ait rencontré des centaines et des milliers.

D'après Powell, cité par Manson, « les femelles sont en énorme majorité (466 pour 1) », mais Laboulbène affirme que « les mâles, contrairement à ce qui a lieu pour beaucoup d'helminthes, ne sont pas plus rares que les femelles ».

Les avis ont été longtemps partagés sur le point de savoir si le ver est simplement agglutiné à la muqueuse intestinale ou s'il la perfore. On admet actuellement la seconde opinion. Le trichocéphale vivrait implanté par son extrémité antérieure dans la muqueuse intestinale (Girard, Walter, Vigouroux et Collet, etc.) et, parfois, dans la sous-muqueuse (Weinberg, Brumpt, Guiart). Il pénétrerait même, à l'occasion, jusqu'aux couches musculaires, à la faveur des minuscules foyers inflammatoires provoqués par sa piqûre [Weinberg (2)]. Ces traumatismes seraient, dit Weinberg, plus fréquents qu'on ne l'admet communément et on les

(1) GUIART, Précis de Parasitologie, page 393.
(2) WEINBERG, *Annales de l'Institut Pasteur*, 1907, page 426.

découvrirait plus souvent si on pratiquait des coupes histologiques.

Cette pénétration intra ou sous-muqueuse est nécessaire à la vie du parasite, de la femelle tout au moins, car il est admis maintenant que celle-ci se nourrit surtout de sang (Askanazy, Guiart, Garin).

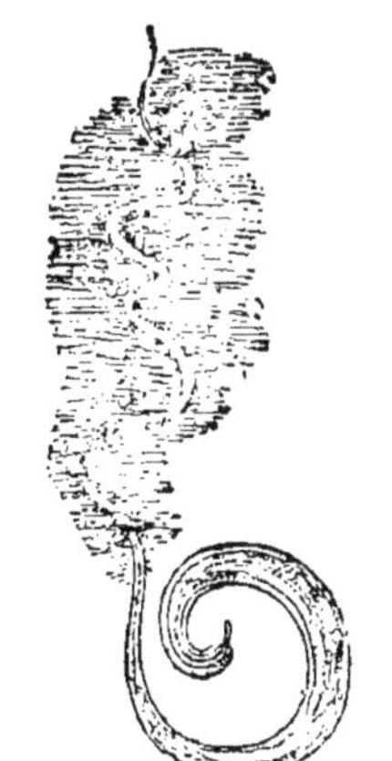

Fig. 26. — Trichocéphale fixé dans la muqueuse (d'après Leuckart).

**SYMPTOMATOLOGIE.**— Tous ces points ont de l'importance, ils servent de base aux idées émises ces dernières années par Metchnikoff, Guiart et leurs élèves, sur le rôle pour eux prépondérant du trichocéphale dans l'appendicite et la fièvre typhoïde. Par l'intermédiaire des petites plaies qu'il crée sur la muqueuse, le ver inoculerait les microorganismes intestinaux et engendrerait ainsi, suivant le siège de ces lésions et l'état de la flore intestinale, l'appendicite, l'entérite, la fièvre typhoïde.

Déjà, au XVIII$^e$ siècle, Rœderer et Wagler attribuaient au Trichiure la célèbre épidémie de *morbus mucosus* de Goettingue. Au XIX$^e$, « Raspail déclarait que le mot de fièvre typhoïde était synonyme de pullulation du trichocéphale dans l'intestin », et Rokitansky considérait le parasite comme une des causes de la fièvre typhoïde. Mais Davaine avait ruiné cette opinion, et tous les helminthologistes ou nosologistes considéraient depuis lors le trichocéphale comme inoffensif.

Reprenant la question sur de nouvelles bases et poussant ses déductions jusqu'au bout, Guiart, qui, dans une épidémie de fièvre typhoïde à Brest, en 1904, avait trouvé le trichocéphale ou ses œufs onze fois sur douze, fit, de la préexistence du parasite dans le tube digestif, la condition *sine qua non* du développement de la fièvre typhoïde (1). Si bien que tout individu dont l'intestin serait libre de vers intestinaux et spécialement de trichocéphales, pourrait boire impunément de l'eau contaminée sans contracter la dothiénentérie (2). Et c'est ainsi qu'en temps d'épidémie typhique, dysentérique, cholérique, les uns en tomberaient victimes et les autres y échapperaient : les premiers avaient des vers intestinaux, les autres n'en avaient pas.

Point ne serait besoin, pour être frappé, d'héberger de nombreux parasites.

S'appuyant sur l'observation, chez un macaque, d'une septicémie à colibacilles mortelle coïncidant avec la présence d'un seul

(1) Cf. GUIART, Précis de parasitologie, pages 398 et suivantes.
(2) *Revue scientifique*, 16 et 30 novembre 1907.

trichocéphale, Weinberg estime « que la présence d'un seul parasite intestinal peut être fatale pour l'organisme animal ».

Cette doctrine, déjà mise en doute par Lacomme et Vanlaude, a été vivement combattue par Ch. Wardel Stiles aux Etats-Unis et par Chantemesse et Rodriguez (1), en France (1908). Sur 134 typhiques, ceux-ci n'ont trouvé les œufs de trichocéphale que dans 67 pour 100 des cas, alors que, sur 62 malades atteints d'une affection quelconque, il les ont rencontrés 72 fois sur 100, c'est-à-dire plus fréquemment. D'où leur conclusion que les « trichocéphales ne jouent aucun rôle dans l'étiologie, le diagnostic et le pronostic de la fièvre typhoïde ».

Les observations de Mathis et Léger au Tonkin, sans leur permettre de conclusion ferme à ce point de vue, les amènent cependant à remarquer que « la fièvre typhoïde frappe proportionnellement beaucoup plus les Européens que les indigènes chez qui elle constitue une rareté (Simond), bien que les seconds soient manifestement plus infectés par les trichocéphales que les Européens (2) ». L'hypothèse n'est donc pas démontrée.

L'influence du trichocéphale dans l'appendicite ne serait pas mieux établie. Brumpt la croit beaucoup moins importante que celle de l'oxyure. Sur 30 appendices d'enfants enlevés chirurgicalement par A. Broca, Brumpt (3) n'a rencontré aucun trichocéphale. Railliet non plus, dans 33 autres cas.

Enfin c'est évidemment à tort qu'Erni, aux Indes Néerlandaises, avait voulu voir dans ce ver la cause essentielle du béribéri.

Dépossédé du rôle considérable qu'on avait voulu lui attribuer, le trichocéphale ne serait plus qu'un parasite banal, simplement susceptible, par ses excitations sur la muqueuse intestinale, de troubler, à l'instar des autres vers, le fonctionnement de l'estomac et par exemple de provoquer une véritable hyperexcitabilité du sphincter pylorique qui se contracturerait spasmodiquement à la moindre occasion (Carnot).

Exceptionnellement, il deviendrait plus nuisible en causant soit des troubles intestinaux graves avec ulcération de la muqueuse (Boas, Cima), soit des accidents nerveux réflexes ou des phénomènes cérébraux : mutité, paraplégie, méningisme (Pascal, Gibson, Barth), soit une anémie très grave (Cima, Moosbrugger, Wade). Cette dernière complication a été attribuée par Becker, Morasca, Burchard, Moosbrugger, Sandler, Letulle et Lemierre, qui en ont publié des cas, à une toxine sécrétée par l'helminthe, mais Weinberg tient pour très probable l'origine infectieuse, par inoculation microbienne, de quelques-uns de ces faits.

(1) Chantemesse et Rodriguez, *Bulletin médical*, 8 avril 1908.
(2) Recherches de parasitol., page 172.
(3) Brumpt, Précis de Parasitologie, page 412.

Voici le cas de Wade (de Chicago) (1) :

Femme de vingt-deux ans, *anémiée profondément depuis deux ans sans cause connue*, ayant perdu cinquante livres. Epistaxis, aménorrhée, indicanurie, selles *régulières*, myalgies surtout nocturnes, douleurs abdominales, surtout à la région splénique. Au moment de l'examen, selles aqueuses, vert sale. Quatre à cinq œufs de *trichocephalus dispar* par champ. A force d'examens répétés on finit par trouver les parasites eux-mêmes en petit nombre. Pas de sang dans les selles. Examen du sang : globules rouges 3.100.000 ; globules blancs 8.300 ; éosinophiles : 10 o/o. Traitement : thymol, 2 grammes par jour, puis calomel. Disparition des œufs dans les selles en deux semaines. Ensuite arsenic, fer, strychnine. Guérison.

Hoche met en garde contre la possibilité d'inoculation du bacille de Koch à la muqueuse (2), éventualité qui emprunterait une grosse importance aux travaux de Calmette sur l'origine intestinale de la tuberculose.

Ici encore, en songeant à l'infime minorité des manifestations du trichocéphale, en considérant les nombreux cas où il est resté silencieux malgré qu'à l'autopsie on en ait constaté des centaines et même plus d'un millier (Rudolphi), on ne peut s'empêcher de penser que les prédispositions individuelles (nervosisme, régime alimentaire, etc.) doivent avoir dans le développement des accidents une importance primordiale.

Personnellement, nous n'avons jamais constaté chez les nombreux porteurs de trichocéphales soumis à notre observation aucun accident imputable à ce parasite. Tout au plus nous a-t-il semblé que sa présence coïncidait fréquemment avec de la constipation, sans que nous puissions du reste en inférer aucune notion d'effet ou de causalité.

**DIAGNOSTIC ET PRONOSTIC.** — On ne prendra pas pour des trichocéphales les fibres des végétaux dissociés, rencontrées dans les selles des diarrhéiques ou de certains dyspeptiques.

L'examen microscopique des fèces fournit le véritable signe diagnostique du trichocéphale, mais on se rappellera que les œufs, si caractéristiques, sont souvent très rares, et que leur découverte nécessite parfois l'examen de nombreuses préparations. Dans ses recherches, Chantemesse en faisait douze pour chaque selle.

On peut, en règle, considérer le pronostic comme bénin. Le trichocéphale est le plus anodin des parasites intestinaux. L'immense majorité de ceux qui en sont porteurs n'en souffrent aucunement.

(1) *The journal of The Amer. méd. Association*, vol. LVI, n° 10, 10 mars 1911.
(2) *Congrès de Médecine de Paris*, octobre 1907.

**PROPHYLAXIE.** — Elle sera celle de l'ascaris, en insistant sur la proscription des crudités. Une mesure très efficace, malheureusement très difficile à obtenir, surtout en pays neuf, serait d'éviter en culture potagère l'emploi de l'engrais humain non transformé.

**TRAITEMENT.** — Le trichocéphale est très résistant aux anthelminthiques, et, sans doute à cause de son adhérence à la muqueuse, il est rarement expulsé, même lorsqu'il est tué : d'après Leuckart, il se détruit sur place. Ce n'est qu'à la suite d'examens négatifs répétés qu'on pourra conclure, de l'absence des œufs, à la disparition des parasites.

Des prises réitérées de vermifuges et de purgatifs seront nécessaires pour obtenir ce résultat. On y ajoutera, si besoin, des irrigations intestinales (eau boratée à 1 0/0, eau naphtolée à 2 p. 1000, eau boriquée, liqueur de Labarraque à 10 p. 1000).

Le meilleur anthelmintique dans la circonstance est le *thymol*. On le donnera chez l'adulte, à la dose de trois ou quatre grammes, mélangé à une poudre inerte, en plusieurs cachets à prendre dans la matinée; purgation le soir (calomel ou huile de ricin). Même traitement trois jours de suite, pendant lesquels l'alimentation sera légère.

Pour l'enfant, la dose sera de 0 gr. 50 à deux grammes, suivant l'âge, en émulsion.

Huit à quinze jours après la cure, on pratiquera l'examen microscopique des selles et, s'il y a lieu, on recommencera le traitement.

## PARASITOSE ASSOCIÉE

Il n'y a aucune incompatibilité d'existence entre les différents parasites intestinaux que nous venons d'étudier. Leur association est, au contraire, fréquente en tous pays chez le même individu, non seulement entre vers de la même espèce, du même genre ou de la même famille, mais encore entre échantillons de famille ou d'ordre différents, tels : l'ascaris, le trichocéphale et l'ankylostome; l'ascaris ou l'oxyure et le tænia.

Nous ne sommes pas encore complètement renseignés sur les variations de la parasitose associée dans les différents pays exotiques, mais les indications que nous possédons déjà nous font voir combien elle est répandue. Les recherches relatives à cette question, presque nulles il y a cinq à six ans, se sont multipliées dans ces deux dernières années.

Passons en revue, par continent, les résultats acquis.

**Asie.** — A tout seigneur, tout honneur. Il n'est probablement pas de pays plus parasité que le *Tonkin*.

De 1904 à 1905, puis de 1906 à 1907, Seguin (1) a examiné systématiquement, à Hanoï, les selles de 500 *Annamites* hospitalisés pour une affection quelconque, intestinale ou non. Cet examen avait pour objectif non seulement les helminthes ou leurs œufs, mais encore les sporozoaires. En voici le résultat :

Tænia (œufs) 4 o/o ; anguillules 4,6 o/o; infusoires 5,8 o/o ; amibes 9 o/o; douves (*distoma sinense*) 49,60 o/o ; ascaris 54,60 o/o; ankylostomes 60,60 o/o ; trichocéphales 70,60 o/o.

*Pas un des indigènes examinés qui ne fût porteur de parasites, presque toujours associés.*

De 1907 à 1908, à Hanoï, nous avons fait analyser systématiquement les selles de tous les *Européens* entrant dans notre service de chirurgie, au nombre de 200. Il s'agissait donc d'hommes représentant, au point de vue intestinal, la normale des Européens habitant le pays. Ces recherches nous ont permis de constater: 1° que la parasitose, moins fréquente que chez l'indigène, *où elle est la règle sans exception*, était néanmoins très commune puisque les deux tiers des examinés, exactement 66,5 o/o, en étaient atteints ; 2° que les vers et surtout les amibes étaient sensiblement plus abondants en hiver que pendant la saison chaude (comme 5 est à 3) ; 3° que la parasitose était complexe dans l'immense majorité des cas : 94 o/o, autrement dit que l'helminthiase était due à une espèce de ver unique seulement 6 fois sur 100.

La prédominance de l'helminthiase pendant les mois d'hiver, soit d'octobre à mars inclus, c'est-à-dire à la meilleure époque climatique de l'année, paradoxale au premier abord, s'expliquerait d'une façon plausible par les modifications saisonnières de l'alimentation. L'hiver est la saison des légumes frais. Par contre, on n'en consomme guère l'été ; les conserves et les féculents secs composent alors, pour les Européens, presque exclusivement l'alimentation végétale.

Un enseignement, qu'il convient de mettre dès maintenant en valeur (car il doit avoir sa répercussion en prophylaxie générale) se dégage de cette constatation dont l'importance dépasse les limites de la pathologie régionale. C'est la part, pour nous prépondérante, prise par les fruits et les légumes crus, les salades notamment, dans la propagation de nombreux parasites ou germes intestinaux : ascaris, trichocéphales, amibes, infusoires, bacilles de la dysenterie, de la fièvre typhoïde, du choléra. Ces parasites et ces bactéries existent en abondance dans les poussières provenant du dessèchement des matières fécales, lesquelles sont simplement déposées sur le sol.

(1) *Recherches inédites.*

Ce n'est pas en effet par l'eau que les Annamites s'infestent : ils ne boivent guère que du thé. Parcontre, en tout temps, ils font usage de crudités. Or, nous savons, par les recherches de Seguin, que leur index parasitaire intestinal est de 100 pour 100.

Les examens pratiqués par Mathis et Léger (1) en 1909, et relatifs seulement aux helminthes, ont confirmé, en les précisant, ces premiers résultats. Ces examens ont porté sur une seule selle de 1.000 *Indigènes* sédentaires de tout âge, *à l'exclusion des nourrissons, des diarrhéiques et des dysentériques*. On peut légitimement inférer, de l'unicité de l'examen, que le pourcentage ci-dessous, déjà si élevé, devrait encore être majoré : tænia 2,4 o/o ; douves (*Clonorchis sinensis*) 27,8 o/o ; ankylostomes (*Necator americanus* et *Ankylostoma duodenale*) 51,2 o/o ; Ascaris, 71,5 o/o ; *Trichocephalus trichiurus* 78,4 o/o.

*Tous les 1.000 indigènes examinés étaient infestés*, 203 par 1 parasite ; 392 par 2 ; 320 par 3 ; 85 par 4, soit au total 2289 parasites pour 1.000 sujets, ou un parasitisme total de 229 o/o. Notons que, sur ces 1.000 individus, 1/5 seulement n'hébergeaient qu'un parasite.

Dans aucune autre partie du monde on n'a signalé un parasitisme aussi considérable, puisque le plus haut degré d'infestation totale constaté jusqu'ici et qui a été trouvé à Porto Rico, en 1904, par Ashford, King et Guttierez (2), était de 139,64 o/o.

Encore faut-il remarquer que cette proportion de 229 o/o n'est qu'une moyenne ; l'infestation totale atteindrait 287 o/o dans certaines provinces du Delta, beaucoup plus atteint que les autres régions.

Les ascaris sont plus fréquents au-dessous de 15 ans, les ankylostomes, au contraire, et surtout les douves, au-dessus : l'âge ne paraît avoir aucune influence en ce qui concerne les trichocéphales.

Pour les *Européens*, Mathis et Léger (3) ont trouvé, comme Seguin, une infestation bien inférieure à celle des indigènes. *L'index intestinal* des premiers ne serait que de 70 o/o au lieu de 100 o/o chez les seconds, et leur infestation totale de 142 o/o au lieu de 229 o/o. Les parasites les plus communs sont : le trichocéphale 58 o/o, l'ascaris 27,5 o/o et l'ankylostome 11,5 o/o. L'anguillule est très rare, alors qu'elle est très répandue en

(1) C. Mathis et M. Léger, Helminthiase intestinale et hépatique chez les indigènes du Tonkin et du Nord Annam (*Bulletin Société pathologie exotique*, 1909, n° 8). Recherches de parasitologie et pathologie humaines et animales au Tonkin. Paris, Masson, 1911.

(2) Ashford, King et Guttierrez, Report of The Comm. for the Study and Treatment of « anœmia » in Porto-Rico, San Juan, P. R., 1904.

(3) Mathis et Léger, Helminthiase intestinale au Tonkin (*Bul. Soc. médico-ch. de l'Indo-Chine*, 1910, n° 10). — Recherches de parasitologie et de pathologie humaines et animales au Tonkin.

Cochinchine. La *Clonorchis sinensis* n'a été constatée qu'une seule fois, chez un Européen qui vivait à l'annamite et dont l'alimentation était analogue à celle des indigènes. *Fasciola hepatica* est pratiquement inexistante; aucune bilharzie intestinale.

La proportion des ascaris chez les Européens n'est pas plus élevée au Tonkin que dans la métropole, celle des trichocéphales moins.

Chez l'Européen comme chez l'Annamite, l'association de beaucoup la plus fréquente est celle du trichocéphale et de l'ascaris. Puis, chez l'Annamite seul, mais presque sur le même rang, celle du trichocéphale, de l'ascaris et de l'ankylostome, enfin à un degré moitié moindre environ, celle de l'ascaris, du trichocéphale, de l'ankylostome et de la douve.

Si nous avons insisté sur la parasitose associée au Tonkin, c'est d'abord à cause de sa fréquence dans ce pays, c'est aussi parce que c'est la région sur laquelle nous possédons les renseignements les plus complets.

Bien que nous sachions le parasitisme intestinal extrêmement répandu dans les différentes parties de l'Indo-Chine, nous n'avons pas de documents précis sur sa distribution dans les autres régions.

Cependant la *Cochinchine* serait très infestée. « Sur 50 tirailleurs, tous jeunes soldats, d'un très récent recrutement, et pouvant, par conséquent, représenter une moyenne assez exacte de l'élément indigène de Cochinchine à l'état adulte », Brau (1) a trouvé chez 82 o/o des ascaris et chez 87 o/o des ankylostomes. Par contre, chez l'Européen, si le premier ver se rencontre assez fréquemment, le second est rare : Noc (2) n'en a vu qu'une fois sur 200 examens. Nous savons aussi (Montel) que les amibes, les infusoires et les flagellés sont très nombreux d'avril à août.

La *Chine* et le *Japon* comptent aussi parmi les régions les plus infestées d'helminthes. D'après Matignon, 75 o/o d'adultes et 95 à 98 o/o d'enfants chinois seraient porteurs de vers, principalement d'ascaris.

Calvert (3), *aux Indes*, a également constaté la très grande fréquence des helminthes intestinaux.

**Amérique**. — Brimont (4), qui a enquêté en *Guyane*, a constaté que l'helminthiase était uniformément répartie sur les divers points du pays.

Clarac dit que les lombrics sont très fréquents, surtout chez

(1) Brau, *Bull. Soc. médico-ch. Indo-Chine*, 1911, n° 5, p. 244.
(2) Noc, *Annales Inst. Past.*, 1908, p. 896.
(3) Calvert (J.-T.), *Ind. Méd. Gaz. Calcuta*, 1900, V, 35, p. 385.
(4) E. Brimont, Parasites intestinaux (Helminthes et Protozoaires) en Guyane Française (*Bull. Soc. path. ex.*, 1911, n° 5).

les enfants, mais que les tænias (*solium* et *mediocanellata*) sont assez rares.

Brimont a trouvé, sur 891 Européens (libres ou condamnés), 692 porteurs d'helminthes, soit un index parasitaire de 77,66 o/o, légèrement supérieur donc à celui des Européens au Tonkin. En revanche, l'infestation totale était de 85,52 o/o seulement, contre 124 o/o au Tonkin. Cette élévation de l'index parasitaire est uniquement due à la fréquence de l'ankylostome (*A. americanum*) qui a été trouvé 616 fois (69 o/o au lieu de 11,5 au Tonkin). Les autres helminthes y sont beaucoup moins communs qu'en Indo-Chine : trichocéphales 7 o/o, oxyures 45 o/o, anguillules 2,5 o/o, ascaris 2 o/o, tænias 0,20 o/o. Peu de protozoaires : infusoires 1,23 o/o, amibes 0,44 o/o. Brimont dit que certains individus étaient bi ou triparasités, mais il ne donne pas de détails sur ces associations.

A *Panama*, en étudiant par des méthodes spéciales les selles de 316 aliénés, Darling (1) a trouvé un indice helminthiasique égal à 70 o/o. Il a compté : trichocéphales 46,7 o/o, ankylostomes 37,9 o/o, strongyloïdes 20 o/o, ascaris 4 o/o, oxyures 1,8 o/o. La proportion des individus monoparasités était de 51, 9 o/o, celle des biparasités de 32,8 o/o, des triparasités 14,7 o/o, des quadriparasités 0,4 o/o. L'infestation totale était de 111,3 o/o.

L'helminthiase à Panama serait donc plus commune qu'à la Guyane, mais, comme l'a fait remarquer M. Léger, moins qu'au Tonkin.

Au 16e Congrès international de médecine, à Budapest (août-septembre 1909), L.-H. Debayle (2) a déclaré que « le parasitisme intestinal atteignait au *Nicaragua*, comme dans les autres régions tropicales, une fréquence alarmante et nécessitant de sévères mesures prophylactiques. Les parasites les plus fréquemment observés au Nicaragua sont : *Ankylostoma duodenale*, *Ascaris lombricoïdes*, *Trichocephalus dispar*, *Rhabdonema intestinale* et les diverses variétés de *Tænia*. La présence de ces parasites doit en partie être rendue responsable de la mortalité, de l'état maladif et du développement incomplet de beaucoup d'enfants dans ces contrées ».

A la *Martinique*, sur 225 créoles présentant des troubles intestinaux et généraux, Noc a trouvé 100 fois des œufs d'ascaris (44 o/o), 86 fois des œufs de trichocéphale (38, o/o), 83 fois des œufs de *Necator americanus* (36,8 o/o), 37 fois de *Schistosomum Mansoni* (16 o/o), plus quelques oxyures, des anneaux de *Tænia solium*, des œufs d'*Hymenolepis diminuta* (1 fois) et des protozoaires (*Amœba coli* et *A. dysenteriæ*, *Balantidium coli*, *Lamblia*

(1) *Bull. Soc. path. ex.*, 1911, p. 334.
(2) D'après la *Revue de Méd. et d'Hyg. Trop.*, 1909, p. 312.

et *Trichomonas intestinalis*). L'infestation totale, considérable, serait donc d'environ 136 o/o, mais les renseignements donnés ne permettent pas d'établir l'indice parasitaire.

Remarquons aussi que ces chiffres concernent non pas des sujets pris au hasard, mais seulement des malades de l'intestin, et qu'ils ne sauraient donc être superposables à ceux qui concernent l'Indo-Chine.

Nous avons déjà vu que, dans une autre île des Antilles, à *Porto-Rico*, Ashford, King et Guttierez avaient constaté un haut degré de parasitisme intestinal : ankylostome 100 o/o, ascaris 31,41 o/o, trichocéphales 7,27 o/o, douves o, infestation totale 139,64 o/o.

**Afrique.** — A part certaines régions vouées à l'infestation ascaridienne ou ankylostomienne, l'helminthiase, sans être rare, semble moins répandue en Afrique où elle a d'ailleurs peu attiré l'attention des chercheurs, plus portés naturellement vers l'étude des parasites du sang, d'importance prédominante dans ces contrées.

Au cours de leur Enquête sur l'ankylostomose et les affections helminthiques dans le *Sud de la Tunisie* (1), Gobert et Catouillard, sur 107 indigènes, ont trouvé 73 fois l'ascaris lumbricoïdes (68 o/o), dont 12 fois associé à l'ankylostome (11,2 o/o), 13 fois le trichocéphale (12, 1 o/o), 2 fois l'oxyure (1,8 o/o). Dans une autre série, sur 17 examens, ils ont constaté l'ascaris dans 5 cas, dont 1 fois seulement associé au trichocéphale et 1 fois à l'oxyure; dans 2 cas le trichocéphale et l'oxyure étaient isolés.

La parasitose associée serait plus fréquente chez les indigènes de la *Côte d'Ivoire* (2), où, sur 320 selles examinées, Sorel a constaté : Ankylostomes (*Necator americanus* et *Ankylostoma duodenale*) 238 (75 o/o), trichocéphales 22 (6,8 o/o), ascaris 5 (1,5 o/o), tænia (inerme) 7 (2,1 o/o), amibes 7 (2,1 o/o), soit un degré d'infestation totale de 87 o/o, dû en immense majorité à l'ankylostome qui constitue là un danger jusqu'ici méconnu et dont il y aurait lieu de se préoccuper. Aucune douve. Chez certains enfants, mais seulement dans 4 cas, Sorel a constaté la présence simultanée d'ankylostomes, de trichocéphales et d'ascaris.

Dans le *Sud Oranais*, H. Foley (3) est arrivé à un index parasitaire un peu plus élevé, mais formé en immense majorité par des ascaris. 90 o/o des Ksouriens de Figuig sont porteurs d'helminthes, mais leurs parasites sont, par ordre de fréquence : l'ascaride (85,5 o/o), le trichocéphale (12,4 o/o), l'*Hymenolepis nana* chez

(1) *Bull. Soc. path. ex.*, 1908, n° 10, page 600.
(2) Sorel, *Bull. Soc. path. ex.*, 1911, n° 2.
(3) H. Foley, Parasitisme intestinal chez les Berbères sédentaires de Figuig (*Soc. Path. exot.*, 1911, n° 6.)

les enfants, le tænia inerme chez les adultes. Les associations de 2 parasites se trouvent dans un cinquième des cas seulement (ascaris et trichocéphale principalement), celles de 3 parasites sont rares (0,5 0/0). L'ankylostome, commun cependant dans le Tell Oranais et certaines oasis du sud Tunisien et du sud Algérien, n'existe pas à Figuig.

La verminose est donc peu complexe dans ces contrées.

Il y a loin de ces chiffres à ceux donnés par Mathis et Léger pour le Tonkin et le Nord Annam et, n'était l'ankylostome, la faune intestinale de ces régions serait moins riche que dans beaucoup de centres métropolitains.

**Océanie.** — En dehors de ce qui touche à l'ankylostomiase signalée aux îles Fidji, en Nouvelle-Guinée, en Australie, et, tout récemment, en Nouvelle-Calédonie (1), il n'a pas été publié de statistique, à notre connaissance, sur le parasitisme du tube digestif dans les différentes îles de l'Océanie. Ce silence et la rareté des affections intestinales dans ces contrées permettent d'inférer que l'helminthiase ne doit pas y être très importante.

En résumé, et malgré que bien des renseignements nous fassent défaut, malgré que la faune intestinale soit sujette à des variations considérables, non seulement avec les pays, mais encore les différentes contrées d'un même pays, avec les travaux et les habitudes des divers milieux, il semble qu'on soit autorisé à conclure présentement, de l'ensemble des statistiques publiées à ce jour :

1° Que la parasitose associée est beaucoup plus fréquente qu'on ne le pensait jusqu'ici et qu'elle est particulièrement commune dans les pays exotiques, car on l'y a trouvée, plus ou moins, mais souvent à un haut degré, dans toutes les régions où on l'a cherchée. Son rôle en pathologie tropicale mérite donc l'attention ;

2° Que l'Asie doit être considérée comme le continent le plus infesté. Certaines contrées d'Amérique, les Antilles, par exemple, seraient également très atteintes ; l'Afrique et l'Océanie le seraient moins. Mais nous ne nous dissimulons pas ce que cet essai de classement a d'artificiel et, par certains côtés, d'inexact, et nous n'avons pas l'intention de lui donner d'autre valeur que celle d'une indication très générale.

De même la comparaison avec l'Europe, spécialement avec la France, est à peu près impossible, tellement sont grandes les variations d'une nation à l'autre et simplement d'un département à l'autre, de groupe à groupe, etc. On sait, nous le rappelons à titre d'indication, que l'helminthiase est extrêmement répandue

(1) Ortholan et Javelly, *Ann. d'hyg. et de méd. col.*, 1911, n° 3, p. 558.

(90 0/0) parmi les populations minières du centre et surtout du Nord de la France (1).

**ÉTIOLOGIE.** — La faune intestinale est fréquemment complexe. Elle l'est si souvent que cette notion ne saurait être perdue de vue dans le diagnostic et le traitement de l'helminthiase. Rappelons que, d'après les examens que nous avons fait pratiquer, le parasitisme intestinal est complexe chez les Européens *normaux* du Tonkin dans la proportion de 94 pour 100 parasités et, chez les indigènes, tous infestés eux, dans la proportion de 81 0/0 (Mathis et Léger).

Cette association de parasites divers n'a rien qui doive étonner, puisque les œufs de la plupart des vers intestinaux vivent, ainsi que les infusoires et les amibes, à la surface du sol ou dans les eaux et qu'ils sont introduits dans le tube digestif par le même mécanisme et les mêmes agents de transmission.

Quelle est l'association la plus communément observée?

Préciser est, ici encore, impossible; les variantes sont trop grandes. L'association de l'ascaris et du trichocéphale est courante. C'est ainsi qu'au Tonkin, on la trouve 206 fois (soit dans 1/5 des cas), sur 1.000 indigènes, (dont 392 étaient biparasités; l'association la plus fréquente ensuite, tricho-ankylo, ne s'observe que 75 fois ou une fois sur 13. La première est également la plus courante dans la plupart des pays, sans toutefois occuper partout le premier rang, à cause de la prédominance de l'ankylostome dans certaines régions, à la Côte d'Ivoire notamment.

Les helminthes de l'intestin s'observent fréquemment en même temps que ceux des annexes du tube digestif, la *distoma sinense*, par exemple, et avec des protozoaires (amibes, flagellés, infusoires).

L'association bi ou triparasitaire est commune, une association quadruple n'est pas rare. Mathis et Léger, on se le rappelle, sur 1.000 selles d'Annamites, en ont trouvé 392 à deux parasites (dont 206 tricho-ascaris), 320 à 3 parasites (dont 191 tricho-ascaris-ankylo) et 85 à 4 (ascaris-tricho-ankylo-douves). Chez un Annamite, emporté par une péritonite consécutive à une perforation, Séguin a trouvé une quintuple association (ascaris, *distomum sinense*, ankylostome, tænia inerme et trichocéphale). Un Européen mort de dysenterie à Hanoï, en 1907, était l'hôte de six espèces parasitaires : amibes, infusoires, anguillules, trichocéphales, ankylostomes, tænias).

Les moyens de contamination n'ont rien de spécial ; ils se rattachent surtout à l'eau de boisson et à l'alimentation (coquillages crus ou peu cuits, légumes et fruits cuits, herbes vertes), parfois

(1) VERDUN, Précis de parasitologie humaine, 1907, page 327.

à la géophagie [Laos Siamois, Sud Tunisien (1) et Algérien (2), Côte d'Ivoire (3), etc.], mais pour une part moindre qu'on ne le supposerait, à cause de la sécheresse de la terre absorbée (H. Foley). La malpropreté, certaines occupations (culture maraîchère, travail dans les mines) constituent aussi des conditions favorisantes.

**SYMPTOMATOLOGIE.** — Quoi qu'on puisse penser du rôle particulier de tel ou tel helminthe dans l'éclosion de telle ou telle maladie, il n'est pas contesté que le nombre des parasites soit un facteur pathologique important. Toutes choses égales d'ailleurs, l'influence nocive des vers est proportionnelle à leur multiplicité.

En outre, si tous les helminthes sont susceptibles d'avoir une action pathogène analogue et d'ailleurs complexe (mécanique, toxique, inflammatoire, spoliatrice, etc.), tous n'ont pas la même action *élective*.

Isolés, ils retentissent principalement sur l'organisme par le mode qui leur est propre. Associés, l'action spécifique de chacun s'ajoute à celle de ses commensaux. L'influence de l'association peut ainsi devenir d'autant plus fâcheuse que les parasites qui la composent agissent sur l'hôte par des moyens multiples et variés.

Les sécrétions toxiques d'un cestode seront plus rapidement et plus complètement résorbées à la faveur des lésions produites par un nématode. Un sujet, anémié par les saignées répétées que lui font subir de nombreux ankylostomes et dont la muqueuse intestinale, déchiquetée d'innombrables morsures, est assurément plus vulnérable que normalement, résistera moins aux infections intestinales ou biliaires que pourront provoquer les autres helminthes.

Affection composite et variable, la parasitose associée, ne saurait, *a priori*, présenter une physionomie fixe. De fait, il n'est pas de symptomatologie plus décevante que la sienne, de plus diverse dans ses manifestations, de plus mobile dans son intensité et par suite de moins caractéristique.

Il n'y a rien là qui doive surprendre. Si on excepte, en effet, les complications dues aux toxi-infections helminthiasiques, relativement rares, et aux migrations, la part qui revient au système nerveux dans les manifestations de la verminose est, pour nous du moins, prépondérante. L'ébranlement nerveux parti des plexus abdominaux se propage à distance et ses irradiations lointaines, ses localisations sur les points faibles du porteur donnent ainsi à l'helminthiase un aspect éminemment « ondoyant et divers ».

Classiquement, le parasitisme intestinal se manifesterait par

(1) Gobert et Catouillard.
(2) H. Foley.
(3) Sorel.

une *triade symptomatique* bien connue : inégalité pupillaire, éosinophilie intense et présence dans les selles de nombreux cristaux de Charcot-Leyden. Pas plus pour l'helminthiase complexe que pour celle due à une seule espèce de vers, ces phénomènes ne sont constants ni pathognomoniques.

La parasitose associée, comme la spécifique, peut rester silencieuse.

Il faut tenir grand compte du facteur individuel, de la résis tance de l'hôte, de son régime alimentaire, etc.

En Indo-Chine, si infestée, beaucoup d'Annamites et même d'Européens hébergent leurs parasites sans s'en apercevoir. Darling signalait récemment qu'il n'avait observé à Panama aucun trouble diarrhéique sur 44 cas d'helminthiase complexe, comprenant entre autres des strongyloïdes.

Fréquemment cependant, mais à des degrés divers, l'affection se manifeste, soit peu à peu, soit avec une soudaineté impressionnante, en pleine santé apparente, par quelqu'un ou quelques-uns des différents symptômes d'une helminthiase quelconque : *troubles gastro-intestinaux variés* (coliques, diarrhée, entérite dysentériforme, etc.), *phénomènes réflexes*, *accidents toxi-infectieux*, sans que la diversité des entozoaires en cause imprime forcément à ces phénomènes une physionomie caractéristique. Il n'est pas rare, au contraire, que l'un des parasites, le plus actif, le plus redoutable en soi ou le plus multiplié, ne prédomine sur ses congénères et ne marque la symptomatologie de son empreinte propre. C'est le cas surtout du lombric et de l'ankylostome.

L'*anémie* est plus fréquente que dans la verminose spécifique, sans être constante (Gobert et Catouillard, etc.). Le visage du parasité prend souvent cette pâleur jaunâtre et cet aspect souffreteux que donnent les maladies du tube digestif et de ses annexes. L'*amaigrissement* est fréquent. Mais ces signes de déchéance organique ne se rencontrent guère, et encore pas toujours, que chez les porteurs de nombreux helminthes, qui peuvent les présenter à l'extrême.

Il arrive que les Annamites parasités tombent dans un état de *cachexie* et de marasme à terminaison mortelle. Bien qu'il soit difficile de démêler la part qui revient à chaque entozoaire dans ce complexus et dans ce dénouement, il nous a paru, d'après maintes constatations nécropsiques, que ces accidents dépendaient généralement de lésions hépatiques favorisées par la distomatose concomitante. A défaut, l'ankylostome peut causer cette cachexie et cette terminaison, possibles encore, quoique beaucoup plus rarement, avec d'autres helminthes.

L'*examen du sang* n'offre rien de très caractéristique. Le nombre de globules rouges, ordinairement diminué, est parfois normal. La formule leucocytaire est extrêmement variable.

Comme on devait s'y attendre, l'*éosinophilie* manque rarement Cette proposition se vérifie particulièrement au Tonkin, où les Annamites présentent tous une éosinophilie élevée, alors que les Européens n'en offrent généralement pas.

Malheureusement, l'importance de cette variation du taux leucocytaire n'est nullement proportionnelle au degré d'infestation ou d'association helminthique. L'éosinophilie est une réaction antiparasitaire, individuelle, qui peut faire défaut; l'infection, la fatigue, la présence dans l'intestin d'helminthes morts et macérés l'abaissent considérablement ou la font disparaître (Achard et Lœper, Weinberg et Moore Alexander (1), Billet, Brumpt et Dopter, etc.).

Par contre, l'éosinophilie peut exister à la fois dans le sang (éosinophilie sanguine) et dans les mucosités sanguinolentes (éosinophilie intestinale) des dysentériques amibiens, surtout provenant de Saïgon, indemnes d'helminthiase (2). L'amibiose seule suffit à la créer. L'éosinophilie locale serait même plus constante que la sanguine, et elle se produirait généralement aussi autour des helminthes enkystés dans le corps de l'homme ou des animaux (Brumpt).

Quant à l'éosinophilie sanguine, d'origine purement amibienne, elle survivrait un ou deux ans à la guérison de la dysenterie (Dopter).

Pour toutes ces raisons, ce phénomène, d'ailleurs commun à de nombreux états pathologiques, ne présente, comme symptôme révélateur de l'helminthiase, qu'une valeur très relative.

Mais, par suite des modifications qu'apporte ordinairement la verminose dans le taux des leucocytes, il serait bon, aux colonies principalement, de n'établir la formule hémoleucocytaire qu'après s'être assuré que l'intestin ne contient pas d'helminthes, ou qu'après avoir administré un vermifuge.

Quelles sont les relations de la parasitose associée avec la *dysenterie*, la *fièvre typhoïde*, le *choléra*, l'*appendicite*, le *béribéri* ? Si controversée que soit la question, nous ne pouvons la passer sous silence.

Les vers intestinaux sont-ils capables, comme le prétendaient les anciens observateurs et comme le soutient aujourd'hui Guiart, d'inoculer ces différentes affections? Nous ne saurions envisager la question de doctrine : l'infection de l'organisme par les lésions vermineuses présente encore trop d'inconnues pour que nous

(1) Weinberg et Moore Alexander, *Bull. Soc. path. ex.*, 1909, n° 1.

(2) Dopter, Billet, Brumpt, Chantemesse, *Bull. Soc. path. ex.*, 1909, n° 1. Discussion.

songions à prendre parti. Nous pensons aussi que la question ne saurait être résolue d'ensemble et qu'il convient d'examiner séparément les cas.

Pour quelques auteurs, le rôle des vers serait négligeable dans la pathogénie de la *dysenterie*. Assurément, la dysenterie existe sans helminthiase, qui n'est donc ni une condition nécessaire ni une condition suffisante de son développement, même pour l'Indo-Chine (Brau (1), Billet et Dopter, etc.). Tous les indigènes du Tonkin sont parasités et les 4 5 polyparasités; or, tous n'ont pas la dysenterie. Même pour ceux qui en sont atteints, il serait excessif d'incriminer toujours l'helminthiase. Etant donnée la normalité de celle-ci dans le milieu, comment ne pas voir qu'il y aurait abus à la charger de tous les troubles intestinaux observés?

Mais l'exclusivisme ne serait, à notre avis, pas plus de mise dans un sens que dans l'autre.

Il n'est pas niable que la dysenterie et la diarrhée ne soient particulièrement fréquentes en Indo-Chine, plus qu'ailleurs, et qu'on ne les observe de préférence dans les régions où les vers intestinaux sont communs. Sans doute, on dira, avec raison, que les mêmes conditions étiologiques favorisent le développement de l'helminthiase et des entérites. Mais aucune conception doctrinale ne prévaut contre des faits d'expérience.

Il est difficile de refuser à la verminose le pouvoir de favoriser le développement de la diarrhée ou de la dysenterie, et d'influencer leur évolution, soit en irritant directement l'intestin qui réagit par une hypersécrétion séreuse (diarrhée), muqueuse ou muco-sanglante (entéro-colite muco-membraneuse ou dysentériforme), soit en troublant par action réflexe à distance les fonctions de l'estomac ou de ses glandes annexes (foie, pancréas). Les modifications qualitatives ou quantitatives qui se produiraient de ce fait dans les sécrétions gastrique, biliaire ou pancréatique permettraient alors à l'amibe spécifique (*A. histolytica*) de proliférer dans le milieu intestinal normalement impropre à son existence (Brau) (2).

Sans que l'amibe entrât en jeu, l'élaboration incomplète du chyme par des sucs insuffisants ou trop abondants, en ne permettant pas l'assimilation régulière des aliments, pourrait entraîner des perturbations intestinales qui se traduiraient cliniquement par des troubles digestifs divers (ballonnement, diarrhée, lientérie, etc.), de l'embarras gastrique, fébrile ou non, et cet état de langueur organique dont nous avons parlé.

Au surplus, quelle que soit l'hypothèse par laquelle on tente d'expliquer le rôle du parasitisme dans la dysenterie ou la diar-

(1) Brau, *Ann. d'hyg. et de médecine col.*, 1908, page 511.
(2) Brau, *loco citato.*

rhée, le point important, et indéniable, est que ce rôle existe et qu'il se montre actif à l'occasion.

L'helminthiase associée, de nombreuses observations le prouvent, est susceptible de déterminer une entérocolite dysentériforme — le lombric seul la produit, — d'entretenir une diarrhée ancienne ou une dysenterie cliniquement confirmée, ou enfin de réveiller une de ces affections mal guéries.

Corollaire démonstratif, il arrive, non pas toujours mais assez fréquemment, que la disparition d'une helminthiase, sous l'influence d'un traitement approprié, soit suivie de la cessation d'un flux intestinal aigu ou chronique. Sabrazès et Cabannes, Labadens et Lestage, Barret, Métin et Guillon (1), nous-même et tous les médecins qui ont pratiqué aux pays chauds en avons publié ou en connaissons des exemples. Brau l'admet; il n'assigne cependant à la lombricose qu'un rôle secondaire : « L'évacuation des lombrics est en général un symptôme heureux des dysenteries tenaces. De nombreux praticiens éprouvés de notre colonie avaient fait la même constatation depuis plusieurs années. »

En l'état actuel de la science, il serait donc imprudent, quelque opinion personnelle que l'on garde sur la question, de refuser de parti pris à l'helminthiase toute action éventuelle sur la dysenterie et la diarrhée, car cette conception doctrinale se traduirait par une abstention thérapeutique très préjudiciable au malade.

Beaucoup moins démontrées nous paraissent les relations de la parasitose et de la *fièvre typhoïde*.

La théorie de Raspail, reprise par Guiart, insuffisamment étayée par des faits, n'est généralement pas admise à l'heure actuelle. Vivement combattue par Chantemesse et par Stiles en ce qui concerne le trichocéphale, ainsi que nous l'avons vu, elle semble également repoussée pour l'ensemble des vers, au moins jusqu'à plus ample informé, par la majorité des hygiénistes et des parasitologistes (2).

Les enseignements de la pathologie exotique ne paraissent pas de nature à conférer aux helminthes un rôle prépondérant dans le développement des infections éberthienne ou para-éberthiennes. La fièvre typhoïde, en effet, est ordinairement plus rare aux colonies qu'en France, où cependant le parasitisme intestinal est moins développé; elle se montre aussi plus fréquente chez les Européens que chez les Indigènes, c'est-à-dire que sa fréquence se trouve, dans ces deux groupes, inversement proportionnelle au nombre des vers. Le fait, on le sait, se vérifie notamment en Indo-

(1) MÉTIN et GUILLON, *Revue de médecine et d'hygiène tropicales*, 1908, n° 1, p. 98.
(2) Cf. BRUMPT, Précis de parasitologie, pages 406 et suivantes.

Chine (1). Darling a, de même, signalé la rareté de la dothiénentérie à Panama, dans un milieu très parasité.

Si l'helminthiase ne semble pas responsable du rôle de premier ordre qu'on a voulu lui faire jouer dans le développement de la fièvre typhoïde confirmée, elle reste susceptible de donner naissance à des états infectieux simulant la fièvre typhoïde. Ceux-ci peuvent se produire, nous l'avons vu, dans la lombricose simple : *a fortiori* doivent-ils apparaître en présence d'un parasitisme complexe.

La *fièvre* d'origine helminthiasique est fréquente, et on doit y songer en pays palustre, au moins pour l'éliminer. Elle est passagère ou prolongée, elle peut dans ce dernier cas revêtir la forme typhique.

Audiau (2) en a rencontré au Tonkin un exemple démonstratif:

Une fillette européenne de cinq ans entre à l'hôpital le 21 février 1910 avec le diagnostic : « Fièvre continue; gargouillements dans la fosse iliaque droite; fièvre typhoïde? » Enfant amaigrie, très anémiée; langue saburrale; fièvre depuis plusieurs jours avec exacerbation vespérale (39°3); ventre douloureux à la palpation, surtout dans la fosse iliaque droite. Alternatives de diarrhée et de constipation. Etat général mauvais, nez pincé, voix cassée, anorexie. Fièvre typhoïde? Paludisme? Typho-malaria?

Pas d'hématozoaire ; séro-diagnostic négatif. Mais l'examen des selles révèle la présence d'amibes et d'œufs d'ascaris, d'ankylostomes et de trichocéphales.

Traitement par le thymol. Le 27, le microscope ne révèle plus que des œufs d'ascaris et de trichocéphales. Ces derniers seuls persistent encore le 1er mars. Dès le 27, la température était revenue à la normale et l'enfant quittait l'hôpital le 6 mars, très améliorée. Elle était bientôt complètement rétablie.

Il s'agit là d'un cas très net, intéressant quoique assez commun, d'helminthiase à forme typhique, sans aucun lien spécifique avec une dothiénentérie éberthienne.

L'influence étiologique du parasitisme sur le *choléra* n'est pas mieux établie. La fréquence des vers chez les cholériques ne suffit pas pour donner une valeur de causalité à ce qui peut n'être qu'une coïncidence.

De nombreuses observations devront être ajoutées à celles de Delle-Chiage et de Thibault, à Naples, pour fournir une certaine assise à ce qui demeure, pour l'instant, une simple hypothèse.

C'est principalement entre l'*appendicite* et l'helminthiase qu'on a voulu voir les relations les plus fréquentes et les plus étroites.

(1) C. Mathis et M. Léger, Recherches de parasitologie et de pathologie humaines et animales au Tonkin, 1911, Paris, Masson.
(2) Audiau, *Bull. Soc. méd. ch. Indo-Chine*, n° 5, 1910, page 228.

Observée dès 1808, l'appendicite vermineuse, signalée par Metchnikoff en 1901, a été depuis étudiée par Guiart, Weinberg, Unterberger, Ragaine, Menetrier, Raspail (1), Garin (2), Railliet (3), etc. Elle serait due à trois nématodes : le trichocéphale, l'oxyure et l'ascaris, et ne différerait pas, cliniquement, de l'appendicite ordinaire, en dehors des manifestations de l'helminthiase observées dans l'intervalle des crises.

Jusqu'à quel point les vers sont-ils responsables de l'appendicite ?

Contrairement à l'opinion de quelques auteurs, il ne suffit pas de constater des œufs d'helminthes dans les matières fécales d'un sujet atteint d'appendicite pour faire de celle-ci une affection vermineuse. Allons plus loin. Les vers, l'oxyure surtout, pénètrent couramment dans le vermium. Sur 119 de ces organes, Railliet a trouvé 58 fois des oxyures et seulement 1 trichocéphale. Mais, comme en convient Railliet lui-même, il ne faut pas conclure de la simple présence des vers dans l'appendice à une appendicite vermineuse. Silhol (4) a vu des oxyures dans des appendices dont ils n'avaient pas gêné le refroidissement. Nous avons dit déjà que toute pénétration du lombric dans le vermium n'équivalait pas, tant s'en faut, à une appendicite.

Tout au plus peut-on prétendre que l'introduction des helminthes dans le vermium favorise le développement de l'appendicite, car la folliculite hémorragique plus ou moins accentuée autour des points de piqûre pourrait être le point de départ d'une inflammation de l'organe.

Les données de la pathologie exotique nous paraissent susceptibles de jeter un jour appréciable sur cette difficile question de pathogénie.

Disons-le dès maintenant : l'helminthiase, indéniablement susceptible de contribuer parfois, sous certaines conditions, au développement de l'appendicite, ne nous paraît jouer le plus souvent qu'un rôle secondaire dans sa production. Sauf peut-être de très rares exceptions, elle est insuffisante, à elle seule, pour déterminer la maladie. Pour si séduisantes que soient les théories, elles doivent passer derrière les faits. Or, les faits sont là.

La géographie médicale et les statistiques démontrent que les Indo-Chinois, les Chinois et les Japonais, c'est-à-dire les peuples les plus parasités du monde, offrent une proportion d'appendicites bien inférieure aux populations européennes, beaucoup moins infestées d'helminthes. C'est l'opinion de Matignon qui, en quatre

(1) J. Raspail, Rôle pathogène des helminthes en général. Th. Paris, 1906.
(2) Ch. Garin, *Gazette des Hôpitaux*, 17 sept. 1910.
(3) G. Railliet, *C.R. Soc. de Biologie*, tome LXV, n° 9, 10 mars 1911, pp. 310-311. Les vers intestinaux et la pathologie infantile. Thèse Paris, 1911, 265 pages.
(4) Silhol, *Rap. au Cong. de Ch.*, 1911.

ans et demi de séjour en Chine, n'a pas vu un seul cas d'appendicite, de Le Roy des Barres (1), de Fauquet (2), etc. Les résultats de l'enquête très sérieuse à laquelle s'est livré Rainsbury (3) confirment cette appréciation en ce qui concerne les Indes et la Chine.

Personnellement, de 1903 à 1909, nous n'avons observé qu'une appendicite chez un Annamite, tandis que nous en avons constaté et opéré de nombreuses chez des Européens. Sur les statistiques de l'hôpital de Lanessan, à Hanoï, de 1900 à 1909, figurent 12 appendicectomies chez les Européens, alors qu'on n'en a pratiqué aucune chez les Annamites. Sur des milliers de malades traités à l'hôpital indigène de Hanoï, en 1907 et 1908, trois seulement figurent sous la rubrique appendicite.

Malgré les 5 cas observés par Gaide en 1902 et 1903, malgré l'hypothèse de Mathis et Léger (4) sur la possibilité d'un assez grand nombre d'appendicites latentes, il reste donc que l'appendicite clinique, celle qu'on a coutume de rencontrer en Europe, ne se trouve que rarement en Extrême-Orient.

Il en est de même en Turquie et en Asie-Mineure où l'helminthiase est infiniment plus commune chez les Indigènes que chez les Européens. En Mésopotamie, sur 6.800 malades, Naab (5), n'a observé que 2 appendicites. A l'hôpital allemand de Constantinople, les opérations d'appendicite sont 10 fois plus fréquentes qu'à l'hôpital indigène.

En Afrique, il n'en va pas autrement. Au Congrès de 1901, Treille dit que l'appendicite est extrêmement rare chez les Indigènes Algériens ; par une exception piquante, dans le seul cas vu par lui, on ne constatait pas d'helminthe. Brault (6), Gros, Brumpt, Moty, etc., indiquent la rareté de l'appendicite en opposition avec la fréquence de l'helminthiase chez les Arabes. Sur un ensemble d'au moins 30.000 consultants, Berbères sédentaires en grande majorité, H. Foley (7) n'a observé qu'un cas d'appendicite ; encore celle-ci était-elle chronique. Or, 90 o/o des Ksouriens de Figuig sont porteurs d'helminthes. Weinberg (8), il est vrai, s'appuyant sur des constatations nécropsiques, affirme que l'appendicite latente serait commune dans ces mêmes populations. Sur 52 Arabes morts d'affections diverses à l'hôpital Sadiki de Tunis, il aurait trouvé 42 fois des lésions microscopiques ou histologiques de l'appendice.

(1) Le Roy des Barres, Lombrics et ap. (*Gaz. des hôpitaux*, 1903).
(2) Fauquet, *Bull. Soc. path. ex.*, 1900, n° 10.
(3) Rainsbury, *British medical Journal.*, 3 déc. 1910.
(4) Mathis et Léger, Recherches de Paras., 1911.
(5) Naab, *Munchener medicinische Wochenschrift*, cité par le *J. de Médecine et de Chir. pratiques*, du 25 juin 1911.
(6) Brault, Pathol. et Hyg. des indigènes musulmans d'Algérie. Alger, 1905.
(7) H. Foley. *Bull. Soc. path. ex.*, n° 6, 1911, page 421. Discus. Brumpt. Moty.
(8) Weinberg, Enquête sur l'appendicite en Tunisie (*An. Inst. Past. Tunis*, fasc. IV, novembre 1907).

Ces résultats ne concordent pas avec ceux de Le Roy des Barres qui, à Hanoï, sur plus de 200 autopsies d'Indigènes (donc de sujets tous parasités) n'a trouvé que « 2 fois seulement des lésions se rattachant à l'appendicite chronique (adhérences de l'appendice, néoformations séreuses) ». La présence d'un lombric dans la cavité appendiculaire, constatée dans 10 cas, n'avait déterminé non plus, rappelons-le, ni appendicite clinique ou macroscopique ni réaction péritonéale.

De son côté, Fontoynont (1), « malgré une longue pratique chirurgicale en pays Malgache, n'a jamais pu constater *de visu* de lésions appendiculaires chez l'indigène. Jamais l'autopsie n'a pu lui montrer la moindre lésion de l'appendice ni la moindre lésion péritonéale, séquelle d'appendicite ancienne méconnue ».

Weinberg, d'ailleurs, reconnaît la rareté de l'appendicite cliniquement confirmée; il l'attribue, avec tous les autres observateurs, en grande partie, au régime essentiellement végétarien des Arabes tunisiens. Néanmoins, il serait utile que des recherches analogues à celles de Weinberg fussent faites dans les régions à helminthiase.

Fontoynont a signalé qu'à Tananarive, où « les ascarides sont d'une fréquence extrême », il a bien « vu des phénomènes appendiculaires (qu'il impute d'ailleurs à la lombricose)... mais jamais, sauf une fois, les accidents graves si fréquents en Europe ». Ce serait ce que Railliet appelle la pseudo-appendicite vermineuse, de pronostic généralement favorable.

Pour notre part, ni à Madagascar, ni au Congo, nous n'avons constaté d'appendicite chez les Indigènes.

Une conclusion très nette se dégage de toutes ces attestations : l'appendicite est extrêmement rare chez les peuples les plus notoirement infestés d'helminthiase.

Question d'alimentation, le régime végétarien formant le fond de l'alimentation parmi ces populations? Oui, très probablement. Guiart, Metchnikoff reconnaissent que ce mode de nourriture empêche la constipation et diminue la richesse de la flore intestinale. Question de race ? Peut-être aussi, pour une part. Fontoynont fait même de l'appendicite « une maladie propre à la race blanche et se développant dans cette race parce qu'elle y trouve un terrain favorable, dû vraisemblablement à l'insuffisance fonctionnelle du tissu adénoïdien de l'intestin ».

Toujours est-il que le parasitisme intestinal ne joue, dans la production de l'appendicite, qu'un rôle secondaire, beaucoup moins important que celui de l'alimentation et bien inférieur, par conséquent, à celui qui lui avait été départi.

(1) Fontoynont, *Bull. Soc. Sc. Médicales Madagascar*, année 1909, 2e volume, page 24.

Est-ce à dire qu'il est nul? Nous n'irons pas jusque-là. Si l'helminthiase ne constitue pas le substratum nécessaire et suffisant sur lequel germera l'appendicite, si les vers paraissent, sauf dans des cas exceptionnels, impuissants à déterminer à eux seuls l'affection, du moins contribuent-ils à son développement chez les sujets prédisposés par des causes connexes : régime trop azoté, infection intestinale, grippale ou autre, etc. Cette condition première réalisée, l'action provocatrice de l'helminthiase n'est pas douteuse.

La puissance de nocivité des vers à ce point de vue n'est donc pas négligeable et leur expulsion reste, par suite, une sage mesure de prophylaxie contre l'appendicite.

De tous les vers intestinaux, l'ankylostome a été presque exclusivement incriminé dans la pathogénie du *Béribéri* (1). La question, étudiée dans d'autres parties de ce traité, ne sera pas discutée ici. Nous tenons seulement à reproduire, à cause de leur caractère général, les conclusions de Brau (2).

« 1° Les helminthiases intestinales, même en association avec la pauvreté du régime alimentaire, ne sont pas la cause essentielle du béribéri ;

« 2° Elles constituent, toutefois, un dangereux élément d'affaiblissement du terrain chez nos sujets annamites ;

« 3° En attendant que nous possédions des moyens plus efficaces pour agir sur le béribéri essentiel, elles méritent donc d'être combattues, au même titre que le paludisme, les maladies vénériennes et l'anémie particulière due à une alimentation insuffisante ;

« 4° Il est incontestable que le traitement anthelminthique méthodique et, en particulier, le traitement par le thymol, ont produit chez nos tirailleurs, béribériques ou non, de sérieuses améliorations de leur débilité constitutionnelle. »

**DIAGNOSTIC.** — On conçoit qu'avec une symptomatologie aussi disparate le diagnostic clinique soit difficile à poser. Pour le faire, encore une fois, il faut y penser, et on y pensera spécialement lorsqu'on se trouvera devant des troubles gastro-intestinaux difficiles à classer dans un cadre défini, devant des dysenteries et des diarrhées récidivantes ou rebelles, ou en face d'une de ces anémies, de nature inconnue, qui ne sont pas rares en pays exotique.

Le cas de Wade cité plus haut, relatif cependant au seul trichocéphale, en est un exemple marquant. Nous aurions pu en signaler beaucoup d'autres, même en dehors de l'ankylostome.

(1) Noc, Ankylostome et Béribéri en Cochinchine (*Bull. Soc. path. ex.*, pages 896 et 956).

(2) Brau, Helminthiase intestinale et Béribéri en Indo-Chine (*Ann. d'Hygiène et de Médecine col.*, 1910, n° 4, page 619).

On n'exigera pas, pour affirmer le diagnostic, la réunion des signes qui constituent la triade symptomatique, utile à connaître certes, mais inconstante. Au premier soupçon de parasitose, on examinera les selles. Leur analyse microscopique, après emploi, si besoin, des méthodes spéciales de Bass et de Darling, établira irréfutablement la présence de l'helminthiase associée. Elle ne donnera pas la certitude que tous les accidents observés sont sous sa dépendance; il se pourrait, en effet, qu'il n'y eût dans le cas que simple concomitance. Il conviendra donc de ne pas considérer comme résolu tout problème clinique dans lequel on aura établi la présence des vers et de ne pas transformer en causalité toute coïncidence. Cette conception simpliste conduirait inévitablement à des mécomptes.

Ici, comme en tout temps, le clinicien averti ne prendra cette donnée que comme un des éléments du diagnostic et il ne posera définitivement celui-ci qu'après l'avoir étayé sur l'examen complet des réactions de l'organisme, l'analyse des urines, du sang, etc. Mais, s'il est médecin colonial, il se souviendra, suivant le conseil de Fontoynont, qu'en présence d'accidents nerveux ou de lésions cantonnées à la région abdominale il devra penser d'abord à la verminose, ne serait-ce que pour l'éliminer.

**PRONOSTIC.** — Très variable, il dépend avant tout de la résistance de l'hôte, puis de la composition de l'association et du nombre des helminthes qui la forment.

Nous avons déjà dit l'importance du facteur individuel dans les réactions de l'organisme. Les manifestations de la verminose seront en rapport d'une part avec la valeur biologique du sujet, d'autre part, et surtout, avec les variations du seuil de l'excitation dans les neurones. La résistance de ceux-ci et de tout le système nerveux diminue, on le sait, dans certaines conditions. Moins cette résistance sera grande, plus le seuil de l'excitation sera abaissé, plus les réactions du porteur seront accusées. Voilà pourquoi le parasitisme détermine de préférence chez les personnes affaiblies et chez celles à système nerveux normalement impressionnable, telles que les femmes et les enfants, des accidents à grand fracas, souvent disproportionnés avec la cause qui les produit.

Une association formée d'ankylostomes et de lombrics sera *a priori* plus grave que celle composée de trichocéphales et d'oxyures et il est incontestable aussi que l'hôte dont l'intestin sera farci d'helminthes sera beaucoup plus exposé à présenter des phénomènes graves que celui qui n'hébergera que quelques rares parasites.

Si la parasitose associée, parfois anodine, n'est ordinairement pas très grave en soi, elle est susceptible de le devenir par la déchéance de l'organisme qu'elle amène éventuellement et par les complications parfois mortelles auxquelles elle prédispose.

**PROPHYLAXIE. TRAITEMENT.** — Insister sur l'importance de la prophylaxie générale des helminthes nous semble inutile.

Comme l'ont fait Mathis et Léger pour le Tonkin, il serait désirable qu'on dressât, pour chaque pays, ce que nous avons appelé, par analogie avec l'index endémique du paludisme, *l'index parasitaire intestinal*. On pourrait alors en suivre les variations suivant les régions, les genres de travaux, les milieux et les groupes, les mœurs, les saisons. Des données étiologiques recueillies découleraient sans doute des enseignements utiles pour la lutte contre le parasitisme intestinal, celle-ci ne constituant qu'un épisode de la grande campagne antiparasitaire générale, d'une si haute portée hygiénique.

Les mesures de prophylaxie anthelminthique ont été exposées au cours de l'étude particulière à chaque ver, il est inutile de les reproduire. Elles ont trait à la propreté individuelle, à celle de l'habitation et des alentours, à l'hygiène de l'alimentation. On ne saurait trop garantir les aliments et les boissons contre toute contamination; il est nécessaire de les protéger, même au foyer domestique, contre les mouches et les poussières. Les observations de Grassi et de Stiles ont clairement démontré la possibilité de la transmission par les mouches non piquantes (*Musca domestica*), des œufs du *Tœnia solium*, de l'oxyure, du trichocéphale et de l'*Ascaris lombricoïdes* (1).

L'efficacité de ces mesures, simples en somme, n'est pas à démontrer. Elle éclate aux yeux qui comparent l'infestation respective des Européens et des Indigènes en tous pays, notamment en Indo-Chine.

A toutes ces précautions, il serait nécessaire que l'Administration ajoutât en première ligne, parmi les mesures d'ordre général qui lui incombent, l'application du vœu présenté par R. Blanchard et voté à l'unanimité par le Congrès International d'hygiène et de démographie, réuni à Paris en 1900 : « On interdira d'une façon absolue l'arrosage des cultures avec l'engrais humain. »

Dès qu'on a constaté une association parasitaire, on doit s'efforcer d'en débarrasser le sujet qui la présente, sans attendre qu'elle ait donné lieu à une manifestation pathologique. Si la chose n'est pas pratiquement possible en ce qui concerne tous les indigènes de certains pays dont la population entière est infestée, elle doit du moins être réalisée vis-à-vis des Européens.

Elle peut l'être aussi, et Brau a dit avec quels avantages, dans les groupements indigènes directement soumis à notre action :

(1) G. Nuttal et F.-P. Jepson Reports of the local governement Board (Analyse in *Arch. de Médecine Navale*, septembre 1910).

tirailleurs, miliciens, écoliers soumis au régime de l'internat.

On ne sait jamais, en effet, si la tolérance de l'organisme ne cessera pas brusquement, sous la poussée d'une contingence quelconque (écart de régime, refroidissement, etc.), ou même sans cause apparente.

Attendre, pour engager la lutte contre les helminthes, qu'aient éclaté les accidents aigus ou chroniques d'une appendicite confirmée serait une hérésie thérapeutique. Le traitement anthelminthique est impuissant contre l'affection déclarée et contre les lésions infectieuses de la paroi du vermium. C'est l'opinion, solidement appuyée sur la clinique, de tous les chirurgiens [J. Lucas-Championnière (1), Walther (2), Broca (3), etc.]. Bien plus, la médication helmintagogue semble impuissante contre les vers contenus dans la cavité de l'appendice. Les recherches de Railliet et Broca sont parfaitement démonstratives à ce point de vue ; le thymol, donné à hautes doses, qui fait disparaître les vers du tube digestif, reste sans action sur les oxyures et les trichocéphales de l'appendice. Pour agir, il ne faut donc pas attendre qu'une réaction appendiculaire ait démontré que les parasites ont déjà commencé leur travail d'inoculation de la muqueuse.

Chasser de l'intestin toute association parasitaire dès sa constatation constitue donc, en pathologie exotique principalement, une précaution judicieuse. Quoi qu'on en dise, ce n'est pas toujours chose facile, surtout dans un milieu infesté ; nous en appelons à tous ceux qui ont l'expérience de la pathologie indo-chinoise.

Le malade sera d'abord purgé, de préférence au calomel, auquel on associera un vermifuge. Si le traitement se prolonge, et c'est l'ordinaire, le purgatif sera renouvelé suivant les besoins.

Comme anthelminthiques, on s'adressera naturellement aux spécifiques des vers à expulser. La *fougère mâle* et, surtout, le *thymol*, dont l'action s'étend à plusieurs parasites, auront le pas sur les autres produits.

Dans cette circonstance, le thymol sera prescrit chez l'adulte, comme le recommande R. Blanchard, par cachets d'un gramme à la dose de 3 cachets, par jour, à une heure d'intervalle, pendant 3 jours consécutifs.

A lui seul, et pris avec persévérance, il suffit, la plupart du temps, à débarrasser l'hôte de tous les vers et même des flagelles et des infusoires dont il est porteur.

S'il y a lieu, l'anguillule sera combattue par l'extrait éthéré de

(1) J. LUCAS CHAMPIONNIÈRE, *J. de médecine et de ch. pratiques*, 25 juin 1911, page 452.

(2) CH. WALTHER, Traitement de l'appendicite chronique (*Rap. au Congrès de chirurgie*, 1911).

(3) A. BROCA, *Congrès de chirurgie*, 1911.

fougère mâle, les amibes par le *Brucea* qui, hémostatique, se conduit vis-à-vis d'elles, hématophages, comme un véritable spécifique. On fera ainsi un traitement *par échelons*.

Le naphtol β, préconisé à la dose journalière de 3 gr. par Patrick Manson (1) et par Gregorson (2) contre l'ankylostomiase, où il donnerait de très bons résultats, ne semble pas, malgré les essais de Brau (3), avoir la même efficacité contre les autres helminthes (4). Il n'est donc pas à recommander dans la parasitose associée.

L'action thérapeutique, contrôlée par de fréquents examens microscopiques des fèces, sera poursuivie avec méthode et ténacité. Les jours qu'elle coûtera ne constitueront pas du temps perdu. Lorsque tout parasite aura disparu, on aura souvent la satisfaction de constater également, et sans autre traitement, la guérison de la diarrhée, de la dysenterie ou de tel autre trouble dont se plaignait le malade. Nous en avons cité, chemin faisant, plusieurs exemples.

(1) PATRICK-MANSON, Tropical Diseases, 4e édition.

(2) J. D. GREGORSON, Méthodes prophylactiques employées chez les coolies d'Annam (*Journal of. tropical Med. et hyg.*, février 1909).

(3) BRAU, *Bull. Soc. Med. Ch. Indo-Ch.*, n° 5, 1911, page 244. Du Naphtol comme anthelmintique.

(4) LEGENDRE, *Bull. Soc. méd. Indo-Chin.*, n° 6, page 269.

# DISTOMATOSE

### PAR LE Dr GAIDE

**DÉFINITION.** — On désigne, sous le nom de Distomatoses, les affections pathologiques provoquées par la présence chez l'homme d'un certain nombre de Trématodes, appartenant tous au sous-ordre de Distomiens, munis généralement de deux, parfois d'une ventouse (1).

Leur habitat est tantôt bien déterminé (voies biliaires, pharynx, poumons, intestin), tantôt ils sont erratiques et peuvent émigrer en différents points de l'organisme. On distingue donc cinq variétés de Distomatose :

1° La Distomatose hépatique;
2° La Distomatose pulmonaire ou Hémoptysie parasitaire ;
3° La Distomatose intestinale;
4° La Distomatose bucco-pharyngée ou Halzoun ;
5° La Distomatose erratique.

## I. — DISTOMATOSE HÉPATIQUE.

La Distomatose hépatique est, de toutes les variétés précédentes, celle qui est la plus fréquente et, par suite, la plus importante au point de vue clinique.

Elle est due à plusieurs Distomes ou Douves appartenant à divers genres de la famille des Fasciolida « qui sont tous hermaphrodites et qui se caractérisent par l'existence de deux ventouses : l'une antérieure, dite buccale, l'autre placée sur un point quelconque de la ligne médio-ventrale, mais jamais à l'extrémité postérieure du corps ». Ces Distomes sont au nombre de 7 espèces :

*Trois, qui sont très rares chez l'homme et qui n'ont jamais été observées en Indo-Chine*, c'est-à-dire :

(1) Les caractères généraux de ces endo-parasites, leur mode de développement, leurs migrations, les caractères particuliers de chacun d'eux, leur habitat, leur répartition, etc., sont tout particulièrement bien décrits dans les Précis de Parasitologie humaine de Verdun, Guiart, Brumpt, auxquels nous avons fait de nombreux emprunts pour la rédaction de cette étude d'ensemble sur les Distomatoses.

1° l'Opisthorchis noverca (Braun, 1903) ou Distomum conjunctum (Lewis et Cunningham, 1872).

2° le Métorchis truncatus (Rud, 1819);

3° le Distomum ou Dicrocœlium lanceatum.

*Une quatrième, le Distomum hepaticum ou Fasciola hepatica,* dont la répartition géographique est très étendue, puisqu'on l'observe sur tous les continents, en Asie entre autres, et plus particulièrement en Extrême-Orient (Chine, Japon, Indo-Chine), où il est assez répandu parmi les moutons, les chèvres, les bœufs, les buffles, les cochons et certains autres Herbivores. Elle est très rare également chez l'homme; nous ne l'avons rencontrée que deux fois chez des malades Européens habitant la colonie, et qu'une seule fois chez les Annamites.

Cette Douve a un aspect foliacé et lancéolé. « Le corps, aplati, long de 15 à 33 millimètres et large de 4 à 13 millimètres, est ovale, oblong, large en avant, atténué progressivement en arrière; le bord antérieur possède un appendice conique, appelé prolongement céphalique, portant à sa partie terminale la bouche et la ventouse antérieure; la ventouse postérieure, ou ventrale, est un peu en arrière de la précédente. »

*Une cinquième, l'Opisthorcis felineus ou Distoma felineum* (Rivolta, 1885). D. lanceolatum (canis familiaris) Van Tright, 1889. D. Sibiricum Winogradoff, 1892.

Verdun et Bruyant ont signalé sa présence à côté du Clonorchis sinensis dans des fragments hépatiques provenant du Tonkin. Ce parasite est donc susceptible d'infecter les voies biliaires des Indo-Chinois.

Voici quelle en est la description d'après Brumpt :

« C'est un ver long de 7 à 12 millimètres et large de 2 à 2 mm. 5. Le corps lancéolé est très transparent et rougeâtre. La principale différence avec les Clonorchis porte sur la forme des testicules, qui sont lobés (caractère du genre Opistorchis), au lieu d'être ramifiés (caractères du genre Clonorchis). Les œufs sont ovoïdes, pourvus d'un chapelet et d'une petite pointe au pôle non operculé ; leur longueur varie entre 26 et 30 µ, leur largeur entre 11 et 15 µ. Les embryons, qui proviennent d'un hôte intermédiaire encore inconnu, s'enkystent chez certains Poissons : gardons et ides. La découverte et la démonstration de cette intéressante évolution ont été faites par Askanazy. »

Cet auteur est arrivé à infester le chien et le chat en leur faisant manger des gardons et des ides.

*Une sixième, l'Opistorchis sinensis ou Distoma sinense* (Cobbold, 1875. Distoma spathulatum. R. Leuck., 1876. Dist. hepatis endemicum s. perniciosum Baelz 1883. D. hepatis innocuum

Baelz, 1883. D. Japonicum R. Blanchard, 1888. Clonorchis sinensis Looss, 1907).

Verdun et Bruyant ne reconnaissent qu'une seule espèce, le Clonorchis sinensis avec les deux variétés major et minor. Braun, Looss considèrent ces deux variétés comme des espèces distinctes, en se basant surtout sur la distribution géographique de ces parasites. Brumpt adopte la classification de Verdun et Bruyant.

La description du Clonorchis sinensis au point de vue zoologique a été faite d'une manière très détaillée par notre camarade. le Dr A. Léger (1). Nous nous contenterons donc d'indiquer brièvement les principaux caractères, tels qu'ils sont donnés par Verdun :

« Cette Douve, de forme lancéolée, a 10 à 15 millimètres de long et 2 à 3 millimètres de large. Ses principaux caractères spécifiques sont les suivants : ventouse antérieure terminale ; ventouse postérieure plus petite, placée vert le quart antérieur du corps. Les œufs et les ramifications utérines sont en arrière ; les testicules, tubuleux et ramifiés, sont situés tout à fait à la partie postérieure de l'animal. Les œufs ovoïdes, de 17 à 30 de long sur 15 à 17 de large, ont un clapet, très distinct, à leur petit bout et un petit piquant à la grosse extrémité opposée. »

Cet Helminthe peut habiter les canaux biliaires du chat et du chien, mais il s'observe tout particulièrement dans le foie de l'homme, et paraît spécial aux populations indigènes de la partie de la côte asiatique baignée par le golfe du Bengale, la mer de Chine et la mer du Japon (côte orientale de l'Inde, Indo-Chine, Chine, Corée, Japon).

**HISTORIQUE.** — C'est en 1874 que Mac Connell (2), à Calcutta, découvrit un nouveau Distome dans les canaux biliaires d'un Chinois mort à la suite d'une grave maladie de foie. Peu après, le même parasite fut découvert à Maurice par M. Gregor (3), également chez des Chinois qui y étaient morts. Ces deux observateurs n'attribuèrent aucune dénomination particulière à ce parasite, mais, l'année suivante, ce dernier fut nommé Distomum sinense par Cobbold et Distomum spatulatum par Leuckart.

En 1883, au Japon, Baelz (4) signala la présence, sous forme épidémique, de deux distomes hépatiques. Il les considérait comme nouveaux et les désignait sous les noms de Distomum hepatis endemicum perniciosum, hepatis innocuum. Leuckart (5) montra

(1) A. Léger, les Distomatoses hépatiques chez les Indigènes du Tonkin et de l'Annam. Thèse de la Faculté de Bordeaux, 1910.

(2) Mac Connel, Relations of a New Species of Liver fluke (*Lancet*, 1875, aug. 5, p. 271).

(3) Mac Gregor, *Glasgow Méd. Journ.*, 1877 (*Lancet*, 1877, vol. 1, p. 775).

(4) Baelz, Ueber einige neue Parasiten des Menschen (*Berl. klin. Woch.*, 1883, no 16, p. 234.)

(5) Leuckart, Die Parasiten des Menschen, 1889.

cependant que, dans cette découverte de Baelz, il ne pouvait être question de deux formes différentes, mais bien d'un seul et même parasite, tout à fait identique à celui découvert par Mac Connell.

Presque en même temps les médecins anglais attachés au Service des Douanes Impériales, et Taylor (1), entre autres, trouvaient également ce parasite en Chine.

Quelques années après, en 1887, au Tonkin, Grall signalait pour la première fois la présence du Distomum sinense chez les Annamites, décrivait avec soin cette douve ainsi que les lésions hépatiques auxquelles elle donne lieu, et émettait l'avis que cette affection constituait un état valétudinaire et n'était pas une cause déterminante de mort.

Depuis cette époque, d'autres observateurs, De Santi, Maget, Caraes, Vallot, Moty, Billet, Le Ray, Nogué, etc..., eurent l'occasion de trouver ce parasite en pratiquant l'autopsie de quelques indigènes tonkinois. Mais ce n'est qu'en 1903-1904 que sa fréquence dans la colonie a été bien mise en évidence par notre note (2) sur cette affection, dont nous allons faire l'étude clinique.

C'est en 1895 que le genre Opistorchis a été établi par Blanchard pour les douves, dont l'appareil génital mâle se trouve en arrière de l'appareil femelle.

Le Distomum sinense fut ainsi classé dans ce genre jusqu'en 1907, date à laquelle Loos créa le genre Clonorchis pour les douves, dont les testicules, toujours à la partie postérieure du ver, présentent des ramifications.

**Fréquence et Répartition au Tonkin.** — Pour donner une idée de la fréquence proportionnelle des Distomes par rapport aux autres parasites intestinaux, nous indiquons dans les deux tableaux ci-après les résultats de très nombreux examens de selles pratiqués, à Hanoï, par les Drs Seguin et Mouzels, chez les malades indigènes de l'hôpital de Lanessan et chez ceux de l'hôpital indigène du Protectorat.

(1) Taylor. Distoma hominis. China Imp. Marit. Cust. (*Med. Rep.*, 188).
(2) Gaide, De la Distomatose hépatique au Tonkin (*Annales d'hygiène et de médecine coloniales*, année 1905, n° 1, p. 568).

**Tableau I.— Sur 500 analyses pratiquées par M. le Docteur Seguin.**

| Parasites intestinaux — | Nombre de cas où les divers parasites ont été observés — | Fréquence proportionnelle des divers parasites sur 100 cas. — |
|---|---|---|
| Ascaris | 273 | 54,6 |
| Ankylostomes | 303 | 60,6 |
| Douves | 248 | 49,6 |
| Trichocéphales | 353 | 70,6 |
| Anguillules | 23 | 4,6 |
| Tænia | 20 | 4 |
| Infusoires | 29 | 5,8 |
| Amibes | 45 | 9 |
| Examens négatifs | » | » |

**Tableau II.—Sur 1 15 analyses pratiquées par M. le Docteur Mouzels.**

| Parasites intestinaux — | Nombre de cas où les divers parasites ont été observés. — | Fréquence proportionnelle des divers parasites sur 100 cas. — |
|---|---|---|
| Ascaris | 645 | 55,7 |
| Ankylostomes | 374 | 32,3 |
| Douves | 150 | 13 |
| Trichocéphales | 552 | 47,7 |
| Anguillules | 13 | 1,3 |
| Tænia | 26 | 2,2 |
| Infusoires | 5 | 0,4 |
| Amibes | 26 | 2,2 |
| Examens négatifs | 150 | 13 |

La proportion des Douves est plus forte dans le tableau I que dans le tableau II. Nous avions pensé tout d'abord que cette différence tenait à la provenance des malades examinés : les premiers, des militaires indigènes pour la plupart, provenaient tous de la haute région ; les autres, des indigènes en traitement à l'hôpital civil du Protectorat, provenaient des diverses provinces du delta. Par suite, nous étions disposé à conclure que la Distomatose est plus fréquente dans le haut Tonkin que dans les provinces deltaïques. Mais il ressort d'une enquête plus récente et plus complète, faite par nos camarades, les Drs Mathis et Léger, que les distomés sont, au contraire, plus fréquents dans le delta que dans la haute région.

Les résultats de cette enquête sont consignés dans les deux tableaux ci-contre. De leur examen, les Drs Mathis et Léger tirent les conclusions suivantes :

1° Inégale répartition de la Douve chinoise suivant les régions ;

2° Augmentation de l'infestation avec l'âge.

TABLEAU I. — *Répartition suivant les régions*

| | DELTA | | | MOYENNE RÉGION | | | HAUTE RÉGION | | | ANNAM | | | TOTAUX | | |
|---|---|---|---|---|---|---|---|---|---|---|---|---|---|---|---|
| | examinés | parasités | 0/0 | examinés | parasités | 0/0 | examinés | parasités | 0/0 | examinés | parasités | 0/0 | examinés | parasités | 0/0 |
| Hommes............ | 669 | 292 | **43,94** | 91 | 5 | **5,47** | 159 | 6 | **4,77** | 37 | 1 | **2,70** | 956 | 304 | **31,79** |
| Femmes .......... | 110 | 36 | **32,07** | 44 | 2 | **4,54** | 19 | 1 | **5,26** | 7 | 1 | **14,28** | 180 | 40 | **22,22** |
| Adultes............ | 779 | 328 | **42,53** | 135 | 7 | **5,11** | 178 | 7 | **3,82** | 44 | 2 | **4,44** | 1136 | 344 | **30,27** |
| Enfants............ | 49 | 4 | **8,16** | 26 | 0 | **0** | 38 | 1 | **2,63** | 1 | 0 | **0** | 114 | 5 | **4,38** |
| Totaux.......... | 823 | 332 | **40,09** | 161 | 7 | **4,35** | 216 | 8 | **3,70** | 45 | 2 | **4,44** | 1250 | 349 | **27,92** |

TABLEAU II. — *Répartition suivant l'âge et le sexe*

| | HOMMES | | | FEMMES | | | TOTAUX | | |
|---|---|---|---|---|---|---|---|---|---|
| | Nombre de sujets examinés | Douves | | Nombre de sujets examinés | Douves | | examinés | parasités | 0/0 |
| | | | 0/0 | | | 0/0 | | | |
| Au-dessous de 15 ans........ | 70 | 2 | **2,85** | 44 | 3 | **6,81** | 114 | 5 | **4,38** |
| De 15 à 30 ans.............. | 558 | 142 | **25,45** | 98 | 21 | **21,43** | 656 | 163 | **24,84** |
| De 31 à 50 ans.............. | 365 | 144 | **39,47** | 61 | 11 | **18,03** | 426 | 155 | **36,38** |
| Au-dessus de 50 ans........ | 33 | 17 | **51,51** | 21 | 9 | **42,86** | 54 | 26 | **48,15** |

Dans le Delta, la proportion des distomés est de 40 o/o ; elle n'est que de 3 à 4 o/o dans la Haute Région, la Moyenne et le Nord Annam.

Cette constatation est contraire aux opinions généralement admises que la Douve est dans le Delta aussi ou moins fréquente que dans les autres régions du Tonkin.

Tous les observateurs ont été induits en erreur, car ils ont examiné des individus ayant séjourné dans différentes localités du Tonkin. Il n'est donc pas étonnant qu'ils aient retrouvé le parasite dans toutes les régions où ils ont fait leurs observations.

Le soin que nous avons pris de n'examiner que les selles d'individus n'ayant jamais quitté les environs immédiats de la région où ils étaient nés nous a permis de préciser l'aire de distribution. Sans doute nous avons trouvé quelques distomés en dehors du Delta, mais leur nombre est très faible par rapport à celui que nous avons trouvé dans le Delta.

« En outre, le tableau II nous montre que l'infestation augmente avec l'âge. Tandis que, chez les enfants au-dessous de 15 ans, nous trouvons 4,38 o/o de Douves, le pourcentage est de 24,84 chez les individus de 15 à 30 ans, de 36,38 o/o chez ceux de 31 à 50 ans et de 48,15 o/o chez les indigènes de plus de 50 ans. C'est donc que l'infestation se fait d'une façon continue et que les Douves, grâce à leur très grande longévité, s'accumulent peu à peu dans la glande hépatique.

« Ainsi le Delta tonkinois est un foyer intense de distomatose, mais même toutes les parties de cette région n'ont pas le même index distomien. Les provinces où le degré d'infestation est le plus élevé sont : Hadong (101 adultes examinés, 74 parasités, soit 73.26 o/o), Phuly (12 parasités sur 38, adultes soit 56,09 o/o) ; Namdinh (32 examinés, 17 parasités, soit 53, 12 o/o), Phulangthuong (24 porteurs de douves sur 60 adultes, soit 40 o/o). »

**ETIOLOGIE ET PATHOGÉNIE.** — Si l'on n'est pas encore bien fixé sur les migrations des Douves de l'homme, par contre, leur mode de transmission à ce dernier est bien connu et apparaît clairement à la lumière des données zoologiques. Nous ne le rappellerons donc que pour mémoire.

La présence de distomes dans les canaux biliaires de l'homme est due à l'introduction des larves, c'est-à-dire des cercaires, dans le tube digestif, soit directement par l'absorption, en boisson, des eaux souillées dans lesquelles celles-ci vivent en liberté, soit par les végétaux qui croissent dans ces eaux et sur lesquels elles s'enkystent ou se fixent, soit aussi par l'usage de certains mollusques gastéropodes et de certains poissons qui leur servent d'hôtes intermédiaires et dans les tissus desquels elles se trouvent, soit enfin par l'usage des viscères, et surtout du foie, de certains animaux, bœuf, chien, chat.

Le bœuf indien ou zébu (Bos indicus), qui sert à l'alimentation des Européens au Tonkin, renferme un grand nombre de parasites. Billet (1) y a trouvé : la douve hépatique (Fasciola hepatica) dans le foie, l'Amphistomum conicum, dans le rumen, un autre amphistomien nouveau, que M. Giard a dénommé Homalogaster Poirieri, sur la muqueuse du côlon, et un Distome particulier, dont il n'a pu préciser la localisation, D. Calomaticum.

Une fois arrivée dans le tube digestif, la Cercaire est entraînée dans le duodénum, d'où elle gagne les canaux biliaires par ses mouvements propres et où elle parvient rapidement à l'état adulte. Les douves agissent alors, dit Verdun, de trois façons différentes sur les organismes qui les renferment : 1° par action spoliatrice : se nourrissant de sang, elles adhèrent par leurs ventouses aux petits vaisseaux ; 2° par action mécanique ; la progression des douves dans les canaux biliaires et leur obstruction produisent une stase biliaire plus ou moins intense, une dilatation plus ou moins accusée des canaux, et par suite un ictère prononcé et l'hypertrophie de l'organe ; 3° par actions irritatives et inflammatoires qui sont de beaucoup les plus importantes et qui aboutissent à la production d'une cirrhose hypertrophique biliaire, puis à la dégénérescence granuleuse ou graisseuse du foie et quelquefois à son atrophie. Ces lésions, sur lesquelles Grall (2) a tout le premier attiré l'attention, ont été bien décrites ensuite par Katsurada et par Blanchard. Elles ne se limitent pas, bien entendu, exclusivement aux conduits et au tissu du foie, mais donnent lieu à des lésions de voisinage, et plus particulièrement à une inflammation catarrhale de la muqueuse gastro-intestinale, à l'hypertrophie de la rate, comme conséquence de la stase veineuse, à des altérations du pancréas, et enfin à des troubles de la nutrition générale : troubles de la digestion et de l'absorption par suite de la stase biliaire, et troubles de la circulation porte, d'où résultent l'ascite et les œdèmes.

« 4° Il existerait une quatrième action, toxique et bactérifère. Dans beaucoup de cas, dit Brumpt, la distomatose hépatique est grave et sa gravité tient probablement aux substances toxiques déversées par les douves dans le torrent circulatoire. D'ailleurs, chez les animaux, « la cachexie aqueuse » ou « pourriture » produite par les douves (F. hepatica et D. lanceatum) est tout à fait comparable, à certains égards, à l'anémie vermineuse botriocéphalique ou trichocéphalique.

(1) Billet, Deux ans dans le Haut Tonkin (région de Cao-Bang) Paris, 1898, p. 252.

(2) Grall, Observations de douve chez l'homme (*Archives de Médecine navale*, 1887).

« Il est d'ailleurs possible que les douves, en émigrant de l'intestin dans le foie, ou dans les canaux pancréatiques, entraînent avec elles des microbes intestinaux, capables de produire de l'angyocholite et de la pancréatite, et, à la rigueur, les inoculent dans l'appareil circulatoire au moment de la piqûre. »

Cette question de l'étiologie des distomes constitue un important problème qui est bien digne de tenter tous nos confrères indochinois et dont la solution ne sera trouvée que par l'étude méthodique et approfondie du régime alimentaire des populations indigènes, et plus particulièrement des divers végétaux aquatiques, des mollusques, des poissons, etc., habituellement employés dans les diverses régions.

Mathis et Léger pensent également que c'est par l'usage de certains aliments que se fait la transmission à l'homme. « Ces aliments, disent-ils, mollusques, poissons ou plantes aquatiques, seraient consommés fréquemment par les indigènes du Delta, tandis que ceux de la Haute Région n'en feraient usage qu'exceptionnellement. Si l'eau devait être incriminée, il n'est pas douteux que les Européens, dont beaucoup ne se soucient nullement de boire de l'eau épurée, seraient également contaminés. Or, nous avons fait l'examen de plusieurs centaines de selles d'Européens sans jamais rencontrer un seul œuf de douve chinoise. Cet argument est péremptoire, car les Européens, comme nous l'avons signalé autre part, n'échappent pas au parasitisme intestinal dû à d'autres helminthes dont la transmission se fait par l'eau. »

Nos camarades ajoutent que si l'eau de boisson devait être incriminée, il ne serait pas douteux que les enfants présenteraient très rapidement un haut degré d'infestation.

D'après Lutz, la Limnea perayrata, dont font grand usage les Annamites, serait l'hôte intermédiaire de choix pour les Clonorchis.

Pour Guiart (1), ces derniers parasites pénétreraient dans le tube digestif de l'homme à la faveur des plantes aquatiques ou encore avec les végétaux et légumes arrosés avec l'eau des mares.

Quoi qu'il en soit, l'étude de la transmission de la douve chinoise à l'homme est loin d'être élucidée, mais l'hypothèse, que nous avons formulée précédemment, de l'infestation par les aliments, paraît la plus plausible et celle qui compte le plus grand nombre de partisans. C'est avec elle, en effet, que l'on comprend le mieux l'accumulation progressive des parasites dans le foie, à mesure que les indigènes avancent en âge, ainsi que la quasi-immunité dont jouissent les Européens, qui ne boivent pas tou-

(1) Guiart, Précis de Parasitologie, 1910.

jours une eau plus pure que celle employée par les Annamites.

**SYMPTOMATOLOGIE.**— Comme dans toutes les maladies parasitaires, les symptômes de la Distomatose hépatique et surtout leur intensité dépendent essentiellement du nombre des Douves envahissant les voies biliaires. Tandis que dans les infections légères, les signes objectifs et subjectifs sont insignifiants ou peuvent même manquer totalement, de sorte qu'on ne trouve qu'accidentellement ces parasites ou leurs œufs, dans les infections plus graves, au contraire, on observe des troubles hépatiques et des troubles gastro-intestinaux bien manifestes. Aussi le tableau symptomatique de l'affection varie-t-il suivant les cas. Tantôt c'est celui de la *congestion du foie*, congestion simple avec douleur spontanée plus ou moins sourde et permanente, se traduisant par une sensation de pesanteur de l'organe, douleur plus ou moins vive à la pression, augmentation de volume confirmée par la palpation et la percussion et quelquefois même par simple examen; ou congestion survenue sous forme de crises intermittentes, douloureuses, analogues à celles des coliques hépatiques. Tantôt l'on se trouve en présence, soit d'une *angio-cholécystite* avec hypertrophie du foie, douleurs vives du côté de cet organe, fièvre à type irrégulier (bilio-septique), ictère, troubles digestifs, aggravation rapide, etc.; soit d'une hépatite aiguë, caractérisée par une forte augmentation de la matité hépatique, par des douleurs irradiées (scapulalgie, épigastralgie, douleurs intercostales), par des troubles dyspeptiques gastro-intestinaux (anorexie, nausées, vomissements alimentaires et bilieux, diarrhée, etc.), par un état fébrile irrégulier, par de l'ictère s'accompagnant de la coloration des urines, du ralentissement du pouls, par des troubles plus ou moins graves de l'état général, albuminurie, amaigrissement; soit, enfin, d'une *cirrhose biliaire hypertrophique* avec tous ses signes habituels : ictère chronique, hypertrophie du foie et de la rate, troubles digestifs (boulimie ou anorexie, nausées, vomissements, alternatives de constipation et de diarrhée), absence d'ascite, maintien d'un état général assez satisfaisant.

Dans d'autres circonstances, ce sont tantôt des manifestations symptomatiques de la *fièvre rémittente bilieuse* avec fièvre modérée, ictère, urines de coloration malaga, ou de la *fièvre bilieuse hémoglobinurique* grave caractérisée par une énorme congestion du foie et de la rate, de l'ictère, des vomissements bilieux, de la fièvre au début, des urines d'un rouge sanguinolent ou noirâtre, du hoquet, de l'anémie, de la myocardite, de l'anurie et une dépression générale très marquée pouvant aboutir rapidement à la mort; tantôt celles d'un *ictère infectieux grave*. Tel a été le cas d'un tirailleur de 2e classe du 3e tonkinois, évacué le 23 avril 1907 sur l'ambulance de Phu-Lang-Thuong pour « fièvre palustre et ictère » et décédé le 27, après avoir présenté des épistaxis répétés, un ictère intense, du subdélire, des urines abondantes bilieuses, de l'hypothermie, des phénomènes de collapsus.

Quelquefois encore les troubles morbides apparaissent brusquement et revêtent une gravité toute particulière; le tableau est alors le suivant : début par des coliques violentes non suivies de diarrhée; sensation très douloureuse de brûlure au creux épigastrique; fièvre assez élevée, puis congestion hépatique, ictère, douleurs vives du côté du foie, fièvre irrégulière pendant deux à trois jours, puis apparition d'un état semi-comateux avec hypothermie et mort assez rapide. Ces accidents se présentent aussi sous une forme encore plus rapide et plus grave, et surtout avec un début tout à fait subit comme s'il s'agissait d'un accès pernicieux comateux ordinaire, d'un accès pernicieux asphyxique bulbaire, d'une crise urémique ou bien de crises appendiculaires, etc. Ils sont caractérisés par un début inattendu avec vomissements, état extrême d'agitation et surtout d'oppression, le malade éprouvant de l'angoisse précordiale et des douleurs très vives à la région hépatique; la respiration est courte et haletante, le pouls est petit, filiforme, les extrémités sont froides; puis apparition brusque du coma et de la mort.

Chez certains malades, ce sont des phénomènes de *péritonisme* qui dominent la scène. L'exemple suivant est tout à fait typique : un canonnier indigène est envoyé d'urgence, le 12 septembre 1908, à l'hôpital de Hanoï pour « péritonite ».

On constate à l'entrée les signes suivants : abdomen tendu, douloureux à la pression, sans localisation douloureuse en aucun point. Tympanisme, défense musculaire, douleurs spontanées peu vives, faciès grippé, ictère, prostration, soif ardente, discordance du pouls et de la température T : 36. P. 120, petit, irrégulier, quelques vomissements aqueux.

L'examen ne permet pas de constater autre chose, le toucher rectal est négatif, les anneaux inguinaux et cruraux sont libres. L'interrogatoire ne fournit aucun renseignement sur l'origine des phénomènes précédents, survenus brusquement, la veille, en pleine santé, après une selle normale.

L'état du malade paraît tellement grave que le médecin traitant, le docteur Lasnet, fait tout préparer pour une intervention qui est cependant remise au lendemain matin, si aucune amélioration ne se produisait.

Le 13, l'abdomen est moins tendu, les douleurs moindres, la température est remontée à 37°9, le pouls reste à 120. Le malade a rendu des gaz, mais aucune selle, malgré un lavement; il accuse en outre un léger œdème de la paroi intercostale et dans la fosse iliaque, avec 2 points douloureux très nets au niveau du 7e espace intercostal et au-dessous des fausses côtes, sur la ligne axillaire. Deux ponctions pratiquées en ces points avec une seringue de Roux ramènent de la bile pure. L'examen du sang est négatif, pas d'hématozoaires. Mais l'examen des selles révèle la présence d'un grand nombre d'œufs d'ascaris et de douves. On porte donc le diagnostic de distomatose hépatique et de lombricose. On institue par suite un traitement approprié et symptomatique. Tous les phénomènes de péritonisme précités disparaissent rapidement et le malade sort guéri trois semaines après.

Tels sont les différents symptômes qui peuvent être provoqués par la présence du distomum sinense dans les voies biliaires, nous disons qui peuvent, car, en présence d'un tel complexus symptomatique, nous ne croyons pas qu'il existe un syndrome toujours bien défini appartenant en propre à la distomatose hépatique.

Cependant, dans la plupart des cas ordinaires, on observe de la congestion hépatique avec hypertrophie plus ou moins accusée du foie et de la rate, un ictère d'intensité moyenne et sans décoloration des selles, une douleur pongitive profonde, plus ou moins vive, siégeant de préférence au creux épigastrique et souvent aussi sous le rebord des fausses côtes, des troubles gastro-intestinaux, des troubles urinaires, un peu de congestion pulmonaire des bases, de la bradycardie et des troubles nerveux d'ordre réflexe, de la fièvre à type irrégulier (fièvre intermittente hépatique ou bilio-septique), et enfin des troubles de l'état général qui peut néanmoins se maintenir satisfaisant pendant très longtemps.

En résumé, pour la facilité de leur description et malgré leur variété, il est possible de classer les symptômes de la maladie en 3 groupes : troubles hépatiques et gastro-intestinaux, troubles nerveux réflexes, troubles de l'état général.

Les premiers sont les plus importants; nous les avons indiqués plus haut; ce sont ceux d'ailleurs qui attirent tout d'abord l'attention.

Les troubles nerveux consistent surtout en troubles réflexes (palpitations, vertiges, prurit, dyspnée spasmodique, etc.) et sont tout particulièrement très variables suivant les sujets.

Quant à l'atteinte générale de l'organisme (fièvre, amaigrissement, ascite, œdème des membres inférieurs, cachexie, etc.), elle ne survient que dans un nombre restreint de cas, lorsque la distomatose existe depuis longtemps et lorsque les troubles gastro-hépatiques sont très accusés.

Il convient de faire remarquer que cette symptomatologie, éventuellement si étendue, est souvent réduite, parfois même nulle, au point que le sujet porteur de douves peut n'éprouver aucun trouble ou que des troubles insignifiants.

Il ne nous a pas été donné de constater que l'appétit morbide, la boulimie, la diarrhée intermittente, les troubles paralytiques des membres inférieurs, un état cachectique précoce avec ascite et œdème des jambes, signalés par Scheube (1), Mense (2), Mac Grejor, Baelz, soient des signes caractéristiques et constants de la maladie. Nous en dirons autant de l'albuminurie, que l'on observe assez souvent, il est vrai, chez les sujets atteints de distomatose, mais qui est d'une fréquence assez grande chez les Indigènes à la suite des atteintes de fièvre paludéenne et de fièvre bilieuse hémoglobinurique.

Pour ce qui est du syndrôme de cette dernière affection déterminé par la présence de douves dans les canaux biliaires, nous croyons, contrairement à l'avis de nos camarades Leray (3) et Nogué, qu'il n'y a pas forcément relation de cause à effet entre l'existence des douves et l'apparition des symptômes de la fièvre bilieuse hémoglobinurique. Nous ne nions pas que la chose soit possible, mais nous tenons à faire remarquer que rien ne nous autorise, à l'heure actuelle, à considérer cette dernière affection non seulement comme une fréquence constante et inévitable, mais même comme une circonstance fortuite de la distomatose hépatique. Nous n'en voulons pour preuve que les faits multiples où des douves ont été trouvées à l'autopsie de malades n'ayant jamais présenté le moindre symptôme de fièvre bilieuse hémoglobinurique. Nous ajouterons cependant que, lorsque cette maladie survient chez un individu porteur de nombreux parasites du foie, il en résulte une aggravation certaine et une terminaison presque toujours fatale. Sur 8 observations de fièvre bilieuse hémoglobinurique survenue chez des Annamites atteints d'opistorchiase, la guérison ne s'est produite qu'une seule fois. Or, l'on sait que la mortalité au Tonkin, du fait de cette affection, est plutôt faible, aussi bien chez les Indigènes que chez les Européens. Sur 133 cas de fièvre bilieuse hémoglobinurique observés au cours de ces dix dernières années, à l'ambulance de Hagiang, parmi les tirailleurs des détachements de la région, on n'a eu à enregistrer que 8 décès.

**ANATOMIE PATHOLOGIQUE.** — Les lésions rencontrées à l'autopsie ont été les suivantes :

*Foie* congestionné et hypertrophié d'une façon notable, le poids moyen de l'organe variant entre 1 kilogramme 840 et 2 kilogr. 266 ; à signaler tout particulièrement celui de 3 cas où

(1) Scheube, The diseases of Warm Countries. A handbook for medical men. London, 1903.

(2) Carl Mense, Handbuch des Tropen Krankheiten nuter Mit Wirkung, Leipzig, 1905.

(3) Le Ray, Observation d'un cas de bilieuse hématurique avec angiocholite occasionnée par les distomes (*Archives de Médecine navale*, 1897, n° 5, pp. 372-86).

il a atteint respectivement les chiffres de 2 kilogr. 500, 2 kil. 800 et 2 kilogr. 960. L'atrophie est exceptionnelle ; nous ne l'avons rencontrée que deux fois.

L'aspect extérieur présente des variations assez appréciables et une coloration tantôt d'un brun foncé, tantôt d'apparence ardoisée, ou des teintes congestives de nuances diverses ; la surface, le plus souvent lisse comme à l'état normal, est quelquefois hérissée de petites saillies renfermant des parasites. L'aspect nacré de la capsule et l'existence de taches diverses ne sont pas rares. Ces taches, quelquefois claires et larges, alternent avec des taches foncées et comme bronzées.

La consistance du tissu est : ou bien friable avec aspect graisseux, ou bien dure, sclérosée et d'apparence granuleuse. Mais ce qui frappe surtout à la coupe, c'est la dilatation fusi ou sacciforme des canaux et des canalicules biliaires, dont les parois ainsi parsemées de cavités vésiculaires paraissent toujours notablement épaissies. Quelques bandes fibreuses partant des canaux biliaires traversent le foie dans tous les sens. Dans une observation de notre regretté camarade Pelissier, le parenchyme était lardé de tumeurs rondes et jaunâtres, de la grosseur d'une bille, isolées ou groupées par 3 ou 4, et constituées par du tissu de consistance variable.

A noter quelquefois aussi de l'angiocholite suppurée avec présence, au niveau des espaces portes, de multiples abcès miliaires contenant du pus crémeux.

Les canaux biliaires contiennent quelquefois aussi du pus.

En pressant fortement sur l'organe, on voit sourdre des canaux biliaires, avec un liquide biliaire épaissi, visqueux et quelquefois avec des gouttes de pus, des douves très nombreuses, pressées les uns contre les autres et réunies sous forme de petites masses gélatineuses qui se déforment à mesure que les parasites isolés et libres se déplient et peuvent s'étaler. Cette pression est quelquefois indispensable pour la découverte de ces derniers, qui n'apparaissent pas toujours à la simple coupe de l'organe.

Le nombre des douves est très variable, il peut être évalué le plus souvent à plusieurs milliers, tandis que, dans certains cas, on n'en trouve qu'une centaine, une dizaine, à peine. Dans un cas, observé au Japon, Katsurada a compté 4361 distomes et, dans un autre cas (il s'agissait d'un Annamite), Blanchard estimait que le nombre des vers dépassait 10.000.

*La vésicule biliaire* est presque toujours dilatée et contient un liquide très foncé, visqueux, poisseux et assez épais, de coloration jaunâtre, noirâtre ou verdâtre. Très rarement citrin, ce liquide se présente quelquefois sous un aspect granuleux, louche et comme légèrement purulent ; il contient souvent des quantités d'œufs, tandis que la présence des douves y est plutôt exceptionnelle. Nous ne l'avons constatée que 3 fois dans 27 cas. A l'autopsie d'un malade, ces parasites n'existaient que dans la vésicule ; le foie en était complètement dépourvu. Le canal cholédoque et le canal cystique sont presque toujours plus ou moins dilatés et remplis de douves, au point d'en être obstrués.

Le caractère macroscopique le plus important est la dilatation de l'organe, deux ou trois fois plus volumineux que normalement ainsi que l'épaississement de ses parois souvent infiltrées et altérées.

*Pancréas* légèrement altéré, hypertrophié (surtout la tête) et d'une coloration jaunâtre. Il est quelquefois le siège de lésions cirrhotiques. La présence des parasites y est exceptionnelle ; nous ne l'avons jamais constatée ; elle a été cependant observée par Katsurada (1).

*Rate* toujours hypertrophiée, d'un poids moyen de 500 grammes, le plus souvent congestionnée et friable, mais quelquefois de consistance fibreuse, dure à la coupe, d'une coloration granit avec des marbrures blanches, c'est-à-dire presque toujours rate palustre.

*Estomac* habituellement hyperhémié.

*Intestins :* la première partie de l'instestin grêle renferme assez souvent des distomes qui sont plongés dans le liquide intestinal. L'hyperhémie de cette portion n'est pas rare. Les matières fécales trouvées dans le gros intestin sont quelquefois décolorées et ce dernier contient aussi, dans la plupart des cas, d'autres parasites : tænia, ascaris, trichocéphale, ankylostome, tant le polyparasitisme intestinal est fréquent chez les Annamites.

*Péritoine* souvent hyperhémié avec trace de liquide légèrement purulent (dans certains cas d'angiocholite suppurée), ou de péritonite plastique ayant créé des adhérences anormales entre la plupart des viscères (dans les cas d'ascite).

Miura (2) a trouvé dans le péritoine d'un Japonais, mort de béribéri, de nombreuses proéminences miliaires, espèces de nodules fibreux, au centre de chacun desquels l'examen microscopique révéla la présence de plusieurs œufs de douves avec quelques cellules géantes (Scheube).

*Reins* congestionnés dans la plupart des cas et quelquefois visiblement altérés, la substance corticale étant plus épaisse et se distinguant mal de la substance médullaire. L'existence d'hémorragies sous-capsulaires et d'infarctus n'est pas rare.

(1) KATSURADA, Report on the investigation of Distoma endemicum in Okyama pre fecture (*Sei-ni-Kwai med. Journ. Tokyo*, 1891 p. 151).

(2) MIURA, Fibroïse Tubukel-Veruss. durch Parasitenier (*Virch. Arch.*).

*Poumons* : congestion habituelle des bases, congestion toujours plus ou moins accusée.

*Cœur* peu augmenté de volume, mais d'aspect, soit graisseux, soit mou et flasque avec dilatation du ventricule droit.

Péricarde contenant souvent un léger épanchement de liquide jaunâtre ou purulent.

Dans un certain nombre de cas, tous les organes thoraciques étaient imprégnés de bile.

*Habitus extérieur* : rien de particulier à signaler, en dehors d'une teinte ictérique ou subictérique des téguments avec coloration un peu sombre de la peau et présence quelquefois d'une ascite et d'œdèmes des membres inférieurs, d'œdèmes locaux, aux bras, aux cuisses, dans les parties déclives.

En résumé, ce sont les lésions du foie qui prédominent et qui sont les plus graves : portant à la fois sur les conduits excréteurs et sur le parenchyme hépatique, elles sont le résultat, d'une part, de la dilatation des canaux, et, d'autre part, des actions traumatiques qu'exercent directement les douves sur les canaux biliaires. « En effet, dit Blanchard (1), ces conduits subissent des modifications portant sur l'épithélium et l'enveloppe conjonctive. L'épithélium des canaux biliaires présente tous les signes d'une vive irritation catarrhale; les mucosités qu'il déverse dans les canaux sont reconnaissables sur les coupes et contribuent encore à l'oblitération de ceux-ci. Les glandes subissent une hypertrophie considérable, qui s'accentue progressivement et qui arrive à constituer un adénome très étendu, dont on chercherait vainement un exemple dans d'autres tissus pathologiques. Des canaux biliaires de néoformation se montrent, en grand nombre, à côté du canal principal avec lequel ils communiquent du reste ; on peut donc voir, sur une même coupe, une sorte de nodule qui peut atteindre un diamètre de plusieurs millimètres et dans lequel on trouve, côte à côte, les sections d'un grand nombre de canaux. Tous ceux-ci présentent, d'ailleurs, les mêmes lésions; mais le canal principal, autour duquel sont venus se grouper tous les autres, est d'ordinaire le seul qui renferme les parasites. Ces derniers peuvent s'y trouver en nombre considérable ; il est des coupes où l'on trouve trois et même jusqu'à quatre et cinq douves accolées les unes aux autres.

« Le couche conjonctive des canaux biliaires a subi, de son côté, une prolifération très active. Elle acquiert progressivement une énorme épaisseur : elle refoule devant elle l'épithélium et contribue ainsi à l'oblitération du canal; elle refoule, d'autre part,

(1) Blanchard, Lésions du foie déterminées par la présence de Douves (*Archives de Parasitologie*, 1901-IV-581-9).

et comprime le tissu hépatique, qui va subir secondairement des lésions notables.

« Ce tissu conjonctif est formé des fibres, au milieu desquelles apparaissent des amas de cellules arrondies qui montrent que la prolifération est encore active; on y voit également des vaisseaux sanguins qui résultent, sans aucun doute, d'une intensité plus grande de la circulation. Cette poussée conjonctive, qui se manifeste autour du canilicule biliaire, ne reste pas confinée en ce point; elle fuse entre les lobules, réunit les uns aux autres les espaces portes et repousse de tous côtés le parenchyme hépatique aux dépens duquel elle se loge. »

Ces lésions hépatiques, d'après Mense et d'après l'opinion commune à tous les observateurs, sont, en principe, les mêmes que celles qui se produisent chez les animaux, hôtes normaux des mêmes parasites, avec cette seule différence que chez ceux-là, par suite de l'introduction plus rapide et plus considérable des embryons, des œufs, ces lésions sont généralement plus intenses.

Certains auteurs, Askanazy et Katsurada entre autres, dans un cas publié par chacun d'eux, rattachent la production d'un cancer gélatiniforme, ayant vraisemblablement pour origine l'épithélium des canaux biliaires, au parasitisme des douves. Sans contredire d'une façon absolue à pareille opinion, nous nous demandons si cette explication est bien justifiée. Le cancer du foie, et même le cancer primitif, n'est point rare chez les Annamites, mais il est exceptionnel par rapport aux nombreux cas de distomatose hépatique. Or, nous n'avons trouvé qu'une seule fois quelques rares douves chez un indigène mort des suites de néoplasme du foie.

Des divers examens pratiqués dans le laboratoire des cliniques de Bordeaux, examens de pièces provenant du Tonkin, le Dr A. Léger tire les conclusions suivantes : « On observe dans la distomatose hépatique : 1° une réaction de la muqueuse des canaux biliaires de gros calibre qui hébergent des douves ; 2° des phénomènes infectieux diffus tenant à la présence des parasites et à des infections malariennes ou bactériennes concomitantes. C'est là, nous l'avons dit, que réside une des difficultés d'interprétation de ces examens. Ces indigènes étaient impaludés à un degré plus ou moins avancé, quelques-uns ayant eu la dysenterie ou d'autres états infectieux.

Nous retiendrons surtout de ces examens la curieuse réaction des canaux biliaires infestés, sous forme de productions adénomateuses ou papillomateuses, parfois polykystiques, véritable néoplasie bénigne suscitée par les parasites. Rapprochons ces phénomènes de ceux que provoquent divers animaux parasites, entre autres les œufs de bilharzia dans le rectum et dans la vessie.

« Enfin, une des particularités les plus intéressantes de l'anatomie pathologique de cette distomatose, c'est la constatation que nous avons faite, M. le professeur agrégé Sabrazès et moi, d'une éosinophilie locale d'un haut degré et du même ordre que celles qui ont été signalées au pourtour des lésions suscitées par divers animaux. Cette éosinophilie se traduit par la présence d'éléments de cette catégorie : uninucléés associés à des éosinophiles polynucléées. Les cellules uninucléées éosinophiles ont pour la plupart un noyau qui rappelle par sa compacité, sa trachychromaticité, le noyau des lymphocytes. Cette réaction éosinophilique locale, intense, est en quelque sorte la réponse des tissus parasités aux actions toxiques inhérentes à l'évolution de la douve. »

**DIAGNOSTIC.** — La multiplicité et la diversité des symptômes précédents auxquels peuvent donner lieu les Distomes, l'absence dans la plupart des cas de syndrome absolument pathognomonique et même de toute manifestation symptomatique bien nette sont là tout autant de conditions qui sont loin d'en favoriser le diagnostic et qui le rendent presque toujours délicat et difficile. Ce dernier est donc fondé uniquement sur *l'examen microscopique des selles* et sur la constatation des œufs de Douves. C'est, en effet, ainsi qu'ont été diagnostiqués et confirmés tous les cas de Distomatose hépatique observés à l'hôpital de Lanessan, à Hanoï, et dans quelques autres formations sanitaires du Tonkin, chez des malades indigènes hospitalisés pour d'autres affections gastro-intestinales. Ce moyen est sûr, mais sans donner cependant un résultat toujours positif au premier examen, parce que les œufs sont assez souvent rares, d'où la nécessité de le renouveler plusieurs fois. Il faut aussi qu'il soit effectué avec beaucoup de soin, et que l'aspect, la forme et les dimensions des œufs soient observés avec précision, de manière à ne pas les confondre avec ceux des autres parasites intestinaux, et surtout avec ceux des Bothriocéphales, avec lesquels ils ont une grande ressemblance.

*L'examen du sang* peut aussi faciliter le diagnostic en révélant *l'éosinophilie*. Celle-ci a été bien mise en évidence par Léger (1), qui a recherché, chez 34 Annamites porteurs de Douves, les modifications de l'équilibre leucocytaire : « Tout en tenant compte des affections que présentaient les Annamites examinés, affections pouvant avoir une influence sur l'équilibre leucocytaire, il est possible de conclure que, chez les porteurs de douves, le trait saillant du tableau hématologique, et le seul, est l'éosinophilie. Le pourcentage des éléments acidophiles est, en

(1) LÉGER, Distomatose hépatique. Formule leucocytaire chez les Distomés (*Bulletin de la Société de pathologie exotique*, tome I, p. 54, 1908).

effet, souvent supérieur à 20 p. 100 et descend rarement au-dessous 10 p. 100.

La part qui revient à chaque parasite dans l'éosinophilie constatée reste à déterminer. Mais il est nécessaire de faire remarquer que le pourcentage des éosinophiles n'est pas proportionnel au nombre d'espèces parasitaires hébergées dans l'appareil digestif.

L'examen du sang présente un autre avantage : par la constatation ou l'absence des hématozoaires, il permet, non seulement de porter ou de rejeter le diagnostic d'infection palustre, dont les manifestations bilieuses, également très fréquentes chez les Indigènes, peuvent être confondues aisément avec celles de la Distomatose, mais encore de mieux se rendre compte de la part qui revient à chacune de ces deux affections. La coexistence n'est d'ailleurs point rare chez le même sujet, comme le prouve le cas suivant :

Un tirailleur, en garnison à Bac-Ninh, est évacué, le 6 février 1908, sur l'hôpital de Hanoï pour : «Paludisme bilieux. Malade à l'infirmerie du corps depuis le 2 février, il a présenté au début une température de 40°5 qui a rétrocédé sous l'influence des purgatifs et de la quinine (1 gr. 50). Il présente depuis le 5 février un ictère très prononcé avec douleurs aiguës du côté du foie et de la partie supérieure de l'abdomen. » L'interrogatoire fait savoir que le malade a déjà présenté, il y a trois mois, des accidents de même nature, et l'examen, le lendemain de l'entrée, révèle les signes ci-après : Teinte ictérique généralisée à la peau et aux muqueuses, abdomen météorisé, estomac distendu, foie hypertrophié et très remonté, atteignant la 5e côte, mais ne dépassant pas le rebord costal. On ne sent pas la vésicule biliaire. La palpation de la paroi abdominale est assez douloureuse, particulièrement dans l'hypocondre droit où elle donne lieu à de la défense musculaire. On constate, en outre, un léger œdème de cette paroi dans toute la région sus-ombilicale. Pas de douleurs irradiées vers la région de l'épaule. Selles assez colorées, peu fréquentes, de consistance normale. Urines abondantes, bilieuses, avec présence de pigments biliaires et traces d'albumine. Hoquet intermittent, nausées, vomissements rares, langue humide, saburrale, dépression marquée. Pouls régulier; température : 37°6. Rien du côté du cœur et des poumons. L'examen du sang, en révélant la présence d'hématozoaires de la fièvre tierce, confirme le diagnostic de Paludisme, qui est complété par celui de Distomatose hépatique et de Lombricose, l'examen des selles montrant de nombreux œufs de Douves et d'Ascaris, dont l'un est expulsé par la bouche quelques jours après.

Cet état persiste pendant une huitaine de jours, puis s'améliore progressivement sous l'influence d'un traitement approprié (injection de quinine, calomel, santonine, purgatifs, etc...). Le malade sort guéri trois semaines après.

Dans certains cas, très rares, il est vrai, le diagnostic s'impose de lui-même, les malades expulsant des Douves sous l'influence des vomissements bilieux ou autres. Pareil fait a été constaté également à l'hôpital de Hanoï : un tirailleur, infirmier en service dans cet établissement, est hospitalisé d'urgence, le 26 mars 1908, pour intoxication accidentelle par le chloroforme et a des vomissements bilieux très abondants ainsi que des selles mélæniques renfermant une grande quantité de Douves.

Les premiers cas de Distomatose hépatique observés au Tonkin, avant la pratique des examens microscopiques dans les établissements hospitaliers, ne furent diagnostiqués que post mortem et souvent d'une façon fortuite par la constatation, à l'autopsie, des parasites dans les voies biliaires. Plus tard, à mesure que l'attention des médecins traitants était attirée sur cette affection et sur sa fréquence, les phénomènes morbides, auxquels elle donne lieu, furent mieux étudiés, mieux groupés et permirent de faire le diagnostic sans avoir toujours recours à l'examen microscopique des selles. Ce dernier, nous l'avons dit précédemment, est cependant indispensable, dans la très grande majorité des cas, la Distomatose pouvant revêtir les allures de plusieurs autres maladies ou tout au moins être confondue avec elles et entre autres avec la congestion du foie, avec la lithiase biliaire et l'angiocholécystite, avec l'hépatite aiguë simple ou suppurée, avec la cirrhose biliaire hypertrophique, avec la fièvre rémittente bilieuse, avec la fièvre bilieuse hématurique et enfin avec l'ictère grave infectieux. Le diagnostic différentiel devra donc être fait avec chacune de ces affections, par l'étude précise de leurs symptômes particuliers. Il sera quelquefois délicat, lorsque les troubles morbides déterminés par l'obstruction des voies biliaires éclatent brusquement et donnent lieu à des phénomènes réflexes intenses ainsi qu'à une aggravation de l'état général pouvant faire penser à un accès pernicieux, à des crises de lithiase biliaire et d'urémie, à des crises appendiculaires, à de la péritonite, à un néoplasme, à une intoxication, à des accidents relevant de la lombricose, car ces derniers sont d'une fréquence extrême chez les Indigènes et se produisent souvent chez des individus atteints de parasitose associée et surtout d'ascaridose et de distomatose hépatique, etc... Mais l'analyse minutieuse des symptômes permettra de les attribuer plutôt à l'une qu'à l'autre de ces maladies parasitaires. Dans la distomatose, ce sont les phénomènes hépatiques qui prédominent, tandis que, dans la lombricose, ce sont les troubles gastro-intestinaux. D'autre part, un élément important de diagnostic différentiel consiste dans la différence de la douleur, dont le siège est le même dans les deux cas (région épigastrique), mais dont la forme n'est pas la même : les malades porteurs de lombrics accusent une sensation de compression, de pesanteur à l'épigastre, avec impression de malaise vague dans la région abdominale, tandis que les Distomés se plaignent d'une douleur plus vive, plus localisée, térébrante et en broche, analogue à celle de l'ulcère de l'estomac avec point xiphoïdien et point rachidien. Les malades la miment très bien eux-mêmes en portant les doigts sur ces deux points.

Nous ferons aussi remarquer que la présence des Douves agit comme celle des Ascaris en déterminant et entretenant, dans beaucoup de cas, un état de dyspepsie gastro-intestinale avec modifications de l'appétit, nausées, vomissements, coliques périombilicales, douleurs subites et courtes, un certain degré de météorisme et des alternatives de diarrhée et de constipation, etc.

Nous signalerons, d'autre part, que le complexus symptomatique déterminé par ces parasites peut être confondu, soit avec celui de la maladie de Banti, dont nous avons rapporté une observation (1), soit avec celui du cancer du foie, qui s'observe assez souvent chez les Annamites. Le fait suivant est instructif à cet égard. Un milicien de 40 ans, entre à l'ambulance de Tuyen-Quang, le 11 avril 1903, pour « Hydropisie » ; très anémié, de teint jaune paille, il présente sous l'hypocondre droit et se prolongeant vers la ligne médiane, une tumeur, déterminant une voussure assez marquée qui paraît être le foie hypertrophié.

La région est douloureuse à la percussion ; il y a de vives douleurs lombaires spontanées, rien à l'épaule, pas de fièvre, vomissements alimentaires. Le malade finit par refuser toute alimentation, même liquide ; 300 grammes d'urine par jour ; rien au poumons, rien au cœur, qu'un affaiblissement marqué des battements ; traitement : lait, thé, caféïne et potion cocaïnée.

Le malade décline si rapidement (il urine de moins en moins, 40, puis 30 grammes ; l'ictère s'intensifie, la diarrhée augmente, le coma survient le 15 et le décès le 16 avril), que le docteur Pélissier porte le diagnostic de cancer de la région pancréatico-biliaire, diagnostic qui fut modifié par celui de distomatose hépatique et d'angiocholécystite suppurée après l'examen nécropsique, dont les principaux résultats furent les suivants :

Foie très hypertrophié, pesant 2 kilos 960 grammes, apparaissant à la coupe comme lardé de tumeurs rondes et jaunâtres de la grosseur d'un belle bille, isolées ou groupées par 3 ou 4. Inci-

(1) Gaide, Observation d'un cas de maladie de Banti ou de cirrhose biliaire hyperssplénomégalique (*Bulletin médical de l'Indo-Chine*, n° I, 1906).

sées, ces tumeurs se montrent constituées, tantôt par un tissu assez dense, dur, jaune, comme enkysté et étreint par des tractus fibreux puissants, tantôt par un tissu mou, grisâtre, purulent. A la section de l'épiploon gastro-hépatique, il s'échappe du cholédoque plus de 150 douves (Distomum sinense). Dans toutes les divisions notables de l'arbre biliaire on trouve de ces parasites. Ils y sont parfois pressés et comme bourrés. Les canaux biliaires sont tous tapissés d'un liquide gris purulent qui se retrouve depuis les plus petites divisions jusque dans le cholédoque et la vésicule. Il y a une véritable angio-cholécystite suppurée. Nulle part on ne trouve d'abcès constitué.

Nous rappellerons, en terminant, que le diagnostic peut être facilité par la recherche systématique des signes d'insuffisance hépatique et des troubles de la fonction biligénique, c'est-à-dire par la mesure du taux de l'uréogénie et du pouvoir glycogénique du foie, par l'examen des courbes quotidiennes d'urine et d'urée et par la recherche des pigments et des acides biliaires et surtout de l'urobilinurie.

Pour mettre en évidence les troubles dus à l'insuffisance hépatique chez les porteurs de Douves en apparence sains, comme c'est le cas le plus habituel, Mathis et Léger ont fait subir à un certain nombre de malades l'épreuve du bleu de méthylène. Voici quelles en sont les conclusions, d'après le Dr A. Léger :

« 1° L'apparition de la teinte verdâtre s'est produite, comme chez les individus sains, une heure environ après l'absorption de la pilule de bleu de méthylène. Une seule fois, il y a eu retard dans cette apparition.

« 2° La durée totale d'élimination a toujours été diminuée et le maximum d'intensité paraît plus ou moins retardé ;

« 3° Enfin, ce qui est le fait le plus important, il existe toujours des intermittences dans la courbe d'élimination, intermittences précoces et peu nombreuses. Ce rythme polycyclique de l'élimination du bleu de méthylène, cette glaucurie intermittente, nous semble assez net. »

Nous signalerons, enfin, que Paccanaro (1) et M. Weinberg (2) ont trouvé des anticorps spécifiques dans le sérum de moutons atteints de distomatose ou de cysticercose. La présence des anticorps spécifiques montre bien, pour M. Weinberg, qu'il existe dans la distomatose une véritable intoxication chronique due aux substances sécrétées par les parasites du foie.

Il faut espérer que ces recherches de Poccanaro et de Weinberg vont ouvrir une voie nouvelle à l'étude de la Distomatose hépa-

(1) Paccanaro, la Deviazione del complemento nelle distomatosi (*Clinica veterinaria*, 1909, n° 1).
(2) Weinberg, *Comptes-rendus de la Société de Biologie*, t. LXVI, 1909.

tique et que nous disposerons d'une réaction susceptible de fournir un élément de diagnostic important.

**PRONOSTIC.** — Pendant longtemps, on a cru que la Distomatose hépatique était une affection bénigne, mais le pronostic s'est modifié à mesure que les observations se sont multipliées et que l'examen clinique a permis de mieux se rendre compte de l'évolution et de l'importance des troubles morbides qu'elle occasionne. Il est actuellement considéré comme nettement défavorable par la plupart des auteurs : Scheube proclame que l'on n'a jamais observé de guérison, et Manson (1) dit que les Distomes sont maintenant reconnus comme la cause d'une sérieuse affection du foie qui peut devenir mortelle. Personnellement, nous maintenons notre opinion antérieure, à savoir que, dans la grande majorité des cas, les accidents sont sans gravité lorsque les parasites ne sont pas trop nombreux. Nous n'en voulons pour preuve que la fréquence de l'affection chez les Annamites, comparée à la rareté des hospitalisations auxquelles elle donne lieu. Mais, après avoir constaté que ces accidents sont plus graves qu'on ne le pensait autrefois, nous sommes persuadé que, dans toute une série de faits, la présence des Douves intervient comme une cause forcément aggravante de toute affection hépatique déjà existante, ou se produisant ultérieurement et cela très vraisemblablement par une irritation mécanique plus accusée, par une résorption et une obstruction biliaires plus grandes, et surtout aussi par une action toxique surajoutée, venant frapper une cellule hépatique à vitalité déjà amoindrie. De plus, il nous a semblé que, dans quelques-uns des cas, dont nous avons esquissé plus haut le tableau symptomatique, la marche rapide des phénomènes morbides, leur gravité dès le début, et enfin leur dénouement fatal pouvaient être attribués à l'action des parasites trouvés en très grand nombre dans les canaux biliaires et que la mort était la conséquence probable de troubles nerveux d'origine réflexe ayant abouti, soit à l'inhibition complète des centres nerveux soit à l'arrêt ou à la dilatation du cœur. Nous avons remarqué aussi, chez quelques malades, une section analogue sur les reins, avec inhibition fonctionnelle plus ou moins complète et production d'anurie mortelle.

Nous ajouterons, en dernier lieu, que la mort subite peut également être la conséquence de l'affection. Tel a été le cas du nommé Nguyen-van-Chien, planton à la perception de Phu-Lang-Thuong qui, le 23 août 1907, fut trouvé mort dans le local où il couchait. Invité par le Résident de la province à déterminer la cause de ce décès qui paraissait suspecte, notre camarade, le

(1) P. Manson, Maladies des pays chauds. Traduction Guibaud et Brengues. Paris, 1904.

docteur Poumayrac, trouva à l'autopsie un foie volumineux pesant 2 kg. 750, dont tous les canaux étaient gorgés de Douves et des lésions péritonéales, résultant sans aucun doute des lésions hépatiques.

Ce cas est analogue à celui observé par Billet, à Cao-Bang, en 1893 (1) : l'autopsie d'un coolie annamite mort subitement, et que l'on pensait avoir été assassiné, ne révéla aucune trace de violences extérieures, mais un foie énorme (2 kg. 450), fortement sclérosé et dont les canalicules et la vésicule biliaire étaient gorgés de Douves appartenant toutes au type Distomum Sinense.

**TRAITEMENT.** — Il n'existe pas de traitement proprement dit de la Distomatose hépatique, c'est-à-dire susceptible d'attaquer le mal à la racine, en s'opposant au développement des parasites ou en les tuant dans le foie. Tous les essais d'administration de vermifuges ont complètement échoué à ce point de vue. On ne peut donc faire qu'un traitement symptomatique et lutter par les moyens habituels contre les principales manifestations (troubles dyspeptiques, congestion et hypertrophie du foie, angiocholite, ictère, coliques, diarrhée, constipation, etc...).

L'administration de salicylate et de benzoate de soude est très utile, ces agents médicamenteux agissant contre l'infection biliaire et étant particulièrement efficaces contre la fièvre des angiocholites aiguës? L'antisepsie intestinale (eau chloroformée, calomel, purgatifs répétés, thymol, santonine, grands lavements quotidiens) rend de grands services en diminuant autant que possible les chances d'infection biliaire, en s'opposant au développement des parasites intestinaux (ascaris, trichocéphales, etc.) toujours très fréquents chez les Indigènes. Mais ce qui importe surtout, c'est de faire de la prophylaxie en empêchant l'emploi des matières fécales comme engrais, en recommandant la propreté générale, la propreté corporelle, le lavage à l'eau chaude et la cuisson de tout ce qui doit être porté à la bouche, l'exclusion de l'alimentation des viscères et surtout du foie de bœuf, de chien et de chat, des légumes, des herbes diverses, des mollusques, des poissons qui n'auraient pas subi une cuisson sérieuse; l'ébullition ou la filtration de l'eau, afin d'éviter l'introduction des cercaires dans le tube digestif.

Ces mesures prophylactiques sont d'autant plus importantes que l'on connaît la malpropreté des Annamites et que leur mise en application est rendue difficile par la promiscuité dans laquelle ils vivent, ainsi que par l'usage en commun d'objets contaminés.

Ce traitement prophylactique et symptomatique, s'il n'assure pas la guérison, a tout au moins pour avantage d'éviter l'infes-

(1) A. Billet, Sur le Distomum Sinense Cobboli (*Compte-rendu de la Société de Biologie*, 1893, p. 506).

tation et la réinfestation dans beaucoup de cas et d'empêcher souvent l'apparition des troubles graves, décrits précédemment. Lorsque ceux-ci existent, et surtout lorsque les voies biliaires sont le siège d'inflammations déterminant des accidents fébriles intenses, continus et persistants, nous croyons que l'on pourrait recourir très avantageusement au traitement chirurgical des angiocholites, c'est-à-dire pratiquer le drainage direct des voies biliaires principales (drainage de l'hépatique à la façon de Kehr ou Hépato-cholédocotomie sus-duodénale).

## II. — DISTOMATOSE PULMONAIRE

**DÉFINITION.** — On désigne sous le nom de Distomatose pulmonaire ou d'Hémoptysie parasitaire une affection particulière, découverte en 1879 par Ringer, chez un Portugais mort à Formose, et qui est provoquée par la présence, dans le poumon de l'homme et de certains animaux (chien, chat, tigre), d'une seule espèce de Distome du genre Polysarcus, le Distomum Ringeri (ou Distomum pulmonale, ou Distomum Westermani, etc.), « petit Distome rougeâtre, épais, presque ovoïde, mesurant 8 à 10 millimètres de long, sur 5 à 6 de large et 3 à 4 d'épaisseur, possédant 2 ventouses assez petites, mais la postérieure, qui est légèrement plus grande, est située vers le milieu du corps, dont le tégument est recouvert d'épines écailleuses ».

**RÉPARTITION GÉOGRAPHIQUE.** — Cette maladie, beaucoup moins fréquente que la Distomatose hépatique, a à peu près la même répartition géographique que celle-ci (Chine, Japon, Corée, Formose). Elle a été cependant observée chez un chien et un chat dans l'Amérique du Nord. Mais elle sévit tout particulièrement au Japon, où elle règne à l'état endémique, surtout dans les régions montagneuses de certaines provinces. Ce n'est que tout récemment, en 1905, qu'elle a été observée en Indochine par Montel, au poste de Chaudoc (Cochinchine), chez un jeune enfant annamite âgé de 10 ans (1). Elle doit y être cependant fréquente chez les miséreux et il est très vraisemblable que plusieurs de ces malades ont été considérés comme des tuberculeux. Aussi ne saurions-nous trop attirer l'attention de nos confrères indochinois et leur conseiller, dans tous les cas d'hémoptysie, d'examiner systématiquement les crachats pour y découvrir les œufs du parasite.

**ETIOLOGIE.** — Elle est inconnue ; on ignore, en effet, quel est le mode de pénétration de cette Douve dans les poumons. On

(1) Montel, Une observation de Distomatose pulmonaire en Cochinchine (*Annales d'hygiène et de médecine coloniales*, 1906, page 258).

suppose néanmoins que les Cercaires y pénètrent directement ou secondairement de l'estomac, en remontant le long de l'œsophage jusqu'aux bronches après leur arrivée dans l'estomac avec l'eau de boisson et les aliments.

D'après Katsurada, elles pourraient passer à travers la paroi intestinale, suivraient les lymphatiques du mésentère, le canal thoracique, le système veineux, le cœur droit, les vaisseaux pulmonaires, puis, par effraction, tomberaient dans les tissus du poumon.

Les vieilles personnes, les enfants et les femmes seraient rarement atteints.

**ANATOMIE PATHOLOGIQUE.** — La Douve du poumon siège en un point quelconque de cet organe. A la coupe, on trouve disséminés partout, mais plus particulièrement à la périphérie, plusieurs loges ou clapiers, de dimensions variables, et quelquefois de la grosseur d'une noisette, consistant dans des portions de tissu pulmonaire infiltré et traversé en tous sens par des tunnels contenant un ou plusieurs distomes. Ces loges peuvent communiquer entre elles, de même que les cloisons séparant les tunnels peuvent se rompre, d'où résulte la formation d'une véritable caverne.

On n'est point fixé exactement sur l'origine de ces loges. Chez le chien, d'après Katsurada, elles sont la conséquence de la dilatation des bronchioles. Il est très vraisemblable que le même mode de formation se produit chez l'homme. Une fois pénétré dans ces canaux, le parasite, en s'accroissant, donne lieu à de l'irritation des tissus ; la paroi des bronches ne tarde pas à être remplacée par une zone conjonctive et la cavité s'agrandit secondairement par nécrose. Cette dernière s'exerce sur les autres éléments anatomiques du poumon, et entre autres sur les parois des vaisseaux.

Le Distome n'est pas seulement confiné aux poumons, mais peut envahir d'autres organes, le foie, le péritoine, les testicules et même le cerveau, où l'on trouve des lésions analogues aux précédentes.

**SYMPTOMATOLOGIE.** — Les principaux symptômes accusés par les malades atteints de Distomatose pulmonaire sont : une toux quinteuse plus ou moins intense, surtout le matin au lever ; une expectoration rouillée (crachats spumeux, de couleur rouge, brique ou brunâtre et striés de sang, comme dans la pneumonie) et des hémoptysies à répétition, ordinairement assez abondantes et assez prolongées pour retentir sur l'état général et donner lieu à une anémie sérieuse et à un amaigrissement progressif. L'auscultation révèle des signes d'induration et d'irritation pulmonaires plus ou moins localisées, ainsi que des râles de bronchite plus ou moins disséminés dans les deux poumons.

Des symptômes cérébraux (convulsions épileptiformes, hémiplégies, signes de tumeur) peuvent faire leur apparition, lorsque le parasite a envahi le cerveau. Des faits de cette nature ont été observés au Japon par Otami (1) et Yamagiwa (2).

**DIAGNOSTIC.** — Cette pseudo-phtisie parasitaire peut être confondue plus particulièrement avec la tuberculose pulmonaire et quelquefois aussi avec la pseudo-tuberculose palustre, au moins au début, avant l'apparition des hémoptysies. Mais elle se diagnostique facilement de ces affections par l'examen des crachats qui permet d'y découvrir les œufs caractéristiques du parasite. Ces œufs, « operculés, brun foncé, pourvus d'une épaisse enveloppe, sont tous distinctivement ovales, lisses, à double contour, et mesurent de 80 à 100 de long sur 40 à 60 de large » (Manson).

L'examen des crachats sera pratiqué également dans le cas de convulsions unilatérales ou d'affections hémiplégiques se produisant chez des malades suspects de Distomatose pulmonaire et paraissant inexplicables autrement. Le résultat positif permettra de supposer que ces troubles cérébraux résultent très vraisemblablement d'une tumeur due aux distomes.

**PRONOSTIC.** — Subordonné au nombre et à la localisation du parasite, le pronostic de l'affection est plutôt favorable, lorsque le diagnostic est précoce. Dans le cas contraire, surtout lorsque des hémoptysies abondantes se sont produites, il doit être considéré alors comme grave, la nécrose des gros vaisseaux pouvant causer une hémorragie mortelle. Mais ce danger réside surtout dans les complications résultant du passage des Douves et des œufs dans la circulation, d'où la production d'embolies parasitaires envahissant assez souvent le cerveau et donnant lieu à une forme particulière d'épilepsie jacksonienne à terminaison fatale.

Il est très vraisemblable que la présence de Distomes dans les poumons prédispose à la tuberculose en favorisant la formation des granulations autour des parasites, et des parties infiltrées.

La maladie est toujours grave lorsque l'encéphale est atteint (Scheube-Manson).

**TRAITEMENT.** — Le traitement est prophylactique et symptomatique.

Bien que les migrations de la Douve du poumon soient inconnues, il est très vraisemblable que l'évolution de l'embryon se poursuit dans un animal d'eau douce, par l'intermédiaire duquel

(1) OTAMI, *Zsch. d. med. Ges. in Tokio*, 1887, i. Nos. 8, 9; 1888, ii. Nos. 1, 6; 1892, vi, n° 15.

(2) YAMAGIWA, K. Beitrag zur Ætiologie der Jackson'schen Epilepsie (*Virch. Arch.* cxix, 1890, p. 447). Ueber die Lungendistomen. Krankheit in Japan. I.

le parasite parvient plus ou moins directement à l'homme. La prophylaxie consiste donc dans l'observation ou la mise en application des mesures hygiéniques indiquées précédemment pour la Distomatose hépatique, et principalement dans la filtration ou l'ébullition de l'eau de boisson, la cuisson des légumes, des poissons, des mollusques rentrant dans l'alimentation des indigènes et pouvant contenir de jeunes parasites.

La désinfection des crachats des malades atteints de cette affection s'impose,en outre,comme une mesure de première nécessité.

Le traitement thérapeutique proprement dit consiste uniquement à traiter les symptômes (toux, expectoration, hémoptysies), car jusqu'ici on n'a découvert aucun moyen d'expulser le Distome du poumon. Cependant des inhalations médicamenteuses peuvent rendre de réels services en atteignant plus ou moins directement le parasite. C'est ainsi que le petit malade de Montel rendit 3 Distomes après avoir été soumis à des inhalations de chloroforme.

Dans le cas de Distomatose cérébrale, il serait indiqué, sans aucun doute, de faire une trépanation, et d'aller à la recherche de la tumeur parasitaire pour l'enlever, puisque l'affection est alors mortelle.

## III. — DISTOMATOSE INTESTINALE

**GÉNERALITÉS.** — On désigne sous le nom de Dismatose intestinale une affection déterminée par la présence dans l'intestin de l'homme de 5 espèces de Douves :

1° *le Distomum heterophyes heterophyes* (Siebold, 1852), petite espèce qui, d'après Loos, ne serait pas rare chez les fellahs d'Egypte et qui a été trouvée pour la première fois par Bilharz, au Caire, dans l'intestin grêle de 2 autopsiés, cachée au milieu des villosités, mais non adhérente à la muqueuse ;

2° *le Gastrodicus ou Amphistomum hominis* (Lewis et Mac Connel, 1876), petite Douve rencontrée deux fois aux Indes dans le coecum et le côlon de cholériques, et caractérisée par sa ventouse ventrale, qui est postérieure et élargie en forme de disque;

3° *le Fascioletta ilocana* (Garrison, 1908), petite Douve, découverte par Garrison, aux Philippines. Ce parasite n'existe que chez les indigènes du nord de Luçon, consommateurs de poissons;

4° *le Gastrodicus ou Cladorchis Watsoni* (Conyngham, 1904), petite Douve d'aspect piriforme, et dont la ventouse ventrale, très grande, est subterminale ; n'a été trouvée qu'une fois dans l'intestin grêle d'un nègre des possessions allemandes de la côte occidentale d'Afrique, mort des suites de Diarrhée.

5° *le Fasciolopsis ou Distomum crassum Buski* (Lamkester,

1857), Douve de grande taille, de 24 à 75 millimètres de long ou 5 à 14 millimètres de large, et caractérisée par une ventouse postérieure très grande et très rapprochée de l'antérieure. Trouvée d'abord dans l'Asie méridionale et orientale (Assan, Siam, Chine), chez des Indigènes et des Européens, elle a été constatée, en 1907, par Barrois et Noc, en Cochinchine, où elle est relativement très fréquente. Au cours de recherches sur l'étiologie du Béribéri entreprises à l'hôpital indigène de Cho-Quan, Noc a eu, en effet, l'occasion de trouver, sur 133 Annamites qui eurent leurs déjections soigneusement examinées après l'administration de thymol, 16 malades porteurs de ce parasite, en nombre variable, souvent associé à des Ascaris et à des Uncinaires (1).

Sur ces 16 cas d'infection par le Fasciolopsis Buski, les Douves étaient 5 fois solitaires, 3 fois on en compta 3, 1 fois 4, 1 fois 5, 1 fois 6, 2 fois 7, 2 fois 24 et 1 fois enfin elles atteignirent le chiffre de 36.

Cette Douve est beaucoup plus longue que la Douve ordinaire du foie (Fasciola hepatica), dont elle n'a d'ailleurs pas la forme foliacée et qui s'en distingue surtout, au premier coup d'œil, par son épaisseur notablement plus considérable et par sa ventouse postérieure très grande et très rapprochée de l'antérieure. Les œufs ont 125 μ de long et 75 μ de large.

Nous n'avons observé au Tonkin qu'un seul cas de cette affection chez un militaire européen provenant du poste de Lao-Kay, mais nous avons eu l'occasion d'examiner plusieurs specimens de cette Douve (Fasciolopsis Buski), qui nous ont été fournis par un des meilleurs élèves de l'Ecole de Médecine de Hanoï, M. Le-Van-An, originaire de la province de Can-Thò, en Cochinchine, d'où il les avait rapportés. D'après les renseignements qu'il a bien voulu nous donner, cette Douve intestinale serait très fréquente chez les Indigènes de cette province ainsi que chez ceux de la province de Soc-Trang, mais plus particulièrement chez ceux qui habitent la région de Kinh-Dông-Loi, qui est traversée par un canal reliant Cantho et Soctrang.

Ce Distome est loin d'être inoffensif. Les principaux symptômes auxquels il donne lieu sont les suivants : coliques plus ou moins vives et survenant sous forme de crises d'une durée assez longue (1 heure ou deux) ; diarrhée assez abondante, avec selles décolorées ou sanguinolentes, dyspepsie gastro-intestinale consécutive avec amaigrissement et fatigue générale, etc...

L'état général se maintient assez satisfaisant chez les grandes personnes, tandis qu'il est toujours plus ou moins sérieusement atteint chez les jeunes enfants de 2 à 15 ans, qui présentent sou-

(1) Théodore Barrois et F. Noc, Sur la fréquence du Fasciolopsis Buski en Cochinchine (*Bulletin de la Société de pathologie exotique*, n° 4, p. 216, 1908).

vent alors des troubles analogues à ceux de l'embarras gastrique fébrile ou d'une fièvre typhoïde légère.

Le diagnostic est facilité par la constatation directe des parasites dans les selles ou par la recherche de leurs œufs.

Le pronostic est toujours bénin, lorsque les Douves ne sont pas trop nombreuses et lorsqu'une médication appropriée est instituée de bonne heure.

Le traitement consiste dans l'administration de vermifuges : calomel, santonine, thymol, et de purgatifs huileux.

Les Indigènes de Cochinchine emploient pour l'expulsion de ces parasites des feuilles d'un arbuste appelé Muòn-dông-tieng, qui servent également au traitement de plusieurs affections cutanées (eczéma, gale, psoriasis). Ces feuilles, après lavage, sont pilées dans un mortier et réduites en pâte, qui est ensuite mélangée avec du jus de l'amande de coco. Il en résulte une espèce d'huile épaisse de coloration verdâtre, qui est prise, en assez grande quantité, une demi-tasse à thé environ. Deux heures après son absorption, les Douves sont expulsées en nombre toujours élevé de 20, 30, 40, 50 et même 60.

Bien que les migrations du Fasciolopsis Buski soient inconnues, nous croyons que la mise en application des prescriptions prophylactiques précédemment indiquées pour la Distomatose hépatique et pour la Distomatose pulmonaire sera des plus utiles et permettra de soustraire la population indigène et les malades à de nouvelles causes d'infection.

## IV. — DISTOMATOSE BUCCO-PHARYNGÉE

**DÉFINITION.** — On désigne ainsi une affection caractérisée par une congestion œdémateuse de la muqueuse bucco-pharyngée et des régions voisines, et provoquée par de jeunes Douves du foie (Fasciola hepatica) qui se fixent sur la muqueuse pharyngée.

**DISTRIBUTION GÉOGRAPHIQUE ET ÉTIOLOGIE.** — Elle n'a été observée jusqu'ici que parmi les populations du Liban, où elle est très répandue et où les recherches et les expériences du Docteur Khouri ont permis de démontrer sa nature parasitaire et de ne plus la considérer comme une sorte d'intoxication alimentaire. Connue sous le nom de Halzoun, elle se déclare chez les individus qui mangent du foie de chevreau n'ayant subi ni cuisson ni apprêts. Voici comment les faits se passent d'après Verdun : La Distomatose est très commune parmi les chèvres ; au printemps ces animaux broutent dans les endroits marécageux les plantes chargées de Cercaires et leur foie est bientôt farci de Douves, dont quelques-unes sont très jeunes et ne dépassent pas un millimètre. C'est à ce moment qu'il se fait une forte consommation de foie cru de chevreau. Les Distomes, grâce à leur faible taille, échappent à la mastication, se fixent sur la muqueuse du pharynx et se gorgent d'un liquide muco-sanguinolent qui les distend à la manière des Sangsues. Pendant ce temps, la Douve déverse probablement dans les tissus un produit de sécrétion à action vaso-dilatatrice ; il se produit des phénomènes congestifs et œdémateux des muqueuses des cavités communiquant avec l'arrière-gorge, en même temps que des troubles mécaniques. Quand la Douve est gorgée, elle se détache, est entraînée dans l'intestin ou rejetée à l'extérieur et l'action du liquide qu'elle a injecté va en s'affaiblissant de plus en plus.

**SYMPTOMATOLOGIE.** — Les *symptômes* surviennent presque aussitôt après l'ingestion du foie cru et consistent en des démangeaisons et des bourdonnements d'oreilles, de la dysphagie, de la dysphonie, une sensation de constriction à la gorge, des suffocations, de la céphalalgie très vive, de la dyspnée, de la rougeur de la face, de la photophobie, de l'exophtalmie, du gonflement du cou, etc., c'est-à-dire de troubles mécaniques et fonctionnels résultant de la congestion œdémateuse du pharynx, du larynx, des fosses nasales, des oreilles, de la trompe d'Eustache, des lèvres, des conjonctives, etc... Ces accidents plus ou moins intenses (forme légère sans dyspnée ni aphonie et forme grave d'une durée de plusieurs jours) peuvent devenir mortels (forme mortelle due au gonflement même des muqueuses et à l'asphyxie consécutive). Mais, d'une façon générale, le pronostic est plutôt bénin.

**DIAGNOSTIC.** — Le *diagnostic* serait délicat si on ne connaissait pas la nature parasitaire de la maladie ainsi que le mode d'apparition et d'évolution des symptômes, ces derniers pouvant faire croire à la diphtérie, à de l'œdème de la glotte, à de l'angine (angine catarrhale diffuse, angine pharyngée, angine phlegmoneuse, angine pseudo-membraneuse, etc.).

**TRAITEMENT.** — Le *traitement* doit être surtout prophylactique : la cuisson tuant les Douves, il est indispensable de bien faire cuire le foie destiné à l'alimentation.

Les divers accidents signalés plus haut sont traités par des médicaments appropriés : gargarismes, pulvérisations, inhalations antiseptiques, révulsifs, pansements humides, antispasmodiques, antinévralgiques, etc. L'administration de vomitifs est tout particulièrement indiquée, surtout quand l'estomac est à l'état de plénitude, parce que les aliments peuvent entraîner alors mécaniquement les Douves accrochées à la muqueuse.

## V. — DISTOMATOSE ERRATIQUE.

**GÉNÉRALITÉS.** — On désigne sous le nom de Distomatose erratique les cas exceptionnels de Distomatose, dans lesquels les parasites logés dans les organes, tissus ou cavités du corps humain, ont envahi le système circulatoire et ont émigré dans les tissus ambiants. Très vraisemblablement, c'est lorsqu'elle est à l'état de Cercaire que la Douve fait irruption dans les vaisseaux, d'après les deux mécanismes suivants (Verdun):

1° « La Cercaire, après son arrivée dans l'intestin, traverse la paroi intestinale, tombe dans les origines de la veine porte et de là est lancée dans la circulation hépatique; si elle ne peut franchir les capillaires, elle reste dans les vaisseaux, provoquant des endophlébites, des thromboses, des embolies; si elle parvient dans la veine sus-hépatique, elle gagne la circulation générale par le cœur droit et l'artère pulmonaire ;

2° « La Cercaire, au lieu de remonter dans le cholédoque, traverse la paroi du duodénum et pénètre dans le plexus de Retzius, c'est-àdire dans les veines anastomotiques entre les radicules de la veine porte et les veines du péritoine pariétal tributaires de la veine cave; selon le sens du courant sanguin qui règne dans le plexus, la Cercaire est entraînée vers le foie ou vers le cœur droit; dans le premier cas, elle s'arrête dans la glande hépatique; dans le second cas, elle peut gagner la circulation générale et se retrouver en différents points de l'organisme. »

D'après leur situation, les Douves hépatiques ont été groupées de la façon suivante :

*a*) Douves des vaisseaux sanguins (tronc et branches de la veine porte, tibiale antérieure, etc...) ;

*b*) Douves des tumeurs et abcès sous-cutanés : après s'être arrêtés en un point quelconque du corps, les Distomes provoquent autour d'eux une réaction inflammatoire plus ou moins vive qui donne lieu à la formation d'une tumeur. Celle-ci suppure, s'ouvre à l'extérieur et laisse échapper le parasite. Plusieurs faits de ce genre ont été observés par Giesker, Harris, Fox et Dionis de Canières ;

*c*) Douves des organes (œil).

Le pronostic de la Distomatose erratique peut être très grave; si le parasite ne peut franchir, en effet, les capillaires il reste dans les vaisseaux, d'où la formation d'endophlébites, de thromboses et d'embolie le plus souvent mortelles.

# BILHARZIOSES (SCHISTOSOMIASES)

PAR LES Dʳˢ C. MATHIS, F. NOC ET M. LEGER

**DÉFINITION GÉNÉRALE.**— On désigne sous le nom de Bilharzioses ou Schistosomiases des affections chroniques causées par la présence et le cheminement, dans l'appareil génito-urinaire, les tissus du rectum, du foie et autres organes, d'œufs de parasites du genre *Schistosomum* Weinland, 1858 *(Bilharzia)*; les vers adultes ont pour habitat les vaisseaux du système porte et des organes pelviens.

On connaît actuellement trois Schistosomiases humaines. Nous étudierons sucessivement :

1° L'infestation par *Schistosomum hæmatobium* Bilharz 1852 : *bilharziose africaine, bilharziose urinaire ;*

2° L'infestation par *Schistosomum Mansoni* Sambon 1907 : *bilharziose américaine, bilharziose rectale ;*

3° L'infestation par *Schistosomum japonicum* Katsurada 1904 : *bilharziose japonaise, bilharziose hépatique.*

## I

## INFESTATION PAR SCHISTOSOMUM HÆMATOBIUM

### *HISTORIQUE. PARASITOLOGIE. MODE D'INFESTATION*

PAR F. NOC

La bilharziose africaine est causée par la pénétration et l'évolution dans le système porte de *Bilharzia hæmatobia.*

**HISTORIQUE ET DISTRIBUTION GÉOGRAPHIQUE.** — En 1851, Bilharz, professeur à l'école de médecine du Caire, découvrit que l'hématurie d'Egypte était due à la présence dans le sang de la veine porte d'un Trématode qu'il appela *Distomum hæmatobium.* Le même parasite fut retrouvé en 1864 par Harley dans l'hématurie du Natal. De nombreux travaux se sont succédé depuis sur la bilharziose d'Egypte et ont étendu son domaine géographique en précisant son étiologie. On la rencontre fréquemment dans le Soudan Egyptien (Balfour), dans l'Ouganda, à Zanzibar, au Tchad, au Natal, au Cap, à Madagascar, à Nossi-Bé, à l'île Maurice, à la Réunion. Etudiée en Tripolitaine et en Tunisie par Villemin,

Brault, Cahier (1893), elle a fait récemment l'objet de nouveaux travaux de Ch. Nicolle, Conor et Catouillard. Bouffard et Neveux en ont signalé la présence chez les enfants dans le Haut Sénégal et au Niger; Peyrot à Tombouctou, Le Dantec en Casamance. On la retrouve dans le bassin du Zambèze, autour de l'Albert Nyanza et du lac Nyassa (Brumpt), dans l'Orange et le Transvaal. Elle paraît gagner la côte d'Arabie, les Indes, mais ne paraît pas très étendue en Asie où les cas signalés seraient en réalité des cas d'importation. Quelques cas d'hématurie à *Bilharzia* ont été observés en Grèce et dans l'île de Chypre.

L'Amérique et l'Extrême-Orient ne semblent pas renfermer de forme clinique causée par cette Bilharzie.

**PARASITOLOGIE.** — Suivant les règles de la nomenclature, le parasite appartient au genre *Schistosomum* Weiland 1858. On sait que les Trématodes de ce genre sont caractérisés surtout par ce fait que le mâle loge dans sa face ventrale, creusée en gouttière, la femelle, filiforme et plus longue que le mâle, et par la diœcie, c'est-à-dire l'existence constante d'individus toujours respectivement unisexués. La description qui suit est empruntée en majeure partie aux travaux de R. Blanchard, de Railliet et de Brumpt.

**Description.** — *Mâle.* Long de 11 à 14 millimètres ; peut atteindre 1mm de largeur; blanc d'opale, de la grosseur d'un Oxyure. L'extrémité antérieure du corps, nettement aplatie, porte les ventouses, à peu près d'égale taille, à 0mm 22 l'une de l'autre et faisant saillie à la surface du corps ; elles sont hautes de 200 μ. et larges de 260 μ. environ.

« En arrière de la ventouse ventrale, le corps s'épaissit assez brusquement, puis conserve la même épaisseur jusqu'à l'extrémité caudale, terminée en pointe arrondie. D'apparence cylindrique, le corps est en réalité aplati, plus aplati même que la partie antérieure. Cette apparence cylindrique tient à l'enroulement de la face ventrale en gouttière de façon que les deux bords chevauchent l'un sur l'autre (aspect en oublie de pâtisserie). Cette gouttière forme ainsi à la partie postérieure du corps du mâle un canal incomplètement clos, qui sert d'abri à la femelle (*canalis gynæcophorus* de Bilharz).

« La partie antérieure du corps n'occupe que la huitième ou la neuvième partie de la longueur totale ; le tégument en est au contraire orné, sur sa face supérieure ou externe, d'un grand nombre de papilles surmontées de petites épines cylindriques ; ces papilles deviennent de plus en plus grandes à mesure qu'on s'approche de l'extrémité postérieure. La face ventrale, c'est-à-dire l'intérieur du canal gynécophore, est elle-même pourvue d'innombrables petites saillies coniques, très serrées les unes contre les autres; seule, la ligne médiane du canal reste lisse. Les deux ventouses ont un aspect chagriné, grâce à la juxtaposition d'un nombre considérable de granules aplatis qui se trouvent disposés à leur surface interne » (R. Blanchard).

Au-dessous de la cuticule se voit une double assise musculaire : une couche longitudinale, formée de cellules fusiformes, paral-

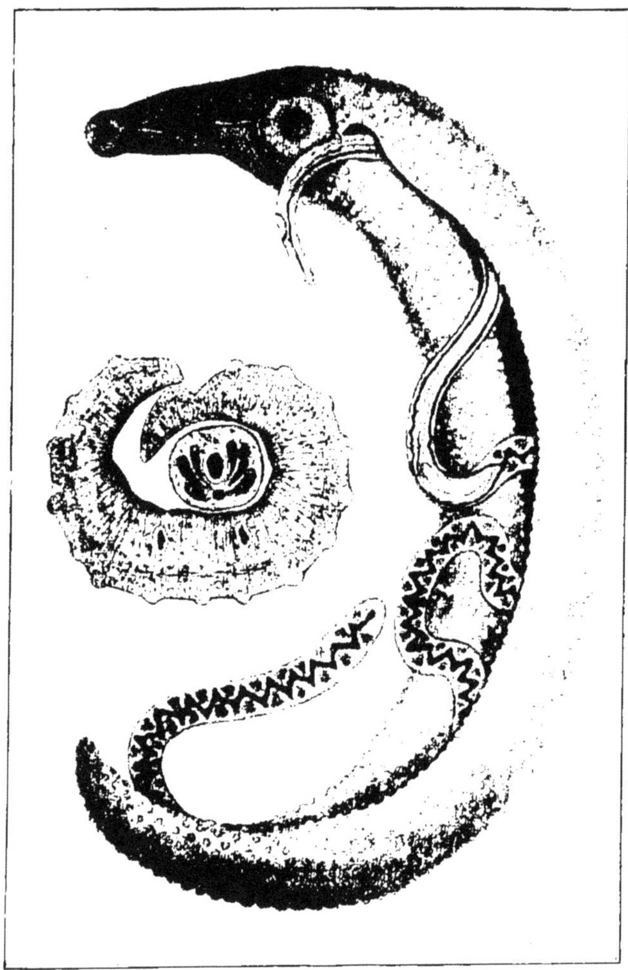

Fig. 27. — *Schistosomum hæmatobium* (emprunté à F. C. Madden).

lèles entre elles, bien distinctes les unes des autres et longues de 30 μ; et une couche diagonale constituée par des faisceaux très espacés les uns des autres. Le parenchyme du corps est formé de cellules conjonctives serrées, dont le noyau mesure 4 μ.

Appareil excréteur : deux canaux clairs et étroits, de largeur inégale, non ramifiés, situés dans les parties latérales du corps, mais se réunissant en arrière, suivant la ligne médiane, en un canal unique; celui-ci, après un court trajet, s'ouvre à l'extrémité de la queue. Au point de jonction des deux branches latérales, on voit aboutir un fin canalicule, qui se prolonge sur la ligne médiane.

« Le tube digestif commence à la ventouse antérieure ou buccale; il se renfle en un pharynx de petites dimensions, puis se continue, sous forme d'un canal étroit et sinueux, jusqu'à la ventouse ventrale ou postérieure. Immédiatement en avant de celle-ci, il se divise en deux branches, dont chacune se porte dans la partie latérale correspondante et présente un diamètre transversal de 40 μ au maximum. Les deux branches intestinales poursuivent leur trajet d'avant en arrière, puis finissent par se réunir en un seul cæcum, dont le fond se trouve situé à peu près à omm. 34 de l'extrémité caudale. »

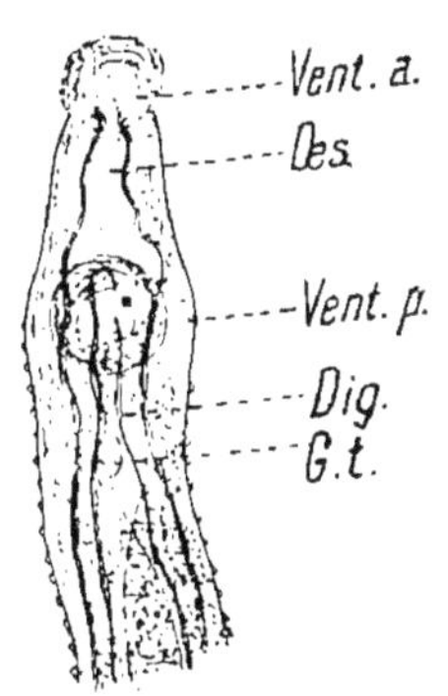


Fig. 28. — Partie antérieure du mâle vue par la face ventrale (d'après Lortet et Vialleton).
*Vent. a*, ventouse antérieure : *vent. p*, ventouse postérieure; *œ*, œsophage; *Dig*, tube digestif; *g.t*, orifice génital.

Appareil génital : Un peu en arrière de la ventouse postérieure du corps, cinq à six vésicules testiculaires arrondies, serrées les unes contre les autres, larges de 120 μ. et disposées en alternance suivant la longueur, aboutissent à un canal déférent que limite une paroi propre et qui s'ouvre presque aussitôt dans le fond du canal gynécophore. A sa terminaison, ce canal présente du côté gauche un diverticule constitué par une vésicule séminale à paroi contractile. L'appareil copulateur fait défaut : il n'existe pas de poche du cirre.

*Femelle.* — Plus longue que le mâle, mesure de 15 à 20 millimètres. Corps plus élancé, presque cylindrique, rappelant celui des Nématodes. D'une grande ténuité, blanchâtre, fine comme un fil de soie, elle passe facilement inaperçue dans le sang de la veine porte, dont elle a la couleur noirâtre quand son tube digestif est rempli de sang. La distance entre les deux ventouses est seulement de $0^{mm}$ 225, malgré la taille relativement considérable de l'animal; elles font saillie à la surface du corps et ont un diamètre de $0^{mm}08$. A la ventouse postérieure commence un profond sillon, qui s'étend le long de la ligne médiane de la face ventrale et qui correspond au canal gynécophore du mâle; ce sillon s'efface vers la partie moyenne du corps, mais réapparaît dans la région caudale et se continue jusqu'à l'extrémité postérieure.

Le corps s'épaissit progressivement d'avant en arrière et son épaisseur va de $0^{mm}$ 07 g $0^{mm}$ 28. La cuticule n'est pas complètement lisse, mais porte de fines épines cylindriques, qui sont particulièrement développées dans la région caudale, où elles forment un revêtement serré à la surface du sillon ventral : ces épines sont dirigées en avant et s'opposent peut-être à ce que la femelle glisse dans le canal gynécophore; elles sont d'ailleurs très caduques, plus petites que chez le mâle, et ne semblent pas être portées par des papilles.

« Les ventouses sont beaucoup plus faibles que chez le mâle. L'antérieure, étirée en avant en une pointe mousse et profondément échancrée sur les côtés, conduit par un étroit orifice dans

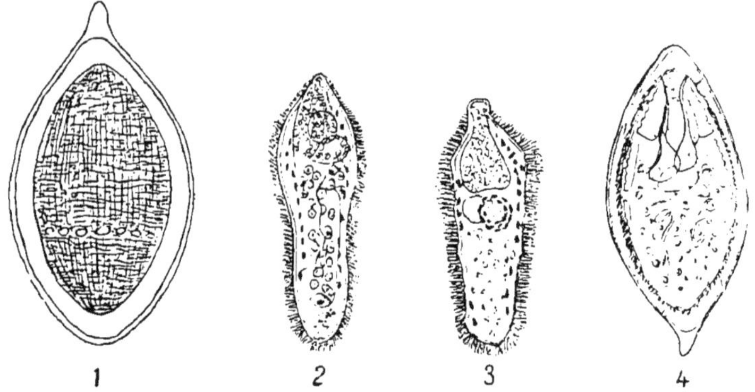


Fig. 29. — 1. Œuf de *Schistosomum hæmatobium* vu par transparence, montrant les muscles de l'embryon ; 2 et 3. Embryons fixés ; 4. Œuf contenant un embryon vivant, observé dans l'urine (d'après Lortet et Vialleton).

un large pharynx auquel fait suite un œsophage sinueux qui, immédiatement en avant de la ventouse ventrale, se divise en deux branches, dont la largeur est considérable, mais qui se rétrécissent notablement aux points où les organes génitaux viennent à les comprimer. En arrière de ces derniers, les deux branches intestinales se réunissent, comme chez le mâle, en un tube assez large, qui se termine en un cul-de-sac, dont le fond est séparé de l'extrémité caudale par une distance de $0^{mm}$ 12 à $0^{mm}$ 28. »

Dans les premières portions du tube digestif, l'épithélium est souvent mal développé, surbaissé, indistinct; plus loin, il devient plus puissant, sans que pourtant on y puisse reconnaître de hautes cellules cylindriques. Les cellules cubiques ou cylindriques surbaissées portent à leur surface libre des filaments protoplasmiques granuleux, qui remplissent en grande partie la cavité intestinale, et se séparent parfois des éléments sous-jacents, sous forme de masse cohérente, en laissant derrière eux des cellules à contours bien accusés et à sommet arrondi.

L'appareil excréteur est très développé ; sa disposition générale est la même que chez le mâle. Ses canaux sont tapissés par un épithélium vibratile.

Appareil génital : structure générale de celui des Distomes. Ovaire ou germigène de forme ovale allongée ; placé dans l'angle des deux branches intestinales fusionnées. Il est lobé, épais, long de 0mm 4 ; épithélium formé de cellules polyédriques de taille variable. Les cellules ovulaires les plus mûres sont ovales et entourées d'un couche d'albumine, substance qui s'accumule çà et là en grande quantité à l'intérieur de l'ovaire et sépare les ovules les uns des autres.

De l'extrémité postérieure de l'ovaire part l'oviducte, qui se réfléchit aussitôt en avant et se dirige vers l'orifice sexuel : on voit souvent à l'intérieur de ce canal des ovules en plus ou moins grand nombre, reconnaissables à la réfringence de leur vésicule germinative. Après un assez long trajet, il s'est uni au conduit qui provient des vitellogènes, représentés par deux organes glandulaires longs de 12 à 14 millimètres et situés de chaque côté du cæcum intestinal. Ils émettent de toutes parts des canaux courts et à mince paroi, de l'union desquels résulte un canal unique, le conduit vitellin, caractérisé par des éléments cellulaires à grosses granulations de même taille que les ovules.

L'oviducte et le conduit suivent la même direction ; ils s'enroulent l'un autour de l'autre, mais sans quitter pourtant la ligne médiane, serrés qu'ils sont de part et d'autre par des branches intestinales.

« Le canal unique qui résulte de la fusion de l'oviducte et du canal vitellin se jette immédiatement dans la glande coquillière (capsule de Bilharz). Celle-ci a la forme d'un fruit légèrement effilé par sa partie supérieure et supporté par un court pédoncule ; elle semble ne pouvoir contenir qu'un seul œuf à la fois. Elle est revêtue intérieurement d'un épithélium glandulaire, dont les cellules sont disposées en séries longitudinales, ce qui détermine une sorte de striation ; cet épithélium se surbaisse peu à peu, pour se continuer jusque dans le pédoncule. Le produit sécrété par la glande se dispose autour de l'œuf dont il forme la coque ; la cavité du pédoncule produit elle-même l'éperon à la surface de l'œuf. Cet éperon, d'après Fritsch, serait exactement terminal quand l'utérus débouche dans le fond même de la glande coquillière ; il serait latéral, quand l'orifice utérin est situé en dehors de l'axe de la glande.

Par son extrémité antérieure, située à 0mm 6 en arrière de la ventouse ventrale, la glande coquillière donne naissance à l'utérus (oviducte de Fritsch), canal large et sinueux, limité par une mince paroi, qui se dirige d'arrière en avant et se termine par un rétrécissement subit. Au delà de celui-ci, se voit une chambre spacieuse, cylindrique, à paroi épaissie, longue de 160 μ large de 100 μ. Cette chambre ou réservoir séminal (utérus de Fritsch) se continue finalement par un vagin étroit et musculeux, long de 180 μ large de 30 μ, qui débouche au dehors par une vulve située immédiatement en arrière de la ventouse ventrale, comme l'orifice sexuel du mâle. »

*Œuf*. — L'œuf de Bilharzie est caractéristique : long de 135 à 160 μ environ sur 45 à 60 μ de large, il possède un éperon terminal. Dans la Bilharziose d'Egypte, cet éperon est quelquefois termino-latéral, particularité qui tiendrait à la disposition spéciale de l'orifice utérin déjà signalée. Nous verrons que, dans la Bilharziose américaine l'éperon termino-latéral caractérise une espèce particulière de Bilharzie. Il n'en serait pas de même en Egypte où on trouve tous les intermédiaires entre l'œuf à éperon polaire et l'œuf à éperon latéral. Dans l'œuf se trouve, au moment de l'émission par les urines, un embryon cilié prêt à s'échapper. La lenteur avec laquelle les œufs émis par les femelles cheminent dans les tissus de l'hôte explique la maturité de cet embryon au moment de la sortie de l'œuf; il suffira que ce dernier soit en contact avec un peu d'eau pour que l'éclosion se fasse et qu'un miracidium cilié soit mis en liberté. Ce miracidium s'échappe de l'œuf par une fente latérale qui se produit dans la membrane d'enveloppe au voisinage de la région céphalique. Il ressemble à un infusoire et ses cils ondulent de la tête à la partie postérieure. En contact avec l'eau, ce miradicium peut vivre environ 40 heures.

L'extrémité antérieure se termine en une sorte de rostre inerme. Le corps offre trois étranglements, dont les deux premiers sont marqués, après l'éclosion, par deux petits cirres latéraux. De chaque côté de la base du rostre partent deux canaux aboutissant chacun dans une poche arrondie. En arrière de ces deux poches glandulaires, deux espaces globuleux se chevauchent d'une façon irrégulière. En arrière des deux étranglements antérieurs, une paire d'entonnoirs ciliés vibratiles.

La partie postérieure est remplie d'un protoplasma granuleux (cellules germinatives, d'après Railliet).

L'embryon est immobile tant que l'œuf est maintenu dans l'urine, mais, au bout de quelques minutes d'immersion dans l'eau, l'œuf se gonfle et acquiert 175 à 180 μ de long sur 80 à 82 μ de large.

L'embryon finit par s'échapper par l'ouverture de la coque qui se poursuit d'ordinaire dans le voisinage de la région céphalique.

**MODE D'INFESTATION DE L'ORGANISME.** — On n'a pas encore établi d'une façon précise par l'expérimentation comment pénètrent les embryons de *Bilharzia hæmatobia* dans l'organisme.

On pensait autrefois, et cette théorie a été soutenue par Lortet et Vialleton, que l'homme absorbait le miracidium en buvant une eau infectée ou en avalant un hôte intermédiaire chez lequel la Bilharzie aurait subi l'évolution ordinaire des Trématodes. Mais, d'une part, toutes les expériences faites en vue de démontrer l'existence de cet hôte intermédiaire (Cobbold, Harley, Sonsino, Looss) donnèrent des résultats douteux ou négatifs ; d'autre part, on s'est refusé à admettre la transformation directe en ver adulte dans l'estomac de l'homme, d'abord à cause de l'existence de cellules germinatives dans le miracidium, ensuite à cause de l'action nocive de l'acide chlorhydrique au millième ou au deux-millièmes sur les Bilharzies (Looss), qui rend improbable la pénétration des miracidia par la voie gastrique.

Reste la théorie de la voie cutanée, vivement défendue par Looss, et qui, à défaut de preuves expérimentales, est reconnue vraisemblable et se justifie par les faits qu'apporte en sa faveur la statistique médicale. C'est en Egypte surtout qu'on a noté la fréquence de la maladie chez les personnes qui prennent des bains d'eau douce en piscine ou baignoire. D'après Mohamed Talaat Bey, la maladie est aussi fréquente chez l'homme que chez la femme dans les milieux où les individus de l'un et de l'autre sexe se livrent à la culture ; ailleurs, où les hommes seuls travaillent la terre, les femmes sont indemnes en général ; enfin, dans les villes où ni l'homme ni la femme ne sont astreints à la culture, la maladie est peu fréquente. L'alimentation en eau étant pour tous la même, c'est le contact du sol qui est à incriminer. En serrant de plus près la question, on voit que la maladie se prend surtout dans l'enfance et que du sol nocif ce sont les petits dépôts d'eau qui constituent le danger. Dans tous les pays chauds, l'enfant joue dans les flaques d'eau qui environnent les cases et les habitations ; ces flaques d'eau sont souillées par les urines et les matières fécales. Plus tard, durant l'adolescence, beaucoup guérissent et, n'allant plus pieds nus, ne se réinfestent pas ; la maladie devient moins fréquente chez l'adolescent et l'adulte, ce qui n'est d'ailleurs pas dû à une immunisation, car on voit des Européens arrivés depuis peu en pays à Bilharziose s'infester. En Egypte, les fellahs, qui continuent à être en contact avec le sol boueux pendant toute leur existence, se réinfestent fréquemment, leur maladie se prolonge et prend des proportions de plus en plus graves. La malpropreté des enfants qui jouent dans les flaques d'eau souillées d'urines et d'ordures, telle est donc, en Egypte, la condition étiologique qui facilite la pénétration des embryons par la peau. Nous verrons, à propos de la Bilharziose américaine, que les conditions sont les mêmes à la Martinique pour la pénétration du *Schistosomum Mansoni*, dans l'organisme.

Ces données demandent cependant à être précisées davantage. Admettons l'absence d'hôte intermédiaire et la nécessité de la voie de pénétration externe. Reste un point litigieux. Le miracidium ne pourrait-il s'introduire dans l'organisme au niveau des muqueuses anale et génito-urinaire ?

Les récentes expériences de Katsurada au Japon avec le *Schistosomum japonicum* ont apporté des preuves en faveur de la pénétration externe, mais ces expériences n'excluent pas les muqueuses. Les habitants des pays infestés admettent volontiers que l'infestation se ferait au moment des bains dans les piscines ou les baignoires renfermant des eaux souillées. Le fait se présente dans les Antilles, où l'on aime le bain froid de rivière, où chaque habitation possède sa chambre à bains munie d'un bassin de propreté généralement douteuse. A Fort-de-France, j'ai constaté sur les mailles d'un caleçon de bain encore humide, commun à plusieurs élèves d'un pensionnat, un miracidium, sur la rainure interfessière du caleçon, miracidium bien vivant, et qui semblait n'attendre qu'un possesseur de passage pour pénétrer dans le point faible de la peau péri-anale ou de la muqueuse anale.

Il est bien entendu qu'il faut éliminer la pénétration directe par l'urètre ou par l'anus. Comme le pense Looss, ce fait est en contradiction avec ceux que nous possédons déjà sur la biologie des Helminthes, ainsi qu'avec les faits anatomo-pathologiques tels que l'action nocive des sécrétions de l'organisme, même diluées, pour le miracidium, ou encore la nécessité de faire entrer le foie dans le cycle évolutif du Trématode à travers l'organisme.

Mais en se basant sur la différence qui existe entre les cas d'Ankylostomiase et les cas de Bilharziose dans les pays d'infection, on peut admettre que, dans l'Ankylostomiase, la transmission par la peau est faite *larga manu*, facilement, rapidement ; dans la Bilharziose, la transmission par la peau est limitée et semble avoir surtout pour champ le voisinage de l'anus ou de l'urèthre, les points des téguments de la verge ou de la région anale où la peau est plus fine, le revêtement corné souvent absent.

Le mode d'infestation dans la Bilharziose peut en somme s'exprimer brièvement par cette proposition de Looss qui résume bien les notions de statistique, d'helminthologie et d'expérimentation, ainsi que leur discussion.

*Il faut qu'une personne infectée urine (ou défèque) dans un endroit où il y a de l'eau, mais de l'eau en petite quantité. Il faut que l'endroit reste humide quelque temps, mais pas plus longtemps que trente à quarante heures. Pendant cette période il faut qu'une autre personne mette un point de sa peau un peu de temps en contact ferme avec l'humidité. Si ces conditions sont remplies les miracidia ont la possibilité de passer de l'homme à l'eau et de retourner de l'eau à l'homme ; leur cycle évolutif peut être fermé.*

Ces conditions sont merveilleusement réalisées lorsque des individus se servent successivement de la *même baignoire*, où des parcelles de matière fécale ou d'urine sont souvent éliminées, du même *carrelage* pour poser leurs pieds au sortir du bain, du même *caleçon de bain* pour la douche, du même *vase* encore humide lavé rapidement à l'eau.

Les chances de contamination sont donc bien en faveur de la peau, conformément à la théorie de Looss, mais surtout, semble-t-il, de la peau ou la muqueuse de la région ano-génitale ou tout autre point faible des téguments externes si l'on se rappelle que le miracidium n'a ni la longévité, ni la vigueur des larves d'Ankylostome.

## *ANATOMIE PATHOLOGIQUE ET SYMPTOMATOLOGIE*

### PAR C. MATHIS ET M. LÉGER

**ANATOMIE PATHOLOGIQUE.** — Les lésions causées par *Schistosomum hæmatobium* s'observent principalement sur les diverses parties de l'appareil urinaire, et plus spécialement sur la vessie. Les organes génitaux, la partie inférieure du tube digestif et le périnée sont moins souvent atteints. Plus rarement encore on peut constater des lésions au niveau des ganglions mésentériques, du foie, de la rate et des poumons. Par contre, certains organes, comme le pancréas et l'estomac, où la présence des œufs est, du reste, exceptionnelle, ont été trouvés constamment indemnes.

Pour expliquer la distribution des altérations bilharziennes, leur ordre d'apparition, leur prédominance et leur degré d'intensité dans les diverses parties de l'organisme, il est nécessaire de connaître l'habitat des parasites adultes, la répartition ainsi que les modes de dissémination de leurs œufs, et d'avoir en même temps une connaissance générale de la circulation veineuse des territoires infestés.

Dans l'étude anatomo-pathologique de l'infestation par *Schistosomum hæmatobium*, il nous faut donc considérer :

1° L'habitat du Trématode, la répartition et le mode de dissémination de ses œufs chez l'homme ;

2° La circulation veineuse des territoires infestés ;

3° Les lésions déterminées par les parasites et par leurs œufs.

**1° Habitat du Trématode, répartition et mode de dissémination des œufs chez l'Homme.** — *Schistosomum hæmatobium* habite le système porte de l'homme, et l'on sait que, à l'autopsie, un bon moyen de se procurer les vers consiste à ouvrir le tronc de la veine porte et à recueillir les parasites dans le sang qui s'en écoule.

Lortet et Vialleton (1) pensent que la plupart des trématodes n'émigrent dans le tronc de la veine porte qu'au moment de la mort de leur hôte, et que, pendant la vie, ils habitent les branches d'origine du système porte et les plexus veineux avec lesquels les dites branches sont en communication.

Il convient même de préciser que des trois branches de la veine porte la petite mésaraïque est le domaine propre de la bilharzie, alors que la grande mésaraïque et la veine splénique sont rarement habitées par les parasites.

Enfin les constatations nécropsiques nous ont appris que c'est dans les parois vésicales et rectales que l'on décèle le plus fréquemment les vers adultes.

Ils ont été constatés dans les veines de la vessie par de nombreux auteurs. Bilharz le premier en a trouvé dans les vaisseaux des tumeurs vésicales. Kartulis en a observé dans les veines les plus fines de la vessie, et, dans certains cas, il a pu en compter jusqu'à 300. Meniecke a fait des constatations identiques. Gœbel (2) dit en avoir vu dans la sous-muqueuse et la sous-séreuse; dans certaines tumeurs bilharziennes de la vessie, il en a trouvé jusqu'à vingt paires et il fait la remarque que les vers sont toujours par deux, mâle et femelle en copulation. Pour recueillir facilement les trématodes, Gœbel conseille de dilacérer les tumeurs avec des épingles dans du sérum artificiel.

Dans le rectum, les bilharzies ont été aussi fréquemment observées. La première constatation des vers dans les polypes du rectum a été faite par Looss. De tumeurs identiques Madden (3) a extrait des parasites vivants. Quant à Gœbel, il a vu des vers non seulement dans les veines de l'axe conjonctif des formations polypeuses, mais encore dans des cavités néoformées et dans des vaisseaux lymphatiques dilatés.

La répartition des œufs dans les organes se fait d'une manière directe ou indirecte. Dans la vessie, l'uretère, le rein, la prostate, l'urètre, les vésicules séminales, l'intestin, le foie et la peau de la région périnéale les œufs proviennent des femelles qui habitent les veines de ces organes.

(1) Lortet et Vialleton, Etude sur la *Bilharzia hæmatobia* et la bilharziose (*Annales de l'Université de Lyon*, 1894, t. IX, p. 98).

(2) Gœbel, Etude sur l'anatomie pathologique de la bilharziose (*C. R. du 1er Congrès égyptien de médecine. II Chirurgie*, 1905, p. 56).

(3) F. C. Madden, Bilharziosis, Londres, Cassel et Cie, 1907.

C'est au contraire indirectement et par l'intermédiaire de la circulation générale que certains œufs parviennent exceptionnellement jusqu'aux poumons, au cœur gauche et même dans les sinus de la dure-mère (Colloridi) (1).

Ainsi les œufs, surtout abondants au niveau de la vessie et du rectum, peuvent se disséminer dans presque tout l'organisme. Les parasites, au contraire, demeurent cantonnés dans certains territoires de la veine porte. Bien que l'on ne puisse assimiler en tous points des animaux vivants à des substances inertes, il est probable que le passage des trématodes dans la veine cave inférieure amènerait des complications redoutables. Des voies d'accès facile sont cependant offertes aux parasites adultes pour passer dans la circulation générale, mais nous ignorons encore les raisons pour lesquelles *Schistosomum hæmatobium* n'abandonne pas les plexus veineux du bassin.

Le processus par lequel les œufs arrivent à l'extérieur est encore assez obscur. La femelle pond ses œufs, en quantités innombrables, dans les petits vaisseaux, qui s'obstruent, se dilatent et finalement se déchirent. Meniecke a vu en effet, sur une veine renfermant des parasites, une déchirure par laquelle sortait un œuf. C'est sans doute un procédé d'évacuation assez fréquent. Sonsino a fait remarquer que les œufs peuvent sortir des vaisseaux sans les rompre et sans causer d'hémorragie. Gœbel, ayant constaté des œufs en ligne ou en cercle autour des vaisseaux, dans l'espace lymphatique péri-adventitiel, admet volontiers la dissémination des œufs par le courant lymphatique. Il insiste d'ailleurs sur ce fait qu'il a vu assez souvent des vers dans les vaisseaux lymphatiques.

Arrivés dans les mailles du tissu sous-muqueux de la vessie ou du rectum, les œufs, aidés dans leur marche par leur éperon acéré, cheminent comme des corps durs et piquants, à la manière d'une aiguille introduite dans les muscles, dit Looss (2). Ils traversent la *muscularis mucosæ*, par les interstices fasciculaires et arrivés au-dessous du revêtement épithélial, ils jouent le rôle de corps étrangers, provoquant un petit abcès par l'ouverture duquel ils arrivent dans la cavité des organes infestés. La progression des œufs est facilitée par les mouvements dont la vessie et le rectum sont le siège.

La perte de substance minime produite par le passage de l'œuf dans la couche épithéliale ne tarde pas à se transformer en ulcération sous l'action de l'urine ou des matières fécales. Quant

(1) COLLORIDI, cité par GŒBEL, *loc. cit.*, p. 26.
(2) A. LOOSS, Histoire naturelle de la Bilharzia (*C. R. du 1er Congrès égyptien de médecine. II, Chirurgie*, p. 8).

aux œufs restés dans les tissus, ils déterminent des phénomènes réactionnels que nous décrirons plus loin.

**2° Circulation veineuse des territoires infestés.** — Voyons les relations que présente la circulation veineuse des territoires infestés avec le système porte.

Nous aurons à envisager à ce point de vue les diverses parties des appareils urinaires et génitaux, le rectum et le périnée. Nous indiquerons en outre par quelles voies vasculaires les œufs des parasites peuvent arriver au foie et à certains organes de la cavité thoracique comme les poumons et le cœur.

La vessie, siège d'élection des altérations par *Schistosomum hæmatobium*, n'a cependant que des communications indirectes avec le système porte. Le sang de son triple réseau veineux, muqueux,musculaire et superficiel, se rend par trois groupes de troncs collecteurs aux plexus vésical, séminal et prostatique anastomosés entre eux d'une façon si étroite que Testut propose de les réunir en un seul plexus qu'il appelle plexus pelvi-vésical. Or les veines de la vessie qui émanent du plexus vésical vont se jeter dans la veine iliaque interne. On voit donc que la circulation veineuse de la vessie est surtout tributaire de la veine cave inférieure. Mais la localisation élective du Trématode dans ces organes s'explique par la raison que du plexus pelvivésical naît une branche de la veine hémorroïdale moyenne qui établit la communication avec le système porte. On sait, en effet, que la veine hémorroïdale moyenne contribue à former les plexus hémorroïdaux dont la principale voie émissaire est la veine hémorroïdale supérieure, branche d'origine de la petite mésaraïque.

Ainsi la veine hémorroïdale moyenne met en communication les territoires veineux du rectum et des organes génito-urinaires et constitue une importante anastomose entre le système porte et le système cave. On conçoit aisément que, grâce à ces connexions vasculaires, les parasites puissent passer sans difficulté de la circulation rectale à la circulation vésicale et inversement. Les voies anastomotiques sont même suffisamment larges pour permettre à plusieurs couples de vers d'y circuler simultanément.

En outre le plexus pelvivésical, tributaire des veines hypogastriques, présente des anastomoses, avec tous les réseaux du voisinage : réseau des uretères, veines honteuses internes, veines obturatrices, veines spermatiques chez l'homme, veines utéro-ovariennes chez la femme, veines des parois abdominales.

La plupart de ces anastomoses, que les bilharzies peuvent emprunter, nous permettent de comprendre l'envahissement des divers organes des appareils génito-urinaires.

Quant au rectum, la presque totalité de son sang se rend par les veines hémorroïdales supérieures à la petite mésaraïque ; le reste est amené au système cave par les veines hémorroïdales inférieures et hémorroïdales moyennes.

La circulation veineuse du rectum est, par conséquent, surtout tributaire du système porte; mais nous savons que les veines hémorroïdales supérieures communiquent avec les branches de la veine cave inférieure de deux façons, d'une part par les veines hémorroïdales inférieures, qui sont des veines tégumentaires, tributaires de la veine honteuse interne; d'autre part, par les veines hémorroïdales moyennes, qui sont des veines de la prostate, des vésicules séminales ou du vagin et qui aboutissent à l'hypogastrique.

Comme nous l'avons déjà indiqué, cette anastomose par les veines hémorrhoïdales moyennes est vraisemblablement la plus importante de toutes les anastomoses porto-caves et l'on peut injecter indifféremment les plexus génito-urinaires par les veines rectales ou celles-ci par les plexus. La veine profonde de la verge peut même servir de porte d'entrée pour pousser une masse d'injection dans les veines du rectum.

L'étude des anastomoses nous sert également à comprendre les localisations primitives de la bilharziose sur le rein, le bassinet, l'uretère et au niveau du périnée.

Tuffier et Lejars ont montré que du réseau veineux de la capsule adipeuse du rein partent de nombreuses veines qui se jettent dans les veines coliques, se rendant, comme on le sait, aux veines mésaraïques. Des anastomoses directes existent même entre le tronc de la veine rénale et les coliques droites et gauches ; les voies de communication seraient, d'après Lejars, nombreuses et constantes et Ruysch aurait pu, par ces anastomoses, malgré leur faible calibre, injecter tout le système porte.

Les veines des calices et du bassinet forment un plexus rétropyélique en relation avec les veines capsulo-adipeuses et les veines de la portion initiale de l'uretère.

Les veines de la portion abdominale de l'uretère aboutissent aux veines spermatiques ou utéro-ovariennes, celles de la portion pelvienne arrivent à former deux troncules qui, après avoir suivi le trajet du conduit, se jettent soit dans l'hypogastrique, soit dans l'iliaque primitive.

La localisation primitive de la bilharziose (abcès, fistules) dans la région périnéale s'explique par les anastomoses qui unissent les veines du tissu cellulaire sous-cutané périnéal avec le plexus hémorroïdal inférieur (1), lequel est en relation avec les veines hémorroïdales moyennes et supérieures.

(1) Mariau. Recherches anatomiques sur la veine porte, et particulièrement sur ses anastomoses avec le système veineux général (*Thèse de Lyon*, 1893).

A côté des anastomoses normales et constantes que nous venons de signaler il peut en exister d'anormales. Elles nous permettent d'expliquer les manifestations exceptionnelles de la bilharziose.

Ainsi le système porte, habitat du *Schistosomum hæmatobium*, et dont le territoire comprend tout le tube digestif sous-diaphragmatique, du cardia à l'anus, et les glandes annexes, foie, rate, pancréas, n'est pas entièrement fermé. Il communique largement avec le système cave au moyen d'anastomoses dont l'existence nous aide à comprendre la distribution, l'ordre d'apparition des altérations bilharziennes et leur prédominance dans certaines régions de l'organisme.

Toutefois, l'étude de la circulation veineuse laisse certains points encore obscurs. Pour quelles raisons n'a-t-on jusqu'ici rencontré que des mâles dans la veine splénique, qui offre cependant un accès au moins aussi facile aux femelles? Il semble que celles-ci choisissent pour effectuer leur ponte des vaisseaux d'où les œufs auront le plus de chances d'arriver à l'extérieur pour assurer la conservation de l'espèce. Pour quelles raisons encore les femelles fécondées de *Schistosomum hæmatobium* sont-elles localisées de préférence dans les plexus veineux de la vessie, alors que celles de *Schistosomum Mansoni* se cantonnent exclusivement dans les réseaux veineux de la partie inférieure du tube digestif? Dans l'état actuel de nos connaissances, il n'est pas possible de répondre à ces questions.

**3° Lésions déterminées par les parasites et par leurs œufs.** — Les parasites par eux-mêmes ne paraissent pas produire des désordres très appréciables ; cependant, Letulle a montré qu'ils pouvaient déterminer des lésions de phlébite chronique, permettant de reconnaître les vaisseaux parcourus par les vers.

La presque totalité des lésions est causée par les œufs qui, quotidiennement peuvent être pondus par milliers. Cobbold (1) a pu évaluer à 10.000 le nombre d'œufs rendus chaque jour par une fillette de 7 ans, et Lortet et Vialleton rapportent que leur malade, en 14 ans, a émis par les urines au moins 15.330.000 œufs.

Nous passerons en revue les divers organes où des lésions bilharziennes ont été observées et nous étudierons successivement:

Les lésions de l'appareil génito-urinaire ;

Les lésions du tube digestif ;

Les lésions de divers organes rarement atteints.

***Lésions de l'appareil génito-urinaire.*** — **Lésions de la Vessie.** — La vessie est le siège d'élection des lésions bilharziennes. C'est en effet au niveau de cet organe que l'on observe le plus communément les premières manifestations de l'infestation

(1) COBBOLD, Cases of hæmaturia due to Bilharzia (*Lancet*, 1885).

parasitaire, et plus tard, quand toutes les parties de l'appareil urinaire sont plus ou moins atteintes, c'est le réservoir vésical qui présente les altérations à leur maximum d'intensité.

Les lésions dues à la présence du *Schistosomum hæmatobium* sont primitives ou secondaires. Au nombre des *lésions primitives* se placent toutes celles que l'on peut grouper sous le nom de cystite bilharzienne ; parmi les *lésions secondaires*, l'on comprend les fistules vésicales, la lithiase vésicale, les tumeurs malignes.

**Cystite bilharzienne.** — On a proposé des classifications quelque peu arbitraires des lésions bilharziennes.

Bilharz établissait trois divisions : l'une pour l'induration et la sclérose, la seconde pour les végétations polypiformes, la troisième pour les ulcérations.

Sonsino (1) admettait six types, auxquels il donnait le nom générique d'infarctus, et il décrivait les infarctus vésiculaire, hémorragique, granuleux ou sablonneux, ulcéreux, végétant, avec incrustation calcaire.

Toutes ces lésions se combinant et n'évoluant pas d'une façon régulière, il est préférable de décrire, suivant l'exemple de Griesinger, les différents aspects de la vessie aux divers stades de l'infestation.

Muqueuse. — Au début, on observe sur la muqueuse de la vessie des plaques d'hyperhémie plus ou moins étendues, avec de petites taches ecchymotiques de quelques millimètres de diamètre. Ces altérations siègent de préférence au niveau du trigone, mais elles sont parfois irrégulièrement disséminées sur la paroi interne de la vessie.

En certains endroits, la muqueuse est recouverte d'un enduit visqueux, gris jaunâtre, parfois sanguinolent, contenant des œufs de Bilharzie. Ce mucus est parfois si adhérent qu'on ne peut le détacher sans provoquer la rupture des petits vaisseaux superficiels.

L'examen histologique permet de constater, dans certains cas, la disparition des cellules aplaties qui forment la couche superficielle de l'épithélium polymorphe de la vessie.

Le revêtement est alors constitué par des cellules cylindriques qui peuvent, comme Gœbel l'a signalé, envoyer dans la sous-muqueuse des prolongements d'apparence glandulaire, capables de devenir le point de départ de tumeurs cancéreuses.

Les vaisseaux de petit calibre, les capillaires de la muqueuse et de la sous-muqueuse sont véritablement obstrués par les œufs de

(1) P. Sonsino, la *Bilharzia hæmatobia* et son rôle pathologique en Egypte (*Archives générales de médecine*, 1876, pp. 652-673).

bilharzie. Il en résulte la rupture de certains capillaires et de petites ulcérations de la muqueuse.

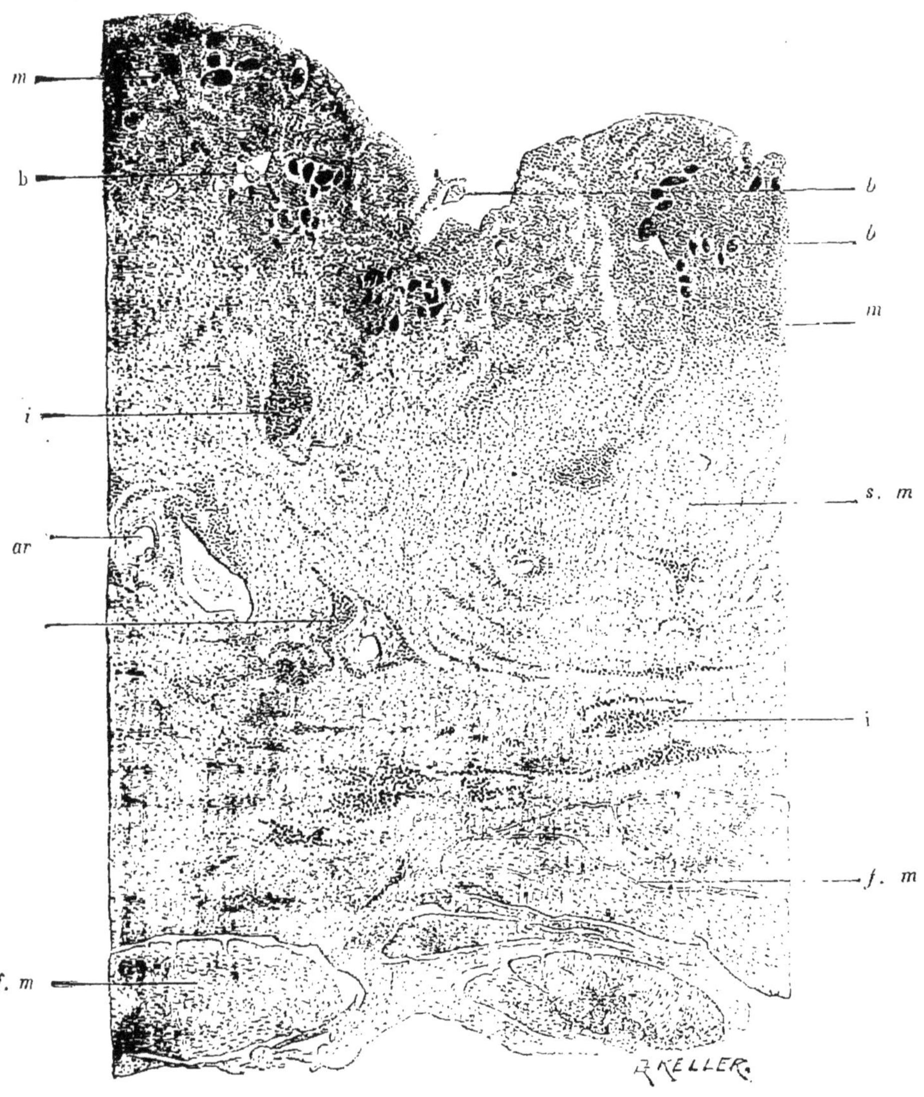


Fig. 30. — Bilharziose urinaire. Cystite chronique bilharzienne. Grossissement 32/1 (empruntée à Glaesel. Collection de M. le Prof. Letulle).

*m, m.* La muqueuse vésicale est infiltrée de nombreux œufs de bilharzie, l'épithélium pavimenteux est desquamé et la cystite se reconnaît à la tuméfaction du derme de la muqueuse et à son ulcération étalée ; *b. b.* Œufs de B. incrustés dans les mailles du derme de la muqueuse ; quelques œufs sont prêts à tomber dans la cavité vésicale ; *s. m.* Sous-muqueuse épaisse sclérosée, infiltrée d'îlots inflammatoires, mais exempts (comme les couches musculeuses) de parasites bilharziens ; *i i*, îlots inflammatoires semés parmi le tissu conjonctivo-vasculaire et en rapport avec les altérations infectieuses qui suivent nécessairement la migration des œufs de bilharzie et leurs effractions à travers la muqueuse vésicale ; *f. m.* Couches musculeuses de la vessie épaissies et en partie sclérosées (Letulle).

Au stade suivant, les ulcérations gagnent en étendue et paraissent faites à l'emporte-pièces. Ailleurs, la muqueuse est fortement hyperhémiée et au-dessous d'elle se dessinent des veines avec des dilatations variqueuses. On note aussi la présence de petites élevures d'un gris jaunâtre et il semble, pour employer l'expression de Madden, qu'une couche de sable de la mer ait été répandue sur la muqueuse. Ces petites saillies tendent à devenir confluentes et se revêtent d'incrustations calcaires ou uratiques. Dans un cas de Letulle (1), rapporté tout au long dans l'excellente thèse de Glaesel (2), la paroi interne de la vessie était parsemée de concrétions, petites, très dures et friables sous le doigt. A cette période, on trouve encore, soit localisés au niveau de la région du trigone, soit disséminés un peu partout, des vésicules et des polypes bilharziens. Les vésicules, arrondies, du volume d'un grain de millet, renferment une sérosité trouble ou transparente. Discrètes, ces vésicules peuvent passer inaperçues, confluentes elles sont visibles à l'œil nu ; revêtues d'une couche de cellules épithéliales distendues et aplaties, elles contiennent des œufs plus ou moins altérés. Les polypes, véritables papillomes dont toute la paroi vésicale peut être hérissée, ont le volume d'un grain de mil à celui d'un haricot. Ils sont tantôt sessiles, tantôt implantés au moyen d'un pédicule sur une muqueuse très congestionnée. De coloration rouge foncé ou jaunâtre, ces productions villeuses ou polypiformes sont constituées par un axe de tissu conjonctif, farci d'œufs, richement vascularisé, et recouvert par une couche épithéliale saine ou parsemée d'érosions plus ou moins nombreuses. On comprend, par suite, la tendance qu'elles ont à saigner et à se nécroser. Des dépôts de sels calcaires peuvent recouvrir les papillomes, qui deviennent ainsi le point de départ de calculs vésicaux.

Les végétations forment parfois des masses rappelant les condylomes. Elles occupent, dans certains cas, une large surface de la paroi interne de la vessie et dégénèrent quelquefois en tumeurs malignes.

Enfin, dans de rares cas, l'épithélium peut manquer complètement et le tissu conjonctif forme la paroi interne du réservoir vésical, mais il est recouvert d'un détritus amorphe, composé de leucocytes et contenant des œufs de bilharzie.

On a donc tous les degrés, de la simple érosion, visible seulement microscopiquement, aux larges ulcérations et même aux véritables escarres.

L'élimination des œufs de *Schistosomum hæmatobium* se fait

(1) LETULLE, Bilharziose urinaire chez un nègre du Congo. Modes de dissémination des lésions parasitaires (*Bull. Soc. Path. exot.*, t. I, 1908, p. 282).

(2) P. GLAESEL, Contribution à l'étude de la bilharziose, Thèse de Paris, n° 145, 1909.

surtout au niveau des érosions et des ulcérations, mais elle a lieu aussi à travers la muqueuse. Looss a montré sur des préparations microscopiques le passage des œufs dans l'intervalle de cellules épithéliales en apparence intactes. La plupart des œufs qui deviennent libres dans la cavité vésicale sont vivants et renferment des embryons mobiles.

Sous-muqueuse. — A la coupe, la sous-muqueuse est dure, épaissie et se montre plus vascularisée que normalement. Le tissu scléreux est parsemé d'îlots inflammatoires nodulaires où les leucocytes mononucléaires prédominent. Les zones d'inflammation sont consécutives à la migration des œufs. Les capillaires sont distendus et de nombreuses veines présentent des altérations d'endophlébite oblitérante.

De toutes les tuniques de la vessie, la sous-muqueuse est la plus riche en œufs. Ceux-ci sont d'autant plus nombreux que l'infestation est plus ancienne. D'abord dispersés, ils forment ensuite de véritables nids ; plus tard ils deviennent si abondants qu'ils arrivent à se toucher et constituent une couche continue, visible à l'œil nu, pouvant atteindre un millimètre d'épaisseur.

On a admis que les œufs se trouvent dans les veines ou les capillaires. Chaker les aurait souvent observés dans les vaisseaux. De même Belleli (1) aurait constaté des vaisseaux vésicaux entièrement remplis d'œufs. Rutimeyer (2) ne les a vus que hors des veines dans le tissu cellulaire de la vessie et des uretères. Lortet et Vialleton affirment, de la façon la plus formelle, qu'un certain nombre d'œufs sont situés dans les capillaires sanguins, mais aussi et en plus grand nombre entre les mailles des capillaires. Gœbel dit n'avoir vu qu'une fois trois ou quatre œufs entourés d'une membrane endothéliale.

Certains œufs sont vivants, en train de se segmenter ou même déjà embryonnés ; d'autres sont stériles et calcifiés. Dans cet état ils se colorent différemment suivant le degré de leur altération. Par l'hématéine, Letulle a coloré trois sortes d'œufs stériles. Les uns prennent une teinte grisâtre et ont un aspect brillant, ce sont les œufs dont il ne persiste que la coque ; les seconds apparaissent violâtres, leur cavité contient une substance amorphe mélangée de sels calcaires ; les autres enfin, nettement violets, sont remplis de granulations de chromatine et de débris de leucocytes. Gœbel a également indiqué que l'on peut diagnostiquer l'âge des œufs en se servant de l'hématoxyline qui produit de la métachromasie. Les œufs dont le contenu est encore vivant se colorent en bleu, les autres prennent une couleur plus ou moins violette.

(1) Belleli, la Bilharzia hæmatobia (*Gazz. degli osped.*, 1886).
(2) Rutimeyer, *Centralbl. f. klin. Med.*, 1893.

Mentionnons encore que, lorsque les œufs sont peu nombreux et dispersés, ils se rencontrent surtout dans les parties les plus voisines du revêtement épithélial.

Tunique musculaire. — La tunique musculaire, qui comprend trois couches : externe longitudinale, moyenne circulaire, profonde plexiforme, est normale. Elle peut paraître hypertrophiée, mais en réalité il s'agit d'une sclérose du tissu conjonctif interfasciculaire. Ruault (1) a constaté une dégénérescence hyaline des fibres, considérée par d'autres observateurs comme une altération cadavérique. Dans l'observation de Letulle, les faisceaux des fibres lisses étaient absolument normaux « dirigés dans tous les sens et protégés par des treillis très épais de fibres élastiques ». Certains auteurs cependant, et entre autres Kartulis (2), admettent qu'il y a une véritable hypertrophie de la tunique musculaire.

Les œufs de *Schistosomum hæmatobium* sont excessivement rares dans la tunique musculaire. Lortet et Vialleton disent même qu'ils sont absents.

Sous-séreuse. — La couche sous-séreuse est plus dense que normalement et riche en vaisseaux altérés ou sclérosés. Elle peut être intimement adhérente à la tunique musculaire. Les œufs du parasite y sont assez communément rencontrés. On peut voir, comme Letulle l'a signalé, un assez grand nombre de pelotons adipeux autour des artérioles et des veinules. Le péritoine qui recouvre la vessie est d'ordinaire indemne de lésions.

Enfin, au stade le plus avancé, les lésions que nous venons de signaler sont à leur maximum d'intensité.

Les parois vésicales, très épaissies, peuvent atteindre jusqu'à deux centimètres ; on sait que l'épaisseur de la vessie normale pleine est de 4 millimètres au niveau du corps et de 6 millimètres dans la région du trigone et, à l'état de repos, de 15 millimètres. La muqueuse vésicale, très infiltrée, dure et résistante, a perdu sa souplesse. Elle crie sous le scalpel car un certain nombre d'œufs se sont enveloppés de sels calcaires. Les ulcérations occupent de larges surfaces et les papillomes sont si nombreux qu'ils arrivent presque à combler le réservoir vésical.

Toutes les modifications que nous venons de décrire, hyperhémie, érosions, ulcérations, escarres, vésicules, papillomes, endophlébite, ruptures vasculaires, incrustations calcaires, sclérose et zones inflammatoires sont le résultat de l'action produite par les vers qui habitent les fines divisions des veines vésicales, et de l'irritation provoquée par les œufs. Il faut y ajouter encore l'action de l'urine sur une muqueuse déjà lésée.

(1) Ruault, Lésions causées par la présence des œufs et des embryons de *Bilharzia hæmatobia* (*Progrès méd.*, 1885).

(2) Kartulis, Weitere Beiträge zur path. Anat. der Bilharzia (*Virchows Archiv.*, CLII, 1898).

**Fistules vésicales.** — La cystite bilharzienne peut se compliquer de péricystite, laquelle détermine une inflammation suppurative aboutissant à une ulcération de la peau, et finalement à une fistule. Les fistules vésicales sont rares et ne s'observent que chez les bilharziques cachectiques. Elles s'ouvrent le plus souvent dans la région sus-pubienne, quelquefois au niveau du périnée.

**Lithiase vésicale.** — La lithiase vésicale constitue une complication relativement fréquente de la bilharziose. Dans la cystite bilharzienne, en effet, se trouvent réalisées les conditions nécessaires à la formation d'une pierre : d'une part, un corps étranger qui peut être un fragment de papillome, ou un amas d'œufs, d'autre part la cystite. En effet, le plus grand nombre des calculs de la vessie ont comme noyau de formation une partie détachée de la muqueuse vésicale (Sonsino), ou des œufs de bilharzie. Il convient néanmoins de remarquer que le corps étranger n'est point indispensable à la constitution d'un calcul et que la cystite peut déterminer à elle seule, sans l'intervention d'un autre facteur, des pierres vésicales. Sur la surface interne de certaines vessies bilharziennes, les dépôts de sels calcaires sont parfois si abondants qu'ils arrivent à constituer en quelque sorte une quatrième tunique. Les calculs sont composés d'acide urique, combiné avec des oxalates et des phosphates. Y a-t-il une relation de cause à effet entre la bilharziose urinaire et la lithiase vésicale? La question est encore en suspens. En Egypte, la maladie de la pierre, signalée déjà par Prosper Alpinus, est fréquente même chez les non-bilharziques. La bilharziose favoriserait simplement la production des calculs vésicaux.

Milton (1), dans ses statistiques, donne 134 cas de lithiase chez 599 bilharziens, et Gœbel 697 chez 1.684. Sur 100 calculs de la vessie observés en Egypte, Madden a noté 8 fois la bilharziose concomitante.

D'après Tréhaki (2), la fréquence de la maladie de la pierre chez les fellahs égyptiens est due d'une part à leur alimentation végétale et d'autre part à la consommation d'eau limoneuse (3). Chaque individu absorberait quotidiennement deux grammes de sels minéraux. Ainsi s'expliquerait la minéralisation de l'urine et sa facile précipitation par les œufs et les fragments de tumeurs qui constituent des corps étrangers.

Tous les calculs vésicaux ne sont pas formés dans la vessie, et plusieurs auteurs, Gœbel entre autres, sont d'avis qu'un cer-

(1) MILTON, Bilharzia surgically considered (*C. R. 1er Congrès égyptien de médecine*, Caire, 1905).

(2) TRÉHAKI, Bilharziose des voies urinaires (*C. R. 1er Congrès égyptien de médecine, II. Chirurgie*, 1905, p. 95).

(3) Au Tonkin les mêmes raisons pourraient expliquer la fréquence des calculs vésicaux chez les Annamites avec la remarque que les Schistosomiases y sont inconnues.

tain nombre de pierres proviennent des reins ou des uretères.

**Tumeurs malignes.** — Chez les bilharziens, on a signalé comme complications des lésions vésicales de véritables tumeurs malignes. Kartulis rapporte que, sur 300 autopsies de bilharziose, il a vu dix carcinomes. Harrisson (1) a relaté quatre cas de cancers de la vessie, en rapport avec l'infestation par les bilharzies. Il s'agissait de carcinomes et d'épithéliomes. Gœbel a observé sept cancers sur 31 tumeurs de la vessie.

On ignore encore les relations qui peuvent exister entre la bilharziose et la carcinomatose ou la sarcomatose. Les deux processus coexistent, mais on n'a pas encore de preuves que les tumeurs sont dues à l'irritation produite par les œufs. Il faut noter que ces productions malignes siègent principalement au niveau des orifices de l'urètre ou des uretères.

**Lésions de la prostate et de l'urètre.** — Situé dans le voisinage même de l'infestation vésicale, le canal prostato-urétral n'échappe pas au processus morbide. En effet, le système veineux vésico-urétral, par ses nombreuses anastomoses, contribue à la propagation des lésions vers la prostate et le canal urétral et ces lésions apparaissent comme des complications de la bilharziose vésicale. Parfois cependant les manifestations pathologiques de la prostate et de l'urètre ne sont nullement liées aux altérations de la vessie et l'on voit apparaître, comme premier signe de l'infestation, une fistule ou un rétrécissement urétral, tout le reste de l'appareil urinaire paraissant indemne.

La *prostate* est souvent lésée. Kartulis et Chaker ont signalé une hypertrophie de l'organe, qui serait due à une infiltration leucocytaire.

Des œufs en amas parfois volumineux siègent surtout dans le tissu musculaire, mais on en trouve également dans les acini glandulaires et les canaux excréteurs. Gœbel a vu une prostate à peine altérée, malgré son envahissement par un nombre considérable d'œufs.

Dans une autopsie faite par Letulle, il y avait transformation pavimenteuse de l'épithélium de l'un des tubes glandulaires. La paroi du canal excréteur « était constituée par deux ou trois, quelquefois même quatre couches d'épithélium pavimenteux stratifié. En de nombreux points, des leucocytes polynucléés à noyau vivement teinté s'étaient insinués entre ces épithéliums pavimenteux. La cavité de la glande était remplie presque complètement par des paquets d'épithéliums polymorphes nullement cylindriques, identiques à ceux qui recouvraient la paroi ».

Les altérations bilharziennes de *l'urètre* méritent une attention spéciale, car elles peuvent avoir pour conséquence de graves

(1) Harrisson, *Lancet*, 1889.

désordres dans les phénomènes de l'urination. Les œufs s'accumulent sur un point du trajet du canal, et là, soit par leur nombre, soit par l'irritation qu'ils exercent sur les tissus urétraux et périurétraux, ils produisent des altérations allant de la simple uréthrite à la destruction des tissus. Le plus souvent, c'est la partie prostatique du canal qui est envahie en premier lieu par les parasites. On sait d'ailleurs que, dans tous les cas de bilharziose vésicale, on note des lésions au pourtour de l'orifice interne de l'urètre.

A un premier degré, il existe le long de l'urètre des nodosités plus ou moins volumineuses, évoluant silencieusement. Après un temps variable, elles se ramollissent, et l'abcès qui leur fait suite s'ouvre tantôt en dehors et en dedans simultanément, tantôt en dedans d'abord, puis en dehors. La fistule urétrale est constituée.

**Fistules urétrales.** — Les fistules sont une complication fréquente des altérations bilharziennes de l'urètre.

Tréhaki a signalé leur fréquence chez les paysans égyptiens. Il a relevé 40 o/o de fistules urinaires chez les bilharziens. On les rencontre le plus souvent chez les sujets âgés de 20 à 40 ans.

Suivant leur siège, on les range dans l'un des trois groupes suivants :

1° Fistules urétro-périnéales, s'ouvrant au niveau du périnée;

2° Fistules urétro-scrotales, dont l'orifice est situé dans les tissus du scrotum;

3° Fistules urétro-péniennes, s'ouvrant le long de l'urètre.

A côté des fistules urétrales, nous devons mentionner encore les fistules urinaires du rectum, consécutives à des abcès prostatiques ayant amené des ulcérations rectales.

Ali-Lahib (1), sur 940 cas de fistules bilharziennes, en Egypte, a compté 800 périnéales ou scrotales, 120 péniennes, 10 sus-pubiennes et 10 vésico-rectales.

Les fistules sont généralement uniques, mais il n'est pas rare d'en compter 2, 3 et même davantage chez le même malade.

Le caractère de ces fistules leur donne un aspect spécial qui permet de les reconnaître aisément pour peu qu'on les ait vues une seule fois. Elles sont d'ordinaire complètes, mais elles peuvent être borgnes internes. Leur trajet est généralement unique et se sent comme un cordon ayant la dureté de la pierre. L'orifice interne siège le plus souvent sur la paroi inférieure ou sur les parois latérales, très rarement sur la paroi supérieure.

L'orifice externe d'où s'écoule un liquide sanieux plus ou moins mélangé d'urine est tantôt régulier, tantôt déchiqueté. De diamètre variable il peut laisser passer une sonde de 4 à 5 millimètres.

(1) Ali-Lahib, Etude sur la Bilharzia et son influence sur la production des fistules (*C. R., 1er congrès égyptien de Médecine*, Caire, 1905, p. 159).

Il est situé sur de petits granulomes ou au milieu de masses énormes de tissu infiltré. Il n'y a généralement qu'un pertuis fistuleux s'ouvrant à l'extérieur, mais il n'est pas rare d'en constater plusieurs. Ali-Lahib a rencontré chez un malade cinquante ouvertures externes alors qu'il n'y avait qu'un orifice interne unique. Le trajet de la fistule est rectiligne ou anfractueux, sa longueur dépend de son siège et de l'état des tissus péri-urétraux. Sans intervention chirurgicale, ces fistules sont destinées à persister indéfiniment et même à se compliquer de nouveaux trajets. Très exceptionnellement, elles finissent par se fermer spontanément.

Les fistules urétrales reconnaissent comme point de départ les altérations des tissus péri-urétraux produites par les œufs de bilharzie. Mais pour que la suppuration s'établisse, il faut une intervention microbienne. Trehaki considère que la genèse d'une fistule urétrale d'origine bilharzienne est sous la dépendance de deux facteurs entrant en jeu : l'altération parasitaire prépare le terrain aux microbes de la suppuration.

**Rétrécissement de l'urètre.** — Le rétrécissement de l'urètre peut être d'origine bilharzienne. Il est très différent du rétrécissement consécutif à un traumatisme ou à la blennorragie. Alors que chez les blennorragiques le rétrécissement est constitué par un tissu fibreux de nouvelle formation opposant parfois un obstacle infranchissable au passage d'une sonde, chez les bilharziens, dont l'urètre est dur, tortueux, comme cartilagineux, une sonde, même de gros calibre, finit toujours par passer. Les rétrécissements ne sont pas dus à l'effacement plus ou moins considérable de la lumière de l'urètre, mais à la présence de nodosités en nombre variable, disséminées le long des parois du canal. La sonde, après avoir subi de nombreux ressauts, finit par pénétrer dans la vessie.

Les nodosités urétrales sont soit localisées en un point quelconque du canal, soit généralisées à toute la région pénienne. Dans ces derniers cas, la verge est dure, ligneuse jusqu'au méat urinaire.

Tandis que le rétrécissement blennorragique siège presque constamment au niveau du cul-de-sac de l'urètre antérieur, le rétrécissement bilharzien n'a pas de localisation propre.

Dans certains cas, le méat urinaire laisse suinter un liquide muco-purulent et le pourtour de l'orifice est rouge et infiltré.

**Lésions de l'uretère et du bassinet.** — Les lésions de l'uretère et du bassinet se font le plus souvent par voie ascendante, mais l'existence d'une circulation porto-rénale et porto-urétérique permet de comprendre que le bassinet et l'uretère puissent être envahis primitivement.

Généralement, les lésions siègent au niveau du méat uretéral et remontent jusqu'au tiers supérieur du canal. Il n'est pas rare cependant d'observer l'envahissement de tout le conduit.

La muqueuse conserve d'abord sa souplesse, mais, l'infiltration des œufs augmentant, elle s'épaissit. En certains points, elle est dépolie, ailleurs elle est congestionnée. Il peut y exister des saillies d'apparence sableuse, analogues à celles de la vessie. Elle est hérissée parfois de papillomes amenant une diminution du calibre du canal. Il se forme ainsi un ou plusieurs rétrécissements qui mettent obstacle au libre écoulement de l'urine et qui déterminent au-dessus la production de poches et de coudures. Zancarol (1) aurait vu un uretère ayant le calibre de l'intestin grêle.

Histologiquement on note tantôt la disparition d'une partie de l'épithélium de recouvrement, tantôt l'épaississement de celui-ci. La sous-muqueuse fortement sclérosée peut contenir de nombreux œufs de bilharzie. Enfin la tunique musculaire, infiltrée de leucocytes, montre également des œufs, mais en petit nombre.

**Lésions du rein.** — Les lésions rénales d'origine bilharzienne s'observent rarement malgré les anastomoses constantes qui relient la circulation veineuse de l'organe au système porte.

Elles sont primitives ou secondaires.

Les lésions *primitives* sont dues à la présence des parasites adultes ou des œufs dans le parenchyme rénal. Amené par le courant sanguin dans la substance corticale ou dans la substance médullaire, l'œuf détermine un processus inflammatoire et dégénératif aboutissant à une néphrite parenchymateuse ou à une néphrite interstitielle.

Les lésions *secondaires* sont beaucoup plus fréquentes que les altérations primitives.

Il faut signaler les abcès rénaux, la pyélite et la pyélo-néphrite, l'hydronéphrose par oblitération des uretères, la lithiase rénale.

Les abcès rénaux sont d'ordinaire miliaires. Ils peuvent être volumineux par fusion de plusieurs petits abcès en un seul. Il peut même y avoir une véritable fonte purulente de l'organe.

**Lésions des vésicules séminales.** — Les vésicules séminales peuvent être hypertrophiées et scléreuses. Chaker (2) a noté une infiltration des plus accusées des différentes tuniques et tout particulièrement de la musculaire. Les œufs, en amas parfois considérables, sont logés surtout entre les faisceaux des fibres musculaires lisses hypertrophiées.

On observe en outre des zones d'infiltration irritative de cellules embryonnaires, si nombreuses en certains points qu'elles forment de véritables abcès microscopiques. Dans la lumière du conduit

(1) Zançarol, *Bull. Soc. méd. des hôp.*, 1884.

(2) M. Chaker, Etude sur l'hématurie d'Egypte causée par la Bilharzia hæmatobia. Thèse de Paris, 1889-1890, n° 127.

de la vésicule, Chaker a constaté des œufs libres qui peuvent aussi être expulsés avec le sperme.

Lortet et Vialleton, sur des coupes, ont vu que les œufs étaient situés en plein tissu musculaire et que d'autres occupaient les

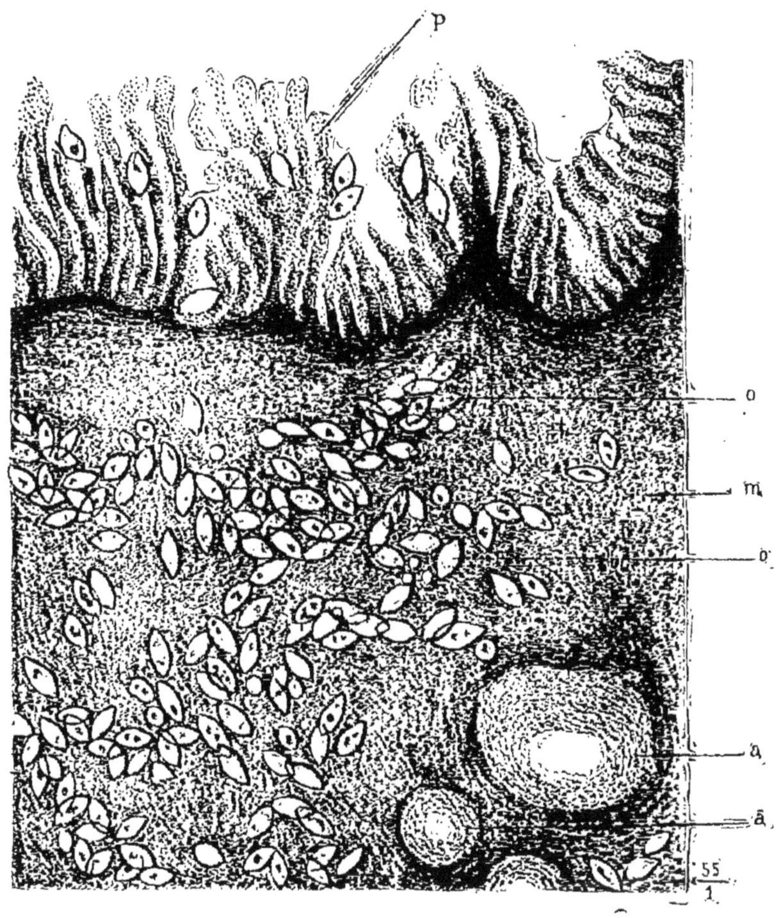


Fig. 31. — Coupe des vésicules surrénales dans un cas de Bilharziose, d'après Chaker et Guiart ; *a*, artères, *o*, œufs, *m*, tissu musculaire, *p*, muqueuse.

parties les plus superficielles de la muqueuse. Chez un bilharzien, ils ont trouvé des œufs dans le sperme.

Letulle a décrit de l'endartérite végétante fibro-élastique et de l'endophlébite, cette dernière « avec cellules connectives tuméfiées, proliférées, en quelques points rameuses, à la façon de cellules muqueuses. »

Les œufs, qui sont très rares, comme nous l'avons vu, dans la tunique musculaire de la vessie, siègent au contraire de préférence entre les fibres musculaires des vésicules séminales.

**Lésions des organes génitaux de la femme.** — Les

altérations bilharziennes des organes génitaux de la femme ont longtemps passé inaperçu, d'autant plus que les femmes sont moins souvent atteintes de bilharziose que les hommes, et que les musulmanes se soumettent rarement à l'observation médicale.

Au Congrès médical du Caire, en 1905, Gœbel (1) dit ne connaître qu'un cas de bilharziose du vagin, étudié par Madden, mais il ajoute que les localisations doivent être plus fréquentes qu'on ne l'a cru jusqu'ici.

Au même Congrès, Milton (2) signale des observations récentes de bilharzioses vulvaire, vaginale et utérine, et Symmers (3) rapporte un cas de tumeur bilharzienne de l'ovaire.

Les altérations bilharziennes des organes génitaux de la femme se présentent sous les formes hypertrophique et atrophique; la première forme est presque entièrement localisée à l'orifice du vagin, tandis que la seconde siège surtout dans la cavité vaginale.

Au niveau de la *vulve*, on a décrit des lésions ulcératives au pourtour du méat urinaire et dans la région clitoridienne. Les formations polypeuses, les plus communément observées au dire de Milton, sont réparties autour de l'orifice vulvaire et se réunissent parfois en une ou deux grandes masses verruqueuses dont le volume peut dépasser celui d'un œuf de poule.

La *cavité vaginale* est atteinte de la forme atrophique. La muqueuse est épaissie, très riche en tissu fibreux, et sa surface est recouverte de fissures et de taches blanchâtres.

Dans le fond du vagin, les papillomes sont très développés et ils tendent à entourer et à recouvrir le col utérin. A un examen rapide, ces masses polypeuses peuvent être confondues avec des tumeurs carcinomateuses.

Sur l'*utérus*, on a noté la présence de fibro-adénomes contenant de nombreux œufs.

On ne connaît qu'un exemple de localisation bilharzienne au niveau de l'*ovaire*, et il s'agit d'une trouvaille d'autopsie, faite par Symmers, chez une fillette de 4 ans morte de rage et ne présentant par ailleurs aucune autre lésion bilharzienne. La tumeur, de la grosseur d'un œuf de pigeon, était en rapport avec l'ovaire et le ligament large. Formée de tissu fibreux disposé en couches plus ou moins concentriques, elle renfermait des œufs de bilharzie vers sa partie centrale.

**Lésions du tube intestinal.** — Les lésions intestinales produites par le *Schistosomum hœmatobium* sont probablement identiques à celles causées par le *Schistosomum Mansoni*. La distinction

(1) Gœbel, *loco cit.*, p. 46.
(2) F. Milton, Bilharzia surgically considered (*C. R. du 1er Congrès égyptien de médecine*, II, *Chirurgie*, 1905, p. 272).
(3) Symmers, Demonstration of certain lesions produced by Bilharzia hæmatobia (*Même C. R.*, p. 23).

toute récente faite entre les deux trématodes appellera sans doute une révision de l'anatomie pathologique des lésions rectales bilharziennes. Jusqu'ici, en effet, on n'a pas cherché à séparer dans les descriptions la part qui revient à l'un ou à l'autre des parasites dans la production des altérations intestinales. Les auteurs qui ont étudié la bilharziose du tube digestif, n'attribuant qu'une importance tout à fait secondaire à la position de l'épine, n'ont pas toujours précisé s'ils avaient vu des œufs à épine latérale ou à épine terminale, ou encore les deux espèces d'œufs. Il devient par suite impossible de décider à quel *Schistosomum* ils ont eu affaire, et, à ce point de vue, presque tous les travaux anatomo-pathologiques présentent une lacune. Il semble cependant que l'on soit autorisé à admettre que les deux *Schistosomum* exercent la même action pathogène sur les tissus de l'appareil digestif avec peut-être une simple différence de degré.

Ne nous arrêtant pas à la supposition que les œufs de *Schistosomum hæmatobium* rencontrés dans le rectum sont tout simplement des œufs égarés, incapables de provoquer des désordres dans cet organe, nous concluons que les altérations sont de même ordre pour les deux parasites.

Afin d'éviter des redites, nous décrirons les lésions intestinales bilharziennes dans le chapitre consacré à l'étude de l'infestation par le *Schistosomum Mansoni*.

**Lésions de la peau, du foie, de la rate, des ganglions mésentériques et des poumons.** — La bilharziose détermine aussi des *lésions cutanées* siégeant principalement dans les régions sus-pubienne, lombaire, coccygienne et périnéale. Sur la peau, tendant à prendre une teinte brunâtre, apparaissent de petites papules qui, d'abord disséminées, grossissent et deviennent confluentes.

Elles finissent par s'ulcérer et il s'en écoule un pus épais ressemblant à celui des abcès froids. Chez un malade de Wildt (1), il existait une vaste ulcération due au *Schistosomum* et il n'y avait ni cystite, ni pseudo-dysenterie bilharzienne.

Les lésions du *foie* ont été étudiées par de nombreux auteurs, et principalement par Kartulis, Chaker, Belleli, Gœbel, Symmers, Letulle et Nattan-Larrier.

Les œufs ne sont jamais très abondants dans le foie. Cet organe devrait pourtant constituer un véritable filtre pour les œufs pondus dans le système porte, et Lortet et Vialleton s'étonnent qu'il n'en soit pas absolument farci.

Tous les œufs qu'on rencontre dans le foie n'y sont pas amenés passivement par le courant sanguin. Leuckart est d'avis que les

(1) Wildt, l'Infection bilharzique au point de vue chirurgical (*C. R. du 1er Congrès égyptien de médecine. II, Chirurgie*, p. 142).

femelles se logent quelquefois dans les ramifications intra-hépatiques de la veine porte et qu'elles y pondent directement.

Le plus souvent les lésions du foie causées par les œufs n'ont qu'une médiocre importance, et Chaker, Gœbel entre autres pensent qu'elles ne sont jamais ni graves ni dangereuses.

Kartulis a signalé que la cirrhose est l'altération la plus communément observée au niveau du foie; les œufs se trouvent dans les ramifications de la veine porte, et aussi dans le parenchyme où ils ont pénétré à la suite de la déchirure des petites veines; au bout d'un certain temps, les œufs finissent par s'entourer de tissu conjonctif. Ruault a noté la même altération. Belleli a constaté que les œufs se trouvent dans les espaces portes et dans les interstices de Kiernan. Il en a même vu quelques-uns ayant pénétré entre les cellules hépatiques, mais demeurant cependant à la périphérie du lobule. Autour des œufs, il s'était produit une prolifération des cellules embryonnaires.

Gœbel considère comme caractéristique de la bilharziose une cirrhose en foyers isolés, une espèce de foie muscade. Il y a une énorme production de tissu conjonctif interlobulaire avec prolifération ou néoformation de canaux biliaires. Sur environ 2.000 autopsies, Symmers a trouvé six cas de cirrhose bilharzienne. Elle est caractérisée par une hypertrophie considérable du tissu conjonctif péri-portal. A la coupe, la surface de section montre un grand nombre de taches blanchâtres, irrégulières, correspondant aux espaces portes et pouvant mesurer jusqu'à un centimètre de diamètre. La capsule du foie est épaissie, parsemée de saillies discoïdes, blanchâtres, remplies d'œufs du trématode, saillies que Symmers compare à de larges gouttes de bougie fondue.

L'aspect général du foie est alors tout à fait particulier.

Lorsque les lésions dues à *Schistosomum hœmatobium* sont peu accentuées, il faut, pour les déceler, recourir à l'examen sur coupes histologiques. Letulle et Nattan-Larrier (1), qui nous ont donné du foie bilharzien une étude des plus soignées, décrivent deux sortes de lésions : des nodules inflammatoires et des placards cirrhotiques.

Les nodules, de petit volume, sont formés par un amas dense de leucocytes mononucléaires enveloppant des œufs de trématode. Ces nodules, en petit nombre, sont irrégulièrement disséminés dans toute la glande hépatique.

Les placards cirrhotiques, encore plus rares, se développent en partie aux dépens des espaces de Kiernan, en partie aux dépens du tissu entourant les œufs. Riches en fibres élastiques,

(1) Letulle et Nattan-Larrier, Lésions du foie dans les schistosomiases humaines (*Bull. Soc. pathologie exotique*, t. II, 1909, p. 538).

ces placards englobent souvent des rameaux de l'artère hépatique ou de la veine porte.

Il en résulte souvent des altérations d'endovascularite fibroïde sténosante. Les canalicules biliaires restent pour ainsi dire toujours intacts à la périphérie des lésions.

Letulle et Nattan-Larrier font remarquer que, dans ces cas, il n'y a pas de cirrhose proprement dite du foie. On peut néanmoins observer de l'hyperplasie nodulaire (multiplication des cellules avec désorientation trabéculaire) ou de l'hépatite parenchymateuse diffuse (multiplication des cellules qui sont moins volumineuses, plus colorables, et entassées en tous sens sur les coupes).

Il nous faut mentionner encore l'observation rapportée par Adamidis (1) d'un abcès du foie, dans le pus duquel l'auteur a vu, au milieu de débris de tissu hépatique, de globules de pus et d'hématies, de nombreux œufs de bilharzie. Il pense que le trématode a eu un rôle de destruction et a ouvert la voie aux agents de la suppuration venus de l'intestin.

Dans la *rate*, Lortet et Vialleton n'ont jamais trouvé d'œufs. Gœbel a fait des recherches également infructueuses, mais il ajoute que la découverte d'œufs dans cet organe n'aurait rien d'étonnant.

Symmers a rapporté un cas où la surface de la rate montrait quelques masses discoïdes, d'un centimètre de diamètre environ, exactement semblables à celles qu'il a décrites sur le foie. Ces nodules sphériques, composés de tissu fibreux, renfermaient de nombreux œufs de bilharzie.

Letulle (2), au niveau de la rate, a observé des petits placards cicatriciels, ordinairement annexés aux travées fibro-élastiques et vasculaires fondamentales. Les œufs, discrètement répartis en ilots, étaient en parties calcifiés et entourés d'une gangue fibreuse.

Quelques auteurs, Madden et Gœbel entre autres, ont vu des *ganglions mésentériques* hypertrophiés et farcis d'œufs.

Dans les *poumons*, on peut rencontrer les œufs en grand nombre. Lortet et Vialleton indiquent qu'ils y sont tous apportés par le courant sanguin, et qu'ils peuvent y arriver de deux façons, soit par les veines hypogastriques, soit par les veines sus-hépatiques après avoir traversé le foie. Cette deuxième voie paraît assez compliquée.

La présence des œufs dans les poumons a été constatée par de nombreux observateurs : Kartulis, Mackie, Chaker, Eyles (3), Rütimeyer, Gœbel.

(1) ADAMIDIS, Abcès du foie bilharzique (*C.R. du 1er Congrès égyptien de médecine. II. Chirurgie*, p. 127).

(2) LETULLE, Bilharziose urinaire chez un nègre du Congo. Modes de dissémination des lésions parasitaires (*Bull. Soc. path. exotique*, t. I. 1908, p. 282).

(3) EYLES, *Lancet*, 1887.

Mackie a remarqué que les œufs étaient situés surtout dans le tissu conjonctif interlobulaire en dehors des vaisseaux, mais il y en a également dans le tissu cellulaire intralobulaire ou alvéolaire et même autour des bronches.

Chaker indique dans sa thèse qu'il a vu des œufs de bilharzie enkystés dans la cloison alvéolaire, mais, de même que Mackie, il fait la remarque que, dans le poumon, ils sont toujours en petit nombre et qu'il est parfois nécessaire d'examiner avec soin plusieurs préparations avant d'en découvrir. Chaker a noté un épaississement des travées alvéolaires et la formation des nodules autour des œufs.

Dans le poumon, au milieu de lésions d'alvéolite aiguë catarrhale, parmi les lobules les plus fortement splénisés, Letulle a constaté de petits placards cicatriciels dont le centre était constitué par des œufs calcifiés formant des sortes de petits calculs.

Turner (1) a fréquemment rencontré des œufs à éperon polaire calcifiés dans les poumons des Indigènes de l'Afrique du Sud.

Signalons, en terminant, que des œufs ont été trouvés par Griesinger dans le *cœur* gauche, entre les cellules épithéliales du *pancréas* d'un malade atteint de bilharziose compliquée de cancer de la vessie, et dans le contenu de l'*estomac* d'un sujet ayant une fistule gastrique; ni le cœur, ni le pancréas, ni l'estomac ne présentaient d'altérations causées par les œufs.

***Pathogénie des lésions.*** — Pour résumer l'étude anatomo-pathologique de l'infestation par le *Schistosomum hœmatobium*, nous dirons que le trématode et ses œufs déterminent trois sortes de lésions :

*a)* Du côté des *épithéliums*, ils provoquent des lésions ulcératives ou polypeuses ; ces dernières peuvent dégénérer en véritables néoplasmes ;

*b)* Du côté du *tissu conjonctif*, ils amènent des lésions de sclérose ;

*c)* Du côté des *veinules*, ils provoquent des lésions d'endophlébite.

Ces divers processus morbides reconnaissent une double cause : *traumatique* et *toxique*.

Les traumatismes sont dus soit aux parasites qui, s'acheminant dans les veinules de très petit calibre, entraînent de l'endophlébite, soit aux œufs éperonnés qui dilacèrent les tissus et produisent des désordres plus ou moins graves, en particulier sur les muqueuses.

A l'action traumatique doit s'ajouter une action toxique. Letulle pense que, par leur simple action de présence, les vers

(1) TURNER, Pulmonary Bilharziosis in South Africa (*Transv. med. Journ.*, déc. 1908).

mâles et femelles sont incapables de produire la sclérose diffuse considérable que l'on constate autour des veines.

Les parasites secrètent probablement une substance analogue à celles de certains helminthes, de l'*Ankyslostoma duodenale*, par exemple. Cette toxine expliquerait les lésions de sclérose hypertrophique de la sous-muqueuse et les ulcérations de la couche épithéliale qui existent alors même que les œufs de *Schistosomum hæmatobium* sont peu nombreux.

**SYMPTOMATOLOGIE.** — La bilharziose, due à l'infestation de l'organisme par le *Schistosomum hæmatobium*, présente des troubles morbides en rapport avec les différentes localisations du trématode et de ses œufs.

Dans la très grande majorité des cas, l'appareil urinaire est atteint et la maladie se traduit par des symptômes urinaires, surtout par de l'hématurie. On a même désigné l'infestation bilharzienne sous le nom d'*hématurie d'Egypte* ou d'*hématurie endémique*, dénominations d'ailleurs impropres, car le pissement de sang peut manquer dans la maladie et s'observer par contre dans d'autres affections parasitaires de la vessie.

Pour l'étude des symptômes, nous adopterons l'ordre que nous avons suivi pour la description des lésions. Nous passerons successivement en revue les infestations vésicale, prostato-urétrale, uretérale, rénale, génitale, intestinale. Nous indiquerons ensuite les troubles que l'on peut observer du côté du foie, des poumons et d'autres organes. Enfin nous étudierons l'incubation, la durée, la marche et la terminaison de la maladie.

**Symptômes de l'infestation vésicale.** — Les premiers symptômes ne sont pas à grand fracas et souvent passent inaperçus pendant un temps plus ou moins long. Le sujet ressent des envies fréquentes d'uriner, mais il n'en soupçonne pas la cause. La quantité totale des urines n'est cependant pas augmentée : il y a pollakiurie sans polyurie. Le bilharzien éprouve aussi pendant la miction des sensations mal définies de picotement, de brûlure le long de l'urètre, avec irradiations douloureuses vers le périnée. Il peut être incommodé par des pollutions nocturnes fréquentes.

A la période d'état, les symptômes douloureux s'aggravent, une hématurie d'intensité variable se produit, et des œufs de bilharzie sont constatés dans les urines en plus ou moins grande abondance.

Les *douleurs* d'abord ne sont pas continues. Elles apparaissent à l'occasion d'un exercice violent, d'une marche prolongée. Elles peuvent être la conséquence d'écarts de régime ou d'excès génésiques. C'est une sensation pénible de torsion et de brûlure dans la région périnéo-anale, ou l'hypogastre, suivant que les lésions siègent au niveau du col ou du corps de la vessie.

Les douleurs hypogastriques sont les plus fréquentes. Elles sont non seulement spontanées, mais encore exacerbées par la pression. Chez certains malades, le moindre attouchement au niveau du bas-ventre détermine des sensations intolérables. Ces douleurs peuvent s'irradier dans la région des hypocondres et des fosses iliaques. Les phénomènes douloureux observés du côté de l'abdomen semblent attribuables à la péricystite consécutive à la cystite bilharzienne; ils affectent surtout les vieux bilharziques condamnés à rester au lit.

Les douleurs, espacées au début, se rapprochent de plus en plus en même temps qu'elles s'exacerbent. La miction devient un véritable supplice. Au moment où le réservoir urinaire se contracte pour chasser les dernières gouttes d'urine, les douleurs sont parfois si vives qu'elles peuvent arracher des cris aux patients. Le ténesme vésical et le ténesme rectal s'ajoutent encore à ces tortures et ne laissent aucun répit aux malheureux malades.

L'*hématurie* fait généralement son apparition en même temps que les phénomènes douloureux. Cliniquement, elle peut être le seul symptôme révélateur de la bilharziose vésicale et seule attirer l'attention des malades qui, jusque-là, pouvaient ignorer leur état.

Mais, il faut y insister, si l'hématurie est d'observation banale dans la bilharziose des voies urinaires, elle n'est cependant pas constante. Elle peut passer inaperçue, tant elle est parfois transitoire et de peu d'importance; nombre de bilharziques disent n'avoir jamais constaté d'urines sanguinolentes au cours de leur maladie.

Le plus habituellement, l'hématurie survient sans causes appréciables. Le malade s'aperçoit que les dernières gouttes d'urine sont teintées en rouge, d'autres fois après la miction s'écoulent quelques gouttes de sang pur. Enfin, parfois, toute l'urine a une teinte rose.

Ces diverses modalités dans la production du pissement de sang dépendent du degré d'altération de la vessie. Si, en effet, l'infiltration des parois vésicales est peu marquée, les ruptures vasculaires ne se produiront qu'à la fin de la miction, alors que la vessie se contracte énergiquement pour chasser les dernières gouttes d'urine, et l'on aura dans ces cas quelques gouttes de sang pur. Si, au contraire, les lésions de la vessie sont profondes, des ruptures vasculaires peuvent se produire dans l'intervalle des mictions et toute l'urine sera plus ou moins sanguinolente.

L'hématurie augmente après les exercices violents, le coït, et par l'usage des boissons alcooliques.

Le pissement de sang, qui d'abord se produit d'une façon intermittente, se renouvelle plus tard à chaque miction. La quantité de sang augmente peu à peu et des hémorragies intenses peuvent donner lieu à la production de caillots sanguins, lesquels peuvent nécessiter une taille d'urgence ou l'évacuation de la vessie par aspiration.

Les vessies des vieux bilharziens saignent, en effet, facilement en raison des lésions qui affectent plus particulièrement le système veineux. Les parois des vaisseaux sont dans un état de moindre résistance et une cause en apparence banale peut en déterminer la rupture. Suivant l'importance du vaisseau rompu, l'hémorragie sera plus ou moins abondante. Quand des papillomes hérissent la paroi interne de la vessie, le cathétérisme peut faire saigner les tumeurs et arracher des fragments de papillomes, qui sont ensuite expulsés.

A côté de l'hématurie qui relève de l'infestation parasitaire, on observe des hématuries secondaires, sous la dépendance de certaines causes survenant au cours de la bilharziose vésicale. Au nombre de ces hématuries, mentionnons celles qui sont dues à une cystite simple compliquant les lésions bilharziennes, à la lithiase vésicale, aux tumeurs malignes.

Si l'hématurie est le symptôme le plus apparent de la bilharziose, elle ne peut permettre d'établir le diagnostic de la maladie; pas plus d'ailleurs que les autres symptômes vésicaux, elle n'est pathognomonique des altérations bilharziennes.

Le seul signe qui permettra d'être fixé sur la nature de la maladie sera la constatation dans l'urine des œufs ou d'une des formes d'évolution du parasite : embryon, ver adulte.

Pour attirer l'attention du clinicien sur ce symptôme objectif d'une importance capitale, Tréhaki (1) a proposé pour les bilharziens l'appellation pittoresque de « pisseurs d'œufs ».

L'urine, à la période d'état de l'affection, est modifiée dans son aspect et ses éléments constitutifs. Elle devient plus ou moins foncée et peu de temps après son émission elle acquiert une odeur fétide ou ammoniacale et une réaction alcaline.

L'urine bilharzienne centrifugée et filtrée donne par l'ébullition un précipité blanc albumineux variant entre 0 gr. 15 centigr. et 0 gr. 60 centigr. par litre.

Si l'on recueille les urines d'un bilharzien dans trois verres différents, on aura dans le premier verre une urine claire ou légèrement rosée, dans le second une urine plus trouble et du mucus, enfin dans le troisième un liquide plus ou moins sanguinolent, très épais et très trouble.

En examinant au microscope une goutte du dépôt urinaire on note les éléments suivants : des globules rouges et blancs plus ou moins altérés, des cristaux d'oxalate ou de phosphate ammoniacomagnésien, des filaments fibrineux, des flocons de mucus, des cylindres granuleux et des œufs de bilharzie.

(1) TRÉHAKI, *loc. cit.*, p. 93.

La présence des œufs constitue le signe pathognomonique de la bilharziose. Les œufs, dans les champs du microscope, apparaissent soit isolés, soit en amas dans un lacis de filaments de fibrine au milieu des globules rouges. L'addition d'une goutte d'eau, en dissolvant les hématies, rend l'examen plus facile. Parmi les œufs, les uns contiennent encore leurs embryons arrivés à un complet développement, d'autres sont vides de leur contenu.

En plus des éléments urinaires que nous venons d'énumérer, il nous faut signaler des cellules polymorphes, tantôt normales et provenant des muqueuses vésicale, urétrale et uretérale, tantôt pathologiques et ayant un caractère de malignité. Enfin, on peut encore déceler, dans les urines, des microbes, agents des infections greffées sur la lésion primitive, et, parmi eux, en première ligne, le colibacille.

Lorsqu'on pratique le cathétérisme de vessies bilharziennes, la sonde franchit le col sans arrêt, mais, arrivée dans le réservoir vésical, elle bute sur les papillomes et on a la sensation de tumeurs molles. Dans d'autres cas, on éprouve, au contraire, une sensation de dureté, la sonde se trouvant arrêtée par des tumeurs incrustées de sels calcaires.

Dans les fragments de tumeur détachés par la sonde, on peut constater des œufs de parasite.

Le toucher rectal combiné au palper abdominal permettra de se renseigner sur l'état de la vessie.

Hématuries et pissements d'œufs peuvent constituer tout le tableau clinique de la maladie. Il n'est pas rare de voir la guérison s'établir sans l'apparition d'autres symptômes. Les pissements de sang et d'œufs diminuent d'intensité, se font de plus en plus rares, puis disparaissent, et les malades recouvrent une santé complète.

Malheureusement le plus habituellement les choses ne se passent pas ainsi. Des *complications* surviennent, aggravant l'affection et assombrissant le pronostic.

Au nombre des complications les plus fréquentes, il faut ranger l'infection du réservoir vésical consécutif à un cathétérisme imprudent. Une *cystite*, due aux staphylocoques, aux streptocoques ou le plus souvent au colibacille, vient se greffer sur les lésions bilharziennes. Aux troubles de la bilharziose vésicale s'ajoutent ceux d'une cystite infectieuse.

Quand la *lithiase, vésicale* vient compliquer l'infestation parasitaire, on observe des symptômes liés à la présence des calculs. Ceux-ci font obstacle à l'écoulement de l'urine et amènent ainsi une dilatation de la vessie. Dans les cas où les parois vésicales sont fortement infiltrées de sels calcaires les malades souffrent d'une incontinence urinaire absolue et définitive.

L'inflammation suppurative, qui se déclare parfois sur la paroi externe de la vessie et qui aboutit à la formation de *fistules urinaires*, se produit tantôt lentement, tantôt rapidement. Cette complication s'accompagne de phénomènes locaux et généraux et ne s'observe généralement que chez les bilharziques cachectiques.

**Symptômes de l'infestation prostato-urétrale.** — Lorsque la *prostate* est envahie par les œufs, elle se présente au toucher rectal comme une masse dure, augmentée de volume et sensible à la pression. Toutefois les symptômes objectifs, qui traduisent la localisation prostatique, sont masqués par les troubles vésicaux et uréthraux.

Au niveau de l'*urètre*, les lésions bilharziennes, comme nous l'avons vu, peuvent être plus ou moins localisées ou généralisées à tout le canal. Dans le premier cas, on perçoit le long de l'urèthre des nodosités de volume variable, peu ou pas douloureuses.

Elles évoluent silencieusement et ne sont découvertes que par hasard.

Si l'urètre est atteint sur toute sa longueur, la verge se montre plus rigide qu'à l'état ordinaire et même, suivant Gœbel, dans un état de semi-érection. Le malade ressent une sensation de brûlure plus ou moins vive qui est exacerbée au moment de la miction; celle-ci est souvent arrêtée brusquement par des spasmes et se fait par saccades. Le méat est humide et il peut exister une légère incontinence d'urine. Chez plusieurs négrillons du Soudan, âgés de moins de 12 ans, Bouffard et Neveux (1) purent d'abord croire à une blennorragie aiguë avant d'avoir établi le diagnostic exact par la découverte des œufs dans l'urine.

Le cathétérisme de l'urètre, parfois très difficile à cause des nodosités, détermine des urétrorragies.

Le canal peut être rétréci, et il se produit alors de la rétention d'urine, à laquelle finit souvent par succéder une incontinence par regorgement par suite de l'altération du sphincter urétral.

En ce qui concerne la symptomatologie des fistules urétrales, nous renvoyons à la partie anatomo-pathologique, où leurs caractères ont été décrits d'une façon détaillée. Nous indiquons seulement ici que lorsque les abcès urétraux s'ouvrent uniquement dans le canal, l'écoulement du pus mal lié, grisâtre, par le méat peut en imposer, à un examen rapide, pour une blennorragie. La tuméfaction du pénis, l'absence de gonocoques mettront sur la voie du diagnostic.

**Symptômes de l'infestation uretérale et rénale.** — Cliniquement, les lésions de l'*uretère* se traduisent par des symptômes rappelant ceux de la colique néphrétique.

(1) Bouffard et Neveux, Bilharziose dans le Haut Sénégal et Niger (*Bull. Soc. de path. exotique*, t. I, 1908, p. 430).

Chez certains malades, on provoque de la douleur en exerçant des pressions sur les régions correspondant au trajet des uretères. D'autres fois les poches plus ou moins volumineuses, consécutives aux obstacles formés par les lésions bilharziennes, ne se traduisent par aucun symptôme et ne sont décelées qu'à l'autopsie.

La symptomatologie des lésions bilharziennes du rein, pyélite, pyélo-néphrite, lithiase rénale, hydro-néphrose par oblitération des uretères, n'offre rien de spécial et nous ne nous y arrêterons pas.

Les abcès miliaires du rein constituent des trouvailles d'autopsie. On peut arriver au diagnostic des grands abcès lorsque la fièvre éclate et qu'apparaissent les douleurs lombaires, des troubles cachectiques et digestifs. Une intervention chirurgicale sera indiquée.

Le rein peut être le siège d'hémorragies. L'épreuve des trois verres montre alors que toute l'urine est sanglante. Dans le dépôt on rencontrera des caillots reproduisant le moule des tubes urinifères ou de longs caillots de 6 à 10 cm. de longueur, formés dans l'uretère. Dans l'hématurie d'origine rénale, les pissements de sang sont plus fréquents, mais de durée moindre que dans l'hématurie d'origine vésicale.

**Symptômes de l'infestation des organes génitaux.** — Les symptômes qui traduisent les altérations bilharziennes des organes génitaux existent rarement seuls. Ils apparaissent généralement à une période avancée de la maladie et se confondent avec les autres manifestations pathologiques.

Chez l'homme, les lésions des *vésicules séminales* s'accusent par la présence des œufs dans le sperme. Une suite commune de ces lésions est l'impotence fonctionnelle. D'après Pfister (1), la bilharziose détermine de l'*orchite* et de l'*épididymite*. On peut constater aussi de l'*hydrocèle*, tel était le cas du malade de Letulle.

Chez la femme, les lésions génitales peuvent passer plus ou moins longtemps inaperçues. Au début, les malades n'éprouvent guère qu'une sensation de gêne, mais il est facile de comprendre que les phénomènes douloureux s'accentuent à mesure que les lésions s'étendent. De la vulve s'écoule un liquide sanieux contenant des œufs de *Schistosomum*, et dans certains cas des hémorragies plus ou moins abondantes se produisent.

**Symptômes de l'infestation intestinale.** — Les accidents intestinaux dus à *Schistosomum hæmatobium* sont cliniquement les mêmes que ceux causés par *Schistosomum Mansoni* et nous les étudierons à propos de ce dernier parasite. Ils sont

(1) Pfister, *Arch. f. Sch. u. Trop. Hyg.*, 1910, vol. XIV, n° 3.

rares et n'ont jamais été observés sans qu'il n'y eût en même temps des troubles urinaires.

En Egypte, Milton indique, dans ses statistiques, 53 cas de bilharziose intestinale sur 925, et Gœbel 39 cas sur 1512.

Les observations de Catouillard et Gobert (1), en Tunisie, de Bouffard et Neveux, au Soudan français, doivent être rapportées à *Schistosomum hæmatobium*, la pseudo-dysenterie coexistait avec des lésions urinaires et les œufs trouvés dans les selles étaient tous à éperon terminal. En Tunisie, Conor (2) a signalé les 2 espèces d'œufs.

Leiper (3), sur du matériel venu du Transvaal, Thomson (4), chargé par le Laboratoire Wellcome de Khartoum, d'une enquête dans la partie orientale du Soudan égyptien, ont décelé dans les selles des œufs de *Schistosomum hæmatobium*.

Les deux trématodes peuvent d'ailleurs parasiter le même sujet. Turner (5), dans 90 autopsies de bilharziens, a noté 35 fois des lésions intestinales. Il a trouvé 18 fois des œufs à éperon latéral seuls, 8 fois des œufs à éperon terminal seuls, 9 fois des œufs à éperon polaire en même temps que d'autres à éperon latéral.

**Autres symptômes dus à l'infestation des divers organes.** — La cirrhose du *foie* bilharzienne ne paraît donner lieu à aucun symptôme bien net. Lorsqu'une suppuration hépatique se déclare, on a le tableau clinique de l'abcès du foie. L'hématurie et les symptômes dysentériformes concomitants peuvent éclairer le diagnostic.

On ne sait rien sur la symptomatologie des lésions *pulmonaires* bilharziennes. Chaker fait remarquer que, si l'on était prévenu, on constaterait peut-être au début des hémoptysies légères et plus tard, lorsque les lésions de pneumonie interstitielle se sont constituées, l'auscultation révélerait probablement en certains points du souffle avec des râles fins.

Nous n'avons aucune observation sur les troubles *spléniques pancréatiques* que pourrait causer *Schistosomum hæmatobium*.

***Le sang dans l'infestation par Schistosomum hæmatobium.*** — L'étude du sang dans la bilharziose urinaire a fait l'objet d'un certain nombre de travaux dont nous citerons succinctement les principaux.

Coles (6) le premier, en 1902, attire l'attention sur l'augmentation des polynucléés éosinophiles (20 p. 100 chez un de ses malades).

(1) Catouillard et Gobert, *Arch. Institut Pasteur Tunis*, 1908, fasc. III, p. 128.
(2) Conor, *Bull. Soc. Path. exotique*, 1911, t. IV, p. 627.
(3) Leiper, Rep. advisory Comittee for the trop. Diseases Research, 1909.
(4) Thomson, *In 4th Report of the Wellcome Res. Labo.*, Khartoum, 1911.
(5) Turner, Bilharziosis in South Africa (*Parasitology*, oct. 1908).
(6) Coles, The blood in cases affected with Filariosis and Bilharzia (*Brit. med. Journ.*, 1902, p. 1137).

Balfour (1), peu après (1903), apporte trois nouvelles observations dans lesquelles le taux des éléments oxyphiles varie de 14 à 18,5 p. 100.

Douglas et Hardy (2) recherchent la formule leucocytaire chez 50 bilharziens et constatent, eux aussi, la grande proportion des éosinophiles du sang (jusqu'à 35 p. 100).

| | |
|---|---|
| moins de 5 p. 100 | 1 cas |
| de 5 à 10 — | 13 — |
| de 10 à 15 — | 12 — |
| de 15 à 20 — | 11 — |
| de 20 à 30 — | 10 — |
| plus de 30 — | 3 — |

Au 1er Congrès de médecine du Caire, Kautsky-bey (3) fait connaître le résultat de ses recherches qui ont porté sur 71 enfants infectés par *Schistosomum hæmatobium* et 26 autres hébergeant en plus des ankylostomes. Le sang des bilharziens lui paraît coaguler plus vite que celui des individus sains. Le taux de l'hémoglobine oscille entre 50 et 80 p. 100 et le nombre des hématies ne descend pas au-dessous de 6 millions par millimètre cube. Il s'agit donc bien plus d'une oligochromémie que d'une hypoglobulie rouge. Les leucocytes sont presque toujours en nombre normal. Kautsky-bey retrouve le déséquilibre leucocytaire signalé avant lui : l'éosinophilie est la règle. Dans 22 cas examinés, il note 5 fois de 5 à 10 p. 100; 12 fois de 10 à 20 p. 100; 2 fois de 20 à 30 p. 100; 2 fois 40 p. 100; 1 fois 53 p. 100 d'éosinophiles.

Catouillard et Gobert en Tunisie, dans les observations hématologiques qu'ils ont publiées, donnent les chiffres suivants :

Globules rouges : 3.069.000, 4.805.000 et 2.015.000 par mm. cube;
Globules blancs : 10.850, 8.525 et 9.300 par mm. cube;
Polynucléés éosinophiles : 5, 18 et 26 p. 100.

Les auteurs n'attachent pas grande importance à l'éosinophilie, car les malades étaient tous porteurs d'helminthes intestinaux.

Nattan-Larrier a présenté à la Société de médecine et d'hygiène tropicales, en avril 1910, un travail documenté sur le sang chez les bilharziens, travail qui n'a pas encore été publié et dont l'auteur a bien voulu nous donner communication. Ses malades étaient des Egyptiens infestés par *Schistosomum hæmatobium*, présentant tous des accidents urinaires et quelques-uns de la pseudo-dysenterie. Le taux des éosinophiles varie de 5 à 25 p. 100. Une infection concomitante par l'ankylostome ne paraît pas augmenter sensiblement ce pourcentage. Aucun mononu-

(1) Balfour, *Lancet*, 1903, II, p. 1649.
(2) Douglas et Hardy, *Lancet*, 1903.
(3) Kautsky-bey, *C. R. 1er Congrès égyptien Médecine*, II, p. 61. Caire, 1905.

cléaire éosinophile n'a été rencontré. Une mononucléose moyenne est très fréquente. Une polynucléose élevée est décelée parfois dans les cas où les urines sont nettement purulentes.

Récemment (1911) Zweifel (1) a examiné le sang de 16 sujets infestés par *Schistosomum hæmatobium* et chez lesquels la recherche des œufs d'helminthes intestinaux avait été négative. Il a trouvé comme taux de l'hémoglobine de 50 à 90 p. 100. Le nombre des hématies variait de 2.710.000 à 7.780.000, et celui des leucocytes de 4.500 à 17.500. L'éosinophilie, plus ou moins accentuée, était constante. Il a relevé 4 fois de 3 à 5 p. 100; 2 fois de 5 à 10 p. 100; 7 fois de 10 à 20 p. 100; 2 fois 34 p. 100 d'éosinophiles.

***Incubation, durée, marche et terminaisons.*** — Les premiers signes de la bilharziose passant souvent inaperçus, il devient par suite difficile de préciser la durée de la période d'*incubation*. Brault (2) a rapporté le cas d'un soldat ayant uriné du sang 8 mois après son arrivée à Gafsa. D'après Bourel-Roncières, au Natal, on constaterait l'infestation d'un certain nombre de coolies au 6e mois de leur séjour. Conor (3) mentionne que deux militaires ont été reconnus atteints de bilharziose urinaire au bout de 3 et 5 mois de résidence à Matmata. Un malade de Roberts n'habitait Le Caire que depuis 4 mois lorsque l'affection se manifesta. Sandwith (4), qui a pu reconstituer l'histoire médicale complète de plusieurs malades, a relevé des périodes d'incubation variant de 3 à 5 semaines. Enfin, dans un cas de Hatch (5), l'infestation se serait manifestée au bout d'un mois seulement. Il s'agissait d'un sujet arrivé à Bombay depuis trois semaines et n'ayant fait qu'une escale de quelques jours à Suez.

La *durée* de la maladie est très variable. On admet généralement qu'un malade qui n'a pas été exposé à des réinfestations se débarrasse de ses trématodes en 2 ou 3 ans. Milton assigne aux cas moyens une durée de deux ans. Douglas et Hardy (6), dans 50 cas qu'ils ont suivis, ont vu évoluer la maladie entre 9 et 24 mois. Il existe pourtant des cas authentiques de formes prolongées de la maladie. Ainsi Sonsino a examiné un sujet qui éliminait des œufs par l'urine 9 ans après avoir quitté le pays d'infestation. On connaît l'observation du malade de Brault, Lortet et Vialleton. Il s'agit d'un garçon de laboratoire de la Faculté de

(1) Zweifel, Blutuntersuchungen bei Bilharzia hæmatobium (*Arch. f. Sch. u. Trop. Hyg.*, 1911, p. 73).
(2) Brault, Relation d'un cas de bilharziose contractée en Tunisie (*Gaz. hebd. Méd.*, 1891, p. 282).
(3) Conor, *Bull. Soc. Path. exot.*, t. II, 1909.
(4) Sandwith, Bilharziosis (*J. of trop. Med.*, 1904).
(5) Hatch, Bilharzia hæmatobia (*Brit. med. J.*, 1878).
(6) Douglas et Hardy, Some remarks on 50 cases of Bilharzia Disease (*Lancet*, 1903, t. II).

médecine de Lyon, qui avait contracté la maladie à Gafsa en Tunisie pendant son service militaire. Quinze ans après, il continuait à rendre tous les jours dans les urines plus de 3.000 œufs de bilharzie. Norman Moore a rapporté l'histoire analogue de deux militaires rentrés d'Afrique depuis 15 ans et toujours infestés. Conor (1), lors d'une enquête faite à Gafsa, a trouvé, sur 47 cas, deux bilharziens qui pissaient du sang depuis 10 ans et un depuis 15 ans. Mais il est possible que, pour ces malades, il y ait eu réinfestation, puisqu'ils n'avaient pas quitté le pays où la maladie est endémique.

Dans certains cas, l'infestation se produit sans qu'il en résulte aucun trouble apparent de la santé et le diagnostic est le fait du hasard. Tel est le cas de cet Egyptien, étudiant en médecine, dans les urines duquel Nattan-Larrier (2) trouva des œufs de bilharzie alors que le sujet n'avait jamais eu d'hématurie, ni ressenti la moindre douleur vésicale. Les symptômes peuvent être extrêmement peu accusés. Un malade de Le Dantec (3) présentait uniquement une légère douleur à la pression au niveau de l'hypogastre et émettait quelques gouttes de sang par l'urètre au moment de la défécation.

Mais d'ordinaire la bilharziose se caractérise par l'ensemble des symptômes étudiés précédemment et la maladie procède par crises. Les périodes d'accalmie sont de plus en plus longues si la maladie évolue vers la guérison. Dans le cas contraire, les manifestations bilharziennes se reproduisent de plus en plus fréquemment, l'état s'aggrave et la bilharziose se termine par la mort.

A la dernière étape de la maladie, nous avons le tableau de la cachexie dite bilharzienne.

Aux troubles urinaires si graves, douleurs intolérables, hématuries répétées, ténesme vésical, polliakiurie, incontinence d'urine ou encore rétention, s'ajoutent les troubles gastro-intestinaux et les mouvements fébriles.

Pour compléter le tableau clinique, il faut mentionner les troubles dus aux diverses complications, les phénomènes urémiques et les symptômes d'infection générale.

L'amaigrissement devient extrême. Ainsi le malade de Letulle ne pesait que 40 kilos, malgré sa taille de 1 m. 61. L'anémie de plus en plus profonde, consécutive pour une large part aux hémorragies répétées, et l'émaciation générale conduisent le patient au marasme et à la mort.

(1) Conor, *Bull. Soc. Path. exot.*, 1909, p. 612.
(2) Nattan-Larrier, cité par Glaesel.
(3) Le Dantec, Un cas d'hématurie bilharzienne provenant du Natal (*C. R. Soc. Biologie*, 1904).

## *DIAGNOSTIC. PROPHYLAXIE. TRAITEMENT*

PAR F. NOC

**DIAGNOSTIC.** — La bilharziose urinaire à *Sch. hæmatobium* pouvait être confondue autrefois avec l'hématochylurie, l'hématurie tuberculeuse ou cancéreuse et d'autres hématuries parasitaires. L'examen microscopique vient lever les doutes et permet presque toujours le diagnostic. Dans quelques cas anciens, il est nécessaire de cathétériser la vessie pour rencontrer les œufs. On centrifuge les urines si c'est nécessaire.

Cliniquement, on distingue facilement l'*hématochylurie*, dans laquelle l'urine est tantôt sanglante, tantôt chyleuse, toujours plus ou moins coagulable; dans l'hématurie bilharzienne, l'urine n'est jamais laiteuse. Dans l'hématurie due à la cystite blennorragique, les antécédents permettront de fixer la diagnostic.

Dans la *tuberculose rénale* hématurique, le début est d'abord indolent et la pyurie augmente à mesure que les hématuries diminuent.

Dans le *cancer de la vessie*, les ganglions iliaques sont souvent hypertrophiés. L'examen des débris de la tumeur trouvés dans l'urine sert à compléter le diagnostic.

Dans les *hématuries à Strongles, à Pentastomes*, très rares, les œufs des parasites se différencient nettement des œufs de Bilharzia.

**PROPHYLAXIE.** — La prophylaxie ne peut se baser sur un traitement préventif, car on ne connaît aucune substance capable de détruire les vers ou les œufs rapidement. Dans le milieu extérieur, les œufs se plasmolysent rapidement sous l'influence des substances ammoniacales ou acides résultant de la fermentation, mais il n'en est pas de même dans l'organisme. On sait toutefois que les embryons vivent un temps très court dans le milieu extérieur et par suite qu'on peut éviter leur pénétration dans l'organisme humain.

La prophylaxie réside donc dans une propreté minutieuse des salles de bains et des cabinets, qui doivent être aérés, ensoleillés, tenus au sec tous les jours après un lavage au faubert avec de l'eau crésylée. On évitera ainsi la dispersion des embryons chez les porteurs de vers, dispersion qui peut avoir lieu au moment du bain, de la douche ou à la faveur d'une souillure du siège des latrines. Les malades ne pourront ainsi se réinfester eux-mêmes et, les vers ne vivant que quelques années dans le corps humain, bien des malades pourront guérir, n'étant pas réinfestés.

Par précaution on ne fera usage que d'eau filtrée ou bouillie pour la boisson, mais le résumé des observations qui ont été faites sur l'étiologie tend à démontrer que l'infestation ne se fait pas par l'usage d'eaux souillées dans l'alimentation.

La solution de savon de Marseille à 1 p. 1000 tue immédiatement les miracidia (Conor).

**TRAITEMENT.** — Le traitement spécifique de la bilharziose d'Egypte n'existe pas, en raison de la résistance des enveloppes des œufs autour desquelles les tissus ne peuvent que se déchirer ou se calcifier.

Au début de la maladie, quand on constatera l'apparition de quelques gouttes de sang à œufs de Bilharzie à la fin de la miction, on se bornera à faire de l'antisepsie urinaire modérée, pour éviter de compliquer par une médication intempestive une maladie qui peut être grave. On recommandera surtout au malade des mesures régulières de propreté individuelle et de désinfection des vases ou des latrines à chaque miction, afin d'éviter tout risque de réinfection par laquelle s'aggraverait la maladie.

On a employé presque tous les antiseptiques urinaires : le salicylate de soude pendant une quinzaine de jours, aux doses de 2 à 3 grammes par jour, avec une semaine consécutive de repos, le salol, l'urotropine, avec laquelle Ross serait parvenu à tuer les œufs dans la vessie, sont à essayer. De faibles doses d'essence de térébenthine longtemps continuées sont encore recommandables. Je recommanderai volontiers l'emploi du thymol aux doses de 3 gr., en une fois, un jour par semaine, traitement qui est inoffensif et qui m'a semblé donner des résultats dans la bilharziose rectale.

Aux lavages de la vessie, qui ne sont pas anodins, on préférera les boissons abondantes, les infusions chaudes et diurétiques après le repas. L'hygiène consistera d'ailleurs dans un régime fortifiant, sans excès, en évitant d'entretenir l'irritation vésicale par une alimentation trop azotée ou par l'usage de boissons alcooliques. S'il y a de l'anémie qui peut être due à des infections surajoutées, le séjour dans les pays tempérés est à recommander.

A une période plus avancée, apparaît de la lithiase urinaire. Les calculs sont le plus souvent constitués par des phosphates entourant les œufs de *Schistosomum*. La lithotritie est par conséquent indiquée et ses suites ne sont pas actuellement plus graves que dans la lithotritie employée pour traiter les lithiases non parasitaires. Milton, qui a fait une étude spéciale de la lithiase urinaire des bilharziens, a pratiqué la lithotritie sur 124 personnes sans perdre un seul sujet.

Nous n'avons aucun moyen d'action vis-à-vis des parasites qui continuent à expulser des œufs innombrables de leurs gîtes veineux. Peut-être le thymol à des doses voisines des doses toxiques, en cachets ou en lavements, chez des sujets soumis au régime lacté, pourrait-il avoir une action parasiticide par résolution à travers la circulation porte.

Dans les populations pauvres et très infestées, se présentent souvent des cas complexes : des trajets fistuleux plus ou moins nombreux se sont formés, s'ouvrant de divers côtés, dans la région ano-génitale et susceptibles de s'infecter secondairement. Il y a lieu de les ouvrir largement, de les laver aux antiseptiques et de traiter les plaies en vue du bourgeonnement ; lavages à l'eau chaude, additionnée d'eau oxygénée, eau iodée, pansements humides, etc.

Le repos est nécessaire dans une maladie où les pertes sanguines sont une cause d'affaiblissement permanent. Une alimentation soignée, l'usage fréquent du lait sont à conseiller. En cas de menaces d'urémie ou de poussées fébriles dues à une infection colibacillaire, on emploiera les injections de sérum artificiel, le régime lacté absolu, les grands lavages de la vessie et du gros intestin, la saignée, si c'est nécessaire.

A toutes les périodes de la maladie, le déplacement du malade loin du milieu infesté, dans un air pur, sous un climat tempéré, de préférence en altitude, peut être recommandable.

## II

## INFESTATION PAR SCHISTOSOMUM MANSONI

### *HISTORIQUE PARASITOLOGIE. MODE D'INFESTATION*

PAR F. NOC

La bilharziose américaine est causée par *Schistosomum Mansoni* (Sambon, 1907) dont l'adulte a pour habitat la veine porte et dont les œufs s'éliminent par la muqueuse rectale, produisant souvent de la diarrhée et quelquefois des symptômes pseudo-dysentériques.

**HISTORIQUE ET DISTRIBUTION GÉOGRAPHIQUE.** — Alors qu'on observe en Egypte des cas de bilharziose rectale compliquant la bilharziose urinaire avec présence dans les selles d'œufs à éperon latéral ou termino-latéral, on n'a jusqu'ici constaté aux Antilles et au Brésil que des cas de bilharziose intestinale n'affectant jamais la vessie et dans lesquels les œufs sont toujours munis d'un éperon latéral. Ces faits démontrent l'existence d'une affection spéciale en Amérique, causée par un parasite spécial. Piraja da Silva, au cours d'autopsies pratiquées au Brésil, en 1908, a constaté dans l'utérus d'une femelle de Bilharzie accouplée un œuf à éperon latéral, ce qui tend à montrer que l'appareil génital du parasite femelle a une conformation spéciale, d'où l'on peut conclure à une espèce particulière.

La spécificité de la bilharziose américaine a d'ailleurs été confirmée par les travaux cliniques ou anatomo-pathologiques de Sambon (1907), de Firket, Broden, Grunn, Holcomb et Letulle.

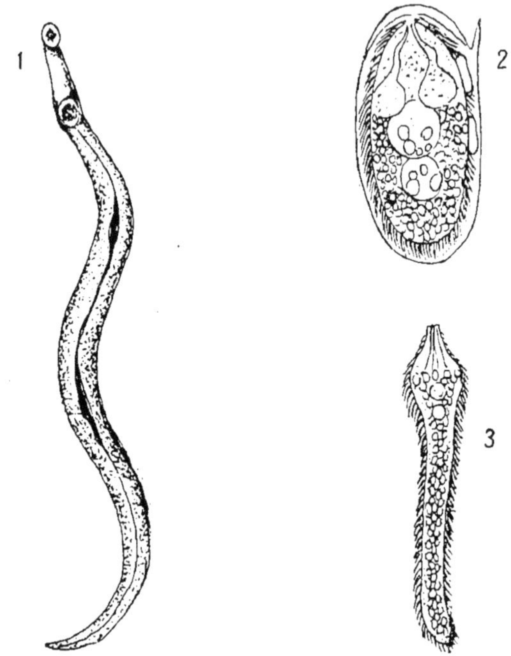


Fig. 32. — *Schistosomum Mansoni* (d'après Castellani et Chalmers) 1, ver adulte mâle ; 2, œuf ; 3, embryon.

La dénomination de bilharziose américaine n'est pas très exacte puisqu'on a observé cette forme rectale, associée ou non à la forme urinaire, en Egypte, au Congo belge (Firket, Broden) et dans l'Illinois (Walker).

Les cas observés à la Martinique (Noc) ou sur des sujets provenant des Antilles (Manson, Letulle, Mathis et Baujean) ou à Bahia par Piraja da Silva sont tous constitués par la forme rectale.

**PARASITOLOGIE. — Description.** — *Schistosomum Mansoni* se différencie de *Bilharzia hœmatobia* par la forme des œufs qui sont toujours à éperon termino-latéral ; Piraja da Silva a constaté en outre que la femelle se termine par une queue effilée, tandis que la femelle de *B. hœmatobia* se termine par une queue épaisse, cylindro-conique.

Les dimensions du mâle sont les suivantes : 12 millimètres de long sur 448 μ de large à la partie moyenne, 224 μ à l'extrémité céphalique et 56 μ à l'extrémité caudale. Les piquants qui recouvrent la surface extérieure ne seraient pas aussi saillants que chez *B. hœmatobia*.

La femelle mesure 14,5 à 15 millimètres de long, 168 μ de large à sa partie moyenne; 56 μ de largeur à l'extrémité céphalique et 84 μ à l'extrémité caudale. L'œuf mesure 112 à 162 μ de longueur sur 60 à 70 μ de largeur. Il est jaunâtre et légèrement transparent.

L'embryon de *Sch. Mansoni* ne diffère pas de l'embryon de *Sch. hœmatobium*. La sortie de l'œuf se fait suivant le même processus. Il présente trois étranglements et possède aussi des cellules germinatives qui indiquent la possibilité d'un stade ultérieur sporocyste et les deux paires d'entonnoirs ciliés dont le mouvement rythmique se produit 2, 3 ou 4 fois par seconde. L'imbibition de l'œuf par de l'eau tiède ou de l'eau à 40° facilite beaucoup la sortie du miracidium lorsque celui-ci est vivant, mais, dans la plupart des cas dont j'ai examiné les selles à Fort-de-France, aussitôt après leur émission, les œufs étaient trouvés morts, et à l'ouverture de la coque on n'observait pas, même après addition d'eau chaude, la sortie d'un embryon vivant. Dans les cas peu nombreux de dysenterie, où les selles étaient liquides et sanglantes, le nombre des œufs renfermant un embryon vivant était plus élevé, fait qui présente un certain intérêt soit au point de vue de la vitalité et de la biologie des parasites, soit à celui du pouvoir infectant des individus parasités. La faible vitalité des œufs et des embryons de *Sch. Mansoni* rend difficile l'expérimentation sur l'animal.

**Habitat.** — *Sch. Mansoni* ne se rencontre guère que dans la veine porte et ses branches. Cependant les femelles peuvent séjourner plus ou moins longtemps dans les veines du rectum. Piraja da Silva a trouvé à Bahia 24 vers dans la veine porte, soit 19 mâles isolés, 2 couples, et une femelle isolée. Dans une autopsie pratiquée à Fort-de-France avec le Dr Stévenel, nous n'avons trouvé que 2 mâles isolés dans la veine porte; cependant le rectum épaissi et sclérosé renfermait quelques œufs dans la sous-muqueuse. La présence de mâles isolés dans la veine porte confirme l hypothèse que les femelles fécondées vont déposer leurs œufs dans les veines assez volumineuses de la paroi rectale.

MODE D'INFESTATION DE L'ORGANISME. — La bilharziose rectale frappe surtout les enfants et les enfants des bourgs ou des villes aussi bien que ceux des campagnes. Les conditions de sa propagation sont donc un peu différentes de celles de l'ankylostomiase et, si l'on doit admettre comme vraisemblable la transmission par la peau, il faut supposer que celle-ci s'effectue dans des limites beaucoup plus étroites que pour l'ankylostome. Il faut, comme l'admet Looss pour la bilharziose urinaire, une petite quantité d'eau souillée par des miracidia et, peu de temps après, la mise en contact de cette eau avec une portion des téguments. Il est évident que les régions où ces téguments sont amincis (pourtour de l'anus et des organes génitaux) sont plus favorables à la pénétration des miracidia. Grâce à leur revêtement cilié et à leurs contractions propres, ces miracidia ont une force de pénétration déjà appréciable à l'œil dans une préparation microscopique. On conçoit dans ces conditions que la souillure des planchers des cabinets d'aisances, des carrelages de salles de douches, des vases de nuit et bassins de faibles dimensions qui servent aux ablutions locales ou aux bains dans les pays chauds intervienne dans un temps très court pour produire la contamination.

A Fort-de-France, j'ai constaté, dans un orphelinat où la plupart des élèves étaient porteurs d'œufs de bilharzie, que les caleçons de bain qui servaient aux enfants successivement à prendre leur douche tous les matins dans un réduit carrelé pouvaient servir de supports aux miracidia fraîchement éclos des œufs restant dans le sillon interfessier après la défécation. L'hypothèse de Looss relativement à la pénétration par la peau est ici d'autant plus vraisemblable que les miracidia que l'on observe à la Martinique ne vivent guère plus de 30 ou 40 minutes entre lame et lamelle, ce qui indique la nécessité de conditions particulières pour la biologie du schistosome. Ces conditions sont différentes notamment de celles qu'exige la pénétration des larves d'ankylostomes, celles-ci pouvant vivre longtemps dans la boue des mares, fait qui ne se constate pas pour le miracidium des bilharzies.

Quel est le sort ultérieur du miracidium dans l'organisme avant la pénétration des adultes dans la veine porte? Sans qu'il ait été démontré, le stade sporocyste semble nécessaire, étant donnée la présence de cellules germinatives dans le miracidium. Si l'on se base, par analogie, sur ce qui se passe chez les mollusques qui servent d'hôtes intermédiaires aux Distomes, on peut penser que c'est dans le foie que se produit ce stade sporocyste.

## *ANATOMIE PATHOLOGIQUE ET SYMPTOMATOLOGIE*

PAR C. MATHIS ET M. LEGER

**ANATOMIE PATHOLOGIQUE.** — Les altérations dues à *Schistosomum Mansoni* sont localisées à la partie inférieure du tube digestif, et le plus généralement au rectum. On peut les observer cependant sur tout le trajet du gros intestin et même très exceptionnellement sur l'intestin grêle.

Gœbel (1), Madden (2), Richards (3), etc., ont signalé des lésions bilharziennes au niveau du cœcum, des côlons ascendant, transverse, descendant, et de l'S iliaque. Symmers (4) a constaté plusieurs papillomes à 15 centimètres environ en amont de la valvule iléo-cœcale.

Le trématode ne limite pas toujours son action aux parois intestinales; dans certains cas, il produit des lésions des méso-côlons, des ligaments péritonéaux, des épiploons et des ganglions mésentériques.

Le plus habituellement, les lésions bilharziennes sont diffuses et envahissent la portion terminale de l'intestin sur une étendue relativement grande comprenant tout le rectum et une partie de l'anse sigmoïde. Mais, parfois, les lésions sont localisées. Siégeant sur le trajet d'un intestin en apparence sain, elles forment des masses bien délimitées que l'on a pu prendre pour des tumeurs malignes.

Les désordres causés par les parasites et par leurs œufs sont analogues à ceux que nous avons décrits à propos de la bilharziose vésicale et nous aurons à étudier les ulcérations, les papillomes, la sclérose du tissu connectif, les endophlébites d'origine bilharzienne.

Au point de vue anatomo-pathologique, on a distingué trois formes principales de bilharziose intestinale : au premier degré de l'infestation parasitaire la forme catarrhale, à la période d'état les formes ulcérative et polypeuse. Dans la réalité, les trois types se combinent plus ou moins et le même rectum peut présenter en certains endroits une simple infiltration, en d'autres des ulcérations, ailleurs encore des formations polypeuses.

Avant de passer à la description des lésions intestinales bilharziennes, il convient de rappeler ce que nous avons dit précédemment. *Schistosomum Mansoni* porte électivement son action pathogène sur le gros intestin; jamais il n'attaque un autre appareil et il laisse constamment la vessie indemne. *Schistosomum hœmatobium*, au contraire, ne limite pas autant ses atteintes; il frappe de préférence et souvent uniquement le réservoir vésical et d'autres organes génito-urinaires, mais il ne respecte pas toujours le rectum. Une part lui revient donc dans la genèse des désordres bilharziens intestinaux, soit qu'il associe son action à celle de *Schistosomum Mansoni*, soit qu'il agisse seul. Toutefois, comme dans l'état de nos connaissances rien ne permet de

(1) Gœbel, Etude sur l'anatomie pathologique de la bilharziose (*C. R. du 1er Congrès égyptien de médecine, II, Chirurgie*, 1905, p. 54).
(2) F. C. Madden, Bilharziosis, Cassel et Co, 1907.
(3) Richards, *J. of trop. Med.*, 15 mars 1910.
(4) Symmers, Démonstration of certain lésions produced by Bilharzia hœmatobia (*C.R. du 1er Congrès égyptien de médecine, II, Chirurgie*, 1905, p. 21).

distinguer les effets dus à l'un ou à l'autre trématode, il n'y a pas lieu de faire une étude anatomo-pathologique distincte pour chacun des deux parasites. La description que nous allons donner peut donc s'appliquer aux lésions dues à *Schistosomum Mansoni* comme à celles produites par *Schistosomum hæmatobium*.

**Aspect macroscopique.** — Au premier degré de l'infestation parasitaire, alors qu'il n'existe qu'une légère infiltration de la muqueuse par les œufs, il n'y a pas d'altération visible à l'œil nu. A peine remarque-t-on une sécrétion grisâtre recouvrant une muqueuse un peu plus rouge que normalement.

Lorsque l'infiltration par les œufs devient plus abondante, il se forme de petites saillies, arrondies, lisses, de coloration rouge. Ces *granulations* bilharziennes, du volume d'un grain de mil, en se développant, deviendront des tumeurs polypeuses.

Les *polypes*, en général irrégulièrement sphériques, de la grosseur d'un pois ou d'une noisette, parfois même encore plus volumineux, sont insérés sur la paroi intestinale par un pédicule entouré d'une zone inflammatoire, prélude de l'élimination future. A l'ordinaire discrètement disséminés sur la muqueuse, ces polypes peuvent être, dans certains cas, si nombreux qu'il est possible de les sentir à travers les parois abdominales. Le toucher rectal montre qu'ils sont de consistance molle; aussi a-t-on pu les prendre pour des hémorroïdes.

Dans les cas avancés, ces tumeurs polypeuses arrivent à faire saillie hors de l'anus. On a alors sous les yeux un bourrelet constitué par la muqueuse rectale épaissie, parsemée d'adénomes plus ou moins nombreux.

Des polypes du rectum, recouverts d'un épithélium cylindrique, il convient de distinguer ceux de l'anus. Ces derniers, revêtus de cellules épithéliales pavimenteuses, ne contiendraient, d'après Gœbel, ni œufs ni vers et seraient le résultat de l'irritation produite par les sécrétions.

Entre les granulations ou les papillomes, la muqueuse peut être saine; mais, en d'autres points, si on la débarrasse du mucus qui la recouvre, elle se montre d'un rouge sombre, tuméfiée et couverte de plaques ecchymotiques. D'autres fois, comme dans le cas de Letulle, il n'y a qu'un peu de mucus grisâtre, puriforme, à peine adhérent à une muqueuse d'une coloration gris sale, rosâtre, ou même noirâtre.

Enfin, très souvent, la muqueuse est parsemée d'*ulcérations* dont les bords sont excavés et dont le fond est rempli d'une matière grisâtre. Dans un cas de Symmers (1), le côlon présentait sur toute sa surface des ulcérations arrondies d'un quart à un

(1) SYMMERS, A remarquable case of Bilharziosis, Studies in Pathology, Aberdeen, 1906.

centimètre de diamètre, si confluentes qu'il ne restait presque plus de muqueuse saine. Ces ulcérations, entourées d'un large liseré rouge, avaient des bords légèrement décollés et un fond comblé par une substance jaunâtre et nécrotique.

Les ulcérations, les *nécroses* de la muqueuse seraient dues, d'après Letulle (1), à l'action mécanique des œufs et à l'action toxique des sécrétions produites par les trématodes. Madden, Symmers et d'autres auteurs sont d'avis qu'un grand nombre d'ulcérations sont consécutives à la chute des papillomes.

Dans le rectum bilharzien, on constate encore que le glissement de la muqueuse sur les tuniques sous-jacentes n'est plus possible du fait des adhérences. Enfin, on note l'épaississement et le durcissement de toutes les parois intestinales. Cette hypertrophie peut être considérable. Dans le cas de Letulle, la partie terminale du rectum était quatre fois plus épaisse que normalement et sur les vingt derniers centimètres, le rectum, dont le calibre était en même temps rétréci, avait une consistance dure et un aspect rigide.

Gœbel indique que l'infiltration de la sous-muqueuse et de la sous-séreuse est parfois si marquée que la palpation à travers les parois abdominales donne l'impression de véritables tumeurs.

**Histologie pathologique.** — Dans l'étude de l'histologie pathologique de la bilharziose intestinale, nous prendrons comme guide la remarquable description de Letulle sur le rectum bilharzien. Comme la structure histologique est la même du cœcum à l'anus, à l'exception de quelques légères modifications vers la région anale, les lésions bilharziennes que l'on peut rencontrer sur le gros intestin ne diffèrent en rien des lésions rectales.

Etudions la participation des diverses tuniques du rectum dans le processus bilharzien.

***Tunique muqueuse.*** — Au niveau de la muqueuse intestinale on observe deux types de lésions : des lésions ulcératives et des lésions hyperplasiques. Elles sont le plus souvent associées, mais pour la clarté de l'exposition nous les décrirons successivement.

*a)* Lésions ulcératives. — Elles sont essentiellement le résultat d'une inflammation diffuse. Sous l'influence de l'irritation causée par les œufs, le tissu conjonctif de la muqueuse réagit selon deux modes. Il se produit une prolifération du tissu conjonctif préexistant et une infiltration leucocytaire. Là où le processus débute, il se forme de grandes cellules plasmatiques qui s'anastomosent entre elles. Les nouveaux éléments ne tardent pas à s'aplatir et à s'atrophier. En même temps, les fibrilles conjonctives s'épaississent, les mailles qu'elles circonscrivent se resser-

(1) M. Letulle, Bilharziose intestinale (*Arch. de Parasitologie*, t. IX, 1905, 16 fig. 2 pl. en couleur).

rent et engaînent de plus en plus étroitement les vaisseaux, les nerfs et les culs-de-sac glandulaires. Ce processus de sclérose diffuse aboutit à la formation d'un tissu dur et fibroïde.

Les glandes de Lieberkühn, enserrées par les travées fibreuses,

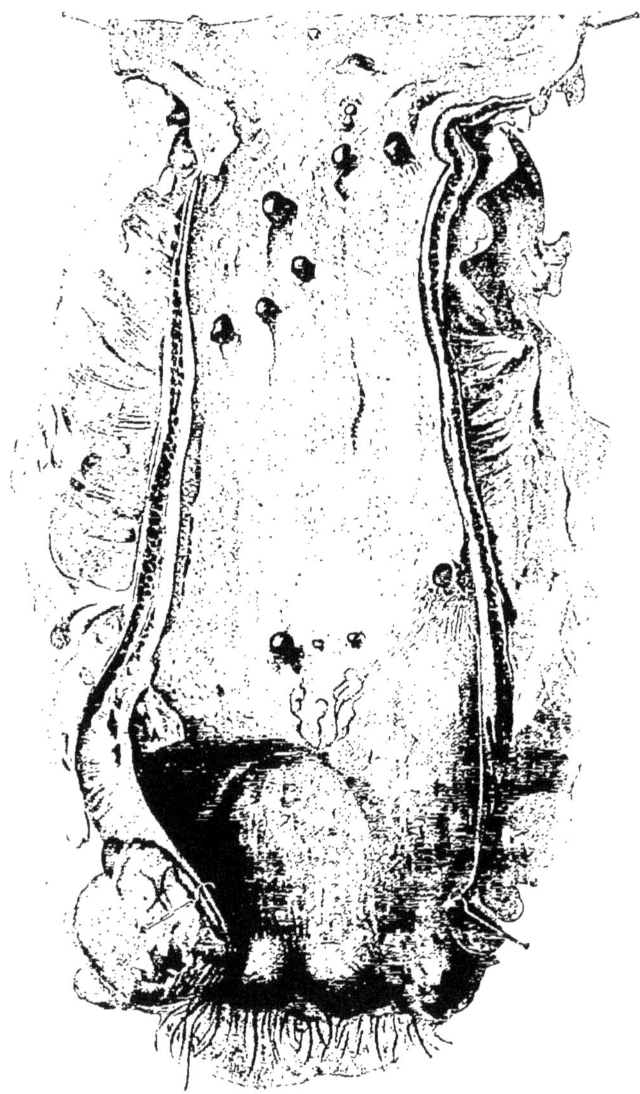

Fig. 33. — Bilharziose intestinale. Lésions du rectum (d'après Letulle).

comprimées par les amas leucocytaires, deviennent bientôt le siège de phénomènes de dégénérescence qui amènent leur complète destruction.

Les infections microbiennes, qui peuvent venir se surajouter à ce processus ulcératif, auront pour résultat de précipiter la désorganisation de la muqueuse. Dans les tissus ulcérés, on constatera la présence de nombreux microbes. Les vaisseaux lymphatiques sont gorgés de globules blancs. Quant aux follicules clos, ils peuvent être entièrement englobés par des amas de cellules embryonnaires, mais il importe de remarquer qu'ils ne suppurent jamais.

Enfin, il est un caractère important qui permet de séparer les ulcérations d'origine bilharzienne des ulcérations dysentériques amibiennes. Dans celles-ci, la *muscularis mucosæ* est presque toujours plus ou moins profondément atteinte, dans celles-là, elle est constamment indemne.

Dans la muqueuse intestinale, les œufs du *Schistosomum* sont surtout abondants au niveau des régions hyperplasiées et non encore ulcérées. Signalons que Sonsino (1) et Zancarol (2), il y a longtemps déjà, ont indiqué expressément que les œufs avaient un éperon latéral.

Letulle, dans sa description, mentionne que l'éperon est soit latéral, soit terminal, mais Sambon (3) a fait observer que ce dernier aspect était vraisemblablement dû à la façon dont le microtome avait abordé la section de certains œufs. Il n'est pas douteux, cependant, que, dans les pays où *Schistosomum Mansoni* et *Schistosomum hæmatobium* existent simultanément, on puisse rencontrer les deux sortes d'œufs.

*b* Lésions hyperplasiques. — Les processus hyperplasique et hypertrophique portent sur tous les tissus de la muqueuse et déterminent la production d'adénomes glandulaires.

Afin d'apprécier plus aisément la part qui revient au tissu conjonctivo-vasculaire et à l'appareil glandulaire dans ces réactions de défense provoquées par l'infestation bilharzienne, il convient d'examiner la coupe d'un adénome.

On constate que le tissu conjonctif vasculaire a acquis un développement excessif. Les travées connectives plus épaisses, plus serrées, dirigées dans tous les sens, délimitent des espaces étroits occupés pour la plupart par des œufs de *Schistosomum*. Ces œufs, parfois en amas, sont surtout abondants dans l'axe conjonctif qui forme en quelque sorte le squelette de l'adénome ; mais un certain nombre d'entre eux affleurent à la surface de la tumeur, prêts à tomber dans la cavité rectale.

Letulle indique « que le sommet du relief adénomateux se

(1) Sonsino, la *Bilharzia hæmatobia* et son rôle pathologique en Egypte (*Arch. generales de médecine*, 1876, pp. 652-673).

(2) Zancarol, Lésions du gros intestin et des voies urinaires déterminées par le *Distoma hæmatobium* (*Soc. méd. des hôpitaux*, séance du 26 mars 1882, Rapport de Damaschino sur ce mémoire).

(3) Sambon, What is Schistosoma Mansoni Sambon 1907 ? (*The Journ. of trop. Med. and Hyg.*, janvier 1909).

couronne parfois d'un vaste cône conjonctivo-vasculaire, sorte de bourgeon charnu qui doit saigner sur le vivant. Les selles sanglantes doivent provenir en partie de ces zones hyperémiées ».

Mais il convient d'appeler l'attention sur ce point que, dans ces bourgeons exubérants, on ne trouve jamais trace d'hémorragies anciennes ou récentes.

Les glandes de Lieberkühn subissent un double processus, hypertrophique et hyperplasique, que l'on peut distinguer l'un de l'autre. Normalement, les glandes de Lieberkühn mesurent 160 à 165 μ de long sur 65 à 72 μ de largeur ; hypertrophiées, elles s'allongent et peuvent atteindre jusqu'à 600,700 et même 1.000 μ, tandis que leur largeur peut s'élever à 180 μ. Quant aux cellules glandulaires, dont la hauteur moyenne est de 19 μ, elles peuvent s'hypertrophier jusqu'à mesurer 32 μ et même 60 μ, tout en conservant leur protoplasme mucipare et leur liseré cuticulaire strié. En somme il s'agit d'une simple hypertrophie. La lumière du canal glandulaire est d'abord étroite et ne contient que peu de mucus ; plus tard la cavité de la glande s'élargit notablement et renferme alors une quantité relativement abondante de mucus épais et trouble.

Soumises à une irritation prolongée par suite des contacts répétés avec les œufs de bilharzie se dirigeant vers la muqueuse, les glandes de Lieberkühn finissent par s'hyperplasier. Elles subissent alors des modifications dans leur forme, leur volume et leur situation.

Les glandes, constituées normalement par de simples tubes cylindriques, se ramifient un grand nombre de fois. Celles qui sont bifides s'allongent considérablement et leurs deux branches se déversent dans un conduit excréteur commun trois à quatre fois plus long qu'une glande de Lieberkühn de dimensions moyennes.

Finalement, les glandes sont bouleversées de façon extrême et prennent la forme de cavités multifides, dont les prolongements se continuent sur une longueur qu'il est difficile de préciser par la méthode des coupes ; quant à leur largeur, elle est en moyenne de 180 à 200 μ, mais Letulle en a mesuré ayant 400 et même 750 μ.

Les cellules glandulaires elles-mêmes sont soumises à ce processus hyperplasique. Les phénomènes karyokinétiques, qui déjà normalement sont très actifs, ont lieu avec une fréquence extrême. Mais après s'être accrues d'une façon gigantesque, puisque Letulle a pu en mesurer ayant une hauteur de 92 μ et un noyau de 15 μ, ces cellules subissent des troubles de dégénérescence. Elles deviennent granuleuses, s'aplatissent, perdent leur plateau strié et leur noyau ; enfin elles disparaissent. Les cavités glandulaires, remplies de mucus, de leucocytes et de microbes, se transforment en de véritables abcès, dont le pus trouve presque toujours une issue au dehors.

Tout autour de ces glandes ectasiées, on constate des œufs de *Schistosomum*, mais jamais à leur intérieur. Letulle fait cependant la supposition qu'elles peuvent offrir une voie d'évacuation aux œufs des parasites.

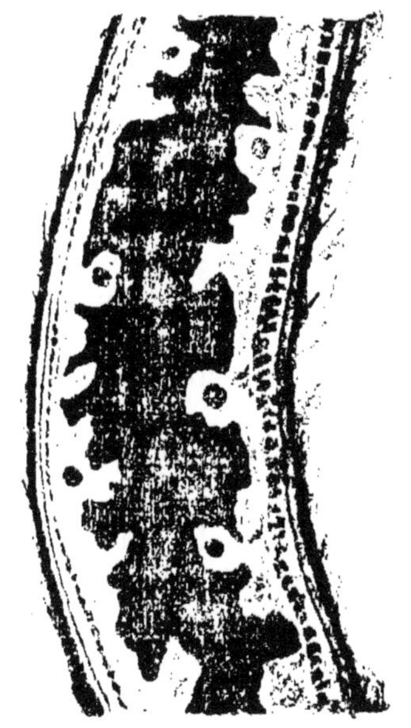

Fig. 34. — Bilharziose intestinale ; ulcérations et polypes du rectum (d'après Looss).

L'adénome bilharzien constitue l'exemple le plus typique des adénomes d'origine parasitaire.

Malgré leur hypertrophie et leur prolifération, les cellules épithéliales cylindriques tuméfiées, allongées, continuent à se disposer en une rangée unique, et n'envahissent jamais entièrement la cavité glandulaire.

Elles ne parviennent pas davantage à vaincre la résistance de la membrane d'enveloppe qui leur fait obstacle à l'état normal.

Jamais Letulle n'a observé de cellules épithéliales aberrantes dans le tissu conjonctivo-vasculaire également hypertrophié. Les adénomes bilharziens restent constamment bénins ; on sait pourtant avec quelle facilité les adénomes du gros intestin se transforment en cancers.

Ainsi, dit Letulle, « l'hypertrophie adénomateuse, tumorale au sens absolu du mot, qui entraîne loin de leur forme ancestrale et loin de leur volume les glandes de Lieberkühn, ne les conduit pas au cancer ».

Le processus ulcératif bilharzien, qui lèse si profondément la muqueuse, épargne la *muscularis mucosæ*. Celle-ci est seulement augmentée d'épaisseur. Au niveau des zones ulcératives, elle a une épaisseur de 120 à 180 μ ; dans les régions adénomateuses elle a de 440 à 825 μ.

Lorsque l'hyperplasie est considérable, au lieu d'une seule couche de fibres musculaires, il y en a plusieurs plus ou moins distinctes. Malgré leur prolifération, les cellules musculaires lisses ne sont le siège d'aucun phénomène de dégénérescence. Elles ne présentent ni altération vitreuse, ni infiltration granulo-pigmentaire, ni même vacuolisation du protoplasma.

Dans la *muscularis mucosæ*, les œufs sont placés parallèlement à la direction des fibres musculaires, alors que, dans la muqueuse, ils sont disposés dans tous les sens.

Letulle n'a jamais trouvé d'œufs de parasite dans les follicules lymphatiques. Damaschino et maints auteurs en ont constaté dans les ganglions lymphatiques correspondant aux régions de l'intestin envahies par les lésions bilharziennes.

**Tunique sous-muqueuse.** — Cette tunique, formée par un tissu conjonctif fibrillaire lâche, riche en vaisseaux et en nerfs, subit des modifications importantes qui lui donnent finalement un aspect cicatriciel. Elle s'épaissit, perd sa souplesse, sa laxité normales et ne permet plus le glissement de la muqueuse. Celle-ci se trouve en quelque sorte soudée à la tunique musculaire et, du fait de ces adhérences, toutes les couches de l'intestin sont devenues solidaires. Cette altération constitue un des caractères importants du rectum bilharzien.

Nous savons que les femelles fécondées de *Schistosomum*, en raison de leurs dimensions, ne peuvent franchir la *muscularis mucosæ* et qu'elles s'arrêtent dans les veines de la sous-muqueuse pour pondre leurs œufs. C'est donc au niveau de cette tunique que se passent les phénomènes les plus importants de l'infestation parasitaire.

Les altérations de la sous-muqueuse consistent en *lésions scléreuses diffuses* et en *lésions veineuses*.

Les lésions scléreuses se caractérisent par l'hyperplasie extrême des fibres conjonctives, l'aplatissement de plus en plus prononcé des espaces interstitiels et la disparition des cellules adipeuses.

Dans ce tissu, qui a pris un aspect lamellaire, les artères restent parfaitement indemnes, tandis que les veines montrent d'importantes altérations, sur lesquelles Letulle a minutieusement insisté.

Les veines, d'un diamètre inférieur à 150 μ, et dans lesquelles les parasites ne peuvent circuler en raison de leurs dimensions, sont intactes. Les veines lésées présentent une prolifération des éléments conjonctifs et élastiques des tuniques vasculaires, contrastant avec l'intégrité des cellules endothéliales. Cette hyperplasie aboutit au rétrécissement et même à l'oblitération de la lumière du vaisseau. Il s'agit en un mot d'une *endophlébite végétante* et même *oblitérante*.

Les lésions peuvent frapper toutes les veines de la sous-muqueuse dont le calibre ne s'oppose pas au passage des vers femelles, mais elles sont moins accusées sur les veines voisines de la *muscularis mucosæ* et atteignent leur maximum sur les vaisseaux d'un calibre moyen. Les éléments musculaires de la veine sont également épaissis, mais, ce qui constitue le caractère histologique des phlébites bilharziennes, c'est l'hyperplasie du tissu élastique; dans les phlébites chroniques ordinaires, cette hypergenèse élastique est très rare.

Les lymphatiques de la sous-muqueuse sont généralement indemnes, les éléments nerveux ne sont le siège d'aucune altération.

Dans la sous-muqueuse, les œufs sont beaucoup plus rares que dans la muqueuse. Ils peuvent être cependant parfois très nombreux puisque, dans une observation de Zancarol, ils formaient des traînées miroitantes visibles à l'œil nu. Les œufs, inégalement répartis, sont surtout abondants dans le voisinage de la *muscularis mucosæ*.

Dans la sous-muqueuse, Letulle n'a jamais trouvé trace d'hémorragie récente ou ancienne.

**Tunique musculaire.** — Dans cette tunique, Letulle n'a constaté ni sclérose interstitielle, ni lésions veineuses, ni œufs. De leur côté, Lortet et Vialleton avaient noté l'intégrité des veines des couches musculaires de la vessie bilharzienne.

**Couche sous-séreuse.** — Elle présente des modifications identiques à celles de la sous-muqueuse, mêmes lésions scléreuses, mêmes lésions veineuses.

D'après Letulle, la tunique musculaire et la couche sous-séreuse ne contiennent pas d'œufs.

**Complications de la bilharziose intestinale.** — Signalons que des *fistules de l'anus* peuvent compliquer la bilharziose rectale. Généralement multiples, leurs orifices s'ouvrent au milieu de masses fibromateuses.

Au nombre des complications secondaires, on a mentionné les *tumeurs malignes*, mais la question des rapports de la bilharziose intestinale avec les cancers du rectum n'est pas encore élucidée et il n'y a pas lieu d'y insister ici. Nous avons vu que, pour Letulle, l'adénome bilharzien ne se cancérise pas.

**SYMPTOMATOLOGIE.** — Si l'infestation de l'intestin par le *Schistosomum Mansoni* est légère, aucun trouble ne signale la présence du parasite, et seul l'examen microscopique des selles, en révélant les œufs du trématode, fera connaître que le sujet est bilharzien.

Lorsque les lésions intestinales sont constituées, elles peuvent se manifester cliniquement sous deux formes.

Le plus souvent, les altérations sont diffuses, généralisées à tout le rectum, à l'anus, à une portion de l'S iliaque, et donnent lieu à un ensemble de symptômes rappelant le syndrome dysentérique. Cette forme de bilharziose intestinale, en quelque sorte généralisée, constitue ce qu'on nomme la dysenterie, ou mieux la pseudo-dysenterie bilharzienne.

Mais, dans certains cas, l'infestation parasitaire est limitée, localisée en un point du gros intestin, déterminant la production de tumeurs bien circonscrites et dont la symptomatologie est assez vague.

Nous aurons donc à examiner ces deux formes cliniquement distinctes : la *pseudo-dysenterie bilharzienne* et les *tumeurs abdominales bilharziennes.*

**A. Pseudo-dysenterie bilharzienne.** — Etudions les symptômes de cette forme de bilharziose intestinale dans leur ordre d'apparition.

Le premier symptôme en date, dit Milton (1), est l'hypersécrétion du mucus due à un excès de fonctionnement des glandes de la muqueuse. L'abondance du mucus détermine des sensations analogues à celles causées par la présence des fèces dans le rectum. Le malade fait des essais répétés de défécation dans le but d'obtenir un peu de soulagement, mais, avec beaucoup de difficultés, il ne réussit qu'à expulser de petites quantités de matières fécales enrobées de mucus, et la cause du malaise persiste.

Les efforts d'évacuation ont en définitive pour effet d'augmenter la congestion et l'irritabilité de la muqueuse, en même temps qu'ils tendent à amener le relâchement des sphincters et un certain degré de prolapsus de la muqueuse.

A mesure que la maladie fait des progrès, la muqueuse s'hypertrophie davantage, les papillomes augmentent de nombre et de volume, et les vaisseaux superficiels, dilatés et engorgés, sont prêts à se rompre.

Le besoin de déféquer devient encore plus impérieux ; le malade redouble les essais douloureux et, finalement, il rend du sang en quantité variable, du mucus et un peu de matières fécales renfermant de nombreux œufs de bilharzie.

Mais les efforts d'expulsion finissent par amener un prolapsus de plus en plus considérable de la muqueuse rectale épaissie.

Tout d'abord l'intestin prolabé peut se réduire aisément de lui-même; dans la suite, le malade est obligé de le refouler avec les doigts; plus tard, l'épaississement des parois est tel que la réduction devient difficile ou même impossible. Parfois, au contraire, à cette période, les sphincters sont paralysés, du fait d'avoir été trop forcés, et le prolapsus, réduit, ne peut être contenu et se reproduit aussitôt. Les muqueuses rectale et anale resteront alors exposées d'une façon permanente à tous les traumatismes et à toutes les causes externes d'irritation.

Dans la suite, les hémorragies rectales, devenant de plus en plus abondantes, amèneront consécutivement de l'anémie et de

(1) F. Milton, Bilharzia surgically considered (*C. R. du 1er Congrès égyptien de médecine. II. Chirurgie*, p. 268).

l'amaigrissement. Les douleurs continues enlèveront tout repos au malade, qui finira par mourir épuisé, dans un état de cachexie profonde.

Dans les cas de bilharziose rectale, où le processus scléreux prédomine et où les polypes sont rares ou absents, on observe une symptomatologie un peu différente.

Le tissu de nouvelle formation, dur, résistant, s'oppose à la production du prolapsus. D'autre part, bien que le malade souffre d'un certain degré d'irritation rectale, il n'est pas constamment en proie au ténesme anal et les hémorragies sont peu importantes.

Dans cette forme, il y a plutôt des phénomènes d'obstruction. Le malade accuse de la constipation, et, quand il va à la selle, il éprouve la sensation d'un obstacle au passage des matières fécales. Souvent il indique le siège de cette obstruction. Le toucher rectal prouve que cette sensation d'arrêt est généralement due à un pli de la muqueuse hypertrophiée.

Dans le rectum bilharzien, on peut constater un pseudo-étranglement, situé le plus souvent à environ 7 centimètres de l'anus, et consistant en une sorte de saillie tranchante analogue à celle que produirait une ligature enserrant la paroi postérieure de l'intestin.

Le vrai rétrécissement du rectum, secondaire à l'infiltration bilharzienne, est exceptionnel, et Milton n'en signale qu'un cas douteux, où il était dû autant aux altérations des parois rectales qu'à celles des régions voisines.

En examinant de près les phénomènes que nous venons de décrire, on se rend compte qu'ils diffèrent par quelques points des symptômes de la dysenterie amibienne. Les selles peuvent être enveloppées de mucus et striées de sang ; à certains moments, elles peuvent même être diarrhéiques, mais elles sont toujours de nature fécale. L'examen du rectum et de l'anus montre des granulations bilharziennes caractéristiques. Enfin, dans la bilharziose, l'évolution est lente, insidieuse. Au début il n'y a qu'une sensation de gène dans le rectum ; les besoins d'aller à la selle deviennent graduellement plus fréquents. En somme, tous les symptômes s'aggravent progressivement. Il n'y a donc jamais un début brusque, aigu, comme c'est la règle dans la dysenterie amibienne. Notons encore que, dans la bilharziose intestinale, les troubles gastro-intestinaux sont habituellement très légers.

Mais il importe de savoir que l'analyse clinique la plus minutieuse des symptômes ne peut permettre d'assurer le diagnostic et qu'il est indispensable d'avoir recours à l'examen microscopique des selles pour y trouver les œufs, et rapporter les troubles observés à leur véritable cause.

Faute d'avoir fait cet examen, de nombreuses erreurs de diagnostic ont été commises.

Letulle a rapporté une intéressante observation, où le diagnostic définitif ne fut posé qu'après l'étude microscopique des organes prélevés à l'autopsie.

Le malade, âgé de 68 ans, provenant de la Martinique, était dans un état de cachexie profonde et de maigreur extraordinaire lorsqu'il arriva à Paris. Il était atteint de tuberculose pulmonaire et se plaignait en outre de troubles intestinaux. Les médecins qui l'avaient examiné antérieurement avaient reconnu l'existence d'une inflammation chronique du rectum, et, après l'échec de nombreuses médications, on avait conclu à un cancer du rectum très diffus et par suite inopérable.

A son entrée à l'hôpital, Letulle fit les constatations suivantes : l'anus était lâche, flasque, circonscrit par quelques bourrelets hémorroïdaires non fluents et non ulcérés. Par l'orifice anal suintait, d'une façon presque incessante, un liquide brunâtre, parfois séro-sanguinolent et d'une extrême fétidité.

Le toucher rectal révéla, au-dessus de l'anus, une induration régulière des parois rectales. Le rectum, en quelque sorte ligneux, semblait transformé en un cylindre rigide qui rendait impossible l'exploration des parties voisines : prostate, vésicules séminales, vessie.

Malgré ces désordres si graves, l'appétit était à peu près conservé, et les fonctions gastro-intestinales s'accomplissaient bien jusqu'au gros intestin exclusivement.

On s'arrêta au diagnostic de : Diarrhée chronique dysentériforme, tuberculose pulmonaire.

Le malade ne tarda pas à succomber et à l'autopsie on trouva de la caséification bacillaire du poumon et de l'endocardite tuberculeuse. Quant aux lésions rectales, elles permirent d'écarter le diagnostic de dysenterie et de cancer du rectum, et on reconnut qu'il s'agissait d'une affection parasitaire de l'extrémité inférieure du tube intestinal. L'examen des coupes, en révélant des œufs de *Schistosomum*, permit de préciser qu'il s'agissait d'une recto-colite chronique bilharzienne.

Nous rapporterons encore une seconde observation de bilharziose intestinale publiée par C. Mathis et Baujean (1) pour faire comprendre les difficultés du diagnostic lorsqu'on n'a pas recours à l'examen microscopique des selles, si simple cependant et si facile.

Un malade âgé de 26 ans, arrivé à Hanoï depuis un mois, pré-

(1) C. Mathis et Baujean, Un cas de bilharziose intestinale contractée à la Guadeloupe et observée au Tonkin (*Bull. de la Soc. médico-chirurgicale de l'Indochine*, mars 1910.)

sentait, en septembre 1909, des troubles dysentériformes qui firent penser à une rectite amibienne.

Il ne signalait rien dans ses antécédents héréditaires. Originaire de la Guadeloupe, où il a passé toute son enfance, il eut, vers l'âge de 15 ans, deux ou trois attaques de diarrhée dysentériforme, évoluant sans fièvre, et chacune d'elles d'une durée de 8 à 15 jours.

Il quitta la Guadeloupe en 1902, à l'âge de 18 ans, et séjourna en France jusqu'en 1909. Pendant les deux premières années de son séjour, il habita Toulon, où il mena une vie très sédentaire. Il souffrait d'une constipation opiniâtre, rebelle à tout traitement, mais interrompue de temps à autre par des débâcles diarrhéiques; cet état durait depuis plusieurs mois lorsque des douleurs se manifestèrent à la fin des périodes diarrhéiques. Ces douleurs débutaient au niveau de la fosse iliaque droite et, tout en conservant leur maximum d'intensité dans cette région, s'irradiaient dans l'abdomen entier. Elles se caractérisaient par des sensations très vives de pesanteur, durant de 24 à 48 heures, et s'atténuant progressivement.

Ces douleurs furent si vives qu'elles obligèrent le malade à garder le lit pendant deux à trois jours, et même nécessitèrent son entrée une première fois à l'hôpital maritime de Toulon.

Ces crises douloureuses, avec foyer maximum à la fosse iliaque droite, accompagnées quelquefois de vomissements, firent penser pendant un instant à une appendicite. Une laparotomie exploratrice avec appendicectomie conditionnelle fut même proposée.

Mais il convient de remarquer que ces crises étaient le plus souvent apyrétiques ou ne s'accompagnaient que d'un léger mouvement fébrile, — que les douleurs ne restaient pas localisées à la fosse iliaque droite, mais s'irradiaient tout le long du trajet du gros intestin, où cependant elles étaient moins vives, — qu'il n'y avait ni contracture musculaire, ni hyperesthésie cutanée et que le ventre restait toujours souple. Enfin la pression du doigt ne provoquait pas plus de douleurs au point de Mac-Burney qu'en un endroit quelconque de la paroi abdominale. Du reste les douleurs étaient surtout spontanées et elles n'étaient pas sensiblement augmentées par la pression. L'analyse des symptômes permit donc d'écarter définitivement l'idée d'une intervention, mais le diagnostic resta en suspens.

Une quinzaine de crises éclatèrent pendant les années 1904, 1905, 1906. Elles survenaient tantôt spontanément sans cause apparente, tantôt brusquement à la suite d'une fatigue (longue course à bicyclette), ou d'un excès de nourriture.

En dehors des crises, les selles étaient d'apparence normale. Lors des débâcles diarrhéiques, on ne remarqua ni muco-membrane, ni sang, ni anneaux de tænia. L'examen microscopique des matières fécales, qui aurait établi la nature de l'affection, ne fut jamais pratiqué en France.

Dans l'intervalle des crises, le malade souffrait d'un état dyspeptique caractérisé par de la pesanteur de l'estomac après les repas et des éructations.

Cette dyspepsie, qui influait sur l'état général et sur le moral du malade, disparut insensiblement après la dernière crise remontant à novembre 1906. Pendant trois ans, le malade ne présenta rien de particulier et il se croyait complètement guéri de toute affection intestinale.

En août 1909, il arrive au Tonkin. Un mois après, à la suite des fatigues de son service, alors très chargé, il est pris brusquement de diarrhée, suivie bientôt de troubles dysentériformes. Les symptômes fonctionnels rappelaient ceux de la dysenterie amibienne : coliques, besoins fréquents d'aller à la garde-robe, ténesme, mais les caractères des selles étaient notablement différents.

Après quelques selles d'abord moulées, puis diarrhéiques, le sang et les mucosités apparaissaient brusquement. Au milieu de la crise, les efforts pour aller à la garde-robe ne provoquaient que l'expulsion de sang pur et de quelques mucosités. L'examen microscopique révéla la présence d'œufs de *Schistosomum* à éperon latéral et l'absence d'amibes et autres parasites intestinaux. Le sang, parfois sous forme de petits caillots, et les mucosités ne persistèrent que peu de temps; bientôt les selles reprirent leur nature fécale.

Au bout d'une dizaine de jours, le malade, qui avait dû s'aliter, put reprendre ses occupations et manger comme à l'ordinaire.

En octobre 1909, un mois après, deuxième crise survenue à la suite d'une longue course au soleil et d'un déjeuner copieux. Elle présenta les mêmes particularités, mais dura moins longtemps, à peine une semaine. Les douleurs, moins vives, n'obligèrent pas le malade à s'aliter.

Enfin une troisième crise survint vingt jours après; elle fut beaucoup moins violente que les précédentes, sa durée ne fut que de 4 à 5 jours et elle permit au malade de continuer son service. Dans les selles de ces deux dernières crises, on constata également des œufs de *Schistosomum Mansoni*.

Le sang dans la bilharziose intestinale. — L'hématologie de l'infestation par le *Schistosomum Mansoni* n'est encore qu'ébauchée et nous ne possédons guère comme documents que ceux apportés par Piraja da Silva (1). Cet auteur a pratiqué l'examen

(1) Piraja da Silva, la Schistosomiase à Bahia (*Arch. Parasitologie*, t. XIII, 1908-09, p. 282).

du sang de 16 porteurs du trématode, présentant des symptômes cliniques plus ou moins accentués.

Les globules rouges, dans la majorité des cas, sont diminués de nombre. Cette hypoglobulie, d'ordinaire légère, peut atteindre un degré extrême : un des bilharziens n'avait plus que 1.041.000 hématies par millimètre cube.

L'oligochromémie est toujours plus accentuée que l'hypoglobulie. Le taux de l'hémoglobine est toujours inférieur à 80 o/o. Dans 10 cas, il se tenait entre 40 et 50 o/o. Chez le malade mentionné précédemment, il était descendu à 10 o/o.

Le nombre des globules blancs est le plus souvent normal ; le maximum trouvé a été de 14.800 par millimètre cube.

Il n'existe pas de déséquilibre leucocytaire caractéristique. Le pourcentage des polynucléés neutrophiles est tantôt normal, tantôt légèrement augmenté ou diminué. Une faible éosinophilie est fréquente, mais non constante. Le taux des cellules acidophiles était 5 fois de 2 à 5 o/o ; 9 fois de 5 à 10 o/o ; 2 fois de 11,2 et 12,6 o/o.

**B. Tumeurs abdominales bilharziennes.**— Cette forme localisée de bilharziose intestinale a été récemment étudiée par les médecins anglais exerçant en Egypte. Elle mérite de retenir notre attention, car elle présente des particularités fort intéressantes.

Les tumeurs bilharziennes massives sont en connexion avec les parois du gros intestin et les ligaments péritonéaux. Elles occupent les régions de l'abdomen correspondant au cæcum, aux côlons ascendant, transverse, descendant et à l' S iliaque. Leur début est impossible à préciser, car elles s'accroissent très lentement. De consistance dure, elles sont plus ou moins sensibles à la pression. Les phénomènes douloureux qu'elles provoquent s'exagèrent après les repas et s'accompagnent de coliques. Les malades sont amaigris, mais en général pas trop profondément émaciés.

Tous ces symptômes peuvent persister durant des mois et des années tandis que la tumeur continue à s'accroître et à devenir de plus en plus perceptible. On constate alors à la palpation une masse dure, allongée parallèlement à l'axe de l'intestin, plus ou moins mobilisable suivant sa position. Une palpation un peu forte révèle une certaine mollesse de la tumeur.

Quant à l'abdomen, il n'est pas ballonné et il n'y a ni mouvements péristaltiques de l'intestin au-dessus de la tumeur, ni signe d'obstruction intestinale.

On ne trouve aucun engorgement ganglionnaire.

Dans certains cas, le malade accuse des antécédents bilharziens ; parfois il existe simultanément des troubles vésicaux ou rectaux ;

mais quelquefois, en dehors de la tumeur, rien ne vient aider le diagnostic.

Pour compléter la description schématique que nous venons de donner, il nous paraît utile de rapporter deux observations empruntées à la pratique médicale des médecins anglais.

La première observation, due à Madden (1), concerne un jeune homme de 26 ans, entré à l'hôpital Kasr-el-Ainy, du Caire, pour une tumeur abdominale, s'accompagnant d'amaigrissement et d'une fièvre probablement palustre.

Le malade signale que, depuis deux ans, il a remarqué du sang et du mucus dans ses fèces, et que, trois mois avant son hospitalisation, il a eu des vomissements et éprouvé une douleur dans le côté droit de l'abdomen, et des coliques passagères.

L'examen des urines ne révèle ni albumine, ni sucre, ni œufs de bilharzie. Dans les selles, on découvre des globules rouges et des œufs de bilharzie. Le toucher rectal permet de constater sur la paroi antérieure du rectum des petites masses villeuses. Le foie et la rate sont hypertrophiés.

La tumeur abdominale, qui siège au-dessus de l'ombilic, est en forme de fer à cheval; elle est dure, mate à la percussion, légèrement mobilisable et quelque peu sensible à la palpation.

On pense à une masse tuberculeuse de l'épiploon et, comme le sujet maigrissait et souffrait beaucoup, on pratique une laparotomie exploratrice. A travers la plaie opératoire, l'épiploon apparaît mince et parsemé de petites tumeurs. On constate en outre un grand nombre de ganglions mésentériques hypertrophiés, de volume variable, et sur le péritoine pariétal un nodule mou de la grosseur d'une amande.

Cet ensemble de lésions semblait indiquer un cancer généralisé au péritoine et aux ganglions abdominaux, et toute intervention chirurgicale fut jugée inutile. Cependant, le côlon transverse fut incisé et on remarqua, faisant saillie dans sa cavité, une tumeur charnue, d'aspect lisse, étroitement unie aux parois intestinales et s'étendant dans le mésocôlon transverse, sur une longueur de 15 centimètres environ. Le diagnostic du cancer paraissant confirmé, l'intestin fut suturé et l'abdomen refermé.

Symmers pratiqua l'examen microscopique des pièces prélevées.

Des centaines d'œufs de bilharzie furent trouvés dans les nodules de l'épiploon et du péritoine, aucun dans les ganglions mésentériques.

A la suite de l'intervention, le malade s'améliora rapidement ; il augmenta de poids et les douleurs disparurent. Ce qu'il y a

(1) F.-C. MADDEN, The symptoms and treatment of localised bilharziosis of the large intestine (*The Journ. of trop. Med. and Hyg.*, 15 mars 1910, p. 82).

encore de plus curieux c'est que la tumeur disparut graduellement et que, six semaines plus tard, lorsque le malade quitta l'hôpital, l'examen le plus minutieux n'en révélait pas le moindre vestige.

Ce cas remarquable n'est pas isolé et Madden en a rapporté trois autres analogues.

Aucun de ces quatre malades, malgré le volume des tumeurs, ne présenta de phénomènes d'obstruction intestinale. Madden fait la supposition que la couche musculaire hypertrophiée de l'intestin exerce une pression péristaltique capable de chasser les fèces à travers la portion rétrécie. Le mucus intestinal sécrété en grande quantité lubréfierait les parois et faciliterait le cours des matières fécales.

Quant à la disparition des symptômes et des tumeurs après une simple laparotomie exploratrice, elle reste inexplicable, mais indéniable.

La seconde observation de bilharziose intestinale localisée est empruntée à Richards (1). Le malade, âgé de 35 ans, admis à l'hôpital de Kars-el-Ainy, avait remarqué depuis 9 mois une tumeur abdominale de la fosse iliaque gauche. Il se plaignait en outre de flatulence et de borborygmes. La défécation était lente et douloureuse et les selles renfermaient du sang. Depuis longtemps le sujet ne pouvait travailler de façon régulière.

A l'entrée à l'hôpital, on constata dans la fosse iliaque gauche une masse cylindrique, bien délimitée, ayant une direction verticale, et s'étendant jusqu'au rein. Cette tumeur faisait une saillie visible sur la paroi abdominale ; elle était ferme, sensible au palper et légèrement mobile en dedans. A son niveau, la percussion dénotait de la matité ; il y avait de la sonorité au-dessus et au-dessous d'elle.

Les selles contenaient du mucus et du sang ; elles ne furent pas examinées au microscope.

Les urines renfermaient de temps à autre des œufs de bilharzie.

On fit le diagnostic de tumeur de l'anse sigmoïde, probablement d'origine bilharzienne.

L'examen au sigmoïdoscope ne révéla rien d'anormal dans les 16 premiers centimètres du rectum, à l'exception de deux petites tumeurs rougeâtres inférieures au volume d'un pois et vraisemblablement bilharziennes. Plus haut on reconnut la présence d'un rétrécissement circulaire, non dilatable, du diamètre d'un crayon, et permettant à peine de distinguer au delà quelques masses d'un rouge sombre.

On posa alors le diagnostic de carcinome probable de l'anse sigmoïde, et une intervention fut décidée.

(1) RICHARDS, The operative Treatment of Bilharziosis of the large intestine (*The Journ. of trop. Med. and Hyg.* 15 mars 1910).

A travers l'incision pratiquée sur le côté gauche, on sentit une masse de 9 centimètres de long sur 5 de large environ, située sur le trajet du côlon descendant et en partie sur celui de l'S iliaque. Cette tumeur solide, irrégulière, de consistance inégale, était fixée vers son milieu et légèrement mobile aux deux extrémités. Au-dessus le côlon était sain ; au-dessous, il avait des parois épaissies et sa cavité était légèrement rétrécie.

On réséqua la partie du tube intestinal siège de la tumeur, puis on sutura les deux bouts de l'intestin.

A la suite de cette intervention, la guérison se fit rapidement. Deux mois après il n'y avait plus de symptômes douloureux, ni de tumeur. Le sang avait disparu des selles et l'état général était bon. La partie de l'intestin qui avait été réséquée fut ouverte et montra une muqueuse parsemée d'un grand nombre d'adéno-papillomes bilharziens.

Dans ce cas, l'intégrité de la muqueuse rectale sur une hauteur de 16 centimètres, la présence d'un étranglement en un point qui est le siège habituel des tumeurs malignes avaient fait conclure au cancer ; cependant l'absence de tout signe d'obstruction, le glissement de la tumeur auraient pu susciter quelques doutes. L'erreur de diagnostic, dit Richards, a tenu à l'ignorance de cas semblables et à l'oubli commis en ne pratiquant pas l'examen microscopique des matières fécales.

Dans les pays où la bilharziose intestinale est endémique, il faut donc se rappeler que les lésions bilharziennes peuvent être localisées à une partie limitée du gros intestin, déterminer des tumeurs bien circonscrites et en imposer pour des tumeurs malignes.

## *DIAGNOSTIC. PROPHYLAXIE. TRAITEMENT*

PAR F. NOC.

**DIAGNOSTIC.** — Le diagnostic de la bilharziose américaine ou rectale se fait presque uniquement par l'examen microscopique des selles. Les œufs de *Schistosomum Mansoni* se rencontrent le plus souvent seuls ou associés aux œufs d'autres parasites dans les selles et bien des symptômes peuvent être rapportés à la présence concomitante de Lombrics ou d'Ankylostomes dans l'intestin.

L'association Ascaris-Schistosome est la plus fréquente ; vient ensuite l'association Necator-Schistosome. On note parfois la concomitance des œufs de Lombric, d'Ankylostome et de Trichocéphale avec ceux du Schistosome.

**PROPHYLAXIE.** — La prophylaxie de la bilharziose américaine est basée sur les mesures rigoureuses de propreté du corps ainsi que des objets en usage dans les cabinets d'aisances ou de toilette et dans les salles de douches. L'emploi *larga manu* du savon dans les ablutions est justifié par les expériences positives de Conor avec le *Schistosomum hæmatobium* dont l'embryon est détruit immédiatement par le savon de Marseille à 1 p. 1.000.

TRAITEMENT. — Comme dans la bilharziose urinaire, la première indication est de prescrire des mesures de propreté individuelle, de désinfection de l'orifice anal et des vases qui servent aux malades, afin d'éviter aux patients eux-mêmes les réinfections qui aggraveraient la maladie.

La maladie est plus fréquente dans le jeune âge que chez l'adulte : elle guérit donc ou passe inaperçue dans bien des cas, soit qu'il n'y ait plus réinfestation, soit que les œufs ne déterminent pas toujours des érosions sérieuses ou des ulcérations de la muqueuse rectale. Le traitement se borne à éviter l'extension et l'infection des érosions qui existent tant que le malade a des selles sanguinolentes : une alimentation légère et suffisante, qui n'apporte pas trop de produits de fermentation putride dans le rectum, des lavements journaliers, légèrement astringents, sont recommandables. Après un lavement à l'eau bouillie, on fera un lavage avec du tanin à 3 p. 1.000 ou de l'extrait de ratanhia à 1,3 ou 5 p. 100.

On pourra employer également les lavages antiseptiques, en usage dans la dysenterie amibienne : à la créosote, au permanganate de potasse, etc., mais à faibles doses et d'une façon modérée; il s'agit de panser une muqueuse érodée ou ulcérée mécaniquement : il ne faut pas abuser des antiseptiques, puisqu'on ne peut atteindre les œufs que leur coque met à l'abri des agents toxiques. Le thymol, donné fréquemment à la dose de 2 grammes chez des enfants de dix à douze ans, réalise de l'antisepsie intestinale et s'est montré inoffensif dans tous les cas où je l'ai employé.

Dans les stades avancés de la maladie ou dans les formes à infestation multiple, la muqueuse rectale est revêtue de saillies papillomateuses plus ou moins volumineuses ; le prolapsus du rectum survient sous l'influence des efforts répétés de défécation provoqués par les nodosités qui infiltrent la paroi. Ici le chirurgien peut être amené à pratiquer des opérations palliatives : dans certains cas, on peut extirper les tumeurs voisines de l'anus; dans d'autres, il faut dilater le sphincter anal et toucher les végétations à la solution de chlorure de zinc au dixième, en faisant suivre aussitôt d'un lavage à l'eau salée, ce qui amène des améliorations de durée variable; dans d'autres cas, il est nécessaire d'opérer le prolapsus du rectum, si le sphincter anal est intact.

Le traitement général ne doit pas être négligé : alimentation saine et variée, arsénicaux, ferrugineux, etc., de façon à maintenir l'organisme résistant contre les infections à colibacilles ou à streptocoques qui peuvent se greffer sur les lésions ouvertes.

III

## INFESTATION PAR SCHISTOSOMUM JAPONICUM

PAR C. MATHIS ET M. LÉGER.

La Schistosomiase japonaise, encore appelée Maladie de Katayama, du nom d'un district du Japon où elle est très fréquente, est connue cliniquement depuis 25 ans; mais son individualité n'a été établie qu'en 1904, à la suite de la découverte de l'agent pathogène, un trématode habitant le système porte, le *Schistosomum japonicum* Katsurada.

La maladie n'étant pas localisée au Japon, l'appellation de Schistosomiase japonaise a été critiquée. On a proposé les noms de Schistosomiase ou Bilharziose hépatique, pour rappeler que le foie est l'organe le plus fréquemment atteint. Pour les mêmes raisons, l'infestation par *Sch. hæmatobium* prendrait le nom de Schistosomiase ou Bilharziose urinaire ; celle par *Sch. Mansoni* le nom de Schistosomiase ou Bilharziose intestinale : on indiquerait ainsi que la vessie et l'intestin sont les organes électivement frappés par l'un et l'autre trématodes. Mais ces diverses dénominations sont également passibles de reproches, et nous conserverons le nom de Schistosomiase japonaise consacré par l'usage.

**HISTORIQUE.** — En 1887, Majima, de Tokio, signale la présence d'œufs d'un parasite indéterminé dans le foie de sujets ayant succombé aux suites d'une cirrhose un peu particulière. La maladie causait de nombreux décès dans la province de Yamanashi.

Deux ans plus tard, Yamagiwa (1) confirme la découverte de Majima et il appelle l'affection « *hépatite parasitaire de nature embolique* ». Successivement Kurimoto (1893), Kanamori (1898), Kasai (2), puis Miura (1903) relatent des observations analogues (cités d'après P. Manson ou Tsuchiya).

En avril 1904, Katsurada (3) retrouve les mêmes œufs dans

(1) YAMAGIWA, *Mitteil. d. med. Fakultät d. kaiserl. Univ. zu Tokio*, 1904, Bd VI.
(2) KASAI, *Mitteil. d. med. Ges. zu Tokio*, 1904.
(3) KATSURADA, *The Annot. Zool. Japon.*, 1904, p. 147 ; *Schistosomum japonicum*

les selles de cinq de ses malades, et voit dans l'œuf un embryon cilié ressemblant à celui de *Schistosomum hæmatobium*. Il soupçonne la présence du ver adulte dans les vaisseaux du domaine porte, mais il ne peut le découvrir, car il n'a pas l'occasion de faire l'autopsie de sujets infestés.

Katsurada porte alors ses investigations du côté des animaux et particulièrement des chiens et des chats, qu'il savait être porteurs comme l'homme de *Distomum spathulatum* (*Clonorchis sinensis*) et de *Distomum Westermanni* (*Paragonimus Westermanni*). Il en sacrifie un certain nombre et il constate que le foie de deux chats était bourré d'œufs identiques à ceux qu'il avait trouvés dans les matières fécales de ses malades. Une dissection attentive lui fait découvrir des vers adultes dans le sang de la veine porte. Il reconnaît qu'il s'agit d'un trématode de la famille des *Schistosomidæ* et il lui donne le nom de *Schistosomum japonicum*.

Peu de temps après, Fujinami (1) diagnostique la maladie chez plusieurs Japonais du village de Katayama (préfecture de Bingo) et est assez heureux pour découvrir en mai 1904 un *Schistosomum japonicum* femelle dans une branche de la veine porte de l'un des sujets parasités. La même année, Tsuchiya (2) rencontre le parasite chez l'homme (deux cas), le chien et le chat.

Depuis cette époque, les observations se sont multipliées et l'on a reconnu qu'au Japon la zone de distribution de la maladie est assez étendue.

D'ailleurs, cette infestation parasitaire n'est pas limitée au Japon et on l'a constatée en Chine.

En 1905, Catto (3), à l'autopsie d'un Chinois originaire du Fukien et mort de choléra à Singapour, au lazaret de l'île Saint John, voit dans le foie des formations spéciales qu'il prend d'abord pour des spores de coccidies. Il s'aperçoit bientôt qu'il a affaire à des œufs de trématode et il trouve plusieurs parasites adultes dans les vaisseaux mésentériques. Il avance, mais sans pouvoir nettement l'affirmer, que les helminthes sont logés aussi bien dans les artères que dans les veines.

L'étude anatomo-pathologique du cas de Catto donna lieu, au Congrès international de Zoologie tenu à Berne, fin 1904, à d'intéressantes discussions auxquelles prirent part Manson, Looss, Stiles, etc... R. Blanchard proposa le nom de *Schistosomum*

a new human parasite wich give rise to an endemic disease in different parts of Japan (*J. of trop. Med.*, 1905, p. 108).

(1) FUJINAMI, *Kyoto Igahu Zasshi*, 1904, vol. 1, fasc. 3.

(2) TSUCHIYA et TOHYAMA, Untersuch. uber eine endem. Krank. in der Prov. Yamanashi, die sogenannte « Leber-Milz-Hypertrophie » (*Mitteil. u. med. Geselt. zu Tokio*, 1906, Bd XIX, vol. 3, 4, 5 et 6).

(3) CATTO, *Schistosoma Cattoi*, a new blood Fluke of Man. (*Brit. Med. Journal*, 1905, p. 11 ; *J. of trop. Med.*, 1905 p. 70).

*Cattoï*, qui ne peut prévaloir, car la priorité est acquise, en vertu des règles de la nomenclature zoologique, à l'appellation *Schistosomum japonicum* Katsurada 1904.

Ultérieurement la maladie est signalée dans d'autres provinces de la Chine, notamment par Logan (1), Bayer (2), Peake (3), Houghton (4), Skinner (5).

L'infestation par *Schistosomum japonicum* existe aussi aux Philippines. Wolley (6) en 1906 mentionne le premier cas. Phalen et Nichols (7) en 1908 en font connaître un second : il s'agit d'un soldat, âgé de 30 ans, né à Colbayog, Samar, ville qu'il ne quitte qu'à 24 ans pour faire son service militaire. Lors d'une enquête très complète sur le parasitisme intestinal dans les diverses parties des îles Philippines, Garrison (8) en relève 16 cas sur 4.106 sujets examinés ; tous les contaminés habitaient les îles de Samar, Leyte et Mindanav.

Les Européens peuvent être infestés par ce trématode et Manson (9) a publié l'observation d'un Anglais qui avait contracté la maladie dans la Chine septentrionale. Logan (10) a également diagnostiqué la Schistosomiase chez un enfant de 13 ans, fils d'un missionnaire américain établi à Yochow (province de Hunan).

**DISTRIBUTION GÉOGRAPHIQUE.** — La Schistosomiase japonaise n'est donc pas uniquement localisée au Japon, comme son nom semblerait l'indiquer. Toutefois, son aire de distribution paraît jusqu'ici assez restreinte. En dehors du Japon, la maladie n'a guère été signalée qu'en Chine et aux Iles Philippines.

Au Japon, elle sévit endémiquement dans les préfectures de Bingo, Yamanashi, Hiroshima et Saga ; en Chine, dans les provinces de Fukien, Hunan, Honan, Hupeh, Kiangsi et Anhui.

L'Indo-Chine française paraît être indemne de la maladie. Noc (11), en Cochinchine, n'a jamais vu d'œufs de *Sch. japonicum* dans les nombreuses selles qu'il a examinées. Au Tonkin, les

(1) LOGAN, Three cases of inf. with *Schistosomum japonicum* in Chinese subjects (*J. of trop. Med.* 1906, p. 294).

(2) BAYER. *The J. of amer. Med. Ass.*, 1905, t. X, p. 578.

(3) PEAKE, Three cases of inf. by *Schistosomum japonicum* (*J. of trop. Med.*, 1er mars 1909).

(4) HOUGHTON, Notes on Infect. with *Schistosomum japonicum* (*J. of trop. Med.*, 15 juin 1910).

(5) SKINNER, Inf. by *Schistosomum japonicum* (*J. of trop. Med.*, 1er mai 1911).

(6) WOLLEY, The occurrence of *Schist. japon. vel Cattoi* in the Philippines island. (*The Philippine J. of Sc.*, 1906, p. 83).

(7) PHALEN et NICHOLS, Notes on the condition of the liver in Schist. (*The Philippine J. of Sc.*, 1908, p. 223).

(8) GARRISON, The prevalence and distribution of the animals Parasites of Man in the Philippine Islands (*The Philippine J. of Sc.*, juillet 1908, vol. III, n° 3, p. 191).

(9) MANSON, *Schist. japon.* in European (*J. of trop. Med.*, 16 nov. 1908).

(10) LOGAN, Schist. jap. dysentery in an american Child (*J. of trop. Med.*, 1911, p. 133).

(11) NOC, *Bull. Soc. Path. exot.*, 1908, t. I, p. 216; *Annales Institut Pasteur*, 1909, p. 117.

recherches systématiques de Mathis et Léger (1) sur le parasitisme intestinal et hépatique des Indigènes et des Européens ont été également négatives en ce qui concerne les *Schistosomum*.

**PARASITOLOGIE.** — Le *Schistosomum japonicum* Katsurada 1904 est un trématode voisin de *Sch. hæmatobium*, dont il se sépare par certains caractères.

Le *mâle*, comme les autres *Schistosomidæ* du même sexe, a un aspect cylindroïde, résultant de l'enroulement de ses deux bords sur la face ventrale. D'après Manson, les bords se superposeraient moins bien que chez *Sch. hæmatobium*. Le canal gynécophore ainsi formé est pourvu de toutes petites épines.

Le ver, de couleur brun jaunâtre, mesure 7 à 12 mm. de long. Tsuchiya (2) donne de plus grandes dimensions. Les parasites qu'il a trouvés chez l'homme avaient de 9 mm.5 à 19 mm. 5 de longueur, en moyenne 16 mm. Ils étaient un peu plus grands que ceux du chat et du chien, qui mesuraient respectivement 14 mm. 8 et 15 mm. 2.

La partie antérieure du corps, d'une longueur inférieure à 2 mm., porte les deux ventouses de fixation. L'antérieure, de 290 μ de diamètre, est moins musculeuse que la postérieure, ovalaire, à grand diamètre transversal, mesurant 330 μ, munie d'un pédicule, ce qui lui donne la forme d'un entonnoir « funnel shaped » (Katsurada) ou d'une soucoupe (Le Dantec).

Les deux ventouses recouvertes de petites saillies sont rétractiles et situées sur la face ventrale du ver.

L'extrémité postérieure du ver est tronquée. La surface du corps est entièrement lisse.

L'appareil digestif se compose d'une bouche, qui s'ouvre au fond de la ventouse antérieure. Vient ensuite un court œsophage musculeux, légèrement étranglé en son milieu. L'intestin comprend deux cæcums sinueux prenant naissance en arrière de la ventouse postérieure et se réunissant ensuite pour former un canal unique.

Le système excréteur aboutit à un pore subterminal, situé le plus souvent sur la face ventrale.

L'appareil génital comprend des testicules lobulés, une vésicule séminale, un large canal déférent aboutissant à un pore génital qui débouche en arrière de la ventouse postérieure, dans le canal gynécophore.

La *femelle*, filiforme, est plus longue que le mâle, puisqu'elle a en moyenne comme longueur 12 mm. avec une épaisseur de 0 mm.4. Tsuchiya donne également des longueurs plus grandes, 21 mm.

(1) MATHIS et LÉGER, Recherches de parasitologie et de pathologie humaines et animales au Tonkin. Masson, Paris, 1911, pp. 161-213.

(2) TSUCHIYA, Uber eine neue parasitäre Krankheit (*Schistosomiasis japonica*) (*Virchow's Arch. f. Path. Anat.*, 1908).

pour le parasite de l'homme ; 18 mm. pour celui du chat ; 19 pour celui du chien.

La teinte du parasite femelle est aussi plus foncée, et la région postérieure du corps peut même paraître noirâtre, coloration due aux glandes vitellogènes très développées.

Les ventouses ont les mêmes caractères que celles du mâle. L'appareil digestif est identique ; le pore excréteur est terminal. L'appareil génital comprend des organes principaux, un ovaire, un oviducte, un utérus, un vagin, et des organes accessoires, les glandes vitellogènes.

L'ovaire, d'un diamètre de 500 μ, situé au milieu du ver, fait une saillie à la surface du corps. L'oviducte, qui naît de l'extrémité postérieure de l'ovaire, le contourne pour se diriger en avant et, arrivé au niveau de la partie antérieure de l'organe, se continue par un utérus musculeux allongé. Le vagin est très court, et s'ouvre immédiatement en arrière de la ventouse postérieure.

Les glandes vitellogènes sont placées en arrière de l'ovaire, le canal vitellogène aboutit à la partie antérieure de l'oviducte.

Les *œufs* doivent être considérés dans l'utérus de la femelle, dans les organes et les selles de l'homme.

Dans l'utérus de la femelle adulte, les œufs non embryonnés mesurent en moyenne, d'après Katsurada, 58 μ sur 42 μ. Tsuchiya donne des dimensions un peu supérieures : 64 μ sur 43 μ. Les œufs sont disposés irrégulièrement en plusieurs rangées dans l'utérus. Sur une coupe transversale de l'organe, on peut voir la section de 4 et 5 œufs.

Les œufs rencontrés dans les organes de l'homme et des animaux sont ovales ou elliptiques. Ils contiennent une masse granuleuse ou un miracidium cilié et mesurent environ 72 μ sur 50 μ.

Dans les selles, les œufs sont plus volumineux. Les chiffres donnés par les auteurs varient quelque peu. Katsurada indique 75 à 90 μ de long sur 52 à 72 μ de large ; Fujinami, 82, μ sur 62 μ ; Tsuchiya, 72 à 84 μ sur 56 à 60 μ (suivant que les œufs ne sont pas ou sont embryonnés), enfin Catto 60 à 90 μ sur 30 à 50 μ.

Pour trouver plus aisément les œufs dans les selles, Booth conseille de mettre une parcelle de matières fécales dans un tube de verre avec une solution saline normale et de centrifuger ensuite. Le liquide surnageant est rejeté et après avoir fait plusieurs lavages, on examine le dépôt. Les œufs sont facilement décelés avec l'objectif n° 3, ils sont ensuite étudiés avec un fort grossissement n° 9 et n° 12.

La coquille de l'œuf est ovalaire ou elliptique. Elle est claire, épaisse et montre ainsi un double contour. Elle ne possède pas d'opercule comme les œufs des autres *Schistosomidæ*, et elle est dépourvue d'éperon, ce qui la distingue nettement des œufs de *Sch. hæmatobium* et de *Sch. Mansoni*.

D'après Catto, les œufs sont, dans certains cas, difficiles à différencier de ceux des ankylostomes. Katsurada et Logan indiquent qu'on peut les confondre avec les œufs d'*Ascaris lumbricoïdes*, surtout quand la membrane mamelonnée et feuilletée de ces derniers n'est pas teintée par la bile. Mais les œufs de *Sch. japonicum* sont en général un peu plus larges, plus réfringents et plus visqueux, « sticky ».

L'*embryon* bien développé ne remplit pas toute la cavité de la coquille. Il est dans l'ensemble de forme ovalaire avec une extrémité plus étroite que l'autre. Il est muni en avant d'une sorte de rostre qui arrive presque au contact de la paroi interne de la coquille. La largeur maxima de l'embryon est à l'union du tiers antérieur et du tiers moyen, en arrière le corps se rétrécit progressivement jusqu'à l'extrémité postérieure arrondie. Celle-ci est séparée de la coquille par un espace bien distinct.

La portion antérieure montre une sorte de pharynx, la portion postérieure de nombreuses vésicules réfringentes.

Dans chacun des espaces compris entre les côtés du ver et la coquille, Booth (1) signale un corps ovale, à contour bien défini, ayant la réfringence de la graisse et constitué par une substance vitelline destinée à la nourriture de l'embryon.

En outre, tout l'intervalle compris entre la coquille et l'embryon est rempli de fins granules mis en mouvement par les cils.

A un stade plus avancé de développement, la structure de l'appareil digestif se précise davantage et on peut apercevoir un pharynx, un œsophage et une sorte d'estomac.

En laissant les œufs deux heures à l'étuve à 37°, on peut assister à la libération des embryons. Ceux-ci brisent la coquille latéralement et jamais aux pôles. La portion antérieure de l'embryon ne se dégagerait qu'en dernier lieu.

L'embryon libre est doué de deux sortes de mouvements. Les uns sont dus à des cils, longs et soyeux en avant et devenant progressivement de plus en plus courts à mesure qu'on se rapproche de l'extrémité postérieure. Les autres mouvements sont amiboïdes et le corps subit par suite de grands changements de forme.

Dans l'eau, le miracidium pourrait vivre cinq jours au maximum.

Après un séjour de 20 heures à l'étuve à 37°, Booth n'a plus constaté que des coquilles vides et des embryons morts ayant pris une forme irrégulière d'aspect grisâtre.

(1) Booth, Notes on ova and embryos of *Schistosomum Cattoi vel japonicum* (*The journ. of trop. med. and hyg.*, 15 juin 1907, p. 201).

Les œufs meurent rapidement quand on les met dans une solution acidulée même faible, ou dans du bichlorure de mercure à 1 p. 1000.

Le *Schistosomum japonicum* est un parasite de l'homme et de certains animaux. Katsurada l'a rencontré pour la première fois chez le chat. Dans les régions infestées de la Chine et du Japon, divers observateurs ont trouvé le trématode chez le chien, le cheval et le veau.

Chez le même animal, le nombre des parasites peut être considérable. Le chien infesté expérimentalement par Katsurada et Hashegawa avait plusieurs milliers de vers. Tsuchiya a compté 410 parasites (213 ♂ et 197 ♀) sur 7 chats.

Le trématode habite les vaisseaux splanchniques, aussi bien les veines que les artères. Catto, le premier, avait avancé le fait sans pouvoir l'affirmer toutefois avec certitude. Les préparations qu'il présenta aux zoologistes du Congrès de Berne firent tomber tous les doutes. Sur une coupe, dans la lumière d'une artériole mésentérique, on put voir les sections d'un mâle et d'une femelle accouplés. Depuis cette démonstration, le fait fut vérifié à maintes reprises.

Le plus souvent, on trouve les vers adultes en copulation; sur 400 parasites rencontrés par Tsuchiya, 300 étaient accouplés.

Les trématodes se tiennent de préférence à la bifurcation des petits vaisseaux. Ils déterminent parfois une obstruction complète, d'autres fois les hématies trouvent un passage entre les parasites et les parois vasculaires.

Les œufs pondus par les femelles sont entraînés par le courant sanguin et vont s'accumuler dans divers organes. La répartition des œufs dépend donc surtout de l'artériole qui héberge la femelle. Mais il faut noter que les œufs peuvent traverser les parois des vaisseaux et tomber dans le courant lymphatique qui les conduit en divers points de l'organisme.

**ETIOLOGIE.** — On ne sait rien de précis sur l'évolution du parasite. On pense que le parasite, dans sa phase de miracidium, réclame un milieu liquide et qu'il n'a pas besoin, pour son développement ultérieur, d'un hôte intermédiaire, comme un mollusque ou un crustacé.

Dans les conditions naturelles, l'infestation de l'homme ne paraît pas se faire par la voie digestive. L'enfant soigné par Logan ne buvait que de l'eau bouillie. Cependant Tsuchiya insiste sur ce fait qu'une ville de 40.000 habitants de la préfecture de Yamanoshi, Koh-fu, située en pleine zone endémique, est totalement indemne de la maladie, uniquement parce que la population n'utilise pour la boisson que de l'eau de puits reconnue excellente.

Il est généralement admis que la pénétration du miracidium

se fait à travers la peau ; ce mode d'infestation explique pourquoi la maladie frappe particulièrement les bateliers et les individus qui travaillent dans le sol humide des rizières. En Chine, d'après Houghton, la schistosomiase ne sévirait que le long du Yang-tse-Kiang et de ses affluents.

De nombreuses preuves en faveur de l'infestation cutanée ont d'ailleurs été déjà apportées.

Katsurada et Hashegawa (1) ont expérimenté à Nishidai, dans la préfecture d'Okoyama, sur des chats et de jeunes chiens.

Les animaux, nourris exclusivement avec du lait condensé, étaient l'objet de la surveillance la plus attentive. Une cangue autour du cou les empêchait de se lécher. Les plus grandes précautions étaient donc prises pour éviter l'infestation *per os*.

Un chat fut placé trois jours consécutifs, les 12, 13 et 14 juin, et pendant une demi-heure chaque fois, dans un canal de la région d'endémicité. Un mois après, des œufs de *Schistosomum* furent décelés dans les matières fécales. L'animal succomba le 26 juillet et, à la nécropsie, de nombreux trématodes furent trouvés dans les vaisseaux portes.

Un chien fut également infesté dans les mêmes conditions. Il succomba le 4 septembre, porteurs de plusieurs milliers de trématodes.

Le parasite demande donc une période d'un mois environ pour atteindre son complet développement.

Par contre, les mêmes auteurs ont vainement essayé d'infester de jeunes chats en leur donnant à manger des aliments auxquels on mélangeait des œufs et des embryons de trématode.

Les expériences plus récentes de Fujinami et Nakamura (2) ont apporté une pleine confirmation à celles de Katsurada et Hashegawa. Elles ont été faites sur des veaux. Six de ces animaux furent conduits plusieurs jours de suite dans un petit ruisseau, le Takaya, d'autres dans des rizières récemment irriguées par le même cours d'eau. Les animaux restaient chaque fois plusieurs heures les jambes immergées. Durant toute la durée de l'expérience, ils furent nourris uniquement avec des aliments cuits, et, dans l'intervalle des repas, on leur enveloppait le museau avec un linge épais et mouillé. Tous les veaux s'infestèrent, ceux qui avaient été conduits dans les rizières plus intensément que les autres.

Une contre-épreuve fut faite. Sept veaux furent conduits plusieurs fois dans le Takaya ou dans les rizières voisines. On avait pris soin de leur envelopper les sabots et les jambes avec de la

(1) KATSURADA et HASHEGAWA, Bemerkungen zur Lebensgeschichte des *Schist. japon.* Katsurada. (*Centralbl. f. Bakter. Orig.* Bd 53, 1910, p. 519).

(2) FUJINAMI et NAKAMURA, Neue Untersuch. uber die japan. Schistosomum. Krankheit, Invasionspforde und Wachstum des Parasiten. (*Kyotoigaku Zassi*, 1909, t. VI, f. 4).

paille ou une toile huilée, mais on leur laissait toute facilité pour brouter l'herbe des rives du ruisseau ou pour boire l'eau supposée contaminée. Six animaux restèrent toujours indemnes. A l'abatage du septième on constata la présence de deux *Schistosomum japonicum.*

Enfin un veau qu'on laissa patauger, une seule fois, pendant cinq heures et demie dans une rizière, après avoir eu le museau soigneusement bandé, montra à la nécropsie 31 trématodes.

Les mêmes expérimentateurs démontrèrent que l'on peut également infester par la peau le cheval et le lapin.

Enfin il y a une preuve en quelque sorte expérimentale de la pénétration cutanée du miracidium chez l'homme. Le professeur Matsuura, de Kioto, constata la présence d'œufs de *Schistosomum japonicum* dans ses selles quelque temps après avoir plongé ses mains dans de l'eau contaminée (cité par Katsurada).

**PATHOGÉNIE.** — Comment expliquer les désordres produits par le trématode? Les œufs lancés dans le courant circulatoire vont s'emboliser dans divers organes et déterminer des lésions que nous étudierons ultérieurement. Le parasite adulte peut déterminer mécaniquement des altérations.

On admet également qu'il secrète une toxine dont l'action, analogue à celle de l'ankylostome duodénal, amènerait une déglobulisation rapide.

D'après Yagi (1), l'émulsion de trématodes aurait *in vitro* une légère action hémolysante.

**ANATOMIE PATHOLOGIQUE.** — Les lésions dues au *Schistosomum japonicum* siègent au niveau de la cavité péritonéale, de l'intestin, du foie et de la rate. On a constaté, plus rarement, des altérations du cerveau produites par les œufs du parasite. Il est à remarquer que dans cette Schistosomiase, comme dans celle produite par le *Schistosomum Mansoni*, la vessie est constamment indemne.

***Cavité péritonéale.*** — A l'ouverture du ventre, on trouve un épanchement ascitique plus ou moins abondant et on peut penser au premier abord que le sujet a succombé à des poussées successives de péritonite.

Le péritoine présente des signes d'inflammation chronique.

Le feuillet pariétal et le feuillet viscéral sont parsemés de nodules grisâtres, indurés, renfermant des œufs de trématode en grand nombre. Le grand épiploon, le mésentère, le mésocôlon sont infiltrés, épaissis.

Les ganglions mésentériques et prévertébraux sont hypertrophiés, souvent d'une façon très notable. Dans l'observation de

(1) Yagi, Uber das Verkommen der hæmolysierenden Substanz in *Schistosomum japonicum* (*Arch. f. exper. Path. u. Pharm.*, 1910, t. LXII, p. 156).

Catto, concernant le Chinois mort à Singapour, le cul-de-sac péritonéal vésico-rectal était presque entièrement obstrué.

*Intestin.* — Les œufs, en nombre considérable, traversent la muqueuse des côlons et du rectum et sont évacués avec les matières fécales. Le passage répété et irritant des œufs détermine dans les parois intestinales des altérations analogues à celles que nous avons décrites à propos des autres Schistosomiases. La muqueuse hyperémiée est devenue friable sur certains points; ailleurs elle montre des érosions multiples, des placards nécrotiques et parfois des papillomes. Ceux-ci sont généralement de petites dimensions, mais ils peuvent acquérir un volume notable, comme dans le cas de Kanamori, où il existait sur le rectum une véritable tumeur fibro-adénomateuse.

La sous-muqueuse intestinale est bourrée d'œufs qui sont à divers stades de leur développement. Parfois isolés, ils peuvent encore former de petits groupes, comme dans le cas de Phalen et Nichols. Ils entourent les glandes de Lieberkühn et les vaisseaux de la *muscularis mucosæ*.

On observe également des œufs dans la tunique musculaire et dans la couche sous-séreuse.

En général, il y a un épaississement de toutes les parois du gros intestin, souvent sur toute sa longueur. Dans le cas de Catto, le rectum avait plus de deux centimètres d'épaisseur. L'appendice est fréquemment lésé, ses parois sont soit enflammées, soit fibreuses, suivant le stade du processus.

Il est à noter que, contrairement à ce que l'on observe habituellement dans les infestations causées par le *Schistosomum hæmatobium* et par le *Sch. Mansoni*, il n'a jamais été constaté de lésions vasculaires au niveau des veinules de l'intestin dans la Schistosomiase japonaise.

*Foie.* — Suivant les cas, le foie peut être hypertrophié ou diminué de volume. Ainsi Catto a observé un organe énorme, sclérosé, dur à la coupe, tandis que d'autres auteurs ont décrit des lésions de cirrhose atrophique, rappelant la cirrhose alcoolique, avec une capsule de Glisson épaissie et de fortes adhérences au diaphragme.

La vésicule biliaire, dont les parois sont augmentées d'épaisseur, est remplie par une bile claire pouvant contenir de petits calculs.

Brumpt (1) a étudié histologiquement des pièces provenant du sujet de Catto. En plus des lésions de sclérose, il a constaté la nécrose de certains îlots parenchymateux. En agitant le foie dans l'eau, les parties nécrosées se détachaient et les coupes de l'organe prenaient l'aspect d'une « tranche de pain bis ou de pain

(1) Brumpt, *Bull. Soc. Path. exot.*, 1909, t. II, p. 543.

d'épices ». Cette dégénérescence nécrotique résulterait d'un défaut d'irrigation, consécutif à l'embolie d'amas d'œufs dans les artérioles. Les œufs existaient en différentes parties des espaces portes. Le processus de sclérose avait, d'autre part, envahi progressivement la plus grande partie de l'organe.

Letulle et Nattan-Larrier (1), qui ont étudié minutieusement les lésions du foie dans la Schistosomiase japonaise, ont montré qu'elles résultaient de la combinaison de quatre altérations élémentaires différentes.

Le plus souvent, les œufs calcifiés deviennent le point de départ de nodules constitués par des cellules géantes, amalgamées au moyen d'une substance amorphe, retenant fortement les colorants, et par une couche de leucocytes mononucléaires.

Plus tard un processus de sclérose modifie les nodules, amène la disparition des cellules géantes et finit par enkyster les œufs.

Le second type d'altération correspond aux îlots cirrhotiques qui se sont formés un peu partout dans la glande hépatique. De petit volume, ces foyers de cirrhose, n'englobant aucun vaisseau, sont constitués par un tissu conjonctif, dense, riche en fibres élastiques. Autour de ce tissu conjonctif, dont les mailles enserrent des œufs vivants ou calcifiés, il n'y a pas d'afflux leucocytaire.

On observe en outre dans le foie des bandes de sclérose, sortes de travées minces et irrégulières rayonnant autour des espaces portes.

Le long de ces bandes de cirrhose, il y a de nombreux leucocytes et des œufs en abondance. Tandis que les artères sont toujours perméables, les grosses veines sont le siège d'une endophlébite chronique avec hypergenèse très notable de leurs fibres élastiques.

En troisième lieu, on note des lésions de périhépatite. Le foie est enveloppé d'une couche épaisse de tissu conjonctivo-vasculaire parsemée de nombreux œufs, pour la plupart calcifiés.

En plus des lésions nodulaires, cirrhotiques et de périhépatite, il convient de mentionner la présence d'œufs embolisés dans les capillaires sanguins, mais n'entraînant aucun phénomène réactionnel.

Quant au parenchyme hépatique, il présente des altérations d'hyperplasie nodulaire, d'hépatite parenchymateuse diffuse, associée ou non à de la stéatose.

Les phénomènes de stase que l'on observe dans le domaine de la veine porte relèvent en partie des altérations hépatiques.

Letulle et Nattan-Larrier, tout en reconnaisssant que les lésions du foie produites par *Sch. japonicum* ressemblent à cel-

(1) Letulle et Nattan-Larrier, Lésions du foie dans les Schistosomiases humaines (*Bull. Soc. path. exot.*, 1909, t. II, p. 538).

les dues au *Sch. hæmatobium*, estiment qu'elles doivent en être distinguées.

Le foie des sujets infestés par le *Sch. japonicum* est parcouru par un plus grand nombre de travées fibroïdes et les nodules parasitaires y sont plus fréquents.

Dans l'autopsie d'un sujet atteint de Schistosomiase à *Sch. japonicum*, Phalen et Nichols ont constaté un foie modérément hypertrophié dont la surface était parsemée de taches blanchâtres et de nodules de même couleur. Ceux-ci, de volume différent, existaient également en plein tissu parenchymateux et ressemblaient à des nodules tuberculeux. Ils occupaient la place d'un, de deux ou de plusieurs lobules fusionnés.

***Rate.*** — La rate est hypertrophiée ; sa capsule est épaissie et adhérente. Le tissu splénique est dur à la coupe et il est pigmenté. On y trouve un certain nombre d'œufs de trématode.

***Cerveau.*** — A l'autopsie d'un malade ayant présenté des troubles cérébraux, Tsunoda et Shimamura ont noté dans le cerveau des plaques de sclérose. Le noyau lenticulaire et la capsule interne du côté gauche étaient ramollis. De nombreux œufs de bilharzie existaient dans la névroglie et les plexus choroïdes. La dure-mère et la pie-mère étaient indurées (cité d'après Patrick Manson) (1).

**SYMPTOMATOLOGIE.** — L'infestation a lieu insidieusement et peut évoluer en silence pendant une période plus ou moins longue. Il existe sans aucun doute des porteurs de *Schistosomum* jouissant d'une très bonne santé apparente.

Le début de la maladie est ordinairement marqué par des *troubles dyspeptiques* assez mal définis, et s'accompagnant de phénomènes fébriles. Il y a conservation et même exagération de l'appétit; mais le malade accuse après les repas une sensation de gêne et de plénitude de la région épigastrique. Il se produit des éructations désagréables, suivies parfois de vomissements. On observe des alternatives de diarrhée et de constipation. La *fièvre*, généralement assez élevée, peut dépasser 40° C. Elle est tantôt rémittente, tantôt intermittente, simulant alors à s'y méprendre l'accès paludéen, mais avec cette particularité d'éclater uniquement pendant la nuit.

L'infestation, dans certains cas, peut se manifester par des *phénomènes cutanés*, spécialement par de l'urticaire survenant au cours d'une période fébrile de durée variable. Il en fut ainsi, par exemple dans le cas du jeune malade américain de Logan. Houghton suppose, vraisemblablement avec raison, que la fièvre à urticaire, décrite en Chine par Lambert, doit se rattacher à la Schistosomiase japonaise.

(1) P. MANSON, Maladies des pays chauds (édit. française, 1908, p. 630).

A cette première période de la maladie, Tsuchiya a signalé des *épistaxis* à répétition.

Des *symptômes dysentériformes* ne tardent pas à se montrer à intervalles irréguliers. Les selles copieuses, foncées, non spumeuses, présentent des stries muco-sanguinolentes. Le malade se plaint de coliques, de faux besoins d'aller à la garde-robe, exceptionnellement de ténesme. Simultanément, l'attention est attirée du côté du foie. L'organe est sensible spontanément et à la pression. La percussion peut dénoter une notable *hypertrophie hépatique ;* la limite inférieure de la matité s'abaisse lorsque le sujet se tient debout. Il n'y a pas, à cette période, de teinte ictérique de la peau ou des sclérotiques.

La rate est également augmentée de volume. Elle devient facilement percutable, dépassant parfois le rebord costal de la largeur d'une main. Dans un cas rapporté par Tsuchiya, la percussion délimitait une zone de matité splénique mesurant 40 centimètres de longueur sur 20 centimètres de largeur. L'organe n'est pas douloureux et sa surface reste lisse.

Par suite de cette *splénomégalie* et de l'hypertrophie du foie, l'abdomen offre un aspect particulier, que Wolley a comparé à celui d'une gourde renversée, « inverted gourd ». Il y a un contraste frappant entre la partie supérieure de l'abdomen qui fait saillie et l'hypogastre qui est déprimé.

A une période plus avancée de la maladie, le tableau clinique est différent. Les crises dysentériques se font plus rares, puis disparaissent, mais une véritable diarrhée chronique s'établit. Quotidiennement le malade a deux ou trois selles lientériques. Les aliments sont expulsés sans avoir été notablement modifiés par les sucs digestifs.

Le foie reprend son volume normal, mais se couvre de bosselures, perceptibles surtout le long de son bord antérieur. Finalement l'organe s'atrophie en même temps que se révèlent des troubles de la circulation porte. Un riche réseau veineux se dessine sur la paroi abdominale et l'abdomen est distendu par un *épanchement ascitique*, parfois si abondant qu'il entraîne des troubles dyspnéiques et asystoliques. Logan a encore signalé de l'enflure des jambes.

Mais ordinairement il n'y a aucune lésion des appareils respiratoire et circulatoire et les fonctions urinaires s'accomplissent toujours d'une façon normale.

L'examen du sang peut fournir des renseignements assez intéressants. L'*éosinophilie* est pour ainsi dire la règle. Les trois malades de Peake avaient respectivement 11,5 o/o, 12 o/o, et 16 o/o de polynucléaires acidophiles. D'après Houghton, le taux de ces éléments, jamais inférieur à 10 o/o, pourrait s'élever à 51 o/o.

Mais, comme les individus infestés par le *Schistosomum japonicum* sont en même temps porteurs d'autres helminthes intestinaux, il est difficile de décider la part qui revient au trématode dans la production de cette éosinophilie. Par ailleurs, la formule leucocytaire est normale et on n'a pas signalé de polynucléose.

Le *système nerveux* peut être atteint, et on observe alors des symptômes en rapport avec la localisation des lésions. Dans le cas de Tsunoda et Schimamura, rapporté par Katayama, où des œufs existaient dans le cerveau, il y avait des troubles très graves. Le malade accusa d'abord de la céphalalgie. Plus tard, il se produisit de l'embarras de la parole, du tremblement des mains et des pieds. Puis survinrent des troubles mentaux, des vertiges et deux ou trois accès d'épilepsie jacksonienne. Enfin, apparurent les signes d'une hémiplégie droite.

Houghton a constaté, chez beaucoup de ses malades, l'exagération des réflexes rotuliens ; dans un cas, il a observé des troubles de la parole et de l'hémiplégie gauche.

Yamagiwa a rapporté l'observation d'un sujet montrant des crises d'épilepsie jacksonienne.

Dans certains cas, on a noté de l'insomnie et une fatigue rapide des facultés intellectuelles.

A la période ultime, le malade prend une teinte jaune citron ; il manifeste une inquiétude particulière sur laquelle Peake a insisté.

L'anémie faisant des progrès, tout travail physique ou intellectuel devient impossible.

L'amaigrissement peut être considérable ; un malade de Skinner, dont la taille était de 1 m. 67, ne pesait plus que 45 kilos.

***Marche, durée, terminaison.*** — La Schistosomiase japonaise n'a pas toujours la marche régulière que nous venons de décrire. Elle peut évoluer de différentes façons et le diagnostic en est rendu alors très difficile.

S. Houghton, qui, au Wuhu General Hospital d'Anhui, en Chine, a eu l'occasion de suivre 38 malades, a proposé la classification suivante :

1° Types cliniques complets où l'on observe tout le cortège symptomatique, comprenant 42 o/o des cas ;

2° Types caractérisés par de la splénomégalie et des troubles intestinaux ;

3° Types avec prédominance des troubles cérébraux.

4° Types frustes, l'examen des selles pouvant seul éclairer la nature de l'affection.

La maladie peut se déclarer à tout âge, mais elle se manifeste surtout chez les jeunes gens.

La statistique de Tsuchiya, portant sur 67 cas, montre que

73 o/o des sujets n'avaient pas vingt ans. La répartition, suivant les âges, donne les chiffres ci-après :

| | | |
|---|---|---|
| Malades âgés | de moins de 10 ans | 12 |
| — | de 11 à 20 ans | 23 |
| — | de 21 à 30 ans | 12 |
| — | de 31 à 40 ans | 7 |
| — | de 41 à 50 ans | 5 |
| — | de 51 à 60 ans | 6 |
| — | de 61 à 70 ans | 2 |

Les femmes paraissent moins souvent touchées que les hommes. La statistique de Tsuchiya donne 54 hommes et 13 femmes sur 67 malades.

D'après Houghton, en Chine, la maladie n'aurait pas encore été signalée chez la femme, mais il remarque qu'aucune recherche systématique n'a pu être faite jusqu'ici.

Au Japon, Tsuchiya aurait constaté que la maladie se déclare toujours au printemps ou en été.

L'infestation atteint presque exclusivement les sujets que leurs occupations contraignent à séjourner fréquemment dans l'eau, comme les mariniers et les cultivateurs de riz. Les 3 malades de Peake étaient des conducteurs de radeaux naviguant sur le Yang-Tsé-Kiang.

**DIAGNOSTIC.** — Le diagnostic de la Schistosomiase japonaise est très difficile à poser. Même à la période d'état, alors qu'il existe de nombreux symptômes, la maladie ne pourra être reconnue avec certitude que par la constatation des œufs du trématode dans les selles.

Les phénomènes fébriles de la période du début, par leur rémittence ou leur intermittence, peuvent en imposer pour du *paludisme*. Le malade se croit toujours impaludé et le médecin est souvent du même avis. Mais l'apparition de l'élévation thermique pendant la nuit, l'inefficacité des sels de quinine et enfin l'absence d'hématozoaires dans le sang permettent d'éliminer le paludisme. Les malades de Peake avaient été soumis pendant de longs mois au traitement quininé, mais sans aucun succès.

L'hypertrophie du foie, surtout lorsqu'il y a de la douleur au niveau de l'hypocondre droit, éveillera l'idée d'une *congestion aiguë* ou d'un *abcès hépatique*. On tiendra compte des antécédents, des modifications de la formule leucocytaire, de l'absence de scapulalgie, etc... Mais le diagnostic restera souvent difficile.

Il peut y avoir confusion avec une *tumeur maligne du foie*. Tel est le cas du malade opéré par Skinner. A l'ouverture de l'abdomen, le chirurgien s'aperçut qu'il n'y avait pas de cancer de l'organe, comme on l'avait pensé.

La splénomégalie chez un sujet amaigri ou cachectisé pourra

faire songer au *Kala-azar*, dont la zone d'endémicité est différente, et surtout à la *maladie de Banti*. On se rappellera que cette dernière maladie, décrite par le médecin florentin en 1894, se caractérise, à la première période, par une tuméfaction considérable de la rate avec anémie progressive et tendance aux hémorragies; à la deuxième période, par une atrophie cirrhotique du foie, et enfin à la période terminale par une ascite déterminant parfois une distension énorme de l'abdomen avec une circulation veineuse collatérale donnant le tableau classique de la cirrhose de Laënnec. Tous ces signes existent également dans la Schistosomiase japonaise. L'examen des selles et du sang pourra seul donner la clef du problème en révélant, d'une part, la présence des œufs de trématode dans les matières fécales, et d'autre part une augmentation du taux des polynucléaires éosinophiles du sang.

Les troubles gastriques de la Schistosomiase japonaise peuvent faire croire à un *ulcère de l'estomac*, les troubles intestinaux à une *dysenterie amibienne*. Une observation prolongée du malade, l'examen microscopique des selles conduiront au diagnostic. La *distomatose* due à *Clonorchis sinensis* a souvent une symptomatologie fruste pouvant rappeler certaines formes cliniques mal définies de la Schistosomiase.

Indiquons encore que Phalen et Nichols avaient d'abord pensé que leur malade était atteint de *béribéri*.

A un stade avancé de la maladie, on pourrait songer à rattacher l'ascite à une *cirrhose atrophique d'origine alcoolique*. Les commémoratifs, la constatation des œufs dans les selles fixeront le médecin.

Enfin, à la période ultime, la Schistosomiase japonaise offre de grandes ressemblances avec l'*anémie pernicieuse* et l'*ankylostomiase maligne*. L'examen du sang et des matières fécales sera d'un grand secours, mais, comme les porteurs de trématodes sont également souvent infestés par les ankylostomes, il sera difficile de faire la part qui revient à chacun des deux helminthes dans la production des désordres. Il est toutefois certain que le *Schistosomum japonicum* est beaucoup plus dangereux que l'*Ankylostomum duodenale* ou le *Necator americanus*.

**PRONOSTIC.** — Le pronostic est toujours grave, mais, la maladie n'étant étudiée que depuis peu de temps, il n'est pas possible d'affirmer, comme on l'a écrit, qu'elle est toujours mortelle.

On ignore combien d'années vit le trématode, mais on conçoit que sa mort n'amène pas toujours une guérison complète, car les œufs embolisés dans les organes ont pu déterminer des désordres irréparables.

Tsuchiya admet que la maladie peut durer plus de 20 ans; il cite un cas où l'infestation remonterait à 30 ans. Chez les trois sujets de Peake arrivés au terme ultime de la maladie, le début datait de 7, 6 et 2 ans seulement. Dans les cas de Skinner, de Wolley, de Phalen et Nichols, où les autopsies ont été pratiquées, les premiers symptômes s'étaient manifestés moins de dix ans auparavant.

La mort, dans la Schistosomiase japonaise, est causée soit par les progrès de l'infestation parasitaire elle-même, conduisant progressivement le malade à la cachexie et au marasme, soit par une affection intercurrente chez un sujet déjà en état de moindre résistance.

Katsurada qui, pendant cinq ans, au Japon, a soigné annuellement de 30 à 50 cas, a constaté une mortalité de 10 pour 100, ce qui constitue un taux élevé.

**PROPHYLAXIE.** — La transmission par la peau semble établie, mais on ignore comment elle s'opère et on doit se borner à édicter un certain nombre de règles d'hygiène générale.

Dans les zones d'endémicité, on évitera de se baigner dans les ruisseaux au cours ralenti et surtout dans les mares et les piscines dont l'eau n'est pas constamment renouvelée. Pour la toilette, il sera recommandé d'user largement de savon, qui doit avoir sur le miracidium de *Schistosomum japonicum* la même action destructive que sur celui de *Sch. hæmatobium.*

Il faudra éviter soigneusement de marcher pieds nus dans les terrains inondés.

Les matières fécales des malades aussi bien que des gens en apparence sains, qui peuvent cependant être des porteurs de vers, devront être rigoureusement désinfectées. On ne les utilisera pas comme engrais.

Le trématode, parasitant également le chien et le chat, on s'abstiendra d'avoir des contacts avec ces animaux.

**TRAITEMENT.** — Actuellement on ne connaît aucune médication susceptible d'agir directement sur les vers logés dans les vaisseaux portes. L'extrait de fougère mâle a été recommandé, en particulier par Castellani et Chalmers, mais son action est douteuse. Il y aurait lieu d'essayer l'essence de térébenthine, préconisée en Egypte dans le traitement de la Bilharziose urinaire.

Nous ne pouvons donc indiquer pour l'instant qu'une médication symptomatique. Les troubles intestinaux seront traités par les médicaments anti-diarrhéiques ou anti-dysentériques. Les purgatifs doux auraient produit des améliorations notables, au dire de Tsuchiya. Contre l'ascite, on sera autorisé à administrer des diurétiques ou encore à pratiquer des ponctions.

Le traitement général ne sera pas négligé. Il importe de soutenir les forces du malade par des toniques et de lutter contre l'anémie envahissante.

Peake a préconisé l'atoxyl. Il n'a pu l'employer lui-même que sur un petit nombre de sujets et sans succès d'ailleurs.

Enfin, ce qu'il importe avant tout de faire, c'est de soustraire le malade aux réinfestations. Il faut donc que ce dernier abandonne le métier qui l'expose à de nouvelles contaminations et, si cela lui est possible, qu'il aille vivre en dehors des zones d'endémicité de la Schistosomiase japonaise.

# ANKYLOSTOMIASE

PAR ANGIER, C. MATHIS ET M. LÉGER

## *DISTRIBUTION GÉOGRAPHIQUE, HISTOIRE NATURELLE, BIOLOGIE DES ANKYLOSTOMES. LE SANG DANS L'ANKYLOSTOMIASE*

PAR C. MATHIS ET M. LEGER

On désigne généralement sous le nom d'ankylostomiase (synonymie : ankylostomose, uncinariose) une maladie de nature parasitaire causée par deux nématodes : *Ankylostomum duodenale* Dubini 1843 et *Necator americanus* Stiles 1902. Le premier est une espèce européenne. Le second prédomine dans les contrées intertropicales d'Afrique, d'Asie, d'Océanie et d'Amérique.

Les ankylostomes de l'homme appartiennent à deux genres de la sous-famille des *Ankylostominæ*, qui, avec les *Metastrongylinæ*, forment la famille des *Strongylidæ*.

Les *Ankylostominæ* sont des *Strongylidæ* à capsule buccale. La portion céphalique du corps forme un angle presque droit avec l'axe du corps, de sorte que la bouche s'ouvre sur la face dorsale (αγκυλος = oblique ; στομα = bouche).

D'après la configuration de leur bourse caudale, Railliet et Henry (1) ont établi dans cette sous-famille plusieurs groupements dont trois seulement, les *Œsophagostomeæ*, les *Ankylostomeæ* et les *Bunostomæ*, contiennent des parasites de l'homme.

*Ankylostomum duodenale* appartient à un genre des *Ankylostomeæ*, *Necator americanus* à un genre des *Bunostomeæ*.

*Ankylostomum duodenale* fut trouvé, en 1838, dans l'intestin d'une femme morte à l'hôpital de Milan, par Dubini; celui-ci ne fit connaître sa découverte qu'en 1843.

Le parasite fut revu bientôt en Egypte par Pruner (1846), Siebold, Bilharz. Les travaux de Griesinger démontrèrent qu'il était la cause de la chlorose égyptienne.

Perroncito (2) eut le mérite de prouver la nature vermineuse de la maladie dont souffraient les ouvriers employés au percement du tunnel du Saint-Gothard (1880), et, un peu plus tard (1882), de l'anémie qui frappait les mineurs du bassin houiller de Saint-Etienne.

(1) Railliet et Henry, *C. R. Soc. Biologie*, 1909, t. LXVI, p. 168.
(2) Perroncito, *la Malattia dei Minatori*, 1910, Turin.

Wucherer, dès 1866, signalait des ankylostomes au Brésil. On reconnut ultérieurement qu'ils existaient dans de nombreuses régions intertropicales où ils déterminaient des troubles analogues à ceux que l'on observait dans l'anémie d'Egypte.

Jusqu'à ces dernières années on pensait que tous les ankylostomes appartenaient à la seule espèce *Ankylostomum duodenale.*

En 1902, Stiles (1) reconnut que la majorité des ankylostomes rencontrés aux Etats-Unis se rattachaient à une espèce différente qu'il décrivit sous le nom de *Necator americanus*. Déjà, en 1888, Lutz, comme le fait remarquer Looss, avait vu que les ankylostomes du Brésil étaient dépourvus des dents caractéristiques de la capsule buccale, mais c'est Stiles qui établit les caractères différentiels entre la nouvelle espèce et celle de l'Ancien Continent.

On a jusqu'ici admis que *Necator americanus* était un parasite du Nouveau-Monde. Looss, en 1905, étudiant les vers intestinaux des Pygmées de l'Afrique Centrale, recueillit des spécimens de *Necator americanus*. Il fit la supposition que ce nématode était une espèce africaine qui avait dû passer en Amérique lors de la traite des Nègres.

**DISTRIBUTION GÉOGRAPHIQUE DES ANKYLOSTOMES.** — Les ankylostomes existent dans toutes les parties du Monde, mais il convient tout d'abord de remarquer que les deux espèces actuellement connues ne sont pas uniformément réparties. *Ankylostomum duodenale* prédomine en Europe; au contraire, *Necator americanus* est l'espèce la plus fréquemment observée en Asie, en Afrique, en Amérique et en Océanie.

Sans nous occuper de l'Europe, où les parasites n'existent ordinairement que dans les galeries de certaines mines, nous donnerons la répartition géographique des ankylostomes dans les autres parties du Monde, où l'on trouve de vastes régions chaudes et humides qui permettent l'évolution des larves à la surface du sol; là, l'ankylostomiase n'est pas limitée à une catégorie d'individus, mais peut atteindre la population entière.

Nous devons encore, au préalable, indiquer que, pour certains pays, les renseignements que nous possédons étant antérieurs à la découverte de *Necator americanus* par Stiles, il est impossible de préciser actuellement à quelle espèce se rattachent les ankylostomes observés.

Nous consacrerons un chapitre spécial à la répartition dans les diverses colonies françaises.

AFRIQUE. — En Egypte où, dès 1846, fut confirmée la découverte de Dubini, le quart de la population est infesté par *Anky-*

(1) STILES, *Bull. Hyg. Lab., U. S. Publ. Health and Mar. Hosp. Serv.*, n° 10, Washington, févr. 1903.

*lostomum duodenale*, comme l'ont établi les recherches déjà anciennes de Pruner, Siebold, Bilharz, Griesinger.

Looss a montré que la distribution géographique du parasite s'étend en Abyssinie, en Nubie, en Ethiopie et sur les côtes de la Mer Rouge.

*Ankylostomum duodenale* est également fréquent dans la Haute Egypte, d'après Sandwith.

Quant à *Necator americanus*, selon Leiper (1), inconnu en Egypte, il est largement répandu sur la côte occidentale d'Afrique, dans l'Ouganda, et la partie nord-ouest de la Rhodésia.

Les ankylostomes existent également dans l'Afrique du Nord. Ferrier (2), puis Sergent et de Mouzon (3) les ont signalés en Algérie, Gobert et Catouillard (4) dans le Sud-Tunisien.

En résumé, en Afrique, les parasites ont été trouvés dans toutes les contrées où ils ont été recherchés.

Asie. — Les ankylostomes sont très répandus sur le continent asiatique. Ils ont été signalés principalement sur la côte, depuis les Indes jusqu'au Japon.

L'infestation est des plus intenses aux Indes, et, dans certaines provinces, le Bengale, par exemple, 75 o/o des habitants sont ankylostomés.

A Ceylan, pour Dobson (5), la maladie ferait des ravages aussi sérieux que le choléra. Castellani (6) a indiqué qu'il y a de 55 à 75 o/o de porteurs de nématodes (*Necator americanus* et *Ankylostomum duodenale*).

Au Siam, les parasites ne seraient pas très fréquents. Woolley (7) ne donne qu'une proportion de 4 o/o.

En Chine, les ankylostomes ont été rencontrés à Formose, à Hong-Kong.

Certaines régions du Japon et particulièrement les environs de Nagasaki seraient, d'après Oruschi, un foyer important d'ankylostomiase.

Océanie. — Les Indigènes de Java, Sumatra, Bornéo sont parasités dans une forte proportion. Walker (8) a trouvé, à Sandakaw, 756 infestés sur 927 individus examinés, soit 86 o/o. Graham (9), dans les Etats malais, a relevé 70 o/o environ de coolies parasités.

Aux Philippines, les deux espèces d'ankylostomes existent.

(1) Leiper, *British med. Journ.*, mai 1907, vol. I, p. 683.
(2) Ferrier, *Arch. de Parasitologie*, 1905, t. X, p. 459.
(3) Sergent et de Mouzon, *Bull. Soc. Path. exotique*, 1910, t. III, p. 449.
(4) Gobert et Catouillard, *Bull. Soc. Path. exotique*, 1908, t. I, p. 600.
(5) Dobson, *Indian med. Gazette Calcutta*, 1892, t. XVII, p. 170.
(6) Castellani, *The Philippine J. of Science*, août 1910, vol. V, n° 3, p.
(7) Woolley, *J. of the Amer. med. Ass.*, 1906, vol. XLVII, n° 14.
(8) Walker, *8e Congrès intern. d'hygiène à Budapesth*, sept. 1894.
(9) Graham, *J. of trop. Medicine*, 1909, p. 333.

*Ankylostomum duodenale* a été signalé en 1900 par Strong (1) et *N. americanus* en 1907 par Cole (2). Les travaux de Garrison (3), de Brewer (4), de Bowman (5), de Chamberlain (6), de Willets (7), etc., nous ont renseignés sur le nombre des individus parasités. Pour la population totale, la proportion des porteurs de vers ne dépasse pas 15 o/o ; mais, dans certaines agglomérations, les prisons, par exemple, on peut rencontrer une proportion de 50 à 60 o/o.

Les ankylostomes ont été signalés au Queensland, en Australie, par Gibson et Turner (8).

Amérique. — L'ankylostomiase sévit sur tout le Nouveau Continent. *Necator americanus* est l'espèce la plus largement répandue ; il n'existerait que de rares foyers d'*Ankylostomum duodenale.*

Stiles, établissant, en 1902, la distribution géographique des ankylostomes aux Etats-Unis, a fait ressortir que les provinces méridionales sont plus spécialement infestées. Depuis, de nombreux auteurs, Craig (1903), Stone (1903), Hendley (1903), Smith (1904), Bass (1906), Snyder (1908), Kinyoun (1908), Chamberlain (1909), se sont occupés de l'étude de l'ankylostomiase aux Etats-Unis.

L'Amérique centrale est également très éprouvée. Les ankylostomes ont été trouvés au Mexique par Stiles (1902), au Guatemala par Prowe, à Panama par Whipple (1909), au Honduras par Harrison (9) (1909).

Les parasites sont aussi très nombreux dans les Grandes et les Petites Antilles.

A Porto-Rico, Ahsford, King et Gutierez (10), chargés d'étudier une maladie caractérisée par une anémie profonde, qui entraînait une forte mortalité (plus de 5.000 décès par an), ont rattaché à l'ankylostomiase les symptômes observés. Ils ont trouvé 100 o/o de porteurs du ver.

A Cuba, Guiteras (11) (1901), Agramonte (1902) ont également relevé un pourcentage de parasités très élevé.

Les Petites Antilles sont loin d'être indemnes. L'ankylostome a été trouvé dans toutes les îles où il a été cherché : à Antigoa

(1) Strong, *The Philippine J. of Science*, août 1910, vol. V, no 3.
(2) Cole, *The Philippine J. of Science*, 1907, vol. II, nº 4.
(3) Garrison, *The Philippine J. of Science*, 1908, vol. III, nº 3, p. 191.
(4) Brewer, *New-York med. Journ.*, 28 mai 1910.
(5) Bowman, *Bull. Manila Med. Soc.*, 1910, nº 2, p. 75.
(6) Chamberlain, *The Philippine J. of Science*, août 1910, vol. V, nº 3, p. 249.
(7) Willets, *The Philippine J. of Science*, 1911, vol. VI, nº 1, p. 77.
(8) Gibson et Turner, *Translation of the Intercolonial med. Congress in Australia*, 1893.
(9) Harrison. *J. of trop. Med.*, 1909, p. 275.
(10) Ahsford, King et Gutierez, *Report of the comm. for the Study and Treatment of « Anæmia » in Porto Rico*, 1904.
(11) Guiteras, *Amer. med. J. Philadelphie*, juillet 1902, p. 100.

(Mac-Donald), Sainte-Lucie et Saint-Kitts (Galgey), à Saint-Vincent et la Trinidad, où Branch (1) a rencontré les deux espèces.

Les ankylostomes existent dans de vastes régions de l'Amérique du Sud. C'est au Brésil, à Bahia, que, dès 1866, Wucherer rencontra les parasites. Ribeiro da Luz (2) en 1880 les a, de nouveau, signalés à Valença (province de Rio-de-Janeiro) et Austregesilo en 1903. Le Chili, l'Uruguay, les Guyanes, la Colombie ont été reconnus plus ou moins infestés par les ankylostomes. Il est probable qu'on les rencontrera dans tous les Etats sans exception de l'Amérique du Sud.

**Des ankylostomes dans les Colonies françaises.** — Il nous a paru intéressant de rassembler dans un chapitre spécial tous les renseignements que nous possédons sur la présence des ankylostomes dans les Colonies françaises. On se rendra ainsi compte de l'insuffisance de nos documents, et de la nécessité qu'il y aurait à les compléter, en faisant des enquêtes méthodiques dans les pays où elles n'ont pas encore été entreprises. De semblables recherches n'ont pas un intérêt purement théorique; en révélant la présence insoupçonnée de parasites dangereux, elles mettent le praticien sur la voie d'une thérapeutique efficace dans des cas où, en raison d'une anémie prononcée, la quinine est administrée, mais sans succès.

COLONIES D'AMÉRIQUE. — En *Guyane française*, dès 1868, les ankylostomes ont été vus par Riou-Kérangal (3), qui les a rencontrés chez des Indiens, des Nègres, des Arabes, des Chinois et surtout des Européens.

Le Dr Hache (1876), qui pratiquait systématiquement la recherche des parasites intestinaux, a fréquemment rencontré des ankylostomes à la nécropsie des transportés (communication orale de M. le Médecin Inspecteur Primet).

Mais ce n'est qu'en 1909 que Brimont (4), étudiant l'helminthiase intestinale de la population libre et du personnel pénal de la colonie, a déterminé sur de larges bases la proportion des ankylostomés. Examinant 790 transportés, en bonne santé apparente, des divers pénitenciers, il a trouvé 72 o/o de parasités à Saint-Laurent-du-Maroni, 73 o/o à Saint-Jean-du-Maroni, et 51 o/o aux îles du Salut.

Brimont a constaté que chez les transportés l'infestation augmente rapidement avec le temps de séjour au bagne. Ainsi, chez ceux arrivés depuis moins d'un an il a relevé 32 parasités sur 138, soit 23 o/o. Sur 142 transportés ayant de 1 à 2 ans de présence,

(1) BRANCH, *J. of trop. Med.*, 1905, pp. 266, 1907, 352.
(2) RIBEIRO DA LUZ, *Arch. méd. navale*, 1880, t. XXXIV, p. 462.
(3) RIOU-KÉRANGAL, *Arch. méd. navale*, oct. 1868, p. 311.
(4) BRIMONT, *Bull. Soc. Path. exotique*, 1909, t. II, p. 423.

98 étaient infestés, soit 69 o/o; enfin, sur 510 ayant plus de 2 ans de bagne, 415 avaient des ankylostomes, soit la proportion considérable de 81 o/o.

La population libre est beaucoup moins éprouvée que les transportés, mais la proportion est loin d'être négligeable. Brimont a trouvé des œufs d'ankylostomes chez 24 personnes (surveillants, fonctionnaires ou soldats) sur 118 examinées (soit 21 o/o).

Se basant sur les dimensions des œufs et l'étude de l'armature buccale, Brimont conclut que les ankylostomes de la Guyane française se rapportent uniquement à l'espèce *Necator americanus*.

Aux *Antilles françaises*, Lahille (1), en 1906, à propos de cas de bilharziose intestinale, mentionne qu'il a rencontré des œufs d'ankylostomes se rapportant à *Ankylostomum duodenale* chez un grand nombre de Martiniquais.

En 1909 et 1910, à la Martinique, Noc (2) a examiné les selles de 225 sujets créoles se présentant pour troubles gastro-intestinaux au Dispensaire annexé au Laboratoire de Bactériologie. Il a trouvé 83 porteurs d'ankylostomes, soit 36,8 o/o. Dans la grande majorité des cas, les vers appartenaient à l'espèce *Necator americanus*; l'ankylostome européen n'a été rencontré que deux fois. Noc a rapporté l'observation d'un malade atteint d'ankylostomiase grave compliquée de dysenterie bilharzienne, qui évacua plus de 500 *Necator americanus*, à la suite de l'administration répétée de thymol.

COLONIES D'AFRIQUE. — En ce qui concerne nos colonies d'Afrique, les documents que nous possédons sont très fragmentaires.

Au *Sénégal*, Marchoux (3), dans son article du *Traité d'Hygiène coloniale* de Chantemesse et Mosny, signale la présence de l'ankylostome. Kermorgant (4), à la séance de la *Société de Pathologie exotique*, où l'on s'est occupé des mesures qu'il conviendrait de prendre au sujet de l'envoi en Algérie des troupes noires recrutées au Sénégal, mentionne l'ankylostomiase parmi les maladies qu'il conviendrait de dépister, parce qu'elle est très fréquente chez les Sénégalais.

A la *Côte d'Ivoire*, Sorel (5), étudiant le parasitisme intestinal chez les Indigènes, a relevé 238 porteurs d'ankylostomes sur 320 sujets examinés (soit 75 o/o). La mensuration des œufs l'a amené à affirmer que les 2 espèces d'ankylostomes existaient dans ce

(1) LAHILLE, la Bilharziose intestinale aux Antilles (*Ann. d'hyg. et de méd. col.*, 1906, p. 262).

(2) NOC, les Parasites intestinaux à la Martinique (*Bull. Soc. Path. exotique*, 1911, t. IV, p. 390).

(3) MARCHOUX, *in* Hygiène coloniale du Traité d'Hygiène de CHANTEMESSE et MOSNY, fasc. XI, 1907, p. 304.

(4) KERMORGANT, *Bull. Soc. Path. exotique*, 1910, t. III, p. 289.

(5) SOREL, *Bull. Soc. Path. exotique*, 1910, t. III, p. 747, et 1911, t. IV, p. 117.

pays. Neveux (1), également à la Côte d'Ivoire, a trouvé les œufs de *Necator americanus* chez quatre enfants mangeurs de terre atteints d'anémie grave.

Au *Congo*, Brumpt (2) a observé, en 1902, de nombreux cas d'ankylostomiase chez les Nègres; la maladie aurait causé des ravages dans le Bas-Congo, à Boma, à Brazzaville, sur l'Ouellé. On n'a pas encore déterminé le pourcentage des Indigènes ankylostomés, mais il y a toute raison de supposer qu'il est élevé. On connaît en effet de nombreux Européens, revenus infestés du Congo après un séjour relativement court dans la colonie (observations de Darré, Nattan-Larrier), et Broden et Rodhain, au Congo belge, ont trouvé 46 porteurs d'ankylostomes sur 56 examinés (soit 82 o/o).

De renseignements oraux apportés par les Drs Aubert et Heckenroth ressort la fréquence de l'ankylostomiase au Congo français. Cette maladie se rencontre non seulement dans le bas Congo, mais encore dans les pays de la Sangha et de l'Oubanghi, régions dont le régime climatérique est le même sensiblement. C'est ainsi que ces deux médecins ont trouvé 39 fois des œufs d'ankylostomes sur un lot de 46 indigènes trypanosomés de Brazzaville. Au cours d'une tournée dans la Sangha, Aubert note 45 fois l'helminthiase intestinale dans une série de 49 individus pris au hasard. La présence simultanée d'ascaris, de trichocéphales et d'ankylostomes est presque constamment enregistrée. Dans l'Oubanghi, Heckenroth fait des observations analogues. L'ankylostomiase paraît cependant rester rare chez l'Européen.

*Madagascar* figure au nombre des pays où sévit l'ankylostomiase sur la carte de distribution géographique de la maladie, donnée par Calmette.

A *Mayotte*, Monestier (3), en 1867, a rencontré de nombreux ankylostomes dans le duodénum et le jéjunum d'un sujet de race makoua mort à l'hôpital militaire de chloro-anémie. La même année, Grenet (4) publia une seconde observation d'ankylostomiase. En 1897, Neiret (5), à l'autopsie d'un Anjouanais, put recueillir 1110 parasites (660 ♀ et 450 ♂). Tout récemment enfin, Fontoynont (6) signale la présence de l'ankylostomiase sur les propriétés sucrières et son absence dans les villages libres de l'île.

COLONIES D'OCÉANIE. — Chez une malade n'ayant jamais quitté la *Nouvelle-Calédonie*, Ortholan et Javelly (7) viennent de signa-

(1) NEVEUX, *Bull. Soc. Path. exotique*, 1910, t. III, p. 745.
(2) BRUMPT, *Bull. Soc. Path. exotique*, 1909, t. II, p. 101.
(3) MONESTIER, *Arch. de méd. navale*, 1867, t. III, p. 209.
(4) GRENET, *Arch. de méd. navale*, nov. 1867, t. VIII, p. 170.
(5) NEIRET, *Arch. de méd. navale*, 1896, t. LXVII, p. 467.
(6) FONTOYNONT, *in* Hygiène Coloniale du Traité d Hygiène de CHANTEMESSE et MOSNY, fasc. XI, 1907, p. 259.
(7) ORTHOLAN et JAVELLY, *Ann. d'hyg. et de méd. coloniales*, 1911 n° 3.

ler des ankylostomes qu'ils rattachent à *Ankylostomum duodenale.*

COLONIES D'ASIE. — En *Cochinchine*, Noc (1) étudiant les rapports étiologiques de *Necator americanus* et du béribéri a montré la fréquence des ankylostomes chez les Indigènes. Dans une première série de 77 béribériques, il a relevé par l'examen des selles 74 parasités, et dans une seconde série de 211 malades 197 porteurs du ver. D'autre part, sur 605 Chinois ou Annamites indemnes de béribéri, il a rencontré des ankylostomes dans les proportions de 64 o/o chez les individus vivant dans des agglomérations où sévit le béribéri, de 34 o/o là où la maladie est sporadique, enfin de 18 o/o seulement chez « les individus voyageurs et les familles où le béribéri est rare ».

A la suite de l'administration du thymol et au cours de nécropsies, Noc a pu recueillir 2.326 ankylostomes. Dans l'immense majorité des cas il s'agissait de *Necator americanus;* 8 exemplaires seulement de *Ankylostomum duodenale* furent trouvés.

Brau (2), à Saïgon, a trouvé une forte proportion de porteurs d'ankylostomes chez les tirailleurs. Il a remarqué, contrairement à Noc, que les béribériques et les individus indemnes de cette maladie étaient parasités au même degré. Il a relevé 122 infestés sur 167 malades, soit 72 o/o, et 41 sur 58 non béribériques, soit 70 o/o.

Au *Tonkin*, Mathis et Léger (3), au cours de leur enquête sur la répartition des helminthes dans les diverses régions, ont examiné les selles de 1.250 Indigènes ne présentant aucun trouble intestinal. Ils ont trouvé un index uncinarien moyen égal à 50 (625 parasités sur 1.250 sujets examinés).

Les adultes sont parasités dans une proportion de 52 o/o, les femmes un peu moins (42 o/o) que les hommes (54 o/o). Les enfants au-dessous de 15 ans fournissent déjà une proportion de 27 o/o de porteurs d'ankylostomes.

Dans le Delta, la Moyenne Région et la Haute Région, le nombre des ankylostomés est sensiblement le même.

Les ankylostomes rencontrés au Tonkin se rapportent aux deux espèces, *Necator americanus* et *Ankylostomum duodenale*, la première étant plus fréquente que la seconde.

Les recherches de C. Mathis et M. Léger (4) au sujet des rapports étiologiques de l'ankylostome et du béribéri n'ont pas confirmé celles de Noc. Examinant les selles de 112 béribériques, ils ont

(1) Noc, *Annales Institut Pasteur*, t. XXII, octobre 1908.
(2) BRAU. *Ann. d'hyg. et de méd. coloniales*, 1910, p. 619.
(3) C. MATHIS et M. LEGER, Recherches de parasitologie et de pathologie humaines et animales au Tonkin. Paris, Masson, 1911, p. 159.
(4) C. MATHIS et M. LEGER, *Bull. Soc. Path. exotique*, 1910, t. III, p. 32. — *Ann. d'hyg. et de méd. coloniales*, 1910, n° 3, pp. 459-484.

trouvé la même proportion d'infestés (52 o/o) que chez les adultes sains.

Tandis qu'en Cochinchine Noc, sur 200 Européens, n'a rencontré qu'un seul ankylostomé, Mathis et Léger (1), au Tonkin, ont relevé 23 porteurs d'ankylostomes sur 200 Européens ne souffrant d'aucun trouble intestinal, soit une proportion de 11, 5 o/o.

D'autres recherches helminthologiques ont été faites également au Tonkin par Seguin et par Mouzels. Seguin (notes inédites) a trouvé 255 porteurs d'ankylostomes sur 431 Annamites adultes, soit 59,16 o/o. Mouzels (2), à l'hôpital indigène de Hanoï, a relevé, chez des malades « atteints de troubles intestinaux pouvant faire soupçonner des parasites », une proportion de 30 o/o d'ankylostomés (1.411 sujets examinés en 1907 et 1908, 432 parasités).

**HISTOIRE NATURELLE DES ANKYLOSTOMES. — Ankylostomum duodenale** Dubini 1843. — Synonymie : *Anchylostoma duodenale* Dubini 1843 ; *Strongylus quadridentatus* Siebold 1851 ; *Dochmius duodenalis* Leuckart 1878 ; *Uncinaria duodenalis* Railliet 1885.

L'ankylostome duodénal est un petit nématode dont l'habitat

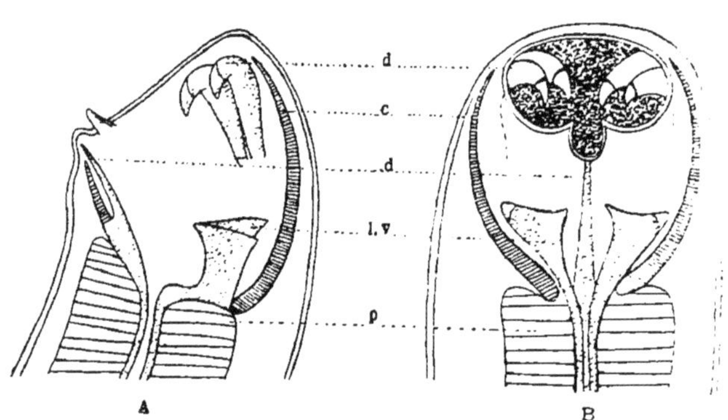


Fig. 35. — Ankylostomum duodenale : capsule buccale. *A*. profil, *B*. vue par la face dorsale ; *d*, crochets ventraux ; *c*, squelette de la capsule buccale ; *d*, dent pharyngienne dorsale accolée à la capsule ; *lv*, lames pharyngiennes latéro-ventrales ; *p*, pharynx (E. Brumpt).

normal est l'intestin grêle de l'homme. Le corps est cylindrique, sauf au niveau de la tête et de l'extrémité postérieure.

D'aspect semi-transparent et rosé, le ver est coloré en rouge plus ou moins intense dans ses 2/3 postérieurs lorsqu'il est rempli de sang. La partie antérieure apparaît quelquefois noirâtre par suite de l'accumulation de pigment dans les cellules intestinales. Au moment de la mort, l'animal devient opaque, prend

(1) C. Mathis et M. Leger, *Bull. Soc. méd. chirurg. de l'Indochine*, 1910, t. I, p. 4.
(2) Mouzels, *in* Le Roy des Barres, *Rev. méd. de l'Indochine*, 1909, pp. 69 et 21.

une teinte grise ou jaunâtre et se contracte en exécutant un mouvement de torsion suivant son axe longitudinal.

La tête est séparée du reste du corps par un léger rétrécissement au cou. L'extrémité céphalique fait un angle presque droit avec le corps, de sorte que l'ouverture buccale est dorsale (ἀγκύλον = oblique; στομα = bouche.

La capsule buccale, chitineuse et résistante, est pourvue d'une armature caractéristique constituée de la façon suivante :

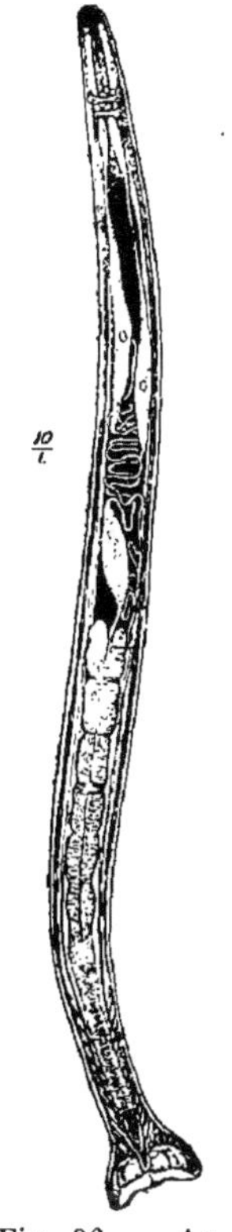

Fig. 36. — Ankylostomum duodenale (d'après Manson).

*a*) sur le bord ventral, deux paires de fortes dents recourbées en crochets, les dents externes étant les plus longues;

*b*) sur le bord dorsal, une paire de petites dents;

*c*) enfin, faisant saillie dans le fond de la capsule, une paire de dents internes ou lames pharyngiennes.

A la base de la paire externe des dents ventrales, viennent s'ouvrir les canaux excréteurs des glandes céphaliques. Celles-ci, très développées, sont logées le long de la face dorsale et arrivent presque au milieu du corps. Elles sécrètent un liquide irritant analogue à la sécrétion salivaire des moustiques.

Dans la capsule buccale, au niveau de la paroi dorsale, s'ouvrent également, par un conduit commun, les 3 glandes œsophagiennes.

La bouche se continue par un œsophage musculeux intervenant énergiquement dans la succion. Le canal œsophagien, d'abord circulaire, ensuite triradié, porte, près de son extrémité postérieure, trois petites valvules.

L'intestin, dont la direction est à peu près rectiligne, se termine différemment chez le ♂ et chez la ♀.

Signalons encore, au niveau de la portion céphalique, la présence de deux glandes cervicales dont le liquide de sécrétion est hémolytique et vient se déverser par un pore excréteur ventral.

Nous décrirons maintenant les caractères propres à l'ankylostome mâle et à la femelle.

**Ankylostome mâle.** — Les dimensions du ver varient sensiblement suivant les auteurs. D'après Looss, le ♂ mesure 8 à 10 millimètres de long, avec une largeur maxima de 0 mm. 5.

Il se termine en arrière par une bourse caudale ou copulatrice caractéristique. Cette bourse, en forme d'ombrelle, est renforcée par onze côtes ou rayons.

La côte postérieure est impaire et médiane ; elle se divise, aux deux tiers de sa longueur, en deux branches trifurquées.

Les autres côtes sont symétriques. Les côtes postéro-externes naissent à la base des côtes postérieures. Les côtes moyennes sont

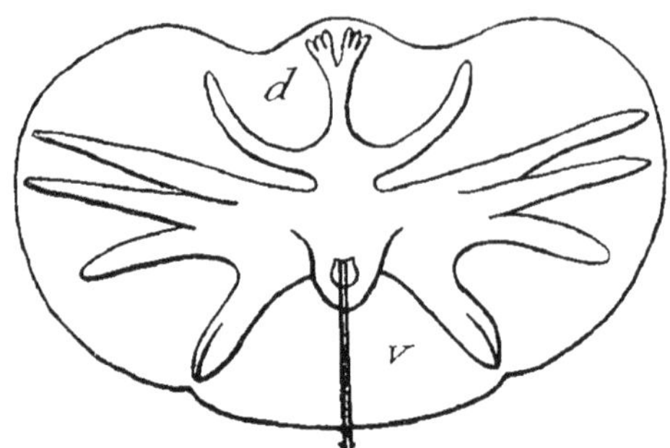


Fig. 38. — Bourse copulatrice de l'*Ankylostomum duodenale* montrant la disposition des côtes, *d*. bord dorsal ; *V*, bord ventral.

dédoublées. Les côtes antéro-externes sont simples. Les côtes antérieures sont fendues.

Au fond de la bourse caudale s'ouvre un cloaque auquel aboutissent le rectum et l'appareil génital mâle. Celui-ci comprend un tube testiculaire unique très sinueux, se prolongeant par une poche ovalaire, la vésicule séminale, à laquelle fait suite un long canal éjaculateur. Par l'ouverture du cloaque font saillie deux spicules, pouvant atteindre 2 mm. de longueur, qui jouent un rôle dans la copulation en dilatant le vagin de la femelle.

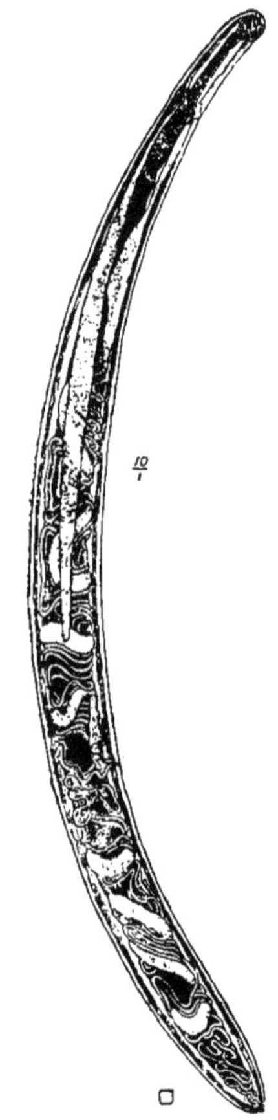

Fig. 37. — Ankylostomum duodenale femelle (d'après Manson).

**Ankylostome femelle.** — La ♀ est plus longue que le ♂. D'après Stiles, elle mesure de 10 à 18 millimètres. Pour Looss, sa longueur ne dépasse pas 12 millimètres, avec une épaisseur de 0 mm. 6 au milieu du corps.

Son extrémité postérieure est conique. L'anus est subterminal. La queue ou portion post-anale varie beaucoup suivant l'âge. Très courte et épaisse chez les femelles vieilles, elle est, au contraire, longue et mince chez les jeunes.

La vulve s'ouvre sur la face ventrale, en avant du tiers postérieur. Elle se continue par un vagin court et unique auquel aboutissent deux canaux renflés ou utérus. A chacun d'eux fait suite un très long tube ovarien, atteignant 5 fois la longueur totale du ver.

Dans l'intestin de l'homme, les ankylostomes ♀ sont 3 fois plus nombreuses que les ♂.

**Développement.** — Les femelles pondent un nombre considérable d'œufs. Leichstenstein a pu en compter environ 20.000 dans un gramme de matières fécales. Ces œufs se développent dans le milieu extérieur lorsque les conditions favorables d'aération, de température et d'humidité sont réalisées.

L'embryon sorti de l'œuf est une larve rhabditoïde. Celle-ci se transforme en larve strongyloïde qui, en attendant le moment de pénétrer chez l'homme, s'enkyste pour résister aux agents extérieurs.

Parvenue dans le tube digestif par une des voies de pénétration que nous étudierons plus loin, la larve strongyloïde passe par une série de mues, et finalement devient adulte.

Examinons, avec quelques détails, le développement de l'ankylostome duodénal.

Œufs. — De forme ellipsoïde, les œufs sont entourés par une coque mince, lisse et transparente. Dans leur intérieur, on distingue 2, 4 et plus rarement 8 blastomères d'aspect granuleux et de

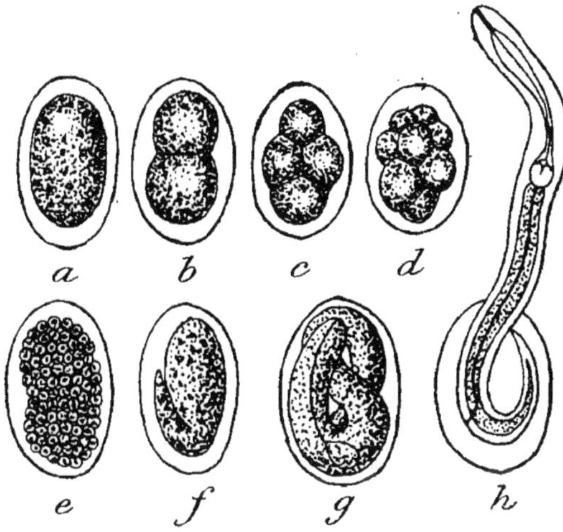


Fig. 39. — Développement de l'œuf de l'Ankylostome (d'après Grassi et Parona). *a* à *d*, dans les matières fécales ; — *e* à *h*, en culture ; — *h*, larve rhabditoïde sortant de l'œuf.

couleur grisâtre. Un espace clair, d'autant moins grand que la segmentation est plus avancée, sépare les blastomères de l'enveloppe de l'œuf.

L'œuf mesure en moyenne 52 μ de long sur 32 μ de large. Braun donne comme dimensions extrêmes 55 à 65 μ pour la longueur et 32 à 45 μ pour la largeur.

Embryon. — La segmentation se poursuit activement dès que l'œuf, expulsé de l'intestin avec les matières fécales, trouve dans le milieu extérieur une température convenable et un certain degré d'humidité. Elle aboutit rapidement au stade *morula* et à la formation de l'embryon. Celui-ci, très mobile, d'abord pelotonné sur lui-même, s'enroule et se déroule incessamment dans la membrane qui l'enveloppe.

Du 3e au 10e jour, il perce la coque et devient libre. La sortie à travers la coque est assez longue et demanderait parfois, d'après Perroncito, plus d'une heure.

Larve rhabditoïde. — L'embryon libéré, de 210 μ sur 14 μ, constitue la larve rhabditoïde (ῥάβδος = verge), dont la partie antérieure du tube digestif est caractéristique. A l'ouverture buccale fait suite un renflement œsophagien occupant le cinquième de la longueur du corps. Le renflement œsophagien est séparé par un rétrécissement marqué du pharynx globuleux (bulbe pharyngien) pourvu d'une armature chitineuse à trois rayons.

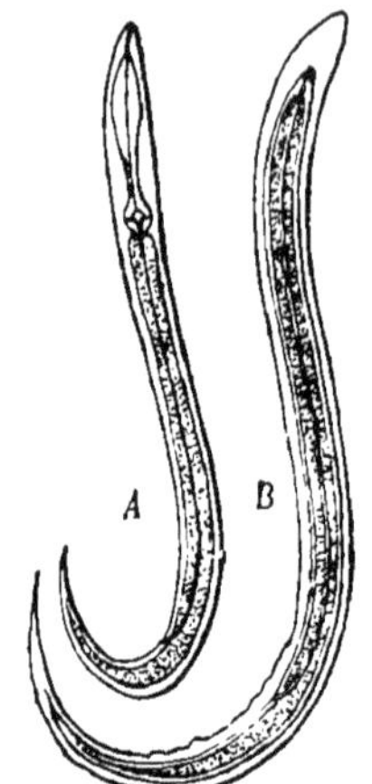

Fig. 40. — Larves très grossies de l'Ankylostome duodénale (d'après Verdun). A, larve rhabditoïde. B, larve strongyloïde enkystée.

La larve rhabditoïde croît avec rapidité. Dès le second jour elle atteint 300 μ de long; au 5e jour, elle mesure près de 500 μ.

Sa transformation en larve strongyloïde a lieu du 7e au 8e jour.

Larve strongyloïde. — Elle se distingue de la larve rhabitoïde par l'absence du bulbe pharyngien et des dents chitineuses. Le tube digestif est cylindrique sur toute son étendue. Les organes génitaux font leur apparition.

La larve strongyloïde (στρογγύλος = cylindre) mesure 560 μ sur 24 μ environ. Elle s'enkyste par imprégnation de sels calcaires dans la cuticule et prend un aspect clair et homogène.

Arrivé à ce stade de développement, l'ankylostome est susceptible d'infester l'homme en pénétrant soit par la voie cutanée, soit par la voie digestive, soit, plus rarement, par la voie respiratoire. Quelle que soit la porte d'entrée, la larve arrive dans le tube intestinal de l'homme où, après une série de mues, elle atteint son complet développement.

Mues successives. — Au moment où elle parvient dans l'intestin, la larve ne possède pas de capsule buccale. Celle-ci apparaît du 5e au 7e jour sous forme d'un organe provisoire, muni de deux paires de dents. La capsule buccale définitive se constitue du 13e au 15e jour.

Les vers mesurent alors 2 mm. 5 sur 120 à 140 μ. Ils grandissent ensuite progressivement pour devenir, en quatre semaines environ, des ankylostomes adultes qui s'accouplent et donnent de nouvelles générations.

**Necator americanus** Stiles, 1902. — Synonymie : *Uncinaria americana* Stiles, 1902. — *Necator americanus* Stiles, 1903. — *Ankylostoma americanum* Verdun, 1907.

A l'œil nu, *Necator americanus* ressemble à *Ankylostomum duodenale*. A l'examen microscopique, il s'en distingue par un certain nombre de caractères, particulièrement par la constitution de l'armature buccale dans les deux sexes, par la configuration de la bourse caudale chez le mâle et par la position de la vulve chez la femelle.

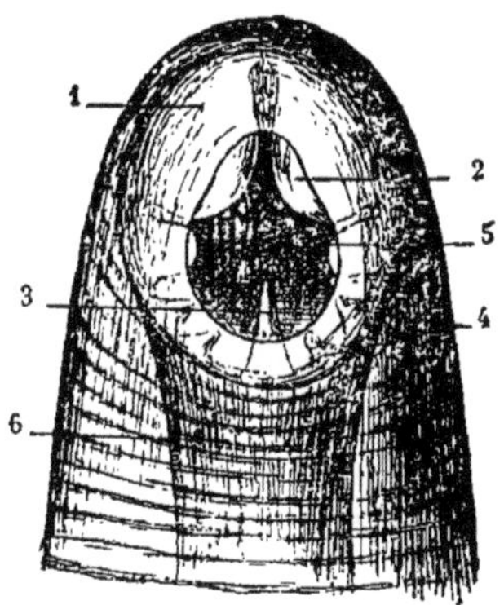


Fig. 41. — Ankylostome américain. Région antérieure (d'après Verdun).
1. capsule buccale; 2, lames ventrales tranchantes ; 3, dent dorsale ; 4, crochets dorsaux ; 5, cavité buccale ; 6, œsophage.

La capsule buccale est armée d'une paire ventrale de lames semi-lunaires tranchantes, de quatre petits crochets dorsaux, et, dans la profondeur, de deux lames pharyngiennes encadrant une puissante dent dorsale médiane dirigée vers la bouche.

La bourse caudale montre 12 lobes; on en compte 11 chez l'ankylostome européen. Le lobe postérieur est double au lieu d'être médian; il est de plus bifurqué.

La vulve s'ouvre près du tiers antérieur du corps, au lieu de déboucher, comme chez *Ankylostomum duodenale*, en avant du tiers postérieur.

Les tubes génitaux chez le ♂ et la ♀, très longs et très minces, ont une disposition moins régulière que chez l'ankylostome européen.

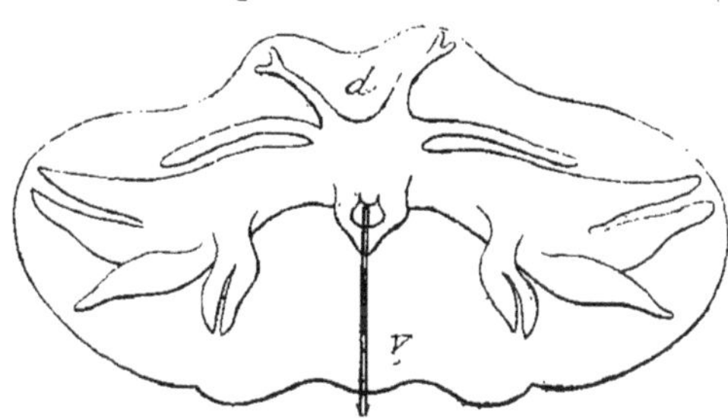


Fig. 42. — Bourse copulatrice de *Necator americanus*, montrant la disposition des côtes ; *d*. bord dorsal ; *v*. bord ventral.

Les dimensions du *Necator americanus* adulte sont moindres que celles de l'espèce du Vieux Continent. Stiles donne comme longueur du ver de 7 à 9 mm. pour le mâle et de 9 à 11 mm. pour la femelle; Cole, de 7 mm. 2 à 8 mm. 5 pour le mâle, et de 10 mm. à 13 mm. 5 pour la femelle.

Par contre, les œufs sont plus volumineux. Les dimensions extrêmes sont, d'après Harris, de 57 μ 5 à 80 μ comme longueur et de 35 à 52 μ comme largeur. Stiles et après lui Calmette, Verdun, Neveu-Lemaire, etc., indiquent 64 à 76 μ de long sur 36 à 40 μ de large. Les œufs d'*Ankylostomum duodenale* sont plus petits; rappelons qu'ils mesurent 52 μ de long sur 32 μ de large, mais que Braun a indiqué des dimensions extrêmes de 55 à 65 μ pour la longueur et de 32 à 45 μ pour la largeur.

Comme on le voit, par le seul examen des œufs, il n'est guère possible d'indiquer les proportions exactes des deux espèces dans les pays où elles coexistent. Un même individu peut héberger les deux parasites, et il n'y a aucune raison de rapporter un œuf de dimensions intermédiaires à une espèce plutôt qu'à l'autre.

En outre, il se peut qu'il y ait des variétés de *Necator* différentes de *Necator americanus*. Stephens aurait fait cette constatation sur des spécimens recueillis en Birmanie et en Assam, et dans le même matériel Looss aurait pu identifier au moins trois espèces différentes (cité par Cole) (1).

Dans l'ensemble, le développement de *Necator americanus* est identique à celui de *Ankylostomum duodenale* et il est inutile de nous y arrêter.

**BIOLOGIE DES ANKYLOSTOMES.** — VER ADULTE. — L'habitat normal des ankylostomes (*Ankylostomum duodenale* et *Necator americanus*) est l'intestin grêle de l'homme. Ils se localisent de préférence dans le jéjunum. Ils sont parfois excessivement nombreux.

Les vers sont le plus habituellement fixés par leurs crochets à la muqueuse intestinale. On en rencontre cependant de libres dans le tube digestif, car ils changent assez fréquemment de place, soit pour chercher leur nourriture, soit pour s'accoupler.

La durée de la vie des ankylostomes est relativement grande. On a estimé qu'elle pouvait être de 5 à 6 ans. C'est le chiffre indiqué par Stiles pour *Necator americanus*.

Pendant longtemps, à la suite des travaux de Bilharz et de Griesinger, il a été admis que les ankylostomes se nourrissaient exclusivement de sang et que l'anémie ankylostomiasique était la conséquence directe de cette soustraction de sang par les vers. A cette cause venaient s'ajouter les petites hémorragies consécutives aux blessures de la muqueuse par les crochets de l'armature buccale.

De nombreuses observations montrent que cette hypothèse ne s'accorde pas toujours avec les faits. Par exemple, à l'autopsie de sujets ayant succombé avec des symptômes d'anémie profonde, on peut constater que l'intestin ne contient qu'un nombre peu élevé d'ankylostomes.

En 1876 et 1878, Sangalli, dans des publications qui passèrent inaperçues, soutint que les ankylostomes se nourrissent non pas de sang mais du mucus intestinal. Plusieurs années après, Looss (1905) reprit la question et confirma les vues de Sangalli.

(1) COLE, *The Philippine, J. of Science*, 1907, vol. II, nº 4, p. 333.

L'illustre helminthologiste du Caire fit la remarque qu'une faible proportion seulement des parasites contient du sang. D'autre part, à l'examen microscopique des vers, il put déceler le plus souvent, dans la partie antérieure du tube digestif, des éléments histologiques de la muqueuse intestinale de l'homme.

Une série de coupes permit à Looss (1) de constater que *Ankylostomum duodenale* s'attache à la partie superficielle de la sous-muqueuse et que celle-ci, aspirée en quelque sorte par la capsule buccale, peut pénétrer jusque dans l'œsophage. Cette sous-muqueuse, ainsi frappée, et parfois profondément altérée, se dépouille de l'épithélium qui la recouvre sur une étendue plus ou moins grande.

Ce n'est qu'accidentellement, à l'occasion de la déchirure d'un petit vaisseau par les crochets de l'armature buccale, que l'ankylostome ingère du sang. L'hémorragie de la plaie intestinale est d'ailleurs favorisée par la sécrétion des glandes céphaliques. Ce liquide contient une substance anticoagulante, analogue à celle que Loeb et Smith (2) ont réussi à isoler de l'ankylostome du chien. Noc, à Saïgon, a préparé des extraits de *Necator americanus* et, par des expériences, *in vitro*, a mis en évidence la présence d'une substance empêchant la coagulation du sang de l'homme.

L'action nocive du ver sur l'organisme humain s'explique encore par les lésions de la muqueuse intestinale. Les éraillures, les plaies multiples produites par l'armature buccale sont autant de portes d'entrée pour les microbes pathogènes de l'intestin. Sabrazès (3) a montré que les cas d'ankylostomiase maligne sont de véritables septicémies d'origine intestinale. A la nécropsie d'un sujet infesté par un grand nombre d'ankylostomes, il a trouvé la muqueuse du jéjunum profondément altérée et creusée de petites logettes qui constituaient de véritables nids microbiens. Dans les caillots organisés obturant les veines, il a décelé la présence de coli-bacilles et de streptocoques. Brimont et Cellerier (4), à la Guyane, ont rapporté peu après un cas analogue d'ankylostomiase maligne.

Mais le plus habituellement l'ankylostomiase n'a pas une marche aiguë. L'anémie progressive est le résultat de l'absorption par l'intestin des substances toxiques hémolytiques sécrétées par les nématodes (Müller et Rieder, Gappert, Ehrlich, Leichstenstein). Cette toxine hémolytique étudiée par Alessandrini serait sécrétée en grande abondance par les glandes cervicales. Le développement considérable de ces organes serait, d'après Looss, une preuve anatomique de l'importance de leur rôle.

(1) Looss, *Records of the Egyptian government School of Medicine*, Caire, 1905.
(2) Loeb et Smith, *Centralb. f. Bakt.*, 1904, t. XXXVII.
(3) Sabrazès, *Arch. méd. expér. et anat. pathologique*, 1907, p. 85.
(4) Brimont et Cellerier, *Bull. Soc. Path. exotique*, 1909, t. II, p. 418.

Luigi Preti (1) aurait isolé cette substance hémolytique : elle est soluble dans l'alcool et l'éther, insoluble dans la solution physiologique ; elle résiste à la chaleur : 2 milligr.5 de corps d'ankylostome duodénal pourrait dissoudre 1 cc. de suspension à 5 o/o de globules rouges.

Noc, qui a étudié les hémotoxines contenues dans des extraits de *Necator americanus*, a montré encore que le sérum des ankylostomés jouissait de propriétés hémolytiques, même après chauffage prolongé à 60 degrés.

Contrairement à Noc, Darré (2), dans un cas, a constaté que le sérum de l'ankylostomiasique n'a aucune action hémolytique vis-à-vis les globules rouges du propre malade ou ceux de sujets sains.

Mais ce sérum, contrairement aux autres sérums humains, protège les hématies contre l'action hémolytique de l'extrait d'ankylostomes. Cette action antihémolytique du sérum des ankylostomiasiques plaiderait, d'après Levaditi (3), contre l'hypothèse de l'anémie due à une toxine hémolytique sécrétée par les parasites.

Œufs. — Les œufs d'ankylostomes pour se développer réclament certaines conditions d'aération, de chaleur et d'humidité.

Dans l'intestin humain, les œufs, privés d'oxygène, n'éclosent pas. Calmette a démontré qu'une atmosphère de gaz d'éclairage leur est nocive, et Haldane a noté l'absence presque absolue de parasites dans les mines grisouteuses.

La température optima est comprise entre 28 et 30 degrés. Au-dessous de 15° et au-dessus de 40°, la formation de l'embryon n'est plus possible. L'éclosion des œufs a lieu en 4 jours entre 20 et 26 degrés, et en 18 jours entre 14 et 15 degrés.

Un certain degré d'humidité est nécessaire, mais dans l'eau même le développement de l'œuf n'a pas lieu.

Dans les pays tempérés, les meilleures conditions pour l'évolution du parasite se trouvent réalisées dans les galeries de certaines mines de charbon, et l'on sait combien est fréquente l'ankylostomiase chez les mineurs du fond.

Dans les pays chauds et humides, l'éclosion des œufs se fait à la surface du sol. Dans le Delta tonkinois, par exemple, l'infestation est fréquente chez les Indigènes. Les adultes sont porteurs d'ankylostomes dans une proportion de 60 o/o environ.

Larves. — Le développement des larves nécessite les mêmes conditions extérieures que l'éclosion des œufs. A 40°, les larves n'ont plus qu'une faible vitalité ; au-dessous de 15°, elles ne s'en-

(1) Luigi Pretti, *Bull. Soc. méd. chirurg. du Caire*, janvier 1908.
(2) Darré, *Bull. Soc. Path. exotique*, 1909, t. II, p. 97.
(3) Levaditi, *Bull. Soc. Path. exotique*, 1909, t. II, p. 102.

kystent plus et périssent. Elles sont tuées par l'action directe des rayons solaires (Lambinet) (1).

Dans le suc gastrique normal ou additionné d'acide citrique à 1 o/oo et même à 1 o/o, les larves, à l'étuve à 37 degrés, sont encore vivantes après 24 heures. On constate seulement un ramollissement de leur enveloppe chitineuse.

Les sucs pancréatique et intestinal sont également sans action, comme Calmette et Breton (2) l'ont démontré.

Hayo Bruns (3), qui a étudié l'action d'un certain nombre de substances sur des ankylostomes aux différents stades de développement, a constaté que les larves sont tuées par le bichlorure de mercure à 1 o/oo en 6 heures, par le crésyl à 5 o/o et le formol à 5 o/o en une demi-heure, par l'acide sulfurique à 5 o/o seulement après 4 heures.

Dascotte (4) a montré que les larves sont immobilisées au bout de 5 minutes dans une solution de potasse à 10 o/o, et qu'il en reste quelques-unes de mobiles, au bout de 10 minutes, dans une solution d'acide phénique à 4 o/o.

L'action du sel marin sur l'évolution des œufs et des larves a donné lieu à de nombreuses expériences de la part de H. Bruns, Boycott, Haldane, Lambinet. Tous ces auteurs sont arrivés à la conclusion que le chlorure de sodium, préconisé pour la désinfection des mines, n'exerce une action toxique qu'en solution concentrée. Calmette, François et Breton (5) ont confirmé les résultats des précédents expérimentateurs, et montré que le chiffre de 15 o/o, indiqué par Lambinet, est trop élevé et celui de 1,8 o/o, indiqué par Boycott et Haldane, trop faible.

**MODES D'INFESTATION.** — L'infestation de l'homme par *Ankylostomum duodenale* ou *Necator americanus* peut se faire par trois voies différentes : digestive, respiratoire ou cutanée. La pénétration par cette dernière voie est de beaucoup la plus fréquente.

Voie digestive. — Pendant longtemps, à la suite de Perroncito, on a cru que l'infestation se faisait toujours et uniquement par la voie digestive.

L'ingestion d'eau ou d'aliments souillés par les matières fécales, le fait de porter inconsciemment à la bouche des mains plus ou moins salies par des boues larvifères permettent aux embryons enkystés d'arriver par les voies digestives supérieures jusqu'à l'estomac. Le suc gastrique n'exerçant aucune action nocive sur

(1) Lambinet, *Bull. Acad. roy. de Belgique*, 1901-1902-1903.
(2) Calmette et Breton, *l'Ankylostomiase*, Paris, Masson, 1905.
(3) H. Bruns, *Klinisches Jahrbuch*, 1904, Bd XII.
(4) Dascotte, *Ann. Soc. méd. chirurg. du Hainaut*, 1906, f. 3, t. I.
(5) Calmette, François et Breton, *Bull. Acad. Médecine*, 1905, 25 juillet, p. 157.

les larves, celles-ci peuvent gagner l'intestin grêle, où elles évoluent ensuite jusqu'au stade adulte.

Ce mode de pénétration ne peut être nié, mais il n'est pas le plus fréquent. Il a été réalisé expérimentalement par Leichtenstern avec *Ankylostomum duodenale*.

Plus tard, Noc a fait ingérer à un Annamite du liquide contenant de nombreuses larves enkystées de *Necator americanus*, et, 5 semaines après, a constaté la présence des œufs dans les selles. Il obtint alors l'expulsion de nombreux vers adultes à la suite d'administration de thymol.

Voie respiratoire. — Théoriquement, il n'est pas impossible que les larves puissent pénétrer chez l'homme par la voie respiratoire. Enkystées et en suspension dans l'atmosphère, elles arrivent jusque dans l'arbre respiratoire. Là, rencontrant un milieu humide et chaud, elles se débarrassent de leurs enveloppes kystiques, et par les bronches et la trachée elles gagnent l'œsophage.

Il est probable que ce mode d'infestation ne doit se produire que dans les cas exceptionnels où l'air des mines contient des larves en abondance.

Stiles n'accorde aucune importance à ce mode d'infestation. Il fait remarquer que les embryons de nématodes ne résistent pas à la dessiccation.

Voie cutanée. — C'est par la voie cutanée que les larves pénètrent le plus habituellement chez l'homme. Les lésions variées de la peau que l'on observe, au début de l'ankylostomiase, en sont une des preuves.

Un accident de laboratoire amena Looss (1), en 1898, à faire la preuve expérimentale de ce mode d'infestation. En manipulant du liquide larvifère, Looss se souilla les mains. Quelques heures après il ressentit des démangeaisons vives et constata de la rougeur au niveau des espaces interdigitaux. Il gratta l'épiderme à cet endroit et y trouva seulement des mues d'ankylostomes. Il fit la supposition que les larves mobiles avaient pénétré à travers la peau. Quelques semaines plus tard, il constatait dans ses selles des œufs d'ankylostomes.

Looss refit cette expérience, avec succès, sur la jambe d'un enfant qui allait être amputé. Ultérieurement, il la répéta sur des chiens.

Schaudinn (2) réussit également à infester des singes, en déposant des larves de *Ankylostomum duodenale* sur la peau préalablement rasée de l'espace interscapulaire.

Herman expérimenta sur lui-même. Il déposa du liquide riche en larves sur l'avant-bras. Une demi-heure après, il se fit

(1) Looss, *Centralbl. f. Bakt.*, I. Abt., 1901, vol. XXIX, p. 733, et 1910, t. XXXIII, p. 330.

(2) Schaudinn, *Deutsche med. Woch.*, sept. 1904, p. 1338.

extirper un lambeau de peau de 3 cm. de long sur 1 cm. de large, qu'il étudia par une série de coupes. Ces préparations, que le Directeur de l'Institut d'Hygiène de Mons a bien voulu nous montrer, sont absolument démonstratives.

Tenholt, Boycott (1), Bruns et Muller (2) ont également réalisé, par voie cutanée, l'infestation de l'homme au moyen de larves d'*Ankylostomum duodenale*.

Des chiens furent infestés par Lambinet (3), Calmette et Breton (4), au moyen d'inoculations sous-cutanées, à la seringue, de larves strongyloïdes.

Des expériences d'infestation par la voie cutanée ont été également faites avec *Necator americanus*.

Dans l'Inde, Bentley s'est servi d'un mélange de matières fécales riches en œufs et de terre, qu'il maintenait en application sur la peau pendant huit heures.

Smith (5), aux Etats-Unis, expérimentant à peu près dans les mêmes conditions que Bentley, arriva à la conclusion qu'un contact de quatre minutes avec de la terre souillée était suffisant pour déterminer l'infestation, et que les œufs de *Necator americanus* apparaissaient dans les selles, au bout de sept semaines environ.

Quel est le trajet suivi par les larves strongyloïdes de la peau au jéjunum ?

Les larves se dépouillent de leurs enveloppes et pénètrent ensuite dans la peau soit au niveau des follicules pileux, soit, comme le veut Schüffner (6), en un point quelconque de la peau. Du tissu sous-cutané, où elles peuvent séjourner plus ou moins longtemps, elles passent soit dans les veines, soit dans les lymphatiques. Par les veines, elles atteignent le cœur droit, puis les poumons. Celles qui ont pénétré dans les canaux lymphatiques sont détruites, en partie, par les phagocytes à leur passage dans les ganglions ; les autres finissent par s'introduire dans les veines et arrivent aux poumons.

En raison de leurs dimensions assez considérables, les larves ne peuvent circuler dans les capillaires pulmonaires. Elles passent alors de façon active dans les alvéoles, gagnent les bronches d'où, par la trachée et le larynx, elles atteignent l'œsophage, puis l'estomac. Finalement elles arrivent dans l'intestin grêle, où elles terminent leur développement.

Les larves, qui ont pénétré par la peau, mettent en moyenne de 4 à 6 semaines pour devenir adultes dans le tube digestif.

(1) Boycott, *J. of Hyg.*, 1905, t. V, p. 280.
(2) Bruns et Muller, *Münch. medic. Woch.*, 1905, t. LII, p. 1484.
(3) Lambinet, *Deutsche medic. Woch.*, 1904, p. 1848.
(4) Calmette et Breton, *Bull. Acad. Médecine*, 21 mars 1905, p. 312.
(5) Smith, *Journ. of. the. Amer. med. Assoc.*, 27 août 1904.
(6) Schüffner, *Centralb. f. Bakt.*, I, Orig., t. XL, p. 683.

Sambon admet l'infestation par la voie cutanée, mais il est d'avis que les larves ne suivent pas intégralement le trajet indiqué par Looss. Pour lui, les larves, arrivées dans les poumons, passent des artères pulmonaires dans les veines pulmonaires et sont amenées au jéjunum par le courant sanguin. Abandonnant les vaisseaux, elles circulent à travers les tuniques de l'intestin et finalement, perçant la muqueuse, elles viennent se loger dans la cavité du jéjunum.

Pour Sambon, les vers trouvés par Looss dans la trachée, l'œsophage et l'estomac, seraient des individus égarés. Des artères pulmonaires, ils seraient passés dans les alvéoles, au lieu de s'engager dans les veines pulmonaires.

A l'appui de son hypothèse, Sambon fait valoir que, dans l'estomac, les larves sont rares et logées sous la muqueuse, que, dans le duodénum, elles sont toujours absentes et qu'au début de l'infestation il y a des hémorragies abondantes au niveau du jéjunum. Bilharz, Griesinger, Sonsino, Grassi, à maintes reprises, ont trouvé des formes jeunes d'ankylostomes sous la muqueuse intestinale, dans des cavités remplies de sang. Sambon indique encore que des larves ont été trouvées dans le cœur gauche, dans les veines pulmonaires et azygos, dans le canal thoracique, dans le péritoine, les reins, les ganglions lymphatiques et le tissu conjonctif de diverses régions.

Même en ce qui concerne les larves avalées, Sambon croit qu'elles arrivent au jéjunum sans passer par l'estomac. Parvenues dans l'œsophage, elles traverseraient la tunique interne, pénétreraient dans les vaisseaux sanguins et seraient ainsi amenées jusqu'à l'intestin.

TECHNIQUE HELMINTHOLOGIQUE APPLICABLE AUX ANKYLOSTOMES. — **Recherche des œufs d'ankylostomes dans les matières fécales.** — PRÉPARATIONS EXTEMPORANÉES. — Cette recherche est des plus faciles. Il suffit de prélever une parcelle de matière fécale, de la déposer au centre d'une lame et de la recouvrir d'une lamelle, en la comprimant légèrement avec le pouce après interposition d'un morceau de papier filtre. Si les fèces sont trop consistantes, on les diluera avec quelques gouttes d'eau salée à 9 o/oo, ou avec de la glycérine simple ou iodée.

On recherchera les œufs à un faible grossissement (Stiassnie n° 3, ocul. compens. 6 — ou Leitz n° 4, oculaire 2) et en diaphragmant.

Les œufs d'ankylostomes se distinguent aisément des œufs des autres helminthes intestinaux. Seuls, certains œufs d'ascaris décolorés et dépouillés de leur enveloppe mamelonnée peuvent prêter à confusion lors d'un examen rapide; mais on se rappellera que, dans les œufs d'ankylostomes, un espace parfaitement clair sépare les blastomères de la coque, qui est mince et transparente.

Avant de conclure qu'un sujet n'est pas ankylostomé, il est recommandé d'examiner une dizaine de préparations de selles recueillies à plusieurs jours d'intervalle.

On a conseillé de diluer les selles, de les décanter, et de renouveler l'opération plusieurs fois pour rassembler dans une dernière sédimentation les œufs de parasites. On n'aura recours à ce procédé que très exceptionnellement. Dans l'immense majorité des cas, l'examen direct suffit à déceler les œufs d'ankylostomes avec facilité et rapidité.

Préparations permanentes. — Les préparations d'œufs d'ankylostomes se conservent difficilement, quel que soit le procédé employé.

Le plus simple consiste à fixer une petite quantité de matières étalées sur lame aux vapeurs d'acide osmique, et d'opérer le montage à la gélatine glycérinée de Braun.

| | |
|---|---|
| Gélatine | 10 gr. |
| Glycérine | 50 gr. |
| Eau | 60 gr. |
| Acide phénique | 1 gr. |

Faire fondre le mélange au bain-marie au moment de l'emploi.

Quand la gélatine a fait prise, on lute soigneusement la préparation.

Le procédé de Lambinet permet également d'obtenir une bonne fixation des œufs. On laisse séjourner pendant 24 heures le produit contenant les œufs dans un mélange d'alcool à 90° (5 parties) et d'acide acétique glacial (1 partie), auquel on ajoute quelques gouttes de chloroforme.

Lynch a indiqué plusieurs procédés pour obtenir des préparations permanentes, mais sans en recommander spécialement aucune: solution phéniquée ou bichlorurée à 1/1000, eau et glycérine à parties égales, solution de gomme arabique avec ou sans glycérine au tiers, solution aqueuse de gélatine avec ou sans glycérine.

**Expédition à distance de selles.** — Les matières fécales peuvent être examinées sur place ou expédiées à un laboratoire éloigné (l'observateur trouvera alors beaucoup moins d'œufs que de larves rhabditoïdes).

Dans le premier cas, les selles seront recueillies dans un récipient quelconque ne contenant pas d'antiseptiques.

Quand il s'agit de faire une expédition à distance, il suffira de prélever une minime parcelle de la selle, environ la grosseur d'une noisette. Le prélèvement se fera avec une petite palette de bois ou de bambou que l'on introduira, avec la selle, dans un flacon poudrier. Une étiquette collée sur le flacon portera un numéro de renvoi à un bordereau contenant les indications nécessaires.

Calmette, lors de son enquête sur l'ankylostomiase dans les mines du Nord, a fait confectionner des boîtes cylindriques en fer blanc, de 5 à 6 cm. de hauteur, dont le couvercle porte à l'intérieur une palette également en fer blanc pour le prélèvement des matières. Ces boîtes, numérotées et à fermeture hermétique par emboîtement, sont très commodes.

**Etude des larves.** — Pour étudier l'éclosion des œufs et le développement des larves, on aura recours au procédé imaginé par Looss, qui permet de réaliser artificiellement les conditions favorables à l'évolution de l'ankylostome (milieu de Looss).

La matière fécale est mélangée à du noir animal et, par l'addition d'eau, on fait une pâte homogène, légèrement consistante, que l'on étale en couche mince dans une boîte de Pétri. La boîte est placée, à l'abri de la lumière, dans une étuve réglée aux environs de 27 degrés. Pour maintenir un certain degré d'humidité, on arrose de temps en temps la culture avec quelques gouttes d'eau, ou mieux l'on ménage dans la pâte un petit lac central. Le quatrième jour, après avoir laissé s'opérer une légère dessiccation, on immerge le tout pendant quelques instants. La pâte est alors abandonnée à la dessiccation, et, dans les fissures qui s'y produisent, on trouve de nombreuses larves mobiles. Beaucoup de celles-ci ont dépassé le stade rhabditoïde et sont visibles à l'œil nu.

Si l'on désire suivre les différents stades de développement de l'ankylostome, de la segmentation des œufs jusqu'à l'enkystement des larves strongyloïdes, il suffit de prélever chaque jour au milieu de Looss une légère parcelle du mélange et de l'examiner simplement entre lame et lamelle. Pour l'étude des premiers stades, il est plus commode et plus simple de conserver pendant quelques jours des matières fécales à l'abri de la dessiccation et à une température de 28 ou 30 degrés.

Pour Nissle et Wagener, la gélose ordinaire coulée en boîte de Petri constitue un excellent milieu pour le développement des œufs d'ankylostomes. Les matières fécales diluées dans de l'eau sont ensemencées en larges stries. Les boîtes de Pétri sont placées à l'étuve à 28-30°, sous une cloche dans laquelle on entretient un certain degré d'humidité. Dès le 3e jour, les œufs éclosent et les larves commencent à se développer.

Dans les pays chauds, pour obtenir facilement des larves, on pourra avoir recours au procédé imaginé par Branch, aux Antilles anglaises.

Une parcelle de matières fécales riche en œufs (environ de la grosseur d'une noisette) est disposée sur un morceau de toile dans une boîte de Pétri. De l'eau stérile est ajoutée en quantité suffisante, et le tout est laissé à la température du laboratoire.

Les larves éclosent en 3 jours environ; 2 ou 3 jours après, elles commencent à se diriger vers le fond de la boîte, qui doit être conservée suffisamment humide.

Les larves fourmillent à la surface des fèces, on les voit grimper les unes sur les autres, formant de véritables amas que l'on peut prélever avec la pointe d'une aiguille.

Le montage des larves peut se faire suivant la technique recommandée également par Branch. Une lame de verre est enduite de glycérine et de blanc d'œuf. Dans ce mélange, les larves qu'on y place sont en quelque sorte enrobées. On plonge la préparation dans de l'alcool absolu pour la fixer. On lave à l'eau pour dissoudre la glycérine et on colore à l'hématéine-éosine.

Calmette conseille de traiter les larves pour les colorer au picrocarmin de Ranvier et de les monter ensuite dans la glycérine.

Le lut qui convient spécialement pour les préparations à la glycérine est le mastic à la térébenthine de Venise, recommandé par Bolles Lee et Henneguy. De la térébenthine de Venise est dissoute dans de l'alcool en quantité telle que l'on ait une solution qui se laisse filtrer. Après filtration, on fait évaporer aux trois quarts sur un bain de sable. On doit obtenir après refroidissement une masse dure d'aspect vitreux. Pour l'emploi, on chauffe un fil de cuivre coudé à angle droit et on le plonge dans la masse de térébenthine. On le retire et on applique le mastic qu'il emporte, successivement sur les quatre côtés de la lamelle. Le lut durcit rapidement et assure une fermeture parfaite.

**Etude du ver adulte.** — Les vers adultes seront recueillis soit aux autopsies, soit dans les salles de malades, à la suite de l'administration d'un vermifuge approprié.

Les matières fécales seront versées dans un tamis et placées sous un filet d'eau. Après un temps de lavage variable, les helminthes seront recueillis facilement au milieu des débris relativement volumineux restés sur la toile du tamis. C'est le procédé qui est couramment utilisé à l'hôpital militaire de Hanoï.

En dehors des caractères de mobilité, l'examen des vers, à l'état vivant, ne donne que peu de renseignements. Pour une étude approfondie, il est nécessaire d'observer les spécimens éclaircis dans la glycérine et montés.

Plusieurs procédés ont été indiqués pour la fixation et le montage des nématodes et en particulier des ankylostomes. La technique que nous donnons a été recommandée par Looss et par Leiper.

L'alcool est le réactif par excellence pour la fixation des nématodes, mais pour éviter les déformations et les altérations, il doit être utilisé suivant certaines règles. Les vers vivants seront placés dans un tube à essai avec de l'eau salée à 10 p. 1000, et on les secouera vigoureusement pour débarrasser la bouche et les papilles génitales des corps étrangers qui pourraient y adhérer. On les mettra ensuite dans une boîte de Pétri avec de l'eau salée propre. On dispose pendant ce temps, sur un trépied muni d'une toile métallique, une capsule de porcelaine contenant de l'alcool à 70°. On chauffe, et dès que l'alcool entre en ébullition, on éloigne la flamme.

Les vers retirés un à un de la solution saline sont plongés dans l'alcool à 70° bouillant. Ils se redressent et se mettent immédiatement en extension. On les transporte alors dans de petits tubes contenant de l'alcool à 70° froid, où ils se conserveront sans devenir cassants.

Pour l'examen de l'organisation interne, les vers devront être rendus transparents par l'action de la glycérine. De l'alcool à 70° on porte les ankylostomes dans l'alcool à 70° additionné de 5 o/o de glycérine. Le tout est mis à l'étuve à paraffine à 60° ; l'alcool s'évapore lentement et il ne reste qu'une petite quantité de glycérine visqueuse.

On monte ensuite soit dans la glycérine pure, soit dans la gélatine de Braun.

Leiper, pour un examen plus rapide, recommande d'éclaircir par la créosote. De l'alcool à 70°, les vers sont portés dans l'alcool absolu pendant 30 minutes, puis dans de la créosote blanche. Au bout de 24 heures, les spécimens sont devenus excessivement transparents et les plus fins détails histologiques peuvent être observés. La créosote a encore l'avantage de pénétrer les vers par une lente endosmose et de leur redonner leurs contours normaux en faisant disparaître les déformations que l'alcool aurait pu produire. Les vers éclaircis sont examinés dans la créosote et remis ensuite dans l'alcool à 90° pour être conservés.

Ajoutons que le montage des ankylostomes au baume de Canada ne donne pas de bons résultats.

**LE SANG DANS L'ANKYLOSTOMIASE. — Globules rouges et Hémoglobine.** — Il est classique d'admettre que, dans l'ankylostomiase, il y a toujours *hypoglobulie* accompagnée d'*oligochromémie*. En réalité ces modifications sanguines sont loin d'être constamment observées.

La diminution des globules rouges est fréquente et peut être considérable ; le nombre de ces éléments tombe parfois au-dessous de 2 millions par mmc. D'autre part, le taux de l'hémoglobine subit un abaissement très marqué ; il descend fréquemment au-dessous de 25 o/o.

Ahsford (1), dans les 90 cas qu'il a étudiés, donne comme nombres moyens 1.776.000 par mm. cube pour les globules rouges et 21 o/o pour le taux de l'hémoglobine. Chez 70 malades dont ils ont examiné le sang, Boycott et Haldane (2) ont trouvé de 4.072.000 à 1.533.000 hématies par mm. cube et de 58 à 17 o/o comme pouvoir colorimétrique.

Mais il convient de remarquer que l'anémie globulaire et hémoglobinique n'est pas de règle absolue chez tous les sujets infestés par des ankylostomes, et, à cet égard, il importe au plus haut point de faire une distinction entre les ankylostomiasiques, c'est-à-dire les sujets présentant des phénomènes morbides plus ou moins accusés, et les ankylostomés ou porteurs de vers (Wurmträger) n'ayant aucun trouble objectif ou fonctionnel. Chez ces derniers, en effet, l'examen du sang peut ne révéler aucune modification.

Briançon (3) a examiné 22 mineurs parasités. Tous, sauf un, possédaient un nombre d'hématies supérieur à 4 millions par mmc.; ils ne pouvaient donc être considérés comme déglobulisés.

Les recherches de Herman et Dascotte (4) ont porté sur 200 mineurs du Hainaut hébergeant *Ankylostomum duodenale*. Ces ouvriers n'accusaient pour le plus grand nombre aucun trouble particulier, et ils s'étaient présentés au Dispensaire de Mons uniquement pour l'obtention du certificat médical indispensable à l'embauchage par les compagnies minières. Le nombre moyen des hématies a été de 4.318.000 par mmc., à peine inférieur à celui qui fut relevé chez 12 mineurs témoins non parasités (4.533.000) et chez 10 soldats en parfaite santé (4.537.000). Les auteurs belges ont constaté dans 19 cas moins de 4.000.000 par mmc., et, 2 fois seulement, moins de 3 millions.

Herman et Dascotte n'admettent donc pas la constance de l'anémie globulaire dans l'infestation par les ankylostomes. Ils concluent par contre à une anémie hémoglobinique très fréquente. Ils ont établi la teneur en hémoglobine des 200 parasités examinés par quatre procédés différents, qui leur ont fourni des résultats très concordants: hématoscope, hématospectroscope d'Hénocque, hémomètre de Fleisch-Mischer, échelle colorimétrique de Tallqvist. La méthode colorimétrique leur a montré que 71 mineurs avaient moins de 80 o/o d'hémoglobine et 9 moins de 60 o/o.

Contrairement aux auteurs belges, Chamberlain (5), aux Etats-Unis, a constaté que la teneur en hémoglobine était normale chez

(1) AHSFORD, Epitome of reports of the superior Board of Health, 1901.
(2) BOYCOTT et HALDANE, *Journ. of Hygiene*, 1904, vol. IV, n° 1.
(3) BRIANÇON, Thèse Lyon, 1904.
(4) HERMAN et DASCOTTE. *Bull. Acad. roy. de méd. de Belgique*, séance 25 janvier 1908.
(5) CHAMBERLAIN, *Arch. of intern. Méd.*, 1909, vol. IV, p. 8.

64 soldats porteurs d'ankylostomes. Aucun d'eux n'avait moins de 80 o/o d'hémoglobine ; 20 sujets avaient même 100 o/o. Au total, l'index moyen était de 91, 5 o/o, à peine inférieur à celui relevé chez des soldats non infestés (94 o/o).

Au cours d'une enquête sur l'ankylostomiase dans les bassins houillers du Midi de la France, Weinberg et Leger (1) ont pu examiner le sang d'un certain nombre de porteurs d'ankylostomes. Chez 10 sujets parasités, choisis parmi les plus robustes, le nombre des hématies fut trouvé trois fois supérieur à 5 millions par mmc. (5.248.000, 5.326.000 et 5.744.000) et le taux de l'hémoglobine était hypernormal (104, 110, 114 o/o).

Weinberg et Leger supposent que l'hyperglobulie et l'augmentation du taux de l'hémoglobine sont dues à l'action stimulante produite chez les ankylostomés porteurs d'un petit nombre de nématodes par la sécrétion en petite quantité d'hémotoxine vermineuse. Metchnikoff et Besredka, Cantacuzène ont, en effet, prouvé qu'en injectant à des animaux de faibles doses de sérum hémotoxique on augmente la richesse globulaire et hémoglobinique du sang par stimulation des organes hématopoiétiques.

En inoculant à des cobayes des extraits de *Sclerostomum equinum*, Weinberg et Leger obtinrent des résultats analogues qui constituent un argument sérieux en faveur de leur hypothèse sur le rôle, à faible dose, de la toxine ankylostomiasique.

Ainsi, dans l'ankylostomiase, les modifications du sang ne sont pas les mêmes à toutes les périodes de l'infestation. Tout à fait au début, il y a une phase d'hyperglobulie et d'hyperchromémie. Ensuite, durant la période plus ou moins longue où le sujet n'est qu'un simple ankylostomé, sans trouble apparent de la santé, on remarque que le nombre des hématies et le taux dé l'hémoglobine sont normaux ou à peine diminués. Enfin, à la troisième période, alors que le sujet est devenu ankylostomiasique, on constate qu'il se fait, sous l'action des toxines absorbées en abondance, une baisse progressive et parfois très accentuée des globules rouges, en même temps qu'une diminution parallèle de l'hémoglobine.

On peut expliquer ainsi les résultats hématimétriques contradictoires rapportés par la Commission américaine chargée d'étudier l'anémie de Porto-Rico. Ahsford, King et Gutierez (2) relatent, en effet, des cas d'ankylostomiase chez lesquels il n'y a pas de variation dans le nombre des globules rouges, le taux de l'hémoglobine étant normal ou même légèrement augmenté (101 o/o). A côté de ces cas, ils en relèvent d'autres où les anémies globulaire et hémoglobinique atteignent un degré extrême (jusqu'à

(1) WEINBERG et M. LEGER, *Bull. Soc. Pathol. exotique*, 1908, t. I, p. 229.
(2) AHSFORD, KING et GUTIERREZ, *Revort for the Comm. for the Study of « Anæmia » in Porto Rico*, 1904.

754.000 globules rouges par mmc. et 8 o/o d'hémoglobine).

En plus des modifications quantitatives des globules rouges, les hématologistes signalent des *modifications qualitatives* à peu près constantes mais, d'une façon générale, peu marquées.

La *poïkilocytose*, la *polychromatophilie*, l'*anisocytose avec prédominance des mégalocytes* sont d'observation courante. Des *hématies nucléées* font leur apparition dans le sang, et l'on note parfois des *globules rouges à granulations basophiles*. Enfin la résistance des hématies est diminuée.

Cette *fragilité globulaire* vis-à-vis les solutions salines hypotoniques peut être très prononcée. Chez un missionnaire revenu du Congo et traité à l'hôpital Pasteur pour anémie ankylostomiasique, Darré (1) a constaté que l'hémolyse commençait dans la solution saline contenant 0,58 o/o de chlorure de sodium alors que, normalement, elle se produit dans la solution de sel à 0,44 o/o.

**Globules blancs.** — Les globules blancs, dans l'ankylostomiase, ne subissent en général aucune variation dans leur nombre. Ahsford, King et Gutierez donnent des chiffres allant de 5.000 à 10.000 par mmc., Herman et Dascotte indiquent comme nombre moyen 7.700, Chamberlain 9.600 par mmc.

Mais, dans les cas d'ankylostomiase maligne, il est de règle d'observer une forte leucocytose. Sabrazès (2), chez un malade, a compté 35.000 globules blancs par mmc.

Pour Boycott, au début de l'infestation, le nombre des leucocytes serait augmenté et pourrait même dépasser 25.000 par mmc. A la période d'état de la maladie, il y aurait retour au nombre normal, puis la leucopénie accompagnerait un fort degré d'anémie. Cette leucopénie s'expliquerait par un épuisement de la moelle osseuse, conséquence de la diminution des globules rouges du sang. Les résultats de Boycott n'ont pas été confirmés par les recherches de Herman et Dascotte.

La seule modification qualitative qui peut, dans certains cas, se produire est l'apparition de myélocytes neutrophiles dans le sang.

**Formule leucocytaire.** — Négligeant les cas d'ankylostomiase maligne qui constituent de véritables septicémies, s'accompagnant par suite d'un fort degré de polynucléose neutrophile, on peut dire que l'*éosinophilie* est le caractère essentiel de la formule hématologique dans l'infestation par les ankylostomes.

Les polynucléaires neutrophiles, les lymphocytes et les grands mononucléaires ne subissent pas de variations relatives appréciables.

(1) Darré, *Bull. Soc. Path. exotique*, 1909, t. II, p. 97.
(2) Sabrazès, *Arch. de méd. expérim. et d'anat. pathol.*, 1907, n° 1.

En 1891, Muller et Rieder (1), les premiers, ont signalé l'augmentation des polynucléaires éosinophiles chez les porteurs d'helminthes intestinaux. Chez deux malades infestés par *Ankylostomum duodenale*, le taux des acidophiles était de 8, 2 et 9,7 o/o.

De nombreux travaux ont établi depuis lors la constance de l'éosinophilie ankylostomiasique. Dans certains cas, le taux des cellules acidophiles a été trouvé excessivement élevé, Leichtenstern (2) 62 et 70 o/o, Simonin (3) 61 o/o, Castelvi 60 o/o, Bucklers (4) 53 o/o, Herman et Dascotte 44 o/o, Conti et Curvi (5), 44 o/o, Stockmann (6) 43 o/o, Hayo Bruns (7) 42 o/o, Bloch (8) 41 o/o. Mais le plus souvent l'augmentation n'est pas aussi considérable et oscille entre 8 et 20 o/o. Malvoz (9) donne comme moyenne 8 à 10 o/o, Lambinet (10) 8 o/o, Limasset (11) 8 o/o, Herman et Dascotte 9 o/o, Briançon 12 o/o, Firket 15 o/o, Ahsford, King et Gutierez 17 o/o, Honoré (12) de 5 à 20 o/o.

Boycott (13), examinant le sang de 254 sujets infestés, a constaté que 74 d'entre eux avaient un pourcentage d'éosinophiles supérieur à 20. Au total, dans 95 o/o des cas, le taux dépassait 8 o/o. La moyenne fut trouvée égale à 18 o/o.

Sur 48 sujets parasités, Castelvi a noté 3 fois un chiffre à peu près normal (2 à 3 o/o), 12 fois un taux allant de 4 à 10 o/o, 10 fois de 20 à 30 o/o, 11 fois de 30 à 40 o/o, enfin 1 fois la proportion des cellules éosinophiles atteignait 60 o/o.

Chamberlain, chez 64 soldats américains porteurs de *Necator americanus*, a relevé une moyenne de 8,5 o/o de polynucléaires acidophiles, les soldats témoins n'ayant qu'une moyenne de 2, 2 o/o ; le taux le plus fort s'élevait à 26 o/o.

Au cours de leurs examens de 200 sujets infestés par les ankylostomes, Herman et Dascotte ont observé dans le sang 6 fois plus de 25 o/o d'éosinophiles, 8 fois de 20 à 25 o/o, 13 fois de 15 à 20 o/o, 61 fois de 10 à 15 o/o, 73 fois de 5 à 10 o/o, 21 fois de 3 à 5 o/o, enfin 18 fois de 0,5 à 3 o/o.

Au Tonkin, nous-mêmes chez 27 Annamites parasités par *Necator americanus* nous avons compté 5 fois de 5 à 10 o/o de cel-

(1) Muller et Rieder, *Deuts. Arch. f. klin. Med.*, 1891, Bd XLVIII.
(2) Leichtenstern, *Centralb. f. Bakt.*, 1896, t. XXIV, p. 974.
(3) Simonin, *Caducée*, 4 juin 1904.
(4) Bucklers, *Münch med. Woch.* 1894, nos 2 et 3.
(5) Conti et Curvi, *Li Clin. Med. ital.*, 1906, n° 8.
(6) Stockmann, *British med. journ.*, juillet 1903.
(7) Bruns, *Münch med. Woch.*, 1905, n° 6.
(8) Bloch, *Deut. med. Woch.*, 1903, nos 29 et 30.
(9) Malvoz, *Scalpel*, 5 juillet 1903.
(10) Lambinet, *Bull. Acad. roy. de Méd. de Belgique*, 30 avril 1904.
(11) Limasset, Thèse, Paris 1901.
(12) Honoré, *Arch. intern. de pharmacodynamie*, 1904, t. XII, p. 383.
(13) Boycott, *Journ. of. Hyg.*, 1904, vol. IX, n° 4.

lules oxyphiles, 10 fois de 10 à 15, 7 fois de 15 à 20, 5 fois de 20 à 27 0/0, le chiffre moyen étant de 14 0/0.

Certains auteurs ont voulu considérer l'éosinophilie dans l'ankylostomiase comme un signe en quelque sorte caractéristique et Boycott, par exemple, a proposé de rechercher uniquement par l'examen du sang les mineurs infestés par les ankylostomes.

On ne saurait accorder à l'éosinophilie une telle importance dans le diagnostic de la maladie. Celle-ci ne peut être affirmée que par la constatation des œufs des parasites dans les selles. L'éosinophilie, en effet, est une réaction de l'organisme qui se rencontre dans maints états physiologiques ou pathologiques. On la constate, par exemple, dans toutes les helminthiases intestinales quel que soit le ver incriminé. D'ailleurs, cette réaction peut manquer dans des conditions qui nous échappent encore.

De même, l'éosinophilie n'a aucune valeur pronostique dans l'ankylostomiase. D'après Boycott, très élevée au début de l'infestation, elle diminuerait au fur et à mesure que le sujet s'anémie et présente des troubles plus accusés. Brékant en Egypte aurait fait des constatations analogues à celles de Boycott dans les mines de Cornouaille. Mais ces observations n'ont pas été vérifiées. Très souvent, au cours de la maladie, on constate des variations irrégulières de l'éosinophilie, et celle-ci n'a aucune relation avec le nombre des œufs de parasites contenus dans les selles.

Si, dans la plupart des états pathologiques, la cause directe de l'éosinophilie reste inconnue, il ne paraît pas douteux que, chez les sujets porteurs d'*Ankylostomum duodenale* ou de *Necator americanus*, cette réaction sanguine relève de l'action directe des substances toxiques secrétées par les ankylostomes, ainsi que cela a été démontré pour d'autres helminthes.

Prœscher (1) a pu provoquer de l'éosinophilie chez le lapin en lui injectant dans les veines un extrait de *Tænia saginata*. Weinberg et Leger (2) ont soumis des cobayes à des injections quotidiennes d'extrait de *Sclerostomum equinum* par les voies sous-cutanée ou intra-péritonéale. Chez tous les animaux, il s'est produit une réaction acidophile rapide et parfois marquée (jusqu'à 19,8 0/0), mais non proportionnelle à la quantité d'extrait injectée. Le pourcentage des acidophiles atteignait son maximum en quelques jours, diminuait ensuite graduellement, mais restait toujours supérieur au taux primitif.

Weinberg et Hugo Mello (3) ont obtenu également chez les cobayes des poussées éosinophiliques à la suite d'injections d'extraits de divers parasites intestinaux (*Ascaris megalocephala*,

(1) PRŒSCHER, *Folia hæmatologica*, 1905, pp. 543-549.
(2) WEINBERG et LEGER, *C. R. Soc. Biologie*, 1908, t. LXIV, p. 673.
(3) WEINBERG et MELLO, *Bull. Soc. Path. exotique*, 1908, t. I, p. 463.

*Tænia perfoliata*, *Bothriocephalus latus*, *Fasciola hepatica*) à la condition de ne pas employer des doses trop massives.

Enfin, les rapports directs de l'ankylostomiase chez l'homme avec l'éosinophilie sanguine ont été, pour ainsi dire, prouvés expérimentalement.

Boycott, infestant un sujet par la voie cutanée avec des larves d'*Ankylostomum duodenale*, a vu apparaître l'éosinophilie sanguine le 27e jour. Le taux des cellules acidophiles, porté d'abord à 14 o/o, atteignit ensuite jusqu'à 45 o/o.

En opérant dans des conditions analogues, H. Bruns et Muller (1) constatèrent également une augmentation dans le nombre des polynucléaires éosinophiles. Dans un premier cas, le taux fut de 15 o/o au bout de cinq semaines ; dans un second cas, de 20 o/o. Il est intéressant de remarquer que, dans les expériences de Boycott comme dans celles de Bruns et Muller, l'éosinophilie se manifesta avant que l'examen des selles permît de constater les œufs des nématodes.

L'éosinophilie est donc une réaction très sensible existant non seulement chez les ankylostomiasiques, mais encore chez les ankylostomés. Sa constatation est des plus faciles et il ne sera pas inutile de la rechercher en présence d'une anémie faisant soupçonner une infestation par les ankylostomes.

## *ÉTUDE CLINIQUE DE L'ANKYLOSTOMIASE*

### PAR ANGIER

**HISTORIQUE.** — L'Ankylostomiase est connue depuis longtemps, et, d'après les manifestations pathologiques observées, on lui a donné les noms les plus divers : l'anémie ou hypohémie intertropicale, la chlorose d'Egypte, la cachexie aqueuse observée dans les grandes et les petites Antilles ; le mal de cœur ou mal d'estomac des nègres ne sont que des variétés de la même maladie.

Cette affection est très commune en Asie, en Indochine et au Siam. Elle est très répandue dans l'Inde. En Afrique, on la rencontre partout, surtout en Egypte. En Amérique, elle est très fréquente au Brésil, dans les grandes et les petites Antilles.

Pendant longtemps le Béribéri a été considéré comme dû à la présence dans l'intestin de l'*Uncinaria americana* (Soasmo-Buzzalo). De fait, sur 899 cas de Bériberi examinés avec soin, 776

(1) Bruns et Muller, *Münch. med. Woch.*, 1905, t. LII, p. 1484.

fois on constatait dans l'intestin l'existence de ce nématode (Walker). A l'hôpital de Choquan (Saïgon), sur 146 malades entrés en six mois pour Béribéri, on a trouvé 90 fois des uncinaires et il y eut 81 guérisons complètes.

La conception de l'Uncinariose, considérée comme la cause presque unique du Béribéri, n'est pas exacte, car, chez beaucoup de Béribériques, l'uncinaire fait défaut, ou même, après l'expulsion des vers, la maladie continue à évoluer. Mais il y a lieu de distraire de l'ensemble morbide, caractérisé sous *le nom trop exclusif de Béribéri*, un nombre considérable de cas qu'il faut rattacher uniquement à l'*Uncinariose*.

**ÉTIOLOGIE.** — Les causes étiologiques sont les unes déterminantes (causes spécifiques), les autres favorisantes.

**Cause spécifique.** — La cause spécifique est un ver nématode appartenant aux deux espèces : *Ankylostomum duodenale* (*Uncinaria duodenalis*) et *Necator americanus*, qui élit domicile dans l'intestin grêle. Là, le mâle et la femelle s'accouplent, la femelle pond des œufs qui, expulsés avec les matières fécales, continuent, sous certaines conditions à se développer, à donner des embryons, puis des larves. Pour passer à l'état adulte, ces larves doivent être introduites dans l'organisme humain, où elles deviendront des uncinaires, mâles et femelles, et le cycle continue.

**Causes favorisantes.** — Certaines conditions favorisent le pouvoir pathogène du parasite, telles sont les conditions hygiéniques défectueuses (fatigues, surmenage, emprisonnement, nourriture insuffisante ou de mauvaise qualité, etc.). — L'état de santé antérieur joue un grand rôle, tel individu, présentant des troubles dyspeptiques ou des affections diminuant notablement sa résistance (alcoolisme, opiomanie, tuberculose, syphilis, etc.), sera plus prédisposé que tout autre à souffrir des troubles habituels provoqués par l'Uncinaire. Tel autre, bien portant antérieurement, pourra héberger des uncinaires sans être autrement incommodé.

La notion qui domine dans l'étiologie de l'Uncinariose est la transmissibilité. — La larve encapsulée du parasite vit dans le sol et pénètre dans l'organisme humain soit par la bouche, soit le plus souvent par la peau.

La contamination s'effectue alors par les aliments, que les mains souillées portent à la bouche; mais ce mode de transmission n'est certainement pas le seul, la pénétration des larves peut s'effectuer par la peau (expériences faites à l'hôpital de Choquan) et aussi sans doute par les voies respiratoires, les larves étant entraînées avec les poussières.

**ANATOMIE PATHOLOGIQUE.** — Dans les autopsies des individus morts d'Uncinariose, les lésions caractéristiques se trouvent du côté du tube digestif, dont la muqueuse est congestionnée et altérée. A l'ouverture du duodénum, on aperçoit sur la muqueuse de petites déchirures (points hémorragiques) produites par les uncinaires. Ces déchirures rappellent les plaies des sangsues, elles sont plus petites et simples, la muqueuse est très enflammée, rouge, recouverte d'un mucus, le plus souvent sanguinolent. Si l'autopsie est pratiquée une ou deux heures après le décès, on trouve des uncinaires en plus ou moins grand nombre fixés à la muqueuse par leur armature buccale, et tellement adhérents qu'il faut faire un certain effort pour les arracher. Le nombre des vers va en diminuant, du pylore au jéjunum. Quelques heures après la mort, ces vers se détachent, meurent et disparaissent dans l'intestin. Il faut donc faire l'autopsie très rapidement après le décès pour pouvoir les trouver.

L'aspect macroscopique des organes à l'ouverture du cadavre suffit à expliquer, dans certains cas, l'inefficacité du traitement ; le péritoine, la plèvre, le péricarde sont remplis de sérosité citrine, des adhérences nombreuses retiennent les anses intestinales et les organes thoraciques ; le foie est énorme, en dégénérescence granulo-graisseuse, la rate est hypertrophiée et sclérosée, le cœur est dilaté et s'étale dans le sac péricardique, le muscle, feuille morte, a subi la dégénérescence granulo-graisseuse ; les parois ventriculaires sont amincies, les orifices valvulaires sont dilatés ; des caillots volumineux occupent les cavités ventriculaires. La dure-mère est épaissie. On n'a pas trouvé de lésions appréciables dans les éléments du système nerveux de l'axe cérébro-spinal et dans les nerfs des membres, pas de dégénérescence. Ce qui fait penser que, dans les troubles moteurs observés, il y a parésie sans paralysie et sans lésions des nerfs moteurs ou sensitifs.

Il n'est pas douteux que les malades ont succombé dans ces cas à une intoxication d'origine ancienne et qui a progressé insidieusement, l'uncinaire sécrétant des produits toxiques particulièrement actifs. L'étude expérimentale de l'*Uncinaria americana* et des lésions qu'elle provoque permettra d'expliquer la nature de l'intoxication, qui constitue l'Uncinariose et qui se caractérise surtout par l'œdème et une infiltration leucocytaire.

**TABLEAU CLINIQUE.** — PÉRIODE PRODROMIQUE. — Les malades commencent par éprouver une faiblesse générale, de la courbature, une grande fatigue dans les membres inférieurs, et une lourdeur au creux épigastrique. Les digestions deviennent lentes et difficiles. L'anorexie est fréquente, la constipation est la règle.

Si l'organisme est suffisamment résistant, les phénomènes précédents peuvent rester tels de longs mois ; leur ensemble constitue un état de dyspepsie permanent.

Chez certains malades, ces phénomènes prodromiques passent presque inaperçus, la maladie éclatant brusquement, tandis que chez d'autres ils constituent toute l'attaque.

Chez beaucoup de malades, on n'observe que des malaises vagues, une fatigue générale, sans aucun autre signe appréciable de l'Uncinariose. En voyant ces malades, on pense à l'Anémie palustre, mais chez eux, les reconstituants, la quinine restent sans effets, alors que, traités par le thymol, on voit ces troubles disparaître rapidement.

L'Uncinariose peut évoluer sourdement, d'une façon latente sans grands symptômes apparents ; les malades n'éprouvent alors qu'un malaise général, de la fatigue dans les membres inférieurs, quelquefois de vagues douleurs dans les genoux, symptômes pas assez prononcés pour les arrêter, et brusquement les malades, sous l'influence d'une maladie intercurrente, tombent dans un état de cachexie profonde dont il est difficile de les retirer.

Période de parésie et d'œdème. — Après les symptômes de la période prodromique, les malades se plaignent de fourmillements dans les membres inférieurs et supérieurs. A ces fourmillements succèdent des douleurs vives, lancinantes. La marche devient difficile à cause de la faiblesse des membres inférieurs. Puis apparaît l'œdème, qui envahit les malléoles, la région tibiale de la jambe, c'est souvent sous la tubérosité du tibia qu'on le constate tout d'abord. Cet œdème blanc, conservant longtemps l'empreinte digitale, se généralise peu à peu, le ventre se ballonne, la face devient bouffie. Quelques autres symptômes accompagnent ordinairement l'œdème, ce sont : 1° une sensation de constriction, de serrement au creux épigastrique et à la base du thorax, comme si la poitrine était serrée dans une ceinture ; 2° de la dyspnée, le malade respire avec difficulté au point de ne pas pouvoir rester couché ; 3° des vomissements, les malades s'alimentent avec peine.

L'appétit est conservé, souvent jusqu'à la fin, mais les fonctions digestives sont ralenties, la miction urinaire est peu abondante et la constipation opiniâtre. Dans cette forme la mort subite est fréquente.

Dans cette période de cachexie, les troubles fonctionnels sont marqués ; le malade s'essouffle facilement au moindre effort, il présente des bourdonnements d'oreilles, des vertiges, des palpitations, des lipothymies ; au niveau du cœur et des vaisseaux du cou, on perçoit des souffles. Le pouls est inégal, petit, rapide. Pendant toute la maladie, la température est rarement élevée.

Souvent l'œdème est peu marqué et ce sont surtout les phénomènes paralytiques qui prédominent ; le malade peut à peine se tenir debout. Et il ne se plaint que de fourmillements dans les membres inférieurs.

Les malades atteints d'Uncinariose présentent souvent un grand nombre d'éruptions cutanées, éruptions tantôt érythémateuses, tantôt eczémateuses formant souvent aux fesses de larges plaques lichénifiées et très prurigineuses. Ces plaques disparaissent sous l'influence du traitement, et sans aucuns soins spéciaux.

On observe aussi fréquemment de petites plaies ulcérées siégeant sur le devant des jambes, et surtout sur les pieds. Ces petites ulcérations reposent sur une nodosité et sont très longues et difficiles à guérir. Après le traitement par le thymol, on voit ces plaies se cicatriser et disparaître peu à peu.

**MARCHE. DURÉE.** — L'Uncinariose est une maladie de longue durée et dont l'évolution est très variable. Les individus atteints de la forme paralytique traînent généralement longtemps et finissent dans la cachexie. — La maladie évolue en général très rapidement chez les malades œdémateux; dans cette forme, la mort subite est fréquente.

**DIAGNOSTIC.** — L'extrême ressemblance entre le Béribéri et l'Uncinariose ne permet pas de faire un diagnostic différentiel entre ces deux affections. La présence des œufs d'uncinaria dans les selles des malades a une valeur considérable au point de vue du diagnostic, mais le traitement seul permettra généralement de différencier les deux maladies. Dans les pays chauds, quand on se trouve en présence d'un cas de Béribéri, il est toujours prudent de commencer par administrer le thymol. Le malade aura tout bénéfice à être débarrassé des parasites de son intestin, et la guérison, obtenue bien souvent, prouvera qu'on avait affaire à un cas d'Uncinariose.

**PROPHYLAXIE.** — D'après les recherches faites à l'hôpital indigène de Choquan, chez des individus indemnes de symptômes d'Uncinariose, on est arrivé à la conclusion que beaucoup d'Indigènes (Annamites, Chinois, etc...) sont porteurs de vers et hébergent le parasite sans en être aucunement incommodés. Ils n'en souffrent pas, parce que, chez ces individus, le terrain est résistant, mais leur organisme se détériore peu à peu sous l'influence des produits toxiques sécrétés par les uncinaires jusqu'au jour où, ces porteurs de vers se trouvant en état d'infériorité (fatigues, surmenage, emprisonnement, nourriture défectueuse, etc...), les accidents se déclarent et ces porteurs de vers deviennent des malades atteints d'Uncinariose.

Le porteur de vers bien portant peut, comme le malade, créer des foyers d'infection. Tous deux présentent un danger égal au point de vue de la diffusion de l'Uncinariose, et les mesures de prophylaxie doivent être dirigées aussi bien contre l'un que contre l'autre.

**1° Mesures préventives.** — Le danger en matière de transmission de *Necator americanus*, c'est l'individu porteur du parasite, malade ou non. — L'Uncinariose frappe principalement les agglomérations placées dans des conditions hygiéniques défectueuses, aussi les mesures prophylactiques devront-elles être surtout appliquées dans toutes les collectivités d'individus, comme les prisons, les casernes, les écoles, les industries occupant un certain nombre d'ouvriers, etc.

1° Mesure générale. — Nous avons dit que l'on rencontrait beaucoup de porteurs de vers chez les Indigènes. Pour empêcher la contamination d'une agglomération, il serait bon de soumettre les individus admis dans une collectivité à un examen spécial, ayant pour but de savoir si leurs déjections contiennent des œufs d'uncinaires. Ces examens se font rapidement au microscope et *tout individu*, reconnu porteur de vers, serait soumis au traitement anthelminthique. Ce traitement est peu compliqué, aussi cette mesure générale serait-elle d'une application très facile.

2° Propreté corporelle. — L'insouciance des Indigènes est bien connue ; il faudrait forcer les membres d'une collectivité à faire des ablutions quotidiennes avec des eaux propres, non souillées, et à pratiquer le lavage des mains avant chaque repas. Les faire quitter chaque soir leurs vêtements de travail pour endosser des vêtements secs, avant de réintégrer les locaux où ils vivent en commun. Les vêtements quittés seraient lavés et serviraient de rechange pour le lendemain soir.

3° Propreté générale. — 1° Il faut laver à grande eau et désinfecter journellement les locaux occupés, les lits de camp ; ouvrir les portes et les fenêtres pour aérer et laisser pénétrer la lumière ;

2° Installer des latrines, qui seront nettoyées et désinfectées chaque jour. Empêcher les Indigènes de souiller les environs des camps, des casernes, des lieux de travail, etc..., les obliger à utiliser les latrines ;

3° Nettoyer et désinfecter les ustensiles servant à l'alimentation. Les Indigènes se contentent d'essuyer les baguettes, bols et ustensiles dont ils se servent pour leur alimentation. Ces ustensiles étant ordinairement communs, il s'ensuit que la contamination peut se faire très facilement.

2° **Mesures prophylactiques.** — Dès qu'un cas d'Uncinariose se produira, soit isolément, soit surtout dans une agglomération, les mesures préventives ci-dessus devront être rigoureuses et il faudra en outre prendre les mesures suivantes :

1° Le malade sera dirigé sur l'hôpital, ou isolé dans un local spécial. Il sera soumis au traitement anthelminthique ;

2° Le local où s'est produit la maladie sera évacué et désinfecté soigneusement (parquets, murs, lits de camp). Ce local, bien aéré, restera inoccupé pendant un certain temps ;

3° Les individus en contact avec le malade seront mis en observation. Les vêtements de ces individus seront désinfectés, il en sera de même de leurs déjections. Ces déjections seront examinées au microscope et les individus porteurs de vers soumis au traitement.

3° **Hygiène de l'individu.** — Les maladies antérieures, en affaiblissant l'organisme, diminuent sa résistance à l'Uncinariose : troubles digestifs, misère physiologique, paludisme, syphilis, opiomanie. Il faut donc améliorer les conditions d'existence des Indigènes, de leur habitation et de leur alimentation, etc..., tels sont les moyens qui contribueront à lui donner une plus grande résistance à l'infection de l'uncinaria.

TRAITEMENT. — Le traitement de l'Uncinariose consiste à expulser les parasites, et à aider l'organisme à réagir et à se débarrasser des produits toxiques. Les uncinaires sont fixés dans la muqueuse du duodénum et du jéjunum par leur double paire de crochets et offrent une grande résistance aux divers purgatifs ou anthelminthiques : aussi des traitements successifs, assez rapprochés les uns des autres, sont-ils nécessaires pour arriver à détacher tous les parasites.

De tous les parasiticides expérimentés (extrait de fougère mâle, eucalyptol, suc de Papayer, etc...), c'est le thymol qui est le plus actif et le plus constant dans ses effets.

Voici la méthode de traitement suivie à l'hôpital indigène de Choquan (Saïgon) :

*Premier jour.* — Diète lactée absolue. Le soir de ce jour on donne le purgatif suivant :

| | |
|---|---|
| Calomel .................... | 0 gr. 50 |
| Poudre Jalap ................ | 0 gr. 25 |

*Deuxième jour.* — Dès le matin, le malade ingérera six grammes de thymol pulvérisé, en trois cachets administrés à une heure d'intervalle et accompagnés chaque fois d'une tasse de thé chaud. Le malade reste couché. Deux lavements chauds sont administrés dans la journée, pour vider le gros intestin. Diète lactée.

*Troisième jour.* — Lavement chaud le matin. Régime ordinaire.

*Quatrième jour.* — Diète lactée. Le soir purgatif au calomel.

*Sixième jour.* — Deuxième ingestion de thymol ; six grammes en trois doses, deux lavements ; diète lactée.

*Septième jour.* — Lavement chaud. Régime ordinaire.

*Huitième jour.* — Diète lactée. Calomel le soir.

*Neuvième jour.* — Troisième dose de thymol. Deux lavements chauds. Diète lactée.

*Dixième jour.* — Purgatif avec 25 grammes d'huile de ricin. Régime ordinaire.

Les jours suivants, le malade est soumis au régime ordinaire de l'hôpital et on lui administre des reconstituants.

Les déjections sont reçues dans un vase contenant de l'eau, et sont examinées soigneusement sur un tamis en toile métallique à mailles fines. Les uncinaires recueillies avec une pince sont réunies dans un flacon contenant de l'eau chloroformée.

Si, deux jours après l'absorption de la troisième dose de thymol, l'examen microscopique des selles permet de constater la disparition des œufs, le malade peut être considéré comme débarrassé de ses parasites. Si l'examen est encore positif, il faut attendre huit jours et recommencer le traitement.

L'administration de six grammes de thymol n'offre pas d'inconvénient. En ayant soin d'espacer les doses, de faire prendre chaque fois une tasse d'infusion chaude, on n'observe aucun symptôme d'intoxication. On évitera de donner des boissons alcooliques, de l'eau chloroformée, ou un purgatif huileux qui, en dissolvant le thymol, pourraient produire une intoxication.

Le thymol est d'une activité constante, il présente en outre l'avantage de débarrasser les malades des autres parasites intestinaux (ascarides, douves, tricocéphales, etc...).

L'extrait éthéré de fougère mâle est un médicament qui répugne aux malades, il provoque souvent des vomissements. Néanmoins, il peut être administré dans les cas où le thymol aurait été donné sans succès.

On peut utiliser aussi l'Eucalyptol (traitement de Philipps).

| | | |
|---|---|---|
| Eucalyptol | 2 | grammes |
| Chloroforme | 2 | — |
| Huile de ricin | 40 | — |

Le malade prend 20 grammes de sulfate de soude la veille de la médication. Mais les effets obtenus sont moins réguliers que ceux qu'on obtient avec le thymol.

Après l'expulsion des parasites, il y a lieu de chercher à débarrasser l'organisme des produits toxiques sécrétés par les uncinaires; il faut provoquer une diurèse abondante par l'administration de la lactose. Faire des injections de chlorhydrate de pilocarpine de 0 gr. 01 centig. pour produire une abondante sudation, des injections de sérum artificiel. Administrer des toniques. Le changement d'air active la guérison.

Le Dr Herman, directeur de l'Institut de bactériologie de Mons a essayé successivement dans l'ankylostomiase trois traitements qu'il a fait connaître sous les noms de traitement par la mixture verte, par la mixture W et par la mixture β ou blanche.

Voici la formule de ces mixtures :

| | | |
|---|---|---|
| *Mixture verte* | Extrait éthéré de fougère mâle | 4 gr. |
| | Chloroforme | 3 — |
| | Huile de ricin | 40 — |
| *Mixture W* | Essence de Wintergreen | 4 gr. |
| | Chloroforme | 3 — |
| | Huile de ricin | 40 — |
| *Mixture β* | Essence d'Eucalyptus | 2 gr. |
| | Chloroforme | 3 — |
| | Huile de ricin | 40 — |

Herman s'est finalement arrêté à la dernière mixture, qu'il considère comme la plus active. Son administration ne provoque aucun accident ni chez les enfants ni chez les tuberculeux.

Cette mixture β d'Herman est employée avec succès au dispensaire provincial du Hainaut dirigé par le Dr Delhaye. A l'entrée, les malades reçoivent un purgatif salin et pendant leur semaine d'hospitalisation, ils prennent trois fois, à jours passés, la potion à l'essence d'eucalyptus.

A l'hôpital indigène du Protectorat, à Hanoï, Mouzels a obtenu les meilleurs résultats avec les traitements de Herman. Notre camarade recommande tout particulièrement la mixture W, qui est la mieux acceptée. Il insiste sur ce point — très important pour le traitement des Indigènes — que les malades n'ont pas besoin d'être soumis au régime lacté et qu'il n'y a aucun inconvénient à les laisser à leur régime ordinaire.

A la Guyane française, Brimont a utilisé avec succès l'huile extraite d'une myrtacée voisine de l'Eucalyptus, le niaouli ou *Melaleuca viridiflora*, très commun dans le pays.

| | | |
|---|---|---|
| *Mixture de Brimont* | Essence de niaouli | 4 gr. |
| | Chloroforme | 3 — |
| | Huile de ricin | 40 — |

A Saïgon, Brau a employé le traitement de Choquan légèrement modifié. Il ne donne jamais plus de 6 grammes de thymol et s'est trouvé très satisfait de l'administration de ce qu'il nomme « le lavement tardif ». En plus des deux lavements chauds donnés le jour de l'ingestion du thymol, il en prescrit un troisième de 600 cc. en moyenne pour le lendemain matin de bonne heure. Ce lavement supplémentaire débarrasse l'organisme du dangereux médicament et ramène en même temps un grand nombre d'ankylostomes. Brau insiste également sur la nécessité de surveiller étroitement les malades qui ne doivent absorber comme aliments que du lait et du thé léger.

**Résultats du traitement.** — Sous l'influence du traitement anthelminthique, on voit s'amender rapidement les symptômes de l'Uncinariose. La douleur épigastrique, qui empêche les malades de s'alimenter, est le premier symptôme qui disparaît. Au bout de quelques jours, on voit reparaître la sensibilité des membres inférieurs, en même temps que l'œdème diminue rapidement et que les fourmillements cessent.

Les malades conservent plus longtemps la douleur dans les genoux et les mollets. Mais ces douleurs diminuent au cours du traitement général. Les troubles de la marche sont les derniers signes qui persistent, mais les malades, n'ayant plus ni fourmilements, ni douleur, s'essayent à marcher et on assiste à des guérisons inattendues.

La rapidité de la guérison dépend de la force de résistance du malade et aussi du degré et de la durée de l'infection de chaque individu.

**Quantité d'Uncinaires expulsés.** — Le nombre de vers que l'on trouve dans les déjections des malades traités par le thymol est très variable. Chez quelques-uns, on en isole des centaines, chez d'autres on n'en découvre que deux ou trois et pourtant l'amélioration est quelquefois rapide chez ces derniers malades. On pourrait croire que les uncinaires sont tués par le médicament, mais ne sont pas expulsés immédiatement. Aussi les grands lavements, administrés après le thymol, permettent-ils, en ramenant les cadavres des vers, de se rendre compte de leur nombre assez exactement.

D'ailleurs, aux autopsies, on peut voir des uncinaires morts piqués dans la muqueuse intestinale, et il faut faire un certain effort pour les en arracher.

# II. — PARASITISME CAVITAIRE ET SOUS-CUTANÉ

## MYIASES

PAR A. DUVIGNEAU, C. MATHIS ET M. LEGER

### MYIASES CUTANÉES ET CAVICOLES
(de μυῖα, mouche)

PAR A. DUVIGNEAU

**DÉFINITION.** — On appelle myiase l'affection due à la présence de larves de Diptères dans l'organisme humain (Littré).

Les Diptères se divisent en Aphaniptères, Pupipares, Brachycères et Nématocères. Les cas de myiase se rapportent tous au groupe des Brachycères.

**DIVISION.** — La myiase peut être cutanée ou cavicole.

#### MYIASE CUTANÉE

##### *HYPODERMA BOVIS*

**SYNONYMIE.** — *Œstrus bovis*, *Œstrus subcutaneus.*

**DESCRIPTION.** — C'est une grosse mouche très velue à tête aplatie d'avant en arrière, dont le thorax est pourvu de poils jaunes et noirs, l'abdomen velu et les ailes enfumées.

La femelle porte un appareil de ponte (oviscapte) qui sert à déposer les œufs en un point déterminé.

Les larves, de couleur blanc grisâtre, sont armées de crochets buccaux qu'elles perdent au moment de la seconde mue. Elles deviennent alors piriformes et ont une teinte noirâtre. Après leur sortie de la cavité où elles se sont développées, elles se transforment en pupe qui, au bout d'un mois, laisse échapper l'insecte parfait.

Les larves d'*Hypoderma bovis* ont été observées chez l'homme en Europe.

Blanchard en cite huit cas dans son Traité de zoologie médicale.

### *HYPODERMA DIANA*

La mouche de cette espèce d'Œstridé ne se distingue de la précédente que par quelques caractères de coloration. Sa larve se rencontre dans le pelage du cerf et du chevreuil.

On ne possède que quelques observations de myiase cutanée provoquée chez l'homme par les larves d'*Hypoderma diana*.

### *OCHROMYIA ANTHROPOPHAGA*
(Ver du Cayor)

D'après Lenoir et Railliet, le ver du Cayor serait la larve d'un Muscide du genre *Ochromyia* ayant une longueur de 8 à 10 millimètres et présentant une couleur gris-jaunâtre. Pour R. Blanchard les insectes qui produisent les larves cuticoles observées au Sénégal appartiennent à la famille des Œstrides et sont voisins des hypodermes et des dermatobies.

Le ver du Cayor a été depuis longtemps observé au Sénégal dans la région sablonneuse qui s'étend entre Saint-Louis et la Gambie. Il a été signalé et étudié chez l'homme par Mondière, Coquerel, Bonnet et plus récemment par Bérenger-Féraud et par R. Blanchard.

Observation extraite du rapport médical de l'hôpital de Gorée du 3e trimestre 1861.

« Un soldat d'infanterie se présente à la visite, se plaignant d'une éruption furonculeuse occupant l'épaule droite ; sept à huit tumeurs acuminées,de la grosseur d'un œuf de pigeon, régnaient à cette région.

« En touchant le plus gros de ces prétendus furoncles, M. Mondière crut voir un mouvement se produire au centre d'une très petite ouverture siégeant au sommet de la tumeur. Croyant avoir affaire à un bourbillon,il pressa la tumeur à la base et fit saillir un corps blanc, surmonté d'une pointe noire, qui s'agitait d'une manière très évidente. C'était un ver dont l'extraction fut pratiquée à l'aide de pince à pansement. Il n'y eut de douleur pour le patient qu'au moment où la partie postérieure de l'animal, très volumineuse, franchit l'orifice de la tumeur. Le ver avait environ 15 millimètres de longueur sur 3 de diamètre ; il était blanc, strié transversalement ou plutôt annelé, 10 ou 12 anneaux. L'anneau antérieur, très étroit, présentait une tête d'apparence cornée, avec deux petits prolongements en forme d'antenne ; l'autre extrémité ayant un pertuis ; on dirait un orifice anal. Toute la surface du ver offre de petits poils noirâtres très courts et très rudes.

« On fit l'extraction successive de huit de ces vers, un par tumeur furonculeuse. Quelques jours après, M. Mondière en enleva du coude de M. le garde du génie M... D'après les renseignements recueillis près des gens du pays, ce ver existe tout formé dans le sable et c'est en se couchant sur le sable humide qu'on s'expose à le voir s'introduire sous la peau. L'un des Indigènes montra deux tumeurs qu'il avait au scrotum et dont il fit, par pression, sortir deux vers pareils à ceux observés chez le soldat F... et chez M. M...

« Quelques jours après, une chienne épagneule se montrait couverte de tumeurs de même nature; on fit successivement l'extraction de 78 vers, placés dans toutes les parties du corps, entre les orteils et dans le pavillon de l'oreille. Ce ver serait produit, d'après les Indigènes, par une mouche jaunâtre à tête et à corselet vert, avec des ailes fuligineuses.

« Aucun accident ne suit la sortie de ces vers, qui n'est jamais spontanée (1). »

**Conditions de développement**. — C'est en couchant sur le sol que l'on est susceptible d'être atteint par la larve de l'*Ochromyia anthropophaga*. D'après Blanchard, les mouches abandon-

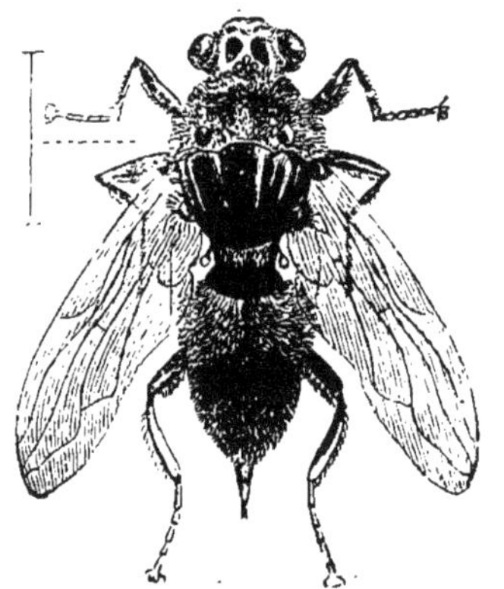
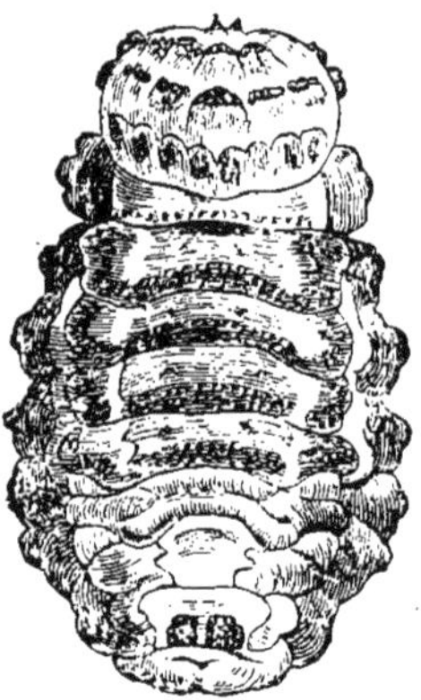

Fig. 43. — Ochromyia anthropophaga.

nent leurs œufs sur une partie du corps et ces œufs sont maintenus à la surface des téguments par une matière agglutinante. Au moment de leur éclosion, les larves s'introduisent sous la peau à l'aide de leurs mandibules et se développent sur place.

**SYMPTOMATOLOGIE**. — Au début, le malade éprouve du prurit, puis survient de la rougeur, de la chaleur et du gonflement au niveau de la région atteinte. Au bout de quelques jours, le

(1) Bérenger-Féraud, Traité clinique des maladies des Européens au Sénégal.

gonflement diminue, les douleurs sont peu vives; il s'est formé une tumeur conique ressemblant à un furoncle et présentant à son sommet une ouverture de laquelle s'écoule une sérosité louche.

Vers le huitième jour, la larve évacue spontanément la loge qu'elle s'est créée sous la peau.

La nature des douleurs ressenties varie avec chaque malade. Tantôt ce sont des douleurs analogues à celles que produisent des piqûres d'aiguilles, tantôt des fourmillements. Ces douleurs apparaissent surtout le matin et le soir.

Fig. 44. — Hypoderma bovis. Larve.

**DIAGNOSTIC.** — Si le développement de la larve est peu avancé, l'aspect de la tumeur et les douleurs variables dans leur nature et dans leur acuité ne suffisent pas à éclairer le diagnostic, à moins que l'affection ne soit observée dans les régions où se rencontre ordinairement l'*O. anthropophaga* et que, par suite, l'attention soit naturellement portée à soupçonner l'existence de cette affection. Ce n'est qu'au moment où l'ouverture d'une sorte de petit cratère au sommet de la tumeur laisse voir l'animal qu'elle récèle que le diagnostic peut être définitivement établi.

**TRAITEMENT.** — Il faut éviter de coucher en plein air et dans un lit dépourvu de moustiquaire.

Le sol des habitations devra autant que possible être plus élevé que le sol environnant et recouvert d'un carrelage ou d'une couche de ciment de façon qu'il puisse être chaque jour convenablement nettoyé.

Le linge de corps que l'on lessive sera étendu sur des cordes, et non sur le sol même (Bérenger-Féraud).

Bien des préparations (onguent mercuriel, infusions de tabac, solutions mercurielles, benzine, etc.) ont été préconisées pour détruire le ver du Cayor, mais, dans les cas ordinaires, l'extraction à l'aide d'une lancette et d'une pince à dissection est le meilleur moyen à employer.

Bérenger-Féraud conseille aussi, par mesure de précaution, de donner un ou deux bains sulfureux ou des frictions soufrées ou benzinées aux sujets auxquels on a retiré un ver du Cayor afin de détruire les larves peu développées qui pourraient exister au-dessous de l'épiderme.

### *VER MACAQUE*
### *DERMATOBIA CYANIVENTRIS* ou *D. NOXIALIS*

Le ver macaque, connu également dans l'Amérique Centrale et dans l'Amérique du Sud sous le nom de *Gusano*, *Nuche* et *Suglacaru*, est une larve d'Œstride qui s'attaque aussi bien à l'homme

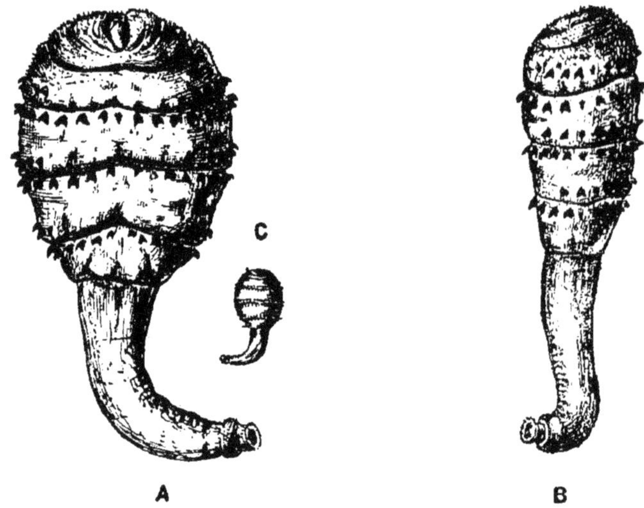


Fig. 45. — Ver macaque (d'après R. BLANCHARD). A, face ventrale ; B, profil ; C, grandeur naturelle.

qu'aux bestiaux. Plusieurs auteurs ont signalé ce fait depuis longtemps, Roulin en Colombie, Justin Goudot à la Nouvelle-Grenade, Wedel au Brésil, Say à Philadelphie, Percheron au Pérou.

C'est le Dr Chapuis qui, pour la première fois, a signalé le ver macaque en Guyane. Ch. Coquerel en a donné une description très exacte.

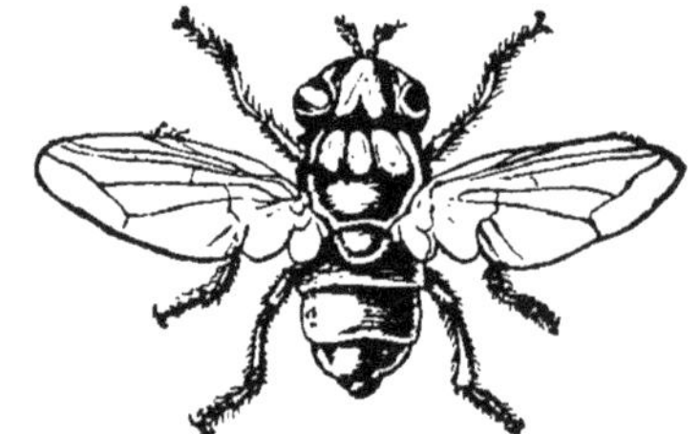

Fig. 46. — Dermatobia cyaniventris.

La larve du ver macaque est piriforme, d'un blanc grisâtre, et mesure 15 à 20 millimètres de longueur. Bonnet, qui a été à même d'examiner une soixantaine de larves, leur donne comme longueur 20 à 27 millimètres. La partie la plus volumineuse porte une bouche terminale disposée autour d'une élévation circulaire, du centre de laquelle sortent deux crochets séparés par une fente d'où la larve les fait sortir selon les besoins.

La partie postérieure du corps est rétrécie et courbée en arc de cercle. Les quatre premiers anneaux sont couverts de spinules noires, le bord antérieur des 5e, 6e et 7e anneaux porte une couronne de crochets. Le 7e anneau forme un prolongement caudiforme, cylindrique. La forme générale de la larve se modifie en vieillissant, le corps devient ovoïde par suite du renflement de la partie caudale.

Goudot a pu voir s'accomplir la métamorphose de la larve qui constitue le ver macaque et obtenir la dermatobie nuisible dont les caractères sont les suivants d'après P. Verdun : « espèce grise et bleu d'acier, presque nue; la face est jaune; le thorax est cendré au-dessus avec des reflets bleus et blancs; l'abdomen est brillant, d'un beau bleu d'acier; les ailes sont d'un brun pâle, sa longueur est de 14 à 17 millimètres. »

En Guyane, le ver macaque est observé chez le transporté ou le relégué, rarement parmi le personnel libre.

Les parties du corps le plus souvent atteintes sont celles qui sont le plus exposées et où le tissu cellulaire est le plus abondant.

Bonnet en a vu surtout à l'épaule et derrière le dos, ce qui est dû à ce que les transportés qui travaillent dans les chantiers forestiers sont nus jusqu'à la ceinture. Roulin a retiré un ver macaque du scrotum et un du cuir chevelu.

A l'hôpital de Saint-Laurent du Maroni (Guyane), j'en ai observé un à la région frontale, un peu au-dessus de l'arcade sourcilière gauche. Ce cas fut compliqué d'accidents méningitiques.

**SYMPTOMATOLOGIE.** — Les symptômes ont de l'analogie avec ceux que présentent les individus porteurs d'un ver du Cayor. Au début il y a sensation de fourmillement ou de prurit, puis légère douleur. A mesure que la larve se développe, l'inflammation locale augmente et il se forme une élevure furonculeuse du sommet de laquelle s'écoule une sérosité parfois sanguinolente. Mais il peut arriver que le gonflement disparaisse rapidement ou soit peu prononcé. On n'observe alors qu'une aréole rouge à la partie centrale de laquelle se trouve un orifice occupé par l'extrémité postérieure du corps de la larve.

Les douleurs augmentent en raison du développement de la larve et font leur apparition au moment où l'animal irrite les tissus à l'aide de ses crochets, c'est-à-dire le matin et le soir.

**TRAITEMENT.** — Lorsque le ver macaque s'est introduit depuis peu de temps sous la peau, il suffit pour le tuer de quelques applications d'onguent mercuriel, de compresses phéniquées ou de l'emploi du chloroforme ou de l'ammoniaque dont on dépose une goutte à l'orifice de la petite élévation furonculeuse qui contient la larve.

Si le ver macaque est arrivé à un développement plus complet, il faut débrider suffisamment l'ouverture et, à l'aide d'une pince à dissection, saisir la larve, qui est alors facilement retirée de la loge qu'elle occupe.

Si le débridement n'est pas opéré, on risque de n'extraire que la partie postérieure du parasite et d'être obligé de recourir au débridement pour enlever la partie antérieure et éviter ainsi les complications qui ne manqueraient pas de survenir si cette partie restait dans la cavité.

Le sac est ensuite badigeonné à la teinture d'iode ou à l'alcool camphré et recouvert d'un pansement simple.

Chez les transportés et chez les prisonniers, la cicatrisation de la plaie peut, après la sortie naturelle de la larve, être retardée par le défaut de soins corporels et il peut survenir des accidents plus ou moins graves (phlegmon, lymphangite, érysipèle, méningite), selon la région où la Dermatobie nuisible a déposé ses œufs.

Deux autres larves appartenant, d'après R. Blanchard, à la Dermatobie nuisible, dont elles représentent un deuxième stade larvaire, sont susceptibles d'occasionner chez l'homme les mêmes accidents que les précédentes.

Ces larves sont connues à Costa-Rica sous le nom de *Torcel* et au Brésil et au Mexique sous celui de *Bicho Berne* et de *Ver mayocuil.*

## MYIASE CUTANÉE ET CAVITAIRE

Les larves de plusieurs espèces de mouches ont été rencontrées dans la peau ou dans les cavités naturelles de l'homme. Les plus intéressantes de ces mouches sont les suivantes :

1° *Lucilia hominivorax* ; 2° *Sarcophaga carnaria* ou mouche carnassière; 3° *Lucilia Cœsar* ou mouche verte; 4° *Calliphora vomitoria* ou mouche bleue ; 5° *Auchmeromyia luteola* (ver blanc des cases).

### 1° *LUCILIA HOMINIVORAX.* Coquerel, 1858.

**SYNONYMIE.** — *Musca macellaria* Fabricius, 1794, *Calliphora anthropophaga* Conil, 1878.

La Lucilie hominivore ou bouchère est une mouche de 9 millimètres de longueur, dont la tête est très grande, la face et les joues de couleur fauve clair, couvertes d'un duvet jaune doré ; le thorax, d'un bleu brillant, porte trois larges bandes longitudinales à reflets noirs et l'abdomen est également d'un bleu brillant à reflets d'un gris blanc.

La larve, fusiforme, de couleur blanc crème ou blanc opaque, mesure 15 millimètres de longueur environ et 3 à 4 millimètres de largeur. Elle est très vorace, pourvue de deux forts crochets buccaux qui lui servent à déchirer les tissus.

La Lucilie bouchère se rencontre dans presque toute l'Amérique, depuis les Etats-Unis jusqu'à la République Argentine. Elle n'est point spéciale à cette partie du monde. Baurac l'a signalée, en effet, en Cochinchine et Depied au Tonkin. Fréquemment observée à la Guyane depuis que la transportation y est installée, elle est surtout commune dans les grands bois et c'est parmi les transportés employés dans les chantiers forestiers qu'on trouve la plupart des victimes de ce redoutable diptère. Mais la Lucilie a été aussi rencontrée dans les postes ou à proximité. D'après Bonnet, un transporté a vu son affection débuter à l'Ilet-la-Mère à peu près dépourvu d'arbres; un autre a été attaqué par la mouche à bord du ponton *le Gardien* en rade de Cayenne, et un troisième sur la route reliant Saint-Laurent à Saint-Jean-du-Maroni.

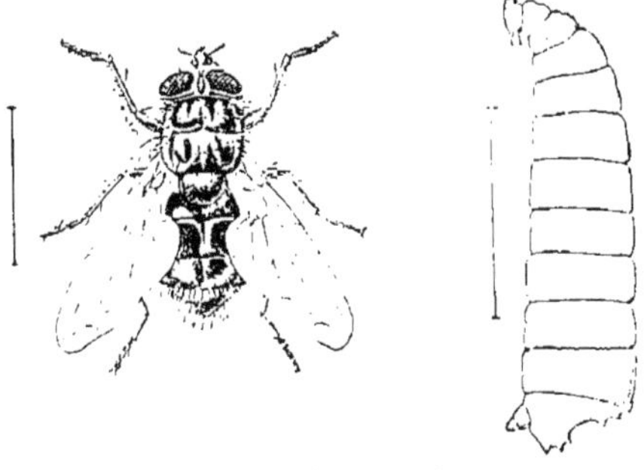
Fig. 47. — Lucilia hominivorax.

J'ai observé un cas de Lucilie chez une femme reléguée résidant à Saint-Laurent même.

La Lucilie hominivore fréquente surtout les endroits où se trouvent des matières organiques en décomposition et elle attaque de préférence l'homme atteint d'une affection du nez ou des oreilles ou de plaies et d'ulcères suppurants exposés à l'air ou recouverts d'un pansement insuffisant ou laissé en place trop longtemps.

La mouche peut attaquer l'homme à tout instant de la journée, mais c'est principalement pendant le sommeil de la sieste qu'elle est le plus à craindre ; c'est à ce moment de la journée, en effet, que les transportés employés sur les chantiers ont l'imprudence de s'étendre sur le sol et de s'endormir à l'ombre des arbres de la forêt et, sans s'en douter parfois, à proximité de matières organiques en décomposition (cadavres de petits animaux, matières fécales).

Les larves, dès qu'elles sont écloses — leur éclosion peut avoir lieu au bout d'une heure — attaquent les muqueuses, les muscles et les cartilages avec lesquels elles sont en contact et déterminent parfois des accidents terribles entraînant promptement la mort.

SYMPTOMATOLOGIE. — Voici comment le médecin en chef de la Marine Saint-Pair, qui fut chef du service de Santé à la Guyane, décrit les symptômes présentés par les malades porteurs de larves de Lucilie hominivore :

« Cette affection est caractérisée par le développement de larves dans la partie supérieure des fosses nasales ; ces larves, d'abord latentes, ne se révèlent par aucun signe appréciable ; mais en se développant elles rampent à la surface de la muqueuse, font naître la sensation d'un fourmillement ; en même temps, des épistaxis se déclarent par l'érosion de la muqueuse qui s'enflamme; une pesanteur et une chaleur incommode envahissent tout le méat supérieur.

« Les symptômes, d'abord locaux, ne tardent pas à se généraliser; la phlegmasie s'étend à la peau du nez, aux paupières, au front; il survient un gonflement œdémateux de la lèvre supérieure, dont la peau devient tendue et luisante ; il s'écoule des narines une matière sanieuse. Les larves acquérant du développement, quelques-unes finissent par s'échapper du lieu où elles ont pris naissance et sortent par les narines ; si une injection d'eau est dirigée vers la partie supérieure des fosses nasales, le courant du liquide entraîne les vers, dont on peut avoir ainsi un grand nombre.

« Cependant la phlegmasie continue sa marche et atteint le périoste des os; à l'extérieur du nez la peau s'ulcère, laisse écouler du pus, celui-ci baignant les os du nez qui se nécrosent ; l'inflammation des parties molles s'étend à tout l'organe, la cloison est attaquée et bientôt détruite. L'organe entier disparaît.

« Dans les cas les plus heureux, la maladie se limite au lieu où elle a débuté; les bords de l'ouverture que la chute laisse béante se cicatrisent, mais souvent on voit aussi apparaître une autre série d'accidents ; une réaction éclate sur le centre circulatoire, la fièvre s'allume, le pouls devient dur et fréquent, la peau brûlante, la soif vive ; une céphalalgie sus-orbitaire intense se déclare en même temps que le délire. La phlogose, qui s'était propagée aux parties externes du nez, s'étend aux enveloppes du cerveau, alors apparaissent tous les signes de la méningite, et la mort survient rapidement. »

Dans certains cas, les accidents occasionnés par la pénétration des larves dans les sinus frontaux, et même dans la cavité crânienne, peuvent donner lieu à des manifestations susceptibles d'égarer le diagnostic.

Bonnet rapporte que, dans les premiers mois de l'année 1866, un transporté fut apporté à l'hôpital de Saint-Laurent-du-Maroni dans un état comateux des plus graves. N'ayant aucun renseignement sur les débuts de l'affection, le médecin-chef crut être en présence d'un accès pernicieux et administra le sulfate de quinine à haute dose. Le malade succomba dans la nuit et le lendemain à l'autopsie, lorsqu'on retira le cerveau, ce n'est pas sans étonnement qu'on vit à la base des lobes frontaux grouiller une quantité considérable de grosses larves qu'on reconnut être des larves de *Lucilia*. Elles étaient arrivées jusqu'au cerveau en passant par les trous de la lame criblée de l'ethmoïde, en détruisant sur leur passage la muqueuse pituitaire, la dure-mère, l'arachnoïde et la pie-mère. Une partie assez notable de la base des lobes frontaux avait déjà disparu (1).

La Lucilie bouchère montre une préférence marquée pour les fosses nasales. Cette préférence s'explique par la fétidité de l'haleine occasionnée par le mauvais état de l'estomac ou par l'ozène.

Le médecin en chef de la marine Kérangal a constaté, à la Guyane, que les transportés atteints par la *Lucilia* étaient presque tous porteurs d'ulcérations des fosses nasales.

En avril 1891, une femme reléguée fut envoyée à l'hôpital de Saint-Laurent-du-Maroni pour invasion des fosses nasales par les larves de Lucilie. Cette femme était syphilitique et atteinte d'ozène. Elle ne put préciser le moment où elle fut attaquée par une mouche et déclara n'avoir éprouvé les premiers jours qu'une sensation de gêne et une légère douleur dans les fosses nasales, puis brusquement survinrent de violents maux de tête et du gonflement du visage. Au moment de son entrée, la malade souffrait beaucoup, la face était œdématiée, rouge et chaude. Les yeux étaient larmoyants. Du nez s'écoulait un liquide purulent, la malade disait éprouver la sensation de vers rongeant les os du nez et de la figure, souvent elle crachait, croyant rendre des larves, et ne rejetait que de la salive mélangée de pus et de sang. Une odeur infecte se dégageait de la cavité buccale. Le voile du palais était en grande partie sphacélé, les gencives étaient tuméfiées, saignantes et très douloureuses (principalement la gencive supérieure). En quarante-huit heures, 194 larves tombèrent des fosses nasales sous l'influence des inhalations de chloroforme que la malade réclamait avec insistance parce que seules ces inhalations apportaient un réel soulagement à ses horribles souffrances.

Le mort survint quelques jours après, et l'autopsie révéla les lésions suivantes :

La muqueuse des fosses nasales a complètement disparu.

Le sinus maxillaire gauche est rempli de pus.

Les molaires de la gencive supérieure gauche oscillent dans les alvéoles; autour de ces dents la muqueuse gingivale a disparu.

Les os du nez sont le siège d'un commencement de carie.

Les muqueuses de l'œsophage et de l'estomac sont recouvertes de pus.

J'ai facilement obtenu, avec une vingtaine de larves recueillies

(1) BONNET, De quelques parasites accidentels observés à la Guyane française. Thèse Montpellier, 1870.

dans ce cas, des mouches présentant les caractères de la Lucilie hominivore, en enfermant ces larves dans un flacon à quinine contenant un peu d'ouate et fermé à l'aide d'une feuille de papier percée de trous. L'éclosion des larves a eu lieu du septième au neuvième jour.

En 1893, le Dr Jourdran a eu l'occasion de traiter à l'hôpital de Saint-Laurent-du-Maroni un cas de Lucilie, dont voici l'observation complète :

Le 26 octobre 1893, une femme, de race noire, lavait du linge à la crique du cimetière de Saint-Laurent-du-Maroni (Guyane). Soudain elle sentit une violente douleur dans le nez, mais ne s'en préoccupa pas davantage. Elle rentra chez elle et la douleur continua avec une intensité croissante, ce qui l'obligea à s'aliter.

Dans la nuit, une épistaxis se déclara.

Le lendemain 27, la céphalalgie et l'épistaxis devenant intolérables et se manifestant d'une façon inquiétante, ainsi que dans la journée du 28, la malade vint alors nous consulter et entra à l'hôpital de Saint-Laurent, le 29 au matin.

A son entrée à l'hôpital, cette femme paraissait souffrir beaucoup. — Epistaxis et céphalalgie inquiétantes. Des injections d'eau boriquée à dose de 40 pour 1000, ainsi qu'une injection d'antipyrine à 2/20 sont pratiquées dans le but d'arrêter l'hémorragie ; une potion d'antipyrine amène une légère amélioration.

Notons qu'une odeur nauséabonde insupportable est exhalée par la malade; de plus, deux larves de mouche sortent spontanément de ses fosses nasales, c'était un symptôme important dans l'espèce, car il nous faisait penser immédiatement à la *Lucilia hominivorax*, insecte si redoutable et qui a déjà causé un grand nombre de cas fort graves dans les pays intertropicaux, et principalement en Guyane. D'ailleurs les deux larves étant arrivées à leur complète évolution et ayant donné deux Lucilies bien caractérisées, le diagnostic était établi ; nous nous trouvions en présence d'un cas de Lucilie. Le Dr Touin et moi, nous prescrivîmes des inhalations de chloroforme et des injections d'eau chloroformée dans les fosses nasales : cette prescription eut pour résultat d'amener, deux heures après, la sortie de 35 nouvelles larves.

La malade souffre toujours beaucoup de la tête, l'inappétence est complète, la température s'élève et détermine une soif intense, l'odeur qui s'exhale du nez est de plus en plus insupportable, ce qui nous oblige à l'isoler des autres malades.

Le 31 octobre, de 5 à 8 heures du matin, 115 larves sont extraites. Pas d'amélioration dans l'état de la malade. Pas de fièvre, céphalalgie intense. Même traitement.

Le 1er novembre, 35 larves sont encore chassées des fosses

nasales, la malade souffre toujours beaucoup, l'insomnie est constante. Mêmes soins.

Le 2, même état. 83 larves sont extraites.

Le 3, des injections de jus de tabac lui sont pratiquées. Ces injections provoquent une vive douleur, chassent encore 45 larves ; la malade déclare n'avoir jamais tant souffert que par les injections de jus de tabac, les inhalations de chloroforme lui sont continuées. Une potion calmante pour la nuit lui est prescrite.

Le 4, la malade a dormi et se sent un peu mieux, l'exode des larves semble achevé.

Le 5, même traitement, moins les injections de jus de tabac ; un mieux sensible est constaté dans l'état de la malade. Du pus sort du nez en notable quantité, les douleurs diminuent, la malade commence à manger.

Le 6, même état ; la suppuration des fosses nasales continue.

Le 7, même traitement ; la malade va toujours de mieux en mieux, le pus diminue.

Les 8, 9 et 10 ; même état et mêmes soins.

Le 12, les inhalations de chloroforme sont supprimées, des injections d'eau bichlorurée à 1 pour 4000 lui sont pratiquées.

La malade se trouve bien, sauf quelques légères douleurs de tête, elle se lève et l'appétit est revenu.

Le 12, même état ; le 13, l'amélioration se maintient ; cependant quelques gouttes de sang reviennent encore. Le même traitement est continué. La malade a bon appétit, dort bien, se promène sans fatigue et manifeste le désir de sortir de l'hôpital.

Le 14, même traitement ; au premier pansement, le sang a été un peu plus abondant. La suppuration n'est cependant pas complètement tarie.

Les 15, 16, 17, 18, 19 et 20, le mieux s'accentue de plus en plus.

Le 21 novembre, après un séjour de 24 jours à l'hôpital, la malade se sentant très bien et, la mauvaise odeur signalée plus haut ayant complètement disparu, elle est mise exeat (1).

Nous avons pu nous assurer depuis que la guérison avait été complète, car nous avons rencontré plusieurs fois notre ancienne malade dans le village de Saint-Laurent-du-Maroni ; elle ne conservait aucun vestige des lésions que nous avions constatées à l'hôpital.

Au mois de février 1888, le Dr Baurac, chargé du service médical à Tay-Ninh (Cochinchine), a observé un cas de Lucilie chez un Annamite gardien de buffles, résidant près de Tam-Long, vil-

(1) Dr Jourdran, Un cas de *Lucilia hominivorax* observé à la Guyane, 315 larves extraites des fosses nasales (guérison) (*Arch. de méd. nav. et colon.*, novembre 1895).

lage situé à 10 kilomètres environ de Tay-Ninh, Annamite qui lui fut adressé par le P. Simon, des Missions étrangères.

Cet Indigène s'était endormi à la lisière de la forêt. Quelques jours après il éprouva des picotements dans le nez, puis une vive douleur dans les régions nasale,frontale et sus-orbitaire et enfin, des saignements de nez.

Au moment où il fut examiné par le médecin, le malade avait de la fièvre (40° 2) et se plaignait de céphalalgie. A la face, il existait de l'inflammation, s'étendant à la peau du nez, aux paupières et au front ; la lèvre supérieure était œdématiée ; enfin, des narines s'écoulait un liquide séro-sanguinolent d'odeur fétide.

Le malade, traité par des injections émollientes et des inhalations de chloroforme, rendit un assez grand nombre de larves.

Dès le lendemain, la fièvre diminua et l'état du malade devint meilleur. Quelques larves seulement furent encore expulsées des fosses nasales à la suite d'injections d'eau chloroformée.

Le 22 février, le malade était complètement guéri.

Le Dr Baurac obtint avec les larves qu'il avait recueillies des mouches présentant le signalement de la *Lucilia hominivorax* (1).

Le médecin principal de la marine Daniel a observé, en juin 1857, à l'hôpital de Cayenne un cas d'invasion du conduit auditif par les larves de Lucilie. A l'autopsie, on trouva une carie étendue du rocher, lês méninges étaient congestionnées ; il n'y avait pas de lésions de l'encéphale. La carie était probablement préexistante.

Ce qui tend à prouver que la Lucilie, comme beaucoup d'autres mouches, d'ailleurs, est plutôt attirée vers les points du corps d'où s'exhale une mauvaise odeur, c'est que si les fosses nasales ou le conduit auditif ne sont le siège d'aucune lésion, elle choisit pour y déposer ses œufs les plaies superficielles ou profondes ou les ulcères dont ses victimes sont porteuses.

Le Dr Bonnet a relaté le fait suivant : un transporté fut atteint par une branche d'arbre qui lui occasionna une plaie insignifiante à la région épigastrique. Il n'y fit aucune attention et ne la pansa même pas. Cette plaie exposée à l'air libre (les transportés bûcherons ne conservent pour travailler que leur pantalon) ne se ferma pas, et deux ou trois jours après, le blessé fut étonné d'y voir un certain nombre de larves qui furent reconnues comme étant des larves de Lucilie.

En 1895, dans la région montagneuse du Tonkin, le Dr Depied a constaté la présence de nombreuses larves de Lucilie dans des plaies profondes du cuir chevelu.

(1) Dr Baurac, Note sur un cas de *Lucilia hominivorax* observé à Tay-Ninh (Cochinchine) (*Arch. de méd. nav.*, novembre 1889).

En 1904, j'ai fait à l'hôpital indigène de Hué une constatation analogue chez un Annamite porteur d'un ulcère au niveau de la malléole interne droite et, quelque temps après, chez un enfant atteint d'un abcès du crâne survenu à la suite d'une contusion, abcès qui s'était ouvert spontanément et n'avait été l'objet d'aucun soin. J'en retirai une quinzaine de larves ayant l'aspect des larves de Lucilie.

TRAITEMENT. — Le traitement curatif consiste à expulser d'abord les larves de Lucilie des cavités ou des plaies dans lesquelles elles se trouvent, ensuite à combattre les complications qui peuvent survenir, et, enfin, à réparer les désordres occasionnés par les parasites.

L'expulsion des larves est obtenue à l'aide d'injections dans les fosses nasales, dans le conduit auditif ou dans les plaies anfractueuses, de benzine, d'eau chloroformée, de térébenthine ou, à défaut, de jus de tabac, ou d'eau iodée. Ces injections peuvent être pratiquées avec une seringue ordinaire, soit avec l'appareil de Weber, soit avec le bock laveur.

On peut aussi déposer dans les cavités formées par les abcès ou à la surface des plaies ou des ulcères des tampons de ouate hydrophile imprégnés de benzine, de térébenthine ou de teinture d'iode.

Les inhalations de chloroforme rendent de grands services lorsque les larves ont pénétré dans les sinus. Employées avec précaution, ces inhalations ne présentent pas grand danger et ont l'avantage de calmer rapidement les atroces douleurs que ressentent les malades dont les fosses nasales et les sinus sont envahis par les larves.

Les épistaxis seront combattues par les injections chaudes ou par le tamponnement.

Les abcès formés seront ouverts le plus tôt possible et si l'on acquérait la certitude que les parasites ont pénétré dans les sinus frontaux, il conviendrait d'ouvrir ces sinus avec le trépan.

Les indications du traitement seront fixées par les symptômes des complications qui peuvent survenir : érysipèle, phlegmon, otites, méningites, etc.

Pour se garantir des attaques de la mouche hominivore, il faut prendre des soins de propreté corporelle suffisants, garnir les lits de moustiquaires, recommander aux hommes de ne jamais faire la sieste en plein air dans les bois et de se présenter à la visite du médecin dès qu'ils soupçonnent que quelque chose d'anormal existe dans les fosses nasales ou dans l'oreille.

Il serait prudent, évidemment, de ne jamais envoyer dans les chantiers forestiers les transportés ou les relégués atteints d'ozène, d'ulcérations des fosses nasales, du pharynx ou d'otite.

*SARCOPHAGA CARNARIA. Mouche carnassière, mouche vivipare.*

Cette mouche se rencontre dans tous les pays ; elle est d'une taille plus grande que celle des autres espèces, de couleur gris noir; la tête est jaunâtre, les yeux sont écartés en arrière ; le thorax présente une teinte grise avec quatre raies longitudinales noires; l'abdomen est brun avec des reflets noirs et jaunes disposés en carreaux, le corps est jaune doré, couvert de poils noirs et épais.

La Mouche carnassière est ovovivipare, c'est-à-dire que l'éclosion des œufs a lieu au moment même de la ponte. Sa fécondité est remarquable, son oviducte pouvant renfermer jusqu'à vingt mille larves, qu'elle dépose sur les cadavres, sur les plaies et même dans les fosses nasales des animaux et de l'homme, pour lequel elle est un ennemi aussi redoutable que la Lucilie bouchère.

La larve est de couleur blanc grisâtre, son extrémité antérieure ou buccale porte deux crochets écailleux, son extrémité postérieure est obtuse, comme tronquée.

« J. Cloquet a relaté l'observation d'un ivrogne qui, endormi dans un fossé, avait été assailli par la sarcophage. Il rendit bientôt des larves par dizaines, du nez, des oreilles, des yeux. Il avait le cuir chevelu soulevé par des tumeurs arrondies avec des perforations irrégulières à travers lesquelles on voyait la chair devenue purulente et fétide. Une énorme quantité de larves grouillaient dans ces tumeurs; elles s'échappaient des paupières gonflées ; la cornée et la sclérotique étaient perforées. D'autres larves sortaient par le nez et par les oreilles; il y en avait autour du prépuce et de l'anus. Le malheureux était dévoré tout vivant par les larves de Mouche des cadavres qu'avaient attirées sur sa personne le fumet de sa malpropreté et l'odeur de son vin. »

« Poulin rapporte une observation analogue dont l'issue fut également fatale.

« Lallemand a extrait une vingtaine de larves du vagin d'une femme atteinte d'un ulcère du col de l'utérus (1). »

Les accidents occasionnés par les larves de la Mouche carnassière doivent être traités de la même manière que ceux déterminés par les larves de la Lucilie hominivore.

*LUCILIA CŒSAR. Mouche Cœsar, mouche verte.*

Cette Mouche présente le signalement suivant : « Longueur 7 à 8 millimètres ; tête déprimée ; antennes brunes, dont le troisième article est quatre fois plus grand que le deuxième ; ailes écartées ;

(1) Raphael Blanchard, Traité de Zoologie médicale, t. II, p. 509.

pieds noirs ; abdomen court et arrondi ; corps vert doré (1). »

La Mouche Cœsar peut déposer ses œufs à la surface des plaies ou des ulcères de l'homme.

### *CALLIPHORA VOMITORIA*, *Mouche bleue.*

Plus petite que la Mouche carnassière, la Mouche bleue présente une tête brune à reflets jaunâtres, un thorax noir, un abdomen bleu rayé de noir. La larve est blanche, tronquée en avant ; on peut la rencontrer dans les fosses nasales d'individus atteints d'ozène.

Les larves d'une espèce voisine, *Calliphora limensis*, pénètrent aussi dans les fosses nasales, où elles déterminent des accidents aussi graves que ceux dus aux larves de la Lucilie bouchère.

### *SARCOPHAGA MAGNIFICA*

Mouche de couleur gris cendré, dont les larves se rencontrent souvent dans les plaies des animaux et parfois dans les fosses nasales et dans le conduit auditif externe. Elles ont été observées chez l'homme en Russie, en France et en Allemagne.

### *AUCHMEROMYIA LUTEOLA*

En 1903, les membres d'une expédition de l'Ecole de médecine tropicale de Liverpool, E.-J. Dutton, J.-L. Todd et C. Christy, signalèrent, dans l'Etat libre du Congo, l'existence d'une larve que deux missionnaires anglais, Holman Bentley et Sutton Smith, avaient appelée *ver blanc des cases* (*floor maggot*) et décrit sous le nom de sangsue piquante.

Les renseignements qui suivent, au sujet de ce ver, ont été extraits du rapport publié par ces auteurs, rapport dont la traduction a été faite par le Dr F. Noc.

Le *ver blanc des cases* est une larve demi-translucide, d'un blanc sale, ressemblant à celle d'une dermatobie ; elle se compose de onze segments distincts. Le segment antérieur est divisé en deux parties, dont l'une, celle qui porte les pièces buccales, peut être projetée à une certaine distance et rétractée après avoir subi une extension considérable. La larve, dont la forme est grossièrement ovoïde en coupe transversale, présente un surface dorsale et une surface ventrale distinctes. La partie médiane de la surface ventrale est élargie et au bord postérieur de chaque segment porte un groupe de trois fausses pattes disposées transversalement qui aident la larve dans ses mouvements remarquablement rapides.

(1) Cauvet, Histoire naturelle médicale, 1869, t. I.

Le dernier segment,qui est le plus grand de tous, porte l'anus, qui apparaît comme une fente longitudinale, entourée par un rebord peu élevé et deux crochets ou tentacules noirs faisant saillie du sommet de ce segment. Des groupes pairs de petites dents ou spicules sont placés autour des deux tentacules, de façon à former une sorte de ventouse.

La pupe est un corps cylindrique segmenté, noir ou brun, mesurant 9 à 10 mm. 5 de long sur 4 à 5 mm. de large.

M. Austen, diptérologiste du British Museum auquel les observateurs ont adressé des échantillons de mouches et de larves, a reconnu dans cette mouche *Auchmeromyia luteola* Fabr.

Ce diptère se rencontre dans l'Afrique tropicale et sous-tropicale. Il est inoffensif et incapable de sucer le sang. D'après les auteurs anglais, son signalement est, en résumé,le suivant :

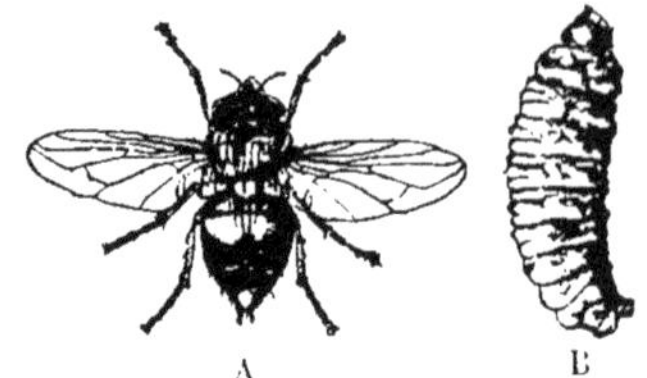

Fig. 48.— A, Auchmeromyia luteola ; B, sa larve grandeur naturelle.

Longueur 10 à 12 mm., coloration générale basanée, mais les petits poils qui la couvrent lui donnent une apparence enfumée; tête aussi forte que le thorax, faisant saillie en avant des yeux qui sont, à l'état frais, de couleur brun rougeâtre et petits en comparaison de la taille de la tête ; palpes en massue et couverts de soies noires très distinctes. Le thorax est pourvu de poils noirs et parsemé de rangées de soies noires particulièrement longues sur les côtes. L'abdomen paraît avoir cinq segments et porte de larges poils noirs. Les jambes sont de même teinte que le reste du corps et sont couvertes de poils noirs et de soies noires.

La mouche dépose ses œufs sur le sol des cases, surtout aux endroits où l'on répand de l'urine. La larve s'attache aux membres inférieurs des individus endormis et se gorge de sang.

Les Indigènes disent que les vers se laissent tomber quand on remue le membre où ils se nourrissent.

Le ver blanc des cases porte des noms qui diffèrent selon la région de l'Afrique où on le rencontre : les Batéké du nord de Léopoldville l'appellent *Mabinzou;* les Batéké de Léopoldville *Nchichi*. A Wathen, dans la région des cataractes, les larves sont connues sous le nom de *Ntounga*. A Matadi, le nom indigène est probablement *Mvidi*, dans le district de Bangala, *Kiso* (1).

(1) Le ver blanc des cases indigènes au Congo. *Premier rapport (pendant l'intérim) de l'expédition de l'Ecole de médecine tropicale de Liverpool au Congo*, 1903, par E. J. DUTTON, J. L. TODD ET C. CHRISTY, traduit de l'anglais par le Dr F. NOC (*Ann. d'hygiène et de méd.colon.*, avril-mai-juin 1905, pp. 298 à 303).

# AUTRES MYIASES

PAR C. MATHIS ET M. LEGER

Aux myiases décrites dans le chapitre précédent, et qui sont les plus anciennement connues ou les plus fréquemment observées, nous en ajouterons quelques autres, plus rares ou récemment signalées. Nous nous occuperons également du parasitisme du tube digestif par les larves de Brachycères.

## AUTRES MYIASES CUTANÉES

D'autres larves de brachycères peuvent encore parasiter la peau de l'homme. Ce sont les larves de *Cordylobia Rodhaini*, de *Gastrophilus hæmorroïdalis*, de *Gastrophilus nasalis*, de *Hypoderma lineata* et de *Sarcophaga ruficornis*.

### *CORDYLOBIA RODHAINI*

La larve de ce diptère, connue sous le nom de larve de Lund, a été extraite, pour la première fois, en 1902, de la peau du commandant Lund, à Léopoldville.

Gedoelst (1), d'après des spécimens envoyés du Congo belge par Broden et Rodhain, a étudié la Mouche à l'état adulte et à certains stades de l'état larvaire.

L'insecte adulte est une mouche trapue de 12 mm. 5 de long sur 6 mm. 5 de large au niveau du second segment abdominal. La tête et le thorax sont d'aspect brun terreux avec des marbrures d'un jaune clair. Le thorax est recouvert de poils noirs. L'abdomen est d'un noir luisant uniforme. Les membres sont également recouverts de poils noirs, sauf au niveau de la face interne de la moitié distale des tibias de la 1re paire. Les ailes sont jaunâtres à la base, avec une tache brunâtre en dehors des nervures transverses axillaires. Les balanciers sont jaunes.

La larve a été décrite au 2e et au 3e stade. Au 2e stade, d'une longueur de 7 mm.5 et d'une largeur maxima de 2 mm.5, de couleur brun rouge, elle se présente sous la forme d'une massue s'incurvant sur la face dorsale. L'extrémité antérieure s'atténue brusquement, la postérieure se termine en un cône allongé. On compte 11 segments inégaux, le segment céphalique, sans trace d'armature buccale, présente une fossette bordée par des bour-

(1) Gedoelst, *Arch. Parasitologie*, 1905, t. X, p. 568, et 1909, t. XIII, p. 538.

relets hémisphériques. Sur le segment postérieur, on distingue l'anus sous forme d'une fente verticale. Des épines chitineuses hérissent la surface du corps; elles sont disposées sans ordre apparent, mais elles sont plus nombreuses au niveau de la partie dorsale des anneaux médians. Il n'y a aucun sillon sur le corps ni de champs latéraux entre les divers segments.

La larve au 3e stade est plus grande que la précédente. Elle a une longueur de 9 mm. 5 à 15 mm. avec une largeur maxima de 5 mm. 5 à 6 mm. 5. Elle est cylindrique avec une extrémité anté-

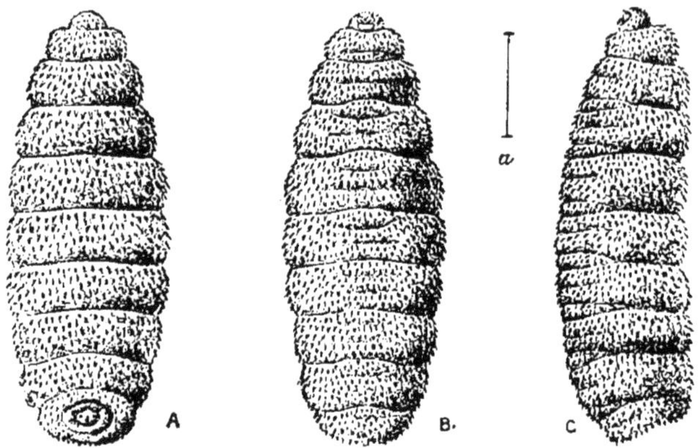


Fig. 49. — Cordylobia Rodhaini.

rieure conique, une postérieure obtuse. De couleur jaune sale, elle comprend 11 segments, augmentant de dimensions du 2e au 6e. Sur le segment céphalique s'ouvre la bouche, limitée par deux bourrelets, au dedans desquels se détachent deux crochets noirs. En dehors des bourrelets s'étalent de petites plaques cornées. Le 11e ou dernier segment porte deux plaques ovoïdes incurvées se regardant par leur face concave, ce sont les stigmates postérieurs. De nombreuses épines recouvrent le corps ; de formes triangulaires, jaunes à la base, brunes à l'extrémité, elles sont plus serrées sur la face dorsale que sur la face ventrale.

La myiase cutanée déterminée par les larves de *Cordylobia Rodhaini* a été étudiée au Congo belge par Broden et Rodhain (1). La maladie existe sur le Stanley-Pool et sur l'Oubanghi. On peut la rencontrer aussi bien chez les Européens que chez les Noirs. La lésion débute par une papule, qui se transforme en vésicule, à laquelle succède une petite tumeur acuminée reposant sur une large base indurée. Au sommet de la tumeur se forme une ulcération par laquelle on aperçoit l'extrémité postérieure de la larve. Celle-ci, implantée perpendiculairement à la surface de la

(1) Broden et Rodhain, *Arch. Parasitologie*, 1909, t. XIII, p. 549.

peau, se rétracte au moindre attouchement et s'enfonce plus profondément dans les tissus en déterminant de très vives douleurs.

Le mode de pénétration de la larve reste inconnu; son développement sous la peau de l'Homme paraît complet au bout de 8 à 9 jours.

Les tumeurs peuvent siéger sur toutes les régions du corps; leur nombre peut être élevé ; Broden et Rodhain en ont compté jusqu'à 15 sur un même individu.

Le seul traitement est l'extraction, qui est assez délicate et nécessite parfois une large incision.

### *GASTROPHILUS HÆMORROIDALIS*

Cette mouche, commune dans l'Amérique du Nord et en Europe, est surtout fréquente dans l'Oural. Elle dépose habituellement ses œufs dans les poils des chevaux, mais elle peut pondre sur les cils, les sourcils, les poils follets de l'homme.

La larve cause une myiase cutanée. La lésion est constituée par un liseré rouge plus ou moins saillant. On l'observe presque exclusivement au niveau de la face.

Description de l'adulte : « Espèce très velue, brun noirâtre. Face supérieure du thorax revêtue de poils gris olivâtre en avant de la suture, et offrant une bande transversale noire en arrière. Abdomen blanchâtre en avant, noir au milieu, fauve doré en arrière. Ailes transparentes, comme enfumées, sans taches. Longueur du corps, 9 à 11 millimètres. » [Railliet.]

### *GASTROPHILUS NASALIS*

La larve de cet Æstridé a pour habitat normal le duodénum du cheval au voisinage du pylore. Elle aurait été trouvée une fois sous la peau d'une fillette à Novgorod (Russie).

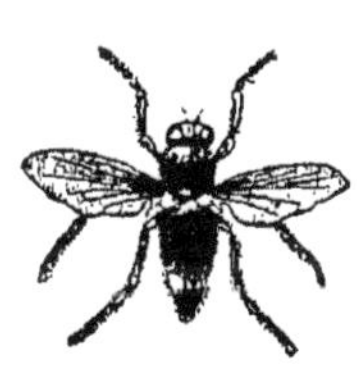

Fig. 50. — Gastrophile.

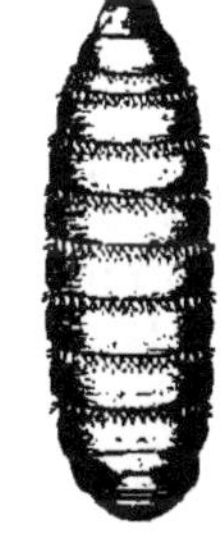

Fig. 51. — Gastrophile, Larve.

Description de l'adulte : « Espèce très velue, d'une teinte générale noir. Face supérieure du thorax d'un brun châtain ou doré. Abdomen variable, le plus souvent d'un brun cendré à la base, noir au milieu, et d'un noir mélangé de jaune à l'extrémité. Ailes assez petites, transparentes. Longueur du corps, 12 à 13 millimètres. » [Railliet.]

### *SARCOPHAGA RUFICORNIS*

Ce diptère existe aux Indes-Orientales, où il occasionne chez l'Homme une myiase cutanée fort grave.

### *HYPODERMA LINEATA*

La myiase causée par *Hypoderma lineata*, comme celle due à *Hypoderma bovis*, est caractérisée par la production de tumeurs ambulatoires disparaissant du jour au lendemain.

Topsent (1) a observé en Bretagne deux cas de cette affection et il en a donné une excellente description.

Chez l'un des malades, la larve, après s'être manifestée au niveau de la base du cou, a suivi sous la peau un trajet sinueux de plus de soixante centimètres, contournant l'épaule gauche,

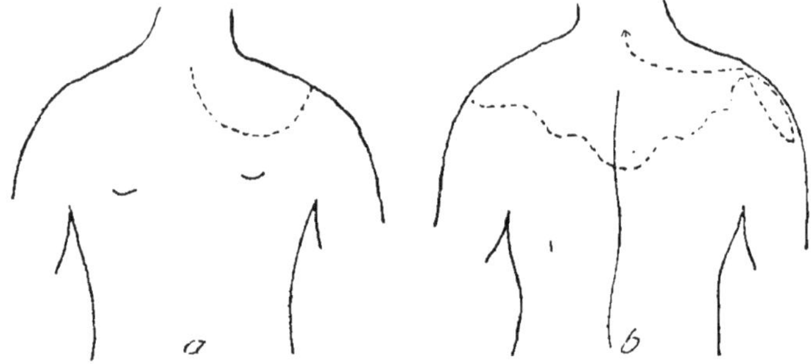


Fig. 52.— Trajet parcouru sous la peau par une larve d'hypoderme (d'après Topsent) ; *a*, face ventrale ; *b*, face dorsale.

traversant la région dorsale, s'acheminant vers l'épaule et la partie supérieure du bras du côté droit pour venir déboucher finalement au niveau de la nuque. La marche de la larve dura 40 jours, déterminant de vives douleurs. De temps en temps, le parasite révélait sa présence au niveau de la peau par de légères saillies rougeâtres, « assez comparables à des pinçons ». Ces petites tumeurs disparaissaient rapidement, laissant à leur place de courtes trainées ecchymotiques, elles-mêmes également très fugaces.

Dans les deux observations de Topsent, la larve recueillie sous la peau mesurait 12 mm. 5 sur 3 mm. 5. Elle comprenait 11 segments, le premier pourvu d'une armature buccale, le dernier portant dans une dépression les orifices stigmatiques postérieurs. Des bandes transversales d'épines hérissaient la face ventrale claire de la larve.

On a cru pendant longtemps que *Hypoderma bovis* et *Hypoderma lineata* étaient capables de percer la peau pour y déposer

(1) Topsent, *Arch. Parasitologie*, 1901, t. IV, p. 609, et 1909, t. XIII, p. 483.

leurs œufs, qui poursuivaient ensuite leur développement dans le tissu sous-cutané.

Les travaux de Curtice pour *Hypoderma lineata*, de Jost pour *Hypoderma bovis* nous ont appris que les œufs sont déposés à la surface de la peau des animaux, et que ceux-ci, en se léchant, les ingèrent à l'état non encore complètement embryonné. On ne trouve en effet les jeunes larves que dans la partie inférieure de l'œsophage. Là, elles pénètrent dans la sous-muqueuse, et se dirigent, sous les plèvres ou le péritoine, de chaque côté de la colonne vertébrale, par le médiastin, les piliers du diaphragme et les capsules surrénales. Suivant le trajet des vaisseaux et des nerfs, elles parviennent jusqu'aux espaces intervertébraux, d'où elles passent dans les plans intermusculaires de la région dorsale et atteignent ainsi la peau au bout d'un mois environ.

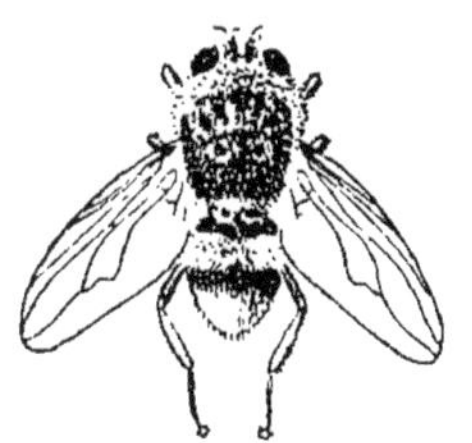

Fig. 53. — Hypoderma lineata.

L'infestation de l'homme se fait sans doute de façon analogue.

## AUTRES MYIASES CAVITAIRES

Parmi les Brachycères, dont les larves peuvent parasiter quelquefois les cavités naturelles de l'homme, nous mentionnerons encore dans les Œstridés : *Œstrus ovis* et *Rhinœstrus ovis* de la sous-famille des Œstrinés; dans les Muscidés, *Calliphora azurea*, *Lucilia regina*, *Lucilia sericata*, *Pycnosoma putorium*, de la sous-famille des Muscinés; *Anthomyia pluvialis*, *Anthomyia canicularis* de la sous-famille des Anthomyinés; *Sarcophaga ruficornis*, *Sarcophaga latifrons*, *Sarcophaga sp?* de la sous-famille des Sarcophaginés.

### *ŒSTRUS OVIS*

Depuis longtemps, on sait que les larves de l'*Œstrus ovis* parasitent fréquemment les sinus frontaux des moutons.

Récemment les frères Sergent (1) ont démontré qu'une myiase humaine, très commune en Kabylie, était causée par les larves de ce diptère. La maladie, désignée, comme la mouche, par les Indigènes sous le nom de Thimni, frappe souvent les bergers.

L'insecte adulte pond au vol, sans se poser, ses larves sur les yeux ou à l'entrée des cavités naturelles de la face; il est attiré surtout par les sujets qui ont, depuis peu, mangé du fromage frais de chèvre ou de brebis.

Sur l'œil, les larves déterminent de vives douleurs en même

(1) Ed. et Et. Sergent, *Ann. Institut Pasteur*, mai 1907.

temps qu'une tuméfaction extrême des conjonctives, empêchant l'ouverture des paupières.

Déposées sur les lèvres du dormeur, les larves ne tardent pas à gagner la gorge, causant une forte irritation de la muqueuse pharyngienne avec déglutition douloureuse et toux incessante.

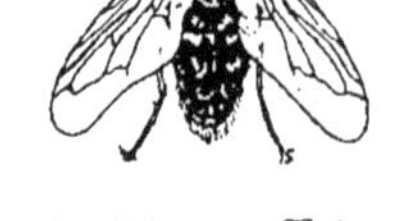

Fig. 54. — Œstrus ovis.

Si les larves pénètrent dans les fosses nasales, elles amènent de violents maux de tête, des vertiges, de l'insomnie et un écoulement séreux par les narines.

D'après les Sergent, le traitement consiste : pour les yeux, à enlever les larves avec un morceau de linge; pour le nez, à fumer et à priser du tabac; pour la gorge, à avaler de la macération de tabac dans l'eau, ou de l'oignon, de l'ail et du piment.

Description de l'adulte : « Mouche de 12 mm. de longueur, assez trapue, teinte générale sombre. Tête globuleuse jaune clair, avec petits yeux noirs. 3 ocelles. Sur la nuque et le thorax, tubercules noirs d'où sort un poil. Abdomen *jaune d'or brillant*, avec des dessins noirs très découpés » [Brauer.]

### *RHINŒSTRUS NASALIS*

Cet insecte, dont les larves parasitent assez souvent les cavités nasales et pharyngienne des chevaux, surtout en Russie et en Sibérie, peut déterminer chez l'homme la myiase de l'œil.

De nombreux cas d'oculomyiase humaine ont été observés en 1906 en Sibérie par Portskinsky, et il semble que c'est aux mêmes larves qu'il faille rapporter l'observation d'oculomyiase étudiée en 1894 en Italie par Baquin.

Description de l'adulte : « Petite espèce presque nue, d'un brun pourpre foncé, à corps couvert de nombreux et grossiers tubercules. Face supérieure du thorax parcourue par des bandes noires, glabes, luisantes. Abdomen versicolore, d'un pourpre argentin ou grisâtre, à peine velu à l'extrémité, qui est mousse et tuberculeuse. Longueur du corps de 8 à 11 millimètres. » [Railliet.]

Des myiases cavitaires peuvent encore être dues à des larves de la sous-famille des Muscinées, des Sarcophaginées et des Anthomyinés. Nous citerons :

*Lucilia sericata*, trouvé par exemple à Philadelphie, par Swan dans un vaste ulcère du nez et de la joue.

*Pycnosoma putorium*, qui, d'après Brumpt, parasite fréquemment l'homme et les animaux en Abyssinie.

*Sarcophaga latifrons*, dont les larves peuvent causer des abcès du conduit auditif d'après les observations de Ruthe et Taschenberg.

*Sarcophaga sp.?* fréquent en Guyane, d'après Daniels.

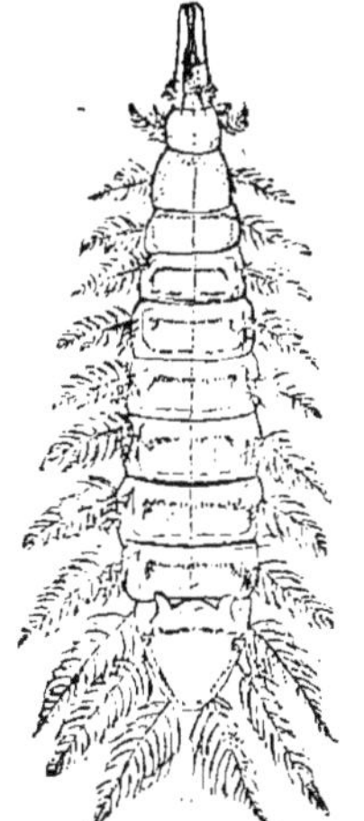

Fig. 55. — Larve de l'Anthomyia canicularis × 6.

*Anthomyia pluvialis*, dont les larves peuvent se rencontrer dans le conduit auditif.

*Anthomyia canicularis*. Il existe dans la littérature médicale quelques cas authentiques de myiase vésicale, dus pour la plupart à la petite mouche de chambre, *Anthomyia canicularis*.

Chevrel a émis l'opinion que les mouches viennent déposer les œufs au voisinage du méat urinaire et que les jeunes larves pénètrent ensuite dans l'urètre et arrivent jusqu'à la vessie. La contamination se ferait lorsque les organes génito-urinaires seraient à découvert, le plus souvent pendant le sommeil.

La symptomatologie de l'affection est assez obscure. Chevrel et Fauvel, dans un cas bien étudié, ont noté des douleurs dans le bas-ventre mal précisées, des picotements et des chatouillements dans le canal de l'urèthre et de la difficulté pour uriner.

En résumé, les Diptères, dont les larves peuvent causer chez l'Homme des myiases cutanées ou cavitaires, appartiennent tous à deux familles, les Œstridés et les Muscidés du sous-ordre des Brachycères.

Nous croyons utile de donner dans un tableau récapitulatif la liste de ces insectes.

| Familles | Sous-familles | Genres | Espèces | Myiases déterminées |
|---|---|---|---|---|
| Œstridés | Œstrinés | *Hypoderma* | *H. bovis* | M. cutanée |
| | | | *H. diana* | M. cutanée |
| | | | *H. lineata* | M. cutanée |
| | | *Gastrophilus* | *G. hemorroïdalis* | M. cutanée |
| | | | *G. nasalis* | M. cutanée |
| | | *Œstrus* | *Œstrus ovis* | M. cavitaire |
| | | | *Rhinœstrus nasalis* | M. cavitaire |
| | Cuterebrinés | *Dermatobia* | *D. cyaniventris* | M. cutanée |
| Muscidés | Muscinés | *Cordylobia* | *C. anthropophaga* | M. cutanée |
| | | | *C. Rodhaini* | M. cutanée |
| | | *Calliphora* | *C. vomitoria* | M. cavitaire |
| | | | *C. limensis* | M. cavitaire |
| | | *Lucilia* | *L. hominivorax* | M. cavitaire |
| | | | *L. Cœsar* | M. cavitaire |
| | | | *L. sericata* | M. cavitaire |
| | | *Pycnosoma* | *P. putorium* | M. cavitaire |
| | | *Auchmeromyia* | *A. luteola* | M. cavitaire |
| | Anthomyinés | *Anthomyia* | *A. canicularis* | M. cavitaire |
| | | | *A. pluvialis* | M. cavitaire |
| | Sarcophaginés | *Sarcophaga* | *S. ruficornis* | M. cutanée |
| | | | *S. magnifica* | M. cavitaire |
| | | | *S. sp.* Daniels | M. cavitaire |
| | | | *S. latifrons* | M. cavitaire |

## MYIASE INTESTINALE

Les larves d'un grand nombre de Diptères peuvent parasiter occasionnellement le tube digestif de l'homme et déterminer des accidents que l'on décrit sous le nom de myiase intestinale.

Nous donnons d'après Gustave Joseph (de Breslau), Lallier, Pruvot, Brumpt, Wellman, etc., la liste des Brachycères dont les larves ont été rencontrées chez l'homme.

Dans la famille des Œstridés : *Gastrophilus pecorum* ;

Dans la famille des Phoridés : *Phora rufipes* ;

Dans la famille des Muscidés un grand nombre d'espèces. La tribu des Muscidés Acalyptérés fournit : *Piophila casei*, *Teichomyza fusca*, *Drosophila megalogastra*, *Drosophila funebris* ; celle des Muscidés Calyptérés : *Anthomyia canicularis*, *A. scalaris*, *A. saltatrix*, *A. Desjardensii*, de la sous-famille des Anthomyinés ; *Musca domestica*, *M. corvina*, *M. nigra*, *Curtonevra stabulans*, *Pollenia rudis*, *Calliphora vomitoria*, *C. azurea*, *Lucilia Cæsar*, *L. regina*, de la sous-famille des Muscinés ; *Sarcophaga hæmorroïdalis*, *S. hæmatodes*, *S. affinis* de la sous-famille des Sarcophaginés.

Enfin, dans la famille des Syrphidés, *Eristalis tenax*, *E. arbustorum*, *E. dimidiatus*, *Helophilus pendulus*.

**SYMPTOMATOLOGIE.** — La myiase intestinale ne possède aucun symptôme qui lui soit propre, et la constatation des larves dans les selles permet seule de rattacher les troubles observés à leur véritable cause.

En général la découverte de l'agent causal est due au hasard, l'examen systématique des selles n'étant pas encore entré dans la pratique courante.

Le plus souvent, quand les larves séjournent dans l'estomac, on observe des douleurs épigastriques, du pyrosis, des nausées et parfois des vomissements et de petites gastrorragies. Sabrazès (1), à deux reprises, a vu l'ingestion de cerises, portant des larves de mouches, suivie de vomissements qui ont débarrassé l'estomac des parasites. On a rapporté des cas où il existait même des vertiges et des syncopes.

Quand les larves ont passé dans l'intestin, les symptômes rappellent ceux d'une indigestion avec coliques et flux diarrhéique. Quelquefois le tableau clinique peut en imposer pour une affection très grave.

Dans une observation rapportée par Thébault (2), la malade,

(1) Sabrazès, Médications des maladies parasitaires internes, *in* Médications générales, p. 180, de la Bibliothèque de Thérapeutique Gilbert et Carnot.

(2) Thébault, Hémorragie intestinale et affection typhoïde causées par des larves de diptère (*Arch. Parasitologie*, 1901, t. IV, p. 353).

qui avait mangé du fromage de Camembert où fourmillaient des larves de *Piophila casei*, présenta avec des selles sanglantes, de l'hyperthermie (40° 2) et des symptômes faisant penser à la fièvre typhoïde : taches rosées sur l'abdomen, gargouillements dans la fosse iliaque, tuméfaction de la rate. Thébault a pu reproduire expérimentalement chez le chien une maladie très analogue à celle de sa cliente.

A la Guyane, Sorel (1) a observé, chez un condamné, un cas de myiase simulant à s'y méprendre la fièvre typhoïde. Le malade, se plaignant de céphalalgie vive, était dans un état de profonde prostration. L'abdomen était très sensible à la palpation ; sur sa paroi, on vit apparaître, au septième jour de la maladie, une éruption de petites papules rougeâtres. La diarrhée était abondante. La constatation de quelques larves dans les selles éclaira le diagnostic. L'administration d'un vermifuge fut suivie de l'évacuation de près de 300 larves. L'examen des insectes provenant des larves montra qu'il s'agissait d'une mouche du genre *Sarcophaga ;* la détermination spécifique ne put être faite.

Krause (2) a signalé des convulsions épileptoïdes dans des cas de myiase intestinale dus à *Calliphora vomitoria* et à *Anthomyia canicularis.*

Cette dernière mouche peut provoquer une infestation très intense. Dans le cas rapporté par Blankmeyer (3), environ 1.500 larves furent expulsées après l'administration de graines de courges, suivie d'un purgatif salin.

Wellman (4), chez une fillette traitée pour dysenterie, reconnut qu'il s'agissait en réalité d'une affection intestinale causée par *Anthomyia Desjardensii.* Ainsi la myiase intestinale peut se traduire par le syndrome d'une véritable entérite avec glaires, sang et même débris de cellules épithéliales dans les selles.

**ÉTIOLOGIE.** — C'est en général par l'intermédiaire des aliments plus ou moins altérés ou en mauvais état de conservation que les larves pénètrent dans les voies digestives de l'homme. Exceptionnellement, comme dans le cas de Thébault, il peut s'agir de l'ingestion volontaire de fromages riches en *Piophila casei.* Shattock (5) a rapporté un cas d'infestation par *Eristalis tenax* à la suite de l'ingestion de cresson. Il est facile de comprendre du reste que les aliments les plus variés peuvent servir de support aux œufs et aux larves d'un nombre infini de Diptères.

(1) SOREL, Cas de myase intestinale simulant une maladie typhoïde (*Bull. Soc. Path. exotique*, 1908, t. I, p. 374).
(2) KRAUSE, Weber einen Fall von Fliegen-Larven (*Deut. med. Woch.*, 1886, p. 291.)
(3) BLANKMEYER, *Journ. of Amer. Med. Assoc.*, 4 mai 1907.
(4) WELLMAN, Intestinal myiasis in Angola (*J. of trop. Med.*, 1907, p. 186).
(5) SHATTOCK, Larva of *Eristalis tenax* passed by the Bowel (*Lancet*, vol. I, 28 mars 1908).

**PRONOSTIC.** — Le pronostic est d'ordinaire bénin. Il suffit de connaître la cause pour mettre fin aux accidents. Si les larves n'étaient pas chassées, elles pourraient, comme dans une observation de H. Schlesinger et Weichselbaum, amener des rétrécissements multiples de l'intestin.

**TRAITEMENT.** — La thérapeutique est des plus simples. On aura recours, suivant les cas, à un vomitif, au lavage de l'estomac, à l'eau thymolée, chloroformée ou mentholée, aux anthelminthiques, aux purgatifs, et aux lavages de l'intestin avec des solutions faibles de nitrate d'argent, de tanin ou de thymol.

# PUCE CHIQUE

PAR CLARAC

L'histoire de la puce chique (*pulex penetrans*) est maintenant complète. Dans une excellente monographie, publiée en 1867, Bonnet (1) a envisagé la question à tous ses points de vue. On peut dire que ceux qui l'ont traitée après lui, soit dans des monographies, soit dans les traités classiques, n'ont apporté aucun fait nouveau réellement intéressant.

La question ne présente pas un grand intérêt scientifique, mais, au point au point de vue pratique, elle mérite d'arrêter l'attention, car l'on voit cette petite cause, cette affection parasitaire banale, prendre, dans certaines circonstances, les allures d'un véritable fléau.

C'est pour avoir, sinon méconnu, du moins dédaigné la puce chique, originaire de l'Amérique, que nous voyons aujourd'hui l'Afrique presque toute entière absolument infectée par ce parasite. Transportée à Madagascar par les troupes indigènes venues d'Afrique, elle a causé de véritables désastres dans la population de la grande Ile.

La prodigieuse facilité avec laquelle le parasite se propage constitue un danger pour les pays encore indemnes.

La puce chique est originaire de l'Amérique tropicale et des Antilles. Elle remonte jusque vers le 30° de l'attitude nord et descend jusqu'au 32° de latitude sud. Elle est excessivement répandue au Brésil, dans les Guyanes, au Mexique et dans toutes les Iles des Antilles.

Transportée en Afrique vers 1872 seulement, elle s'y est propagée et se propage chaque jour avec une extraordinaire rapidité, de telle sorte que l'on peut prévoir avec Blanchard (2) qu'avant longtemps tout le continent sera envahi. Partie de la côte occidentale, elle pullule actuellement à la côte orientale. Madagascar, avons-nous dit, est profondément contaminée, bien que le fléau doive maintenant être considéré comme en partie enrayé. La dissémination du parasite dans la grande Ile a été favorisée par

(1) Mémoire sur la puce pénétrante (*Arch. de méd. navale*, 1867).
(2) *Bulletin de l'Académie de Médecine*, janvier 1900.

les colonnes militaires en partie composées de troupes indigènes venant d'Afrique. Les bourjanes (indigènes porteurs) qui parcourent rapidement des distances invraisemblables ont singulièrement contribué à cette propagation.

**LE PARASITE.** — La puce chique se rapproche de la puce commune, mais elle est beaucoup plus petite. La femelle mesure de 9 à 11 dixièmes de millimètre. Les dimensions du mâle sont un peu supérieures. La couleur, d'un brun fauve un peu foncé à la tête, devient plus claire au thorax et à l'abdomen, surtout chez la femelle. La puce chique se divise en 9 segments, dont le premier constitue la tête.

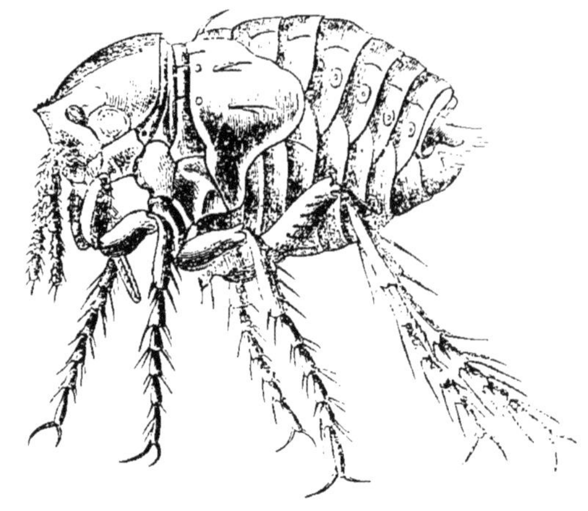

Fig. 56. — Sarcopsylla penetrans, femelle libre × 500 (d'après Karsten).

La tête représente assez bien la forme d'un bouclier. Les organes buccaux, qui constituent l'appareil vulnérant, nous intéressent plus particulièrement. Ils comprennent les maxilles, lames foliacées irrégulièrement quadrangulaires, deux tiges cylindriques, deux mandibules scies et un suçoir ; une lame foliacée creusée en gouttière embrasse, dans une petite étendue, la partie inférieure des deux scies.

Les deux sexes attaquent l'homme, mais seule la femelle prend gîte dans la peau.

**Mœurs du parasite.** — On le rencontre très rarement dans les régions froides des pays signalés plus haut. Cependant, des voyageurs en ont été très incommodés dans des régions où la température est relativement basse, notamment à la Nouvelle-Grenade, même à Bogota (Colombie), dont l'altitude est très élevée. La température relativement fraîche des hauts plateaux de Madagascar n'a apporté aucun obstacle à sa propagation. Vizy (1) l'a trouvée aussi commune sur les hauts plateaux du Mexique que dans les terres chaudes.

Bonnet, qui a vu l'insecte se développer et vivre dans tous les terrains, n'attache pas une grande importance à la nature du sel. Cependant il est certain qu'il vit plus volontiers dans les terrains

(1) Note sur la Chique du Mexique et sur son action sur l'homme (*R. de mém. de médecine, de chir. et de pharmacie militaires*, 3e série, t. X, 1863).

sablonneux et secs, sur les plantes, dans les buissons, et plus particulièrement dans les herbes sèches. On le trouve rarement dans les terrains bas, souvent inondés.

Il n'a pas besoin de la présence de l'homme et de la malpropreté des indigènes pour pulluler. A la Guyane, on le rencontre partout, même dans des endroits où peut-être l'homme ne s'est jamais arrêté. Là, comme ailleurs, il se multiplie à l'aise, pourvu qu'il y trouve des animaux à sang chaud sous la peau desquels la femelle puisse se retirer. En effet, il résulte des expériences de Bonnet que cet habitat lui est indispensable pour que l'ovulation puisse se faire. La chique n'attaque jamais les reptiles ni les grenouilles, et l'ovulation commencée sous la peau de l'homme s'arrête immédiatement si l'on en extrait le parasite. Bonnet a observé très attentivement des puces chiques élevées dans des flacons ; il a pu assister à leur copulation, mais il n'a jamais constaté des signes de fécondation.

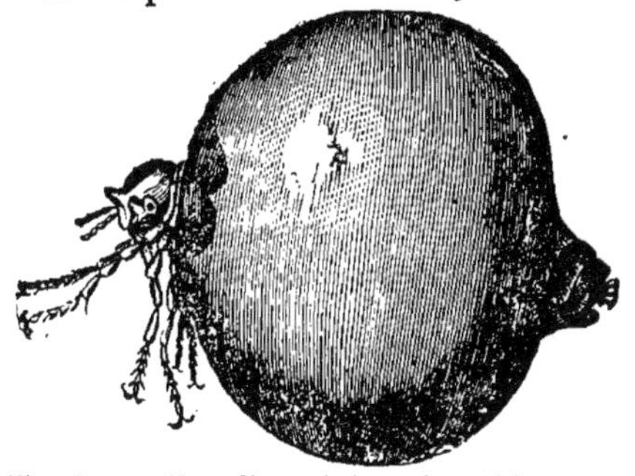

Fig. 57. — Femelle ovigère de Chique, extraite d'une tumeur cutanée × 15 (d'après Karsten).

La pullulation se fait admirablement dans les milieux malpropres, les poussières, les maisons mal tenues, conditions que remplissent parfaitement les cases indigènes; dans les porcheries, les écuries... Au Mexique, Vizy a noté une très grande coïncidence entre la présence des porcs au voisinage des habitations et l'existence des chiques. Ces animaux sont d'autant plus infestés qu'ils ne peuvent eux-mêmes se débarrasser de leurs chiques et les détruire, comme le font les chiens et les chats, par exemple.

La chique vit très bien à bord des navires; elle peut alors, dans certaines conditions favorables, être transportée au loin et même dans des régions assez froides.

Hommes, femmes, enfants et adultes, quelle que soit la race, sont également victimes du parasite. Le défaut d'hygiène, l'habitat, l'ignorance et l'incurie sont les principales causes qui déterminent le choix des victimes.

A la Guyane, on dit des personnes souvent atteintes qu'elles ont du « sang à chique », ce qui semblerait indiquer que l'on admet une certaine prédisposition individuelle due au tempérament. Bonnet, qui a cru constater que les sujets à tempérament lymphatique étaient plus souvent atteints, se demande si cette prédisposition ne tient pas à ce que chez eux les chairs sont plus molles et la peau plus facilement pénétrable.

Nous ne pensons pas qu'il faille attacher d'importance à ces constatations, pas plus qu'à celles qui visent l'odeur spéciale des nègres, ou l'odeur que dégagent certaines parties du corps, notamment les pieds. Si la chique s'attaque plus volontiers aux pieds, c'est que l'accès de cette partie du corps lui est plus facile, notamment chez les individus qui marchent pieds nus, habitude fâcheuse que prennent aux colonies nombre d'Européens dans leur maison. Nous avons pu nous rendre compte que le parasite se réfugie souvent dans les chaussures, les chaussettes et les pantoufles déposées sur le sol, et cela d'autant plus facilement qu'il circule plus volontiers la nuit ou dans l'obscurité. Il peut ainsi pénétrer tout à son aise dans la peau, une fois le sujet chaussé.

Arrivé au contact de la peau, le parasite choisit un point favorable, s'y accroche avec ses pattes, et commence à le perforer avec ses mandibules scies; cette opération terminée, il opère la succion; la femelle, qui seule pénètre dans la peau, continue son œuvre, élargit l'orifice, chemine de l'avant, la tête la première. Elle creuse dans l'épaisseur du derme la loge destinée à recevoir son abdomen dilaté ultérieurement par l'ovulation.

Cette loge est une sorte de cupule, dont la profondeur mesure exactement celle du sac. Elle est pratiquée en partie aux dépens du derme et complétée par l'épiderme et par un bourrelet de tissu cellulaire situé entre les deux couches cutanées. Cette cupule, assez régulière, peut être comparée, une fois le parasite enlevé, à un ballon à col très court tourné du côté de l'épiderme. Quand on enlève l'insecte, il est facile de se rendre compte de la position qu'il occupe; il arrive très souvent qu'il reste au fond de la cupule un petit point noir, c'est la tête et même les crochets qui ne viennent pas toujours avec le reste de l'animal. L'anus est au contraire tourné vers l'extérieur.

Il est facile de suivre avec une loupe le travail de pénétration très rapide, ce travail dure à peine un quart d'heure.

La puce chique se nourrit aux dépens des parties ambiantes. La distension se produit au niveau des 2e et 3e anneaux par le fait du développement du produit de la fécondation. La chique prend alors l'aspect d'un kyste blanchâtre. On perçoit les deux extrémités, tête et anus, plus foncées que la partie distendue, qui constitue désormais le « sac ».

Le volume du sac varie d'un grain de mil à un petit pois, selon le temps écoulé depuis la pénétration, 2 ou 3 jours. Le kyste est plus ou moins résistant, selon l'épaisseur des parois, qui est variable.

**SYMPTOMATOLOGIE.** — Le bref exposé que nous venons de faire des mœurs de la puce chique et de son évolution dans la peau de l'homme facilite l'étude symptomatologique de cette affection.

On peut dire que, 99 fois sur 100, la chique s'attaque aux pieds. Après les pieds viendrait le scrotum, d'après les auteurs ; il m'a semblé cependant que les mains étaient plus souvent atteintes, quoique toujours très rarement. En réalité, la puce pénétrante peut se loger dans toutes les parties du corps, et cela d'autant plus facilement que les parties sont plus accessibles. A Mada-

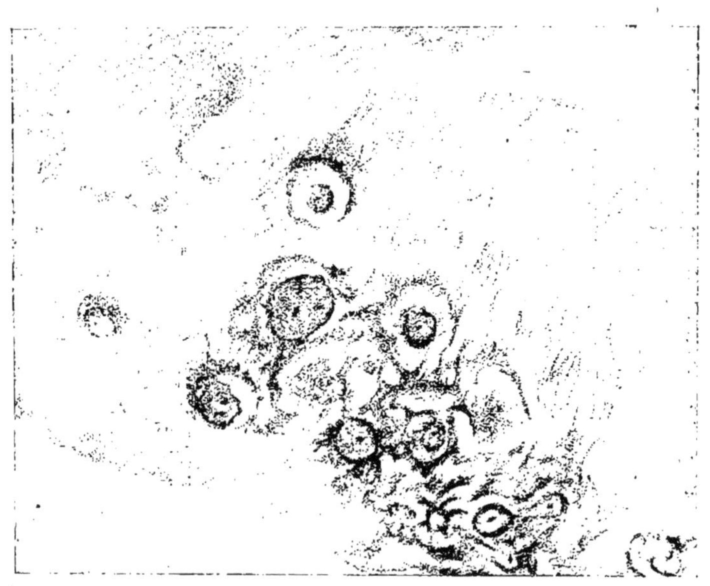

Fig. 58. — Chique dans la plante du pied (d'après Daniels, Manson).

gascar, nous avons eu l'occasion de constater la présence de la chique sur la lèvre inférieure, et les observations de ce genre ne sont pas rares dans la Grande Ile. Certains indigènes essayent de pratiquer l'échiquage avec les dents, procédé qu'emploient quelques animaux domestiques, le chien et le chat, par exemple. Cette méthode, quelque peu primitive, aurait déterminé de graves accidents au dire de Rabori-Ratsimba (1). Des indigènes seraient morts asphyxiés à la suite de localisations buccales du parasite, qui aurait déterminé un œdème suraigu. Ces faits mériteraient d'être contrôlés.

Aux mains, le parasite se loge volontiers aux éminences thénar et hypothénar, autour et au-dessous des ongles ; aux pieds, on le rencontre surtout dans le sillon digito-plantaire, au talon,

(1) La Chique à Madagascar. Thèse de Montpellier, 1902.

à la plante des pieds, autour et au-dessous des ongles, où il provoque des onyxis ulcéreux excessivement rebelles.

Il a la plus grande tendance à s'introduire à côté d'une autre puce, ou même dans une cupule dermique d'où un premier parasite a déjà été extrait. Cette tendance au groupement très serré donne aux pieds atteints un aspect tout spécial (fig. 58), que l'on a comparé assez justement à celui que présente un gâteau de miel.

Après Levacher (1), tous les auteurs décrivent trois périodes dans l'évolution de la puce chique : 1° période d'invasion ; 2° période d'inflammation ; 3° période d'ulcération.

La période d'invasion est marquée d'abord par un chatouillement, une démangeaison très caractéristique que ne méconnaissent point ceux qui ont déjà eu des chiques, mais qui n'arrêtent guère l'attention de l'Européen atteint pour la première fois. Cette démangeaison n'est pas absolument localisée au point d'attaque du parasite ; elle se perçoit à une certaine distance, tourne autour du point, selon l'expression de Bonnet. Cette sensation présente des intervalles qui marquent le repos que prend la puce dans son travail de pénétration.

Cette sensation, à laquelle quelques-uns trouvent un certain plaisir, ne tarde pas à changer de nature, au fur et à mesure que l'insecte établi dans la place poursuit son développement. Par suite de la compression et du refoulement des tissus, une douleur sourde succède à la démangeaison ; cette douleur augmente progressivement et finit par incommoder le patient au point parfois de bannir tout sommeil.

Cette première période dure ordinairement 24 ou 36 heures. En examinant la région avec une loupe, ou même à l'œil nu, on perçoit un petit point noir que des personnes non prévenues peuvent prendre pour une épine. Ce point correspond à une ouverture très petite, très régulière faite à l'épiderme. A la fin de cette période, surtout dans certaines régions plus délicates, le point noir est entouré d'une petite zone rouge, légèrement enflammée. Si, à ce moment, ce qui n'est pas toujours très facile, on extrait le parasite, les phénomènes cessent comme par enchantement.

La douleur, l'intensité et l'étendue de l'inflammation qui marquent la deuxième période sont excessivement variables, selon le siège, le nombre des parasites et les susceptibilités individuelles.

Si la peau est épaisse, calleuse (plante des pieds), on ne constate aucune rougeur, l'épiderme n'est pas soulevé, mais la douleur est plus vive, plus profonde et on a peine à voir le parasite. Quand il s'agit d'une partie de la peau fine et délicate, très vas-

(1) Guide médical des Antilles et des régions tropicales. Paris, 1840.

culaire, les phénomènes inflammatoires sont nécessairement plus caractéristiques; la douleur plus exquise, est moins profonde. Le parasite se développe plus à l'aise et est plus facile à apercevoir. Le kyste apparaît bien constitué, entouré d'un cercle séreux qui contraste avec sa couleur blanche et mate. Il peut être comparé à ces follicules sébacés (*acne sebacea*) vulgairement nommées vers bleus (Levacher).

La durée de cette période est de 4 ou 5 jours. Le sac peut être expulsé à ce moment; c'est alors qu'il est le plus facile de l'énucléer. Il laisse après lui la petite cupule que nous avons signalée.

Si le sac n'est pas expulsé ou enlevé, la suppuration apparaît. Le kyste se présente alors sous un aspect bien caractéristique : un point noir, la tête; un cercle jaune et un petit cercle d'apparence vitrée, qui appartiennent au sac et un cercle jaune purulent (Vizy).

Généralement l'inflammation et la suppuration restent localisées; le sac et le pus sont expulsés, laissant une petite cupule suppurante qui ne tarde pas à bourgeonner et à se cicatriser.

PRONOSTIC ET COMPLICATIONS. — Les choses ne se passent pas toujours aussi simplement. On ne voit que trop souvent survenir, faute d'intervention et de propreté, des complications parfois assez graves.

A la Guyane, la puce chique est la cause de beaucoup la plus commune de nombreux cas d'onyxis ulcéreux que l'on rencontre sur les pénitenciers. En effet, quand le parasite s'est logé sous ou autour de l'ongle, il laisse après lui une petite plaie qui ne tarde pas à s'infecter si l'on n'a pas pris soin de la garantir des souillures, ce qui est le moindre souci des indigènes et des condamnés; du reste ces derniers sont trop heureux de s'en faire une cause d'exemption de service ou d'admission à l'hôpital. L'inflammation gagnant de proche en proche, la matrice s'ulcère dans toute son étendue.

L'ulcère phagédénique, si fréquent dans les pays à chique, reconnaît très souvent pour point de départ une ulcération déterminée par ces insectes.

Dans ces dernières années, nous avons vu, à Madagascar, les interventions chirurgicales les plus graves nécessitées par des ulcérations et des gangrènes, complications ultimes déterminées par des chiques, chez des sujets anémiés et surmenés.

Les ulcérations, même légères, sont souvent les portes d'entrée d'infections de toute nature, adénites inguinales, lymphangites, érysipèles, etc. Cette dernière complication est d'autant plus à craindre que le parasite habite volontiers dans les écuries; nous avons pu constater un cas de tétanos de cette origine, et Bonnet en cite également un.

La puce chique, même isolée ou en petit nombre, suffit souvent pour rendre la marche impossible et immobiliser complètement le sujet atteint, surtout quand elle a élu domicile à la plante des pieds ou sous les orteils. Quand des collectivités entières sont atteintes, comme le fait s'est produit à Madagascar, il peut en résulter un certain trouble dans la situation économique d'une région par suite de l'immobilisation d'un grand nombre de travailleurs.

Au début de la construction du chemin de fer de Madagascar, les chiques ont déterminé beaucoup d'indisponibilités, réduites ensuite au minimum, grâce aux mesures prophylactiques rigoureusement appliquées.

Les colonnes en marche ont eu quelquefois beaucoup à souffrir du fait de ce parasite; elles ont dû souvent laisser après elles un très grand nombre de traînards.

**DIAGNOSTIC.** — Quant au *diagnostic*, il ne présente vraiment aucune difficulté pour les personnes prévenues. Un examen attentif, aidé au besoin de la loupe, permettra de ne pas confondre au début une chique au doigt avec un panaris, ou même une attaque de goutte! Ce sont là des erreurs, on le conçoit, très faciles à éviter.

**PROPHYLAXIE.** — Ce que nous avons dit touchant les désastres qu'a pu causer la puce chique justifie l'application des règles d'une prophylaxie attentive.

En raison de l'étonnante facilité avec laquelle se propagent ces parasites, de leur résistance aux climats relativement froids, il appartient aux pays non encore contaminés de prendre des mesures de défense visant surtout les immigrants, les travailleurs et les troupes indigènes provenant des pays à chiques. Ces mesures sont faciles à appliquer avant l'embarquement et en cours de traversée. Elles sont des plus simples et consistent à soumettre tous les hommes à des visites sanitaires très minutieuses et à débarrasser de leurs chiques tous ceux qui en seraient atteints. Nous avons vu comment Madagascar a été gravement contaminé, faute d'avoir pris des mesures, cependant élémentaires, vis-à-vis des troupes indigènes provenant de la côte occidentale d'Afrique.

Nous croyons savoir que le gouvernement de l'Inde, à la suite de l'introduction de la chique à Bombay, par des coolies provenant de la côte orientale d'Afrique, a prévu des mesures portant sur l'examen des hommes revenant d'Afrique et la désinfection des navires transporteurs. Cette question a également préoccupé les autorités sanitaires françaises, quand il s'est agi de transporter les troupes noires en Algérie et au Maroc. Des mesures prophylactiques très sérieuses ont été appliquées. Quand on s'est aperçu des dangers que le parasite pouvait faire courir aux habitants de Madagascar, il était trop tard pour les prévenir, l'île tout entière était infestée.

Mais le mal était en grande partie réparable. En organisant l'assistance médicale dans la grande Ile, le général Gallieni a prescrit, contre les chiques, des mesures radicales de prophylaxie. D'abord la population a été mise au courant, par voie d'affiches et de notices distribuées en grand nombre et commentées dans les assemblées populaires, des dangers que présentait le parasite, des moyens d'éviter son introduction sous la peau, de le détruire dans les habitations, d'empêcher l'évolution des œufs..., etc., et enfin du procédé de l'échiquage.

Des médecins indigènes, dûment éduqués, s'installaient dans les marchés où, non seulement ils pratiquaient l'échiquage sur une vaste échelle, mais de plus étaient chargés d'initier les indigènes à cette pratique. Au bout d'un certain temps, il se trouvait dans tous les villages des hommes ou des femmes très capables de pratiquer cette petite opération.

Au moment où nous avons quitté Madagascar, en 1904, ces mesures, rigoureusement appliquées, avaient donné les meilleurs résultats. Le nombre des accidents avait considérablement diminué, de telle sorte que l'on peut espérer voir, avant longtemps, la puce chique n'être plus, dans la grande Ile, considérée que comme un parasite ennuyeux, mais peu dangereux, ce que, du reste, elle devrait être dans tous les pays.

Les visites sanitaires, prescrites par les règlements militaires, sont de nature à défendre suffisamment les troupes indigènes, si elles sont appliquées comme il convient; ces visites doivent être également faites avec soin dans toutes les collectivités, bagnes, prisons, écoles, etc.

Quant aux mesures de prophylaxie individuelle, nous ne parlons pas de celles employées par les indigènes, indiens galibis de la Guyane, nègres, mesures d'une efficacité douteuse, et qui, en tout cas, ne peuvent convenir qu'à eux.

Les mesures prophylactiques qui nous intéressent découlent de ce que nous avons dit touchant les mœurs et l'habitat ordinaire des puces chiques.

Les habitations devront être tenues très proprement. Les parquets seront, le plus souvent possible, balayés ou lavés à grande eau et au besoin arrosés avec une solution parasiticide, surtout s'il s'agit d'habitations de fortune, comme il n'en existe que trop, même dans nos plus vieilles colonies. Les habitations devront être édifiées loin des étables, et surtout des porcheries.

On devra porter des chaussures et des vêtements garantissant d'une façon suffisante les pieds et le reste du corps, mais surtout les membres inférieurs. Il est indispensable d'éviter de marcher pieds nus, même dans les appartements parquetés, à plus forte raison quand le sol est en terre battue.

On ne devra jamais coucher sur les parquets même recouverts de nattes. Le meilleur couchage de fortune est le hamac. Il faudra avoir soin de ne pas laisser traîner sur le sol les chaussettes, les chaussures et les pantoufles, comme on le fait le plus souvent.

Le bain de pied et de jambes s'impose au moins une fois par jour.

On aura soin d'examiner les pieds dès que l'on y ressent des démangeaisons. Il va sans dire que les chiques seront enlevées, sans retard, dès que leur présence sera constatée.

TRAITEMENT. — L'« échiquage » constitue le seul *traitement*. Cette petite opération très simple se pratique de la façon suivante: désinfecter la région, s'armer d'une aiguille ou d'une épingle flambée, circonscrire le kyste en écartant l'épiderme, que l'on dilacère au besoin. La chique bien découverte, on passe la pointe au-dessous d'elle, en la détachant du derme; la faisant ensuite basculer, on la soulève et elle est retirée, le plus souvent piquée au bout de l'instrument. Quelquefois la tête ou même les pattes restent fixées au fond de la cupule. Il ne faut pas insister si elles ne viennent pas facilement ; ce petit accident ne présente que le seul inconvénient de prolonger les démangeaisons. Il faut, autant que possible, éviter de faire saigner la peau, car le sang, en masquant le terrain, rend plus difficile la petite opération.

On peut enlever la chique par le procédé très simple que nous venons d'indiquer; même quand le sac est développé et baigne dans le pus. Il faut avoir soin de circonscrire le kyste par de petits mouvements très lents de la pointe, et éviter de traverser le sac.

Bonnet conseille, quand le sac est bien développé et qu'il existe du pus, de circonscrire le kyste avec une fine lame, par une incision qui suit le dernier cercle jaune. L'épiderme une fois incisé, le sac apparaît baigné dans le pus. On saisit avec une pince la collerette épidermique collée au sac et, par des tractions lentes faites dans tous les sens, on force le parasite à venir tout entier, sac et tête.

Quel que soit le procédé employé, il suffit de combler la petite plaie cratériforme, la cupule, avec une poudre antiseptique : salol ou iodoforme de préférence, ou de la toucher avec un crayon de nitrate d'argent ou de la teinture d'iode.

On est, dans certains cas, forcé, pour arriver jusqu'au parasite, d'exciser une partie de l'épiderme.

Lorsque les parasites sont nombreux et réunis en gâteau, l'échiquage est très difficile, sinon impossible. Il faut alors détruire les parasites en masse. On applique sur tout le gâteau une couche de pommade mercurielle, recouverte d'un cataplasme aseptique arrosé ou non d'alcool camphré, comme le conseille Bonnet. Au bout de quelque temps, on retrouve sur le cataplasme les débris épidermiques et les sacs vides ou non.

Aux Antilles et à la Guyane, on emploie un cataplasme de manioc cru. Ce procédé, mis en usage par le peuple, donne de très bons résultats qu'explique la toxicité du manioc; mais peut-être n'est-il pas sans danger.

On a employé avec succès les pédiluves sulfureux après avoir fait au préalable des incisions superficielles n'intéressant que l'épiderme.

Quant au traitement des grandes ulcérations et des autres complications que nous avons signalées, il ne comporte aucune indication spéciale.

# III. — MICRO-FILARIOSES ET FILARIOSES

## MICRO-FILARIOSE BANCROFTI

PAR CLARAC, LEBŒUF ET RIGOLLET (1)

### PARASITOLOGIE

Les filaires parasites de l'homme sont des organismes appartenant à l'embranchement des Vers, classe des Némathelminthes, ordre des Nématodes, famille des Filaridés. Certains de ces parasites habitent le tissu conjonctif durant toute la durée de leur évolution, d'autres passent dans le sang humain une partie de la période embryonnaire de leur existence. Pour désigner ces formes larvaires sous une étiquette qui permît de ne jamais les confondre avec les Filaires arrivées au terme de leur croissance, Le Dantec a proposé le terme de microfilaire. C'est une appellation excellente à tous égards et que nous utiliserons pour l'étude de ces embryons sanguicoles, qui peuvent se classer de la façon suivante :

| | | | |
|---|---|---|---|
| *Microfilaria* | *bancrofti* | Forme adulte | *Filaria bancrofti* |
| — | *diurna* | — | Probablement *F. Loa* |
| — | *perstans* | — | *Filaria perstans* |
| — | *demarquayi* | — | *Filaria demarquayi* |

Ces quatre microfilaires sont toutes actuellement bien identifiées et ont conquis leur place dans la nomenclature; nous citerons à part une autre microfilaire, *F. powelli* (Penel, 1903) qui n'a été vue qu'une fois et dont l'existence à titre d'espèce distincte est loin d'être reconnue. Quant aux deux variétés de filaire qui ont été décrites sous le nom de *Filaria ozzardi* (variété pointue et variété tronquée), nous verrons plus loin qu'elles doivent, selon toutes probabilités, être rattachées l'une à *F. perstans*, l'autre à *F. demarquayi*.

Parmi toutes ces filaires, il en est une dont l'importance est capitale, c'est la *F. bancrofti*, par qui nous commencerons cette étude.

(1) La parasitologie est l'œuvre de M. Lebœuf, l'étude clinique celle de M. Clarac, le traitement chirurgical celle de M. Rigollet.

### *FILARIA BANCROFTI* (Cobbold, 1877).

**SYNONYMIE.** — *Filaria sanguinis hominis* (Lewis, 1872) ; — *Filaria wüchereri* (da Silva Lima, 1877) ; — *Filaria nocturna* (Manson, 1891).

**HISTORIQUE.** — La *M. bancrofti*, l'embryon le plus anciennement connu, fut découvert en 1862, à Paris, à la maison Dubois, par le chirurgien Demarquay, dans le liquide de ponction d'une hydrocèle chyleuse, chez un malade provenant de la Havane. Trois ans plus tard, en 1866, à Bahia (Brésil), Wücherer retrouva le même micro-organisme dans les urines hématochyleuses de nombreux malades. Lewis, aux Indes, à Calcutta, en 1870, observa de nouveau le parasite et donna la première description de la gaîne qui l'enveloppe. En 1872, il le rencontra dans le sang d'un sujet souffrant de diarrhée chronique, puis dans le sang de chyluriques et même dans le sang de sujets sains en apparence : il lui donna le nom de *Filaria sanguinis hominis*. Divers observateurs (Salisbury, Sonsino, O'Neill) retrouvèrent le parasite et le décrivirent sous des noms différents ; Da Silva Lima, en 1877, considéra qu'il s'agissait, en somme, d'un même micro-organisme qu'il classa sous le nom de *Filaria wüchereri*.

En 1876, à Brisbane (Australie), Bancroft découvrit, dans un abcès lymphatique du bras, la forme femelle adulte du parasite, que Cobbold étudia, en 1877, sous le nom de *Filaria bancrofti*, terme définitif conforme aux règles de la nomenclature zoologique. La même année, Carter, aux Indes, Lewis, à Calcutta, isolaient à leur tour la filaire adulte, et le second de ces auteurs observait le premier échantillon mâle.

En 1891, Manson, faisant remarquer que d'autres filaires habitaient le sang de l'homme, pendant leur période embryonnaire, dénonça l'appellation de *Filaria sanguinis hominis* et proposa pour désigner l'embryon de *F. bancrofti* le terme de *Filaria nocturna*, en raison de ses apparitions nocturnes dans la circulation périphérique. Finalement, se rangeant à la proposition de Le Dantec, il l'appela *Microfilaria bancrofti*.

**DISTRIBUTION GÉOGRAPHIQUE.** — La *M. bancrofti* est de beaucoup la plus répandue des microfilaires. Elle se rencontre surtout dans les régions intertropicales, mais son aire de distribution dépasse les tropiques à la fois au nord, où on la rencontre jusqu'au 40e degré de latitude (Espagne en Europe, Philadelphie aux Etats-Unis) et au sud, où elle a été observée jusqu'au 30e degré (Brisbane, Australie).

**Asie.** — On la trouve sur la côte sud de la Chine et dans les îles méridionales du Japon. Elle a été signalée aux Philippines. En 1909, Mathis et Léger, médecins des Troupes Coloniales, notèrent l'existence d'importants foyers de *M. bancrofti* dans le delta Tonkinois ; Noc (1908), Broquet et Montel (1909), médecins des Troupes Coloniales, l'ont rencontrée en Cochinchine. Antérieurement, Moty avait examiné à ce point de vue de nombreux Annamites mais sans résultat, ce que Mathis et Léger expliquent en supposant qu'il a opéré ses recherches en dehors de foyers endémiques : d'ailleurs, ainsi que le font remarquer ces deux auteurs, *M. bancrofti* avait déjà été vue en Indo-Chine par des médecins coloniaux qui n'avaient pas publié leurs observations. C'est ainsi qu'à Hanoï les docteurs Séguin et Lasnet avaient eu à maintes reprises l'occasion de rencontrer des microfilaires. — On retrouve le parasite un peu partout dans l'Inde (delta du Gange, côte orientale, côte de Malabar, Ceylan).

**Océanie.** — *F. bancrofti* existe en Australie (Brisbane, dans le Queensland) — en Nouvelle-Calédonie, — en Nouvelle-Guinée, — aux îles Fidji, aux îles Tonga, — aux îles Samoa (où, d'après Manson, presque toute la population adulte serait atteinte), aux îles de la Société (Tahiti et Morea).

**Amérique.** — Les Antilles constituent l'un des principaux foyers d'endémicité que l'on rencontre dans les deux Amériques ; on pense que *F. bancrofti* y a été importée par les noirs de la côte d'Afrique, lors de la traite, et qu'elle s'est étendue de là aux régions avoisinantes. Dans l'Amérique du Sud, la filaire a été signalée en Guyane française, en Guyane anglaise, en Guyane hollandaise et au Brésil (Bahia, Rio-de-Janeiro). Dans l'Amérique du Nord, on l'a observée sur les côtes du golfe du Mexique, sur les rivages de l'Atlantique (Charlestown) ; on en a rapporté des cas autochtones à Washington et à Philadelphie.

**Afrique.** — La *F. bancrofti* se rencontre dans la Basse-Egypte ; sur la côte orientale, dans les possessions anglaises et allemandes ; aux Seychelles, à Mayotte, à Madagascar, à Maurice et à la Réunion ; elle a été vue au Natal et au Transvaal. On la trouve en de nombreux points de la côte occidentale et au Congo Belge (Van Campenhout) ; avec le docteur Ringenbach, des Troupes Coloniales, j'ai constaté sa présence à Brazzaville (Congo français) ; Daniels l'a étudiée dans l'Afrique centrale anglaise.

**Europe.** — On a trouvé des microfilaires à périodicité nocturne dans le sang d'un paysan, habitant près de Barcelone, et n'ayant quitté son pays que pour aller quelque temps à Saint-Sébastien, ainsi que dans celui d'un individu habitant Sienne et originaire de Gibraltar : tous deux étaient atteints de chylurie.

**DESCRIPTION DE LA M. BANCROFTI.** — **Stade embryonnaire.** — Si l'on examine directement entre lame et lamelle le sang d'un individu porteur de microfilaires, on y constate la présence d'un organisme transparent, filiforme, affectant à un grossissement moyen (150 diamètres) l'aspect d'une sorte de petit serpent, et s'agitant au milieu des hématies en leur imprimant de violents déplacements. Pour certains auteurs, les mouvements de la *M. bancrofti* s'effectueraient sur place : l'embryon ne quitterait jamais le champ du microscope; c'est notamment l'avis de Manson, qui considère cette absence de progression comme caractéristique de *M. bancrofti*, et, en général, des embryons engaînés. Mais quelques savants (Annett, Dutton, Elliott) ont contesté le fait : pour eux, si l'on examine les préparations aussitôt après la prise de sang, on voit que les embryons, d'abord animés d'un mouvement de translation très rapide, se fixent ensuite à la lame, le plus souvent par leur extrémité antérieure (ainsi que le fait *F. recondita* du chien) et s'agitent alors sur place. Je n'ai observé la *M. bancrofti* que sur des étalements de sang épais, mais en revanche j'ai pratiqué de nombreux examens à l'état frais de *M. diurna* (autre embryon engainé, comme nous le verrons plus loin) ; j'ai pu me rendre compte que, tout d'abord, les embryons possédaient un mouvement de translation suivant une ligne sinusoïdale, puis se fixaient pour la plupart, par leur extrémité antérieure, soit à la lame, soit à un paquet de globules; pour cette microfilaire, les mouvements sur place font donc suite à des mouvements de translation des plus nets. En est-il de même pour *M. bancrofti*, ainsi que le veulent Anett, Dutton et Elliott ? Il serait un peu téméraire de l'affirmer en partant du fait précédent. Il n'en reste pas moins vrai que ces embryons sont moins remuants que les microfilaires non engainées, et que leurs mouvements s'effectuent avec plus de raideur.

Au bout de quelques heures, l'agilité de l'animal diminue beaucoup et l'on peut, en employant de forts grossissements, reconnaître quelques détails de sa structure. On constate ainsi avoir affaire à un organisme vermiforme, contenu dans une enveloppe très mince, flexible, homogène, que l'on appelle la « gaîne ». Cette gaîne, assez exactement appliquée sur le corps de l'embryon, est plus longue que lui et le dépasse en arrière et en avant; mais, comme la microfilaire se transporte à chaque instant d'une extrémité à l'autre de ce sac, les dimensions des parties libres de l'enveloppe varient à tout moment. Exceptionnellement, le corps de l'embryon et la gaîne peuvent avoir la même longueur. Quelquefois, dans les préparations, le parasite arrive à rompre cette enveloppe et la traîne alors derrière lui comme un filament chiffonné. L'embryon, qui mesure environ 300 μ de longueur sur 7 à 8 d'épaisseur, présente une extrémité antérieure obtuse, arrondie; le corps est cylindrique, mais se rétrécit graduellement dans son cinquième postérieur pour se terminer en pointe. L'extrémité antérieure est entourée d'une sorte de prépuce, entaillé de manière à présenter six crochets ou plus exactement six dentelures, qui lui donnent assez vaguement l'aspect d'une corolle de fleur. Ce prépuce découvre et recouvre alternativement la tête d'un mouvement continuel. Du sommet de cette dernière émerge un petit stylet extrêmement mince, animé d'un rapide mouvement de va-et-vient, tantôt disparaissant dans le corps de l'animal et tantôt projeté au dehors. Selon Mathis, le dard, sur certains spécimens, est nettement arqué à son extrémité libre : sa longueur est de 16 μ. On examine mieux ces détails en opérant sur des individus dépouillés de leur gaîne par le procédé qui sera décrit plus loin. Enfin, l'on peut aussi observer sur toute la longueur du corps de l'embryon une striation transversale très fine et très serrée.

Pour pénétrer plus avant la structure de la microfilaire, il faut recourir aux préparations colorées. Il est alors facile d'observer

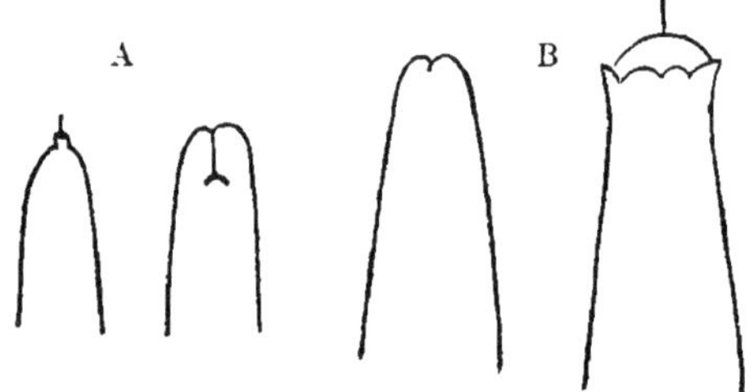


Fig. 59. — Extrémités céphaliques : A, de *Microfilaria perstans*, B, de *Microfilaria bancrofti* (d'après Manson).

que le corps, entouré d'une cuticule finement striée dans le sens transversal, se compose essentiellement d'une colonne de cellules très petites, exactement juxtaposées les unes aux autres, et tassées à l'intérieur du cylindre cuticulaire. Les noyaux, très apparents sous la forme de petits grains ovoïdes fortement colorés, ont, en général, leur grand axe disposé longitudinalement. Cette colonne cellulaire n'est pas exactement continue : elle présente deux interruptions principales, qui se dessinent comme des zones brillantes, auxquelles on a donné le nom de taches.

La première de ces taches, dite tache en V (*V spot* de Manson), en raison de sa forme triangulaire, est la plus importante : elle siège généralement vers la partie postérieure du premier quart de l'animal. A l'état frais, selon Mathis, la tache en V (appelée aussi tache bilobée par Van Campenhout) apparaît comme une zone brillante, visible seulement quand l'animal est vu par la face ventrale ; elle est constituée par deux lobes inégaux, le plus grand étant situé un peu en arrière du plus petit ; leur convergence détermine une sorte de V ouvert en arrière à deux branches inégales ; Mathis suppose que les deux lobes résultent d'un épaississement de la chitine. Manson voit dans cette tache l'ébauche du futur système vasculo-urinaire ou du système génital [illegible]

La deuxième tache, dite tache caudale, beaucoup plus petite que la première, se rencontre à peu près à l'union des trois quarts antérieurs avec le quart postérieur. Manson y voit l'esquisse de la partie postérieure du tube digestif de la filaire adulte.

Il existe aussi un espace complètement clair, dit espace céphalique, entre l'extrémité antérieure et les premiers noyaux de la colonne cellulaire.

Manson décrit en outre sous le nom de viscère central (*central viscus*), un peu en arrière du milieu du corps, un espace clair, allongé, axial, au niveau duquel les cellules se sont écartées, et dans lequel il verrait volontiers un rudiment du tube digestif.

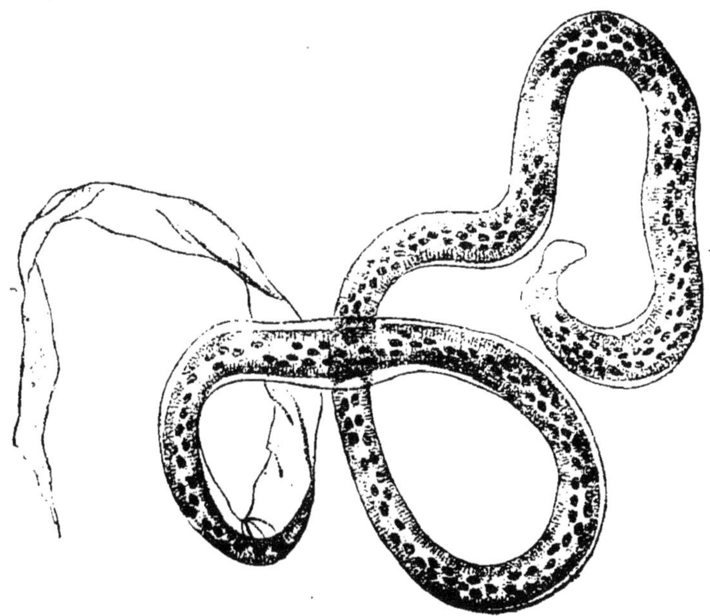

Fig. 60. — *Microfilaria Bancrofti*. Coloration hématéine éosine. — Gr. 600 diamètres environ.

Fülleborn et Rodenwaldt donnent un procédé de coloration vitale qui leur a permis de mettre en évidence certains détails de structure des plus intéressants. Ils emploient le rouge neutre ou le bleu azur II dissous dans l'eau physiologique, et qu'ils mélangent sur la lame à la goutte de sang de la préparation avant de la recouvrir de la lamelle. On obtient, par ce moyen, des colorations fort délicates, surtout avec l'Azur II. Les auteurs ont pu de la sorte mettre en évidence, sous la cuticule, de grandes cellules aplaties qu'ils appellent cellules-mères de la sous-cuticule, un pore excréteur et des cellules excrétrices vers le tiers antérieur du corps, et, au niveau du quart postérieur, un appareil génital formé de quatre cellules : une cellule principale et trois cellules secondaires. Tous ces détails apparaissent avec la plus parfaite netteté. La cavité médiane, « central viscus » de Manson, que Fülleborn appelle « corps interne », se colore très fortement par le rouge neutre (l'azur II la met aussi en évidence d'une façon très satisfaisante) ; nous verrons plus loin, quand nous étudierons *M. diurna*, que c'est là un caractère distinctif des plus importants.

**RECHERCHE ET EXAMEN DES MICROFILAIRES DANS LE SANG.** — La technique varie suivant le but que se propose l'obervateur, mais ses différentes modalités s'appliquent à tous les embryons quels qu'ils soient. Avant d'entrer dans les détails de cette technique, posons une règle générale qu'il faut strictement observer si l'on veut exactement se rendre compte du degré d'en-

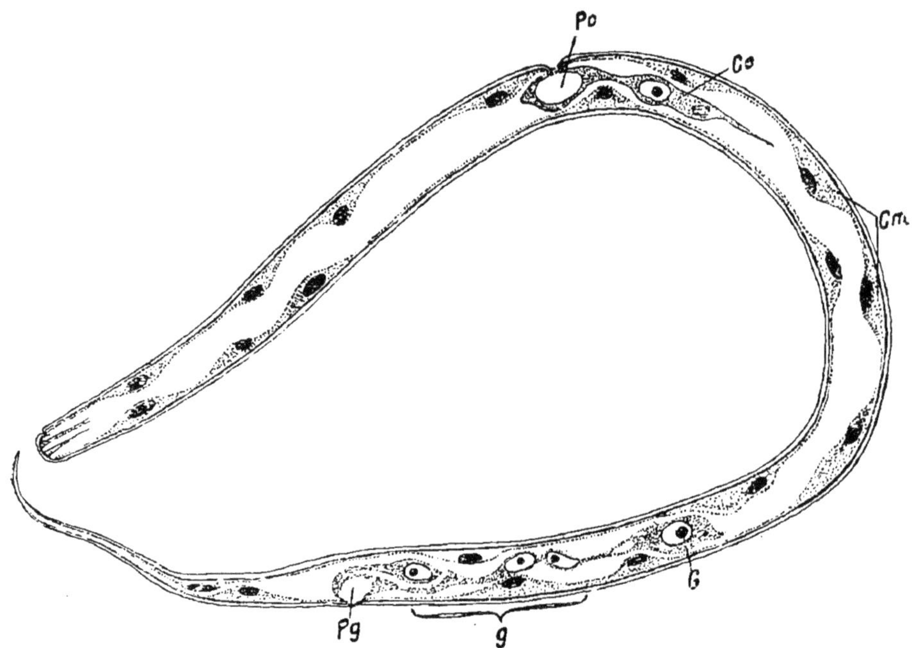


Fig. 61. — Figure demi-schématique d'une microfilaire en général (coloration vitale).
Cm = cellules-mères de la sous-cuticule. Ce = cellule excrétrice. Pc = pore excréteur, G = cellule générale principale ; g = cellules génerales secondaires. Pg = pore génital (d'après Rodenwaldt).

démicité des diverses filarioses dans une région déterminée : c'est d'examiner le plus grand nombre d'individus possible, et cela aussi bien le jour que la nuit, certains embryons n'apparaissant que périodiquement dans la circulation périphérique.

**Examen à l'état frais.** — Sans coloration, il se fait de la façon la plus simple, en déposant une goutte de sang recueillie par piqûre du doigt, entre une lame et une lamelle parfaitement nettoyées et en lutant soigneusement à la vaseline les bords de la lamelle pour éviter l'évaporation : les embryons se conservent ainsi très longtemps vivants, parfois pendant plusieurs jours. La recherche des parasites se fait avec l'objectif 2 et l'oculaire compensateur n° 4 de Stiassnie, combinaison qui permettra en même temps de déterminer facilement la nature des mouvements qu'ils présentent. Les détails de structure que peut révéler cet examen seront étudiés avec un fort objectif à sec (n° 8 de Stiassnie, par exemple) ou de préférence avec un objectif à immersion homogène et l'oculaire compensateur n° 4. Il faudra évidemment pour cette étude attendre que les mouvements des animalcules se soient considérablement ralentis. Dans la plupart des cas, il sera bon de diaphragmer plus ou moins, afin de rendre les embryons plus visibles pour des yeux non exercés.

C'est là un moyen commode et rapide de recherche quand les sujets sont directement conduits à la salle de consultations ou au laboratoire et quand on peut se livrer sur-le-champ à l'examen microscopique. La coloration vitale, dont nous venons de parler, rendra ici de grands services en permettant de diagnostiquer rapidement et sûrement *M. bancrofti* et *M. diurna;* elle est en effet la seule qui puisse, en colorant progressivement les embryons sous les yeux de l'observateur, mettre promptement en lumière les importants détails de structure interne que masque la couche des noyaux de la colonne cellulaire quand la coloration totale est achevée (la méthode à sec de Rodenwaldt, qui sera décrite ci-dessous, demande plus de temps et exige un matériel plus complet).

**Examen à l'état desséché.** — 1° Recherche des parasites. — Il faudra pratiquer des étalements épais, c'est-à-dire déposer sur une lame une forte goutte de sang que l'on étalera avec le bord d'une carte de visite sur une longueur de 2 à 3 centimètres seulement, sans jamais arriver à l'extrémité du porte-objet. — On pourra même plus simplement laisser dessécher de grosses gouttes de sang non étalées; quelle que soit la méthode employée, une fois la dessiccation obtenue, il est loisible d'opérer de plusieurs façons. Le procédé le plus simple (mais un peu long) consiste à tremper les lames, sans fixation préalable, dans une solution faible de fuchsine (3 à 4 gouttes d'une solution alcoolique saturée de la substance colorante pour 30 grammes d'eau), et à les abandonner pendant une demi-heure dans ce bain colorant. — On peut aussi, toujours sans avoir fixé, plonger la lame dans l'eau pour dissoudre l'hémoglobine des globules rouges, la sécher ensuite à nouveau, puis colorer deux à trois minutes avec une solution de bleu de méthylène à 1 o/o : seuls les noyaux des leucocytes et les embryons seront teintés en bleu et, avec l'objectif n° 2 (Stiassnie) et l'oculaire compensateur n° 4, ces derniers seront facilement repérés.

Mais, si l'on veut être sûr de mettre en évidence l'enveloppe des embryons engaînés, il faut procéder de la façon suivante : fixer à l'alcool absolu pendant un quart d'heure, laver l'hémoglobine avec une solution d'acide acétique à 1/3 o/o, colorer à l'hématéine (avec un bon colorant 5 à 10 minutes peuvent suffire, mais se rappeler qu'il est des solutions qui demandent jusqu'à 12 heures), laver à l'eau et sécher : les embryons seront dans leur ensemble colorés en bleu violet foncé, les gaînes, s'il en existe, en bleu violet clair.

Pour différencier plus élégamment les gaînes, Noc recommande le procédé suivant, qui a l'inconvénient d'être un peu long : 1° les lames, fixées à l'alcool-éther, sont laissées 24 heures dans le carmin boraté à 2 o/o; 2° lavage à l'eau; 3° thionine phéniquée pendant quelques minutes, suivie d'un court lavage à l'alcool absolu. — Le corps de l'embryon apparaît coloré en bleu foncé et la gaîne en rose.

2° **Etude de la structure.** — Les étalements devront dans ce cas être très minces, de façon que les microfilaires soient, autant que possible, bien isolées des éléments figurés du sang, et que leur dessiccation s'opère très rapidement. Fixation à l'alcool absolu ou à l'alcool-éther pendant un quart d'heure; coloration avec l'hématéine (temps variable suivant la valeur du colorant employé) suivie d'un lavage à l'eau; examiner alors la préparation encore *humide* avec un objectif n° 6 ou n° 7 : si le sang a pris une teinte gris bleuté, différencier rapidement avec l'alcool chlorhydrique à 1 o/o, laver, puis faire agir très vite (car c'est un colorant un peu brutal) l'éosine en solution aqueuse à 1/1000, qui donnera le fond en rose et permettra également la numération des leucocytes à granulations éosinophiles (dont le nombre est généralement augmenté dans la filariose). — On peut aussi employer le Giemsa, mais sans trop pousser la coloration (1 goutte de la solution mère de Giemsa pour 1 centimètre cube d'eau, pendant 10 minutes au maximum). Toutefois, ce procédé ne donne les gaînes que d'une façon fort inconstante, et il faut toujours lui préférer l'hématéine pour faire la différenciation d'un embryon engaîné d'un embryon non engaîné.

On peut aussi, grâce à une méthode due à Rodenwaldt, mettre en évidence sur des spécimens desséchés les particularités de structure exposées au sujet de la coloration vitale. Dans ce procédé, les frottis doivent être épais; on laque l'hémoglobine avec la solution d'acide acétique à 1/3 o/o, on colore avec l'azur II en chauffant légèrement, puis on différencie avec le mélange : alcool à 96 o/o (90 parties), aniline (10 parties); on éclaircit à l'huile de Cajeput et on monte au baume. Les noyaux de la colonne cellulaire se colorent si facilement qu'ils laissent voir par transparence les organes internes.

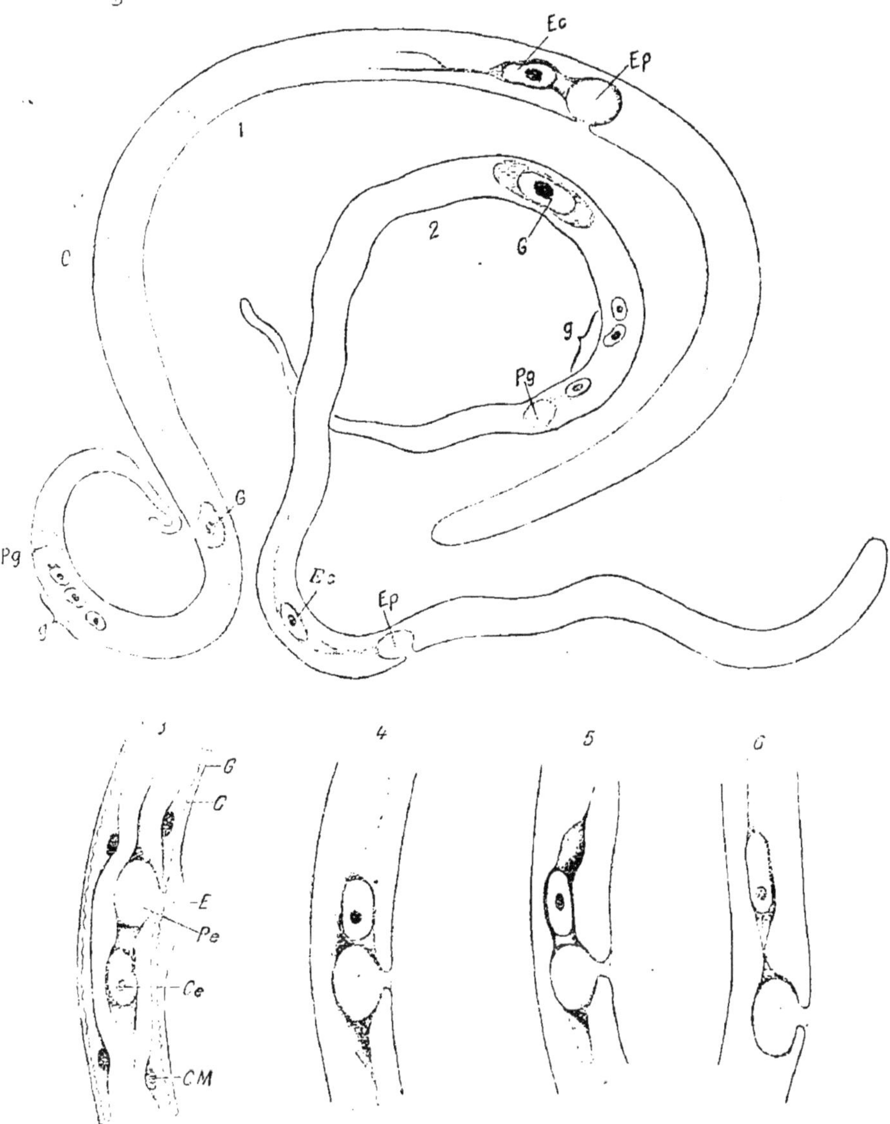


Fig. 62 et 63. — Coloration par le procédé à sec de Rodenwaldt (d'après Rodenwaldt).

1. — *M. bancrofti* (demi-schématique,
O = organe central
Ec = cellules excrétrices
Ep = pore excréteur
G = cellule génitale principale
g = cellules génitales secondaires
Pg = pore génital.

2. — *M. diurna* (demi-schématique) même légende.

3. — Organes d'excrétion de *M. bancrofti*
G = gaine. C = cuticule
CM = cellules-mères de la sous-cuticule
E = produits d'excrétion
Pe = pore excréteur
Ce = cellule excrétrice.

4 et 5. — Organes excréteurs de *M. bancrofti* (abstraction faite des autres organes). — 6. — Organe excréteur de *M. diurna* (abstraction faite des autres organes).

La *M. bancrofti* desséchée et colorée est plus courte que la microfilaire vivante : on lui trouve ainsi de 250 à 300 μ. Sa largeur est de 7 à 8 μ sur frottis minces ; mais, sur frottis épais, l'embryon ne s'étale pas sur la lame, se recroqueville et paraît seulement avoir 3 à 4 μ d'épaisseur.

**PÉRIODICITÉ DE MICROFILARIA BANCROFTI.** — *M. bancrofti*, et c'est là sa plus intéressante particularité, n'apparait que périodiquement dans le sang des sujets qu'elle parasite. Si l'on fait des examens du sang de ces individus dans le courant de la journée, on ne rencontre généralement pas l'embryon, ou seulement de très rares échantillons, et encore d'une façon exceptionnelle. Mais, vient-on au contraire à prélever du sang aux approches de la nuit (vers 5 ou 6 heures sous les tropiques), on constate que les microfilaires commencent à faire leur apparition dans la circulation périphérique ; leur nombre va sans cesse en croissant jusqu'à 11 heures ou minuit, moment où il présentera son maximum. On peut compter en moyenne de 20 à 30 embryons dans une goutte de sang ; cependant, il arrive d'en observer jusqu'à 200, 300 et même 600. Sans s'arrêter à ces nombres exceptionnels, et si l'on s'en tient aux chiffres moyens, on voit que dans la masse totale du sang d'un filarien on compte environ 5.000.000 de microfilaires.

Quelles peuvent être les conditions qui commandent le phénomène de la périodicité de *M. bancrofti?* La pression atmosphérique, la température ambiante, la lumière ou l'obscurité, les variations du pouls ou de la température du corps, les heures des repas se sont expérimentalement montrées sans aucune influence sur elle (1). Mackensie est parvenu à la modifier de la façon suivante. Il s'assura d'un filarien dormant régulièrement la nuit et renversa en quelques jours les habitudes de veille et de sommeil de ce sujet. Il constata que la périodicité devenait incertaine pendant quelque temps, puis que les embryons finissaient par disparaître la nuit de la circulation périphérique, pour ne plus s'y montrer que le jour. Manson et divers expérimentateurs purent répéter cette expérience. Il semblerait donc bien y avoir un rapport entre l'état de veille et de sommeil et l'apparition et la disparition de la microfilaire. Remarquons toutefois, dès maintenant, que ce rapport n'est pas absolu, car l'apparition des microfilaires précède sensiblement dans la pratique la période de sommeil et, d'autre part, leur disparition est postérieure au réveil.

Ouvrons ici une parenthèse. Où se réfugient les embryons pendant leur absence diurne de la circulation périphérique ?

(1) Thiroux émet l'idée que le phénomène est lié à une activité plus grande de la circulation ou à une vaso-dilatation provoquées par le sommeil ou la température extérieure (*Bulletin Société pathologie exotique*, 1912).

Manson eut l'heureuse fortune de pouvoir résoudre d'emblée une partie du problème, de la façon la plus fortuite. Un de ses malades, atteint de lympho-scrotum et d'adéno-lymphocèle et dont le sang renfermait des *M. bancrofti*, se suicida un jour avec de l'acide cyanhydrique, à huit heures du matin. A l'autopsie, pratiquée 6 heures après, Manson exprima des gouttes de sang de chaque organe, dont il fixa également des fragments, et rechercha les embryons dans les frottis et dans les coupes. Les résultats obtenus par les deux méthodes furent absolument comparables : ce fut le poumon qui se montra, et de beaucoup, l'organe le plus parasité ; ensuite venaient le cœur, le ventricule gauche, la paroi interne de la carotide. Dans les reins, où ils étaient infiniment moins nombreux, les embryons se rencontraient surtout au niveau des glomérules de Malpighi ; on n'en trouva que fort peu dans les capillaires de la masse encéphalique. Fait remarquable, les microfilaires étaient d'une extrême rareté dans le foie et la rate, et n'existaient pas du tout dans la moelle osseuse : on ne peut que constater cette distribution particulière dont les causes nous échappent. Nous ne saurions davantage élucider par quel mécanisme les embryons peuvent tenir tête à la violence de l'ondée sanguine lancée dans des vaisseaux comme l'aorte et l'artère pulmonaire et ne pas être refoulés constamment à la périphérie de l'organisme.

Rodenwaldt a repris cette observation sur un Chinois filarien mort de béribéri et sur des chiens. Il a bien constaté que, dans les poumons, on trouve de 10 à 100 fois plus d'embryons que dans les autres organes, mais il n'y a nullement transport total pendant la nuit des parasites de la circulation pulmonaire dans la circulation périphérique, car la première contient *toujours* de nombreuses microfilaires. La question de la périodicité revient donc à savoir, non pas, comme le pensait Manson, pourquoi il y a alternance entre le poumon et la circulation périphérique, mais pourquoi un certain nombre de filaires quittent les organes internes, et en particulier les poumons, pour aller à un moment donné dans la circulation périphérique.

Quelques auteurs ont avancé que la périodicité de la microfilaire était loin d'avoir la même régularité chez les indigènes de certains pays. C'est ainsi que Thorpe, en Océanie, a fait l'étude d'une microfilaire présentant de grandes analogies avec *M. bancrofti* et se rencontrant dans le sang périphérique aussi bien le jour que la nuit. Il veut expliquer ce manque de périodicité par le fait que les indigènes des îles des Amis, qui lui ont servi de sujets d'étude, possèdent des habitudes de sommeil aussi irrégulières que possible.

Il résulte d'un certain nombre d'autres travaux qu'il existe en Océanie une microfilaire à gaîne, apériodique. P. M. Ashburn et C. F. Craig ont décrit sous le nom de *Philippinensis* une filaire dont la microfilaire, très voisine morphologiquement de *M. bancrofti*, diffère surtout en ce qu'elle ne présente pas de périodicité. D'autre part, Brochard, médecin des Troupes Coloniales, rapporte que beaucoup d'indigènes des îles Wallis renferment dans leur sang une microfilaire apériodique.

Mêmes constatations avaient été faites aux îles Fidji. Les observations toutes récentes de Bahr, dans ces dernières îles, permettent de trancher, dans le sens de l'identité spécifique, cette question de la comparaison de la filaire à embryons sanguicoles apériodiques et de *F. bancrofti;* Leiper a trouvé les filaires adultes, recueillies par Bahr, identiques à la filaire de Bancroft.

L'irrégularité des périodes de sommeil ne paraît pas avoir, en réalité, sur la périodicité une influence aussi marquée qu'auraient pu le faire croire les expériences de Mackensie, Manson, etc. En effet, Green, à Calcutta, a vu, chez des agents de police filariens, que les microfilaires présentaient régulièrement leur maximum périphérique pendant la nuit, bien que ces agents eussent, en raison même de leur profession, les habitudes de veille et de sommeil les plus irrégulières. Le sommeil ne nous donne donc pas en dernière analyse la raison déterminante de la périodicité.

Etant médecin des douanes à Amoy (Chine), P. Manson avait noté que les microfilaires apparaissaient dans la circulation périphérique au moment où les moustiques commencent à piquer. Il établit une corrélation entre les deux ordres de faits et émit l'idée que l'apparition des embryons dans la circulation périphérique aux approches de la nuit était simplement une adaptation des parasites aux habitudes de ces insectes piqueurs, qui pourraient bien être nécessaires à la conservation de l'espèce, ainsi que Bancroft l'avait le premier supposé en 1877. Par la suite, il vérifia l'exactitude de son hypothèse, en démontrant que certains moustiques servaient d'hôte intermédiaire à *M. bancrofti*. Nous devons toutefois reconnaître qu'il n'y a pas là une véritable explication au sens précis du mot, et que la nature intime du phénomène qui incite les embryons à gagner la périphérie du corps au moment où ils pourront y être puisés par les trompes des moustiques nous échappe encore complètement.

**EVOLUTION CHEZ LE MOUSTIQUE.** — Les premières expériences de Manson datent de 1877; mais ce n'est que depuis 1899, après les recherches de Bancroft en Australie, de Low à Londres avec les *Culex* et de James aux Indes avec les *Anopheles*, qu'on est définitivement fixé sur le cycle évolutif complet de la filaire.

Lorsque l'on examine le contenu de l'estomac d'un moustique (né au laboratoire pour éviter les causes d'erreur) quelques heures après lui avoir fait prendre un repas sur un filarien présentant des embryons dans la circulation périphérique, on y constate la présence de microfilaires bien vivantes. Mais, fait des plus intéressants,les embryons y sont proportionnellement plus nombreux qu'ils ne l'étaient dans le sang puisé par la trompe de l'insecte chez le sujet infecté. On peut rapporter ce phénomène à deux causes différentes. Tout d'abord, à n'en pas douter, il y a condensation, concentration, en quelque sorte, du sang ingéré dans l'estomac du moustique. Peut-être aussi les microfilaires viennent-elles s'arrêter sur la trompe de l'insecte placée en travers du courant sanguin,après avoir traversé la paroi d'un capillaire, et sont-elles ainsi plus facilement aspirées.

Si l'on fait un nouvel examen quelque temps plus tard, on ne voit plus de globules rouges : le sang s'est hémolysé ; on constate également que les embryons perdent leurs gaînes et présentent un redoublement d'activité. La perte de la gaîne est sans doute uniquement sous la dépendance de l'hémolyse, car on peut répéter expérimentalement le phénomène avec la plus grande facilité. On fait des préparations de sang entre lame et lamelle, on lute à la vaseline,puis,après les avoir enveloppées séparément de papier filtre, on les dispose à l'intérieur d'une boîte métallique que l'on place sur un bloc de glace pendant quelques heures. Le sang s'hémolyse et si l'on examine les préparations sorties de la boîte, pendant qu'elles reviennent à la température du milieu extérieur, on pourra assister à la rupture des gaînes par les embryons.

Il est certain que, dans l'estomac du moustique, la viscosité du milieu, déterminée à la fois par la concentration de la masse liquide et par la mise en liberté de l'hémoglobine, vient puissamment en aide à l'embryon, la gaîne se dérobant ainsi moins facilement aux chocs qui lui sont portés par son hôte.

Des examens ultérieurs du contenu de l'estomac montrent que cet organe finit par ne plus renfermer que des gaînes vides : tous les embryons ont disparu. En pratiquant des coupes en séries de moustiques, on voit que les microfilaires ont traversé la paroi stomacale, gagné la cavité général de l'insecte et de là pénétré dans les muscles du thorax qui commandent aux mouvements des ailes, où elles vont commencer leur évolution proprement dite. Les filaires embryonnaires ont pu perforer les parois de l'estomac de leur hôte, très probablement grâce à leur armature antérieure (prépuce et stylet).

Cette hypothèse a amené quelques auteurs à considérer la gaîne comme une sorte de muselière, destinée à empêcher les embryons, au stade sanguicole, de traverser les parois des vaisseaux ; plus tard, au contraire, quand les nécessités du développement de la microfilaire l'obligent à émigrer dans les tissus du second hôte, certaines conditions physiques viendraient lui permettre de se débarrasser de ses entraves et de quitter l'estomac du moustique.

Une fois dans les muscles du thorax, la microfilaire se contracte, se raccourcit ; en même temps, son diamètre transverse augmente (l'extrémité caudale toutefois n'est pas intéressée par ce processus et conserve sa forme première). Les mouvements, d'abord relativement rapides, deviennent de plus en plus lents : finalement l'embryon reste immobile.

Le parasite a pris alors la forme d'un bâtonnet, ou mieux, comme l'on dit généralement, d'une « saucisse » ou d'un « boudin » d'où semble émerger brusquement la queue, qui a gardé ses dimensions primitives : la longueur est de 250 μ et la largeur de 35. A ce stade l'orifice buccal commence à se différencier ; on voit se former des lèvres au nombre de 4 ; le tube digestif s'ébauche, ainsi que l'anus. — Au stade suivant, la filaire atteint 400 μ de long sur 70 μ de large ; le tube digestif s'organise ; le bulbe œsophagien et l'intestin font leur apparition ; les organes génitaux s'esquissent. — Puis l'animal, grandissant toujours, atteint 1500 μ de long, sur 60 μ de large ; ses deux extrémités sont effilées et il commence de nouveau à se mouvoir. Enfin, l'embryon mesure 1700 à 1800 μ de long sur 30 μ de diamètre, et présente une organisation se rapprochant sensiblement de celle de l'adulte ; il est alors redevenu très mobile et peut se déplacer facilement dans les tissus de son hôte. Cette évolution peut demander de 16 à 20 jours, suivant la température atmosphérique.

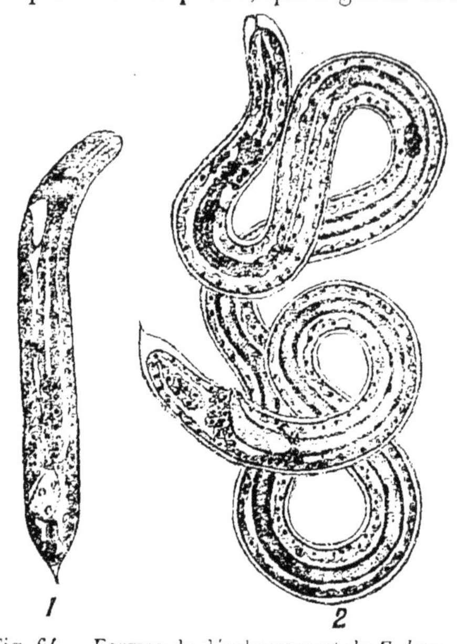

Fig. 64. — Formes de développement de *F. bancrofti* chez *Culex fatigans*.
1. Stade jeune ; 2. Stade avancé gr. = 228 diamètres, d'après A. Looss (in Mense).

C'est à ce point que s'arrêtèrent les recherches de Manson : il supposait que, de ce moment, le moustique avait terminé son rôle : pour lui, les filaires se maintenaient à ce stade dans les tissus de l'hôte jusqu'à sa mort. Les moustiques venant à succomber dans les marais, les filaires étaient mises en liberté à la surface de l'eau, lors de la désagrégation du corps de l'animal, et devaient parvenir à l'homme, pensait-il, avec l'eau de boisson (1877-79). Il était d'ailleurs difficile d'émettre une autre hypothèse à une époque où l'on croyait que le moustique ne faisait jamais de second repas de sang et mourait quelques jours après avoir piqué.

Plus tard, Bancroft eut l'idée que les filaires, libres de se mouvoir dans le corps du moustique, une fois leur développement dans le second hôte achevé, pouvaient arriver jusqu'à la trompe et être inoculées directement par l'insecte à l'homme. Cette hypothèse fut vérifiée, du moins en ce qui concerne sa première partie, en 1899, à la fois par Low à Londres et James aux Indes, qui employèrent la méthode des coupes en série, seul procédé

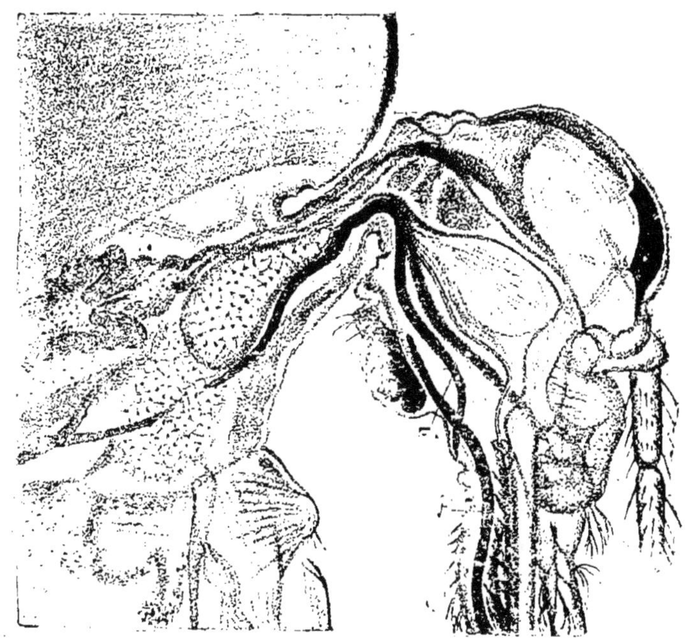

Fig. 65. — Filaires gagnant la lèvre inférieure de la trompe du moustique. F = Filaire. Demi-schématique. Gr. = 70 diamètres (d'après Fülleborn).

pouvant permettre de mener à bien une pareille étude. Ils virent que la plupart des larves abandonnaient les muscles du thorax, où elles avaient évolué, gagnaient la cavité générale du moustique, atteignaient la région cervicale et finalement pénétraient dans les portions de la trompe en continuité avec la cavité générale, c'est-à-dire le labium, le labrum et les palpes. Les embryons se localisent surtout dans le labium et les palpes, où ils sont allongés, non pelotonnés, généralement réunis par paires, tête contre tête, leurs extrémités antérieures dirigées vers l'extrémité antérieure de l'insecte.

La fréquence de la présence des filaires dans ces parties de la trompe fit tout naturellement naître l'idée que c'était la voie par laquelle les parasites quittaient le corps du moustique et que ceux-ci devaient être inoculés à l'animal réceptif au moment de la piqûre. Mais ici surgissait une difficulté : quand le moustique suce le sang d'un individu, toutes les pièces de la trompe ne pénètrent pas dans les téguments; seuls le labre et l'hypopharynx, dont l'accolement donne naissance au canal aspirateur, traversent les couches cutanées et pénètrent jusqu'aux capillaires. Le labium sert de soutien aux stylets; il se replie sur lui-même et, suivant la comparaison consacrée, guidant les pièces perforantes comme le doigt du chirurgien guide le trocart lors de la ponction, demeure en dehors des téguments. Les filaires restent ainsi constamment en dehors de la plaie produite par les stylets. Comment donc peuvent-elles pénétrer dans la circulation du sujet piqué ?

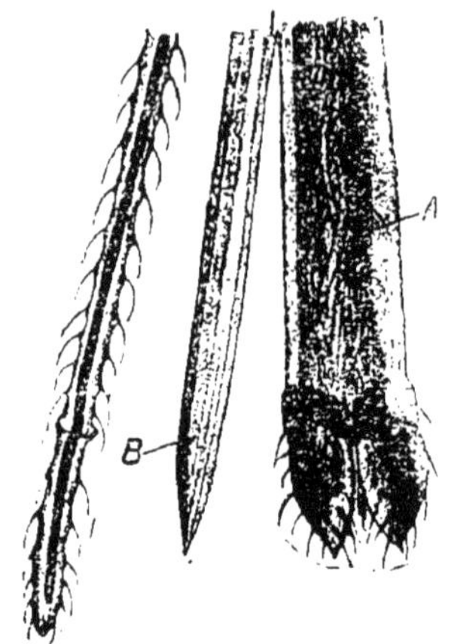

Fig. 66. — Très nombreuses microfilaires (du chien) dans la lèvre inférieure A de la trompe d'un anophèle. Demi-schématique : Gr.=50 diamètres B. Stylets (d'après Fulleborn).

Pour résoudre cette partie du problème, on fit de nouvelles expériences avec des filaires parasitant certaines espèces animales, notamment le chien : *F. immitis*, qui présente comme *F. bancrofti* une certaine périodicité, et une espèce voisine sinon identique. Grassi et Noé montrèrent que, si les premières phases de l'évolution de *F. immitis* ne sont pas en tous points comparables à celles de *M. bancrofti*, puisqu'elles se passent dans les tubes de Malpighi du moustique, les larves finissent cependant, elles aussi, par émigrer dans la lèvre inférieure de la trompe. Ces auteurs firent piquer des chiens par des moustiques infectés et constatèrent qu'après la piqûre la trompe ne renfermait plus de filaires. Notons en passant que cette expérience faisait justice de l'hypothèse de Sambon, d'après laquelle les larves contenues dans les palpes et le labium ne seraient que des larves égarées, dans l'impossibilité de s'échapper au moment de la piqûre.

Une deuxième expérience des mêmes savants montra de plus que cette mise en liberté des filaires ne pouvait s'opérer qu'au moment de l'acte mécanique de la piqûre et était déterminée par lui. Pour cela, ils nourrirent pendant 15 jours des moustiques sur des chiens présentant des *F. immitis* et divisèrent ensuite ces moustiques en deux lots : l'un, qui fut mis à piquer sur des bananes, et l'autre, qui fut laissé à jeun. Ils virent que le premier lot ne renfermait bientôt plus de filaires, tandis que le deuxième groupe en présentait encore et pouvait infecter un chien neuf. Ils supposèrent que le labium, au moment où il se recourbait, se fendait, au niveau de la convexité ainsi déterminée, à la manière d'un roseau plié, mettant ainsi en liberté les larves qu'il contenait.

Annett et Dutton firent remarquer qu'il n'y avait aucune raison pour que la rupture se produisît en ce point, l'épaisseur de

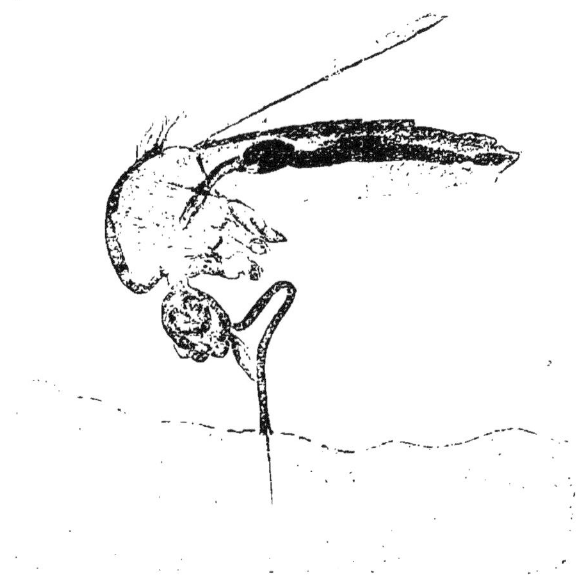

Fig. 67.— Reproduction d'une microphotographie représentant une coupe de moustique en train de piquer, obtenue par le procédé de Fülleborn. Cette coupe montre admirablement la lèvre inférieure de la trompe se repliant sur elle-même et restant en dehors des téguments au moment de la piqûre.

l'enveloppe chitineuse étant la même là qu'ailleurs ; ils observèrent en outre que, dans cette hypothèse, les filaires devraient quitter le labium la queue en avant, ce qui est bien improbable. Ils montrèrent que le « locus minoris resistantiæ » du labium se trouvait en réalité à sa partie antérieure : celle-ci se termine par deux petites surfaces (où s'articulent les labelles) délimitant un espace vaguement triangulaire, où l'enveloppe chitineuse disparaît, et seulement occupé par un tissu d'une extrême délicatesse, pouvant se rompre avec la plus grande facilité (membrane de Dutton). Ils pensèrent qu'au moment de la piqûre cette mince membrane se tendait fortement, que le moindre heurt exercé par les têtes des filaires suffisait à la rompre et que les larves n'avaient plus qu'à s'échapper tout naturellement par le pertuis ainsi formé.

En 1908, Fülleborn, à Hambourg, vérifia expérimentalement l'exactitude de cette hypothèse, en se servant de *F. immitis* et en faisant usage d'un dispositif très ingénieux. Voici quelle est sa manière de procéder. Il prend un lapin dont il rase soigneusement la peau sur une certaine étendue. Il pratique une boutonnière au centre de l'espace rasé et, soulevant les téguments, glisse entre eux et les couches musculaires sous-jacentes un petit disque de liège qu'il fixe avec des épingles. Il introduit un moustique dans un tube de verre de deux centimètres de diamètre environ et applique ce tube sur la peau, par une de ses extrémités, au niveau du disque de liège. Il fait pénétrer par l'autre extrémité un piston qui sert à refouler l'insecte jusqu'au contact

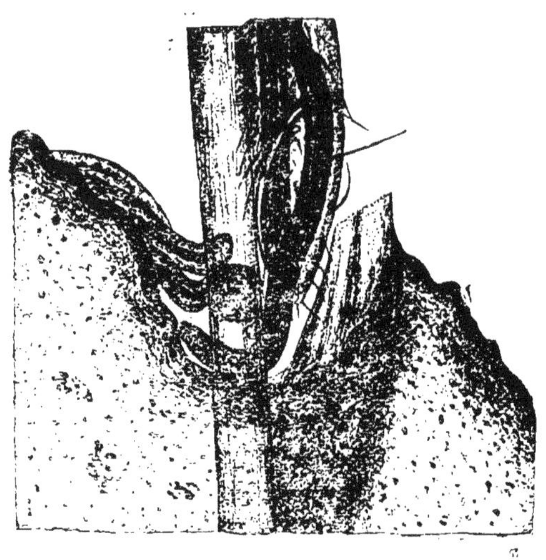

Fig. 68. — Filaires quittant la lèvre inférieure de la trompe au moment de la piqûre et se dispersant à la surface des téguments

1. pièces pénétrantes de la trompe (stylets) ; 2. lèvre inférieure de la trompe avec filaires se dégageant ; 3. coupe d'un poil ; demi-schématique. Gr. = 250 diamètres (d'après Fülleborn).

de l'épiderme. Quand le moustique s'est décidé à piquer, on l'insensibilise avec les étincelles d'un puissant inducteur (l'électrode en forme de fourchette est placée sur le thorax de l'insecte), puis on le tue en l inondant d'alcool-éther. On enlève alors le tube de verre et l'on fixe les rapports des téguments avec les pattes du moustique et les filaires qui ont pu s'échapper, en versant à la surface de la peau une dissolution étendue de caoutchouc ; on découpe la peau du lapin autour du disque de liège, et l'on obtient ainsi un ensemble stable que l'on inclut à la celloïdine et sur lequel on pratique des coupes en série.

Fülleborn s'est ainsi rendu compte que les larves quittent réellement la lèvre inférieure au niveau de la membrane de Dutton. Elles y sont aidées, en plus de leurs mouvements propres, par la pression qu'exerce sur elles le labium en se coudant au moment de la piqûre. Les coupes de Fülleborn lui ont également permis de voir que les larves n'entrent pas dans la circulation de l'hôte définitif par le trou que détermine la piqûre du moustique ; elles se déplacent à la surface des téguments, cherchant l'endroit où elles pénétreront « activement », en se frayant un passage par leurs propres moyens. L'état de sécheresse ou d'humidité de la peau joue ici un rôle fort important : si la peau est sèche, on constate la mort rapide des filaires, tandis que si l'épiderme est humide, elles peuvent y vivre un temps suffisant pour leur permettre de le traverser.

Tous les moustiques ne sont pas capables de transmettre la Filaire de Bancroft ; néanmoins ceux qui peuvent être infectés sont encore relativement nombreux. Ce sont :

*Culex pipiens.* — *Culex skussi*, Giles. — *Culex fatigans*, Wiedemann. — *Anopheles rossii*, Giles. — *Anopheles costalis*, Loew. — *Anopheles funestus*, Giles. — *Anopheles nigerrimus*, Giles. — *Panoplites africanus*, Theobald. — *Stegomyia fasciata*, Fabricius.

Bancroft (1899) a tenté des recherches avec divers insectes (*Pulex serraticeps*, *Stomoxys* sp.), avec l'Ankylostome et le *Dochmius trigonocephalus*, mais sans résultats. — Sonsino n'a rien obtenu avec les puces et les punaises des lits.

Pour suivre l'évolution des microfilaires chez les moustiques frais, il faut dilacérer le thorax avec des aiguilles à dissection dans une solution de chlorure de sodium à 7 p. 1000 ; on recouvre d'une lamelle après avoir écarté les fragments chitineux et on examine au microscope, d'abord à un faible grossissement. — On peut aussi étaler, fixer à l'alcool absolu et colorer à l'hématéine-éosine.

Max Colquhoun a préparé de belles séries de coupes pour Manson, en opérant de la façon suivante : les moustiques, conservés dans la glycérine, sont placés pendant 24 heures dans une solution d'acide acétique à 5 p. 100, puis dans le formol à 20 p. 100, pendant 24 heures également, ensuite un jour dans l'alcool absolu, un autre dans l'alcool-éther, et enfin un jour dans la celloïdine. On coupe, on colore à l'hématéine, on différencie, si besoin est, avec l'alcool chlorhydrique à 1 p. 100, on lave à l'eau et, après déshydratation, on monte au baume.

**Stade adulte.** — Après avoir pénétré sous les téguments de l'homme, la filaire gagne le système lymphatique où elle devient adulte et acquiert la maturité sexuelle. C'est alors un nématode transparent, filiforme, à cuticule lisse et mince ; dans les deux sexes, l'extrémité céphalique est légèrement effilée, renflée et simple (Manson). Mâles et femelles vivent ensemble, formant parfois des amas inextricables, mais où les femelles sont toujours plus nombreuses que les mâles.

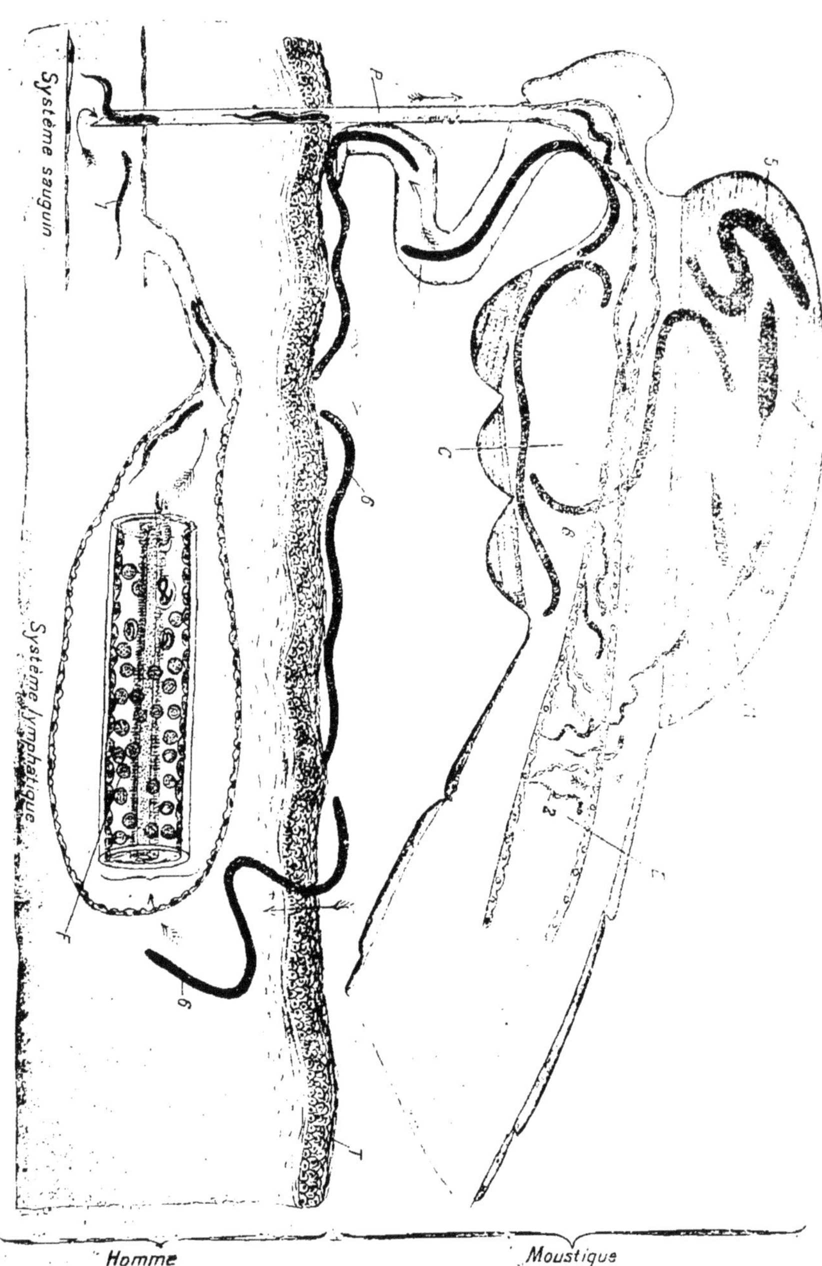


Fig. 69. — Schéma de l'évolution de *F. bancrofti* chez le moustique et chez l'homme.

P. pièces perforantes de la trompe du moustique. — L. lèvre inférieure de la trompe du moustique. — E. estomac du moustique. — C. cavité générale du moustique. — M. muscles thoraciques du moustique. — T. téguments de l'homme. — 1, 2, 3, 4, 5, 6, divers stades de l'évolution de la Filaire. — F. tronçon de filaire adulte renfermant des œufs à divers degrés de maturité.

**Adulte femelle.** — Plus grand que le mâle; en moyenne 80 à 110 millimètres de long sur $0^{mm},20$ à $0^{mm},28$ de large. La plus grande partie du corps est occupée par deux utérus en forme de tubes, cheminant parallèlement et se réunissant à la partie antérieure du corps pour se continuer avec le vagin, qui s'ouvre près de l'orifice buccal. Le tube digestif, beaucoup moins volumineux que les tubes ovariens, rejeté par eux contre la paroi du corps, aboutit à un anus dont l'orifice est très voisin de l'extrémité caudale : cette extrémité est effilée, mais le sommet en est brusquement arrondi.

**Adulte mâle.** — Beaucoup plus petit que la femelle : en moyenne 40 millimètres de long, sur $0^{mm},10$ à $0^{mm},12$ de large. La queue s'incurve brusquement; l'anus est sub-terminal. Au niveau de l'anus on rencontre deux spicules inégaux (mesurant respectivement $0^{mm},2$ et $0^{mm},6$), présentant chacun une partie basale rigide, probablement chitineuse, semblable pour les deux spicules, et une partie terminale qui les différencie; celle-ci est bien visible et constituée par un long filament incolore pour le grand spicule; elle est épaisse et difficile à distinguer de la partie basale pour le petit. Maitland décrit près de la queue des sortes de spermathèques.

Après la fécondation, les œufs se développent dans les tubes utérins, où l'on peut en trouver à la fois à tous les degrés de leur croissance ; l'embryon achevé est très mobile à l'intérieur de l'œuf. Quand il quitte le corps de la mère par l'orifice vaginal, il est en général complètement déroulé. Toutefois, Manson a montré que, dans certains cas, les femelles peuvent mettre en liberté des œufs non encore complètement éclos. Il donne comme preuve de ces avortements le fait qu'il a pu trouver des œufs dans des œdèmes lymphatiques du scrotum et de la jambe.

Les embryons, répandus dans la lymphe, suivent les voies lymphatiques (à condition, dit Manson, que celles-ci ne soient pas obstruées par des œufs provenant d'avortements), passent à travers les ganglions, s'il s'en trouve sur leur chemin, et finalement arrivent dans le sang par les gros troncs lymphatiques. Et ainsi se trouve fermé le cycle que nous venons de parcourir, dans lequel le moustique joue le rôle d'hôte intermédiaire, l'homme celui d'hôte définitif.

En résumé, la Filaire de Bancroft adulte vit dans le système lymphatique de l'homme ; elle y donne naissance, en général, suivant le mode vivipare, à des embryons qui gagnent la circulation sanguine, dont ils occupent les parties profondes le jour, et la nuit à la fois les parties profondes et les parties périphériques. Ils y sont repris par certains moustiques, dans le système musculaire desquels ils se développent après avoir perforé leurs parois stomacales; cette évolution achevée, ils gagnent la lèvre inférieure de la trompe, d'où ils s'échappent au moment où le moustique pique l'homme. Ils traversent par leurs propres moyens la peau de l'individu piqué, et pénètrent dans son système lymphatique, où ils achèveront leur développement.

## ÉTUDE CLINIQUE

On observe dans les régions tropicales un certain nombre de manifestations pathologiques intéressant le système lymphatique dans son ensemble.

En raison de leur pathogénie spéciale et de leur fréquence, ces manifestations constituent une véritable endémie de la zone tropicale.

**HISTORIQUE.** — Ces maladies endémiques du système lymphatique, l'éléphantiasis des Arabes excepté, n'ont guère arrêté l'attention des premiers auteurs qui ont écrit sur la pathologie des pays chauds. Surtout préoccupés des affections qui atteignent les Européens, ils ont un peu négligé celles du système lymphatique, qui constituent plus particulièrement le lot des indigènes ou des indigénisés.

Ce n'est guère que dans la deuxième moitié du siècle dernier que ces manifestations, cependant très fréquentes, ont commencé à fixer l'attention des médecins coloniaux. A côté de nombreuses thèses présentées par les médecins de notre marine, d'importants et très intéressants travaux ou revues étaient publiés dans les Archives de médecine navale.

D'autre part, les maladies du système lymphatique constatées dans les pays tempérés y étaient depuis longtemps bien étudiées. Ces maladies présentant de très grandes analogies, pour ne pas dire une similitude absolue, avec celles observées dans les pays tropicaux, les rapprochements qui s'imposèrent ne manquèrent pas de faciliter singulièrement l'étude de cette importante question de pathologie.

C'est le docteur Mazaé-Azéma (1), de la Réunion, qui le premier produisit un travail d'ensemble aussi intéressant que complet sur la lymphangite endémique des pays chauds. D'autre part, en 1867 avait paru en France la thèse si importante de Théophile Anger (2).

Les premières observations de Mazaé-Azéma datent de 1858.

(1) Traité de la lymphangite endémique des pays chauds. Saint-Denis (Réunion), 1879.
(2) Th. ANGER, Thèse de Paris, 1867. Des tumeurs lymphatiques érectiles. Adéno-lymphocites.

Dès cette époque cet auteur signalait « chez les jeunes gens et les femmes de la Réunion, des tuméfactions ganglionnaires du pli de l'aine, sur la nature desquelles des médecins peu attentifs s'étaient complètement mépris, et qui n'étaient autre chose que des ganglions lymphatiques dilatés et ayant la plus grande analogie avec les tumeurs dont parlent Breschet et Desjardins (1). »

La découverte de la *Filaria Bancrofti* dans le liquide de l'hydrocèle chyleuse par Demarquay (1866), dans l'urine chyleuse par Wucherer (1863), marquent une phase importante dans l'étude étiologique des affections qui nous occupent

Les recherches, une fois orientées dans ce sens, conduisirent rapidement à des constatations très intéressantes faites un peu de tous les côtés, notamment dans l'Inde, en Chine, au Brésil, et dans toutes nos colonies.

C'est à Patrick Manson (2) que nous devons une mise au point complète de la question. Les nombreux travaux de cet auteur semblent avoir définitivement fixé la morphologie, l'évolution et le mode de propagation des filaires, plus particulièrement de la filaire de Bancroft, qui pour lui joue un rôle absolument prépondérant dans la pathogénie des manifestations lymphatiques de la zone tropicale.

Au point de vue clinique, la question a été en partie magistralement traitée par le professeur Le Dentu dans de nombreuses communications faites aux sociétés savantes dès 1881 (3). Dans ce même ordre d'idées, nous devons signaler les intéressantes monographies du docteur Léon Audain d'Haïti (4), et les travaux de ses élèves, notamment de Ricot.

Bien des points de la pathogénie des manifestations lymphatiques des pays chauds restent encore obscurs. Le rôle des filaires a paru cependant assez capital à la plupart des auteurs, pour justifier la dénomination de filarioses attribuée aux maladies qui nous occupent. Nous verrons dans quelle mesure cette doctrine doit être acceptée. Afin de ne rien préjuger touchant l'étiologie de ces manifestations nous adopterons pour les désigner le terme de « lymphatexies » proposé par Corre.

Cet auteur a groupé sous cette dénomination (λύμφα, lymphe, ἕξις, manière d'être) les différentes manifestations pathologiques du système lymphatique qui constituent l'endémicité en question.

En fait, il s'agit dans son esprit d'une sorte de diathèse congénitale ou acquise, dont les manifestations, isolées ou réunies

(1) Mazaé-Azema, Considérations nat. et étiologiques sur l'Elephantiasis des Arabes (*Gazette méd. de Paris*, 1858, p. 35).

(2) Manson, Maladies des Pays chauds, trad. fr., 1898.

(3) Le Dentu, Sur un cas d'Hydrocèle chyleuse (*Bulletin et mémoires de la Société de Chirurgie*, 1881, p. 874. Congrès de Moscou, 1897, etc.).

(4) Audain, Formes cliniques de la filariose génitale chez l'homme, 1894. — Varicocèle lymphatique et filariose testiculaire, 1898... etc.

chez un même individu, sont caractérisées « par des coagulations, des épanchements ou des écoulements de lymphe, des dilatations, des engorgements ou des inflammations des ganglions ou des vaisseaux, qui se produisent principalement aux membres et aux organes externes de la génération (testicules, scrotum, grandes lèvres, pénis)... »

**PATHOLOGIE GÉNÉRALE. — 1° Etiologie et Pathogénie.** — Les maladies lymphatiques endémiques ressortissant à la pathologie exotique sont les corollaires de facteurs anatomo-pathologiques identiques : l'inflammation et la dilatation du système lymphatique superficiel et profond. La dénomination de « filarioses » attribuée à toutes les manifestations de ce groupe pathologique ne répond nullement à la réalité étiologique, parce que les filaires, quel que soit leur rôle certain mais accidentel, ne constituent pas une condition génératrice nécessaire et indispensable de la lymphangite et des varices lympatiques dites endémiques. L'identité des symptômes et des lésions anatomiques ne comporte pas forcément une étiologie identique.

La doctrine filarienne, telle que l'a si magistralement exposée Patrick Manson, peut se résumer ainsi : Les filaires, forme adulte, leurs œufs et les embryons, probablement en déterminant l'inflammation des parois des vaisseaux lymphatiques et certainement en interposant, sous forme d'embolus filarien, un obstacle mécanique au cours de la lymphe, amènent une dilatation des vaisseaux lymphatiques. Ce sont ces varices qui, selon leur siège et leur volume, constituent les adéno-lymphocèles, le varicocèle lymphatique, les lymphangiomes, les orchites lymphatiques, le lymphoscrotum, tumeurs dont nous parlerons en particulier.

Quand, sous une influence à rechercher, certaines de ces dilatations variqueuses se rompent, selon le lieu où se produit la rupture, les manifestations pathologiques prennent les noms de chylurie, d'hydrocèle chyleuse, d'ascite chyleuse, de lymphorragie scrotale, etc.

Quant à l'Eléphantiasis, pour Manson « de beaucoup la plus fréquente des manifestations de l'infection filarienne », cette maladie est, dans la doctrine qui nous occupe, le reliquat de poussées successives de lymphangites d'origine filarienne ou de lymphangites déterminées par des infections secondaires, aggravées par l'obstruction que déterminent les filaires.

Cette doctrine, cependant si séduisante, n'a pas manqué de provoquer des objections plus ou moins bien fondées. Disons de suite que nombre des théories pathogéniques qui lui ont été opposées ne sont pas plus satisfaisantes et le sont plutôt moins.

On peut tout d'abord objecter que la filaire n'est pas indispensable pour déterminer les lésions qui font l'objet de cette étude.

En outre qu'elle fait défaut chez certains sujets atteints de maladies lymphatiques endémiques, dans les pays tempérés où la filaire est inconnue, on constate des manifestations pathologiques du système lymphatique en tous points semblables à celles qui nous occupent. Puisque la filaire n'est pas nécessaire en Europe, elle peut, à plus forte raison, ne pas l'être dans les pays chauds, dont les conditions climatériques sont encore plus propices au développement des maladies du système lymphatique.

Ce côté si important de la question a été bien mis en lumière par de nombreux auteurs (Corre, Calmette, Mazaé-Azéma... etc.); il fait en partie l'objet de l'excellente thèse du Dr René Le Dentu (1).

Nombreux sont les éléments infectieux susceptibles, au même titre que la filaire, de donner naissance à des poussées de lymphangite. L'inflammation des vaisseaux lymphatiques a pour conséquence directe l'hyperplasie des vaisseaux et l'œdème périvasculaire. Vienne ensuite un facteur mécanique, filarien ou autre, la distension se produit et la varice lymphatique se trouve constituée. Ce processus peut se développer et se développe en fait sous toutes les latitudes. On voit évoluer en Europe, chez des sujets n'ayant jamais été dans les pays chauds, toutes les formes de la lymphangite dite endémique des pays tropicaux, y compris l'éléphantiasis; ces manifestations présentent la même évolution clinique, les mêmes lésions anatomiques.

Th. Anger cite le cas d'un camionneur qui a toujours vécu dans le nord de la France et qui présente une tumeur de l'aine cliniquement semblable à celles que l'on rencontre dans les pays chauds. Des faits de même ordre ont été observés en Allemagne. « Plusieurs cas d'hématochylurie ont été signalés chez des malades n'ayant jamais habité les climats tropicaux, et Comby (2) parle de chylurie nostras » (R. Le Dentu). On n'en est plus à compter les cas d'ascite, de pleurésie et d'hydrocèle chyleuses observés dans les pays tempérés.

Le Dr Guelliot a présenté à la Société de chirurgie un jeune homme de 18 ans atteint de lymphangiome de l'aine, de lymphorragies, d'éléphantiasis du scrotum et de la verge, enfin de toute la séquelle lymphangiectasique inguino-scrotale, absolument identique à ce que l'on rencontre dans les pays chauds. Or ce jeune homme, qui avait été déjà opéré de lymphangiome cinq ans auparavant, n'avait jamais quitté la France. L'examen du sang n'a jamais décélé la présence d'une filaire quelconque.

Enfin l'étude anatomo-histologique du lymphangiome exotique,

(1) R. Le Dentu, la Filariose, ses rapports avec l'adénolymphocèle, le varicocèle lymphatique et le lymphangiome pédiculé inguino-scrotal. Bordeaux, 1907.

(2) Comby, l'Hémato-chylurie des pays chauds et chylurie nostras (*Progrès médical*, 1883, p. 551).

faite à la clinique du professeur A. Le Dentu, a montré la parfaite similitude avec les lésions du lymphangiome congénital que l'on observe dans les pays tempérés.

La filaire du sang n'ajoute rien à l'anatomie pathologique et à la symptomatologie des lésions du système lymphatique. « Si le parasite est spécial, sa lésion est banale (1). » (A. Le Dentu.)

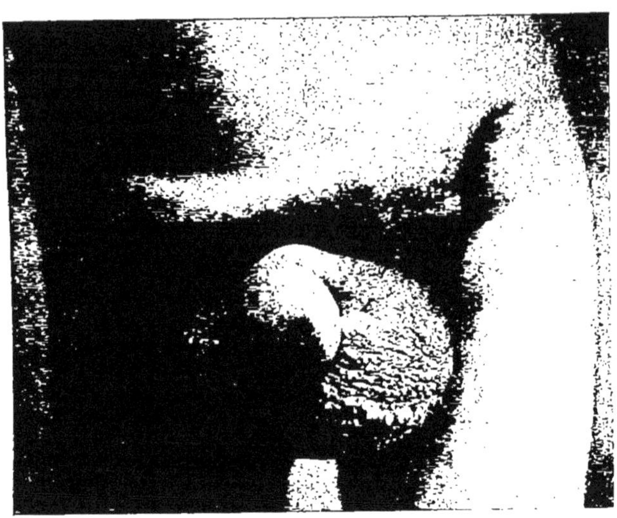

Fig. 70. — Lymphangiome nostras, d'après Phot. du Dr Guelliot.

La filaire ne jouerait donc pas un rôle nécessaire dans la pathogénie des maladies lymphatiques aux pays chauds. Cependant il est indéniable que ces manifestations pathologiques y sont autrement fréquentes que dans les pays tempérés. D'autre part, malgré une symptomatologie identique, elles se présentent dans les zones qui nous intéressent « avec une certaine particularité d'allures, parfois un redoublement dans la multiplicité et la sévérité de ses atteintes, qui autorisent à les considérer comme endémiques » (Corre) (2).

Il s'agit donc bien d'une véritable endémie, comme telle, propre à la zone tropicale. Et, comme telles, n'est-on pas autorisé à considérer ces manifestations comme des affections spéciales et presque spécifiques, dues à l'évolution des filaires et probablement à l'intoxication du sang par leurs toxines? (Grall-Ricot) (3). Grall admet volontiers : 1° des accidents directs et immédiats sous l'influence filarienne, véritables infections et réinfections ; 2° de

(1) A. Le Dentu, *Bulletin et mémoires de la Société de chirurgie de Paris*, Séance du 19 février 1908, p. 237.
(2) Corre, Traité des maladies des pays chauds. Paris, 1885.
(3) Ricot, la Filariose, fièvres intertropicales. 1910.

véritables rechutes d'une infection ou d'une réinfection récente; 3° des déterminations filariennes ou post-filariennes, dont l'évolution peut continuer au-delà de la maladie filarienne proprement dite. Ce serait le cas pour l'éléphantiasis à certaines époques de son évolution (Notes inédites).

La question ainsi posée, il reste à rechercher quels sont les facteurs étiologiques qui peuvent être invoqués pour expliquer cette endémicité évidente, sans préjudice du rôle à attribuer aux filaires.

Ces facteurs doivent sans aucun doute être recherchés dans le terrain, c'est-à-dire l'individu, et dans le milieu, c'est-à-dire le climat; ces deux éléments sont solidaires en raison des modifications profondes que le climat peut imprimer à l'organisme de l'individu.

Calmette (1) et Corre, tout en attribuant une certaine part, sous les tropiques, à l'infection filarienne, sont également amenés à faire intervenir dans une large mesure les influences de race et de climat.

F. Roux (2) semble vouloir adopter aussi cette étiologie éclectique qui est plus conforme aux données de l'observation que l'exclusivisme de la doctrine filarienne, à supposer que Manson lui-même soit absolument exclusif.

Nous avons déjà parlé plus haut de la pseudo-diathèse lymphatexique admise par Corre.

Si elle ne suffit pas à donner naissance aux manifestations lymphatexiques, cette sorte de diathèse constitue un terrain éminemment propre à leur développement quand interviennent les infections filariennes et autres.

Dans ces conditions, il convient de rechercher quels sont les influences climatériques et individuelles susceptibles de créer cette pseudo-diathèse.

**Influences climatériques et telluriques.** — Le rôle du climat a donné lieu à des dissertations quelque peu nuageuses touchant le ralentissement de la circulation lymphatique et les autres troubles circulatoires qui lui seraient imputables. D'autre part, la distribution géographique de l'endémie indique que ses manifestations sont beaucoup plus fréquentes dans les pays humides, à température élevée, dans les régions basses et alluvionnaires où pullulent les moustiques vecteurs des filaires.

Disons de suite que la distribution géographique de l'endémie correspond très sensiblement à celle des filaires. Nombreux sont les sujets infectés, qu'ils présentent ou non des manifestations lymphatexiques.

(1) Calmette, Essai critique sur l'étiologie et la pathogénie des maladies attribuées à la filaire du sang humain. Thèse de Paris, 1886.
(2) Roux, Traité de pathologie exotique.

En Asie, les pays les plus particulièrement atteints sont : l'Asie Mineure, l'Arménie, la Syrie, la Mésopotamie, tout le littoral de l'Arabie et du Golfe Persique. L'endémie sévit très sévèrement dans l'Inde inférieure, sur les côtes du Bengale, du Coromandel et de Malabar, principalement Pondichéry, Madras, Cochin..., etc., Ceylan, côte sud. D'après certains auteurs, la fréquence de l'éléphantiasis serait telle, dans quelques-unes de ces localités, que près de un dixième de la population indigène serait atteinte.

L'endémie sévit avec une certaine fréquence sur le littoral de l'Indo-Chine, de la Chine et dans quelques localités du Japon.

Il semble que l'*Océanie* soit la partie du monde la plus contaminée : Samoa, Fidji, Iles des Amis ; d'après Thorp, 32 p. 100 des habitants de ces régions seraient porteurs de filaires. Aux Iles de la Société, les lymphangites et l'éléphantiasis atteignent, dans certaines localités, la moitié de la population adulte. La Nouvelle-Calédonie est moins gravement éprouvée.

On peut considérer que la maladie règne sur tout le littoral de l'*Afrique* orientale et occidentale : Basse Egypte, Abyssinie, Zanzibar, Mozambique, Monbasa et autour des grands lacs de l'intérieur ; à Madagascar (littoral) et dans toutes les îles Africaines situées sous les tropiques, Socotora, les Seychelles, Maurice, la Réunion, Sainte-Hélène ; au cap de Bonne-Espérance, au Congo, au Gabon, etc.

En *Amérique*, les manifestations qui nous occupent ne se montrent guère qu'à partir du littoral de la Louisiane et deviennent plus fréquentes à mesure que l'on s'avance vers le sud jusqu'au Brésil inclus. Toutes les Antilles sont atteintes et quelques-unes très gravement, la Barbade, la Guadelouqe et la Martinique.

La côte occidentale de l'Amérique semble beaucoup moins contaminée. De ce côté la maladie ne dépasse pas les tropiques.

Comment agit le climat des différents pays que nous venons d'énumérer? Nous devons avouer que les explications données par les auteurs manquent quelque peu de précision. « Sous l'influence continue de modifications thermo-hygrométriques, écrit Corre d'après Mazaé-Azéma, la torpeur des fonctions digestives, l'alanguissement de l'hématose, l'excès des pertes sudorales amènent un état d'amoindrissement, qui aboutit à la surabondance de la partie séreuse du sang. Le système lymphatique, auquel est dévolu le rôle important de ramener dans la circulation générale le plasma inutilisé pour les besoins de la nutrition, est obligé à un travail plus considérable, avec des moyens d'exécution plus faibles, encore entravés par la dilatation permanente que la chaleur impose aux liquides et aux tissus, souvent aussi par l'engorgement des viscères abdominaux, obstacle au retour de la lymphe et du sang veineux vers leurs principaux déversoirs. »

On a invoqué les variations brusques de température, l'influence des saisons, etc., et les auteurs ne sont même pas d'accord touchant ce côté de la question. Mazaé-Azéma constate qu'à la Réunion les lymphangites sont plus communes au début de la saison fraîche et avant l'hivernage; Claudio da Sylva aurait constaté que les lymphangites sont plus nombreuses et plus graves au Brésil quand la température est plus élevée.

Sans nous arrêter plus qu'il ne convient à toutes ces considérations étiologiques réellement trop vagues et par trop spéculatives, il faut retenir ce fait que le climat de certaines zones, et notamment sur le littoral et dans les îles, est susceptible de déterminer, sans que l'on puisse bien en saisir la raison, une certaine prédominance d'activité fonctionnelle du système lymphatique et, consécutivement, un état de débilité générale.

Certains auteurs ont été même jusqu'à considérer cette prédominance du système lymphatique comme une nécessité à l'assuétude climatérique. « Dans les pays chauds, il faut que l'Européen cesse d'être sanguin et devienne lymphatique » (Celli) (1).

« Ce tempérament lymphatique acquis dans les pays chauds présente, bien entendu, une physionomie différente de celui étiqueté comme tel dans les pays tempérés et dont les traits, quand ils sont forcés, confinent à la scrofule et au rachitisme. Il s'agit pour l'acclimaté d'une simple prédominance du système lymphatique et de son fonctionnement, avec de la dilatation des vaisseaux, de l'hyperplasie fréquente des ganglions et la facile disposition des uns et des autres à être envahis par les inflammations répétées (2). »

Dans ces conditions on peut admettre que le système lymphatique des indigènes, ou des blancs indigénisés héréditairement ou directement par le fait du climat, devient plus accessible aux infections parasitaires banales ou spéciales aux pays que nous avons énumérés.

Cette notion de pathologie générale, adaptable du reste à toutes les maladies, nous amène à conclure comment, dans l'espèce, le climat est susceptible de créer le terrain.

Il ne saurait plus être question aujourd'hui d'invoquer le paludisme comme un facteur étiologique des maladies lymphatiques endémiques. Trop de raisons vont à l'encontre de cette doctrine complètement abandonnée pour qu'il nous paraisse utile d'insister. Les pays les plus atteints, comme les îles de l'Océanie, sont presque tous indemnes de paludisme.

(1) Celle, Hygiène pratique des pays chauds.
(2) Mazaé-Azéma, *loc. cit.*

**Influence de la Race.** — Toutes les races peuvent être atteintes, particulièrement les races colorées, pour des raisons qui tiennent plus à l'adaptation au milieu et à l'inobservation des règles de l'hygiène qu'à la race elle-même. Les métis, moins atteints que les races primitives, le sont plus que les blancs créoles. A ce point de vue, l'observation que nous avons faite aux Antilles et à la Guyane semble en contradiction avec ce que Mazaé-Azéma a observé à la Réunion : pour cet auteur, le créole blanc d'origine européenne présente un degré de réceptivité plus marqué que les indigènes ; exception faite cependant pour les créoles blancs habitant les hauts plateaux de l'île. Cette observation de Mazaé-Azéma tient peut-être à ce fait qu'il existe encore à la Réunion toute une classe de blancs très fortement indigénisée « les petits blancs ». Ces petits blancs ont à peu près disparu des Antilles, on n'en rencontre plus que fort peu vivant uniquement dans les localités à altitude élevée.

D'après ce même auteur, la race éthiopienne semblerait jouir d'une véritable immunité. Les Cafres du Mozambique importés à la Réunion seraient rarement atteints. Nos observations personnelles sont absolument contradictoires de celles de Mazaé-Azéma. Du reste nous avons vu que la maladie sévissait en Mozambique et sur tout le littoral de l'Afrique.

Dans certains cas, l'assuétude de l'Européen à faire de la lymphangite endémique se manifeste assez vite. Nous avons dû renvoyer de la Guyane en Europe un jeune fonctionnaire européen qui, après moins de trois ans de séjour, présentait un commencement d'éléphantiasis des parties génitales. Le plus souvent un degré d'indigénisation beaucoup plus avancé est nécessaire. Hercouet (1) rapporte l'observation d'un colon français établi à Taïti depuis trente ans et qui était atteint d'éléphantiasis tout comme un indigène. On pourrait du reste multiplier les citations de ce genre.

L'immunité de l'Européen est donc loin d'être absolue. A la Guyane nous avons vu l'affection prendre les allures d'une véritable maladie familiale. Ce qui vérifie dans une certaine mesure l'hypothèse de la pseudo-diathèse lymphatéxique et peut également s'expliquer par ce fait que tous les membres de la famille pratiquent une hygiène identique et sont exposés à se transmettre plus facilement les filaires dont ils sont porteurs.

Les influences de l'*âge* et du *sexe* ne présentent vraiment pas un grand intérêt ; il sera plus à propos d'en parler quand nous décrirons les manifestations en particulier.

La violation des règles de l'hygiène, les plaies qui créent des

(1) Hercouet, Thèse de Paris, 1880.

portes d'entrée aux infections, jouent un rôle important dans l'étiologie de la maladie.

Certains traumatismes fermés ont été le point de départ d'accès de lymphangite chez des sujets prédisposés. On a vu des crises d'hématochylurie se déclarer après une chute, à la suite d'un effort ou de surmenage.

**Infections**. — Toutes les influences que nous venons d'énumérer ne font, le plus souvent, que préparer le terrain aux infections et les faciliter.

Il a été déjà longuement question des filaires et de l'infection filarienne.

Nous avons déjà dit ce qu'il fallait penser du rôle des filaires et nous aurons souvent l'occasion d'en reparler dans le cours de cette étude. Il est probable qu'à l'action mécanique d'obstruction produite par l'embolus filarien doivent s'ajouter des phénomènes irritatifs causés par la présence des filaires et presque certainement par les toxines qu'elles secrètent.

Tous les microbes susceptibles de déterminer des poussées de lymphangite peuvent entrer en scène, le plus souvent en s'associant, et notamment le streptocoque et le staphylocoque, dont la présence a été signalée, d'une façon à peu près constante, dans la lymphe puisée dans la région malade, au moment des accès de lymphangite. Nous parlerons, à propos de l'éléphantiasis, du cocco-diplocoque que Le Dantec considère comme spécifique de cette affection. D'autre part, Dufougéré à la Martinique a signalé, dans les lymphangites (1) endémiques des pays chauds, la présence d'un cocco-diplocoque siégeant de préférence dans les voies lymphatiques, auquel il donne le nom de lymphocoque (2). Ce lymphocoque, qui est identique au dermocoque de Le Dantec, se rencontre chez les sujets atteints ou non d'éléphantiasis.

En résumé, nous sommes amené à admettre, conformément à l'observation des faits, que les lymphatexies dites endémiques, avec des symptômes et des lésions anatomiques identiques, relèvent de causes variées ; les unes, en quelque sorte banales, non spécifiques, se rencontrent sous tous les climats, mais agissent avec une intensité et une fréquence d'autant plus grandes qu'elles trouvent chez les sujets habitant les pays tropicaux un terrain admirablement préparé ; les autres, réellement spécifiques, sont constituées par des infections filariennes et toutes leurs conséquences. Nous pouvons ajouter que dans un très grand nombre de cas tous ces éléments étiologiques se trouvent étroitement associés.

Comme on le voit, l'étiologie et la pathogénie des affections qui

(1) Dufougéré, Eléphantiasis, ses rapports avec la lymphangite endémique des pays chauds, Paris, 1907.

(2) Eléphantiasis exotique et éléphantiasis nostras. (*Caducée*, 17 août 1907.)

nous occupent sont assez complexes. L'étude spéciale de chacune de ces manifestations nous permettra de mieux élucider cette partie de la question.

**2° Anatomie pathologique. — Altérations du système lymphatique.** — Les éléments d'étude se résument dans quelques autopsies et dans les constatations faites pendant les interventions opératoires pratiquées sur l'appareil génital externe et la région inguino-scrotale.

C'est le système lymphatique du segment inférieur du corps à partir du canal thoracique qui semble le plus particulièrement intéressé. Cependant, le canal thoracique lui-même a été trouvé distendu et considérablement altéré. L'observation des anatomo-pathologistes a porté plus particulièrement sur le système lymphatique urinaire et la chaine ganglionnaire entourant les gros vaisseaux du bassin. Ces altérations se continuent directement avec celles de la région inguino-scrotale. Les lymphatiques du mésentère sont également altérés, ce qui permet d'expliquer les ascites chyleuses.

Les auteurs sont muets sur les lésions du système lymphatique génital interne de la femme. Il semble qu'aucune constatation anatomique, pas plus que clinique du reste, n'ait été faite touchant ces organes. Il serait cependant intéressant de faire des recherches dans ce sens, étant donnée la fréquence des lésions génitales chez l'homme.

Bien que les autopsies ne fassent pas mention, le canal thoracique excepté, de l'état des lymphatiques du segment supérieur du corps, ils doivent être forcément intéressés puisque l'on constate, plus rarement il est vrai, de la lymphangite des seins et des membres supérieurs et même du tronc et de la tête, avec ou sans éléphantiasis.

L'excellente planche de Mackenzie (fig. 71) (1), que reproduisent du reste tous les auteurs permet de se rendre parfaitement compte de l'aspect pathologique que présente le système lymphatique du tronc. Tous les lymphatiques abdominaux et pelviens forment une énorme varice (Manson), dans laquelle vaisseaux et ganglions sont confondus. Fennick, qui a pratiqué l'autopsie, a trouvé le canal thoracique englobé dans une masse inflammatoire. Les lymphatiques du sein contenaient même des calculs.

Mazaé-Azéma nous donne également la description des autopsies pratiquées par lui. « Après avoir renversé les viscères thoraciques, écarté les intestins et décollé le péritoine de la paroi abdominale postérieure, on voit le long de la colonne vertébrale,

(1) *Transact. of path. Soc.*, London, 1882.

de chaque côté, une masse noueuse et pelotonnée. » Cette altération avait déjà été décrite par Amussat et Trélat. « Les conduits entrelacés sans ordre apparent forment des masses arrondies, allongées, de 7 à 10 centimètres de circonférence... Les ganglions iliaques et lombaires ont disparu confondus dans la masse variqueuse.... les tuniques des vaisseaux sont énormément distendues, les valvules ne forment plus que de simples plis. »

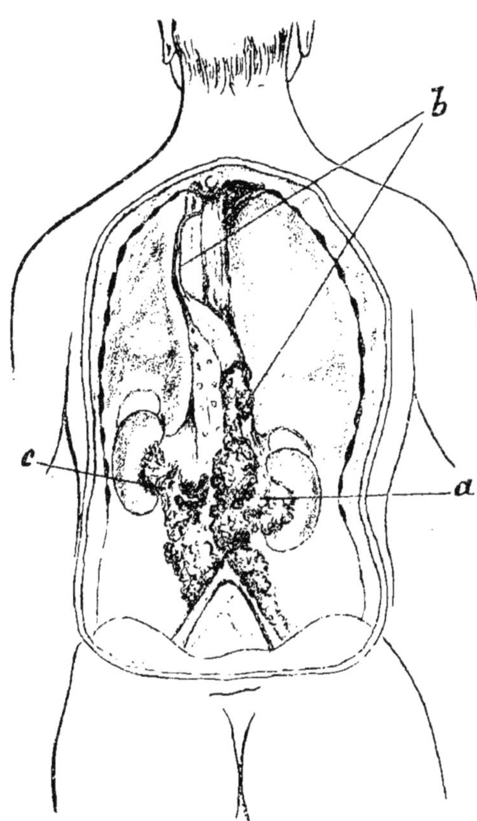


Fig. 71. — Lymphatiques.

Dans un cas de Ponfick rapporté par F. Roux « on a vu tous les lymphatiques abdominaux distendus par une matière sanglante d'un rouge foncé. Les ganglions abdominaux présentaient la même teinte et leur tissu était analogue à celui de la rate ».

Les interventions chirurgicales ont permis au professeur Le Dentu de constater que les vaisseaux altérés et dilatés de la région inguino-scrotale se continuaient avec les lymphatiques iliaques malades, comme l'avait déjà vu Mazaé-Azéma. Bien plus, le chirurgien de l'Hôtel-Dieu put faire cette constatation nouvelle que le processus pathologique donnait naissance à de véritables lymphangiomes susceptibles de s'engager dans le canal inguinal. Nous parlerons plus loin de ces tumeurs.

Une des manifestations les plus intéressantes de l'endémie qui nous occupe est l'*Adénolymphocèle*. La tumeur est anatomiquement très bien connue, grâce aux travaux de Th. Anger, Le Dentu..., etc.

L'adénolymphocèle s'observe à l'aine; elle se manifeste également à l'aisselle (Scheube), à la paroi abdominale (A. Le Dentu), à la fesse (Terrier); quelquefois on constate sa présence simultanément dans deux ou plusieurs de ces régions.

Les interventions opératoires ont facilité singulièrement l'étude anatomo-pathologique de ces tumeurs lymphatiques. Nous empruntons en grande partie à la thèse de R. Le Dentu ce qui à trait à cette intéressante question.

L'adénolymphocèle de l'aine est la plus fréquente ; elle siège le plus souvent à gauche (Mazaé-Azéma). Elle est située dans le triangle de Scarpa, superficielle ou profonde, selon le siège

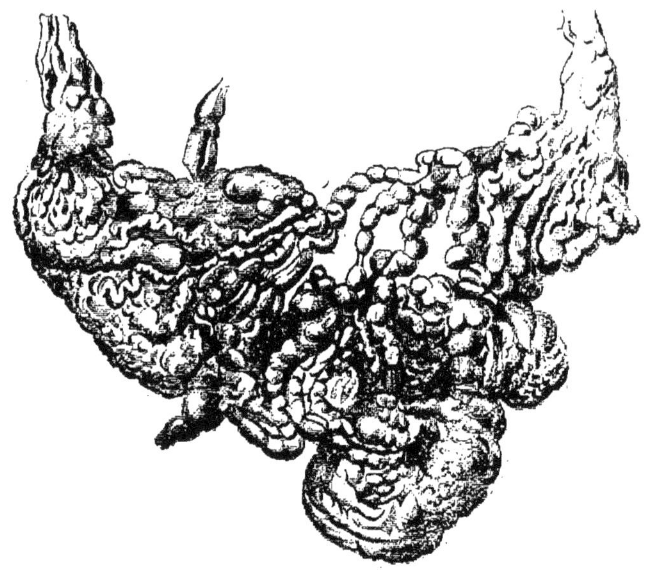

Fig. 72. — Ectasie des vaisseaux lymphatiques faisant partie d'un ganglion inguinal (musée Dupuytren).

anatomique de ou des ganglions malades. Ce qui frappe tout d'abord quand on dissèque la tumeur, « c'est l'atmosphère graisseuse qui l'entoure et qui pourrait prêter à la confusion avec un lipome (1) » (R. Le Dentu). La graisse une fois enlevée, la tumeur paraît bosselée, à contours nets, et semble constituée par un amas de canaux noueux et pelotonnés. L'atmosphère graisseuse est moins épaisse quand la tumeur est volumineuse. En progressant, elle contracte des adhérences avec les parties voisines, et surtout avec la peau.

Les adénolymphocèles intéressent tous les groupes des ganglions de l'aine ; elles présentent deux pédicules constitués par les vaisseaux afférents et efférents.

Celles constituées aux dépens des gnaglions inguinaux supérieurs internes et externes présentent un pédicule inférieur à la partie supéro-externe du scrotum, juxtaposé au cordon sperma-

(1) *Société de chirurgie*, 1894.

matique et un pédicule supérieur, qui s'engage dans le canal crural.

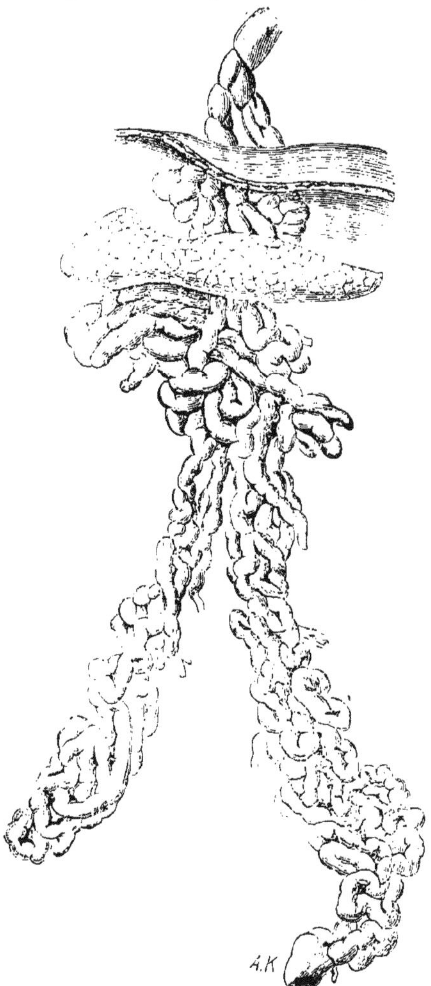


Fig. 73. — Système lymphatique abdominal dilaté (Musée Dupuytren).

Les tumeurs développées aux dépens des ganglions inférieurs ont un pédicule inférieur qui se continue avec les lymphatiques de la cuisse, et un supérieur qui s'engage également dans le canal crural (A. Le Dentu) (1). Ainsi se trouve établie par ces pédicules supérieurs la continuité avec les lésions des lymphatiques du bassin et de l'abdomen.

Nous avons dit que la tumeur était constituée par un amas de canaux noueux et flexueux. Ce sont les vaisseaux lymphatiques du ganglion. Ces vaisseaux, repliés sur eux-mêmes, présentent 2 à 3 millimètres de diamètre (Nélaton).

La tumeur est circonscrite par une enveloppe interposée entre les lobes (Th. Anger). Cette enveloppe est épaisse, résistante et perforée par de gros troncs dilatés. Il existerait, d'après Anger, une deuxième enveloppe, plus externe, fine, lâche et sillonnée de vaisseaux sanguins, envoyant des expansions qui se confondent avec la tunique propre des lobes.

Le parenchyme est mou et laisse écouler un liquide opalin et lactescent, qui est de la lymphe.

Ce parenchyme est constitué « par une série d'alvéoles arrondis, ouverts les uns dans les autres et qui simulent à s'y méprendre une trame érectile. Dans cette masse spongieuse, les sinus de la substance tubuleuse, rectilignes et concentriques, se distinguent encore, au moins au début, des canaux irréguliers et anastomosés de la substance médullaire (2) » (Lejars).

(1) *Bulletin de la Société de chirurgie*, 21 décembre 1898.
(2) LEJARS, in *Traité de chirurgie*, de DUPLAY et RECLUS, 1890, t. I.

Tous ces sinus restent béants à la coupe, leur paroi est épaissie. La masse centrale apparaît comme formée d'un tissu conjonctif creusé de larges lacunes lymphatiques et percée de vaisseaux de même nature à parois sclérosées (R. Le Dentu).

Le Dr Petit, chef de laboratoire de l'Hôtel-Dieu de Paris, a rencontré, dans le stroma conjonctif, des nodules de lymphocites assez volumineux et des cellules embryonnaires éparses entre les fibres.

En résumé : « L'Adénolymphocèle est une altération subie par les ganglions dans leur aspect et leur structure. Ce qui domine dans cette altération, c'est la dilatation variqueuse des vaisseaux

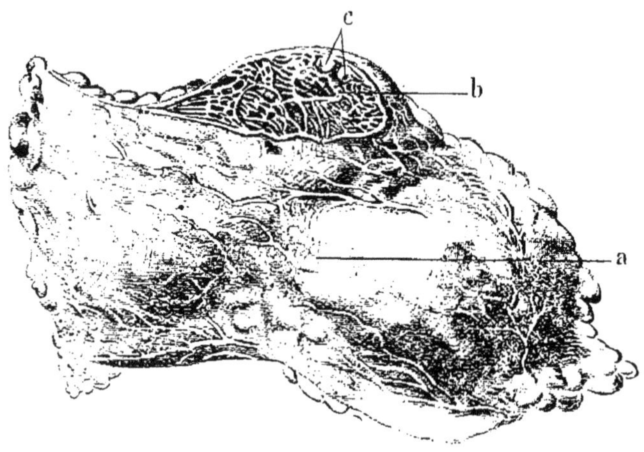


Fig. 74. — Tumeur variqueuse des glandes lymphatiques de l'aine. — *a*, enveloppe lumineuse et vaisseaux ; *b*, coupe d'une glande ; *c*, deux petites concrétions jaunâtres. Grandeur naturelle (Nélaton).

lymphatiques de ces ganglions et l'hypertrophie de leurs parois. Autour de ces vaisseaux, on trouve en général du tissu réticulé et caverneux provenant de la transformation du tissu ganglionnaire. » (R. Le Dentu.)

Les *varices lymphatiques superficielles* sont caractérisées anatomiquement par la dilatation permanente des réseaux lymphatiques superficiels ; quand elles intéressent le derme, par la présence de vésicules transparentes susceptibles, en se rompant, de donner lieu à des lymphorragies. Ces ectasies sont excessivement fréquentes dans les manifestations pathologiques endémiques qui nous occupent. Ce sont des dilatations de même ordre qui, en se rompant dans les cavités vicérales, produisent les épanchements chyleux, et surtout l'hématochylurie.

Rindfleisch (1), dont la description semble la plus exacte, présente la lésion comme la conséquence d'une dilatation partielle du

(1) Rindfleisch, Traité d'histologie pathologique.

réseau superficiel sous-papillaire des lymphatiques. Les vésicules sont recouvertes par l'épiderme et le corps papillaire ; elles siègent soit à la base des papilles, soit entre elles, soit dans les papilles elles-mêmes. Ce sont elles qui, dans le lympho-scrotum, apparaissent sous la forme de petits boutons filtrants. La surface interne de ces vésicules est tapissée de cellules endothéliales ordinaires.

On a constaté que, du fond de la vésicule dermique, partait un canal plus ou moins distinct, s'abouchant avec le réseau lymphatique superficiel (Delobel) (1).

A côté de ces lésions on trouve une dilatation des petits vaisseaux sanguins.

Dans tous les cas, les rapports de ces vaisseaux avec les parois des vésicules sont très intimes ; ils peuvent les traverser et y faire saillie, ce qui explique parfaitement pourquoi le contenu des cavités devient parfois sanglant (Chipault).

Comme il est probable que des lésions similaires existent dans le système lymphatique altéré des viscères, cette constatation, intéressante à retenir, explique, dans une certaine mesure, l'hématurie qui accompagne si souvent la chylurie.

Les *varices tronculaires* sont plus ou moins marquées. La dilatation peut aller jusqu'au volume d'une plume d'oie. Les troncs superficiels, comme les profonds, peuvent être dilatés. Ces dilatations sont circonscrites ou diffuses, dilatations cylindroïdes de Binet et Follin (Lejars) (2).

Les parois vasculaires sont épaissies d'une façon plus ou moins régulière. Th. Anger signale l'hypertrophie de la tunique musculaire. Maitland et Manson ont constaté que, la poussée inflammatoire disparue, les troncs lymphatiques restaient épaissis et présentaient de petites dilatations kystiques dans lesquelles on rencontre des filaires enroulées tantôt vivantes, tantôt mortes.

Nous avons pris comme type les lésions du système lymphatique des membres inférieurs. Il va sans dire qu'elles se constatent également aux membres supérieurs, où elles sont cependant plus rares et moins développées, bien que Tribondeau (3) ait constaté que les ganglions sus-épitrochléens soient susceptibles de prendre un développement considérable chez les indigènes des îles de la Société.

Les adénolymphocèles qui se développent dans le creux de l'aisselle ne sont jamais aussi volumineux que ceux du triangle de Scarpa.

Les auteurs sont muets touchant les lésions des ganglions et

(1) Delobel, Contribution à l'étude des lymphangiectasies endémiques. Th. de Paris, 1902.

(2) Lejars, *loc. cit.*

(3) Eléphantiasis du membre supérieur (*Arch. de méd. navale*, 1900, p. 107).

des lymphatiques du cou. Ils publient cependant quelques observations d'éléphantiasis de la face.

Le *varicocèle lymphatique* présente, au point de vue anatomique, un très grand intérêt, en raison de ses connexions étroites avec les altérations testiculaires, dont nous nous occuperons ultérieurement.

La dilatation du cordon débute immédiatement au-dessus du testicule et gagne peu à peu le canal inguinal (Moty) (1).

Le varicocèle est souvent bilatéral, et se continue nécessairement avec les lésions similaires intra-abdominales, quand elles existent, ce qui est le cas le plus fréquent.

D'après Moty et Audain, R. Le Dentu résume comme suit l'anatomie pathologique du varicocèle lymphatique : « On voit des vaisseaux lymphatiques volumineux s'engager dans le canal inguinal. Ils sont pelotonnés sur eux-mêmes, très flexueux, plus dilatés en certains points qu'en d'autres, de telle sorte qu'ils prennent parfois un aspect moniliforme. Leur dilatation diminue en allant vers le testicule. L'obstruction agit surtout dans la partie supérieure des troncs et ce sont les vaisseaux dilatés à ce niveau qui forment la tumeur proprement dite. On peut voir, en les séparant les uns des autres, que leur longueur a parfois doublé. Audain en a mesuré de 55 centimètres. »

Le *lymphangiome pédiculé inguino-scrotal* a été décrit pour la première fois par le professeur Le Dentu, au congrès de Moscou de 1897 (2). Depuis, plusieurs autres observations ont été produites soit par le professeur Le Dentu, soit par d'autres auteurs.

Ces lymphangiomes, ressortissant à la filariose, d'après ces auteurs, sont constitués par des vaisseaux lymphatiques dilatés présentant une identité absolue avec les lymphangiomes congénitaux.

Macroscopiquement, la tumeur est formée par une masse irrégulière, de volume variable, présentant un aspect graisseux gris rosé, semblable à une portion d'épiploon. Adhérente le plus souvent aux éléments du cordon, la tumeur peut en être détachée par la dissection. Elle est formée par l'agglomération d'un grand nombre de cordons enroulés et de bosselures, laissant échapper à l'incision, un liquide lactescent. Parfois elle est accolée à une hernie véritable; il existe toujours du varicocèle lymphatique.

L'examen histologique permet de constater que le volume des vaisseaux varie de quelques μ à quelques millimètres. Ils sont tapissés d'un endothélium très net, et leurs parois, le plus souvent imparfaites, sont formées surtout d'éléments conjonctifs que perforent les leucocytes.

(1) Moty, Revue de chirurgie, 1892.
(2) Le Dentu, *loc. cit.*

Autour des vaisseaux apparaissent des cavités caverneuses qui limitent des cloisons dirigées dans tous les sens, en forme de treillis irrégulier. On rencontre çà et là, sur ces cloisons et dans les voies lymphatiques, de rares amas de cellules formées de tissu réticulé dont les mailles sont occupées par des lymphocites » (R. Le Dentu, d'après le Dr Petit).

Il s'agit bien d'une néo-formation de vaisseaux lymphatiques, et non pas de simples paquets de lymphatiques dilatés venant faire hernie dans le canal.

« Je peux affirmer, dit le professeur Le Dentu (1), que ces lymphangiomes n'ont pas un pédicule inférieur; ils ont seulement un pédicule supérieur dont je ne suis pas en mesure d'indiquer le point d'attache supérieur, n'ayant pas pu, au cours de mes opérations, attirer ces tumeurs assez bas pour l'apercevoir. Je suis réduit à supposer qu'elles sont formées par des grappes de vaisseaux lymphatiques du cordon ou de ceux de la fosse iliaque interne... Ce sont bien des tumeurs descendues à l'extérieur, qui se réduisent en masse comme certaines hernies et dans la constitution desquelles il n'entre que des vaisseaux lymphatiques. Ce sont des lymphangiomes purs, comme l'indiquent leurs caractères microscopiques, donnés par le Dr Petit. »

On peut se demander si les lymphangiomes considérés comme ressortissant à la filariose, en tout semblables aux lymphangiomes congénitaux, ne sont pas, dans un certain nombre de cas, des tumeurs congénitales nées sous l'influence de cette sorte de diathèse lymphatexique dont Corre a émis l'idée.

Quant aux lésions anatomiques de la glande séminale et de la peau, elles seront étudiées avec l'éléphantiasis. Nous avons voulu ici résumer surtout les lésions initiales du système lymphatique génératrices des multiples manifestations pathologiques qui constituent les lymphangites endémiques ou filariennes, ou mieux les lymphatexies.

3° **Hématologie.** — Les données que nous possédons touchant l'étude hématologique chez les filariens sont assez peu précises. Nous croyons cependant utile de les résumer.

Bezançon et Labbé (2) concluent, d'après les travaux de nombreux auteurs, que, chez les filariens, le nombre des éosinophiles varie de 4 à 8 p. 100, que celui des polynucléaires est normal et qu'il existe souvent une légère hyperleucocytose.

Remlinger a trouvé jusqu'à 70 p. 100 d'éosinophiles chez un porteur de filaires, atteint de chylurie.

L'éosinophilie disparaîtrait quand la filaire meurt et disparaît du sang.

(1) Le Dentu, *Bulletin et mémoires de la Société de chirurgie*, 1898, p. 1147.
(2) Bezançon et Labbé, Traité d'hématologie.

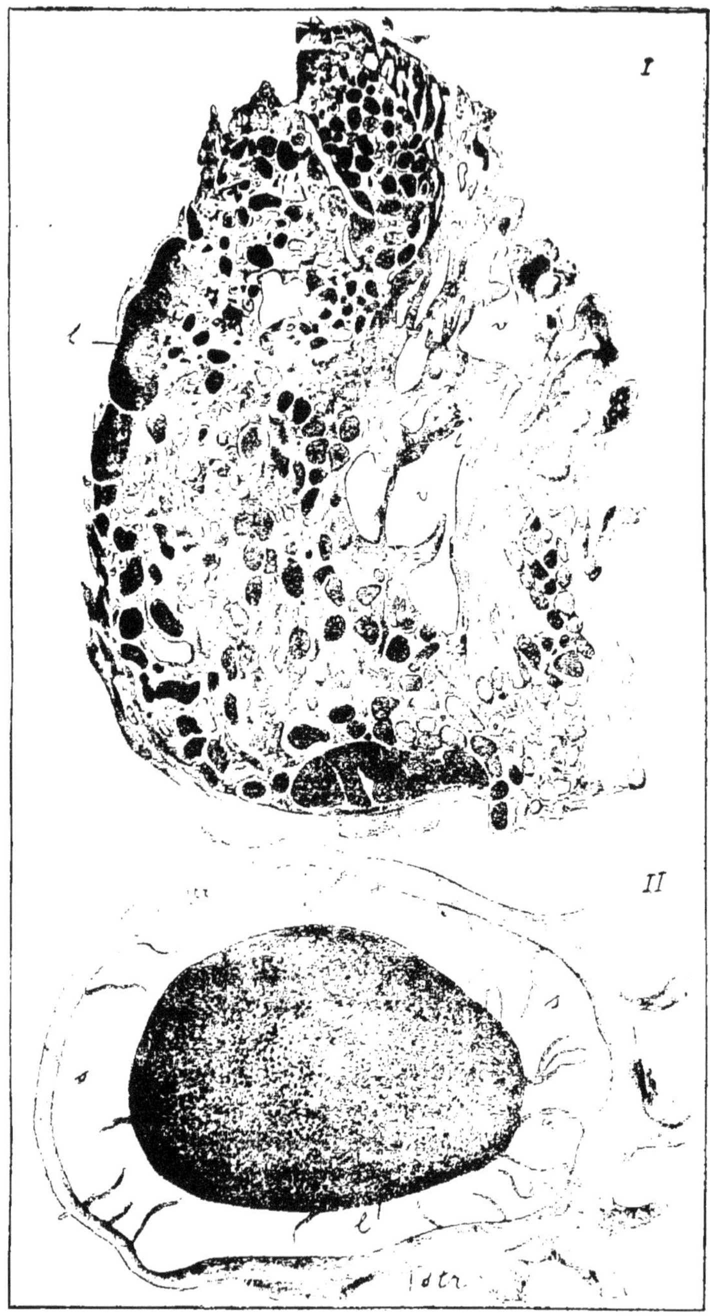


Fig. 75.—I) Vue d'ensemble d'une des masses. (Injection au mélange osmio-picro-argentique de Renaut. Carmin aluné.) La masse est formée d'un stroma fibreux peu développé, renfermant des cordons de tissu lymphoïde (*l*) et creusé de larges vaisseaux lymphatiques (*v*), tapissés d'endothélium (Gross. = 4). — II) Un cordon de tissu lymphoïde (*l*) entouré de son sinus lymphatique (*s*) et relié au stroma (*str*) par des tracules (tr.) Même technique que ci-dessus (Gross. = 40).

Ricot(1), qui a examiné le sang d'un grand nombre de filariens, arrive sur bien des points à des conclusions différentes.

Pour cet auteur, la formule leucocytaire varie selon que l'on examine le sang dans l'intervalle des accès ou pendant les accès.

Dans l'intervalle des accès, la numération et le rapport globulaires sont normaux et ne présentent entre eux et pour un même malade aucune différence nocturne ou diurne.

L'hyper ou l'hypoleucocytose, quand on l'observe dans ces conditions, relève d'un état pathologique concomitant.

L'éosinophilie est constante (5 à 15 p. 100). Les éosinophiles peuvent être exceptionnellement et momentanément en quantité normale.

Ils augmentent de nombre aux dépens des mononucléaires et surtout des polynucléaires neutrophiles.

Pendant l'accès, il y a hyperleucocytose et exceptionnellement de la leucopénie.

Cette leucopénie est sous la dépendance d'une autre cause que l'accès.

L'hyperleucocytose disparaît à la fin de l'accès.

Les éosinophiles disparaissent tardivement et leur retour peut être précoce. Plusieurs heures après le début de la fièvre, on peut encore trouver des éosinophiles, ceux-ci reparaissent avant même la chute complète de la température.

D'après Ricot, cette particularité, lorsqu'elle se produit, doit faire soupçonner la présence de la filaire comme agent étiologique.

La polynucléose est constante et marquée. Elle disparaît à la fin de l'accès, s'il n'existe pas de phénomènes inflammatoires secondaires et persistants. Dans le cas où elle se montre, elle ne disparaît qu'avec eux.

Pas plus pendant que dans l'intervalle des accès, il n'y a de différence, pour un même malade, entre les formules leucocytaires nocturne et diurne.

Nous aurons l'occasion de revenir sur la formule leucocytaire, chez les filariens, quand nous parlerons des différentes manifestations de la maladie.

4° **Pronostic.** — Comme nous le verrons en étudiant cliniquement chacune des manifestations en particulier, leur *pronostic*, qu'elles soient filariennes ou non, est excessivement variable. En ce qui touche la présence des embryons, et plus particulièrement des filaires adultes dans l'organisme, nous croyons qu'il existe encore bien des obscurités sur la gravité des accidents que ces parasites peuvent déterminer.

(1) RICOT, *loc. cit.*

Quel est le médecin colonial qui ne s'est pas trouvé, chez des filariens avérés ou non, en présence d'accidents d'une extrême gravité, souvent suivis de mort, que, faute d'une explication plausible, on s'empresse de mettre sur le compte du paludisme pernicieux, parce qu'il faut donner une explication à l'entourage, ou se la donner à soi-même?

Simond s'est demandé bien souvent si la filariose ne devait pas être mise en cause (communication orale); et nous restons convaincus avec lui et avec Manson qu'en cherchant bien, en pratiquant des autopsies minutieuses, on trouverait l'explication de ces décès inexpliqués, en constatant la présence de filaires adultes dans les organes vitaux, et particulièrement dans les cavités du cœur. Manson parle d'abcès filariens intra-abdominaux ou intra-thoraciques susceptibles d'entraîner des accidents mortels. Il en sera question plus loin.

Nous ne saurions trop appeler l'intention des médecins coloniaux sur ce problème, si intéressant, de la pathologie exotique.

Les différentes manifestations pathologiques exotiques groupées, comme dérivant d'une étiologie et d'une pathogénie identiques, sous les dénominations de lymphangite endémique des pays chauds, de maladies lymphatiques endémiques, de lymphatéxies, de filariose, etc., sont :

1° Les lymphangites et les abcès lymphatiques endémiques;

2° Les tumeurs déterminées par la dilatation des ganglions et des vaisseaux lymphatiques : l'adénolymphocèle, le varicocèle lymphatique, le lymphangiome pédiculé inguino-scrotal;

3° Les lymphorragies internes ou viscérales et les lymphorragies externes : *a*) la chylurie ou l'hématochylurie, l'hydrocèle chyleuse, les épanchements chyleux susceptibles de se produire dans l'abdomen, ascite chyleuse; dans le thorax, pleurésie chyleuse, etc., l'hydrocèle chyleuse; *b*) les lymphorragies diverses des bourses et des membres le plus souvent atteints d'éléphantiasis, lymphoscrotum, etc.;

4° Les éléphantiasis des membres, du scrotum et du testicule, des seins... et des différentes parties de la peau.

Nous n'entendons nullement, en faisant cette énumération, donner une classification méthodique. Il s'agit, au fond, d'une même maladie dont les manifestations multiples sont solidaires les unes des autres. Bien qu'elles peuvent se rencontrer isolées ou le plus souvent groupées chez un même sujet, il nous paraît plus commode, pour l'étude clinique, de les envisager séparément. Les considérations générales qui ont été longuement exposées suffisent pour marquer les liens étroits qui unissent toutes ces manifestations.

## 1. — LYMPHANGITE ET ABCÈS LYMPHATIQUES ENDÉMIQUES

### A. — *LYMPHANGITE ENDÉMIQUE*

Sous cette dénomination nous entendons décrire les poussées inflammatoires intéressant le système lymphatique superficiel ou profond chez les individus habitant les pays chauds. Ces poussées, presque toujours sujettes à répétition, évoluent avec des symptômes généraux plus ou moins bruyants. Elles marquent le début des maladies endémiques du système lymphatique, les accompagnent et les aggravent une fois qu'elles sont constituées.

Sous les noms de lymphangite pernicieuse, d'érisypèle de Rio, d'érisypèle blanc, de lymphatite, les médecins brésiliens ont décrit tout un groupe d'états morbides, presque toujours très graves, caractérisés par un appareil fébrile intense, des symptômes généraux inquiétants et des manifestations inflammatoires du système lymphatique superficiel et profond.

La lecture attentive de ces travaux, qui du reste ne concordent pas toujours, conduit à cette conclusion qu'il ne s'agit pas de maladies spéciales au Brésil, mais de manifestations endémiques analogues à celles que l'on observe dans les pays chauds ou même en Europe.

On retrouve dans les observations des brésiliens des cas de lymphangite infectieuse grave semblable à celle que l'on observe partout; des lymphangites analogues à celles décrites par Mazaé-Azéma, observées par lui à la Réunion ou par d'autres dans différentes localités; des érisypèles vulgaires localisés ou non, parfois à forme gangréneuse; des érisypèles éléphantiasiques, parfois même des accès pernicieux palustres accompagnés de déterminations lymphatiques qui, elles, n'ont rien de paludéen. Nous nous sommes même demandé s'il ne s'est pas agi quelquefois d'épidémies de peste méconnues (1).

Le Dr Rego donne la description suivante d'une épidémie de lymphangite pernicieuse observée par lui en 1871. «Parfois la maladie débutait par une simple tuméfaction circonscrite à un petit espace et surmontée d'une tache *rouge plus ou moins foncée*. Le deuxième et le troisième jour éclatait un état très grave et mortel, caractérisé par une diarrhée séreuse ou bilieuse, de l'agitation suivie d'oppression précordiale, de refroidissement partiel ou général avec lividité des extrémités, des sueurs froides abondantes et une soif insatiable. Le malade succombait au bout de quelques

(1) Les lymphangites pernicieuses de Rio de Janeiro, d'après le Dr Claudio da Silva et les documents brésiliens (*Arch. de méd. navale*, t. XXXIII, p. 366).

heures, soit avec toutes ses facultés intellectuelles et dans une syncope, soit avec perte de l'intelligence, les yeux rouges, fixes et ternes; une expression de fureur sur le visage, enfin avec les symptômes d'une méningite aigue...

Parfois une simple *adénite dans l'aisselle*, avec tuméfaction de la racine des bras, suffisait pour entraîner les plus graves accidents et déterminer la mort du deuxième au cinquième jour, au milieu de symptômes typhiques rapides ; ces accidents simulaient plutôt les cas d'un véritable typhus que ceux d'une lymphangite proprement dite. »

N'est-on pas en droit de se demander si l'auteur n'a pas eu affaire à une véritable épidémie de peste, dont la méconnaissance était parfaitement possible à l'époque où il observait.

Il semble du reste que l'état sanitaire du Brésil se soit notablement modifié au point de vue de ces lymphangites endémiques vraies ou mal interprétées et cela surtout depuis que mieux renseigné sur la peste, on a pu déceler sa présence un peu de tous les côtés. Le Dr Afranio Peixoto s'exprime ainsi au sujet de la draconculose et de la filariose au Brésil : « Nos anciens ont observé un grand nombre d'éléphantiasis du scrotum, de la mamelle ; des urines chyleuses, des lymphangites..., etc., dus à la présence du parasite. La génération médicale actuelle a presque perdu la mémoire de ces affections. La cessation de la traite explique le manque d'importation de nouvelles filaires, mais une circonstance curieuse inexpliquée, c'est que le ver n'ait pu se reproduire au Brésil (1). »

Tout ce que nous venons de dire n'aurait plus alors qu'un intérêt historique. Il nous a paru cependant utile de montrer quelle confusion a régné dans cette question des lymphangites.

Nous avons vu que Mazaé-Azéma réunissait sous la dénomination de lymphangites endémiques toutes les maladies lymphatiques des pays chauds.

**SYMPTOMATOLOGIE.** — Les poussées de lymphangite peuvent être, avons-nous dit, superficielles ou profondes, légères, graves et même mortelles. Le siège de la maladie et ses différents degrés de gravité ont servi à établir des classifications qu'il ne nous paraît pas utile de conserver.

C'est souvent une première poussée de lymphangite aiguë qui avertit le malade de l'état de son système lymphatique et c'est en l'examinant que le médecin constate des lésions glandulaires passées jusque-là inaperçues.

En effet, sous l'influence des causes déjà énumérées, et probablement pour le plus grand nombre des cas de l'infection fila-

(1) AFRANIO PEIXOTO, Climat et maladies du Brésil (*Ann. d'hygiène et de médecine légale*), 1908, p. 375.

rienne, le système lymphatique, siège de la poussée aiguë, est déjà plus ou moins profondément altéré. Ces altérations se sont produites d'une façon lente et insidieuse, à l'insu du malade qui en a été à peine incommodé. Il s'agissait d'une véritable lymphangite chronique : « La lymphangite chronique filarienne, forme lente » (Audain) (1).

Le début de la poussée aiguë est marqué le plus souvent par des démangeaisons.

Qu'il s'agisse de premières atteintes de lymphangites, ou de poussées accompagnant d'anciennes lésions (adéno-lymphocèle, varicocèle ou éléphantiasis), le malade éprouve de la douleur, un sentiment de pesanteur et de tension qui l'avertissent que la crise va se produire. On constate alors des traînées de cordons rouges, marquant, sous la peau, la présence des vaisseaux lymphatiques importants; les ganglions correspondants sont douloureux, la région qui les avoisine est plus ou moins colorée; toute la poussée se borne à ces manifestations précédées par de légers frissons et accompagnées d'un appareil fébrile modéré (lymphangite intra-ganglionnaire circonscrite).

Dans d'autres cas, la rougeur se propage du côté du ventre, ou du scrotum, ou envahit tout ou partie de la circonférence du membre. Les parties deviennent rouges, bleuâtres, chaudes, tendues; en un mot, on a tout le tableau d'une lymphangite superficielle en nappe, d'une poussée d'érisypèle. Quand la région atteinte est éléphantiasiée, elle devient tendue, dure, œdémateuse et luisante, laissant suinter un liquide plus ou moins abondant.

Les douleurs sont intenses, profondes, plus ou moins vives selon l'étendue et la profondeur du territoire atteint. Elles se propagent parfois assez loin, donnant lieu, par exemple, à de véritables crises décrites sous le nom de coliques filariennes, quand les lymphatiques génitaux urinaires sont en cause.

Les symptômes généraux présentent une gravité proportionnelle à l'étendue du système lymphatique atteint et probablement aussi à la nature de l'infection. La fièvre est très élevée, précédée de violents frissons et accompagnée de troubles gastro-intestinaux, vomissements, embarras gastrique, etc... C'est la « crise » complète pour les malades qui nous occupent.

Dans certains cas, la fièvre et le frisson constituent les symptômes prédominants, et les symptômes locaux peuvent échapper, au moins au début de la crise, surtout si l'on n'est pas prévenu de la possibilité d'une poussée de lymphangite.

Au bout d'un certain temps, un deux ou trois jours, tout rentre dans l'ordre; soit presque brusquement, avec de la transpiration,

(1) AUDAIN, Pathologie intertropicale, doctrines et clinique. Port-au-Prince, 1904.

laissant toutefois les parties atteintes encore endolories et œdématiées; soit lentement, en même temps que la température baisse insensiblement. Après que la rougeur a disparu, les parties sont le siège de démangeaisons intenses et la peau se desquame. Ces deux phénomènes, démangeaison et desquamation, suivent d'une façon à peu près constante les poussées. La desquamation se fait par lamelles minces « comme du papier à cigarettes » (Tribondeau) (1).

Dans des cas heureusement fort rares, l'infection présente une singulière gravité et aboutit à la mort. C'est cette forme qui a été décrite par les Brésiliens sous le nom de lymphangite pernicieuse et par Mazaé-Azéma sous celle de lymphangite intra-ganglionnaire généralisée. Dans certaines localités des Antilles, elle est baptisée par le vulgaire « érisypèle remonté ». Cette dénomination répond à une idée de métastase, de localisation dans les viscères.

Cette forme mortelle semblerait plus fréquente à la Réunion que dans les localités où il nous a été donné de l'observer.

Parfois il existe déjà de la lymphangite qui prend subitement une allure grave; dans d'autres cas, l'accès débute brusquement par une vive douleur dans les ganglions, douleur qui finit par se localiser plus particulièrement d'un seul côté, où elle devient intolérable et arrache des cris au malade.

Elle franchit bien vite la zone ganglionnaire, monte dans la partie correspondante de l'abdomen et s'irradie vers les lombes et vers l'épigastre (coliques filariennes).

La palpation est intolérable. Le ventre est sensible, ballonné et douloureux à la pression (Amussat) (2).

La température monte rapidement à 40° et au-dessus; on peut compter jusqu'à 150 pulsations; la respiration est à 44 (Mazaé-Azéma et observations personnelles). La langue se dessèche, se fendille.

On constate rarement des vomissements et souvent de la diarrhée. D'après les auteurs, le malade présente des accidents typhoïdes très accusés.

En même temps, les régions envahies se recouvrent d'une nappe érisypélateuse, d'une coloration rouge, presque violacée et qui repose sur des tissus œdématiés. Tout le membre et même parfois la paroi abdominale sont envahis (Mazaé-Azéma).

Le malade, très agité au début, finit par tomber dans une véritable prostration. Les symptômes s'aggravent rapidement et la mort survient au bout de deux ou trois jours, quelquefois au bout

(1) Tribondeau, Notes sur l'éléphantiasis du membre supérieur (*Arch. de méd. navale*, t. LXXIV, 1900, p. 102).

(2) Amussat, d'après Breschet, le Système lymphatique. Th. de concours, 1836.

de cinq ou six jours. Dans ces cas, on constaterait de la suppuration dans les ganglions et dans la gaine crurale.

**ETIOLOGIE ET PATHOGÉNIE SPÉCIALES.** — Il reste peu de chose à ajouter à ce que nous avons déjà dit touchant l'étiologie de ces poussées de lymphangite, légères ou graves.

Il a été déjà question du rôle des filaires et du microbe de Dufougéré et de Le Dantec.

Sabouraud a démontré la nature infectieuse des lymphangites constatées chez les éléphantiaques. Dans le sang recueilli pendant les accès aigus, il a obtenu par culture en bouillon le streptocoque de Fehleissen pur. Une fois que le streptocoque a pénétré dans le système lymphatique, il reste à demeure dans la région où il a fait son apparition, y vit à l'état latent avec une virulence extrêmement atténuée; cette virulence peut subir des réveils à des degrés différents; ainsi s'expliqueraient les poussées répétées de lymphangite (Dominici).

Renoir (1) a découvert dans des cas similaires le pneumocoque à côté du streptocoque. Rappelons également que ces poussées de lymphangites se déclarent souvent à la suite d'un surmenage, d'un effort ou d'une infection peut-être surajoutée, dont la porte d'entrée est une plaie accidentelle ou chirurgicale.

Quoi qu'il en soit, les vaisseaux lymphatiques et les ganglions altérés, comme ils le sont parfois dans les pays chauds, favorisent et aggravent ces infections. C'est ce qui explique leur exceptionnelle gravité dans certains cas; les ganglions lymphatiques, du fait de ces altérations, ne remplissent plus leurs fonctions de filtration, arrêtent mal ou pas du tout les matériaux septiques. Des autopsies, et notamment celle d'Amussat, ont permis de constater la présence du pus, non seulement dans les tumeurs, mais aussi dans les troncs intra-abdominaux et dans la gaîne crurale, d'où il peut passer dans la circulation veineuse, et donner lieu aux accidents d'une véritable infection purulente, comme le fait a été constaté.

**DIAGNOSTIC.** — Le diagnostic de la poussée de lymphangite endémique ne présente presque jamais de difficulté, surtout s'il s'agit d'un sujet en puissance de la maladie. Il reconnaît lui-même et annonce la venue de sa crise habituelle.

S'il s'agit d'une première atteinte, le diagnostic sera un peu moins facile; le frisson peut faire penser au début à un accès paludéen, mais l'apparition de la traînée de lymphangite, la douleur et l'exploration des ganglions lèveront tous les doutes. Il faut penser à faire cette exploration, car la traînée lymphangitique n'est pas toujours immédiatement apparente et il peut arriver

(1) RENOIR, *Société de biologie*, avril 1907.

que les ganglions ne soient pas spontanément douloureux. Il faut avoir soin de scruter de l'extrémité des doigts, chez l'homme, les ganglions inguinaux du triangle de Scarpa; chez la femme, l'exploration portera plus particulièrement du côté des ganglions axillaires, les lymphatiques du sein ou du bras. On provoquera, à coup sûr, une douleur qui arrachera des cris au malade, même s'il est plongé dans le coma (Vinson) (1).

Comme nous l'avons déjà dit, il ne saurait plus être question de considérer les lymphangites pernicieuses comme étant d'origine palustre. En ce qui touche le diagnostic, le doute que peuvent faire naître au début le frisson, la fièvre, le délire, la soif vive, etc., disparaît bien vite, si l'on tient compte des antécédents et du développement des symptômes locaux.

Cependant, Mazaé-Azéma fait observer, avec raison, que, dans les pays où le paludisme règne à côté de la lymphangite endémique, il arrive, sous l'empire d'un accès paludéen, que les ganglions lymphatiques deviennent plus sensibles. Dans ce cas, il peut se produire une certaine indécision, qui ne présente du reste aucune importance, puisqu'il s'agit de cas circonscrits aux seuls ganglions, sans un très grand retentissement sur l'état général; l'examen du sang, qui permettra, le cas échéant, de découvrir l'hématozoaire, des embryons de filaires et d'autres éléments microbiens, constitue un excellent élément de diagnostic.

Nous avons dit que certaines épidémies de lymphangite pernicieuse observées au Brésil ressemblaient singulièrement à de la peste.

Aujourd'hui que l'on est plus familiarisé avec cette dernière maladie, la confusion ne semble plus possible. Cependant Thiroux (2) a cru devoir conclure des recherches faites à la Réunion que la maladie connue dans cette île sous le nom de *lymphangite infectieuse* est bien de la peste à l'état endémique, peste atténuée, mais constituant un véritable foyer.

L'examen des préparations de Thiroux, fait à l'Institut Pasteur de Paris, démontre effectivement que cet auteur y a observé des cas de peste, mais rien n'autorise à penser que les lymphangites endémiques, la maladie des glandes décrite par Mazaé-Azéma et Vinson soit réellement d'origine pesteuse, malgré quelques analogies cliniques. La lymphangite endémique étrangère à la peste existe aussi bien à la Réunion que dans les autres colonies, où il ne saurait être question de peste.

Cependant, les faits que nous avons signalés indiquent que la

(1) VINSON, Contribution à l'étude de la lymphangite grave. Maladie des glandes (*Arch. de méd. nav.*, 1877, p. 22).

(2) THIROUX. Rapport sur la lymphangite infectieuse de la Réunion (*Ann. d'hyg. et de médecine coloniales*, 1899, p. 513).

confusion est possible entre les deux maladies, notamment dans les pays qui voisinent avec les foyers de peste. Dans ces formes douteuses, l'examen microscopique d'un frottis de ganglions permettra de lever tous les doutes.

**PRONOSTIC.**— Les poussées de lymphangite endémique, même circonscrite, comportent toujours un pronostic sérieux; bien qu'elles ne compromettent que très rarement la vie, ces poussées ne président pas moins au développement de lésions chroniques, incurables du système lymphatique; elles aggravent ces lésions quand elles existent déjà.

Nous ajouterons que ces lymphangites ou érisypèles à répétition menaçant sans cesse le repos et la santé des individus, deviennent pour eux une véritable infirmité.

Les suppurations, rares sans doute, mais possibles, constituent une redoutable complication.

Quant aux lymphangites dites pernicieuses, elles comportent un pronostic dont la gravité est comparable aux infections septicémiques les plus sérieuses.

**PROPHYLAXIE. TRAITEMENT.** — Les sujets menacés ou déjà en puissance de la maladie lymphatique ne doivent pas, quand ils le peuvent, hésiter à retourner pour toujours dans les pays tempérés. Dans le cas où l'émigration en Europe n'est pas possible, les malades devront rechercher le séjour des altitudes élevées, conditions qui n'existent malheureusement pas dans tous les pays à endémie lymphatique. Les blancs indigénisés qui habitent ces altitudes et qui y font souche ne sont jamais atteints par l'endémie. Le séjour sur ces altitudes améliore toujours la maladie, souvent dans une mesure qui confine à la guérison.

Les malades doivent s'astreindre à une hygiène rigoureuse de la peau; à une propreté méticuleuse surtout des membres, du scrotum, de la vulve et des seins, ils doivent ajouter des moyens de protection susceptibles de mettre ces parties à l'abri de toute infection venant de l'extérieur.

Ils surveilleront avec soin leur alimentation. On leur conseille généralement d'en proscrire le poisson, les charcuteries, les viandes salées, les épices et l'alcool.

Dans le but de combattre la débilité et l'anémie, les médecins des pays tropicaux ont recours aux préparations martiales, aux toniques, à l'hydrothérapie ; l'huile de foie de morue est très souvent conseillée.

Personnellement il ne nous a pas paru que cette médication instituée dans le but de combattre le « lymphatisme tropical » ait une bien grande influence. Nous ferions volontiers une exception en faveur de l'hydrothérapie qui nous a paru efficace dans certains cas.

Le traitement local des poussées de lymphangite et d'érisypèle endémiques ne comporte aucune indication spéciale. Ces affections restent justiciables du traitement appliqué aux manifestations similaires dans les pays tempérés.

Le malade devra rester au repos absolu, dans la position horizontale.

Aux colonies on fera difficilement renoncer les patients à l'antique cataplasme de raquette et de farine de manioc, qui du reste les soulage certainement. On essaiera, cependant, de convaincre ces malades qu'il y a tout avantage à substituer à ces cataplasmes des lames d'ouate hydrophile imbibée d'un liquide chaud aseptique ou même antiseptique, recouverte d'une toile imperméable.

On arrive ainsi au même résultat, sans s'exposer à entretenir sur la partie malade des cultures microbiennes d'autant plus dangereuses que la peau est souvent le siège de varices dermiques rompues.

Dès le début, on obtient d'excellents résultats en pratiquant des pulvérisations antiseptiques le long des traînées de lymphangite et sur les parties atteintes d'érisypèle. Ces pulvérisations doivent être répétées plusieurs fois par jour.

On a employé avec un bénéfice à peu près égal : la solution faible d'acide phénique, de bichlorure de mercure au 1000e ; celle au 100e, préconisée par Talamon, n'est pas sans inconvénient, même quand la pulvérisation est de courte durée. Personnellement nous avons eu recours à la solution phéniquée qui a semblé donner d'excellents résultats. Nous en dirons autant de celle conseillée par Forgue et Reclus (1) :

| | |
|---|---|
| Phénosalyl | 10 grammes. |
| Acide salicylique | 2 — |
| Acide thymique | 50 cent. |
| Solution boriquée saturée | 1000 |

On peut également substituer les bains locaux phéniqués aux pulvérisations.

Le traitement local que nous venons d'indiquer est préférable, à notre avis, aux onctions de pommade mercurielle, très en honneur dans les colonies, ou de pommade iodoformée, dont l'application répugne beaucoup aux malades.

La sédation des accidents inflammatoires locaux serait obtenue dans une certaine mesure par l'application de la pommade au sulfate de fer au 10e (Lemoine).

Les applications de collodion iodoformé ne nous ont paru guère efficaces.

(1) FORGUE et RECLUS, Thérapeutique chirurgicale.

Quant aux scarifications suivies d'applications d'antiseptiques, préconisées par Kraske dans le traitement de l'érisypèle nostras, elles doivent être absolument bannies de la thérapeutique des lymphangites endémiques.

On ne compte plus les cas dans lesquels de simples mouchetures, pratiquées sur les parties éléphantiasiées atteintes d'érisypèle, ont provoqué des accidents mortels. Mazaé-Azema en signale et nous avons vu une gangrène mortelle des bourses se produire dans les mêmes conditions.

Dans le traitement général des poussées de moyenne gravité, nous nous sommes toujours bien trouvé de l'emploi des sels de quinine,associés ou non à l'antipyrine.

Cette médication qui certes n'a pas la prétention de faire avorter la crise, l'atténue notablement, diminue l'intensité des phénomènes généraux, fait baisser la température et soulage toujours le patient.

Un de nos malades atteint de poussées presque périodiques d'érisypèle, s'étant mis à l'usage méthodique et continu de la quinine, quinze jours par mois, a vu ses crises s'espacer et leur intensité diminuer.

Le régime lacté et les purgatifs légers trouvent parfaitement leur indication pendant la poussée.

Les accidents pyohémiques qui caractérisent les poussées de lymphangite dite pernicieuse réclament une médication des plus énergiques, malheureusement le plus souvent inefficace.

Le traitement local tel que nous l'avons formulé plus haut doit être renforcé, si possible. L'administration de la quinine à fortes doses, 1 gr. 50 à 2 gr., constitue la base du traitement général. On peut l'associer à la teinture d'aconit, qui aurait donné de bons résultats à Mazaé-Azéma.

On aura recours, si les circonstances le permettent, aux injections de sérum antistreptococcique. Jusqu'à présent ces injections ne semblent avoir donné aucun résultat.

On pourrait essayer, dans les cas moyens, le perchlorure de fer conseillé par Dubruel (1) contre l'éléphantiasis; ce médicament paraît avoir une certaine action contre les poussées de lymphangite. Dubruel conseille des doses assez fortes, 60 à 80 gouttes par jour ; 20 gouttes à la fois diluées dans l'eau et prises à intervalles aussi éloignés que possible des repas : « cette médication diminue la durée et la sévérité des crises de lymphangite ; son emploi régulier atténue les poussées subséquentes, les rend plus rares et finit par les faire disparaître pour une période indétermi-

(1) Dubruel, Essai thérapeutique de l'éléphantiasis arabum (*Bulletin de la Société de pathologie exotique*, 1909, p. 360).

née, variant de plusieurs mois à deux ans ou plus » (Dubruel).

Les bains tièdes, 25° à 30, nous paraissent préférables aux bains froids. Ils sont indiqués dans les formes hyperthermiques, qui sont les plus fréquentes.

Le lait, les boissons chaudes abondantes, les injections de sérum artificiel dans lesquelles on pourra dissoudre les sels de quinine faciliteront la diurèse et l'élimination des toxines.

On entretiendra la liberté du ventre au moyen de purgatifs légers et de lavages intestinaux.

Selon l'état des poumons et du cœur, les inhalations d'oxygène, la spartéine ou la caféine trouveront leur indication.

En résumé, il s'agit d'un traitement qui n'a rien de spécial à la maladie qui nous occupe, c'est celui mis en usage dans tous les pays contre les manifestations septico-pyohémiques.

## B. — *ABCÈS*

Les abcès lymphatiques endémiques sont de deux ordres : les uns prenant naissance sur le trajet des vaisseaux lymphatiques ou dans les ganglions ; ils sont la conséquence de la poussée de lymphangite, dont ils constituent une complication assez fréquente et assez souvent grave ; ils relèvent de la même étiologie, et n'ont rien de spécial. Les autres sont ceux que provoquerait dans le système lymphatique la présence des seules filaires.

Preston Mawet, pour qui ces abcès sont assez fréquents, les range en : 1° abcès des membres ; 2° abcès intra-abdominaux ou intra-thoraciques. A notre expérience personnelle ces abcès paraissent rares.

Les notions que nous possédons sur leur pathogénie et leur symptomatologie sont assez vagues, du moins pour ce qui a trait à ceux qui siègent dans les cavités splanchniques ; ce qui tient probablement à ce qu'on ne s'est guère préoccupé de rechercher les filaires dans les abcès profonds ou même superficiels observés chez les lymphatéxiques.

Nous avons déjà vu, dans le cours de cette étude, combien les associations microbiennes sont fréquentes chez les filariens.

Prout (1) pense que le rôle joué par les filaires mortes est très discutable. Maxwel n'a trouvé de filaires que dans un cas sur 33, malgré la présence de nombreux embryons dans le sang. Cependant Manson estime que ces abcès sont bien déterminés par des filaires adultes mortes, dont les cadavres ne sont pas résorbés. Cette pathogénie a été vérifiée, comme nous l'avons dit plus haut,

(1) Prout, Rôle pathologique des filaires (*Revue médicale de l'Indo-Chine française*).

dans bien des cas; notamment dans une observation de Bancroft, qui a trouvé une femelle adulte morte dans un abcès lymphatique du bras.

Quand ces abcès filariens, quelle que soit du reste leur pathogénie, évoluent dans les parties superficielles de l'organisme, on conçoit que leur symptomatologie et leur traitement soient des plus simples.

Mais il n'en est pas de même, s'ils se formaient dans le thorax et dans l'abdomen, où ils seraient susceptibles de déterminer les plus graves accidents.

En fait, il s'agit d'une question qui ne paraît pas encore élucidée, malgré les travaux très intéressants publiés par certains auteurs, Moura y Dos Santos, du Brésil, Daniels, Manson et notamment Nunez (1). Tous ces auteurs ont rencontré dans plusieurs foyers suppurés des filaires en plus ou moins grand nombre.

Preston, Maxwel et Manson ont constaté des abcès qu'ils donnent comme des manifestations initiales de la filariose. Dans certains cas, d'après Nunez, l'abcès se serait formé brusquement : « Un filarien, porteur ou non d'hydrocèle chyleuse, est pris d'un violent accès de lymphangite et le scrotum double ou triple son volume antérieur. Rapidement, le contenu de la vaginale devient purulent... »

En ce qui touche l'origine de ces abcès, nous admettrons, avec nombre de cliniciens, que leur fréquence, chez les filariens, est due surtout à ce fait que, chez eux, le système lymphatique est en état de moindre résistance et se prête, comme tel, d'une façon toute particulière aux infections secondaires, à la formation du pus à l'occasion d'une inflammation d'origine microbienne. En tout cas, et c'est l'évidence même, tout abcès trouvé chez un filarien n'a pas forcément pour cause la filaire. Le *diagnostic* d'abcès filarien pur ne doit être fait que dans les conditions suivantes :

1° Présence de la filaire ou de ses débris dans un abcès. Maxwel, cité par Nunez, aurait observé deux cas d'abcès intra-abdominaux, très probablement d'origine filarienne, dont la nature exacte avait été méconnue pendant la vie. Un des sujets était atteint de chylurie;

2° Présence d'un abcès dont le pus est aseptique et dont la formation est consécutive à une poussée de lymphangite filarienne, toutes autres causes étant préalablement éliminées, et la filariose étant bien établie.

Manson, qui prévoit l'éventualité de ces abcès internes, pense « que des douleurs siégeant profondément dans le thorax ou dans l'abdomen, accompagnées d'une fièvre inflammatoire qui devient

(1) Nunez, *Revista medica Cubana*, 1905.

hectique et d'une diminution dans le nombre des filaires embryonnaires, ou de leur absence totale dans le sang périphérique, doivent faire penser à un abcès filarien et suggérer l'opportunité d'une exploration et si possible d'une intervention chirurgicale ». Nous ne citons ce passage de Manson que pour montrer combien sont vagues les notions que nous possédons sur cette question.

On peut, en tout cas, se demander si certains accidents graves constatés chez les filariens, accidents dont nous avons déjà parlé à propos du pronostic, ne doivent pas trouver leur explication dans des suppurations internes méconnues. Il convient donc de toujours poser la question et ne pas oublier la mort des filaires comme cause possible d'abcès chez les individus atteints de filariose.

## 2. — TUMEURS LYMPHATIQUES

### A. — *ADÉNOLYMPHOCÈLE*

**SYMPTOMATOLOGIE.**—Comme nous l'avons déjà dit, le début de l'adénolymphocèle passe presque toujours inaperçu. Ayant reconnu l'importance qu'il y a à diagnostiquer ces tumeurs dès la première période de leur évolution, Mazaé-Azéma les a recherchées et a déterminé les caractères qu'elles présentent.

Dans le triangle de Scarpa, le plus souvent à la base, on constate la présence de ganglions plus volumineux qu'à l'état normal, dépressibles et roulant sous le doigt. Ils ne donnent pas la sensation des tumeurs dures, globuleuses, qu'ils présentent dans l'adénite. Ils semblent plus aplatis que bombés. Mazaé-Azéma les compare à des graines de citrouille fraîches, glissant sous le doigt qui les presse pour revenir à leur place dès que la pression cesse.

La peau a conservé sa coloration et son aspect habituels. Ces tumeurs peuvent rester un certain temps dans cet état; elles augmentent ensuite insensiblement de volume. Lentement et graduellement l'espace qui les sépare se rétrécit, elles arrivent ainsi à se toucher et à se confondre, en laissant toutefois entre elles une certaine dépression; de telle sorte que les tumeurs, une fois qu'elles ont acquis du développement, présentent des bosselures qui correspondent aux glandes qui se sont confondues dans la masse variqueuse.

Elles restent localisées dans certaines régions d'élection ou se généralisent ; alors on rencontre des ganglions dilatés dans toutes les parties du corps.

La forme de la tumeur dans son ensemble est assez variable ; elle est dictée par la configuration même de la région où elle siège.

Très développée, elle affecte celle du triangle de Scarpa, assez nettement sur les côtés, moins à la base et au sommet. Dans certains cas elle semble se prolonger sous l'arcade crurale d'un côté et dépasse de l'autre le sommet du triangle. Cette disposition ne se rencontre que dans les très grosses tumeurs.

Le volume variant de la grosseur du pouce à celle du poing, on perçoit parfois deux tumeurs superposées : l'une est allongée au-dessus de l'arcade de Fallope et mesure de 5 à 10 centimètres de long sur une hauteur de 3 à 5 centimètres ; l'autre, située plus bas, est séparée de la première par une sorte de vallonnement ; cette,dernière également allongée, dirigée obliquement en bas et en dedans, plus épaisse à son extrémité interne, présente les mêmes dimensions que la tumeur supérieure. Ces tumeurs correspondent aux différents groupes de ganglions de la région. On conçoit que leur aspect puisse varier selon le nombre de ganglions atteints et l'importance de leur dilatation.

Dans le plus grand nombre des cas, la symétrie est la règle, sans cependant que les tumeurs présentent un égal volume des deux côtés. Quand la tumeur ne se montre que d'un seul côté, c'est le plus généralement à gauche ; ce côté est presque toujours atteint le premier. En effet, sur 36 cas observés par Mazaé-Azéma, 26 fois les tumeurs étaient symétriques, et dans les 10 cas de tumeur unique, elles siégeaient 7 fois à gauche.

La peau reste normale, quelquefois elle paraît amincie, par suite de l'application prolongée d'un bandage. Elle se colore, devient rouge et chaude au moment des crises.

Dans des cas assez rares, elle est le siège de varicosités lymphatiques du volume d'un grain de mil, rosées, transparentes, s'affaisant sous la pression des doigts. Ces varicosités peuvent se rompre et laisser écouler de la lymphe en quantité parfois très grande. Ces ruptures peuvent même devenir le point de départ d'une infection et d'une lymphangite phlegmoneuse consécutive, d'une extrême gravité.

Les tumeurs sont indolentes dans l'intervalle des crises. Sans provoquer de la douleur proprement dite, la pression éveille un véritable sentiment de malaise qui est beaucoup plus accentuée à la suite des fatigues et des marches prolongées. Dans ces cas, la fatigue se fait facilement sentir, le membre malade est plus faible et plus lourd. Au moment des crises, la douleur est très vive et se propage du côté du bassin ; la pression arrache parfois des cris au malade.

Mazaé-Azéma insiste beaucoup sur la grande *mobilité* de l'adénolymphocèle aussi bien sur les plans profonds que sous la peau, qui s'en détache avec la plus grande facilité. Il est des cas cependant où, sous l'influence des poussées successives de lymphangite, en raison de son développement et de la présence des vaisseaux afférents et efférents, la tumeur semble avoir contracté des adhérences profondes et devient bien moins mobile.

Sa *consistance* est généralement mollasse et pateuse. Elle simule assez bien celle du lipome, avec sa dépressibilité, et sa fausse fluctuation.

En exerçant des pressions régulières, il semble qu'on refoule un liquide épais, se déplaçant lentement. Après cette sorte de réduction partielle, on a sous les doigts la sensation de petits tubes de caoutchouc et de cordons entrelacés, dont il a été fait mention en étudiant l'anatomie pathologique.

L'accroissement et la diminution de volume de la tumeur sont soumis à des circonstances variables.

Le repos dans le décubitus dorsal détermine la déplétion de la tumeur, qui est généralement moins volumineuse au réveil.

Les fatigues, la marche et tous les exercices corporels exagérés ou prolongés agissent en sens inverse. La tumeur devient alors dure, tendue, douloureuse ; et il n'est pas rare, sous ces dernières influences, de voir éclater des poussées de lymphangite.

Les tumeurs subissent, à des intervalles plus ou moins réguliers, des oscillations. Sans causes appréciables, elles augmentent de volume et deviennent douloureuses : « c'est la crise des glandes ». Il ne nous a pas paru que ces crises se produisaient avec la régularité saisonnière que signale Mazaé-Azéma. Elles sont le plus souvent accompagnées de poussées de lymphangite superficielle ou profonde. Nous avons vu plus haut comment certains auteurs pensaient pouvoir expliquer le retour de ces crises par une sorte de réveil de l'élément infectieux (microbes ou filaires) resté cantonné dans le système lymphatique.

Mazaé-Azéma et Th. Anger ont fait une observation assez intéressante : il se produirait une amélioration très sensible de la santé générale des malades pendant la période aiguë de la crise. A cette période succéderait une autre toute opposée : amaigrissement, alanguissement, etc., correspondant à l'affaissement des tumeurs. L'équilibre se rétablirait ensuite.

L'évolution de l'adéno-lymphocèle chez la femme présente certaines particularités.

Avant la période menstruelle et à son déclin, les femmes ressentent dans les tumeurs le double mouvement de plénitude et de détente qui a été signalé.

Elles ne s'y méprennent pas et pressentent, par l'état de leurs glandes, l'indisposition prochaine (Mazaé-Azéma).

La grossesse augmente sensiblement le volume de l'adénolymphocèle, et cela d'autant plus qu'elle est plus avancée. Ce que nous savons des altérations lombo-abdominales du système lymphatique explique parfaitement ce développement des glandes, sous l'influence de la compression déterminée par l'utérus gravide.

L'ectasie est nécessairement augmentée, tout comme dans le système veineux.

Après l'accouchement, sous l'influence de la décompression et aussi du repos au lit, les tumeurs s'affaissent et disparaissent même complètement dans certains cas (Mazaé-Azéma).

**DIAGNOSTIC.** — Le diagnostic est assez facile, à condition de penser à la possibilité d'une adénolymphocèle quand on se trouve en présence d'une tumeur inguinale. Faute d'y avoir pensé, des médecins ont imposé à leurs malades le port d'un bandage herniaire, pendant de longues années ; d'autres encore, plus coupables, ont été jusqu'à inciser la tumeur, croyant avoir affaire à une collection purulente!

La confusion avec le lipome est possible en raison de la consistance de la tumeur, mais l'irréductibilité absolue du lipome, dont le volume reste invariable, quelle que soit la position prise par le malade, permettront de différencier les deux catégories de tumeurs. La fluctuation vraie, la consistance de l'abcès froid rendent toute confusion impossible, bien que cette erreur ait été commise et qu'un malade, à notre connaissance, l'ait payée de sa vie.

L'hésitation peut être permise avec un lymphadénome, une tuberculose ganglionnaire ou une adénite. Dans ce cas, la formation lente et l'indolence de la tumeur, l'absence d'antécédents tuberculeux, la résidence ou le lieu de naissance du malade seront des indications précieuses. Si l'on trouve en même temps une hypertrophie testiculaire, si la lésion est bilatérale, s'il y a eu chylurie antérieurement, le diagnostic de filariose deviendra presque certain (Moty) (1).

La confusion avec la hernie est la plus plausible et, en fait, la plus fréquente. Nous avons eu l'occasion, par deux fois, de débarrasser des malades de bandages herniaires qui leur avaient été prescrits par suite d'erreur de diagnostic. On n'est plus à compter les erreurs de ce genre, commises même par des chirurgiens les plus qualifiés.

La confusion avec la hernie intestinale n'est guère possible : sa consistance, sa réductibilité complète et spéciale lèveront tous les doutes. Mais il n'en est pas de même de la hernie épiploïque, qui présente nombre de caractères communs à l'adénolymphocèle : consistance, siège, sensation de lobules, réductibilité partielle. Si l'épiplocèle peut se réduire complètement, tous les doutes seront

(1) Moty, *Revue de Chirurgie*, 1892.

levés; dans le cas contraire, le clinicien devra faire entrer en ligne de compte, pour éclairer son diagnostic, tous les autres symptômes et les facteurs étiologiques qui caractérisent la tumeur lymphatique. Il devra se souvenir que l'adénolymphocèle s'affaisse lentement, si l'on fait coucher le malade, et reparaît lentement lorsqu'il reprend la position verticale, même si l'on exerce une pression au niveau de l'anneau inguinal (Manson-Magalbaës) (1), ce qui n'a pas lieu s'il s'agit d'une hernie épiploïque.

Nous ne pensons pas qu'il soit jamais nécessaire, comme le conseille Manson, de recourir à une ponction exploratrice, pas toujours inoffensive.

En résumé, *une tuméfaction chronique* siégeant au niveau de l'aine, du cordon, du testicule chez les malades tropicaux doit toujours être regardée comme pouvant être due à la filariose (Manson).

Nous avons déjà dit que l'adénolymphocèle était plus rare au membre supérieur et en général moins volumineuse. Elle évolue de la même façon au creux de l'aisselle; les symptômes sont les mêmes, mais moins caractéristiques. En cas de tumeur de l'aisselle et de développement des ganglions épitrochléens, survenant chez des malades tropicaux, il faudra également toujours penser à une manifestation lymphatique d'origine filarienne.

**PRONOSTIC.** — L'adénolymphocèle est évidemment une tumeur compatible avec la vie; mais les poussées dont elle est le siège, les fatigues qu'elle détermine constituent, pour quelques-uns, une véritable infirmité.

Ajoutons que le pronostic est aggravé par ce fait que la tumeur coïncide presque toujours avec d'autres lésions lymphatiques, souvent plus pénibles.

En outre des crises que nous avons décrites, « les glandes » sont parfois le siège d'une complication, rare sans doute, mais souvent mortelle: la lymphangite phlegmoneuse diffuse. Il est des cas cependant où la suppuration reste localisée à la tumeur, grâce à une intervention hâtive et bien conduite.

**TRAITEMENT.** — Il importe d'abord de prévenir les causes d'infection. S'il existe, sur la peau, au niveau de la glande, des vésicules de varices lymphatiques rompues, la région doit être désinfectée avec le plus grand soin et recouverte d'un pansement approprié.

Nous ne reviendrons pas sur le traitement général donné à propos des lymphangites.

Les résultats, plutôt mauvais, déterminés par les bandages herniaires appliqués à la suite d'erreurs de diagnostic, semblent indi-

(1) *Revue de Chirurgie*, 1902.

quer que la compression constitue un moyen plus nuisible qu'utile. En outre que cette compression est souvent douloureuse, elle peut être une cause d'irritation et même d'inflammation de la peau. Quand la tumeur a acquis un volume considérable, on aura recours à un appareil de soutien combiné de façon à utiliser les points de suspension que présente la région.

Avant la période antiseptique, l'adénolymphocèle était un véritable « noli me tangere ». Ceux qui ne l'ont pas considérée comme tel ont eu à déplorer des désastres. Les rares malades que l'on a tenté d'opérer ont tous succombé.

Aujourd'hui que le danger de l'infection opératoire peut être écarté, la question de l'opportunité de l'intervention se pose.

Si la tumeur ne donne lieu à aucune gêne, si les crises ne sont ni trop fréquentes, ni trop bruyantes, si le malade peut, sans trop de fatigue, vaquer à ses occupations et mener la vie commune, il faut s'abstenir de toute intervention.

Mazaé-Azéma pense que l'opération est inutile parce que « la tumeur inguinale n'est que le commencement d'une succession de dilatations semblables, échelonnées le long de la colonne vertébrale et qu'en attaquant l'un on ne guérit pas l'autre ».

Si plusieurs auteurs se rallient à cette opinion, il en est d'autres qui estiment qu'en déterminant l'arrêt du cours de la lymphe dans la région endommagée on peut espérer la guérison souvent sans aucune récidive (R. Le Dentu) et qu'en tout cas l'opération donne d'excellents résultats (Audain). Un de nos malades opéré par le professeur Le Dentu est resté considérablement amélioré pendant deux ans, quoiqu'ayant continué à séjourner à la Guyane. Au bout de la troisième année, il recommença à éprouver tout le cycle des manifestations lymphatexiques : fièvre, tuméfaction douloureuse du testicule droit, chylurie et plus tard hématochylurie, augmentation des adénolymphocèles récidivées. Cependant un varicocèle gauche dont il avait été opéré en même temps que des adénolymphocèles n'avait nullement récidivé, le testicule gauche était absolument intact et cela cinq ans après l'intervention. Par contre, le malade était porteur d'un lymphangiome pédiculé inguino-scrotal, tumeur dont la présence n'avait pas été constatée jusque-là.

On aurait vu survenir des accès de chylurie après l'ablation des adénolymphocèles et des varicocèles lymphatiques.

En résumé, nous pensons, avec les chirurgiens qui ont eu l'occasion d'opérer ces tumeurs, que l'intervention est indiquée quand le malade est absolument incommodé par le développement et l'évolution de l'adénolymphocèle. Si la récidive est à peu près certaine au bout de quelques années, la situation du patient peut rester sensiblement améliorée, au moins pour un temps. On peut même espérer une guérison définitive s'il ne retourne pas dans les pays chauds.

R. Le Dentu rapporte une observation du Dr Nattan-Larrier, d'après laquelle un capitaine mécanicien, européen, aurait été guéri spontanément d'une adénolymphocèle double après cinq mois de séjour en France. La maladie avait été contractée au Congo, où le sujet était resté cinq années, sur un bateau, sans avoir jamais habité à terre.

Le traitement suivi a été, pendant quatre mois de séjour à la campagne : quinquina, injections de quinine et de cacodylate de soude.

Nous pourrions douter qu'il s'est agi d'adénolymphocèle vraie si le diagnostic n'avait été porté par Nattan-Larrier et vérifié par le professeur A. Le Dentu lui-même.

Technique opératoire. — L'antisepsie doit être rigoureuse, exagérée même pour être suffisante.

S'il s'agit de grosses tumeurs, les seules que du reste on opère généralement, A. Le Dentu et Audain rejettent l'incision simple selon l'axe du membre et conseillent la formation d'un lambeau cutané. Cette façon de faire permet de bien découvrir les tumeurs, d'éviter les délabrements et de lier, en toute sécurité, les pédicules.

A. Le Dentu circonscrit un lambeau triangulaire par deux incisions, l'une parallèle à l'arcade de Fallope, l'autre, partant de l'extrémité externe de la première, descendant le long de la cuisse jusqu'au sommet du triangle, en suivant la direction oblique du couturier.

Audain trace une incision parallèle à l'arcade, plus ou moins basse, selon le cas; des deux extrémités de cette incision descendent deux autres plus ou moins parallèles à l'axe de la cuisse et aussi bas que l'exige le développement des tumeurs.

Ce volet rectangulaire donne peut-être plus de jour que le lambeau de Le Dentu, très suffisant du reste, mais expose davantage au sphacèle.

On procède ensuite à l'isolement de la tumeur, qui doit être plutôt détachée avec les doigts que disséquée. On l'attaque de dehors en dedans, ensuite du côté opposé de façon à bien se rendre compte de la situation des vaisseaux lymphatiques anastomotiques qui la relient aux lymphatiques profonds. Ces vaisseaux sont pédiculisés et coupés entre une ligature placée du côté de l'aponévrose et une pince placée contre la tumeur. On procède ensuite à la recherche et à l'isolement du pédicule inférieur (vaisseaux afférents), qui est coupé après ligature simple ou en chaînette, selon le cas. On trouve le pédicule supérieur (vaisseaux efférents) vers le canal crural. Il est traité de la même façon.

Rappelons que, s'il s'agit d'adénolymphocèle du groupe supérieur des ganglions de l'aine, le pédicule inférieur se trouve à la partie supérieure et externe du scrotum, juxtaposé au cordon spermatique. L'inférieur pénètre dans le canal crural.

Quant à l'adénolymphocèle du groupe des ganglions inférieurs, son pédicule inférieur est constitué par les lymphatiques de la cuisse. Le pédicule supérieur s'engage également dans le canal crural (A. Le Dentu) (1).

Le lambeau est suturé aussi complètement que possible après drainage par l'angle inférieur. Dans certains cas, il est indispensable de tamponner la plaie et même de laisser des pinces à demeure.

Souvent, pendant les premiers jours, il se produit une lymphorragie abondante.

Audain (2) a dû lier les veines fémorales superficielle et même profonde, la première ayant été blessée dans le cours d'une intervention. Il ne faudra pas perdre de vue cette complication opératoire possible.

Sir Havelock Chasles (3) eut l'idée de recommander le traitement des adénolymphocèles par le radium.

A. Warden (de Paris) (4) cite le cas d'un homme qui, après un très long séjour aux Indes anglaises, présentait dans l'aisselle gauche une volumineuse tumeur ganglionnaire d'origine filarienne. Après une extirpation incomplète, Dominici pratiqua le traitement indiqué plus haut : applications multiples, de 2 à 13 selon les régions, pendant 12 à 14 heures chacune, de préférence la nuit et simultanément dans les différentes zones traitées.

Des adénopathies cervicales et sous-maxillaires qui existaient également disparurent complètement sous l'influence du rayonnement. Le bloc massif des adénopathies axillaires se résorba peu à peu en laissant, comme reliquat, deux ganglions indurés à la partie la plus élevée du creux de l'aisselle (Guibé).

### B. — *LYMPHANGIOME PÉDICULÉ INGUINO-SCROTAL*

C'est le professeur A. Le Dentu qui le premier a signalé cette intéressante manifestation de la lymphatexie endémique des pays chauds. Il en a donné une étude clinique complète.

L'étude anatomique que nous avons déjà faite de cette tumeur nous a montré qu'il s'agissait bien d'une néoformation lymphatique, identique au lymphangionne congénital.

Nous avons vu que la tumeur n'a qu'un pédicule supérieur,

(1) Le Dentu, *Journal de Chirurgie*, octobre 1909, p. 258.
(2) Audain, Pathologie intertropicale, p. 363.
(3) *The Lancet*, n° 4483, juillet 1909.
(4) Warden, *Mémoires et Bulletins de la Société de chirurgie*, 1898, p. 1153.

qu'elle vient du bassin, occupe le canal inguinal et descend dans le scrotum.

Pâteuse, mate à la percussion, elle présente la consistance de l'épiploon. Elle se réduit complètement ou à peu près dans le canal inguinal et dans le ventre, sans donner la sensation de gargouillements. Réduite, elle réapparaît quand le malade tousse, et le doigt introduit dans l'anneau perçoit nettement l'impulsion provoquée par la toux.

En résumé, le lymphangiome pédiculé présente tous les caractères de la hernie épiploïque d'avec laquelle il est absolument impossible de le différencier, car rien, cliniquement, ne permet d'établir un diagnostic entre l'une et l'autre de ces tumeurs.

Ce diagnostic est d'autant plus difficile qu'il peut exister en même temps de l'épiplocèle ; dans un cas, Le Dentu a trouvé à côté de la tumeur lymphatique un sac herniaire contenant une anse intestinale.

La réduction du lymphangiome se ferait un peu plus lentement que celle de l'épiploon ; elle se fait en masse, sans déformation. On conçoit que c'est là une nuance bien difficile à saisir ; on aura beau être prévenu de la possibilité d'une erreur, on la commettra encore très facilement (Le Dentu) ; c'est l'opération seule qui permettra de lever les doutes.

Le lymphangiome participe aux manifestations générales des poussées lymphatexiques ; on conçoit que, pendant ces poussées, la tumeur chaude, tendue, et alors irréductible, puisse faire croire à une hernie étranglée.

Le varicocèle lymphatique se présente avec un relief plus allongé, avec des bosselures plus marquées. Il n'est jamais aussi réductible que le lymphangiome; il se continue jusqu'au testicule. Rappelons que, dans le plus grand nombre des cas, les deux tumeurs existent en même temps.

**TRAITEMENT.** — On est amené à enlever le lymphangiome dans le cours d'une intervention sur les autres tumeurs lymphatiques de la région. Dans bien des cas il est plus prudent de ne pas pratiquer, en même temps, l'ablation de toutes les tumeurs qui nous occupent.

Une fois le lymphangiome reconnu, l'incision est prolongée le long du cordon, en haut un peu au delà de l'orifice interne du canal inguinal, afin de bien se rendre compte du point de départ du pédicule et de le sectionner le plus haut possible. La tumeur est ensuite attirée le plus possible en bas et au dehors, mais très lentement afin d'éviter toute rupture.

Le pédicule, selon son volume, est étreint par une ligature double ou simple; une fois sectionné, il se réduit seul dans le ventre.

Le canal inguinal est ensuite reconstitué. A. Le Dentu draine en vue de parer à l'écoulement de lymphe qui est inévitable.

Chez un opéré de Le Dentu, il s'est fait, immédiatement après l'intervention, une hémorragie intrapéritonéale dont il n'a pu trouver l'explication. Il pense qu'il serait bon, si le pédicule ne descend pas facilement, d'inciser même la paroi abdominale au-dessus de l'orifice interne, afin de mieux juger de l'étendue et du point d'origine du néoplasme, dont le pédicule pourra être sectionné en toute connaissance de cause (1).

Si l'on jugeait nécessaire de poursuivre plus haut l'ablation des lymphatiques et des ganglions altérés, il faudrait suivre la technique si bien réglée de Chevassu pour l'extirpation des ganglions lombo-aortiques, dans le traitement chirurgical du cancer du testicule (2).

Une intervention aussi radicale pourra peut-être rendre des services dans certains cas de lymphatexie endémique, mais il ne faut pas perdre de vue qu'elle présente des dangers sérieux, malgré les beaux résultats de Chevassu, et qu'il convient d'agir avec une extrême prudence.

## C.—*VARICOCÈLE LYMPHATIQUE ET LÉSIONS TESTICULAIRES*

### *VARICOCÈLE LYMPHATIQUE*

**SYMPTOMATOLOGIE.** — Si le varicocèle est unilatéral, on observe, à la vue, quand la lésion est très développée, et au toucher, une asymétrie scrotale très évidente à la partie supérieure.

Au début, le varicocèle est unilatéral et plus fréquent à gauche, comme l'adéno-lymphocèle du reste. Dans les premiers temps de son développement, il n'est pas permanent et disparaît dans l'intervalle des accès (Audain) ; l'asymétrie est moins ou pas du tout marquée si le varicocèle est double.

A la palpation, la tumeur donne la sensation d'un paquet de petits boyaux mollasses, se déplaçant sous le doigt et formant çà et là comme des nœuds. L'ectasie se continue du côté du canal inguinal et du côté du testicule qui présente parfois les lésions dont nous parlerons.

La pression des doigts détermine une réduction partielle qui cesse avec elle. La tumeur diminue quand le malade est couché, pour reprendre son volume ordinaire dans la station verticale ; elle augmente sous l'influence de la marche et de la fatigue, devient alors plus tendue. Dans ces conditions, le malade accuse, sinon de la douleur vraie, du moins une sensation de pesanteur très pénible.

Le varicocèle devient tendu et douloureux au moment des

(1) Le Dentu, *Revue de chirurgie*, mai 1910.
(2) Chevassu, Traitement chirurgical des cancers du testicule.

crises qui s'accompagnent de symptômes généraux et de douleurs irradiées (coliques filariennes) dont il sera parlé plus loin.

La peau du scrotum est rouge et chaude au moment de ces crises, auxquelles participent du reste toutes les parties voisines malades, car cette association de lésions de voisinage contribuera dans une très large mesure à établir le diagnostic, surtout par rapport au varicocèle veineux.

Dans cette dernière affection, le scrotum s'effile vers l'anneau inguinal (R. Le Dentu), alors qu'il prend une forme plutôt globuleuse dans le varicocèle lymphatique. Le varicocèle veineux donne la sensation plus nette d'un paquet de vers ; les nœuds et les anses formés par les lymphatiques dilatés sont beaucoup plus longs.

Moty (1) fait la distinction suivante entre le varicocèle et la hernie épiploïque « qui forme une masse plus régulière, son pédicule est plus dur ; le testicule, plutôt atrophié dans la hernie, est augmenté de volume dans la filariose »... Enfin les lésions de voisinage seront là encore d'un précieux secours.

Le varicocèle, dit Audain, se reproduit à la manière d'une poire en caoutchouc qu'on a pressée dans la main et qu'on abandonne ensuite à elle-même, tandis que, dans l'épiplocèle, la tumeur se reproduit toujours de haut en bas.

Le varicocèle lymphatique s'accompagne presque toujours d'un certain degré d'hydrocèle, et souvent d'hydrocèle chyleuse.

**TRAITEMENT.**— Le port d'un suspensoir bien fait atténuera dans une large mesure la gêne éprouvée par le malade.

Les indications de l'intervention chirurgicale sont les mêmes que pour les autres manifestations lymphatexiques déjà étudiées. La technique à suivre est la suivante : incision le long du canal inguinal, allant très bas afin de permettre de s'assurer de l'état du testicule et de ses enveloppes.

Les vaisseaux ectasiés sont séparés avec soin des éléments du cordon ; on procédera très doucement afin d'éviter les ruptures. Une fois isolé, le paquet lymphatique est lié à la partie supérieure, au niveau de l'orifice externe du canal inguinal, le plus haut possible ; à la partie inférieure, le plus près possible du testicule.

Selon l'épaisseur des pédicules, ils seront liés en bloc ou divisés. La tumeur réséquée, on aura soin, pour terminer, de fixer le testicule à l'angle supérieur de la plaie.

Antisepsie très rigoureuse. Suture et drainage.

### *LÉSIONS TESTICULAIRES*

Ces lésions sont tellement solidaires de celles que nous venons d'étudier qu'il nous semble tout indiqué de les décrire dès maintenant.

(1) MOTY, *Revue de chirurgie*, 1892.

Elles sont aiguës et suraiguës, ou franchement chroniques ; les premières constituent « l'orchite filarienne », les autres « l'éléphantiasis du testicule » (Audain, A. Le Dentu).

Les notions plus exactes que nous possédons actuellement touchant les lésions testiculaires lymphatexiques ou filariennes et leur étiologie ont eu pour conséquence de mettre en discussion l'existence de l'orchite d'origine palustre.

La plupart des auteurs ont été conduits à la conception de « *l'orchite paludéenne* » par la similitude des accidents généraux qui caractérisent l'accès de fièvre paludéenne et la poussée de lymphangite endémique à détermination intra-scrotale. Aussi l'orchite paludéenne a-t-elle donné lieu à de nombreuses publications et communications aux sociétés savantes.

Personnellement nous retrouvons dans nos notes des observations anciennes qualifiées d'orchites paludéennes. En relisant ces observations, qui nous avaient semblé cependant bien convaincantes, nous n'hésitons pas à considérer les malades qui en ont fait l'objet comme ayant été atteints d'orchite filarienne bien caractérisée. Nous arrivons à la même conclusion en parcourant la plupart des observations publiées par les auteurs, sous le titre d'orchites palustres. Dans presque toutes ces observations, nous retrouvons les symptômes et la marche de l'orchite qui nous occupe.

Nous n'entendons nullement nier d'une façon absolue le fait que le paludisme puisse déterminer des douleurs, de la rougeur et du gonflement du testicule ; nous voulons simplement dire, avec Manson, Laveran (1), Le Dentu et bien d'autres auteurs, que nous n'avons jamais rencontré d'orchite purement et indiscutablement paludéenne.

Les manifestations testiculaires attribuées à la filariose ont été bien étudiées par les professeurs Le Dentu et Audain, et c'est en nous aidant surtout de leurs travaux et de nos observations personnelles que nous allons décrire ces manifestations.

**Orchite lymphatexique (ou filariose testiculaire, orchidique) et filariose urétérique** (Audain).— Elle représente les formes aiguës et suraiguës de ces manifestations.

Elles débutent brusquement par des douleurs intenses, vives, du gonflement de l'épididyme et aussi du testicule, accompagnés par un épanchement dans la tunique vaginale.

La palpation de la glande est très douloureuse, le varicocèle lymphatique, qui accompagne presque toujours et qui précède souvent l'orchite, est plus tendu, plus plein et également très douloureux. La peau du scrotum devient rouge et chaude.

Comme toutes les autres manifestations lymphatexiques aiguës, la poussée d'orchite est précédée de frissons et accompagnée d'un

(1) Laveran, Traité du Paludisme, p. 310.

mouvement fébrile plus ou moins accusé, allant de 38° à 40°. Audain aurait observé des poussées sans fièvre. Nous ne retrouvons rien de semblable dans nos observations personnelles.

On constate de plus des vomissements, de l'embarras gastrique..., etc.

Audain décrit d'une façon toute particulière les douleurs propagées dans le bassin et la région lombaire, douleurs qu'il désigne sous le nom de « *coliques filariennes* » et considère comme une manifestation clinique inséparable du varicocèle lymphatique, et de l'orchite filarienne. Ces coliques, peut-être plus fréquentes quand les lymphatiques du cordon sont en cause, se manifestent également dans les cas d'adénolymphocèle et de dilatations lymphatiques de l'aîne, ce qu'il est facile de concevoir puisque les mêmes connexions existent entre toutes les lésions du système lymphatique inguino-scrotal et celles du bassin et de la région lombaire.

Le tableau clinique de la colique filarienne se rapproche singulièrement de celui de la colique néphrétique. Toutes les observations se ressemblent ou à peu près, et se résument dans la suivante publiée par Audain (1) : Il s'agit d'un jeune homme de 21 ans, chez lequel il diagnostiqua une colique néphrétique.

« Ce jeune homme a été pris subitement d'une douleur violente dans la région des lombes, avec irradiation dans tout l'abdomen dont les muscles sont contracturés, dans les cuisses et dans les aines. Le testicule du côté gauche a augmenté considérablement de volume, il est extrêmement douloureux, surtout au toucher. La peau du scrotum est rouge.

« La douleur est si violente que le malade ne peut tenir en place ; il est couché en chien de fusil et pousse des cris. Dès le début de la crise : vomissements fréquents, mais peu abondants, sueurs froides.

« Les urines de ce malade examinées avec soin ne contenaient aucun gravier, ni le moindre grain de sable. L'accès dura deux jours. Plus tard. hydrocèle chyleuse. Testicule augmenté de volume. »

Dans certains cas, les coliques filariennes s'accompagnent d'impossibilité absolue d'aller à la garde-robe, de rétention d'urine, avec spasme parfois infranchissable du col. « L'urine ne semble pas arriver dans la vessie, dont il est facile de constater la vacuité. »

D'après Audain, les manifestations qui caractérisent la colique filarienne sont directement ou indirectement la conséquence de l'entrave déterminée dans la circulation du système lymphatique génital par l'embolus filarien.

Une fois la filaire logée dans le système lymphatique testiculaire, elle produira, selon l'intensité de la gêne circulatoire lymphatique, des accidents testiculaires plus ou moins accusés,

(1) Audain, Des formes cliniques de la filariose génitale. Port-au-Prince, 1894.

tuméfaction, douleur, épanchement vaginal,..... c'est la forme orchitique ; puis, la gêne circulatoire augmentant, l'effort se porte sur la partie du vaisseau située en aval de l'obstacle et gagne de proche en proche le paquet lymphatique de provenance génitale qui se trouve en rapport avec l'uretère. Ces vaisseaux gorgés de lymphe exercent une compression sur l'uretère, y interrompent momentanément le cours de l'urine et éveillent des douleurs qui suivent dès lors réellement les irradiations de la colique néphrétique. C'est la forme urétérique.

Cette pathogénie est sans doute fort séduisante, mais il nous paraît difficile de l'admettre, du moins d'une façon absolue.

Nous avons déjà dit ce qu'il fallait penser du rôle étiologique de l'embolus filarien, considéré comme cause unique des obstructions lymphatiques.

D'autre part, il ne semble guère possible d'expliquer les douleurs sévères de la colique filarienne, l'arrêt du cours des urines par la seule compression de l'uretère par le paquet de vaisseaux lymphatiques dilatés.

C'est la poussée congestive lymphangitique qui, en même temps que les autres symptômes généraux détermine les douleurs et par action réflexe les phénomènes spasmodiques du col vésical et du sphincter anal. L'étranglement des vaisseaux dilatés dans le canal inguinal constitue un facteur pathogénique dont il faut également tenir compte (Moty).

Quant à la vacuité vésicale constatée par Audain, plutôt qu'à un obstacle mécanique, elle est due sans doute à une anurie d'origine réflexe, comme l'anurie calculeuse dans certains cas de lithiase unilatérale.

Au bout d'un temps variable, deux jours à quelques heures, les douleurs s'atténuent et finissent par disparaître, laissant après elles une certaine gène et de la sensibilité à la pression du testicule (Audain), qui lui-même reste plus volumineux.

La crise est, dans certains cas, suivie d'une émission chyleuse (observation personnelle) ou hémato-chyleuse (Audain).

Les crises de colique se répètent avec une fréquence plus ou moins grande; la période d'accalmie peut durer même une année, au début de la maladie. Mais au fur et à mesure qu'elle devient plus ancienne, les crises se suivent de plus près, tous les deux ou trois mois, puis tous les mois, et même deux fois par mois. Il s'agit bien de manifestations identiques aux poussées périodiques de lymphangite que la présence de l'embolus filarien ne suffit pas seule à expliquer.

« A côté de sujets ayant présenté des accidents nettement aigus, quelques-uns ont vu survenir un gonflement testiculaire notable presque sans poussées, mais constamment douloureux ;

il arrive même que l'état douloureux constant, mais partiel, succède à des poussées aiguës antérieures » (Le Dentu).

Nous avons vu que la colique filarienne présente les mêmes symptômes douloureux que la colique néphrétique, avec laquelle la confusion est très possible, surtout si la colique filarienne n'est pas accompagnée de réaction fébrile.

Les irradiations douloureuses et la rétraction du testicule de la colique néphrétique ne présentent guère d'analogie avec la douleur spontanée et à la pression, la tuméfaction du cordon et du testicule, la rougeur de la peau,que l'on constate dans les cas d'orchite filarienne.

Il faudra tenir compte, pour asseoir le diagnostic, des autres manifestations lymphatexiques de voisinage ou éloignées que présente le sujet. La présence de graviers ou de sable dans les urines lèvera tous les doutes en faveur de la colique néphrétique.

En fait, l'erreur possible est cependant facile à éviter, en tenant compte des éléments de diagnostic que nous venons d'énumérer et des circonstances individuelles et de lieux.

Nous avons dit qu'Audain et ses élèves envisageaient deux formes de coliques filariennes : l'une fébrile et l'autre apyrétique. La définition même de ces auteurs nous dispense d'insister sur les différences qui existent entre ces deux modalités cliniques. Quant à leur pathogénie, il s'agirait, dans le premier cas, d'une manifestation d'ordre toxique (toxine filarienne) et dans le deuxième cas d'une manifestation d'ordre mécanique (Ricot).

Un examen attentif du canal permettra d'éliminer l'orchite blennorragique dont les symptômes locaux se rapprochent beaucoup cependant de ceux de la manifestation filarienne.

« Pour bien caractériser cette dernière affection, dit Audain, associez les symptômes de l'orchite suraiguë blennorragique, avec fièvre, à ceux de la colique néphrétique et vous aurez le tableau parfait de la lymphangite testiculaire d'origine filarienne.»

La névralgie avec gonflement du testicule peut donner le change, mais la durée plus prolongée de la névralgie et l'absence de toute manifestation lymphatexique permettra d'éviter toute erreur.

La confusion peut se faire avec une appendicite quand la douleur siège exactement dans la zone appendiculaire. Nous pensons que l'examen attentif des faits permettra d'éviter toute erreur. Mais il faudra penser à sa possibilité.

Il convient également d'envisager la colique filarienne chez la femme. Chez elle, il s'agit « d'une adénolymphangite lombo-aortico-utéro-ovarienne » (Ricot).

La pathogénie de l'affection est nécessairement la même que chez l'homme. La douleur a son siège principal au niveau des ovaires, qui deviennent très sensibles à la pression, tout comme le testicule. Les irradiations douloureuses se font dans les mêmes directions. La situation plus profonde des ovaires et l'absence de toute réaction locale apparente rendent le diagnostic clinique plus délicat que chez l'homme (Ricot).

La grossesse est de nature à augmenter l'intensité de ces coliques et leur fréquence en raison de la compression exercée par l'utérus gravide. Ce fait, signalé par Mathon, avait déjà été constaté par Mazaé-Azéma, qui ne parle pas de coliques filariennes, mais simplement de l'aggravation des lymphangites endémiques chez les femmes enceintes.

**Éléphantiasis du testicule.** — Il constitue la forme chronique des manifestations filariennes ou lymphatexiques du testicule. Cette forme chronique est, comme l'éléphantiasis cutané, le reliquat d'une série de poussées de lymphangite aiguë siégant à la surface et dans l'épaisseur de la tunique vaginale et de la tunique albuginée, dans l'épididyme et dans le canal déférent lui-même.

Le processus anatomo-pathologique est le même que celui de l'éléphantiasis des membres. Pendant les interventions opératoires, on a pu se rendre compte que l'organe était gorgé de lymphe, absolument infiltré, lésions qui se manifestent cliniquement par l'augmentation de volume toujours plus important après chaque poussée. Dans les cas très anciens, les testicules paraissent volumineux, bosselés et durs. Ils sont globuleux, ovoïdes, et même parfois en forme de galet, d'après Audain. Dans les pays chauds, nous avons souvent rencontré des testicules en forme de galet, mais c'était toujours chez d'anciens syphilitiques.

L'éléphantiasis confirmée du testicule est en général indolore, et coexiste le plus souvent avec d'autres manifestations lymphatexiques et notamment l'éléphantiasis des bourses.

L'examen de la lésion faite par Petit au laboratoire du professeur Le Dentu a permis de constater le fusionnement des différentes membranes qui entourent le testicule. La portion comprise entre les tubes séminifères périphériques et les téguments est uniquement constituée par du tissu conjonctif et présente une épaisseur considérable.

Du côté du testicule lui-même, on constate de la sclérose du stroma, une multiplication des vaisseaux sanguins et lymphatiques et de l'endo-périvascularite.

A la coupe et à l'œil nu, la lumière des canaux séminifères de l'épididyme paraît anormalement développée. Le canal déférent est rempli par une substance amorphe dans laquelle on ne peut pas reconnaître des débris cellulaires; pas de spermatozoïdes.

L'épithélium, qui, normalement, tapisse le canal déférent, fait défaut. Ses parois sont uniquement constituées par des fibres lamineuses; à la périphérie, il existe une couche circulaire d'éléments élastiques de laquelle partent quelques fibrilles de même nature, disposées radialement.

Les vaisseaux sanguins sont multipliés et dilatés; quant aux lymphatiques,leur nombre et leur volume sont plus grands que normalement et même, en certains points, il en existe de petits pelotons(1).

Dans un cas d'éléphantiasis du scrotum, Corre a trouvé une tunique vaginale d'une consistance presque cartilagineuse et le testicule atrophié au sein de la masse qui l'enveloppait.

**DIAGNOSTIC.** — Le diagnostic de l'éléphantiasis du testicule ne présente guère de difficulté en raison de la concomitance des autres lésions lymphatexiques.

Il est facile d'éliminer toutes les causes classiques d'épididymite ou d'orchite, traumatisme, blennorragie, tuberculose; certaines formes de syphilis tertiaire du testicule ressemblent beaucoup à l'éléphantiasis de cet organe.

**TRAITEMENT DES MANIFESTATIONS TESTICULAIRES.** — La première indication est de soulager la douleur qui, nous l'avons dit, est parfois vraiment intolérable. On aura recours à tous les moyens indiqués en pareil cas : lavements laudanisés, antipyrine, sels de quinine, chloral et bromure de potassium, qui peuvent combattre les accidents spasmodiques. Les injections de morphine constituent le moyen le plus efficace; les grands bains chauds seront très utiles et très appréciés des malades.

Le traitement local sera celui de l'orchite: cataplasmes chauds, pommade mercurielle belladonnée, s'il n'existe pas de lymphorragie, suspensoir quand le malade se lève.

On est absolument désarmé contre la forme chronique. Le Professeur Le Dentu conseille d'essayer l'électrolyse — si efficace dans le traitement des angiomes; — on pourrait également essayer la radiothérapie.

La castration est rarement indiquée : on est autorisé à la pratiquer dans les cas où la tumeur est le siège de poussées trop fréquentes, ou deviendrait, par son extrême volume, absolument intolérable.

Elle sera le complément d'une intervention générale nécessitée par le développement excessif des lésions lymphatexiques inguino-scrotales. Le professeur Le Dentu a dû la pratiquer pour rendre possible une opération autoplastique.

## 3. — LYMPHORRAGIES VISCÉRALES ET EXTERNES

### A. — *CHYLURIE ET HÉMATOCHYLURIE*

Il s'agit d'une manifestation lymphatexique caractérisée par

(1) Le Dentu, Congrès de Moscou, 1897.

l'émission d'urines blanches, d'aspect graisseux, mélangées ou non de sang, ou même purement hématiques.

Parfois périodique, l'accès de chylurie peut ou non être accompagné de symptômes généraux.

Généralement on le constate chez les sujets atteints de lésions lymphangiectasiques diverses ; très souvent, cependant, on rencontre des chyluriques que ne sont porteurs d'aucune lésion apparente.

**ETIOLOGIE ET PATHOGÉNIE.** — Les causes prédisposantes générales ne diffèrent en rien de celles qui président aux manifestations pathologiques du système lymphatique dans les pays chauds, causes déjà étudiées.

Les influences de l'âge et du sexe ne sont pas complètement élucidées.

Il semble que les enfants soient beaucoup plus rarement atteints que les adultes, ce qui tiendrait à ce fait que les altérations du système lymphatique, génératrices de l'hémato-chylurie, exigent un certain temps pour se développer. Cependant Salesse (1) affirme que les trois quarts des enfants de l'Ile Maurice sont atteints de cette affection,ce qui concorde avec l'opinion des médecins brésiliens qui admettent que l'hématurie pure est plus fréquente dans l'enfance et l'hémato-chylurie dans l'âge adulte (Papin) (2).

Quant à l'influence du sexe, il semblerait que la maladie soit plus commune chez les femmes. Admise par la majorité des auteurs et vérifiée par nos observations personnelles, cette opinion est contredite par Cassien (3), du moins pour la Réunion.

Les observations sont tout aussi contradictoires en ce qui touche l'influence de la race. Nous n'avons guère observé l'hémato-chylurie que chez des indigénisés ou des métis plus près du blanc que du noir, mais il ne s'ensuit pas que les noirs soient épargnés, pas plus qu'ils ne sont du reste à l'abri des autres manifestations lymphatexiques.

La température aurait une certaine influence sur l'éclosion et la marche des accès d'hémato-chylurie. Crevaux (4) a constaté que « l'invasion de la maladie coïncidait avec l'époque de la plus forte chaleur; les urines redeviendraient normales avec le froid». C'est ainsi qu'elle se montre assez fréquemment sur le littoral de La Réunion et ne se développe jamais sur les altitudes élevées où la température est beaucoup plus basse (Cassien, Mazaé-Azéma).

(1) SALESSE, Dissertation sur l'hématurie ou pissement de sang. Th. Paris, 1834.

(2) PAPIN, Contribution à l'hématurie-chylurie endémique des pays chauds. Th. Bordeaux 1886.

(3) CASSIEN, Etude sur l'hématémèse chyleuse. Th. de Montpellier, 1870.

(4) CREVAUX, Hématurie tropicale (*Arch. de méd. nav.*, t. XXXII).

Les émotions morales, les excès semblent avoir une certaine influence.

La pathogénie présente un intérêt plus immédiat et l'on conçoit sans peine que cette curieuse manifestation ait pu donner lieu à des discussions originales et nombreuses.

Il ne nous semble pas que la clinique doive, dans ce cas, beaucoup s'embarrasser des questions de doctrine. Nous entendons simplement rester dans le domaine des faits, sans nous préoccuper de substituer aux découvertes du microscope les spéculations de la physiologie. Aussi ne rechercherons-nous pas si l'on doit accepter, même dans une certaine mesure, la théorie, il est vrai un peu désuète, de la pyorrhémie de Robin et de Bouchardat, pour qui la maladie serait due à un excès de graisse dans l'économie !

Voyons donc ce que disent les faits : Les rares autopsies de sujets atteints d'hématochylurie ont montré qu'il existait une dilatation considérable intéressant tous les vaisseaux lymphatiques des reins, des uretères, de la vessie, en un mot de tout le système lymphatique lombo-sacré. Dans le plus grand nombre des cas, ces lésions se continuent, en haut dans le canal thoracique, en bas dans la région inguino-crurale.

Quand il existe des dilatations des lymphatiques cutanés superficiels, on constate parfois des lymphorragies plus ou moins abondantes déterminées par la rupture de ces lymphatiques dilatés.

On peut induire du rapprochement de ces deux ordres de fait que les urines chyleuses sont produites par la rupture des lymphatiques dilatés qui déversent leur contenu dans l'appareil urinaire, en un mot, qu'il s'agit d'une lymphorragie interne, en tout semblable à la lymphorragie cutanée. Il n'est pas rare du reste de constater une sorte de balancement entre la lymphorragie cutanée et l'apparition des urines chyleuses. Chez un de nos malades atteints de lympho-scrotum, la cessation de l'écoulement extérieur de lymphe était suivie d'émissions d'urines blanches, infirmité bien plus supportable du reste. Carter cite des faits du même genre.

Après certaines interventions chirurgicales, supprimant des ganglions et des paquets de lymphatiques de la région inguino-scrotale, on a vu survenir immédiatement de la chylurie, même chez des sujets qui n'avaient jamais présenté cette manifestation.

L'examen des urines, du caillot surtout, permet d'y constater la présence, selon les pays, de deux espèces de parasites : la filaire de Wucherer ou de Bancroft et le ver de Bilharz et ses œufs (1). Nous reviendrons sur le rôle pathogénique spécial de ces deux parasites.

Si l'examen porte sur les urines des premières attaques ou des

(1) Voir dans ce volume l'article Bilharziose.

attaques distancées, on y trouve beaucoup plus de filaires (Wucherer et presque tous les auteurs) que dans les urines des attaques suivantes. On est autorisé à conclure de ces faits que la rupture des lymphatiques et des capillaires sanguins s'est produite en un point où les parasites s'étaient accumulés; une fois faite cette première décharge, les embryons deviennent nécessairement plus clairsemés et passent au fur et à mesure dans les urines où on ne les retrouve pas toujours. Les vaisseaux rupturés finissent par se fermer et une nouvelle accumulation de parasites peut ainsi se produire.

Ces faits permettent d'expliquer pourquoi le parasite n'existe pas ou paraît ne pas exister dans certaines urines chyleuses. C'est surtout dans les cas anciens que les recherches sont négatives.

Nous croyons devoir conclure de nos observations personnelles et de ces constatations que, de toutes les manifestations lymphatiques, la chylurie est celle qui se réclame le plus de la filariose; mais il demeure entendu que le rôle occasionnel des parasites, pour être évident dans le plus grand nombre des cas, n'est pas pour cela nécessaire et indispensable. Sans doute, ils multiplient les chances d'occlusion et de rupture « dans un système canaliculaire prédisposé », mais d'autres obstacles mécaniques, une tumeur quelconque, peuvent déterminer les mêmes résultats.

En ce qui touche l'hématurie, associée à la chylurie ou même se produisant seule, les auteurs invoquent des causes diverses, toutes également plausibles.

En étudiant l'anatomie pathologique, nous avons vu que, dans les vésicules dermiques formées par les lymphatiques dilatés, on constatait des petits vaisseaux sanguins dilatés et que, même, dans certains cas, le contenu de la vésicule était sanglant.

Les lésions des lymphatiques de l'appareil urinaire étant identiques, il est facile d'expliquer l'hémato-chylurie par la rupture concomitante des *vasa lymphaticorum*. Pour certains auteurs, la teinte café au lait des urines serait due à la « présence d'une lymphe plus chargée de globules hématiques » (Corre).

Audain attribue l'hématurie abondante, isolée ou associée à la chylurie, à la congestion intense de la muqueuse vésicale dont la circulation sanguine serait fortement entravée par la lymphangiectasie. Enfin, dans bien des cas, l'hématurie doit être attribuée à l'association du ver de Bilharz (1) et de la filaire de Bancroft. Quelques auteurs considèrent cette association comme un fait acquis. Elle expliquerait la plus grande fréquence de l'hémato-chylurie dans certaines régions, alors que, dans d'autres, on ne constaterait que de la chylurie pure ou presque pure.

Dans deux cas d'hématochylurie observés à Nossi-Bé, Corre

(1) Da Silva, *Arch. de méd. nav.*, t. XXVIII, p. 141.

a trouvé de nombreux embryons et des œufs apiculés de la bilharzia. Comme la bilharzia n'habite que dans le système sanguin, Corre admet que des vers adultes des deux sexes existent simultanément et donnent une ponte à la fois dans un territoire sanguin et dans un territoire lymphatique. Cobbold a trouvé simultanément les œufs de la distome de Bilharz et ceux de la filaire de Wucherer dans les urines hématuriques. Au Cap, G. Harley a constaté la présence de la bilharzia dans les urines hématochyluriques, et P. Sonzino a découvert la filaire de Wucherer dans le sang des hématuriques d'Egypte (1). Les observations de ce genre se sont du reste multipliées de tous les côtés.

**SYMPTOMATOLOGIE.**— L'observation suivante représente assez exactement le tableau d'une première attaque d'hématochylurie : « Il s'agit d'une jeune fille de 20 ans, créole de race blanche, auprès de laquelle nous fûmes appelé en consultation. Née à la Martinique, elle n'avait jamais quitté la colonie. A part quelques légers accès de fièvre attribués à tort ou à raison au paludisme, elle avait toujours joui d'une bonne santé. A la suite de douleurs vagues et d'une sensation de pesanteur dans la région lombaire, Mlle X... s'aperçut qu'elle urinait du sang en abondance. Après avoir attribué la coloration de ses urines à l'apparition des règles, elle finit par se rendre compte, non sans une certaine émotion, qu'il s'agissait bien d'un pissement de sang, qui laissait son médecin fort perplexe et l'entourage assez inquiet.

On nous présenta des urines fortement colorées en rouge avec des caillots au fond du récipient. Il s'agissait des urines émises la veille.

Ayant fait uriner la malade dans un verre, nous pûmes constater que l'urine, beaucoup moins colorée, présentait plutôt une teinte café au lait, qui suffisait à affirmer le diagnostic de chylurie. Les urines qui suivirent étaient franchement laiteuses.

L'hématurie constatée la veille avait été très abondante et constituée par du sang presque pur, au dire de la malade, qui était très effrayée, pâle et affaiblie. Le thermomètre marquait 38° 5. Il n'existait aucune manifestation lymphatex que du côté des membres et des parties génitales externes.

Il fut très facile de constater dans les caillots un très grand nombre de filaires de Bancroft, six à sept par préparation.

Les urines devinrent normales assez rapidement. La malade eut dans la suite plusieurs autres attaques du même genre. »

Cette observation, en somme très banale, d'hématochylurie ne présente que le seul intérêt de mettre en relief le symptôme capital de la maladie, isolé de toute autre manifestation. Bien que l'accès ait débuté par de l'hématochylurie ou même de l'héma-

(1) SONZINO, Hématurie chyleuse ou graisseuse des pays chauds (*Arch. de méd. nav.*, t. XXII, p. 169).

turie pure, il ne faut pas perdre de vue « que c'est l'apparence lactescente de l'urine qui constitue, en somme, le caractère spécial de la chylurie » (Roux).

Si, dans bien des cas, l'accès débute sans symptômes prémonitoires, le plus souvent il est précédé d'un certain malaise, de nausées ou même de vomissements, survenant chez un sujet en pleine santé (Crevaux) (1); avant l'accès il éprouve de la douleur lombaire s'irradiant le long des uretères, vers le scrotum et les cuisses. Quelques sujets accusent une sensation de battements très pénibles dans les reins (Corre), cette sensation doit être assez rare; nous ne l'avons jamais constatée, elle n'est signalée dans aucune des nombreuses observations que nous avons eu l'occasion de consulter.

Tantôt les premières urines émises sont sanglantes, plus ou moins mélangées aux urines laiteuses, pour devenir purement laiteuses dans la suite; tantôt les urines sont franchement laiteuses dès le début.

A ce point de vue, l'accès ne semble pas se comporter de la même façon dans tous les centres d'endémicité. L'hématurie est habituelle en Egypte, ce qui tient à la plus grande fréquence de la bilharzia. Au Brésil, au contraire, on ne constate guère que de la chylurie. A la Guyane et aux Antilles, l'hématurie est beaucoup plus rare que la chylurie, le contraire s'observerait à la Réunion et à Maurice. En Asie, c'est surtout sous la forme chyleuse que la maladie est signalée.

D'après Cassien, la maladie observée à la Réunion présenterait deux périodes: la première caractérisée par de l'hématurie simple; la deuxième par la présence de la matière grasse dans l'urine. Souvent cette seconde période manque, et les malades, après avoir éprouvé une ou plusieurs atteintes d'hématurie simple, voient leurs urines revenir à l'état normal.

En résumé, il semble que la forme hématurique domine en Afrique et dans les îles, patrie de la bilharzia, et la forme chyleuse dans les autres pays.

En général, la quantité d'urine chyleuse ou hématochyleuse émise est normale. Cependant on a signalé chez quelques malades une véritable polyurie chyleuse. Mackenzie, cité par Roux, a vu un indien de Madras uriner de 3 à 5 litres par jour.

L'émission des urines ne se fait pas toujours très facilement; il arrive assez souvent que les caillots formés dans la vessie viennent obstruer la lumière du canal. Cet accident a été bien décrit par Cassien, qui publie l'observation suivante : « Appelé auprès d'un malade pendant la nuit, je le trouve acroupi sur son lit, faisant

(1) Crevaux, Hématurie tropicale. Revue critique (*Arch. de méd. navale*, XXXII, p. 163).

de vainsefforts pour uriner. Il raconte que, voulant uriner, il a vu la miction interrompue après le premier jet d'urine et que depuis ce moment il éprouva une douleur très vive dans la région de la vessie, s'irradiant jusque dans la région rénale. La vessie, explorée, paraît pleine.

« Mis dans un bain de siège, le malade parvient, après des souffrances inouïes, à expulser un caillot gélatiniforme, de 9 centimètres de long sur 1 de large; cette expulsion est suivie d'une émission abondante d'urines laiteuses...

« Les caillots que le malade continua à expulser présentaient une faible consistance, pouvant être comparée à celle du blanc d'œuf à moitié cuit ou même à de la gelée de viande. »

Quand le caillot engagé dans le canal n'arrive pas à en être expulser par les efforts de la miction, il est facile de le faire progresser et même de l'écraser à travers les parois, afin d'en faciliter l'expulsion.

Des influences diverses peuvent modifier la qualité des urines.

Les auteurs ne nous paraissent pas bien d'accord sur l'influence de la marche et du repos. Papin a fait l'observation suivante chez une de ses malades : « Si elle marche beaucoup durant la journée, elle voit ses urines devenir plus laiteuses, plus épaisses, sans augmentation de la quantité de sang. Si, au contraire, elle reste inactive, ses urines deviennent beaucoup plus limpides... Mais ce qui est assez remarquable chez cette malade, c'est de voir qu'un chagrin ou une forte émotion morale a modifié la nature des urines. »

Cassien a constaté que les urines devenaient plus sanguinolentes après une marche forcée, une course à cheval. Nous avons pu faire des observations du même genre.

Cependant la majorité des auteurs admettent que les urines du matin sont plus lactescentes, ce qui tient probablement à ce fait qu'elles sont plus concentrées.

L'influence des émotions morales est évidente. Corre (Thèse de Papin), chez un de ses malades atteint de lymphoscrotum, a vu survenir une première attaque de chylurie en 1878, à la suite d'un violent chagrin (perte d'un enfant). En 1885, nouvelle attaque coïncidant avec un nouveau malheur (perte de sa femme.)

Ces faits, dont on pourrait multiplier les exemples, semblent vérifier en partie l'opinion émise par Gué, d'après laquelle le système nerveux aurait une certaine influence sur la production et les manifestations de l'hématochylurie.

Nous avons déjà parlé de l'influence des interventions chirurgicales sur les attaques de chylurie et de leur coïncidence avec les poussées de lymphangite et d'érysipèle des membres ou du scrotum.

L'apparition des urines laiteuses a coïncidé avec l'allaitement (Papin). Dans certains cas, on a vu le sang augmenter dans les urines après des excès de table, l'abus des mets épicés et de l'alcool (Cassien).

Les affusions et les bains froids ont une influence très heureuse sur les urines, qui deviennent moins laiteuses et souvent parfaitement limpides. Cette action a été mise à profit dans le traitement des accès.

S'il n'y a pas coexistence d'une poussée de lymphangite, les symptômes généraux sont le plus souvent à peine sensibles. On a constaté une fièvre légère au début de l'accès de chylurie. L'hématurie abondante affaiblit notablement le malade.

*Urines.* — Les urines se présentent sous des aspects différents selon qu'elles sont ou non mélangées à du sang. Dans le premier cas cette coloration varie selon l'abondance de l'hématurie, allant de la teinte rouge franche jusqu'à la teinte rose clair. On conçoit facilement les différentes teintes qui peuvent résulter du mélange du sang avec un liquide laiteux (teintes café au lait, chocolat au lait, gelée de framboise délayée, etc...), on peut multiplier si l'on veut les termes de comparaison. Dans le second cas, les urines ont une teinte franchement laiteuse, susceptible de se renforcer ou de s'éclaircir, selon les circonstances.

Après un repos généralement court, elles se coagulent en une masse tremblotante qui prend la forme du vase. Cette gelée est plus ou moins teintée en rouge à la partie inférieure selon l'importance de l'hématurie. Parfois, le culot paraît formé de sang presque pur. Quand on presse ce caillot, il s'en échappe un liquide citrin et il reste une pulpe comparable à de la viande crue hachée (Crevaux).

Au bout de quelques heures, la surface de l'urine se revêt d'une couche blanche, mince et légère, ressemblant à de la crème. Cette couche crémeuse est plus épaisse dans les urines émises quelques heures après le repas, sans cependant être sensiblement influencée par l'addition d'une plus grande quantité de graisse au régime ordinaire.

La densité des urines est variable, oscillant entre 1005 et 1025, leur réaction est acide, on les aurait trouvées alcalines ou mêmes neutres, dans certains cas.

Elles donnent un précipité albumineux par la chaleur et l'acide azotique.

Mélangées à poids égaux avec l'éther, les urines chyleuses s'éclaircissent et prennent l'aspect de l'urine normale, toutes les matières grasses ayant été dissoutes.

Ce sont donc bien des granulations graisseuses qui donnent à ces urines leur aspect si caractéristique, aspect variable, avons-nous dit, selon le degré de mélange avec le sang.

Leur examen microscopique permet de constater la présence : *a*) de globules rouges, dont le nombre correspond à l'abondance de l'hématurie. Ces globules sont plus ou moins déformés. Autres éléments figurés du sang : globules blancs... etc.; *b*) des globules de graisse de volume variable; *c*) des moules, des cellules d'épithélium..., etc.; *d*) des cristaux divers; *e*) des parasites dont il a déjà été fait mention.

*La marche et la durée* de la maladie sont essentiellement variables. Chez les uns l'affection se manifeste par accès, débutant ou non par de l'hématurie. Ces accès sont plus ou moins fréquents et plus ou moins prolongés. Chez d'autres, l'accès dure indéfiniment, pendant des années sans interruption. Certains sujets n'ont eu qu'un seul accès, sans longue durée et n'ayant pas récidivé depuis plusieurs années. Un malade d'Alquier (1) eut son deuxième accès au bout de cinq ans, à la suite d'une chute violente.

A la Guyane nous avons donné des soins à une jeune fille qui depuis plus de trois ans n'avait jamais cessé d'avoir des urines chyleuses, sans hématurie. Les urines devinrent à peu près normales sous l'influence d'un traitement hydrothérapique. Cassien cite le cas d'une dame de la Réunion morte à 80 ans et qui, depuis plus de 50 ans, était atteinte d'hémato-chylurie.

En résumé, il s'agit d'une affection à marche très irrégulière, débutant souvent sans cause appréciable, évoluant parfois d'une façon en quelque sorte continue, ou par intermittences plus ou moins prolongées.

**PRONOSTIC.** — Le pronostic ne présente pas de gravité, en ce sens que la vie du malade n'est jamais menacée, bien que les médecins brésiliens disent avoir constaté des cas de mort.

L'état général des malades est ordinairement assez satisfaisant, beaucoup plus satisfaisant que ne pourraient le faire supposer les déperditions constantes dont ils sont les victimes. Les auteurs notent bien quelques troubles gastriques, mais il ne semble pas que ces manifestations présentent de gravité, cependant, dans une observation de Papin, il est question de faiblesse excessive, de palpitations, de sueurs froides; il s'agit d'un fait exceptionnel.

On conçoit très bien que le pronostic soit moins bénin, quand il s'agit de formes dans lesquelles domine l'hématurie, dont la répétition finit par affaiblir et par anémier le malade.

**DIAGNOSTIC.** — Le diagnostic d'une manifestation aussi caractéristique que la chylurie ne présente aucune difficulté.

Si l'hématurie domine au point de masquer la chylurie et sur-

(1) ALQUIER, *Annales d'Hygiène et de médecine coloniales*, 1903, p. 317.

tout s'il n'y a que de l'hématurie, le diagnostic devient un peu plus difficile, et devra être établi avec les différentes hématuries d'origine rénale et vésicale. Il s'agit d'une question de séméiologie que nous n'avons pas à exposer ici.

La confusion ne nous paraît pas possible avec l'accès de fièvre hémoglobinurique, mais il faudra y penser.

Il est bien entendu que, dans tous ces cas, on devra tenir compte de la localité où l'on se trouve, de la provenance du malade et des autres manifestations lymphatexiques dont il pourrait être atteint. Il ne faut pas oublier que ces manifestations font assez souvent défaut chez les chyluriques.

L'examen des urines au point de vue des filaires sera toujours fait en suivant les règles de technique qui ont été indiquées et en tenant compte de l'association possible des différents parasites qui ont été signalés comme causes possibles de l'affection.

**TRAITEMENT.** — Disons de suite que nous sommes à peu près désarmés contre cette manifestation de la lymphatexie. La seule façon de faire cesser les accès est de conseiller le retour en Europe à ceux qui peuvent le faire. Le séjour sur les altitudes élevées des colonies peut, dans une certaine mesure, atténuer les accès et les distancer, ou même les supprimer tout à fait.

En raison du mécanisme de l'hématochylurie, la plupart des auteurs, et notamment Manson, conseillent de chercher, « par le repos et l'élévation du bassin, à diminuer, autant que possible, la pression hydrostatique dans ces vaisseaux distendus ».

Dans le même ordre d'idées on pourra avoir recours à tous les moyens susceptibles de diminuer la pression dans l'appareil lymphatique lombo-abdominal : repos, alimentation modérée, purgatifs légers. Peut-être arrivera-t-on à donner ainsi quelque répit aux malades.

L'hydrothérapie froide, sous forme de douches en jet brisé, nous a donné des résultats passagers, mais appréciables. Cassien en a obtenu également une rapide amélioration chez ses malades.

Contre l'état général préparatoire des accidents lymphatexiques, l'anémie, l'impaludisme...., etc., sont indiqués tous les moyens employés en pareil cas.

Le traitement réellement judicieux de la chylurie en particulier et de la filariose en général devrait viser ou détruire les filaires dans la circulation ; il ne semble pas que tous ceux employés jusqu'à présent, en vue de ce résultat, l'aient atteint même partiellement.

Lawrie aurait vu les urines s'éclaircir et les embryons disparaître à la suite du traitement par le thymol pris à la dose de 5 centig., toutes les 4 heures, pendant deux périodes de 15 jours, séparées par un intervalle de un mois. La dose a même été portée à 0,25 cent. trois fois par jour. Rey aurait obtenu des succès avec l'acide benzoïque à raison de 0,50 cent., trois fois par jour. D'après Flint, les embryons disparaissent des urines assez rapidement, après l'administration du bleu de méthylène à la dose de 0,30 cent. par jour.

O'Brien, de Queensland (1), a obtenu de bons effets de l'atoxyl dans deux cas de filariose. Le médicament fut injecté dans les veines tous les deux jours en solution à 5 0/00. Dans le premier cas, on injecta d'abord 50 cent. cub.; on alla jusqu'à 60 cent. cub. dans le deuxième cas, qui guérit complètement.

Audain eut l'idée d'injecter 0,20 cent. d'atoxyl, en solution aqueuse distillée, directement dans les lymphatiques dilatés d'une volumineuse adéno-lymphocèle. Il ne constata aucun phénomène toxique, mais vingt-quatre heures après il se produisit une poussée de lymphangite infectieuse qui enleva rapidement la malade. Ce qui n'empêche pas Ricot, qui croit à un cas malheureux, de considérer la méthode comme celle de l'avenir.

Lemoine (2) a utilisé le même médicament dans un cas d'adéno-lymphocèle accompagné de poussées de lymphangite. Dans l'espace de 20 jours, le malade reçut 12 injections sous-cutanées d'atoxyl à la dose de 0,25 cent. Alors que les embryons étaient assez nombreux dans le sang, ils semblaient, au bout du 19e jour du traitement, avoir complètement disparu. On pratiqua ensuite l'ablation des tumeurs. Les crises fébriles ne reparurent point. On constata plus tard la présence de nouveaux et rares embryons dans le sang, mais ils disparurent rapidement à la suite d'un nouveau traitement.

Sans doute, il y a lieu de faire quelques réserves, mais il semblerait que le traitement par l'atoxyl soit susceptible de produire une certaine amélioration, et même la guérison définitive, s'il était continué pendant un très longtemps avec une persistance inlassable.

Thiroux et D'Anfreville (3) accusent des résultats excellents avec l'émétique d'aniline. Les filaires avaient presque totalement disparu au bout de 5 injections de 0,20 cent. Le résultat a été même complet chez un malade qui présentait de la *filaria perstans* 2 embryons par lame.

Nombre des produits employés, notamment l'acide benzoïque, la quinine, la glycérine, etc..., ne semblent avoir donné des résultats qu'entre les mains de ceux qui ont signalé leur efficacité.

Cependant il semble que la thérapeutique destructive des filaires soit entrée dans une voie logique. Tout permet d'espérer que l'on

(1) O'Brien, *Journal of trop. med. and. hyg.*, 1910, fasc. 10.
(2) Lemoine, *Société médicale des hôpitaux*, 1907, page 80.
(3) Thiroux et d'Anfreville, *Bulletin de la Société de pathologie exotique*, mai et juin 1910.

arrivera à les détruire en les attaquant directement dans le sang, tout comme les trypanosomes et les spirochètes. Quand paraîtront ces lignes, il est probable que l'on aura essayé le « 606 » dans le traitement de la filariose.

Pour en revenir à la chylurie, on combattra la rétention d'urine par tous les moyens employés en pareil cas : bains de siège, lavages de la vessie..., etc. On aura recours de préférence, pour ces lavages, à la solution de permanganate ou de salol conseillé par Peyrot (1), dans un cas de bilharziose.

### B. — *HYDROCÈLE CHYLEUSE*

Bien que l'hydrocèle chyleuse accompagne ordinairement, pour ne pas dire toujours, les manifestations lymphatexiques du testicule et du cordon, sa description nous paraît mieux placée dans ce chapitre, en raison de sa pathogénie identique à celle de la chylurie. Comme dans la chylurie, il s'agit, en effet, d'un liquide lympho-graisseux déversé dans la tunique vaginale par les vaisseaux lympathiques dilatés et rompus. Monod (2) estime que l'épanchement peut être également la conséquence d'exsudations plus faciles à expliquer, selon lui, que des ruptures. L'épanchement peut également être le fait d'exsudations, mais alors le liquide est uniquement séreux, semblable à celui de l'hydrocèle vulgaire. En effet, il n'est pas rare de rencontrer un liquide simplement séreux, alors que l'état du testicule et du cordon rendait probable la présence d'un épanchement lympho-graisseux. On voit même, dans quelques cas, l'épanchement, séreux au début, devenir laiteux au bout d'un certain temps, alors que la dilatation des lymphatiques est assez avancée pour expliquer les ruptures. Les auteurs signalent également des cas dans lesquels l'hydrocèle, laiteuse d'abord, était devenue séreuse ensuite.

La rupture des lymphatiques, génératrice de l'hydrocèle chyleuse, peut se produire spontanément du fait d'une augmentation de pression causée par l'obstruction complète ou incomplète d'un tronc lymphatique, et probablement aussi sous l'influence des frottements et des traumatismes, sans doute légers, mais constants, que subit la région.

L'épanchement peut être unilatéral, mais le plus souvent il se produit des deux côtés. Quand il n'existe pas d'autres manifestations lymphatexiques susceptibles de déformer le scrotum, l'hydrocèle chyleuse présente les mêmes apparences que les autres variétés d'épanchements dans la vaginale.

La transparence de la tumeur est, sinon nulle, du moins fort

(1) Peyrot, Bilharziose vésicale observée à Tombouctou (*Ann. d'hygiène et de méd. col.*, 1905, p. 107).
(2) Monod, Traité des maladies du testicule.

douteuse. Cette modification du caractère fondamental de l'hydrocèle est constante (Le Dentu, Magalhaes) (1).

Le liquide ressemble beaucoup plus au chyle qu'à de la lymphe, car le caractère le plus fréquent de ces épanchements c'est la présence d'une quantité notable de graisse émulsionnée. Le plus souvent on y rencontre des embryons de filaires.

Pour établir le *diagnostic* on se basera sur les symptômes que nous venons de résumer, en tenant compte surtout des circonstances de lieux et de la présence de manifestations lymphatexiques concomitantes. A défaut de ces manifestations, la ponction exploratrice permettra d'être exactement fixé sur la nature de l'hydrocèle.

Cette affection est parfaitement curable, mais il est facile de comprendre que les récidives doivent être fréquentes, si l'on ne fait pas la cure radicale en enlevant le paquet de lymphatiques malades, et dans certains cas le testicule avec.

Si l'on ne veut attaquer que l'hydrocèle, il faut laisser de côté la méthode des injections irritantes et pratiquer la cure radicale. L'on devra d'autant plus avoir recours à cette méthode que l'opération permettra de bien se rendre compte de l'état du testicule et des lymphatiques du cordon, et de pratiquer au besoin une opération plus complète.

### C. — *PLEURÉSIE ET ASCITE CHYLEUSES*

Le mécanisme adopté pour expliquer la chylurie et l'hydrocèle chyleuse nous amène à envisager la possibilité d'épanchements lympho-graisseux dans les cavités thoracique et abdominale.

Dans le thorax ces épanchemements ont été signalés en Europe, mais nous n'en avons trouvé aucune observation dans la littérature médicale exotique.

Dans une communication faite à la Société médicale des hôpitaux en 1881, Debove cite sept cas d'épanchement pleural de liquide lympho-graisseux, mais aucun des cas ne peut être rattaché à la lymphatexie endémique, aucun des sujets n'avait habité les pays chauds.

Dans quelques-uns de ces cas, l'épanchement semble s'être produit par un mécanisme identique à celui que nous avons indiqué pour les manifestations endémiques.

Les médecins coloniaux ne devraient pas manquer, le cas échéant, de faire des recherches de ce côté.

En ce qui touche *la cavité abdominale*, on possède un nombre relativement élevé d'observations d'ascites chyleuses, mais nous ne connaissons qu'un petit nombre de cas susceptibles d'entrer

(1) MAGALHAES, *Revue de chirurgie*, 1892.

dans le cadre de la filariose, peut-être parce que cette étiologie n'a pas été suffisamment recherchée.

Sous le titre d'ascite chyleuse parasitaire, le Dr F. Winkel (1) relate le cas d'une femme âgée de trente ans qui, après avoir résidé longtemps à Surinam, fut atteinte d'ascite un an après son retour en Allemagne.

La ponction donna issue à 1 litre 1/2 environ d'un liquide d'un aspect laiteux, dans lequel l'examen microscopique révéla la présence d'organismes filiformes ressemblant à la filaire découverte par Lewis dans la chylurie.

Après la ponction, il survint un gonflement avec douleur et tension dans la jambe gauche, spécialement sur le trajet des veines.

Simond, Noc et Aubert (2) ont communiqué à la Société de pathologie exotique la relation d'un cas d'ascite filarienne excessivement intéressant observé à la Martinique. Il s'agit d'un homme de 50 ans, habitant la colonie depuis son enfance. Il vit, pour la première fois, il y a 25 ans, se développer une tumeur abdominale diagnostiquée par Potain : ascite hépato-splénique d'origine paludéenne. Une première ponction laissa écouler 12 litres 500 d'un liquide citrin ne différant pas sensiblement du liquide d'ascite ordinaire. Ces ponctions très fréquemment renouvelées ont fourni des quantités variables de liquide citrin quelquefois teinté de sang. En 1906, le liquide eut une tendance à devenir lactescent et à se coaguler spontanément au bout de quelques minutes. En janvier 1909, la 102e ponction fournit 3 litres 600 gr. d'un liquide opalescent dans lequel l'examen microscopique ne permit de découvrir tout d'abord que des globules rouges et des leucocytes. Mais l'examen du coagulum décela la présence d'un grand nombre d'embryons présentant tous les caractères de la microfilaria Bancrofti. Ces filaires ne purent être retrouvées dans le sang.

La santé du malade est demeurée bonne depuis 1889, en dépit des très nombreuses ponctions nécessitées par le développement de la tumeur abdominale.

Ce cas est probablement le premier signalé où le liquide des ponctions se soit montré généralement citrin comme celui des ascites ordinaires.

Il est probable qu'au début le liquide ne contenait pas de parasites ; ce sont eux qui, accumulés dans les lymphatiques et les capillaires sanguins et agissant simplement comme corps étrangers obstruant leur lumière, ont déterminé l'épanchement ascitique ordinaire. Ce n'est que plus tard, à la suite de ruptures

(1) Winkel, *Gazette médicale de Bahia*, décembre 1876 (*Arch. de méd. navale*, t. XXVII, page 315).

(2) Simond, Noc et Aubert, Filariose à la Martinique (*Bulletin de la Société de pathologie exotique*, p. 319).

conséquence de leur accumulation même, que le liquide lymphatique, les embryons et le sang ont été déversés dans la cavité abdominale.

Les auteurs de la communication ne croient pas devoir admettre que plusieurs couples d'adultes aient vécu depuis 25 ans dans le système lymphatique abdominal du malade. Ils estiment qu'il faut plutôt penser à des générations de femelles parthénogénétiques qui entretiendraient cette génération colossale d'embryons.

Cette observation est des plus instructives, car elle appelle l'attention sur les difficultés que peut présenter le diagnostic des ascites dans les pays à endémicité filarienne, où, en même temps, les affections du foie sont si fréquentes.

Manson, d'après Maitland, parle de *synovite* aiguë de l'articulation du genou, comme pouvant être d'origine filarienne. Ce dernier auteur cite 5 observations à l'appui de son opinion.

## D. — *LYMPHORRAGIES EXTERNES*

Les lymphorragies que nous qualifions « externes », par opposition aux lymphorrhagies internes ou viscérales que nous venons d'étudier, sont également la conséquence de la rupture des vaisseaux lymphatiques dilatés.

Nous avons vu quelle était exactement la lésion anatomique. Dans ces conditions, la pathogénie paraît encore plus évidente pour cette catégorie de lymphorragies, puisque, la lésion pouvant être constatée par la vue sur le vivant, la lymphorragie se fait sous nos yeux. On peut même la provoquer en crevant les vésicules dont la description anatomique a été donnée.

Les lymphorragies peuvent se produire sur toutes les parties de la peau atteintes de lymphangiectasie superficielle : parties génitales externes, membres, etc..., mais leur siège de prédilection est le scrotum chez l'homme et les grandes lèvres chez la femme.

**Lympho-scrotum.** — Chez l'homme cette manifestation prend le nom de lympho-scrotum.

Il peut paraître, a priori, assez difficile de séparer le lympho-scrotum de l'éléphantiasis, parce que le lympho-scrotum pur est rare, et qu'il s'accompagne presque toujours d'un certain degré d'épaississement de la peau.

Cependant, comme la maladie n'aboutit pas toujours et fatalement à l'éléphantiasis, nous avons pensé qu'il valait mieux, pour rester dans le cadre que nous nous sommes tracé, décrire séparément ces deux manifestations. Nous devons constater dès maintenant que les varices scrotales et la lymphorragie consécutive se rencontrent très souvent au début de l'éléphantiasis et dans le plus grand nombre des cas, compliquent plus ou moins la maladie confirmée.

Le lympho-scrotum débute par des douleurs vagues dans le scrotum, qui devient assez rapidement le siège d'une certaine tuméfaction. La peau est distendue, d'un rouge vineux, lisse et chaude. Il s'agit, en somme, d'une poussée de lymphangite, ou mieux d'érysipèle plus ou moins confirmée. La poussée est du reste rarement localisée au scrotum; elle peut se manifester dans les régions pénienne et inguinale, et même plus loin. Elle évolue, comme nous l'avons déjà dit, avec tous les symptômes généraux de la lymphangite lymphatexique.

Après la poussée, le scrotum reste plus gros, la peau plus épaisse, œdémateuse, s'il n'existe pas déjà de l'éléphantiasis.

Cette modalité clinique est la plus commune, mais il est des cas où le lympho-scrotum se développe sans aucun fracas. Manson, Vandyke Carters et d'autres auteurs citent des cas de lympho-scrotum confirmé, ayant évolué sans poussée inflammatoire apparente. La maladie ne se manifeste que par la présence sur le scrotum des vésicules caractéristiques.

Deux caractères principaux dominent la symptomatologie du lympho-scrotum confirmé : les vésicules et la lymphorragie.

La peau du scrotum est recouverte de vésicules variables de taille, de couleur et de nombre.

Elles sont tantôt petites, donnant au tégument un aspect chagriné; tantôt, quand la maladie est plus avancée, elles sont plus développées, de la grosseur d'un pois; parfois même plus volumineuses. Elles ont le plus souvent la teinte de la peau, surtout chez le noir; je les ai vues transparentes chez le blanc, dans certains cas violacées ou avec une teinte ecchymotique.

Disposées très irrégulièrement, ou en traînées, en chapelets, suivant le trajet des lymphatiques, les vésicules sont plus ou moins confluentes, pressées les unes contre les autres, se confondant presque.

Réductibles par la pression, comme elles communiquent les unes avec les autres, cette pression sur un point amène la distension des vésicules voisines. La marche et la station debout les rendent plus apparentes et plus tendues.

Le traumatisme le plus léger en détermine la rupture; elles laissent alors échapper en quantité plus ou moins grande « un liquide, jaune paille ou sanguinolent, qui se coagule très rapidement » (Manson). Recueilli dans un vase, le liquide devient rosé au bout de quelque temps; présentant parfois deux couches, la supérieure d'un jaune citron et l'inférieure plus ou moins rosée et coagulée. Sa densité est de 1010 environ. Il est albumineux et contient des cellules lymphatiques, de la graisse en gouttelettes très fines et très souvent des filaires.

L'écoulement spontané du liquide constitue parfois le premier symptôme, c'est lui qui révèle au malade l'existence d'une affection jusque-là ignorée (Delobel) (1).

On voit sourdre le liquide qui coule goutte à goutte ; dans certains cas le scrotum tout entier semble un véritable filtre ; dans d'autres le liquide jaillit sous l'influence des contractions du dartos ou d'une pression exercée sur un point voisin du scrotum.

L'abondance de la lymphorragie est variable. Parfois, c'est un suintement continu que rien ne peut arrêter. Le malade ainsi a perdu en une heure ou deux jusqu'à 350 grammes de liquide. Un de nos malades, atteint en même temps d'éléphantiasis, perdait plus d'un litre par jour ; toujours inondé, il finit par succomber, absolument épuisé par cette saignée que rien ne put enrayer.

L'écoulement, après une durée plus ou moins longue, finit par se tarir, pour recommencer au bout d'un certain temps, sous l'influence d'une fatigue, d'un traumatisme, ou même sans cause appréciable.

Constamment irrité par les frottements, chez les sujets peu soigneux, l'épiderme se ramollit ; la peau s'infecte, se couvre de croûtes, devient érythémateuse. En même temps, il peut se produire des poussées de lymphangite érysipélateuse. Les chances d'infection deviennent plus grandes par la peau dépourvue de son épiderme et par les vésicules rompues ; d'où les accidents les plus graves : abcès, phlegmons, gangrène septique..., etc.

On conçoit que dans ces conditions le pronostic de la maladie ne soit pas toujours bénin. Le seul fait d'être toujours inondé, sans même pouvoir garantir les vêtements, interdit au malade toute espèce d'occupation et lui rend la vie sociale absolument impossible.

**TRAITEMENT.** — Si le lympho-scrotum ne détermine aucun accident grave, si la tendance au développement de l'éléphantiasis n'est pas trop grande, et que l'écoulement modéré n'incommode pas le malade outre mesure, il n'y a pas lieu d'intervenir.

La région doit être tenue très propre, recouverte d'une poudre inerte aseptisée, et protégée par un suspensoir bien rembourré.

Les méthodes palliatives, et notamment la compression, sont absolument aléatoires.

Si l'intervention est reconnue indispensable, la technique indiquée par Manson est simple et très pratique : « Après avoir bien étiré le scrotum, en ayant soin de repousser le testicule en haut, un bistouri est enfoncé à travers le scrotum dans le tissu sain, la masse est sectionnée en avant et en arrière. On obtiendra assez

(1) DELOBEL, Contribution à l'étude des lymphangiectasies dermiques (varices lymphatiques de la peau et des muqueuses). Thèse de Paris, 1902.

de peau pour recouvrir les testicules en tirant le tégument de la cuisse, qui se prête rapidement, et fournit une enveloppe suffisante. » Les tissus sont suturés, en ayant soin de bien les affronter.

Nous nous sommes servi du clamp spécial de Le Dentu. Cet instrument permet de passer les fils avant toute incision et de faire la réunion sans aucune perte de sang.

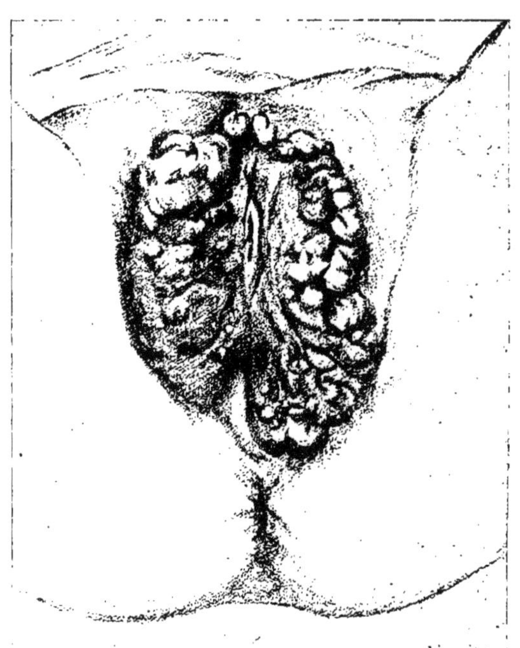

Fig. 76. — Eléphantiasis des grandes lèvres, dilatations lymphatiques (Delobel).

Bien entendu, tous les tissus malades doivent être supprimés. Il n'est pas rare de voir survenir de la chylurie et même de l'éléphantiasis des membres après l'opération. La récidive est assez fréquente. Ce sont là des suites opératoires dont il faut tenir compte et dont il importe d'informer le malade.

La lymphangiectasie superficielle des *grandes lèvres* doit être rapprochée du lympho-scrotum. Cette manifestation, qui n'est pas rare, lui est en tous points semblable. Il nous a même paru que, sur les grandes lèvres, la dilatation était encore plus marquée, plus confluente. Si, dans certains cas, les vésicules sont petites, dans d'autres les lymphatiques dilatés prennent l'aspect de véritables grappes, de végétations à parois papillomateuses, petites tumeurs pédiculées, semblables à des choux-fleurs.

Comme dans le lympho-scrotum, la peau est plus colorée, plus noire. Nous n'avons constaté cette maladie que chez des négresses, ou des métis.

Les complications sont les mêmes : érythèmes, croûtes, infections..., etc. L'éléphantiasis est en quelque sorte la règle.

La lymphorragie se produit dans les mêmes conditions déjà étudiées. Souvent elle apparaît périodiquement, à l'occasion des règles ou bien elle est plus abondante à ce moment.

Des lavages fréquents et antiseptiques, la plus grande propreté suffisent dans les cas légers.

La compression méthodique et prolongée à l'aide d'un bandage modérément serré et bien ouaté aurait donné de bons résultats, surtout aidée par la cautérisation des vésicules avec la pointe du thermo-cautère. Ce dernier moyen, conseillé par Malherbe, nous a paru absolument inefficace.

En tous cas ces moyens palliatifs doivent être mis de côté quand la tumeur a pris un grand développement et que les lymphorragies, par leur abondance, imposent une intervention radicale.

La technique de l'intervention s'inspirera du volume et des caractères de la tumeur, qui est généralement plus diffuse, moins limitée que le lympho-scrotum.

## 4. — ÉLÉPHANTIASIS

Le terme « Eléphantiasis » correspond à un syndrome anatomo-clinique bien défini. Malgré que les conditions pathogéniques de cette maladie soient multiples et variables selon les pays, quand elle a évolué, qu'il s'agisse d'éléphantiasis nostras ou d'éléphantiasis exotique, il est bien difficile, sinon impossible, de différencier cliniquement et anatomiquement son origine. En cela, l'affection se comporte, du reste, comme les autres manifestations lymphatexiques déjà étudiées, manifestations dont elle est l'aboutissant très fréquent, sinon fatal.

L'éléphantiasis est caractérisée :

1° Au point de vue clinique, par une *hypertrophie régionale* à marche progressive;

2° Au point de vue anatomo-pathologique : a) *par un œdème à sérosité spontanément coagulable;* b) *par un processus inflammatoire chronique simple intéressant essentiellement le tissu conjonctif et les vaisseaux sanguins et lymphatiques;* c) *par des transsudats séreux simples* (Dominici) (1).

**ÉTIOLOGIE.** — L'éléphantiasis exotique doit être considérée, avons-nous dit, comme la résultante de manifestations pathologiques particulièrement localisées dans le système lymphatique, soit que ces manifestations suffisent seules au développement de la maladie, soit qu'elles préparent le terrain en le rendant essentiellement vulnérable aux causes d'infection que nous indiquerons.

(1) La Pratique dermatologique. BESNIER, BROCQ et JACQUET, art. *Eléphantiasis.*

Causes générales. — Le *domaine géographique* de l'éléphantiasis est nécessairement le même que celui des autres manifestations lymphatexiques. Il est cependant des localités qui méritent une mention particulière, tant la maladie y est répandue. Elle y constituerait un véritable fléau, si, en raison même de sa fréquence, elle ne finissait par être envisagée par les indigènes comme une infirmité habituelle de laquelle tout le monde s'accommode.

Dans certains districts de Cochin, 5 o/o des habitants sont atteints. 50 o/o aux Samoa (Manson). En ce qui concerne les colonies françaises, la plus atteinte est l'archipel de la Société. A Taïti, 3 individus sur 5 après 40 ans (Noc).

La population de tout l'archipel Moréa, Raïatea et Ouhaïné en est littéralement infestée (Tribondeau). Dans certains districts, c'est à peine si le quart de la population peut être considéré comme indemne. A la Réunion, la maladie est relativement répandue. A Madagascar (régions côtières) et en Afrique, elle est loin de se manifester avec une pareille intensité. Elle ne semble pas exister sur les hauts plateaux de la grande Ile.

Elle est beaucoup plus fréquente à la Martinique et à la Guadeloupe qu'à la Guyane. Les Antilles anglaises, et notamment les Barbades, n'ont rien à envier, à ce point de vue, aux Antilles françaises. Relativement fréquente à Panama, sur les côtes du Mexique, l'éléphantiasis devient plus rare à mesure que l'on avance vers le Nord.

Aucune *race* n'est à l'abri de l'éléphantiasis, mais les races colorées sont plus particulièrement atteintes de cette ultime manifestation de la lymphatexie ; après les indigènes viennent les créoles blancs ou les créoles plus ou moins métissés.

Les avis sont assez partagés touchant les *sexes* qui, à notre appréciation, sont également atteints.

Si la maladie est plus rare dans l'enfance, cela tient à ce qu'elle réclame un certain temps pour atteindre son plein développement ; c'est entre 20 et 40 ans qu'elle se rencontre le plus ordinairement.

L'hygiène défectueuse, la façon de se vêtir, les professions n'ont d'influence qu'en raison de ce fait qu'elles exposent plus ou moins les sujets aux infections secondaires, qui sont très souvent les éléments générateurs de l'éléphantiasis.

C'est ainsi que l'éléphantiasis des jambes est le partage des indigènes qui marchent pieds nus et les jambes découvertes. Ces parties sont ainsi plus particulièrement exposées aux chiques, aux piqûres des insectes et à toutes les causes d'irritation si fréquentes dans les pays chauds, causes qui créent autant de portes d'entrée à l'infection.

En ce qui touche l'influence du *climat*, il paraît démontré que la maladie se manifeste avec une plus grande fréquence sur le littoral des Iles, particulièrement propice à son développement. Sont plus spécialement atteints les individus habitant les régions basses et humides de la côte, alors que ceux qui séjournent dans les régions élevées et montagneuses sont complètement indemnes.

Quant à l'influence de certaines affections, pour être secondaire, elle n'en est pas moins réelle. Il est certain que la syphilis, la scrofule et toutes les grandes diathèses qui atteignent profondément l'organisme, peuvent prédisposer à l'éléphantiasis. Les manifestations cutanées qui accompagnent ces diathèses peuvent, par les *états éléphantiasiques* qu'elles déterminent, constituer une amorce à la maladie confirmée et fournir des portes d'entrée aux infections secondaires.

Nous avons eu l'occasion d'observer, chez un noir africain émigré à la Martinique, des accidents syphilitiques, de la lèpre et de l'éléphantiasis lymphorragique des deux membres inférieurs, du scrotum et de la verge. La syphilis avait débuté quelque temps avant l'éléphantiasis. La lèpre se manifestait à la face par des macules caractéristiques; la peau du ventre avait une consistance ligneuse, sèche; elle était absolument adhérente aux tissus profonds et bridait, en quelque sorte, comme une sangle toute la paroi abdominale. Cette sorte de sclérodermie a été reconnue comme une manifestation de la lèpre atrophiante.

Toutes les manifestations diathésiques qui s'étaient donné rendez-vous chez ce malheureux, en se greffant les unes sur les autres, compliquaient singulièrement le diagnostic.

Le scrotum finit par éclater littéralement, laissant écouler une quantité de lymphe tellement considérable que le malade succomba absolument épuisé par cette saignée.

Causes spéciales. — En dehors des causes générales, communes à toutes les manifestations lymphatexiques, certains auteurs seraient assez disposés à admettre une cause spécifique de l'éléphantiasis, microbe spécial agissant sur un terrain déjà préparé.

Rappelons que Sabouraud, chez des sujets atteints d'état éléphantiasique apparu aux cours d'affections antérieures, eczéma, scrofule, tuberculose, a constaté par culture la présence dans le sang du streptocoque de Fehlseissen pur. Il exprime l'opinion qu'après avoir suscité des accès d'éléphantiasis le microbe tenace peut rester à l'état latent dans la région où il a fait son apparition. Sous une influence quelconque, sa virulence se réveille, et il donne lieu à des accès aigus d'éléphantiasis, comme à des accès d'érysipèle à répétition.

Il ne s'ensuit pas que cette hypothèse, si judicieuse et si conforme à la clinique, permette de conclure que le streptocoque doive être considéré comme la cause spécifique unique de l'éléphantiasis.

Nous nous demandons si, dans quelques cas, les accès de paludisme ne contribuent pas, dans une certaine mesure, à exalter la virulence du microbe de Fehlseissen ou des autres microbes dont la présence a été signalée dans le sang ou les tissus des éléphantiasiques. On trouverait peut-être là une explication de l'allure que présentent parfois les accès d'éléphantiasis et de leur périodicité si caractéristique.

Nous avons déjà parlé du dermocoque du professsur Le Dantec; cet auteur semble vouloir le considérer comme un véritable agent spécifique aussi bien de l'éléphantiasis exotique que de l'éléphantiasis nostras, affections entre lesquelles il existe, pour lui, une identité clinique et bactériologique absolue, le même microbe existant dans les deux cas.

Dans sa thèse inspirée sans aucun doute par le professeur Le Dantec, Beaujean (1) résume comme suit ses recherches. Au point de vue bactériologique on constate la présence des éléments suivants : dans la lymphe inflammatoire, au moment d'un accès éléphantiasique franc : 1° un streptocoque; 2° un coccus en amas (diplocoque et tétragène); dans les ganglions en dehors des accès (coupe et culture), un cocco-diplocoque ; dans la peau, en dehors des accès, un cocco-diplocoque ; dans la lymphe puisée, toujours en dehors des accès, le même cocco-diplocoque.

En résumé, dans tous les cas examinés, on rencontre toujours un coccus apparaissant comme un diplocoque ou un tétragène dans la lymphe au moment des accès, comme un cocco-diplocoque dans les ganglions, la peau et la lymphe en dehors des accès. Quant au streptocoque, on ne le rencontre qu'au moment de l'accès éléphantiasique, associé au précédent coccus.

Beaujean conclut avec le professeur Le Dantec « que l'éléphantiasis paraît être une véritable dermite chronique due à la présence du cocco-diplocoque, que Le Dantec propose de désigner sous le nom de dermocoque, en raison de son habitat d'élection dans le derme ».

Pour ces auteurs, lorsque le dermocoque, qui vit dans le derme à l'état latent, est réveillé sous l'influence d'une fatigue physique, d'un surmenage, d'une irritation locale quelconque, l'accès éléphantiasique simple régional se produit. C'est un accès bénin sans manifestation générale.

Lorsqu'à cette dermococcie locale chronique et latente s'ajoute une infection par le streptocoque, le grand accès local et géné-

(1) Beaujean, Contribution à l'étude pathogénique de l'éléphantiasis nostras et de l'éléphantiasis exotique. Th. Bordeaux, 1908.

ral éclate; il est la résultante de la symbiose du streptocoque et du dermocoque réveillé et exalté.

Si cette conception du rôle des deux microbes était exacte, elle tendrait à diminuer singulièrement celui du dermocoque prétendu spécifique. Car, en réalité, c'est le streptocoque qui détermine la grande manifestation, la grande poussée d'érysipèle après laquelle la partie atteinte reste plus volumineuse, plus dure, en un mot plus éléphanciée. La conception de Sabouraud ne semblerait-elle pas, dans ces conditions, plus conforme à la réalité des faits, à ce que nous savons du rôle pathogénique du streptocoque, microbe jusqu'à présent mieux connu que le dermocoque?

Il a déjà été question plus haut du lymphocoque de Dufougeré, qui est le même microbe que le dermocoque.

Pour Dufougeré, ce microbe, avons-nous dit, doit être considéré comme l'agent spécifique de la lymphangite endémique, ou même nostras, mais nullement comme celui de l'éléphantiasis puisqu'il ne la produit pas toujours, malgré de nombreuses poussées de lymphangite; certains malades ont pu avoir jusqu'à vingt-deux accès sans qu'il se soit jamais produit d'éléphantiasis.

Cette dernière affection serait la résultante d'une sorte d'association de la filariose avec les poussées de lymphangite provoquées par le lymphocoque.

Pour Dufougeré, un cas d'éléphantiasis évolue de la façon suivante :

1° Un individu possède dans son sang des embryons de filaires d'une variété quelconque;

2° S'il ne s'infecte pas avec du lymphocoque, la présence de ces embryons dans son sang ne produit aucun trouble, aucune lésion appréciable;

3° Si, par une solution de continuité quelconque, il vient à être infecté par du lymphocoque, ce microbe gagne les voies lymphatiques et produit de la lymphangite;

4° Cette inflammation a pour résultat de tuer les embryons de filaires, leurs cadavres, n'étant pas résorbés (affirmation toute hypothétique), s'accumulent soit dans les ganglions, soit dans les vaisseaux eux-mêmes, produisant ainsi une oblitération qui amène un épanchement de lymphe dans les tissus et constitue l'éléphantiasis.

Cette conception pathogénique se rapproche singulièrement de celle de Manson, qui conçoit la production de l'éléphantiasis de la façon suivante : « Présence de filaires femelles adultes dans le système lymphatique de la partie atteinte. Circonstance défavorable à la filaire; expulsion prématurée des œufs; embolie des ganglions lymphatiques due à la présence des œufs; stase lymphatique, lymphangite produite par un traumatisme (telle qu'une infection septique), résorption imparfaite des produits inflammatoires; attaques récurrentes d'inflammation conduisant à une hypertrophie inflammatoire de la partie atteinte, à progression intermittente.

« ... On ne trouve pas d'embryons dans le sang, parce qu'il est très probable que le ver adulte meurt dès les premiers stades de la maladie; soit qu'il succombe au traumatisme qui a causé son avortement, soit que la lymphangite subséquente lui soit fatale. Mais après la mort du ver adulte et par conséquent la suppression de nouvelles générations de parasites, la maladie devrait rétrocéder!

« L'existence de l'éléphantiasis implique donc l'obstruction d'une large zone du système lymphatique; le sang ne peut recevoir des parasites que d'une portion relativement limitée de ce système, ce qui explique pourquoi chez les éléphantiasiques les filaires sont plus rares » (Manson).

Il résulte de tout ce long exposé que dermocoques et filaires ont besoin de l'intervention d'une infection, d'une lymphangite pour produire leur effet et déterminer l'éléphantiasis; comme d'autre part nous savons que les filaires n'existent pas dans l'éléphantiasis nostras, si semblable cliniquement à l'éléphantiasis exotique, nous avons bien le droit de conclure que le rôle spécifique attribué au dermocoque ou au lymphocoque ne nous paraît pas suffisamment justifié ; que l'intervention des filaires, pour être plausible et même indiscutable dans le plus grand nombre des cas d'éléphantiasis exotique, ne constitue pas un facteur étiologique nécessaire et indispensable.

Mais dans l'éléphantiasis qui nous occupe, alors même que l'on ne retrouve pas la filaire, le taux de l'éosinophilie, 13 o/o environ d'après Brochard, semble indiquer que l'infection filarienne existe indubitablement, quand il n'y a pas d'autre cause susceptible d'expliquer cette éosinophilie anormale.

En résumé, l'éléphantiasis est, comme nous l'avons déjà dit, l'aboutissant d'un ensemble de manifestations pathologiques provoquées par des causes diverses et localisées plus particulièrement, pour l'éléphantiasis exotique, dans le système lymphatique.

Profondément atteint de ce fait, ce système reste éminemment vulnérable vis-à-vis des agents infectieux accidentellement introduits ou existant déjà à l'état latent. Ces microbes, l'orage une fois passé, restent remisés dans les tissus, n'attendant qu'une nouvelle occasion pour reprendre leur virulence et déterminer ces poussées de lymphangite et d'érysipèle qui marquent plus ou moins bruyamment le développement de l'éléphantiasis.

Nous sommes, pensons-nous, autorisés à considérer le streptocoque comme l'agent le plus actif de ces poussées, sans nous refuser à admettre l'influence du dermocoque ou du lymphocoque. On s'est même demandé si, dans certains cas, le pneumocoque ne devait pas être incriminé. En effet, Renon (1) a découvert, à côté du streptocoque, des pneumocoques en voie d'évolution au cours d'une poussée lymphangitique survenue dans une jambe éléphantiasiée.

**SYMPTOMATOLOGIE.** — On distingue deux phases dans l'évolution de l'éléphantiasis. Dans la première, il se produit une inflammation diffuse aiguë de l'appareil conjonctivo-vasculaire d'une région du corps, avec une tendance accentuée à l'œdème et à l'hyperplasie conjonctive du derme et des tissus sous-dermiques (Dominici, Corre). C'est l'hypersarcose inflammatoire avec prédominance d'œdème. Dans la seconde phase, la maladie confirmée est caractérisée par l'hypertrophie fibreuse de l'ensemble de la région, c'est l'hypersarcose inflammatoire avec prédominance de sclérose (Dominici).

Pendant la première phase ce sont les poussées de lymphangite diffuse érysipélateuse qui dominent la scène. Ayant déjà décrit ces poussées avec leurs symptômes généraux et locaux, nous n'y reviendrons pas.

Chaque poussée, avons-nous dit, laisse la partie atteinte plus volumineuse, plus tendue et plus indurée, les ganglions plus hypertrophiés. Le doigt imprime son empreinte sur la peau en laissant un godet qui se comble d'autant plus rapidement que la maladie est plus ancienne. Après chaque poussée, l'épiderme s'exfolie et s'écaille.

Ce n'est pas seulement pendant les poussées que la maladie se développe ; dans leur intervalle même, la partie continue à augmenter de volume et l'éléphantiasis à s'organiser.

Dans beaucoup de cas, les phénomènes sont moins bruyants, l'éléphantiasis s'installe plus sournoisement. Cependant il ne nous a jamais été donné de constater des formes absolument torpides, survenant sans aucun trouble de la santé générale, comme l'a observé Fayrerd.

La deuxième phase n'est bien caractérisée qu'au bout d'un certain temps, plusieurs mois et même plusieurs années, selon que les crises aiguës et subaiguës ont été plus fréquentes et plus ou moins intenses.

Sous l'influence des poussées, il s'est produit une irritation nutritive et formative du tissu conjonctif dermique, sous-dermique et interstitiel, en même temps qu'une véritable organisation fibreuse, de l'hyperplasie hypertrophique (Corre), l'éléphantiasis est définitive. La partie atteinte présente un volume énorme,

(1) RENON, *Société de biologie*, avril 1897.

une déformation complète. L'œdème est plus dur, la peau peut à peine recevoir et encore moins conserver l'empreinte des doigts.

La peau présente des aspects divers correspondant à des lésions anatomiques intéressant ses différents éléments, lésions qui peuvent se rencontrer isolées ou associées chez un même malade, et ont servi à dénommer diverses formes d'éléphantiasis.

Tantôt elle ne présente aucune saillie; lisse et glabre, elle est recouverte de poils clairsemés, cassants; les papilles et les glandes sont atrophiées (éléphantiasis glabra).

Tantôt le derme épaissi forme à la surface de petites saillies fines et sèches (éléphantiasis velvétique).

L'épiderme est parfois sec; la peau, très colorée chez le noir, présente l'aspect de la vase desséchée et finement craquelée. Souvent c'est un état papillomateux. Quand l'épiderme se ramollit et s'amincit, on voit apparaître des végétations rosées, framboisées, véritables bourgeons charnus plus ou moins volumineux (éléphantiasis verruqueuses).

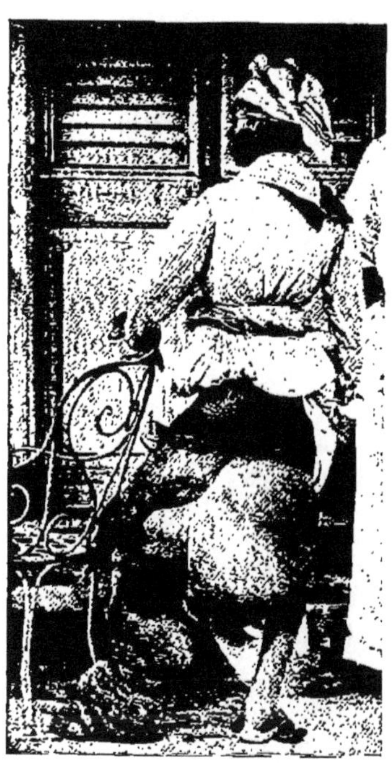

Fig. 77. — Eléphantiasis de la cuisse et de la jambe (d'après Dufougeré).

Dans d'autres cas, il existe entre les saillies papillomateuses des sillons profonds, ulcérés et suppurants, laissant écouler une quantité plus ou moins abondante de sérosité (éléphantiasis serpentine).

Les ongles sont dépolis et déformés. Le plus souvent la peau n'est pas altérée autour des articulations. Le lympho-scrotum est le type de l'éléphantiasis lymphorragique; mais les écoulements de lymphe peuvent se rencontrer dans toutes les formes, et quand l'écoulement a été abondant, dans les cas pas trop anciens, la peau hypertrophiée paraît devenue trop lâche et flotte en quelque sorte sur les parties profondes.

On constate parfois des ulcérations profondes résultant de la chute d'escarres superficielles, de maux perforants, de nécroses osseuses..., etc. Il s'agit de véritables complications qui sont souvent le fait de diathèses associées. La peau est manifestement moins sensible que celle des parties saines.

Certains sujets accusent des douleurs très vives dans les parties malades, alors que d'autres, surtout les indigènes, en semblent assez peu incommodés, et peuvent mener la vie ordinaire et se livrer à leurs occupations, autant, du moins, que le leur permet le volume des tumeurs.

A un certain moment le développement de la tumeur s'arrête, car elle ne progresse pas indéfiniment.

Les figures suivantes nous montrent la même jambe éléphantiasiée photographiée à trente et un ans de distance.

L'aspect de l'éléphantiasis est assez caractéristique, selon les

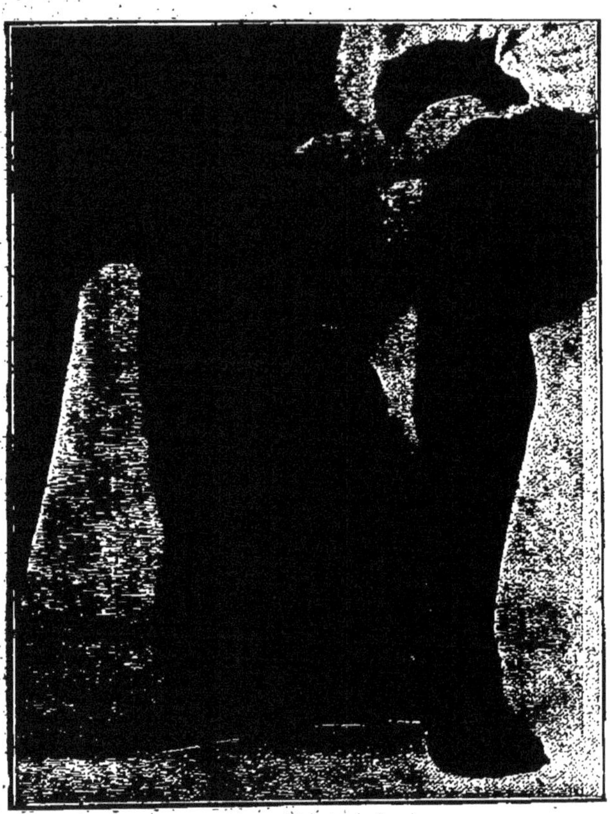

Fig. 78. — Eléphantiasis du membre inférieur (d'après Clarac, 1880).

régions, pour justifier une description sommaire de la tumeur intéressant les parties les plus fréquemment atteintes.

Les parties déclives sont nécessairement plus exposées, en raison des obstacles que la circulation doit surmonter (membres inférieurs et scrotum). C'est ainsi que, 95 fois sur 100, d'après Brassac (1), le segment inférieur du corps est atteint et en pre-

(1) Brassac, Dictionnaire encyclopédique, article : *Eléphantiasis des Arabes*.

mière ligne les membres inférieurs. Cependant, dans certaines parties de l'Inde et de l'Egypte, la proportion des éléphantiasis des organes génitaux balance celle des membres inférieurs.

**Membres inférieurs.** — Ils peuvent être atteints dans un seul segment ou en totalité, d'un seul ou des deux côtés à la fois. Atteint en totalité, le membre a la forme d'une énorme support cylindro-conique dont l'extrémité inférieure est arrondie. Mais

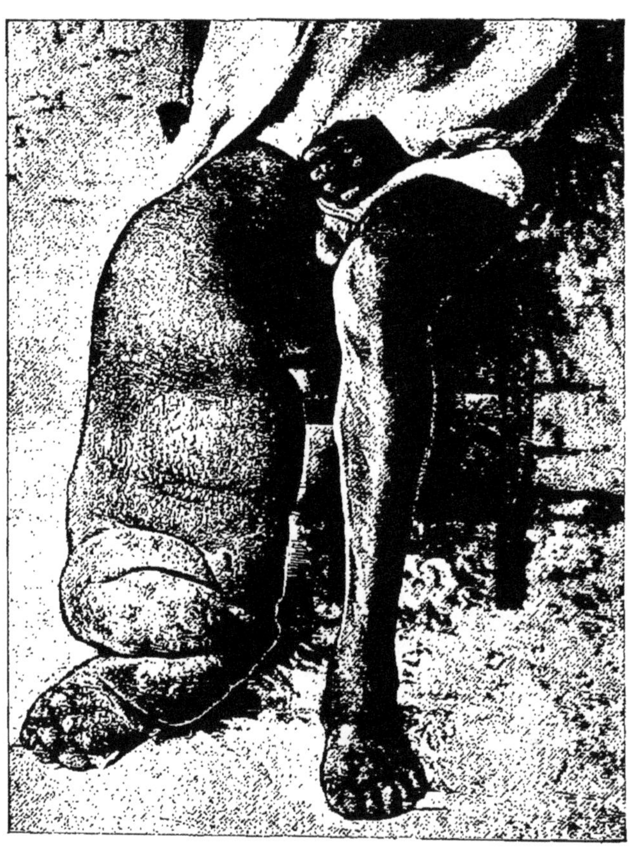

Fig. 79. — Eléphantiasis du membre inférieur. Même sujet que celui de la fig. 78 (d'après Dufougeré, 1907).

l'affection est plus souvent localisée au segment inférieur, qui prend l'aspect caractéristique du pied d'éléphant.

La lésion commence alors au-dessous du genou, en quelque sorte sans transition entre la peau saine et la tumeur. Quelquefois assez régulière, celle-ci est constituée par d'énormes bourrelets superposés venant tomber sur le pied qui lui-même est plus ou moins atteint. Le pied sain disparaît parfois sous la masse formant cloche, ou les bourrelets retombent sur les chevilles, en pantalon de zouave.

Les circulaires segmentant la masse éléphantiasiée sont en nombre variable, il existe parfois des sillons verticaux. Au fond des sillons profonds de plusieurs centimètres, la peau mince, rose, suintante, dégage une odeur nauséabonde.

Quand les jambes sont atteintes, il arrive souvent que les cuisses correspondantes sont plus ou moins œdématiées et plus volumineuses qu'à l'état normal.

La cuisse est rarement atteinte seule et en totalité. Elle est souvent le siège de bourrelets éléphantiasiques siégeant surtout à la partie postérieure ou de tumeurs pédiculées plus ou moins volumineuses (fig. 77).

Il arrive que le pied reste indemne alors que la jambe est horriblement déformée. L'homme représenté aux figures 78 et 79 avait eu l'idée dès le début de sa maladie de porter des chaussures, ce qu'il ne faisait que rarement auparavant. Au moment où fut faite la première photographie le pied ne présentait aucune altération, la peau était restée souple, à peine œdématiée. Les chaussures ayant été supprimées, le pied fut rapidement et profondément atteint dans la suite.

Le pied peut être atteint en tout ou en partie ; il devient une masse informe, mamelonnée, crevassée, couverte de tubérosités, surtout au niveau des orteils, qui finissent par disparaître complètement.

La partie dorsale du pied contraste avec la face plantaire qui, en raison de la disposition anatomique des tissus, s'hypertrophie très difficilement.

**Membres supérieurs.** — Ils sont eux aussi atteints, mais bien moins fréquemment que les inférieurs et que les parties génitales.

Cependant Tribondeau (1) a constaté dans l'Archipel de la Société une proportion relativement considérable d'éléphantiasis du membre supérieur, 10 pour 100 au moins des cas. Cette localisation de la maladie serait infiniment plus rare chez la femme que chez l'homme. 1 cas sur 14.

Presque tous les malades de Tribondeau étaient déjà atteints sur d'autres parties du corps. L'éléphantiasis primitive des membres supérieurs lui a paru absolument exceptionnelle.

La lymphangite génératrice apparaît le plus souvent à l'avant-bras ou à la main ; quelquefois au niveau d'une écorchure, d'une ulcération. La douleur est particulièrement vive à l'avant-bras.

Presque tous les auteurs signalent la propagation constante de la lymphangite jusqu'aux ganglions de l'aisselle, probablement par assimilation avec ce qui se passe aux membres inférieurs. Cette propagation a paru au contraire exceptionnelle à Tribon-

(1) Tribondeau, *loc. cit.*

deau. « Le segment inférieur, anti-brachial, est seul envahi d'emblée. D'ordinaire, le ganglion épitrochléen oppose au mal une barrière infranchissable. Le gonflement, la douleur au niveau du ganglion sont des phénomènes absolument constants. Le ganglion donne à la palpation la sensation d'une boule de caoutchouc massive sous les téguments mobiles. » Ce ganglion prend un développement tel qu'il arrive à combler la fosse sus-épitrochléenne. Alors le bord interne du bras forme avec celui de

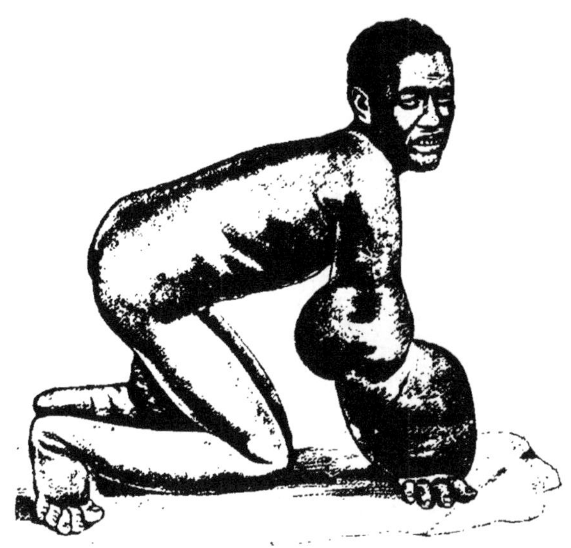

Fig. 80. — Eléphantiasis du bras (d'après Tribondeau).

l'avant-bras une ligne régulièrement convexe en dedans dans toute son étendue (fig. 80 et 81). Le ganglion peut, en se développant, constituer une énorme tumeur saillante et adhérente à la peau. Il finit par s'atrophier chez les vieux éléphantiaques.

En dehors de cette particularité, l'éléphantiasis du membre supérieur se développe dans les mêmes conditions qu'au membre inférieur. Les parties qui se développent le plus rapidement sont le dos de la main et la moitié cubitale de l'avant-bras, qui forment alors deux tumeurs superposées séparées au niveau du poignet par un sillon.

La tumeur antibranchiale cylindro-conique, à grosse extrémité supérieure, ressemble à un manchon qui envelopperait l'avant-bras (Tribondeau). En haut, elle supporte la tumeur sus-épitrochléenne, en bas elle retombe sur la main qui, elle, a l'aspect d'un gant d'escrime (fig. 80 et 81). La paume de la main reste longtemps indemne, en raison de la structure anatomique de la région.

Le membre reste lourd, engourdi, et douloureux dès le début même de la maladie. Quand la tumeur a acquis un certain développement le membre est un véritable embarras, le malade ne sait où le placer. Un des malades de Tribondeau, entraîné vers le sol par la masse pachydermique de son bras droit, était forcé de marcher à quatre pattes (fig. 80).

Les poussées successives qui accompagnent le développement

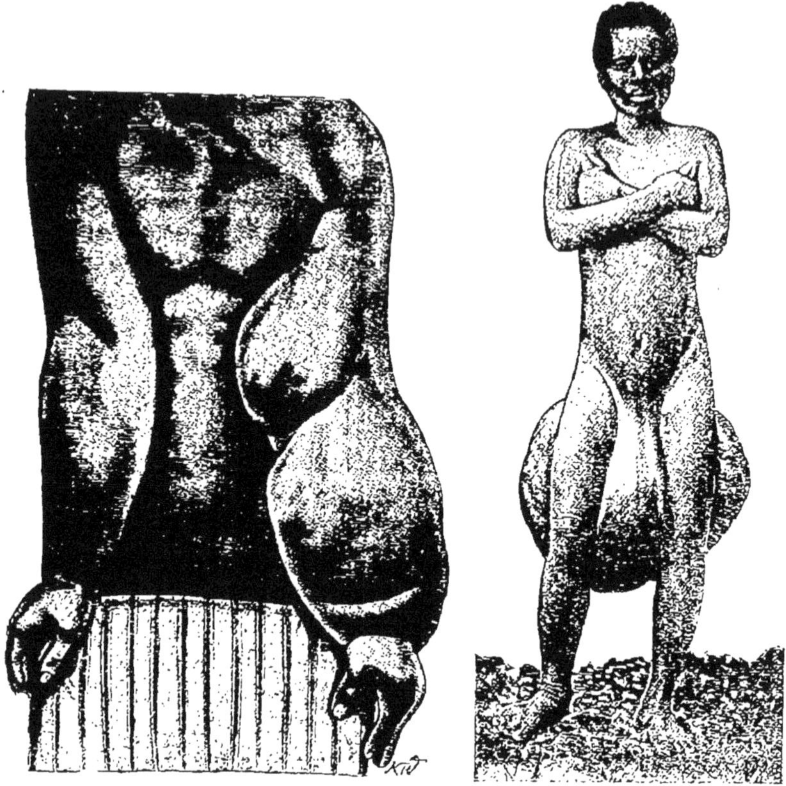

Fig. 81. — Eléphantiasis du bras (d'après Tribondeau).

Fig. 82. — Eléphantiasis du scrotum (d'après Dufougeré).

de l'éléphantiasis sont moins fréquentes aux membres supérieurs qu'aux membres inférieurs.

**Scrotum.** — A de très rares exceptions près, l'éléphantiasis des organes génitaux ne se montre pas avant la puberté.

La tuméfaction du scrotum débute par noyaux, par plaques indurées siégeant à la base de l'organe pour envahir très rapidement la totalité de la peau. La tumeur est tantôt piriforme, tantôt sphérique, suspendue au pubis et au périnée par un pédicule cutané plus ou moins indemne. Quelquefois le pubis et le périnée sont également atteints. Le poids de la tumeur est très variable. Dans l'Inde, les sarcocèles de cent livres ne sont pas rares. Manson cite une tumeur pesant plus de cent kilos. Quant au volume d'une éléphantiasis du scrotum invétérée, [illegible] celui d'une tête de fœtus à celui d'une masse monstrueuse que le patient est parfois forcé de voiturer devant lui dans une brouette. Nous avons connu un malade, très actif du reste, qui s'asseyait sur sa tumeur. Brassac cite un cas semblable. Sur les

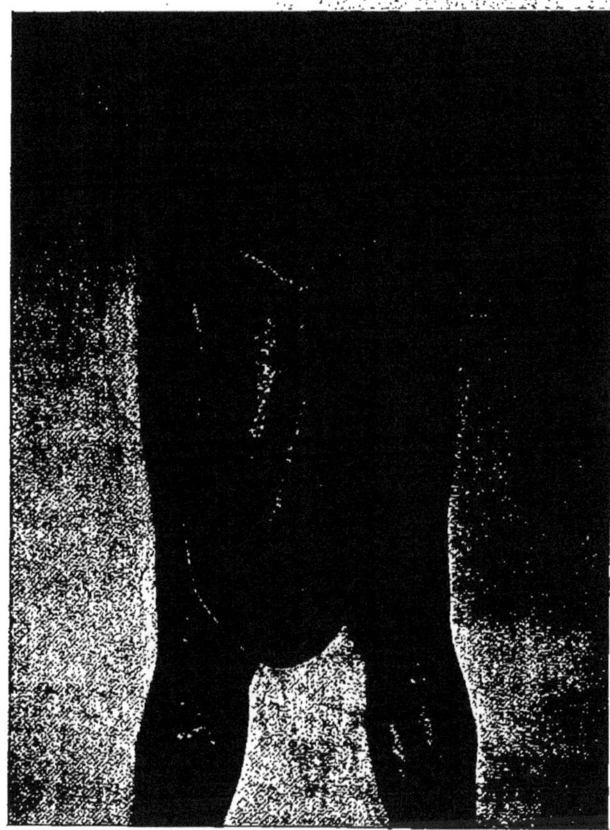

Fig. 83. — Eléphantiasis du scrotum.

marchés de l'Inde, on rencontre parfois, accroupis par terre des individus qui se servent de leur scrotum comme pupitre.

La démarche des malheureux porteurs de ces énormes tumeurs prend une allure singulière : ils penchent le corps en arrière, placent la tumeur en avant des membres inférieurs et lui impriment au moment d'avancer un mouvement de pendule qui continue jusqu'à ce que le sujet s'arrête (Infernet) (1).

La peau épaisse, très œdématiée à la partie inférieure, s'amincit vers la partie supérieure à mesure qu'elle va se confondant avec celle des parties voisines (pubis, périnée, cuisse). La peau du

(1) INFERNET, Quelques considérations sur quatre cas d'éléphantiasis du [illegible] observés au Sénégal. Monp., 1874.

pubis est attirée en bas, de telle sorte que les poils clairsemés araissent implantés à la partie antéro-supérieure de la tumeur.

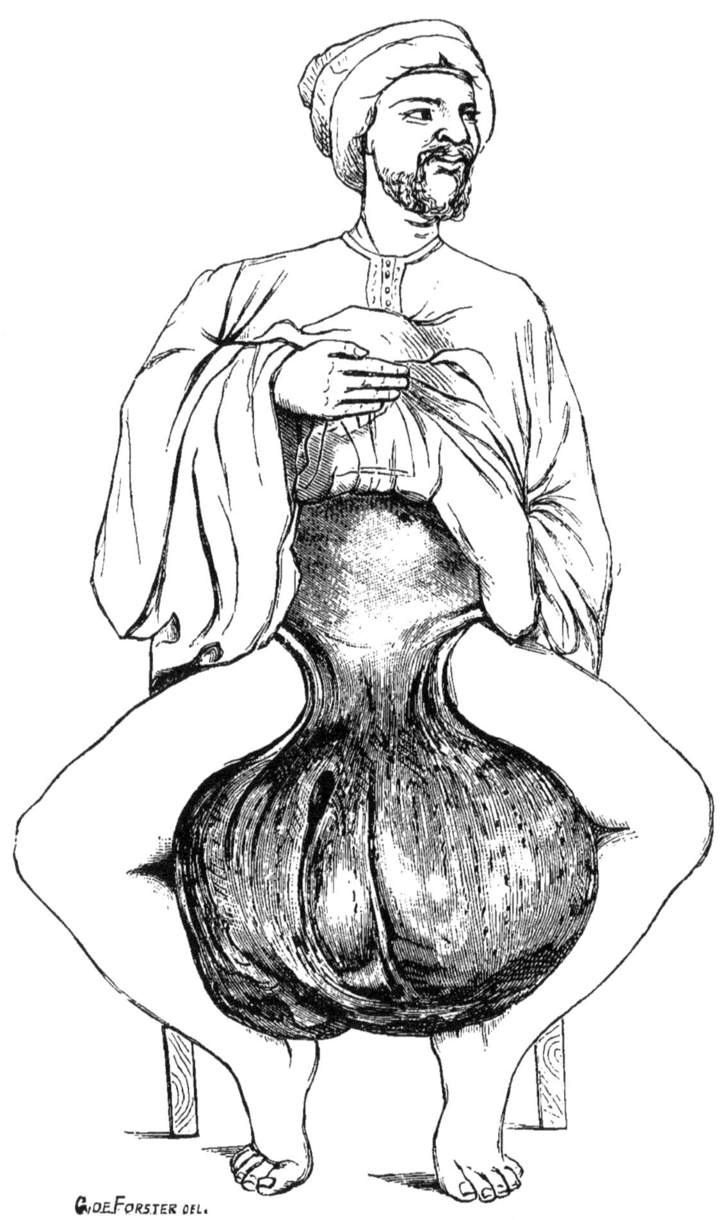


Fig. 84.— Eléphantiasis du scrotum (d'après Godard).

Le tégument ne présente pas des altérations aussi profondes et des aspects aussi variés que celui de l'éléphantiasis des membres. On y constate cependant quelquefois des sillons profonds et ulcérés. Il n'est jamais aussi dur, les godets se creusent plus facilement sous la pression des doigts et s'effacent plus lentement.

Nous avons déjà dit combien les dilatations variqueuses superficielles étaient fréquentes sur le scrotum éléphantiasié. C'est vraiment là leur lieu d'élection. Après les lymphorragies scrotales, la peau devient flottante, et si la tumeur n'est pas trop volumineuse ni trop ancienne, on peut sentir le testicule et même les paquets vasculaires presque toujours dilatés. Dans les affections anciennes, contenant et contenu ne forment qu'un bloc.

Il existe presque toujours de l'hydrocèle et souvent elle est de nature chyleuse. Les éléments du cordon, nécessairement allongés, sont plutôt hypertrophiés et les lymphatiques dilatés.

Quant aux testicules nous avons déjà vu qu'ils étaient le siège d'un processus pathologique analogue à l'éléphantiasis. Quand ils ne font pas bloc avec le scrotum, ils sont placés en arrière et en bas.

Quand la verge n'est pas éléphanciée, et elle l'est rarement, elle finit par se noyer dans la masse pathologique. Le gland repoussé en arrière est logé au fond d'un canal formé par le fourreau et le prépuce retournés et se continuant en avant avec le scrotum

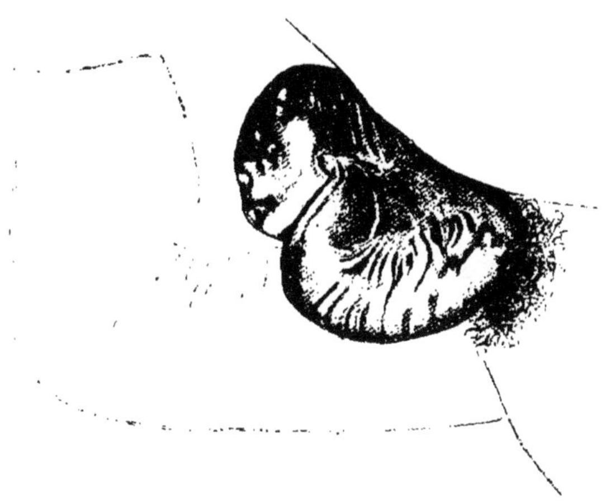

Fig. 85. — Eléphantiasis des membres, du testicule et de la verge. Dilatation des lymphatiques des bourses.

(fig. 83 et 84). L'orifice antérieur représente à ce moment une sorte d'ombilic dont le bord inférieur en forme de gouttière correspond au frein de la verge et au raphé scrotal (Dominici).

La *verge* peut être atteinte partiellement, mais parfois elle l'est en totalité, représentant, comme dans la figure 85, une véritable trompe terminée par le prépuce hypertrophié et épanoui. Dans d'autres cas, l'éléphantiasis pénienne est beaucoup plus développée que l'éléphantiasis scrotale, qu'elle absorbe en quelque sorte. Elle se présente sous l'aspect d'une masse monstrueuse, allongée, qui arrive presque à terre quand le malade ne la soutient pas (fig. 86).

**Grandes lèvres. Clitoris.** — Les grandes lèvres éléphantiasiques prennent également des proportions considérables. Quand toute la vulve est atteinte, les tumeurs rapprochées simulent le scrotum éléphantiasié. On a vu la grande lèvre atteindre une lon-

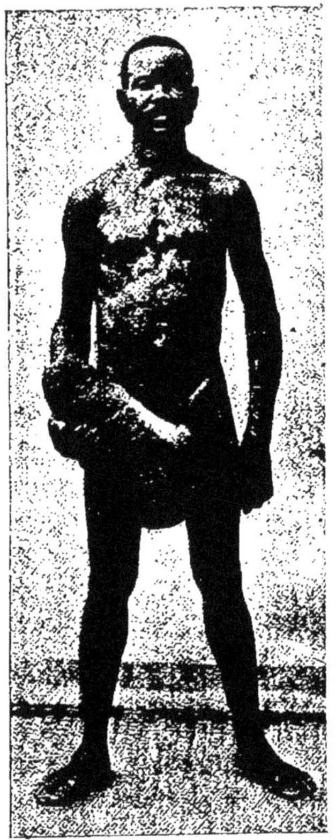

Fig. 86. — Eléphantiasis de la verge.

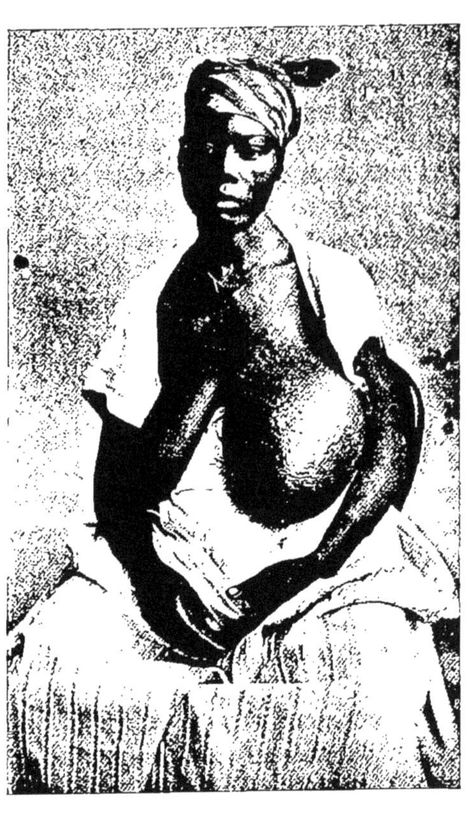

Fig. 87. — Eléphantiasis du sein (d'après Dufougeré).

gueur de 33 cent. et une circonférence de près de 80 cent. Dans un cas, la tumeur pesait plus de 6 kilos. On cite le cas de tumeur descendant jusqu'à terre, la femme étant debout (Amoral, de Rio-de-Janeiro) (1). Nicolas a opéré une tumeur éléphantiasique de la vulve qui pesait 14 k. 500 (2). Les petites lèvres et le capuchon du clitoris sont susceptibles d'acquérir un volume vraiment monstrueux. Kugelmann cite un cas dans lequel le capuchon du clitoris atteignait les proportions d'une tête de fœtus.

(1) Corre, *Gazette des Hôpitaux*, 31 août 1843.
(2) *Bulletin de la Société de pathologie exotique*, 1909, n° 8.

Généralement ces tumeurs sont bien pédiculées et faciles à enlever.

L'éléphantiasis de ces régions s'accompagne très souvent de lymphorragies.

**Seins.** — Les lymphatiques des seins se prennent dans les mêmes conditions que ceux des autres régions et les lymphangiectasies aboutissent également à l'éléphantiasis. Ces organes sont d'abord le siège de poussées de lymphangite sur lesquelles nous n'insistons pas, car elles ne présentent rien de particulier.

Les seins éléphantiasiés prennent parfois un volume considérable. Etienne a enlevé un sein qui pesait dix kilos et descendait jusqu'au pubis. Les deux seins peuvent être pris en même temps. La tumeur est beaucoup plus volumineuse à sa partie déclive. L'œdème est plus mou que dans les autres localisations de la maladie (fig. 87).

Au début de la maladie, on peut être amené à se demander s'il s'agit bien d'éléphantiasis : sous le doigt, on perçoit des tumeurs multiples indurées qui peuvent donner le change avec un fibrome; on évitera cette erreur de diagnostic « si l'on a soin d'appliquer la paume de la main à plat sur la mamelle et d'étaler celle-ci plus ou moins fortement sur la paroi thoracique. S'il s'agit réellement de néoplasme du sein, on éprouvera de nouveau les sensations perçues par le palper ordinaire. S'agit-il, au contraire, de filariose mammaire, sous l'influence de la pression exercée par la main exploratrice, toute sensation de tumeur disparaîtra (Audain).

Audain a signalé, comme complication de la filariose mammaire, de la mastite aiguë, subaiguë ou chronique. Il est probable que les glandes se prennent au même titre que les testicules et sont le siège d'un véritable processus éléphantiasique.

Il est souvent indiqué de pratiquer l'ablation de ces tumeurs; on en profitera pour opérer en même temps les adéno-lymphocèles de l'aisselle qui les accompagnent ordinairement.

**Face et tête.** — L'éléphantiasis de ces régions est assez rare. Nous ne l'avons jamais observé, malgré des séjours prolongés dans les localités où la maladie sévit avec une grande intensité.

Schenk cite le cas d'un homme dont la tête surpassait en grosseur celle d'un bœuf. La face était entièrement recouverte par le nez, de telle sorte qu'il fallait soulever la masse que formait cet organe pour permettre au patient de respirer (Corre). Dans certains cas, les paupières ou les lobules de l'oreille sont seuls atteints. Il importe de ne pas confondre ces tumeurs avec des kéloïdes.

**ANATOMIE PATHOLOGIQUE.** — Dans la majeure partie des cas, et surtout au début de la maladie, les lésions anatomiques n'intéressent que la peau et le tissu cellulaire. Ce n'est qu'au bout d'un temps plus ou moins long que les parties profondes, les muscles et les os sont altérés.

Au moment de l'accès aigu, l'état des tissus est celui de toute inflammation aiguë franche de l'appareil conjonctivo-vasculaire. Cet état s'atténue après la poussée, mais sans rétrocéder complètement.

Les lésions sont permanentes et plus accusées dans la forme torpide et subaiguë. Dans certains cas, l'œdème et l'hyperplasie conjonctive dominent; la sclérose est nulle ou peu accusée. Dans d'autres cas, la sclérose l'emporte.

Dans la première variété, les plans paraissent, à la coupe, infiltrés par une gangue commune, amorphe et translucide. On dirait que les tissus ont été injectés à la gélatine (Renaut). La coupe laisse écouler une grande quantité de liquide provenant soit des vaisseaux lymphatiques dilatés, soit du tissu conjonctif. Ce liquide est coagulable.

Quand il y a prédominance de sclérose, les tissus sont résistants et crient sous le couteau. La peau et toutes les parties sous-jacentes forment bloc et sont parcourues par des tractus fibreux.

Pour nous, il ne s'agit pas, comme le pense Dominici, de deux formes distinctes, mais de deux stades de la maladie, la sclérose ne se rencontrant que dans les cas très anciens. On peut, dans une même pièce, rencontrer des lésions à tous les degrés.

L'épiderme est aminci ou hyperkératinisé. La zone papillaire est diminuée d'épaisseur et plane ou au contraire hypertrophiée, exubérante, papillomateuse. Le derme, dur, infiltré, est blanchâtre et pigmenté. Les cavités lymphatiques lui donnent un aspect aréolaire comparable à celui du bois vermoulu.

Le tissu cellulaire est lardacé, induré. Les traînées fibreuses signalées plus haut se prolongent jusqu'à l'aponévrose et de l'aponévrose se propagent entre les muscles, qu'elles cloisonnent jusqu'au périoste épaissi.

Les os sont déformés, hypertrophiés, rugueux, recouverts de stalactites. A la jambe, où ces lésions ont été étudiées, le péroné et le tibia sont soudés entre eux par les ligaments ossifiés.

Les artères ont été trouvées notablement dilatées, atteintes d'endo et de péri-artérite (Cornil).

Czerny a constaté la présence fréquente de névromes. Les gros nerfs sont souvent hypertrophiés.

Les muscles, souvent affectés de dégénérescence graisseuse, sont infiltrés, pâles et flasques, diminués de volume ou hypertrophiés.

Les lésions microscopiques portent sur tous les tissus. Les petits vaisseaux qui sont souvent atteints présentent les lésions de l'endopérivascularite avec tromboses récentes ou anciennes fibrino-leucocytiques ou conjonctives (Dominici). Les capillaires lymphatiques sont élargis. Parfois, ces dilatations se font brusquement de façon à constituer de véritables kystes ou des lacs lymphatiques où plongent les glandes sudoripares.

L'hyperplasie des cellules conjonctives prend parfois des formes géantes : « division de ces cellules, transformation des vésicules adipeuses en cellules dépourvues de graisse, immigration de polynucléaires, apparition de macrophages, de plasmazellen irrégulièrement disséminées ou distribuées le long des vaisseaux lymphatiques, présence d'hématies épanchées en dehors des vaisseaux sanguins... Toutes ces modifications caractéristiques du processus inflammatoire en voie d'évolution sont celles de l'éléphantiasis ».

On conçoit que, dans cette affection, l'œdème, les dilatations des vaisseaux lymphatiques, les phénomènes d'hypergenèse cellulaire prennent des proportions colossales.

## *PROPHYLAXIE ET TRAITEMENT DE L'ÉLÉPHANTIASIS*

La thérapeutique rationnelle de l'éléphantiasis doit découler de la connaissance de ses formules étiologique et pathogénique. C'est dire que le traitement curateur ne pourra être fixé tant que la cause de l'affection ne sera pas elle-même nettement établie. On peut à peine, à l'heure actuelle, entrevoir que le traitement sérothérapique pourrait, dans l'hypothèse de Le Dantec, avoir une action spécifique. Cette action spécifique se retrouverait encore dans le cas où l'éléphantiasis serait due à l'association du streptocoque et de la filaire. Mais nous devons souligner que, si la pathogénie admise par Manson est la vraie, il faut abandonner tout espoir de réaliser jamais aucun traitement véritablement curateur de l'éléphantiasis constituée.

Dans la théorie de Manson, en effet, les maladies du ver adulte ou sa mort, loin de déterminer la régression des accidents, ont plutôt une action favorisante sur leur progression. Cette théorie serait donc quelque peu décourageante pour l'avenir.

Dans l'état actuel de nos connaissances, l'éléphantiasis peut être combattue assez efficacement par des mesures préventives. Mais, à la maladie confirmée, nous ne pouvons opposer qu'une thérapeutique palliative soit médicale, soit opératoire. Etudions successivement ces trois groupes de moyens d'action.

**PROPHYLAXIE.** — Quelle que soit la théorie étiologique que l'on adopte, il faut tenir compte, pour la prophylaxie de l'éléphantiasis, d'un certain nombre de données acquises par l'expérience ou relevant des règles de l'hygiène générale.

C'est ainsi que l'influence des poussées de lymphangite sur le développement et les progrès de la pachydermite étant bien démontrée par l'observation, il est important d'éviter toutes les causes susceptibles de provoquer ces poussées inflammatoires streptococciques ou staphylococciques.

Une précaution première consistera à ne pas ouvrir de portes d'entrée à l'infection : plaies superficielles, petites contusions, piqûres, etc..., si fréquentes, surtout aux membres inférieurs, chez les populations qui marchent pieds et jambes nus. Il serait donc à souhaiter de voir se vulgariser l'usage des chaussures et des vêtements protecteurs.

Ces plaies produites, il serait nécessaire de les désinfecter et d'assurer leur cicatrisation rapide à l'abri d'un léger pansement.

Des bains ou douches fréquents empêcheront la malpropreté de la peau, cause d'irritation, d'affections cutanées et de démangeaisons occasionnelles de lésions de grattage.

Les parasites cutanés, si souvent localisés dans la région pubio-scrotale, sont dangereux par les mêmes érosions de grattage qu'ils provoquent et par leurs piqûres. Chez certains peuples, l'habitude de raser le pubis empêche cette localisation parasitaire, mais l'intégrité du tégument n'en est pas mieux respectée, l'instrument utilisé produisant toujours des entailles superficielles, qui peuvent également s'infecter.

Nous signalerons enfin que le rôle des moustiques n'est sans doute pas indifférent, soit qu'ils inoculent directement la filaire, le dermocoque ou le lymphocoque, soit que leur piqûre, par elle-même ou par les lésions de grattages qu'elle occasionne, devienne la porte d'entrée du streptocoque. Il sera donc prudent, et d'ailleurs conforme à ce que nous savons de l'étiologie d'un grand nombre de maladies exotiques, de se préserver le mieux possible de leurs attaques. Nous ne voyons même nul inconvénient à accepter comme dogme que l'emploi généralisé de la moustiquaire puisse être un agent extrêmement précieux de prophylaxie. Les mesures d'assainissement visant l'assèchement des marais et la destruction des moustiques auront la même bonne influence générale.

L'expérience a permis en outre de constater que l'éléphantiasis, comme les lésions filariennes indiscutables, est susceptible, sinon de guérir complètement, du moins de s'enrayer quand le malade quitte le pays où l'affection est endémique. Toutes les fois que la chose sera possible, on conseillera donc à l'éléphancié de quitter la zone tropicale et de fixer sa résidence en région saine et tempérée. Ce dépaysement aura d'autant plus de chances d'être efficace qu'il aura été effectué à une période plus rapprochée du début de l'affection.

Pour les créoles ou les indigènes qu'on ne peut songer à expatrier, on tentera le transfert en région d'altitude; à défaut, on leur recommandera d'habiter en dehors des zones alluvionnaires marécageuses, sur un sol aussi perméable et dans une atmosphère aussi sèche qu'on pourra la trouver.

Nous rattachons à la prophylaxie le traitement résolutif des poussées de lymphangite endémique, tel qu'il a été exposé plus haut et sur lequel nous ne revenons pas.

Quand la répétition de ces poussées a déterminé un début d' « état éléphantiasique », il est encore plus important d'appliquer avec une rigueur continue tous les moyens dont nous venons de parler. On devra y ajouter les douches tièdes fréquentes, le massage prudent de la région atteinte, une compression méthodique et modérée avec séjour au lit et mise en position élevée des parties malades. La compression surtout, dans ces cas de début, nous paraît tout particulièrement recommandable.

Enfin, on ne négligera pas d'insister sur la médication générale tonique et reconstituante et de combattre par les moyens appropriés l'anémie simple ou paludéenne, la syphilis, la scrofule, la tuberculose, etc... On conseillera d'éviter les travaux fatigants, surtout en séances prolongées, et les excès de toute nature. On appliquera, en un mot, toutes les règles de l'hygiène générale aussi bien que le permettront la race et la situation sociale du malade.

**TRAITEMENT DE L'ÉLÉPHANTIASIS CONFIRMÉE. — I. Moyens médicaux.** — La médication spécifique, nous l'avons dit, n'existe pas. Les partisans de la doctrine de Le Dantec fondent quelques espoirs sur le sérum de Marmoreck, dont l'effet a été nul dans le traitement de la lymphangite endémique (1). Dubruel (2) à Taïti l'a récemment utilisé sur 15 malades et en a obtenu des résultats qui paraissent assez satisfaisants pour qu'on soit autorisé à poursuivre les expériences.

La thérapeutique médicamenteuse interne a eu recours à un certain nombre de substances que nous énumérerons rapidement.

L'iode et les iodures ne paraissent pas avoir d'action sur l'éléphantiasis elle-même, mais leur administration peut être cependant très utile dans les cas non exceptionnels où les malades sont en outre atteints d'une affection justiciable de ces médicaments (scrofule, syphilis).

On peut en dire autant de la médication mercurielle (syphilis), des sels de quinine (paludisme), des arsenicaux (anémie ou cachexie palustres). Leur action favorable, qui est notoire dans un grand nombre de cas, ne paraît s'exercer que sur la diathèse concomitante; l'éléphantiasis ne bénéficie que de l'amélioration de l'état général consécutive à la modification diathésique.

(1) DUFOUGERÉ, *loc. cit.*
(2) DUBRUEL, *Bulletin de la Société de pathologie exotique*, 1909, n° 7, p. 362.

Quoi qu'il en soit, ces préparations ne présentent nul inconvénient et on peut toujours les essayer dans les cas pas trop anciens. Peut-être encore serait-il bon d'accorder quelque crédit à l'atoxyl. Ce sel arsenical a été employé dans la filariose, sans grand succès d'ailleurs ; il mérite d'être expérimenté aussi dans la localisation qui nous occupe.

Nous devons mentionner enfin les essais de Castellani (1), qui traite depuis quelques années les éléphantiasiques des membres par les injections hypodermiques de fibrolysine combinées avec la compression et le massage. Voici, d'après Clair (2), comment le traitement doit être conduit : 1re semaine, désinfection cutanée, repos absolu au lit avec élévation du membre et compression exacte obtenues par de larges bandes de flanelle. Le bandage est enlevé deux fois par jour pour des séances de massage. Cette compression est continuée pendant toute la durée du traitement.

La semaine écoulée, on commence, au niveau des parties les plus atteintes, les injections de fibrolysine à raison de 2 cc. tous les jours ou tous les deux jours pendant un mois ; repos d'une semaine, puis nouvelles séries de 30 injections ; une 3e série peut même être pratiquée.

La cure est complétée, si nécessaire, par l'excision de larges bandes elliptiques de peau flottante. L'opération est alors très facile et très bénigne.

Ce traitement n'assure pas la guérison définitive, mais procure, avec l'aide de bas élastiques, des améliorations considérables qui seraient sans doute plus durables si l'hygiène des malades pouvait être en même temps améliorée.

Dubruel (3) se loue du perchlorure de fer donné en potion à la dose de 60 à 80 gouttes et qui amènerait une défervescence rapide et durable des accidents inflammatoires en même temps que la régression des masses éléphantiasiques.

Les substances précédentes, d'action interne générale, sont utilisables à toutes les périodes de l'affection ; on peut leur associer des moyens locaux dont l'emploi sera indiqué tantôt au moment des crises aiguës, tantôt dans leurs intervalles.

Les moyens locaux comprennent, dans le 1er cas, les antiseptiques divers par lesquels on prétend combattre la poussée érysipélateuse aiguë et assurer la désinfection des fissures et des érosions qui existent si souvent à la surface des tissus éléphanciés. Ces antiseptiques sont employés selon les circonstances sous forme de pansements secs ou humides, de badigeonnages, de

(1) Castellani employait au début la thiosinamine ; la fibrolysine est moins douloureuse (*Tropical medicine and hygien*, 1907).
(2) Clair, *Bull. Soc. Pathologie exotique*, 1908, n° 5.
(3) Dubruel, *loc. cit.*

pulvérisations, d'attouchements, de pommades, etc... Les principaux sont : le bichlorure, l'acide phénique, l'alcool camphré, la teinture d'iode, l'eau oxygénée, l'eau blanche... En règle générale, pour diminuer l'irritation produite, les solutions ne doivent pas être à un titre trop élevé. Souvent, les téguments ne supportent pas même les solutions les plus faibles et l'on doit se borner à appliquer des poudres inertes préalablement stérilisées et finement pulvérisées. On préférera les poudres minérales infermentescibles, talc, oxyde de zinc, sous-nitrate de bismuth...

Dans l'intervalle des crises aiguës, on pourra tenter de réduire le volume des parties malades soit par le massage avec ou sans hydrothérapie, soit par la compression élastique. Ces manœuvres doivent rester prudentes et progressives pour être suspendues à la moindre menace de réaction.

Brassac (1) rapporte un fait de guérison complète par la compression continuée pendant 4 mois; il s'agissait d'un cas nostras, et les observations ne se sont pas multipliées. La compression sera obtenue par la bande élastique ou par des bandes de flanelle ou de toile. Ces dernières sont plus douces, mais moins efficaces. Malheureusement la bande de caoutchouc devient rapidement intolérable même quand elle est très modérément serrée ; elle provoque en outre la macération épidermique. La durée de l'application sera aussi prolongée que le malade pourra la supporter; on enlèvera la bande de préférence la nuit si la mise en place n'est pas continue.

De nombreux auteurs recommandent la compression par le collodion riciné. Nous ne saurions recommander cette pratique, qui produit trop souvent une vive irritation ; dans les points où le vernis collodionné ne se fendille pas, il paraît exalter la virulence des germes épidermiques qu'il emprisonne en vase clos.

L'électrothérapie a également été essayée sous ses diverses formes : courants continus ou faradisation, électrolyse uni et bipolaire, radiothérapie, sans succès certains. Les médecins brésiliens promoteurs de ces méthodes ont vu leurs résultats contestés par l'un des leurs, Arnobio-Marques (2), qui attribue à l'électricité moins de valeur qu'à la compression. Marques prétend que la diminution de volume parfois constatée après les séances d'électrisation provient de l'évacuation des poches lymphatiques ouvertes par la pénétration des électrodes. Les formes fibreuses, dures, de l'éléphantiasis ne subissent aucune régression parce qu'elles ne renferment pas de collections lymphatiques.

Nous estimons que ces essais d'électrothérapie devraient être poursuivis en appliquant à l'éléphantiasis la méthode nouvelle

(1) Brassac, art. *Eléphantiasis*, *in* Dictionnaire des Sc. enc.
(2) Arnobio-Marques, P. M., 1903, p. 581.

de fulguration des tissus par les étincelles de haute fréquence qui paraissent avoir une action remarquable sur le système lymphatique : elles provoquent une lymphorrhée extraordinairement abondante qui pourrait peut-être, dans l'éléphancie, rétablir la perméabilité ganglionnaire,en nettoyant mécaniquement le réseau. En outre, les tissus fulgurés ont une tendance également remarquable à se transformer en tissus fibreux denses, peut-être susceptibles d'étouffer la prolifération pachydermique. Il serait, croyons-nous, très intéressant d'expérimenter ce traitement qui peut d'ailleurs être institué sans aucune intervention sanglante.

Nous en dirons autant des émanations radio-actives dont on a reconnu récemment les bons effets dans le traitement des tumeurs cutanées et des dilatations du système veineux de la peau.

Dans l'énumération ci-dessus,nous avons volontairement passé sous silence un certain nombre de procédés de traitement que nous considérons comme très dangereux : révulsion, ponctions, scarifications, saignées, etc. Il faut soigneusement s'abstenir de créer des effractions cutanées qui peuvent être très longues à se cicatriser et dont l'infection est toujours à craindre, malgré les précautions antiseptiques.

**II. Interventions opératoires.** — Nous étudierons successivement ces procédés opératoires pour l'éléphantiasis des membres,du sein, et des organes génitaux externes de l'homme et de la femme.

**1. Eléphantiasis des membres.** — Certaines des méthodes de thérapeutique chirurgicale, inspirées par des doctrines pathogéniques erronées, sont depuis longtemps abandonnées ; nous ne ferons que mentionner la ligature de l'artère principale du membre et la résection des troncs nerveux. La ligature a été parfois remplacée par la compression digitale, continue ou discontinue. Ce dernier moyen n'est pas plus inefficace que la ligature et n'expose pas du moins aux mêmes complications.

L'hypothèse que les ganglions lymphatiques hypertrophiés constituent le camp retranché d'où partent les incursions de l'ennemi a conduit quelques auteurs à penser que la destruction de ces ganglions pourrait avoir un effet favorable. Des tentatives ont été dirigées dans ce sens par Tribondeau, Lemoine et Le Dantec.

Tribondeau (1) pratiqua d'abord l'extirpation du ganglion épitrochléen dans un cas d'éléphantiasis de l'avant-bras; l'opération, sans doute trop incomplète, ne donna aucun résultat.

Il eut alors l'idée de provoquer l'atrophie des ganglions en injectant dans leur trame quelques centimètres cubes d'une solution de teinture d'iode au 50$^{e}$. Il a ainsi obtenu quelques amélio-

(1) Tribondeau, *loc. cit.*

rations qui paraissent encourageantes; mais les observations faites ne sont pas en nombre suffisant pour permettre d'affirmer la valeur de la méthode. A ceux qui voudraient en reprendre l'étude, nous conseillerions d'expérimenter, à côté de la teinture d'iode, les substances employées pour la résolution des ganglions tuberculeux dans la méthode « sclérogène » : éther ou glycérine iodoformés, naphtol camphré, voire même chlorure de zinc. Pour la technique de ces injections, il serait nécessaire, bien entendu, de s'astreindre à une asepsie rigoureuse et de surveiller les réactions générale et locale.

Le Dantec, dans un cas rapporté dans les thèses de Bonjean et Blandin (1), a fait pratiquer par Demons, en 1907, l'extirpation des ganglions de l'aine pour une éléphantiasis de tout le membre. Le résultat a été satisfaisant en ce sens que le volume de la cuisse a un peu diminué ; mais la jambe, plus atteinte, n'a pas été modifiée. Les suites éloignées n'ont pu être appréciées, l'opéré étant mort accidentellement un an après l'intervention.

Antérieurement, à Tahiti, Lemoine (2) a pratiqué des interventions analogues, dans des cas différents à la vérité, et sans y être conduit par les mêmes idées pathogéniques.

Lemoine fait remarquer que les tumeurs éléphantiasiques des membres renferment toujours dans leur épaisseur une *masse ganglionnaire directrice* plus ou moins difficile à délimiter au milieu des tissus indurés. La simple extirpation attentive de tous les ganglions malades suffit pour obtenir une *disparition progressive et définitive de la difformité.*

« J'ai traité d'après ce principe, ajoute l'auteur, une grosse tumeur mixte de l'aine droite chez un métis tahitien que j'ai pu observer ensuite pendant plus de deux ans. La région a repris et conservé sa forme naturelle malgré plusieurs poussées lymphangitiques survenues en d'autres parties du corps et l'accroissement d'une tumeur symétrique à l'aine gauche. J'ai opéré de même plusieurs tumeurs éléphantiasiques de la région épitrochléenne, et j'ai obtenu des résultats aussi satisfaisants. »

Lorsque ces tumeurs se présentent sous la forme plus ou moins pédiculée, il y a avantage à les retrancher totalement, en ménageant des lambeaux pour recouvrir la plaie, et nous verrons dans un instant la technique de cette intervention. Mais, dans les cas où elles sont sessiles, la formation des lambeaux n'est pas indispensable, et l'extirpation de la masse ganglionnaire peut être réalisée au moyen de simples incisions convenablement placées.

L'opération acquiert ainsi un caractère de facilité relative qui

(1) Blandin, Th. Bordeaux, 1908.
(2) Lemoine, *Annales d'hygiène coloniale*, 1902, p. 391.

l'adapte bien aux conditions de la pratique chirurgicale coloniale. La voie tracée par Lemoine est donc à suivre.

Allant plus loin encore que Tribondeau, Le Dantec et Lemoine, W. Sampson Handley (1) a pensé que la destruction des ganglions n'était pas indispensable et qu'il suffirait de faire franchir à la lymphe la barrière qu'ils opposent à sa circulation. Il a imaginé dans ce but la *lymphangioplastie*, qu'il réalise en enfouissant dans le tissu sous-cutané de longs et gros fils de soie. Chez son malade, il a conduit ces fils depuis le pied jusque dans le tissu du muscle iliaque et jusque dans la fesse. La valeur de ce procédé ne peut être jugée sur un fait unique. Le point le plus intéressant de la communication de S. Handley serait, à notre avis, le fait qu'il aurait préalablement obtenu la disparition des diplocoques lymphangitiques au moyen d'un vaccin spécial.

L'amputation est une méthode radicale qui supprime bien la tumeur avec le membre, mais qui ne guérit pas mieux que les autres la maladie elle-même. Les guérisons dont s'enorgueillissent les auteurs anciens sont des guérisons opératoires ; elles doivent être la règle à l'heure actuelle et nous n'avons plus le droit de nous contenter de la simple survie du patient quand la mutilation aurait pu être évitée.

Les indications de l'amputation demandent donc à être étudiées avec quelque soin.

Tant que le membre est susceptible de rendre quelques services, il faut, d'abord, évidemment le respecter. Mais il ne suffit pas qu'il soit absolument impotent pour justifier l'amputation, il importe de distinguer les causes de l'impotence. Tantôt le membre est simplement immobilisé par le volume et le poids des masses éléphantiasiques : débarrassé de ces masses, il reprendra ses fonctions ; tantôt l'impuissance résulte de la dégénérescence des tissus musculaires et osseux : l'abolition fonctionnelle est définitive. Dans le premier cas, l'amputation serait une faute ; on ne se résoudra au sacrifice du membre que s'il est irrémédiablement perdu et le chirurgien, avant de prendre le couteau, devra s'attacher à apprécier la validité restante.

L'opération, une fois résolue, sera pratiquée selon les règles habituelles et restera aussi économique que possible : on ne remontera pas trop haut sous prétexte de tailler en tissu absolument sain, tissu destiné d'ailleurs presque fatalement à devenir pathologique. La réunion se fait aussi bien sur les tissus déjà hypertrophiés pourvu que le revêtement épidermique soit intact et qu'il n'existe pas d'abcès dans l'épaisseur des lambeaux.

A côté de l'amputation, et pour les cas où elle n'est pas indiquée, se place un procédé d'exérèse partielle imaginé par Le-

(1) SAMPSON HANDLEY, *The Lancet*, janv. 1909. (D'après *Journal de chirurgie*, 1909, n° 3.)

moine (1) et qui a donné entre ses mains, à Tahiti, des résultats très encourageants.

Il consiste à supprimer la plus grande partie possible des masses éléphanciées en les arasant au niveau de l'aponévrose d'enveloppe et en recouvrant les surfaces cruentées avec des lambeaux convenablement disposés. Nous résumons d'après son excellent travail, auquel nous renvoyons le lecteur, les règles et la technique qu'il a fixées.

Le premier point est de vérifier que le membre est susceptible de recouvrer ses fonctions s'il les a perdues.

On doit ensuite, comme pour toute autoplastie, examiner soigneusement les lieux, apprécier l'étendue de la surface cruentée qui va être créée, en déduire la longueur et la largeur des lambeaux, choisir pour les constituer les parties les plus saines du tégument, les agencer par la pensée et même les dessiner en disposant le pédicule pour la meilleure vascularisation possible. Ces dispositions préliminaires sont très importantes, il ne faut pas craindre d'étudier le plan de campagne pendant 8 ou 10 jours qui ne seront pas du temps perdu pour le patient; on en profitera pour remonter son état général, désinfecter sa peau, assouplir ses tissus et diminuer le volume du membre, si possible, par le repos et la compression.

Il ne sera pas généralement possible d'enlever le tout en une seule séance; on s'attaquera d'abord aux masses les plus importantes, les mieux pédiculées, et, par des retouches successives convenablement espacées, on s'efforcera de régulariser le volume du membre.

Passons à l'acte opératoire lui-même.

Les précautions aseptiques prises le plus rigoureusement possible, le malade sera endormi.

L'hémostase préventive peut être appliquée. Lemoine la rejette comme illusoire ou dangereuse, « illusoire parce que la base mal délimitée des tumeurs se laisse rarement étrangler à un degré convenable, dangereuse parce que toutes les bouches veineuses ouvertes par le bistouri saignent à la fois dès que la bande élastique est desserrée ». Si l'opérateur juge cependant bon d'y recourir, il devra poser le lien constricteur sur la racine du membre plutôt que sur la base de la tumeur (2).

En outre, dans le cours de l'intervention, la section des tissus sera prudente, progressive, *comme si l'hémostase provisoire n'était pas faite* et tous les troncs vasculaires visibles, artères et veines, seront immédiatement pincés ou liés. L'hémostase défi-

(1) Lemoine, *loc. cit.*

(2) Si la tumeur siégeait à la racine de la cuisse, on pourrait employer le garrot abdominal de Mombourg, que nous décrivons plus loin à propos des tumeurs scrotales.

nitive sera ainsi facilitée et la perte sanguine réduite au minimum. Ces vaisseaux sont assez facilement reconnus, car leurs tuniques sont épaissies et leur lumière reste béante. Les veines se sont développées en nombre et en volume et peuvent donner lieu à une hémorragie importante (1).

Le sérum artificiel simple ou alcoolisé sera injecté pendant toute la durée de l'intervention pour lutter contre la perte du sang et le choc opératoire. La caféïne, l'ergotine, la strychnine seraient également utilisées suivant les indications.

La taille des lambeaux demande un soin tout particulier. Lemoine conseille de les constituer au moyen des téguments supérieurs et inférieurs, plus vivaces que les téguments latéraux. Les dimensions devront être généreusement calculées, en tenant compte de la rétraction ; mais il vaut mieux avoir des lambeaux multiples que des lambeaux trop longs ou à pédicule étroit, dont la vitalité ne serait pas assurée.

On commencera par disséquer les lambeaux supérieur et infé-

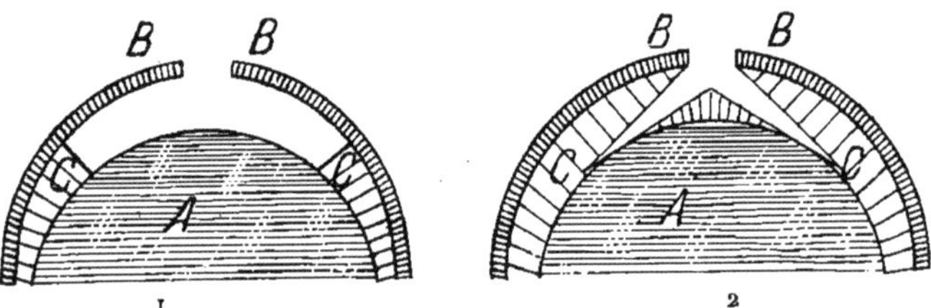


Fig. 88. — 1 Lambeaux mal taillés ; 2 Lambeaux bien taillés ; — A. tissus sous-aponévrotiques ; B. téguments ; C. tissus pathologiques (d'après Lemoine).

rieur en les conservant larges à la base, épais, régulièrement taillés pour qu'ils viennent s'appliquer exactement sur les surfaces d'exérèse (fig. 88). Quand leur libération paraît suffisante, sans s'attarder à disséquer les lambeaux latéraux, qu'il vaut mieux réserver pour la fin, on va d'emblée, par une incision longitudinale, à la recherche parfois laborieuse de l'aponévrose d'enveloppe du membre. La masse est ensuite détachée successivement de part et d'autre, en suivant le plan de clivage indiqué par cette aponévrose et jusqu'à ce qu'on ait atteint les limites fixées latéralement pour l'exérèse. C'est alors seulement qu'il est devenu possible de mesurer exactement l'étendue de la surface cruentée

(1) Par une communication faite à la Société de biologie en 1908, Chaput annonce que l'injection préventive de 200 gr. d'une solution de gélatine à 5 o/o faite immédiatement avant l'opération possède un pouvoir hémostatique tel qu'on peut se dispenser de lier des vaisseaux du volume de l'artère utérine par exemple. On conçoit tous les services que peut rendre une telle méthode non seulement dans le traitement de l'éléphantiasis, mais encore dans une foule de circonstances. Mais la stérilisation de la solution devrait être l'objet de soins spéciaux pour détruire sûrement les spores tétaniques qui existent souvent dans la gélatine du commerce.

à recouvrir, et l'on taille les lambeaux latéraux en leur donnant une forme et une dimension convenables pour parer à l'insuffisance des lambeaux médians. Généralement, dit Lemoine, on arrive à donner aux lignes de sutures la configuration « d'un × surbaissé », plus ou moins régulier.

L'hémostase réalisée chemin faisant est soigneusement complétée après enlèvement de la bande élastique si elle a été mise en place.

A ce moment aussi, il est bon de procéder à une nouvelle désinfection de la plaie, surtout si l'on a mis à jour des abcès, ou si l'on n'a pas su préserver les lambeaux des manœuvres violentes et d'un contact direct et prolongé avec les doigts.

Enfin on passe aux sutures pour lesquelles le crin solide, le fil métallique, la grosse soie sont les matériaux d'élection ; encore la soie conduit-elle trop facilement, dans la profondeur des tissus, les germes qu'elle recueille à la surface au moment des poussées de lymphangite presque inévitables. Deux ordres de sutures seront employés : points profonds en U comprenant une grande largeur de tissus, afin de fixer les lambeaux en bonne place et de consolider l'hémostase en supprimant les espaces morts ; points superficiels d'affrontement qui assureront une coaptation aussi exacte que possible.

Large drainage aux points déclives, car la transsudation séreuse est abondante. La quantité de lymphe perdue pendant l'opération est également très importante.

Pansement sec compressif. Si l'indication d'un pansement humide venait à se manifester, il faudrait en bannir les antiseptiques violents et irritants.

Le procédé opératoire que nous venons de décrire s'applique aux cas les plus nombreux où les tumeurs éléphantiasiques, sans être à proprement parler pédiculées, prédominent nettement sur l'un des côtés du membre. Si ce dernier était régulièrement cylindrique, on ne pourrait en réduire le volume qu'en débitant l'hyperplasie en « tranche de melon ». L'opération n'a pas été tentée, à notre connaissance.

Ces exérèses partielles donnent de bons résultats immédiats, mais qui ne se maintiennent pas, d'après Dubruel (1), qui, 8 ans après, n'a vu qu'un seul des opérés de Lemoine encore en bonne santé ; souvent l'opération paraîtrait au contraire donner un coup de fouet à l'affection. L'intervention, à notre avis, n'est cependant pas à rejeter, puisqu'elle donne au malade quelques années de liberté relative ; et puis on pourrait peut-être espérer de meilleurs résultats éloignés en mettant en œuvre, après l'exé-

(1) DUBRUEL, *loc. cit.*

rèse, les moyens palliatifs dont nous avons parlé (compression, hygiène, etc., etc.) et qui ne sont pas inutiles même avec la méthode du traitement de Castellani.

**2. Eléphantiasis du sein.** — Pour les tumeurs du sein, on suivra la technique, assez simple, qui est employée pour l'excision des tumeurs bénignes ; nous ne croyons pas avoir à la décrire. Même si l'on voulait compléter l'intervention par l'enlèvement des ganglions axillaires, il suffirait d'appliquer la technique bien réglée du curage de l'aisselle pour adénopathie cancéreuse.

**3. Eléphantiasis des organes génitaux de l'homme.** — Le traitement chirurgical de l'éléphantiasis des organes génitaux externes consiste à enlever la plus grande partie possible des tissus hypertrophiés en réservant en bon lieu des lambeaux cutanés ou muqueux propres à recouvrir les surfaces d'exérèse. Quand il s'agit du scrotum cette ablation prend improprement le nom d'*oschéotomie*. Les opérations sont très compliquées par la présence des cordons, des testicules, de l'urète et des corps caverneux qu'il importe de ménager.

Selon que la tumeur atteint le scrotum seul, la verge seule ou à la fois le scrotum et la verge, la technique est évidemment variable. Les procédés applicables dans chacun de ces cas sont devenus en quelque sorte classiques. Ils se différencient surtout par le tracé des incisions et la succession des temps opératoires. Ils présentent en revanche un certain nombre de manœuvres communes que nous croyons préférable d'indiquer tout d'abord pour éviter des redites.

La période d'observation préalable, de repos et de traitement général, sera la même que pour l'éléphantiasis des membres.

En ce qui concerne l'application de l'hémostase préliminaire, les auteurs discutent encore. Lemoine le rejette absolument, pour les raisons précédemment exposées. Il est certain que le lien élastique, outre qu'il expose à l'hémorragie post-opératoire, est très gênant pour l'opérateur, quelle que soit la façon dont il est appliqué, aussi le sérum gélatiné est-il susceptible de rendre ici des services encore plus précieux que pour les interventions sur les membres.

La bande hémostatique peut être simplement enroulée en 8 de chiffre autour du pédicule scrotal et de la taille du malade, ou bien appliquée selon le procédé de Partridge (1).

Le chirurgien de Calcutta place autour du ventre du sujet une ceinture en cuir garnie de crochets auxquels pendent de longs rubans solides. Le sang du scrotum étant exprimé par élévation ou compression, les rubans sont disposés tout autour du pédi-

(1) Roux, *Arch. méd. navale*, 1879.

cule qui est ensuite étreint par un fort tube de caoutchouc, le tube est fixé par un nœud, puis les chefs libres des rubans sont fortement relevés et attachés aux crochets de la ceinture. Le tube hémostatique est ainsi bien maintenu en place, et ne peut glisser.

Il serait peut-être possible dans certains cas d'utiliser la méthode de ligature élastique de l'abdomen récemment proposée par Momburg (1). Après refoulement du sang contenu dans les membres inférieurs et le scrotum, refoulement obtenu soit par l'élévation des membres et des bourses, soit par application de bandes roulées compressives, on enroule deux ou trois fois autour du ventre, fortement, un long tube de caoutchouc. Ce tube pénètre entre la crête iliaque et les fausses côtes, en déprimant les tissus mous, et arrive bientôt à interrompre le courant sanguin dans l'aorte, ce que l'on reconnaît à la disparition du pouls fémoral. On fixe alors le lien élastique au moyen de nœuds ou de pinces. Les bandages des membres peuvent être laissés en place pour rendre moins brusque le réafflux du sang quand on relâche le tube. Le desserrement sera de préférence progressif.

Nous ne conseillons pas sans réserves l'emploi de ce procédé hémostatique. D'abord la durée de son application ne saurait sans inconvénients graves être prolongée au delà de 45 minutes. délai généralement de beaucoup insuffisant pour mener l'intervention à bien. Puis, la pression intra-abdominale du tube élastique, reconnue inoffensive pour l'intestin, l'uretère et les vaisseaux sanguins, le serait peut-être moins pour les vaisseaux lymphatiques, si souvent ectasiés et amincis chez les éléphantiasiques. Le lien pourrait être susceptible de provoquer des déchirures lymphatiques génératrices de chylurie, d'hémato-chylurie ou d'ascite chyleuse. Ces craintes restent théoriques, aucune application du procédé n'ayant été faite, à notre connaissance, pour l'eléphantiasis; si l'on voulait l'employer. il serait prudent, croyons-nous, de s'assurer que les troncs lymphatiques du bassin et des viscères abdominaux ne sont pas ectasiés.

Que l'hémostase préventive ait été réalisée ou non, tous les vaisseaux seront pincés ou liés au fur et à mesure de leur découverte.

Le patient sera endormi, mais la chloroformisation commencera le plus tard possible, quand tous les préliminaires seront achevés; elle prendra fin dès que les temps les plus douloureux seront exécutés, car l'intervention est toujours longue et il importe de ne pas compromettre la résistance vitale du sujet. On donnera du sérum artificiel pendant toute la durée de l'opération.

Le malade endormi est mis en position obstétricale; le chirurgien se place entre ses jambes.

La tumeur, transfixée par une forte tige métallique, est suspen-

(1) Momburg, *Bull. Soc. de chirurgie*, Paris, janvier 1909.

due à une poulie fixée au plafond, on peut ainsi facilement l'abaisser ou la soulever selon les besoins. La manœuvre est devenue classique.

Les lambeaux sont dessinés à la teinture ou mieux, comme le conseillent Thiroux et d'Anfreville (1), limités dans toute leur étendue par un trait de la pointe du bistouri appuyé. Les rapports des parties molles pourraient être, en effet, profondément changés si l'on poussait trop loin l'opération d'un côté avant de la commencer de l'autre.

La libération du cordon et du testicule est un des points les plus délicats. Il est parfois possible de déterminer à l'avance, par la palpation ou par la douleur spéciale, la position des glandes séminales ; généralement cette exploration ne donne aucun résultat à cause de l'épaisseur et de la dureté des tissus scrotaux, et c'est un peu à l'aventure que l'on s'avance vers l'organe au moyen d'une incision menée sur le trajet supposé du cordon. Cette incision doit descendre très bas, car le « gubernaculum » offrant une résistance plus grande que les éléments du cordon, c'est ce dernier qui s'allonge le plus, et le testicule est maintenu plus près du pôle inférieur.

C'est cependant sur le cordon qu'il faut se guider pour dégager la glande. On viendra donc le reconnaître vers sa partie supérieure, là où il n'est pas encore trop profond. Lorsque le bistouri aura largement divisé toute l'épaisseur de la coque fibreuse de la tumeur, la main sera plongée dans le tissu aréolaire plus ou moins « succulent » (Lemoine) qui lui fait suite et en effondrera les mailles jusqu'à ce que le funicule ait été reconnu, isolé sur tout son pourtour et chargé sur le doigt. La libération sera ensuite continuée de haut en bas jusqu'à ce qu'on ait dépassé le testicule, ce qui n'est pas toujours facile à apprécier, attendu que le cordon, la glande et le ligament scrotal ont sensiblement le même volume. « Il faut, dit Lemoine, un tact assez exercé pour donner avec certitude le coup de ciseau décisif. » En cas de varicocèle lymphatique, il sera avantageux de réduire le volume du cordon par la résection entre double ligature des lymphatiques dilatés.

Le travail terminé d'un côté doit être recommencé de l'autre.

Si l'on constatait la dégénérescence, un degré avancé d'éléphantiasis du testicule ou l'atrophie de l'organe, la castration serait indiquée. L'opération est alors très simplifiée, surtout si l'on a pu, comme chez les vieillards, prévoir cette atrophie avant de prendre le bistouri.

Dans le cours de cette libération, on peut rencontrer une hydrocèle simple ou chyleuse. La vaginale distendue est alors ouverte sans danger et le dégagement du testicule en est grande-

(1) Thiroux et d'Anfreville, *Presse médicale*, 1906.

ment facilité. Cette hydrocèle subira la cure radicale soit par excision, soit de préférence par retournement et excision combinés.

La hernie inguinale crée une complication beaucoup plus sérieuse, d'abord du fait de la situation anormale des organes herniés, qu'on peut blesser si l'on n'y songe pas, mais surtout parce que l'isolement et la cure de la tumeur herniaire peuvent allonger notablement la durée de l'acte opératoire. La coexistence de la hernie a été constatée avec une fréquence variable. Si les conditions de variété herniaire, de temps et d'asepsie le permettaient, il y aurait avantage à faire la cure selon les procédés classiques; dans un cas, Mondon (1) s'est contenté de dégager le sac, de le refouler et de le maintenir en fermant l'orifice par des fils métalliques traversant la base des lambeaux. Le résultat a été bon, on pourra imiter Mondon, surtout si l'asepsie n'a pu être parfaite ou si l'on a rencontré des abcès dans l'épaisseur des tissus éléphanciés.

L'isolement du pénis demande aussi à être conduit avec beaucoup de prudence : il s'agit de ménager en bas l'urètre, et, sur la face dorsale non seulement les corps caverneux, mais encore les artères et la veine dorsales et les nerfs honteux. Le processus éléphantiasique respecte les formations que nous venons de nommer, ainsi que la face muqueuse du prépuce (2) ; il intéresse tous les tissus superficiels de la verge, y compris l'aponévrose pénienne. Le plan de clivage existe donc entre ce fascia et la tunique albuginée, dans l'intervalle où rampent les éléments du faisceau vasculo-nerveux qu'il faudra respecter aux environs de la ligne médiane.

Quant à l'urètre, c'est par une sonde introduite dans sa lumière qu'on le rendra sensible et que sa blessure sera évitée. Dès qu'on aura franchi le bulbe, on pourra tailler hardiment.

Les sutures seront exécutées avec beaucoup de soin, selon les principes que nous avons déjà indiqués : gros points en U pour ramener et maintenir les lambeaux, points superficiels d'affrontement.

Il s'écoule pendant l'opération une grande quantité de lymphe ; on drainera largement, comme précédemment, pour donner issue à celle qui continue à s'exsuder. Grand pansement sec compressif.

Nous devons noter, en terminant ces considérations communes, que les grosses tumeurs à pédicule longuement étiré sont souvent plus faciles à opérer que des tumeurs plus petites moins bien étranglées. En outre, le collet des premières est recouvert

(1) Mondon, *Arch. de méd. navale*, 1892.

(2) Nous verrons plus loin l'importance de cette intégrité de la muqueuse préputiale pour la restauration autoplastique. Malheureusement, elle a été souvent complètement détruite par une circoncision rituelle antérieure, notamment chez les peuples musulmans.

par des téguments attirés des régions voisines, moins malades et capables de faire de meilleurs lambeaux.

Passons maintenant à la description des procédés opératoires, au sujet desquels nous ferons encore une remarque d'ordre général : c'est qu'il faut ne les considérer que comme des schémas susceptibles de subir des modifications selon les cas particuliers. En matière d'autoplastie, selon le mot de Guyon, le chirurgien doit être inventeur. Pour le traitement de l'éléphantiasis, il devra tout au moins faire preuve d'initiative et savoir prendre les téguments de couverture là où ils sont les plus souples et les plus sains.

Roton (1) a eu recours une fois à la peau du périnée pour en constituer un lambeau postérieur en forme de poche avec lequel il a pu rhabiller les testicules et même la verge. Dans une autre circonstance, Lemoine, ne pouvant reconstituer le scrotum, a logé les testicules à la base du fourreau pénien. Nous pourrions multiplier les variantes de cette nature.

*a*) **Eléphantiasis du scrotum seul.** — Cette forme est justiciable du procédé de Larrey-Ali-bey (fig. 89, I) :

1° Les incisions partant de l'angle pénien-scrotal se dirigent obliquement de chaque côté en bas et en dehors, puis en arrière et en dedans, pour se réunir sur le raphé périnéal à une distance variable en avant de l'anus. Ces incisions délimitent deux lambeaux latéraux, dont la dissection est poussée plus ou moins loin ;

2° Les tractus génitaux sont recherchés et dégagés avec une facilité variable, enveloppés dans des compresses et relevés ;

3° La dissection des lambeaux est poursuivie, la tumeur séparée de l'urètre et du plancher périnéal ;

4° L'hémostase progressive ayant été réalisée, il ne reste plus qu'à suturer les lambeaux par-dessus les testicules remis en place.

Les auteurs de la méthode opéraient par transfixion, surtout si les testicules pouvaient être sentis et refoulés contre les anneaux. Nous conseillons d'agir plutôt par dissection, dans tous les cas.

Dans une variante due à Saboïa (2) (fig. 89, II) les incisions partent de l'anneau inguinal et permettent de découvrir les cordons avec moins de danger. On se réserve, en outre, à la base de la verge, un petit lambeau triangulaire qui garantit mieux la mobilité ultérieure de l'organe viril, surtout si l'on a soin de pratiquer les sutures en relevant fortement la verge en haut. Le procédé de Saboïa nous paraîtrait avantageux aussi dans les cas où le pénis est plus ou moins « avalé » par la tumeur scrotale dont il peut cependant être dégagé par traction : le lambeau triangulaire faciliterait alors la réfection de la base du fourreau.

(1) Thèse de Blandin.
(2) Marques, *Presse médicale*, 1903.

*b*) **Eléphantiasis de la verge seule.** — Les observations de cette forme sont assez rares et nous ne croyons pas qu'aucun procédé opératoire ait été décrit.

Tenant compte des lésions anatomo-pathologiques que nous

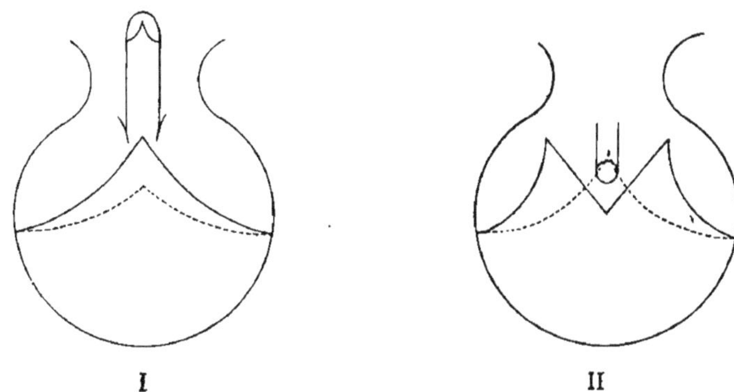

I II

ig. 89. — Schéma du procédé Larrey-Ali-bey.

avons déjà signalées, nous pensons que l'opérateur devrait en pareil cas se débarrasser de tout le tégument pénien, en conservant soigneusement la muqueuse du prépuce allongée, mais non hyperplasiée, et qui, retournée en doigt de gant sur la verge, la recouvrira parfois presque en entier.

A défaut de cette muqueuse, ou pour suppléer à son insuffisance, on aura recours à des lambeaux cutanés taillés et rabattus selon les règles générales de la chirurgie autoplastique.

*c*) **Eléphantiasis du scrotum et de la verge.** — α) Procédé de Larrey. — Le procédé « aplastique » de Larrey-Ali-bey, dans lequel le fourreau de la verge n'est pas reconstitué, est un mauvais procédé de nécessité sur lequel nous n'insisterons pas. On taille seulement deux lambeaux latéraux, comme dans le cas où le scrotum est seul atteint.

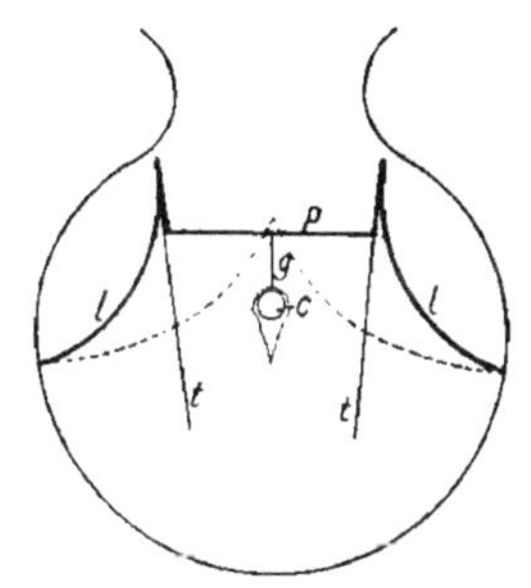


Fig. 90. — Schéma du procédé Delpech-Ali-bey.

β) Procédé de Delpech-Ali-bey. — Le procédé « anaplastique » de Delpech-Ali-bey réserve 3 lambeaux : un antérieur, médian, pour la verge, deux latéraux pour la reconstitution du scrotum.

1° Les incisions qui délimitent ces différents lambeaux ont leur origine au voisinage de l'orifice inguinal, les lambeaux latéraux sont d'abord et successivement taillés et disséqués (fig. 90 *l. l.*);

2° Une longue incision est faite de chaque côté (*t*, *t*), sur le trajet des cordons ; les testicules sont dégagés et relevés sur l'abdomen ;

3° La partie libre du lambeau pénien devant affleurer la base du gland, le tunnel plus ou moins profond au fond duquel se trouve ce gland est incisé sur la ligne médiane antérieure (*g*), puis une incision transversale horizontale (*p*) réunit les bords internes des lambeaux latéraux ;

4° Une sonde étant introduite dans le canal uréthral, le gland est saisi, attiré en haut pour libérer progressivement l'urètre et la face inférieure des corps caverneux. Le lambeau pénien tend à suivre ce mouvement d'attraction, on favorise cette tendance en mobilisant sa face profonde dans la mesure nécessaire. Une fois l'urètre libre, la masse néoplasique est rapidement détachée ;

5° L'hémostase parachevée, on procède aux sutures en commençant par la verge. Le bord libre du lambeau pénien est réuni à la section préputiale, les deux côtés suturés à eux-mêmes sur la ligne médiane inférieure du pénis. Les lambeaux latéraux sont adossés l'un à l'autre sur la ligne médiane du scrotum et rattachés, sur les côtés, à la base du lambeau pénien.

γ) Procédé de Lemoine. — Les incisions de Lemoine et les temps opératoires se rapprochent très sensiblement de l'opération précédente. Ce qui constitue l'originalité et ce qui fait la valeur du procédé de notre camarade, c'est la conservation de la doublure muqueuse du prépuce qui, après dissection, est retournée en doigt de gant sur les corps caverneux dépouillés et qui leur constitue une enveloppe plus souple et plus élégante que le tégument cutané.

Pour la conservation de cette muqueuse, une incision circulaire (*c*) est faite dans le tunnel un peu au-dessus de l'orifice par lequel s'effectue la miction, et l'incision (*g*) est arrêtée en profondeur avant d'avoir intéressé le chorion de la muqueuse ; puis, le doigt introduit dans le tunnel, la dissection du manchon est poursuivie avec soin de bas en haut et d'avant en arrière.

On suppléerait, bien entendu, à l'insuffisance de longueur du prépuce par la conservation d'un lambeau cutané dont l'application et la suture seront toujours très facilitées par la présence de l'étui préputial.

Roton a fait de ce procédé deux belles applications relatées dans la thèse de Blandin déjà citée.

**4. Eléphantiasis des organes génitaux de la femme.** — C'est le plus souvent de l'éléphantiasis des grandes lèvres qu'il s'agit, les hypertrophies des petites lèvres et du clitoris sont exceptionnelles.

Les précautions préliminaires que nous avons déjà mentionnées seront évidemment appliquées.

L'opération est beaucoup plus simple que chez l'homme, car il n'y a aucun organe à ménager ; la blessure de la racine clitoridienne serait sans importance. Le chirurgien songera simplement à la possibilité d'une hernie coexistante.

Le pédicule de la tumeur sera cerné le plus haut possible par deux incisions verticales convexes en avant, circonscrivant deux lambeaux semi-lunaires; l'externe se trouve formé par la peau plus ou moins altérée de la grande lèvre, l'interne par la muqueuse généralement assez saine. Le lambeau interne sera donc presque toujours prédominant et parfois unique. La taille des lambeaux est rapidement poursuivie jusqu'au voisinage de la branche ischio-pubienne et la masse est détachée.

Il ne reste plus qu'à faire l'hémostase et les sutures selon la technique précédemment indiquée.

# AUTRES MICROFILAIRES

PAR LEBŒUF

## *MICROFILARIA DIURNA*

**SYNONYMES.** — *Filaria sanguinis hominis major* (Manson, 1891), *Filaria bourgii* (Brumpt, 1903).

Manson avait donné la première de ces appellations à cette microfilaire par opposition avec la *Microfilaria perstans*, qu'il avait nommée *Filaria sanguinis minor*. Il avait trouvé ces deux embryons associés dans le sang de deux nègres, dont l'un venait du Vieux-Calabar et l'autre du Congo.

**DISTRIBUTION GÉOGRAPHIQUE.** — La *M. diurna* se rencontre seulement en Afrique et, comme nous le verrons plus loin, sa répartition est très voisine de celle de *M. perstans*, avec qui elle est très souvent associée dans le sang des filariens. Elle se rencontre sur toute la côte occidentale d'Afrique, du Sénégal à Benguela (Angola). Elle pénètre aussi dans l'Hinterland, mais sa répartition dans ce sens est loin d'être connue.

Christy l'a trouvée au nord du lac Victoria; Manson a vu plusieurs cas contractés par des Européens dans le Haut-Congo près des cataractes de Stanley; Brumpt relate sa présence à Kassai, à 900 kilomètres de la côte, sur l'un des principaux affluents du Congo; j'ai pu moi-même constater la présence de cet embryon sur toute la rive gauche du Congo et de l'Oubanghi, depuis Brazzaville jusqu'à Fort-de-Possel (embouchure de la Kémo). Elle a été observée deux fois par Cook dans l'Ouganda.

**MORPHOLOGIE.** — Au premier abord. elle se rapproche très sensiblement de *M. bancrofti*. Ses dimensions moyennes à l'état frais sont de 300 à 350 μ de long, sur 8 μ de diamètre (Manson donne 298 μ sur 7,5 μ, mais sans spécifier s'il s'agit de spécimens vivants ou desséchés); elle présente une gaîne, une extrémité postérieure effilée. En ce qui concerne les mouvements de cet embryon, nous renverrons le lecteur à ce que nous avons précédemment exposé au sujet de *M. bancrofti*. La gaîne semble plus mince, plus délicate que celle de cette dernière; parfois, assez rarement il est vrai, elle s'adapte exactement en longueur au corps de l'animal et paraît faire défaut. Quelquefois aussi le corps peut être plus long que cette membrane; il en résulte que la partie postérieure de la queue de la microfilaire peut se trouver rabattue sur elle-même : dans ce cas, à un faible grossissement, l'extré-

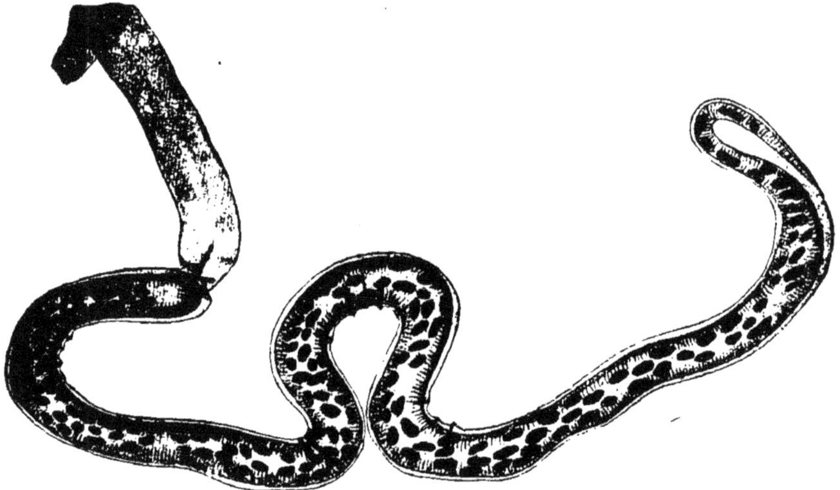

Fig. 91.— *Microfilaria diurna*. Coloration hématéine-éosine.— Gr. 600 diam. environ.

mité caudale paraît émoussée. Les taches affectent, en somme, la même disposition que chez *M. bancrofti*. La coloration vitale y met en évidence des cellules-mères de la sous-cuticule, une cellule excrétrice et un pore excréteur, ainsi que quatre cellules génitales avec un pore génital.

Les procédés d'examen sont exactement les mêmes que pour cette dernière. A l'état frais et sans coloration, il est pratiquement impossible de faire le diagnostic différentiel entre *M. bancrofti* et *M. diurna*. Manson et surtout Fülleborn insistent beaucoup sur les différences que présentent les embryons après coloration. La *M. bancrofti* est ordinairement disposée en courbes gracieuses, telles qu'en pourrait tracer un habile calligraphe (Manson); autrement dit, elle présente l'aspect d'un copeau métallique à courbures élégantes; *M. diurna*, au contraire, présente des courbures brusques et rappellerait plutôt un bâton brisé en fragments. Un autre caractère d'une certaine valeur consiste en ce que les noyaux de la colonne cellulaire sont en général plus gros et plus fortement colorés chez *M. diurna*. La gaîne de cette dernière, par contre, est moins facilement colorable que celle de *M. bancrofti*. Mais le vrai moyen de diagnostiquer l'un de l'autre les embryons réside dans l'emploi de la coloration vitale au rouge neutre ou au bleu azur II. Cette méthode, ainsi que nous l'avons vu, met admirablement en évidence chez *M. bancrofti* le « corps interne » un peu en arrière du milieu du corps. Chez *M. diurna*, rien de tel ne se produit : la place occupée par le « central vis-

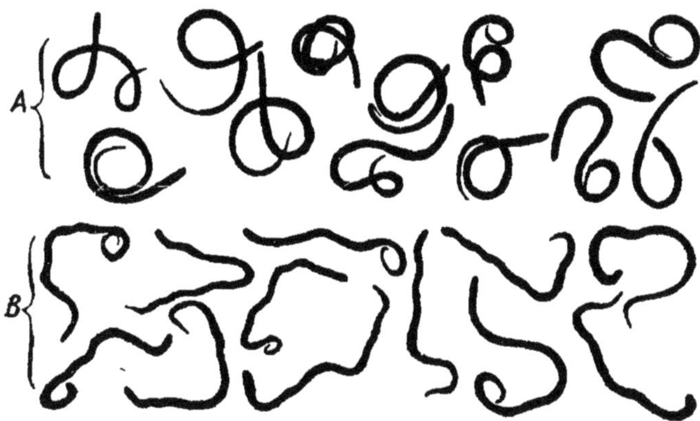


Fig. 92. — Attitudes : A de *Microfilaria bancrofti*, B de *Microfilaria diurna* (d'après Manson).

cus » de Manson dans l'embryon de Bancroft ne présente chez elle aucun organe qui puisse lui être comparé.

Nous rapporterons ici, sans d'ailleurs vouloir le moins du monde en faire un caractère spécifique de *M. diurna*, un fait que nous avons observé au Congo français, le Dr Gustave Martin et moi, au cours de nos centrifugations de sang pour la recherche des trypanosomes. Nous opérions trois centrifugations successives et nous avons constaté que la presque totalité des microfilaires se rencontrait dans le sédiment de la deuxième centrifugation. Nous avons vu très fréquemment, dans ce deuxième sédiment, de véritables rosaces de microfilaires, rosaces qui acquièrent la valeur de véritables rosaces d'agglutination, les embryons s'y trouvent réunis par leurs extrémités postérieures (effilées). — Il est à présumer que si nous avions centrifugé du sang renfermant de nombreuses *M. bancrofti*, nous aurions aussi observé le même phénomène.

**Périodicité**. — Le caractère le plus frappant de *M. diurna* est sa périodicité. Commençant à faire son apparition dans le sang périphérique vers 9 heures du matin, elle y atteint son maximum de fréquence de 1 à 2 heures de l'après-midi, puis décroît progressivement de nombre, pour disparaître entre 8 et 10 heures du soir. — Annett, Dutton et Elliott ont nié l'individualité de cet embryon en se basant sur le peu de différences morphologiques qu'il présente avec *M. bancrofti* et sur ce que la périodicité ne leur paraissait pas constante. Ils la considèrent comme une *M. bancrofti* modifiée par les habitudes des indigènes.

Il convient de remarquer tout d'abord que, depuis les travaux de ces auteurs, l'emploi de la coloration vitale a permis de reconnaître des différences capitales de structure entre les deux embryons. — Ils exigent ensuite, en ce qui concerne la périodicité

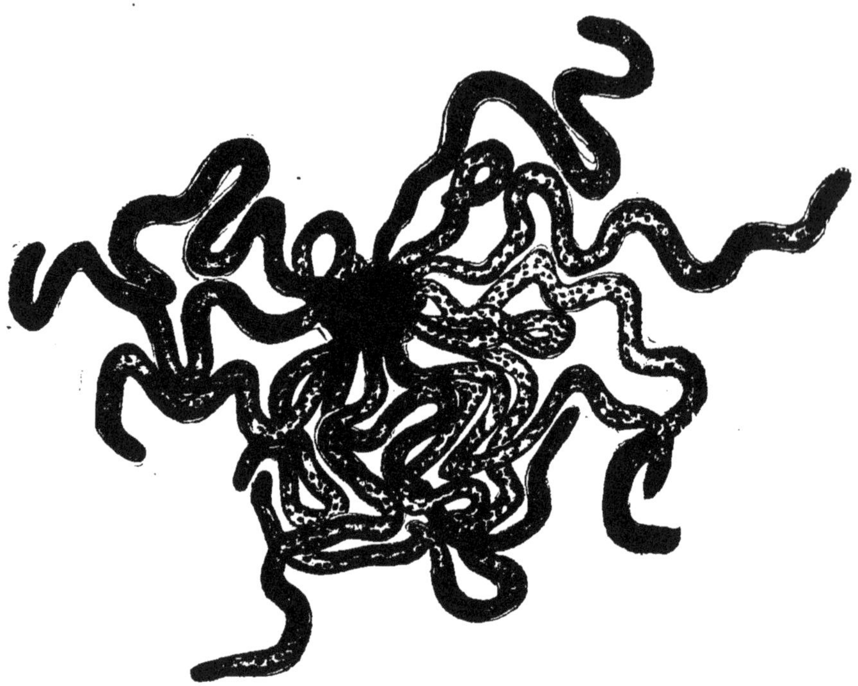

Fig. 93. — Agglutination de *Microfilaria diurna*, coloration hématéine-éosine. — Gr. = 350 diamètres environ.

de *M. diurna*, une fixité et une précision que personne, et pas même eux, n'a exigées de *M. bancrofti*. D'autre part, ils signalent avoir observé chez certains de leurs sujets deux maxima dans les 24 heures; il semble, dans ces conditions, bien plus naturel de conclure à la présence de *M. diurna* et de *M. bancrofti* chez le même individu. — D'ailleurs, pour Manson, la périodicité est encore plus caractéristique dans le cas de *M. diurna* que dans celui de *M. bancrofti;* il fit en effet, et cela pendant un laps de temps considérable, dormir le jour et rester éveillé la nuit, un individu porteur de *M. diurna ;* il continua néanmoins à observer de nombreux embryons dans le sang périphérique pendant le jour, alors que la nuit on n'en trouvait que très rarement.

**EVOLUTION.** — On ne sait rien de précis sur l'évolution de cet embryon et, à ce sujet, nous en sommes réduits aux hypothèses. Comme on le trouve dans le sang périphérique, il semble assez logique d'en conclure qu'il doit y être repris, ainsi que cela se produit pour *M. bancrofti*, par un insecte piqueur et que, en raison de la périodicité de la microfilaire, cet insecte doit avoir des habitudes diurnes. Manson avait autrefois émis l'idée que la forme embryonnaire pourrait être reprise par les « mouches de palétuvier » où elle évoluerait. — Annett, Dutton et Elliott ont observé que *Pyretophorus costalis* transmettait *M. bancrofti* et non *M. diurna :* ils en conclurent (ce qui, ainsi que le fait remarquer Manson, est en contradiction avec leur théorie de l'identité des 2 filaires) que cette dernière pourrait avoir un moustique diurne comme second hôte. Brumpt, au Congo, a disséqué de nombreux *Culicinæ*, *Anophelinæ* et *Glossinæ* sans jamais y rencontrer de formes de développement de l'embryon. Manson émet l'hypothèse que les taons pourraient jouer un rôle important (genres *Tabanus*, *Hæmatopota*, *Pangonia* et *Chrysops)*; il serait aussi porté à incriminer les glossines et les stomoxes. — D'après Sambon, il faudrait étudier : *Tabanus fasciatus*, *Tabanus dimidiatus*, *Glossina palpalis*, *Glossina longipalpis*.

Cette filaire vit certainement pendant fort longtemps, car Brumpt l'a retrouvée chez un individu qui avait quitté depuis 5 ans les zones d'endémicité.

**RAPPORTS AVEC F. LOA.** — La tendance actuelle est que *M. diurna* représente la forme embryonnaire d'une filaire vivant dans le tissu conjonctif de l'homme et fort anciennement connue (depuis plus de 300 ans), *Filaria loa.* — C'est en 1891 que Manson, le premier, supposa les relations qui pouvaient exister entre les deux organismes. Le premier argument invoqué par les partisans de cette hypothèse est que, dans les cas, rares d'ailleurs, où l'on a trouvé des embryons dans le sang d'individus porteurs de *F. loa*, c'est *M. diurna* qui a été rencontrée. D'autre part, chez les sujets infectés de *M. diurna*, où l'on a cherché la forme adulte de cette microfilaire (Proust, Henley, Brumpt, Wurtz, Penel, Kew, Manson), c'est *F. loa* qui a été observée. Enfin les aires de distribution géographique des deux parasites concordent exactement et on n'a pu encore déceler aucun caractère différentiel entre *M. diurna* et les embryons trouvés chez *F. loa*.

A ces considérations on pouvait objecter, et on n'a pas manqué de le faire, que tous les individus infectés de *M. diurna* n'étaient pas porteurs de *F. loa*. De fait, j'ai observé au Congo français un grand nombre d'indigènes atteints de *M. diurna* sans avoir vu *F. loa* manifester chez aucun d'eux sa présence. Les partisans de la relation répliquent que l'autopsie n'a pas été faite dans tous les cas et que *F. loa* peut très bien exister dans le tissu conjonctif profond, sans jamais venir émigrer dans le tissu conjonctif périphérique.

On s'est aussi demandé pourquoi tout porteur de *F. loa* n'est pas toujours infecté de *M. diurna*. Les uns ont répondu qu'il fallait, pour infecter le sang, un minimum d'adultes qui n'était pas atteint lors de l'examen des sujets chez lesquels on n'avait pas rencontré de *M. diurna;* d'autres, Manson à leur tête, que la femelle gravide dépose ses embryons seulement après avoir atteint « tel tissu ou tel organe d'où ils puissent être lancés dans la circulation sanguine ». Telles sont les pièces du débat. Elles semblent jusqu'à un certain point démontrer que *M. diurna* est la forme embryonnaire de *F. loa;* néanmoins la question est encore à l'étude. Il est évident que le jour où un nombre suffisamment probant d'autopsies aurait nettement démontré le fait, le terme de *M. diurna* devrait disparaître de la nomenclature pour faire place à celui de *M. loa*, déjà proposé par P. Manson.

Récemment, Low qui, comme Manson, est convaincu des relations génétiques de *F. loa* et de *M. diurna*, a bien montré que les embryons de *F. loa*, tels qu'ils s'échappent de l'utérus, ont tous les caractères de *M. diurna*. L'argument est évidemment des plus probants.

## *FILARIA PERSTANS*. Manson 1891.

**SYNONYMES.** — *Filaria sanguinis hominis minor* (Manson, 1891). — *F. sanguinis hominis perstans* (Manson, 1891). — *Filaria ozzardi*, variété tronquée (Manson, 1897).

La *M. perstans* fut, comme nous l'avons vu dans le paragraphe précédent, trouvée dans le sang d'indigènes originaires du Congo par P. Manson, qui lui donna successivement les deux premières des appellations énumérées ci-dessus et finalement celle de *perstans*.

**DISTRIBUTION GÉOGRAPHIQUE.** — Elle existe dans une grande partie du continent africain ; elle y est très commune sur la côte occidentale et dans le bassin du Congo, où une forte proportion de la population est atteinte. Elle a été rencontrée fréquemment dans l'Ouganda par Cook, Hodge et Low; ce dernier, dans certains districts, l'a observée sur 90 o/o des indigènes. Daniels l'a vue chez un indigène de la rive orientale du lac Nyassa. Christy l'a retrouvée au lac Victoria et aurait remarqué que sa présence coïncidait avec celle des plantations de bananiers. On l'a signalée en Guyane anglaise.—En 1908, Sergent et Foley ont constaté dans le sang d'un indigène de l'Oranie la présence d'une microfilaire présentant tous les caractères de *M. perstans.*

*MICROFILARIA PERSTANS*

A l'état frais, c'est un petit organisme vermiforme, transparent, moins réfringent que les deux embryons précédemment étudiés, extrêmement actif. Il mesure en moyenne 200 μ de long sur 5 μ de diamètre ; il convient de remarquer que ces dimensions présentent d'assez notables écarts, car cet embryon s'allonge et se rétracte avec une même facilité, présentant ainsi, en ce qui concerne sa longueur, une sorte de pléomorphisme. L'extrémité antérieure, très facilement rétractile, montre à un fort grossissement un petit dard animé d'un rapide mouvement de propulsion et de rétropulsion. — Van Campenhout et Low décrivent un prépuce à crochets; mais, d'après Manson, pareille disposition ne peut être mise en évidence. Je ne l'ai pas observée au Congo français sur de nombreux échantillons de *M. perstans*. Le corps s'effile dans ses deux tiers postérieurs jusqu'à l'extrémité caudale, qui est tronquée et brusquement arrondie : cette disposition est absolument caractéristique. — Enfin, autre signe distinctif important, cet embryon ne possède pas de gaîne. Il en résulte une extrême vivacité du parasite, qui se replie rapidement sur lui-même en exécutant les contorsions les plus compliquées. D'après Manson, l'animal entreprendrait de longues excursions dans les préparations fraîches de sang entre lame et lamelle, il s'échapperait fréquemment du champ du microscope ; pour Van Campenhout, au contraire, il n'en sortirait jamais. Cette dernière manière de voir est plus en conformité avec ce que j'ai été à même d'observer au Congo ; la *M. perstans* frétillait presque sur place avec une très grande activité, mais ne sortait pas du champ du microscope à un grossissement de 150 diamètres.

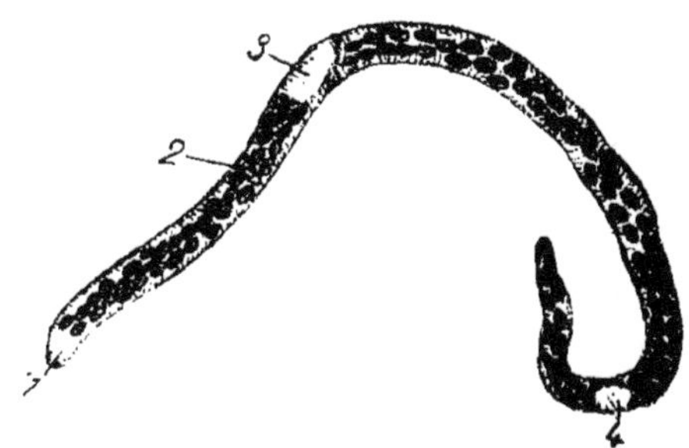

Fig. 94. — *Microfilaria perstans*. Coloration hématéine-éosine. — Gr. = 600 diamètres environ.
1. lacune céphalique; 2. première tache ; 3. tache en V; 4. tache caudale.

Dans les spécimens colorés, on observe une cuticule finement striée avec une série de noyaux sous-jacents à la cuticule. Par la coloration vitale, on décèle un pore excréteur et à son voisinage une cellule, probablement excrétrice, quoique Rodenwaldt n'ait pu saisir encore ses connexions exactes avec le pore excréteur. Le corps est formé d'une colonne de cellules à noyaux allongés suivant son axe et présente à sa partie antérieure une ébauche de canal central. Le dernier noyau de la colonne, plus volumineux que les autres, a son grand axe dirigé transversalement. La colonne de noyaux présente un certain nombre d'interruptions déterminant des espaces clairs ou taches. Outre une première lacune à l'extrémité céphalique, on observe trois autres taches : une première est située environ au 1/4 antérieur du corps, une deuxième, la plus importante (tache en V de Manson), à peu près à l'union du 1/3 antérieur et du 1/3 moyen, enfin une troisième, dite tache caudale, aux 3/4 postérieurs. Pour Manson, il n'y aurait pas de lacune caudale bien marquée; cependant je l'ai vue très nettement sur la grande majorité des spécimens que j'ai étudiés : souvent même elle était plus importante que la première lacune qui peut se réduire à une simple bande transversale.

Quelques auteurs ont décrit une grande et une petite variété de la *M. perstans*. Firket, en 1895, sur des nègres provenant du Congo belge, a observé un « type long » de 160 à 180 μ et un « type court », mesurant de 90 à 100 μ. — Van Campenhout, à Léopoldville (Congo belge), Hodges, dans l'Ouganda, ont fait des observations analogues. Brumpt rapporte avoir observé la petite variété 1 fois sur 10. Il semble bien difficile que la propriété de cet embryon de s'allonger et de se rétracter puisse produire de pareils écarts dans la mesure de sa longueur. Doit-on les considérer simplement comme des variations individuelles? S'agit-il d'individus à des âges différents ou d'individus spéciaux à type court? Faut-il y voir, comme Manson, des variations dans le degré de relâchement ou de rétraction qui précède la mort ? On ne saurait se prononcer.

**PÉRIODICITÉ.** — La *M. perstans* ne présente pas de périodicité. Elle se montre dans le sang périphérique également à toute heure du jour et de la nuit. Il peut arriver que les embryons se rencontrent en grand nombre sur une lame, mais, en général, les échantillons contenus dans une préparation sont plus rares que pour *M. diurna* ou *M. bancrofti*. Le sang périphérique ne paraît d'ailleurs pas être leur habitat de choix : de deux autopsies de Low, pratiquées l'une à 2 heures, l'autre à 6 heures de l'après-midi, il semble que l'on puisse conclure qu'ils se rencontrent surtout dans les poumons, le cœur, l'aorte et les gros vaisseaux, très rarement dans le foie et le pancréas. On n'a pu les rencontrer dans la rate.

Tous les auteurs sont d'accord pour reconnaître, sur la côte occidentale d'Afrique, son association fréquente avec *M. diurna* et *M. bancrofti*.

**ÉVOLUTION.** — Nous ne possédons aucune donnée précise à ce sujet. — Hodges n'a pas observé de formes de développement chez *Panoplites africanus*, Theobald, *Stegomyia fasciata*, — *Stegomyia sugens*, — *Anopheles paludis*, Lœw, — *Pyretophorus costalis;* Lœw a rencontré une fois deux larves arrivées au stade « saucisse » dans les muscles thoraciques de *Tæniorhynchus fuscopennatus* pris à l'état de larve et mis à piquer, une fois son développement achevé, sur un individu infecté. Christy a eu l'idée d'incriminer les puces et les poux, et même une tique de la sous-famille des *Argasinæ*, *Ornithodoros moubata* (ce qui est en désaccord avec l'aire géographique de la filaire) ; les recherches dirigées en ce sens par Hodges et Low n'ont donné aucun résultat.

Récemment Fülleborn et Rodenwaldt ont repris la question ; les Anophèles leur ont donné un commencement de développement de *M. perstans :* le développement intramusculaire de l'embryon marche jusqu'au sixième jour et atteint le stade en « boudin » ; après il semble y avoir arrêt de développement, puis mort et dégénérescence. Les *Stegomyia*, *Ornithodoros moubata*, *Pulex irritans* ne leur ont fourni aucun résultat; ils n'ont rien vu non plus dans des Simulies envoyées du Cameroun conservées dans l'alcool.

Nous citerons seulement pour mémoire la très singulière hypothèse de Bastian, qui, s'appuyant sur le parallélisme qu'aurait observé Christy de la distribution des plantations de bananiers et de *M. perstans*, a voulu faire de cette dernière une espèce de *Tylenchus* (nématodes parasites des racines de certains végétaux) absorbée par l'homme avec la banane et se développant fortuitement dans l'organisme humain. — Plus récemment, Beck (Rapport de la Mission allemande de la maladie du sommeil) aurait aussi noté la coïncidence de la distribution de *M. perstans* et des plantations de bananiers, et se demande si la transmission se fait par l'intermédiaire d'un insecte piqueur (prenant le virus avec sa trompe dans les bananes ou leur enveloppe), ou simplement par ingestion: il pense que, dans cette dernière hypothèse, il ne serait pas impossible que la transmission eût lieu par la bière de bananes non fermentée. Mais, d'une part, il suffit de remarquer que le bananier est loin d'abonder à la Guyane anglaise où sévit la *M. perstans;* que, d'autre part, la répartition de cette microfilaire est, en fait, en rapport non pas avec la présence des bananiers, mais avec celle des forêts humides des zones équatoriale et para-équatoriale, servant sans doute de gîte à l'hôte intermédiaire, et qu'enfin,au Congo français, où la bière de bananes non fermentée était inconnue dans les régions où j'ai examiné des indigènes, j'ai trouvé la *M. perstans* extrêmement répandue.

Cette filaire persiste certainement très longtemps dans l'organisme infecté, puisque Firket l'a trouvée chez un individu qui n'avait pas quitté l'Europe depuis six années. Manson cite un cas semblable.

**Forme adulte.** — Les premières formes adultes furent observées par Daniels, en Guyane, chez des Indiens de Demerara (porteurs de *F. ozzardi*, variété tronquée), et identifiées plus tard à *F. perstans* par Manson, qui en isola chez des sujets originaires du Congo. Elles ont été trouvées par petits groupes, libres et non enkystées, dans le tissu conjonctif profond de la racine du mésentère, dans les éléments connectifs situés en arrière de l'aorte abdominale et sous le péricarde. Ce sont des petits vers filiformes, très grêles, cylindriques, uniformément lisses. Dans les deux sexes, la bouche est inerme. Le corps, constitué par une enveloppe musculo-cutanée renfermant les viscères, va en s'amincissant en arrière.

La femelle mesure 70 à 80 millimètres de long, sur 0 mm. 12 de diamètre ; l'extrémité céphalique est en massue ; la queue se recourbe à quelque distance de l'extrémité postérieure et porte deux appendices cuticulaires de forme triangulaire dont l'ensemble rappelle, suivant la comparaison classique, la forme d'une mitre. Deux utérus tubulaires, renfermant des embryons à tous les stades de leur développement, aboutissent à un vagin qui s'ouvre au niveau d'un pore génital à 0 mm. 60 de l'extrémité céphalique.

Le mâle, plus rare que la femelle, est aussi plus petit qu'elle : on lui trouve seulement 45 millimètres de longueur, sur 0 mm. 06 de diamètre. L'extrémité postérieure est très enroulée. Daniels décrit un spicule à 0 mm. 09 de la pointe caudale ; pour Low, il y a en réalité deux spicules inégaux ; Manson se range à cette dernière opinion. — La queue se termine, comme celle de la femelle, par un appendice cuticulaire double.

## *FILARIA DEMARQUAYI*. — MANSON, 1895.

La *Microfilaria demarquayi* a été trouvée par Manson, en 1893, sur des lames de sang provenant d'indigènes de Saint-Vincent (Antilles), envoyées par le docteur Newsam ; il l'observa dans 10 préparations sur 152. Il la retrouva dans le sang d'aborigènes de Sainte-Lucie, Antilles (observation confirmée par Galgey, Low et Saint-Georges Gray). Low a reconnu la présence du parasite à la Dominique et à la Trinité. En résumé, on ne la rencontre que dans les Antilles, et, jusqu'à présent, seulement dans les îles que nous venons d'énumérer. De plus, comme le fait remarquer Manson, la distribution de cette filaire, même dans les régions où elle est endémique, paraît être fort limitée.

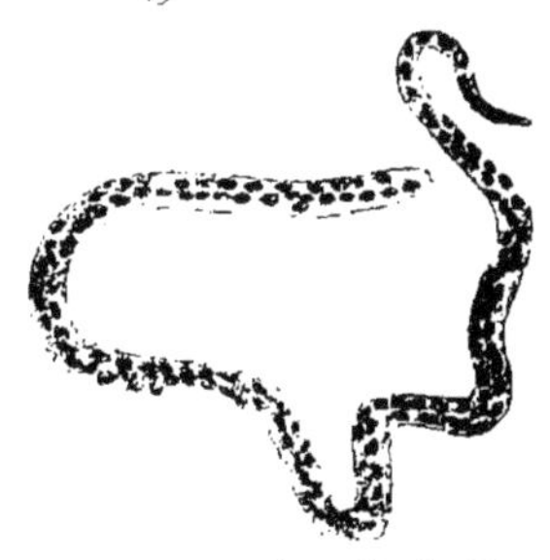

Fig. 95. — Microfilaria Demarquayi (d'après Manson).

D'après Low, l'embryon mesure environ 200 µ de longueur, sur 5 µ de diamètre. Comme *M. perstans*, il ne possède pas de gaîne, mais les deux parasites sont immédiatement différenciés par ce fait que l'extrémité postérieure de *M. demarquayi* est effilée. Il est extrêmement actif, frétille avec vivacité dans les préparations fraîches, et possède à un haut degré la propriété de s'allonger ou de se raccourcir. L'extrémité céphalique possède un prépuce sans dentelures ou crochets, d'ailleurs fort difficile à voir, ainsi qu'un petit dard rétractile. Les individus colorés sont plus petits; on peut y noter un rudiment d'organe central, une tache en V bien apparente; la tache caudale est discutée.

Cette microfilaire est apériodique : elle se rencontre aussi bien le jour que la nuit dans la circulation périphérique. En général, on observe de 8 à 10 parasites dans une préparation, mais on peut aussi, fort rarement, il est vrai, en trouver des centaines.

A l'autopsie d'un indigène de Sainte-Lucie, dont le sang avait contenu des *M. demarquayi*, Galgey a isolé du mésentère cinq femelles adultes, dont Ozzard et Daniels firent l'étude et la description. — Le mâle est encore inconnu. — Les dimensions de cette filaire sont : longueur, 65 à 80 millimètres; diamètre : 0 mm. 21 à 0 mm. 25. — La bouche est inerme ; le tube digestif, presque rectiligne, aboutit à un anus situé au sommet d'une papille anale, distante de 0 mm. 25 de l'extrémité postérieure. Cette extrémité, dont l'épaisseur diminue rapidement à partir de la papille anale, est recourbée : une cuticule épaisse, non divisée comme chez *F. perstans*, la recouvre. L'animal possède deux tubes ovariens s'abouchant dans un vagin qui s'ouvre au sommet d'un pore génital, à 0 mm. 76 de l'extrémité céphalique.

L'évolution de la microfilaire nous est à peu près inconnue. Low et Vincent, à la Trinité, ont vu chez *Stegomyia fasciata* quelques formes au stade « saucisse ». Low n'a rien trouvé chez *Anopheles albipes*, *Culex tæniatus*, *Culex fatigans*. — Fülleborn et Rodenwaldt ont observé des formes de développement chez deux Anophèles sur onze et chez un *Stegomyia* sur neuf.

## *FILARIA OZZARDI*

En 1897, Manson reçut du docteur Ozzard, du service médical de la Guyane anglaise, un certain nombre de lames de sang prises sur des Indiens Caraïbes de l'intérieur. Il examina ainsi 63 lames : il y rencontra deux filaires embryonnaires, toutes deux dépourvues de gaîne, l'une plus grande présentant une extrémité postérieure pointue ; l'autre plus petite, ayant son extrémité postérieure émoussée. Provisoirement Manson estima qu'il s'agissait d'une nouvelle espèce de microfilaire sanguicole, pouvant se présenter sous deux aspects et leur donna le nom de *F. ozzardi*. Nous ne donnons pas la description de ces parasites, car, d'un côté, ils sont entièrement comparables, la forme effilée à *M. demarquayi*, et la forme tronquée à *M. perstans*, et, d'autre part, il est infiniment probable, ainsi que nous allons le voir, qu'il n'y a pas là une espèce nouvelle.

En effet, Daniels, à l'autopsie de 2 Indiens de Demerara, dont le sang avait contenu des embryons à extrémité postérieure émoussée, trouva des adultes renfermant des embryons également à extrémité tronquée. Or il y a identité complète entre ces adultes et les *F. perstans* authentiques, ainsi que Manson lui-même a pu le constater. La variété tronquée de *F. ozzardi* paraît donc bien n'être autre chose que la *M. perstans*.

En 1898, en pratiquant l'autopsie d'un troisième indigène, dont le sang avait renfermé des embryons tronqués (*M. perstans*. comme nous venons de le voir) et des embryons à extrémité postérieure effilée (et pas d'autres microfilaires), Daniels put isoler quelques *F. perstans* adultes et, en plus, un ver femelle entier ainsi que la queue d'un ver mâle : tous deux étaient d'une autre espèce que *F. perstans*. Or, ces dernières formes adultes, qui ne peuvent se rapporter qu'à l'embryon effilé, ressemblaient de très près à la forme adulte de *F. dermaquayi*. Il paraît donc assez logique d'identifier la forme effilée de *F. ozzardi* à *M. demarquayi* (Manson considère d'ailleurs comme probable que *F. ozzardi* sera un jour reconnue comme la forme adulte de *F. demarquayi*) et par suite le terme de *F. ozzardi* doit disparaître.

# FILARIOSES

PAR CLARAC

## *FILARIA LOA*

Les cas de F. Loa étaient relativement fréquents dans les colonies d'Amérique, à l'époque de la traite des Noirs. Mais depuis l'abolition de l'esclavage le parasite a complètement disparu.

Le parasite ne se retrouve plus dans les examens pratiqués soit aux Antilles, soit dans le Nord Amérique, soit dans le Sud

Amérique. On peut donc dire que la filaria loa, contrairement à la filaria nocturna, n'a pas trouvé en dehors de son aire originelle les conditions propres à sa reproduction.

Cette aire originelle est étendue, mais ne comprend que le centre Afrique et les régions limitrophes; elle remonte au Nord le long de la côte occidentale jusqu'à la côte d'Or et la Goal Coast, elle descend jusqu'à la pointe extrême de l'ouest africain allemand,

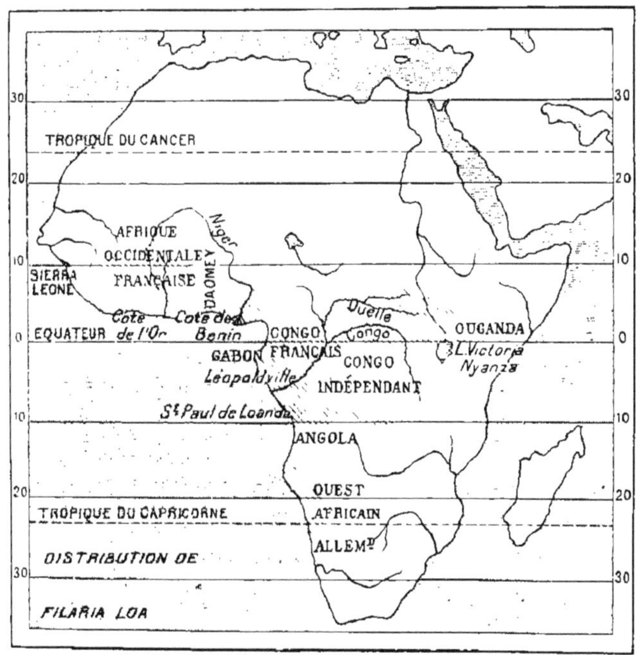


Fig. 96. — Aire de repartition de la *Filaria loa* (d'après Blandin et Joyeux).

dans l'intérieur du continent elle a été trouvée dans tout le bassin du Congo et dans l'Ouganda ; elle serait cependant moins fréquente dans le Congo Belge que dans le Congo Français et le Cameroun.

On a pu constater quelques cas de F. Loa dans le Nord Afrique et en Europe, mais il s'agissait toujours de sujets venant de l'Afrique centrale ou des pays avoisinants.

La filaire adulte est longue de 16 à 70 millim., le plus souvent de 30 à 40. La largeur (triple de celle de *F. bancrofti*) est d'environ $0^{mm}5$. Le corps est filiforme, cylindrique, blanchâtre et translucide.

La Loa est spécifiquement différenciée des autres nématodes de l'homme par la présence, sur sa cuticule, de nombreuses protubérances arrondies, lisses, translucides, étendues sur toute la longueur du ver et hautes de 4 à 9 μ (fig. 98 et 99).

L'extrémité céphalique a la forme d'un tronc de cône trapu. Elle porte à son sommet une bouche petite, inerme, entourée d'un sphincter puissant, à laquelle fait suite un œsophage court sans renflement et un intestin linéaire qui se termine par un orifice anal situé près de l'extrémité postérieure, à une distance variant de 82 à 175 μ. Cette extrémité caudale est arrondie et plus ou moins incurvée, surtout chez le mâle.

Chez le mâle, l'appareil génital est constitué par un testicule formé de spermatoblastes, un canal déférent contenant des spermatozoïdes globulaires et une vésicule séminale qui s'ouvre à l'extérieur par l'anus. L'orifice postérieur du mâle est donc un pore ano-génital. Ce pore est pourvu de 2 spicules inégaux saillant quelquefois hors du cloaque, et de 5 paires de papilles piriformes, bosselant la cuticule. 4 paires de papilles sont préanales, la dernière est postanale.

D'après certains auteurs, spicules et papilles seraient utilisés pour la copulation.

Chez la femelle, il existe deux tubes utérins, l'un antérieur, l'autre postérieur, qui se réunissent en un canal vaginal à paroi épaisse. Le vagin s'ouvre à $2^{mm}.5$ en arrière de l'extrémité céphalique, soit, pour la plupart des échantillons étudiés, à égale distance des deux extrémités du parasite : le pore vulvaire ne fait pas saillie sur la paroi, et ne possède ni spicule ni papille.

*F. loa* est ovo-vivipare. On trouve dans la cavité utérine de la femelle toutes les formes intermédiaires entre l'œuf et l'embryon presque complètement développé. L'œuf apparaît d'abord comme un ovoïde lisse, à double contour, long de 32 μ et large de 17 μ; au stade de morula, il mesure, 40 μ sur 25. Puis, l'œuf continuant à grossir, on distingue à travers sa coque l'embryon enroulé sur lui-même, tordu en 8 de chiffre et enfin replié sur lui-même. La coque suit l'œuf dans son développement, se modèle sur lui et constitue plus tard la cuticule de l'embryon. A la sortie du pore vaginal, l'embryon entouré de sa gaîne qui le dépasse à ses deux extrémités, surtout à l'extrémité postérieure, pourvu de ses taches en V antérieure et postérieure, mesure, d'après Huffmann et Nattan-Larrier, 300 μ et plus de longueur et environ 7 μ de largeur. Low donne des dimensions plus petites pour la longueur mesurée sur des préparations desséchées et se base sur ses chiffres pour assimiler l'embryon de *F. loa* à *Microfilaria diurna* (voir page 415).

La distribution géographique de la F. Loa et de la F. diurna semble être la même. Cette opinion, qui n'est pas admise par tous les auteurs, est celle de George C. Low (1). Pour cet excellent observateur l'opinion de Manson est absolument exacte : « Les embryons de la filaire diurne de S. P. Manson sont bien réellement la jeune forme de la F. Loa et Low base son opinion sur

(1) Filaria Loa, *The Journal of tropical medecine and hygiène*, 1911, page 5.

les différences d'aspect assez caractéristiques que présentent la F. diurna et la F. Bancrofti. Les embryons retirés de l'oviducte de la Loa par Low avaient bien tous les caractères de la F. diurna.

**ÉTUDE CLINIQUE.** — La F. Loa séjourne en général dans le tissu cellulaire, mais sa manifestation la plus caractéristique se produit sous la conjonctive où elle se présente sous l'aspect d'un ver filiforme, circulant entre la sclérotique et la conjonctive avec une grande rapidité. Le parasite est relativement toléré. On conçoit cependant qu'il doive provoquer une certaine gêne s'accusant par des picotements. Dans quelques cas, on constate même de la congestion, de l'œdème sous-conjonctival accompagné de douleurs, parfois très vives.

Dans un cas rapporté par Guyon à l'Académie de Médecine, une jeune fille atteinte d'une Loa dans chaque œil assurait que

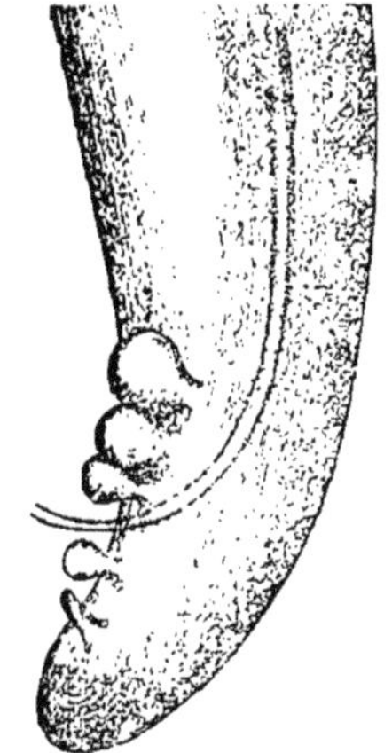

Fig. 97. — Extrémité postérieure du mâle (d'après Blanchard).

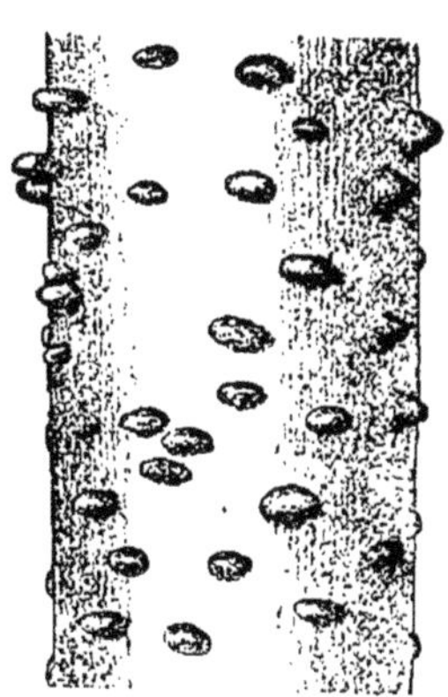

Fig. 98.— Bossacules cuticulaires chez le mâle (d'après Blanchard).

le ver passait d'un œil à l'autre, en provoquant une sensation de picotement très nette à la hauteur de la racine du nez. Un fait identique a été constaté par le Dr Block, et par Barrows (1).

Parfois la F. Loa a été trouvée à l'entrée du sac lacrymal. D'après Penel (2), elle aurait été vue sous la cornée. Van Duyse en aurait extrait une de la chambre antérieure, chez une petite négresse du Congo.

La F. Loa se localiserait parfois dans les doigts et donnerait lieu dans ces cas à des douleurs excessivement vives. Ziemann a signalé sa présence sous le cuir chevelu. Nassau l'a observée au Gabon, serpentant sous la peau des doigts, la joue et la paupière inférieure. Penel et Wurtz ont trouvé un grand nombre de Loa dans le tissu cellulaire sous-cutané, et sous l'aponévrose superfi-

(1) BARROWS, *Journal of tropical medecine and hygiène*, janvier 1910.
(2) Les Filaires du sang de l'homme. Th. de Paris, 1905.

cielle des muscles et des tendons des membres. Il paraît certain que, dans beaucoup d'observations, on a confondu la F. Loa avec la filaire de Médine.

Tous les auteurs qui ont examiné le sang des sujets porteurs de F. Loa, notamment Stephenes (1), Wurtz (R) et Clerc (2) ont signalé une éosinophilie intense, allant parfois jusqu'à 50 p. 100.

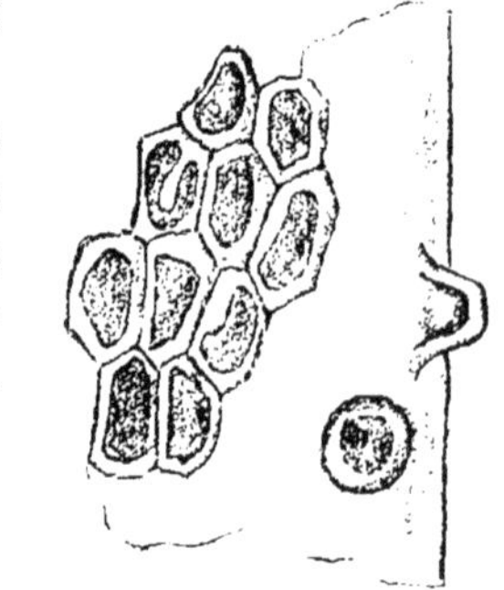
Fig. 99 — Bossacules de la cuticule agminée chez la femelle, (d'après Blanchard).

**TUMEURS DE CALABAR.** — Thomstone a décrit sous ce nom des tumeurs fugaces que l'on rencontre dans certaines parties de l'Afrique occidentale, depuis le bas Niger jusqu'à Benguela, et dans l'interland de ce pays. « Ces tumeurs sont environ de la grosseur de la moitié d'un œuf d'oie, indolores, quoique légèrement chaudes, à la fois objectivement et subjectivement ; elles ne se dépriment pas à la pression et disparaissent en quelques jours graduellement. Elles peuvent se former sur n'importe quel point du corps, très souvent dans les membres. En quelques heures, le gonflement accompagné d'une sensation de meurtrissure ou de tension atteint son maximum de développement. Au bout d'un temps variable, un ou deux jours et plus, sans complication ultérieure, le gonflement s'affaisse, sans jamais suppurer (Patrick Manson) (3).

Ces œdèmes apparaissent, chez un même sujet, à des intervalles irréguliers, et cela pendant plusieurs années successives, même après le retour définitif en Europe.

Bien que ces œdèmes se manifestent sur toutes les parties du corps, les observateurs n'ont jamais constaté de localisation sur les muqueuses. Il convient de se demander si l'on a pensé à cette localisation possible et s'il ne faudrait pas expliquer ainsi quelques-unes de ces morts subites dont nous avons déjà parlé et que l'on constate parfois dans les pays à filaire. C'est avec raison que Manson appelle l'attention des observateurs sur ce point.

Se basant sur la coïncidence fréquente de ces tumeurs avec la F. Loa, la distribution géographique dans les mêmes régions des unes et des autres et la présence des embryons dans le sang, Manson émet l'opinion qu'elles sont causées par l'émission des

(1) Notes sur la pathologie des tumeurs tropicales (*Bulletin de l'inst. Pasteur*, 1905, p. 339).

(2) Eosinophilie provoquée par la F. Loa (*C. R. Soc. de Biologie*, 1903, t. IV, p. 1704).

(3) On the nature and origine of Calabar Swellings (*Society of tropical med. and hygiène*, février 1910).

embryons d'une forme adulte logée dans le tissu conjonctif, et de fait les observations vérifient cette conception.

Prout (1) n'a aucun doute à cet égard. Livon et Penaud (2) ont constaté chez un malade de l'hôpital militaire de Marseille, ayant séjourné au Congo, la présence d'une F. Loa femelle adulte, sous la conjonctive oculaire gauche. Cet homme présentait dans le sang, aussi bien le jour que la nuit, de nombreuses microfilaires incomplètement déterminées, des œufs embryonnés et non embryonnés. On constatait en outre la présence d'œdèmes fugaces et une éosinophilie très marquée. Chez ce même malade, Billet (3) a enlevé une F. Loa mâle siégeant sous la conjonctive bulbaire gauche ; mais les microfilaires avaient beaucoup diminué de nombre depuis l'enlèvement de la femelle opéré un mois auparavant.

Stéphènes a constaté chez un individu de la Nigéria des tumeurs ambulatoires, qui ne ressemblaient pas aux tumeurs de Calabar, mais que cependant il rapporta à la Loa. Le sang ne contenait pas de parasite, mais renfermait 50 o/o d'éosinophiles.

Texier (4) rapporte un cas de tumeur molle et indolente, donnant au toucher la sensation d'un lipome. Elle apparaissait tous les deux ou trois mois, tantôt sur un avant-bras, tantôt sur un bras. Il y avait alors de l'élévation de la température. Texier a également observé des œdèmes localisés, survenant subitement en quelques minutes et disparaissant dans les mêmes conditions, accompagnés de douleurs rhumatoïdes. La F. Loa a été constatée chez tous les malades. Peu de temps avant l'apparition d'une Loa sous la conjonctive d'un officier, Aubert (5) avait constaté aux membres inférieurs des œdèmes et des tuméfactions rappelant les tumeurs de Calabar.

En ce qui touche le mode de formation de ces œdèmes, plusieurs hypothèses ont été émises : On a pensé qu'il s'agissait d'une obstruction des lymphatiques. Cette obstruction ne paraît pas admissible, pour Manson, parce que le ver ne siège pas dans les lymphatiques, mais se trouve libre dans le tissu conjonctif. — Il ne semble pas non plus que l'on doive s'arrêter à l'hypothèse d'une sécrétion irritante ou d'évacuations intestinales des parasites dans le tissu conjonctif.

Manson pense qu'il s'agit d'évacuations normales et périodiques du produit de la femelle du ver fécondée, dans le tissu conjonctif de l'hôte. Il se produirait un phénomène pathologique analogue à celui que détermine la filaire de Guinée quand elle est

(1) On the role of filaria in the production of deasease (*Soc. of. trop. et hyg.* 20 mars 1908).
(2) *Société de Biologie*. Séance du 13 novembre 1906.
(3) *Soc. de biologie*. Séance du 1er décembre 1906.
(4) A propos de la Filariose (*Ann. d'hyg. et de méd. coloniales*, 1904, t. VII.
(5) Observation inédite

rompue dans le tissu cellulaire. On sait que cette rupture est suivie d'un gonflement œdémateux, provoqué par les propriétés irritantes de la larve ou des contenus de l'utérus du ver.

Mais alors comment expliquer le caractère souvent très passager de certains de ces œdèmes? Il faudrait admettre la résorption très rapide du produit irritant.

Chez un sujet atteint d'œdème de Calabar, en ponctionnant cet œdème, Manson a constaté, dans le liquide clair qu'il a pu retirer, la présence de nombreuses microfilaires. L'auteur s'étant placé dans d'excellentes conditions, il paraît certain que ces larves provenaient bien de l'œdème et non du sang.

Nattan-Larrier et Parvu (1) appellent les tumeurs de Calabar *œdèmes éosinophiliques* en raison de la présence dans le tissu cellulaire sous-cutané de nombreux éosinophiles en amas serrés.

La plupart sont des leucocytes polynucléaires à noyaux en haltère; mais il y a aussi des mononucléaires éosinophiles, avec forme de transition.

Enfin, il y a des macrophages avec masses chromatiques. Au moment des poussées œdémateuses, l'éosinophilie de la circulation générale va de 40 à 70 p. 100.

En ce qui touche le diagnostic de ces différentes manifestations filariennes, Low le résume dans les quatre facteurs suivants, qui peuvent être associés ou séparés :

1° La présence de la Filaria Loa nettement constatée;

2° La présence dans le sang des embryons : *M. diurna* avec ses caractères propres;

3° Les tumeurs ou les œdèmes dits de Calabar;

4° Eosinophilie qu'aucune cause ne peut expliquer.

Il va de soi que les circonstances de personnes et de lieux devront entrer en ligne de compte pour une très large part quand on n'observe que les deux derniers facteurs ensemble ou séparément.

**TRAITEMENT.** — *Le traitement* de la F. Loa localisée à la conjonctive consiste simplement à saisir la filaire avec une pince très fine et à l'enlever par une légère boutonnière faite à la muqueuse. Mais il faut savoir agir vite, saisir le parasite en quelque sorte au vol, car il circule et disparaît avec une rapidité déconcertante.

Pour mener à bien cette petite opération, quand les circonstances le permettent, il faut cocaïniser la région et immobiliser le globe de l'œil.

Le traitement des tumeurs, pas plus que celui de la filariose en général, ne présente aucune indication particulière.

(1) *Archives des maladies du cœur et des vaisseaux et du sang*, novembre 1909.

## *FILARIA VOLVULUS*

Cette filaire a été extraite du cuir chevelu et du thorax de deux nègres de la Côte d'Or, par un médecin allemand et étudié en 1893 par Leuckart. Elle a été également trouvée à Sierra Leone et au Dahomey.

De nombreux cas ont été observés par Brumpt durant ses voyages au centre de l'Afrique. Labadie-Lagrave et Deguy (1) en ont observé un cas à l'hôpital de la Charité de Paris, chez un ancien soldat de la légion étrangère qui, selon toute apparence, avait contracté la filaire au Dahomey.

La description du parasite que donnent ces auteurs diffère un peu de celle de Leuckart.

Le mâle adulte de la *F. volvulus* est long de 30 à 35 mill. et large de 0 mm. 14. Le corps est blanc, filiforme, effilé aux deux extrémités. La tête est arrondie. La cuticule est striée transversalement. La queue, recourbée, est un peu aplatie sur sa face concave.

La femelle, plus longue, mesure 60 à 70 millim. de long sur 0 m. 36 de large. Labadie-Lagrave a constaté, dans l'intérieur de l'échantillon femelle qu'il a eu l'occasion d'examiner, trois cavités dont deux représentent l'appareil génital et le troisième l'intestin.

Leuckart place le siège du parasite dans le tissu cellulaire sous-cutané. Le femelle trouvée par Labadie-Lagrave siégeait dans un vaisseau lymphatique et y avait déterminé une lymphite nodulaire.

Nous ne connaissons rien touchant l'évolution de la *F. volvulus*, dont les embryons n'ont pas été encore trouvés dans le sang, bien que Brumpt les ait rencontrés à la périphérie des tumeurs que détermine la filaire adulte.

La femelle trouvée par Labadie-Lagrave provenait d'une infection contractée cinq ou six ans auparavant, mais dans l'intervalle il s'était produit des manifestations sous-cutanées dont la nature, à coup sûr filarienne, ne semblait pas avoir beaucoup arrêté l'attention des médecins.

**SYMPTOMATOLOGIE.** — La tumeur filarienne observée par Labadie-Lagrave constituait une tuméfaction allongée mesurant 25 millim., mobile sous la peau et sur l'aponévrose sous-jacente. La peau était rouge et douloureuse à la pression. Il n'existait pas de douleurs proprement dites, mais plutôt des fourmillements et des démangeaisons. La peau menaçant de devenir adhérente et le malade accusant une certaine élévation de température, on

(1) Un cas de filaria volvulus (*Arch. de parasitologie*, t. II, p. 451.)

pratiqua l'énucléation de la tumeur; cette petite opération fut faite très facilement.

Les tumeurs déterminées par la *F. volvulus* peuvent atteindre le volume d'un œuf de pigeon et on peut en constater plusieurs chez un même malade. On les rencontre surtout sur les points de convergence des vaisseaux lymphatiques, l'aisselle, le creux poplité, au voisinage du coude, dans les espaces intercostaux (Manson).

La filaire de Labadie-Lagrave était absolument enroulée sur elle-même, pelotonnée en amas. C'est ainsi du reste qu'elle se

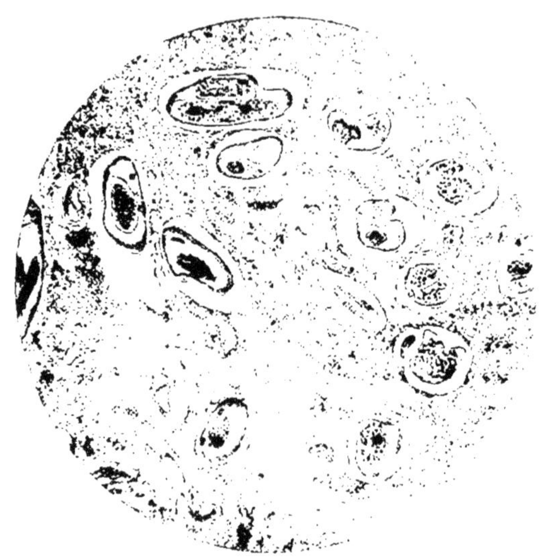

Fig. 100. — Coupe d'une tumeur de filaria volvulus. Microphotographie originale de Guiart.

présente ordinairement après avoir creusé des galeries dans le tissu cellulaire sous-cutané. Fait très intéressant : quand les deux sexes sont logés dans la tumeur, les extrémités génitales du mâle et de la femelle apparaissent libres dans une des cavités kystiques creusées dans la masse du tissu conjonctif; cette disposition a été mise en évidence par Brumpt alors que Labadie-Lagrave et Deguy ont montré le mode de formation de la tumeur par lymphite nodulaire aux dépens d'un lymphatique enflammé par la présence du parasite (Guiart) (1).

Il résulte de toutes les observations que les tumeurs ne s'ulcèrent pas et persistent pendant plusieurs années. Quelques-uns des malades observés par Brumpt avaient leur tumeur depuis l'enfance.

L'énucléation des tumeurs doit être pratiquée; elle se fait du reste avec une grande facilité.

(1) Guiart, Parasitologie. J. B. Baillière et fils, Paris, 1910.

Dans les pays tropicaux, on rencontre d'autres tumeurs sous-cutanées déterminées par des vers botriocéphaloïdes encore peu connus.

Le *Sparganum Mansoni* a été trouvé par Manson. D'autres vers semblables ont été rencontrés au Japon par Ijïma et Murata; en Afrique par Baxter; à la Guyane anglaise par Daniels.

Il n'est pas douteux que des recherches ultérieures permettront de découvrir dans des tumeurs analogues à celles de Calabar des filaires aussi nombreuses que variées.

## *FILAIRE OU VER DE MÉDINE* (Dragonneau)

**HISTORIQUE.** — On peut dire que la filaire de Médine a été connue de tout temps. Les descriptions de la Bible et les circonstances de lieu semblent donner raison aux auteurs qui pensent que les serpents de feu dont furent atteints les Israélites, pendant la traversée du désert, étaient bien les filaires qui nous occupent. Deux cents ans avant J.-C., Agathaschidès de Cnide, au rapport de Plutarque, a parlé de ce vers comme attaquant les peuples qui habitent les bords de la Mer Rouge. La description qu'il en donne ne laisse aucun doute sur l'identité de la filaire de Médine avec « les petits serpents qui rongent les membres en provoquant de grandes douleurs ; qui sortent de la peau et se retirent dans les tissus quand on les touche (1) ».

Dans la suite des siècles la maladie déterminée par la filaire de Médine a été étudiée par les médecins de tous les pays où elle sévit, et particulièrement par les Arabes. Mais la nature animale du parasite, si bien connue aujourd'hui, a été niée et affirmée tour à tour et cela presque jusqu'à l'époque contemporaine, où nous voyons des médecins comme Larrey déclarer qu'il ne s'agit que de tissu cellulaire frappé de mort, et comme Richerand, affirmer que ce petit ver, si bien décrit cependant avant lui, n'est autre chose qu'une strie fibrineuse formée par du sang arrêté dans des veines variqueuses (2). Tant il est vrai que les faits les plus simples et les mieux connus sont parfois contredits, même par les meilleurs esprits.

Nous n'insisterons pas davantage sur l'historique de la filaire qui cependant a donné naissance à une bibliographie considérable, dans laquelle nous voyons les auteurs, le plus souvent, se répéter, justement parce que les premiers observateurs avaient à peu près vu tout ce qu'il y avait à voir.

La monographie de Davaine, cependant déjà ancienne, reste une

(1) Cité par Davaine. Traité des Entozoaires. Paris, 1860.
(2) Cité par Ahmed Fahmy, Contribution à l'Etude du Dragonneau. Th. Paris, 1885.

des plus complètes que nous possédions. Nos contemporains immédiats y ont ajouté quelques notions nouvelles touchant la structure, le mode de transmission du parasite, l'évolution et le traitement de la maladie qu'il détermine.

**RÉPARTITION GÉOGRAPHIQUE.** — Le Dragonneau, autrefois très répandu dans les différentes parties de l'Amérique où existait l'esclavage semble en avoir complètement disparu, depuis que les importations de nègres ont cessé. On ne signale plus guère que deux petits foyers d'endémicité : l'un au Brésil (1), dans la province de Bahia, l'autre dans l'île de Curaçao.

Les cas de filaire de Médine que l'on rencontre dans les Guyanes le sont chez des individus ayant séjourné récemment en Afrique. A ce point de vue, nos observations personnelles et celles de Van Leent (2) concordent parfaitement.

Dans tous les cas signalés en Europe, il s'agissait de sujets provenant des pays à endémicité.

L'Afrique peut être considérée comme la vraie patrie du dragonneau : on le rencontre à la côte occidentale, entre l'Équateur et les limites nord du Sénégal, et surtout dans l'intérieur du continent où il augmente de fréquence pour former un immense foyer soudanais. Ce foyer est très intense dans les colonies soudaniennes de l'Egypte.

Le parasite est devenu très fréquent en Egypte depuis l'arrivée au Caire de nombreuses caravanes d'Ethiopie. Les expéditions militaires n'ont pas peu contribué à le propager. C'est surtout sur les soldats nubiens fournis par le Soudan Egyptien que Clot-Bey et Fahmy ont constaté la maladie. On conçoit facilement que la filaire ait pu trouver dans la vallée du Nil un terrain très propre à son développement.

La filaire n'existe à l'état endémique dans aucune des îles de la côte orientale du continent noir.

En Asie, elle présente plusieurs centres d'endémicité : en Arabie, où elle a été signalée de tout temps par les médecins grecs et arabes ; en Syrie ; en Perse ; sur le littoral du golfe Persique. Elle est très commune dans une grande partie de l'Hindoustan : entre Delhi et Kachemire, surtout dans la présidence de Bombay. Dans plusieurs points du Turkestan on signale également des foyers.

La plus extrême limite du domaine de la filaire vers le nord est, en Asie, la côte septentrionale de la mer Caspienne, en Afrique, l'Egypte et le versant méridional de l'Atlas ; c'est-à-dire le

(1) SILVA LIMA (da). De la filaire de Médine à l'état endémique dans la province de Bahia (*Arch. de méd. navale*, t. XXXV, p. 395).

(2) VAN LEENT, Géographie médicale de la Guyane Néerlandaise (*Arch. de méd. navale*).

47° de latitude en Asie et le 33° en Afrique. Il ne semble pas qu'elle existe au-dessous de l'équateur (Davaine).

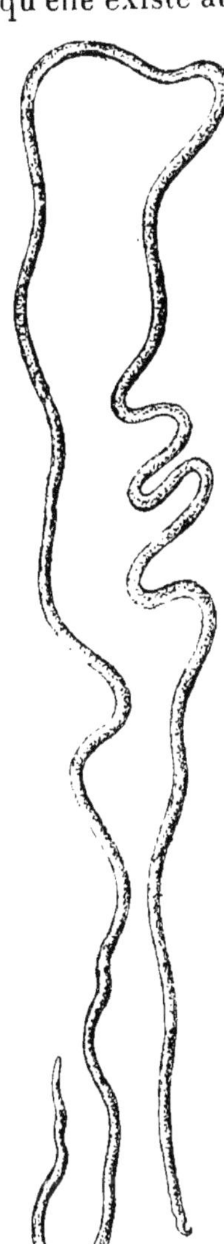

Fig. 101. — Filaire de Médine (d'après Leuckart).

**Le parasite et son embryon.** — Nous ne connaissons bien que la femelle du Dragonneau. Le mâle paraît avoir été découvert par Charles, professeur au Collège médical de Lahore qui a vu deux filaires de taille différente, l'une serait la femelle et l'autre, beaucoup plus petite, le mâle, qui était en contact par son extrémité postérieure avec le corps de la femelle, en un point correspondant à la vulve. Si cette observation est exacte, on aurait saisi sur le fait [les] deux sexes en voie de copulation (R. Blanchard) (1).

La filaire de Médine, extraite du tissu cellulaire, se présente sous l'aspect d'un filament cylindrique, allongé, très justement comparé à une corde de violon (fig. 101). La longueur varie de 80 à 90 centimètres. Les spécimens de 1 m. 20 ne sont pas très rares, mais il s'agit, d'après nos observations personnelles, d'une longueur maxima. Il est probable que les vers de 7 et même 12 pieds que signalent certains auteurs sont fournis par plusieurs parasites mis bout à bout et ainsi mesurés.

L'extrémité céphalique est arrondie et terminée par un écusson ; un petit spicule recourbé en crochet termine l'extrémité caudale.

L'écusson céphalique, Kopfschilde des Allemands, est rugueux, ovale, à grand axe transversal. Ses bords présentent six échancrures symétriques, deux latérales et quatre submédianes. Dans chacun de ces enfoncements, il existe une papille nerveuse. Tout à fait au centre de l'écusson céphalique, se trouve une ouverture triangulaire de 2 μ dont un des sommets correspond à la médiane inférieure ; c'est la bouche entourée par une petite surface lisse, circonscrite elle-même par un mince bourrelet de 32 μ (W. Dubreuilh et L. Beille) (2).

La coupe transversale de la filaire permet de constater qu'elle est constituée par une enveloppe comprenant deux couches : une cuticule et une couche musculaire, circonscrivant une cavité

(1) Blanchard (R.), Pathologie générale de Ch. Bouchard, t. II.
(2) Dubreuilh et Beille, *in Archives cliniques de Bordeaux*, septembre 1897.

où sont contenus, au centre l'utérus bourré d'embryons et sur le côté deux tubes vides, l'un externe plissé, l'intestin, et l'autre interne, l'ovaire (fig. 102).

Epaisse de 14 μ, la cuticule est transparente, ferme, élastique et très extensible. Sa structure comprendrait six couches.

La couche musculaire est partagée en quatre portions par autant de rides dont les plus considérables sont placées sur les côtés.

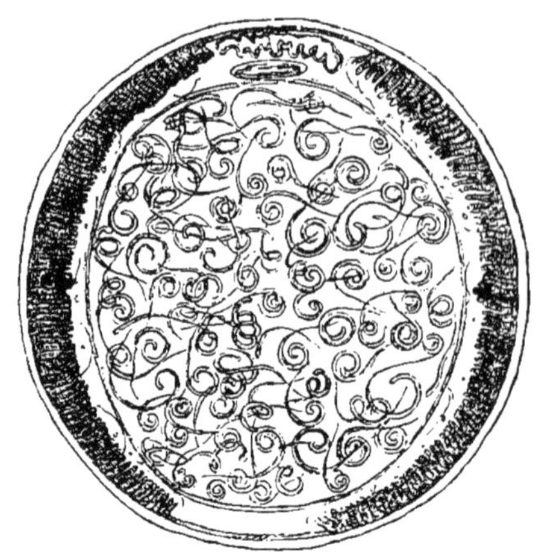

Fig. 102. — Coupe transversale de filaire montrant l'utérus gorgé d'embryons, en haut l'ovaire et l'intestin (d'après Leuckart).

Les muscles sont constitués par une partie contractile, externe et longitudinale et une partie interne renflée et vasculaire tournée vers la cavité.

A la bouche font suite un pharynx et un œsophage; l'intestin est atrophié par suite du développement de l'utérus. Il est réduit à une sorte de ruban étroit rejeté sur le côté Il arrive même à disparaître en arrière. Cependant, chez les individus jeunes on l'a vu se continuer par un rectum aboutissant à l'anus, simple trou percé à la queue, sur la face ventrale (Railliet) (1).

L'*utérus*, organe principal et qui constitue en quelque sorte tout l'individu, se présente sous la forme d'un tube cylindrique dont les dimensions sont à peu près égales à celles du corps. Les deux extrémités de ce tube se prolongent en un nouveau tube de 1/4 de mm. de large et de 18 à 20 mm. de long. Chacun de ces canaux plus petits s'infléchit et s'insinue entre l'utérus et l'intestin. Il s'agit d'ovaires en régression (Carter).

L'utérus absolument distendu par les embryons est en contact direct avec la couche musculaire. De telle sorte que l'on peut dire que la filaire n'est qu'une gaine destinée à loger des embryons qui nagent dans un liquide crémeux.

Quand la filaire commence à se montrer hors de la peau, on peut constater le phénomène suivant décrit par Manson : si l'on répand un filet d'eau froide sur l'extrémité visible, on voit, au bout de quelques secondes, une gouttelette de liquide, d'abord clair, puis laiteux, sourdre de cette extrémité et s'écouler à la surface de la peau ulcérée. Parfois, au lieu du liquide, c'est un

(1) Railliet, Traité de zoologie médicale et agricole. Paris, 1895.

petit tube demi-transparent de 1 mm. de diamètre qui fait issue : c'est l'utérus qui sort par la bouche. Ce tube ne tarde pas à se remplir d'une substance blanchâtre, puis se rompt et s'affaisse en vidant son contenu constitué par des embryons (1).

Le même phénomène se reproduit au bout d'une heure, provoqué par un nouveau jet d'eau froide, et ainsi de suite jusqu'à ce que le ver soit complètement vidé. Son expulsion se fait alors très facilement.

Les embryons ainsi expulsés restent immobiles, mais se mettent à nager avec une excessive rapidité si on fait tomber sur eux une goutte d'eau.

L'embryon est aplati et mesure de 0 mm. 50 à 0 mm. 75 de long et 15 à 25 μ dans sa plus grande largeur.

La tête, un peu effilée, s'arrondit brusquement. L'extrémité caudale, longue et amincie, représente environ les 2/3 de la longueur totale du corps. Vers la racine de la queue, on remarque deux organes glandulaires placés en face l'un de l'autre (fig. 103).

La paroi du corps, épaisse, est formée par une cuticule très réfringente, striée transversalement. Au-dessous de la cuticule existe une couche musculaire qui se prolonge jusqu'à la partie moyenne de la queue (Dubreuilh et Beille).

L'intestin est très visible et il existe même des rudiments de glandes génitales.

Les embryons peuvent vivre plusieurs jours dans l'eau à la température ordinaire des pays tempérés ; six jours, d'après Manson. Dans l'eau saumâtre ou dans la terre humide, ils peuvent vivre deux à trois semaines (Forbes). Robin (2) et Mac Cleland ont constaté qu'ils pouvaient être abandonnés dans une goutte d'eau qui se dessèche et les laisse sans mouvement, puis reprendre toute leur activité et toute leur énergie, 12 et même 24 heures après la dessiccation.

Cette réviviscence des embryons est importante à retenir, car elle permet d'expliquer les épidémies de draconculose qui se produisent à la suite de grandes pluies, inondant le sol antérieurement desséché. On peut en tirer également quelques indications prophylactiques.

**Mode de pénétration du parasite dans l'organisme.** — La question la plus importante à solutionner est celle qui a trait au mode de pénétration du parasite dans l'organisme humain.

Deux doctrines sont en présence : celle de la pénétration directe

(1) *Transac. of. Bombay*, t. I, page 207, cité par Davaine.
(2) *Comp. rendus de la Soc. de biologie*, t. II, 1855.

à travers la peau, et celle, peut-être plus plausible, de l'introduction par la voie intestinale.

Le siège de prédilection de la filaire aux pieds et aux jambes, sa plus grande fréquence chez les indigènes qui marchent pieds et jambes nus sur la terre humide et qui y couchent devaient nécessairement amener à penser que les parasites ou leurs embryons pénètrent directement sous la peau, par les orifices sudoripares ou pilo-sébacés. Ce mécanisme de pénétration semble perdre chaque jour du terrain, malgré les arguments excellents de ses défenseurs.

Jaquin, Cromer, Trucy (1) et bien d'autres auteurs citent des cas de dragonneau constatés chez des individus n'ayant pas bu l'eau des pays infestés par les filaires. Les médecins de l'Inde, Heath, Anderson..., etc., affirment que les officiers qui prennent toutes les précautions pour se garantir contre l'introduction directe du parasite, ne marchant jamais les pieds nus, et ne couchant jamais sur le sol, ne sont pas atteints de la maladie.

Comment expliquer, écrit Trucy, la fréquence de cette affection chez les soldats indigènes qui vont le plus souvent pieds nus, lorsque si peu d'Européens, eux toujours chaussés, sont si rarement atteints? Ces deux catégories d'individus boivent cependant, à Saint-Louis, l'eau provenant des mêmes citernes?

Chisholm, Bruce et Scott ont observé que les porteurs d'eau de l'Inde qui portent en bandouillère des outres pleines sont plus particulièrement atteints de filaire au dos et à l'épaule. Cette constatation est contredite par Morehead et Ewart.

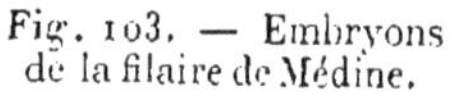

Fig. 103. — Embryons de la filaire de Médine.

Carter a constaté que les enfants d'une école qui se baignaient dans un étang infecté étaient souvent atteints, alors que ceux des écoles voisines étaient absolument indemnes.

A ces faits et à beaucoup d'autres du même genre qu'il nous paraît inutile de citer, les partisans de l'infection intestinale en

(1) Remarques sur la filaire de Médine, et en particulier sur son traitement. Th. de Montpellier, 1873.

opposent d'autres aussi nombreux et tout aussi concluants en apparence.

Si les embryons étaient capables de pénétrer directement dans le corps, objecte-on, on observerait des généralisations de la filaire à la suite des ruptures si fréquentes des parasites dans l'épaisseur des tissus (Dubreuilh). A cette objection, l'on peut répondre que l'on ne connaît à peu près rien de la vie des embryons en dehors du corps humain ; que certaines transformations sont probablement subies soit dans l'eau, soit dans le corps d'un animal intermédiaire, transformations nécessaires à l'évolution des parasites et après lesquelles la pénétration directe peut avoir lieu.

On peut se demander en effet pourquoi les embryons du dragonneau ne se comporteraient pas comme les larves de l'ankylostome, qui, on le sait depuis les expériences de Loos, peuvent pénétrer directement dans l'organisme en suivant la voie cutanée. Les faits plaident en faveur de cette hypothèse.

C'est une opinion unanime dans les pays à filaire que le parasite se transmet par les eaux de boisson. Joubert (1) a interrogé les habitants de pays infestés et tous : vieux marabouts, médicastres et autres, lui recommandaient toujours de ne pas boire l'eau des mares, car c'est de cette façon que se transmet la filaire. Dans son excellente thèse, toute de faits observés par lui-même, il a cherché à solutionner cette importante question, et pour lui l'opinion de ces vieux Africains est la vraie. Ayant mené pendant plusieurs années la vie de brousse, avec toutes les violations des règles de l'hygiène qu'elle comporte, il s'est rigoureusement abstenu de boire l'eau des mares et n'a jamais contracté la maladie.

Ferg a observé à Surinam une épidémie de filaire : deux cents noirs furent atteints, aussi bien ceux qui travaillaient aux champs que ceux occupés dans la maison, et tous n'avaient de commun que l'eau de boisson.

De l'étude d'un certain nombre de cas observés chez des individus ayant fait partie de la même caravane, Da Silva de Lima arrive à cette conclusion que, tout en admettant l'introduction possible par d'autres voies, il est hors de doute que le parasite pénètre par l'estomac et par l'intermédiaire de l'eau de boisson. En effet, tous les individus de cette caravane ayant bu de l'eau d'une rivière réputée infestée avaient été plus ou moins gravement contaminés.

C'est en vain que Carter objecte que le suc gastrique doit détruire les embryons. Leiper (2) a montré que les embryons

(1) Remarques sur le Dragonneau ou filaire de Médine. Th. de Montpellier, 1864.

(2) The Etiology and prophylaxie of dracontiasis (*British méd. Journ.*, 19 janvier 1907, p. 129).

ayant passé par le corps du cyclops, dont nous parlerons tout à l'heure, sont excités et rendus très actifs, nagent très librement dans une solution de 0,2 p. 100 d'acide chlorhydrique, et il en conclut que le suc gastrique doit agir de la même façon sur les larves.

Dès 1860, Davaine admettait comme probable que la larve acquiert un certain développement hors du corps de l'homme, avant de s'y introduire pour atteindre l'état adulte.

Joubert prétend même avoir trouvé dans le sol humide des

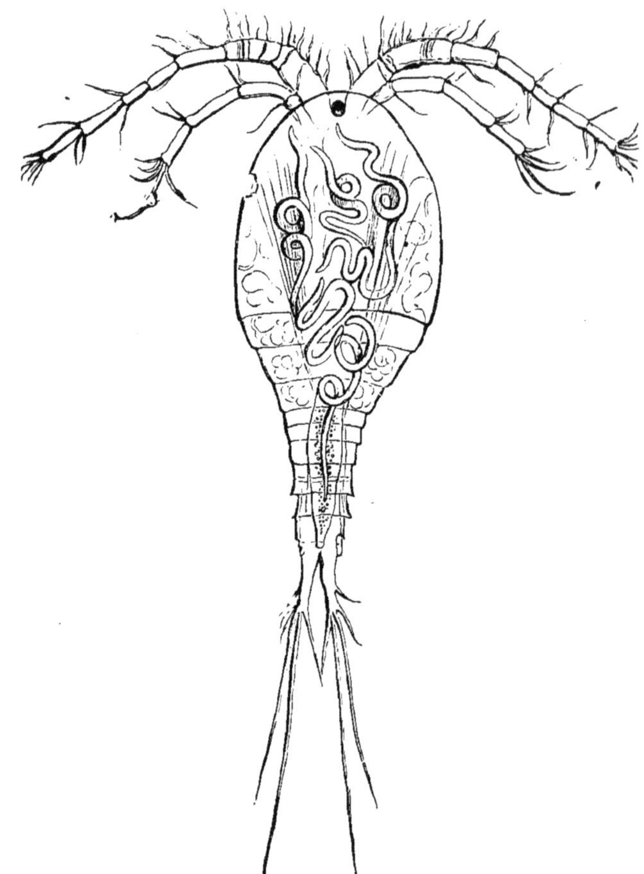

Fig. 104. — Embryons dans la cavité générale du cyclope, d'après Fedschenko.

pays infectés des vers de Guinée complètement développés. Malgré l'opinion des indigènes invoquée par lui, il est probable que son observation est inexacte. En tout cas, il est le seul à avoir fait cette constatation.

Fedchenko a contribué, dans une très large mesure, à éclaircir la question de la pénétration par la voie intestinale. Dans des recherches faites au Turkestan, il a montré que la filaire de Médine présente un stade larvaire pendant lequel elle habite le corps du cyclope, petit crustacé très répandu. Le phénomène a été observé également par Manson et Blanchard. L'embryon pénétrerait dans le corps du cyclope par les segments abdominaux. Ces derniers auteurs n'ont pas assisté à cette pénétration; mais en mettant dans un verre de montre rempli d'eau des embryons et des cyclopes ils ont pu constater, au bout de quelques heures, la présence de ces embryons dans la cavité centrale des crustacés. Ils y sont animés de mouvements très actifs, et un crustacé peut abriter jusqu'à 15 ou 20 embryons.

Au bout d'un certain temps, les embryons subissent une métamorphose. Ils changent de peau deux ou trois fois, se débarrassent de leur queue-nageoire et prennent une forme cylindrique. Ils augmentent de volume et acquièrent une extrémité postérieure trilobée qui rappelle celle de la filaire *Bancrofti* de la *F. recondita*, aux derniers stades du séjour de la première dans le moustique et de la seconde dans la puce du chien (Manson).

Pour Fedchenko, le cyclope est absorbé par l'homme, en même temps que l'eau de boisson. Une fois dans l'estomac, il est détruit par le suc gastrique et met en liberté les larves. L'opinion de Fedchenko est corroborée par l'expérience de Leiper, qui, comme nous l'avons dit plus haut, a constaté que la solution d'acide chlorhydrique désorganisait le corps du cyclope sans nuire en rien à la vie et à l'activité des embryons.

Nous devons dire que Fedchenko n'a obtenu que des résultats négatifs en essayant d'infecter des animaux. Mais Leiper a été plus heureux : un singe fut nourri avec des bananes contenant des cyclopes infectés par des embryons bien développés. Quand l'animal mourut, six mois plus tard, il trouva dans son tissu conjonctif cinq vers ayant tous les caractères du dragonneau.

Partant de ces faits et de l'affinité que les embryons semblent avoir pour l'eau, Manson explique la localisation du parasite aux membres inférieurs et au dos chez les porteurs d'eau, en disant que les pieds étant, dans les pays chauds, les parties du corps les plus exposées au contact de l'eau, le ver, son évolution terminée, obéit à son instinct et va, en quelque sorte, au devant de l'eau! Cette explication est sans doute fort ingénieuse, mais elle n'est que cela.

Smyttan (1), partisan de l'absorption par l'eau de boisson, base son opinion en partie sur ce fait qu'il a découvert, par la dissection, deux dragonneaux situés dans la cavité de l'abdomen: l'un attaché au foie et l'autre au rein gauche.

(1) *Journal médical d'Edimbourg*, 1824, cité par JOUBERT.

Quelques auteurs ont admis que la filaire pouvait se communiquer directement de l'homme à l'homme. Nous avouons que les arguments de Clot-Bey et des autres partisans de la contagion directe sont loin d'entrainer la conviction. Ils auraient vu la maladie se développer chez des Arabes ayant eu des rapports avec des nègres contaminés ; mais rien ne prouve que ces nègres n'avaient pas d'abord contaminé les eaux. Clot-Bey cite le cas de Dussap, qui affirme avoir été très gravement contaminé en soignant plus de 400 malades atteints de dragonneau.

On s'est demandé si les parasites n'étaient pas susceptibles de se transmettre par l'intermédiaire des insectes. Ce mode de propagation permettrait d'expliquer les faits plus ou moins exacts de contagion directe cités par les auteurs.

On tend, dit Le Dantec (1), à croire de plus en plus que la F. de Médine se propagerait, comme celle de Bancroft, par l'intermédiaire des moustiques. Le fait indiqué par Léger que la draconculose sévit plus particulièrement en hivernage, saison des moustiques, ne prouve absolument rien. Car c'est aussi pendant cette saison que le sol humidifié est plus propice au développement et à la vitalité des embryons. A ce point de vue, il ne s'agit donc que d'une hypothèse, qui demande cependant à être examinée.

Pour nous résumer, en l'état actuel de la question, rien ne prouve absolument l'introduction directe du parasite par la peau, mais elle ne paraît pas impossible à admettre. La contamination de l'homme par la voie intestinale semble la plus probable et plus en rapport avec les faits observés. Cependant, jusqu'à nouvel ordre, les deux modes de pénétration du parasite dans l'organisme doivent être admises et la prophylaxie réglée en conséquence.

**Conditions favorables au développement de la draconculose.**— Ce que nous avons dit touchant l'influence de l'eau sur les filaires desséchées indique que l'humidité du sol doit jouer un rôle prépondérant dans le développement de la draconculose. Tous les auteurs sont d'accord sur ce rôle de la pluie et de l'humidité ; la maladie est d'autant plus fréquente que les pluies, plus abondantes, couvrent le sol d'eaux stagnantes et que les mares sont plus nombreuses et plus lentes à se dessécher.

En effet, un sol à filaire reprend toute son activité dès l'apparition des pluies. Merucchi, cité par Clot-Bey, n'avait pas eu l'occasion d'observer un seul cas de dragonneau, après deux années de séjour dans le Cordofan, qnand, dans le courant de

(1) Le Dantec, Traité de pathologie exotique.

la troisième année, après des pluies extraordinaires, il les vit se déclarer en si grand nombre que le quart des troupes en fut atteint. Il eut lui-même 28 dragonneaux.

A l'action de l'humidité il faut joindre celle de la chaleur. Kœmpfer, Joubert et d'autres auteurs ont fort justement observé qu'il y avait plus d'individus atteints dans les années chaudes.

D'après les statistiques de Bérenger-Féraud (1), l'époque de la plus grande fréquence de la maladie au Sénégal coïncide avec les mois de juillet, août, septembre et octobre. Sur un total de 1.196 cas relevés par cet auteur à Saint-Louis et à Gorée, on en compte 1.055 pendant les mois que nous venons d'indiquer. Dans certaines villes de l'Inde, d'après Morehead et Ewart, l'époque de la plus grande fréquence irait d'avril à août inclus. Sur un total de 5.629 cas, 4.036 ont été constatés pendant ces mois.

Il est inutile, pensons-nous, d'insister sur l'influence que peut présenter le mépris des règles les plus élémentaires de l'hygiène, telle que la pratique les indigènes. Leur façon de vivre est la seule cause du lourd tribut qu'ils payent à la draconculose, alors que les Européens n'en sont que très accidentellement atteints.

**ETUDE CLINIQUE.** — Une fois les larves mises en liberté, elles traversent la paroi intestinale. Nous sommes absolument ignorants sur la façon dont se produit leur évolution. Il est probable que la jeune filaire va se loger dans les interstices musculaires de la paroi abdominale ou du bassin, sans, du reste, y causer aucun dégât. En faisant l'autopsie d'un Arabe, Perron, cité par Davaine, a trouvé plusieurs filaires qui formaient, au milieu des glandes, des muscles et du tissu cellulaire, comme un filet nerveux, dans les conditions normales. Les tissus ne présentaient aucune altération.

Il est intéressant de déterminer le temps que met le parasite pour achever son évolution et venir se montrer sous la peau. Cette durée peut varier entre deux mois, une année et même plus. Arthus, Labat, Cézilly ont vu des incubations de près de 15 mois. Burnett rapporte le cas d'une femme qui commença à souffrir des jambes deux mois après son départ de Bombay; dix mois après avoir quitté l'Inde apparut la première filaire. Il en sortit toute une série pendant quatre mois (Dubreuilh). Fahmy admet, comme résultant de ses observations personnelles, que deux mois au minimum et un an au maximum sont les durées extrêmes de cette période évolutive. Nous pensons que cette appréciation doit être acceptée comme exacte. Les cas de draconculose se manifestant après un an sont à coup sûr exceptionnels.

(1) BÉRENGER-FÉRAUD, *Maladies des Européens au Sénégal.*

La durée de cette incubation peut être variable chez un même individu ; car il n'est pas rare de voir des sujets expulser pendant plusieurs mois des filaires provenant toutes d'une même infection ou d'infections successives très rapprochées. La direction prise par les parasites, les obstacles rencontrés peuvent constituer des causes d'avance ou de retard dans la durée de leur exode. Il semble que l'évolution se fait d'autant plus facilement que le ver se trouve dans les meilleures conditions climatériques favorables à son développement. Si l'individu a quitté les localités où il a contracté le germe pour habiter sous des climats plus tempérés, l'évolution paraît se faire beaucoup plus lentement (Davaine).

Dans certains cas, le ver meurt avant d'avoir accompli son exode et s'enkyste dans les tissus. Il n'est pas rare, chez les noirs des régions à dragonneau, de trouver sous la peau ou plus profondément des tumeurs dures formées par un « ver de Guinée » calcifié (Emily) (1).

**SYMPTOMATOLOGIE.** — Les membres inférieurs sont le siège de prédilection du dragonneau (92 o/o des cas). C'est d'abord aux pieds, 50 à 65 o/o des cas (Grégori, Bérenger-Feraud), puis aux jambes, 20 à 23 o/o, qu'il vient se faire jour. Il peut se montrer sur toutes les régions du corps, et n'a cependant jamais été signalé au cuir chevelu. On le rencontre au scrotum, sur la verge, à la face, au cou, au nez, aux mamelles et même sous la langue. Nous pensons que, dans les cas relativement nombreux où il a été signalé dans la conjonctive, il s'agit d'une autre espèce que le dragonneau, très probablement de la F. Loa. Nous avons dit que Smyttan l'a rencontré au niveau du foie et du rein. Prunier en a trouvé un dans le mésentère. Ces trouvailles d'autopsie seraient probablement plus fréquentes si les recherches étaient faites systématiquement chez les sujets atteints de draconculose, c'est là un point d'anatomie pathologique qu'il serait intéressant d'éclaircir. En tous cas, les découvertes de Smyttan et de Pruner ne peuvent en rien étonner si la doctrine de l'infection par la voie intestinale est exacte.

Le *nombre* des filaires est très variable : nous avons eu l'occasion d'en observer vingt chez un même sujet. Poupée-Desportes en a vu cinquante. Morrucchi en a constaté vingt-huit sur lui-même. Ce sont là des faits exceptionnels. Sur 178 malades observés par Burgnière, dont la statistique paraît assez exacte : un malade en avait huit, un autre cinq, un quatre, sept en présentaient trois, quarante-trois deux et cent vingt-cinq n'en offraient qu'un seul. Fahmy, sur quatre cents malades, n'a jamais vu plus

(1) EMILY, *Bulletin de la Société de pathologieexotique*, 1910, p. 740.

de deux. Les filaires multiples sont cependant, en général, plus fréquentes que ne l'a observé cet auteur. Elles viennent se montrer sous la peau successivement ou même, dans certains cas, toutes à la fois.

C'est donc presque toujours dans les couches sous-cutanées superficielles que le dragonneau se montre en dernier lieu, sous la forme d'un cordon pelotonné, flexueux, s'accrochant par son extrémité postérieure, le plus souvent assez loin de la tumeur sous-cutanée et parfois profondément.

Les symptômes locaux varient nécessairement selon la région envahie, sa richesse vasculaire et nerveuse et son intolérance pour un corps étranger de cette nature.

Voyons d'abord, en dehors des cas exceptionnels, comment évolue la tumeur dans les régions où elle se manifeste le plus fréquemment, à la jambe et au pied.

C'est d'abord une forte démangeaison se produisant avant toute manifestation visible. Le prurit augmente en même temps que la tumeur apparaît sous l'aspect d'un furoncle dont le développement se fait plus ou moins rapidement. Souvent, on voit, aboutissant à ce furoncle, qui représente la partie enroulée du ver, un cordon sous-cutané flexueux, rappelant assez bien une varice veineuse. Ce cordon atteint directement en ligne droite le furoncle ou s'enroule autour du membre. Dans d'autres cas, la partie non enroulée du ver n'est pas visible.

En même temps apparaît la douleur, dont l'intensité varie avec le siège de la tumeur et la résistance que présentent les tissus à son développement.

Sous l'influence du grattage, il arrive très souvent que l'épiderme s'ulcère; la petite solution de continuité ainsi provoquée suppure, s'agrandit et bientôt à son centre apparaît l'extrémité du parasite.

Dans d'autres cas, la tumeur furonculeuse présente à son sommet une petite vésicule; elle s'indure et s'œdématie à la base; la peau érodée s'ulcère, s'ouvre à une légère sécrétion purulente. Au fond de la petite ouverture cratériforme qui en résulte apparaît la filaire.

Il est des cas, fort heureusement rares, dans lesquels la réaction inflammatoire violente s'accompagne de douleurs beaucoup plus vives. La désorganisation des tissus est plus étendue; il s'agit, en un mot, d'un véritable phlegmon plus ou moins circonscrit dans lequel se montre la filaire nageant dans le pus.

L'étendue de l'œdème est en rapport avec l'abondance du tissu conjonctif dans la région; c'est ainsi qu'il sera beaucoup plus marqué aux bourses qu'ailleurs.

Les phénomènes généraux et les douleurs correspondent à l'intensité de la réaction inflammatoire locale. Dans les formes phlegmoneuses, on constate de la fièvre, de l'embarras gastrique..., etc.

La fièvre est signalée dans un certain nombre d'observations. Elle peut dépendre du nombre et du siège des parasites (Bartet). Davaine, Trucy, Commeléran et Bartet notent la céphalalgie, des nausées, accompagnant parfois la formation et le développement des tumeurs.

Les localisations spéciales et rares de la filaire s'accompagnent de symptômes particuliers. Dans un cas de filaire de la langue, signalé par Clot-Bey, le malade présentait un gonflement douloureux de la pointe de l'organe, salivait beaucoup et la déglutition était presque impossible. Les gencives étaient gonflées et saignantes, et il fallut un examen attentif de la bouche pour permettre de découvrir une petite tumeur fluctuante située près du frein. Une ponction donna issue à du pus et une portion de dragonneau sortit, hors de la bouche, sous l'influence des efforts que faisait le malade pour cracher. Le parasite sortit en entier et mesurait près de quatre pouces.

Chez un malade de Joubert, « un dragonneau de la face manifesta d'abord sa présence par un œdème considérable de la région parotidienne gauche et de toute la joue du même côté ». Le malade souffrait horriblement depuis quatre jours, sans pouvoir goûter un moment de repos ni rester en place. La douleur, comme névralgique, s'irradiait sur tout le côté gauche de la tête ». Ce n'est qu'au bout de trois jours que le diagnostic put être fait, par l'apparition, à deux ou trois centimètres du menton, d'une tumeur caractéristique surmontée d'une vésicule qui ne tarda pas à laisser passer l'extrémité du parasite, qui, retiré, mesurait, 45 centimètres.

Un nègre cité par Clot-Bey entra à l'hôpital pour un gonflement douloureux de la verge diagnostiqué d'abord affection syphilitique; mais un examen attentif fit reconnaître l'existence d'un dragonneau qui entourait la verge en spirale, simulant une phlébite. Le malade accusait une vive douleur sur le trajet du cordon.

Dans un autre cas, la filaire venait de la partie supérieure et interne de la cuisse droite et serpentait dans les tissus de la verge. Les deux parasites vinrent sortir entre le gland et le prépuce et l'extraction put être faite complètement, non sans difficulté.

Les manifestations de la filaire à la main sont particulièrement graves et douloureuses et ont pu faire croire à l'existence d'un panaris.

Dussap, chargé du service médical de l'armée d'Egypte, fut atteint d'une filaire à la main droite : ce fut d'abord un prurit douloureux sur la face dorsale de l'indicateur, accompagné de gonflement qui envahit tout le membre correspondant. La main tout entière était le siège de douleurs atroces, ne laissant aucun repos au malade. Alors que ce médecin, pas plus que ceux qui le soignaient, ne soupçonnait en rien la nature du mal, une filaire finit par se faire jour, et fut du reste extraite assez facilement. Tous les symptômes prirent fin immédiatement.

Cézilly rapporte le cas d'un chirurgien de la marine chez lequel une filaire provoqua un phlegmon diffus de la main; Amouretti observa un cas de gangrène chez un nègre, dans la main duquel six filaires s'étaient donné rendez-vous.

Les filaires qui viennent se faire jour au voisinage de l'articulation du genou semblent provoquer des douleurs particulièrement intenses (Joubert).

L'*état du sang* chez les porteurs de dragonneaux a arrêté l'attention des auteurs. Remlinger a constaté chez un sujet une éosinophilie considérable : 48 o/o. Dans la plupart des globules, les granulations étaient abondantes au point de masquer complètement le noyau et de donner à la cellule l'aspect d'une morula. Même constatation avait du reste été déjà faite par Schifd. Elle est à rapprocher de l'éosinophilie observée dans la *Filaria sanguinis*, la Loa..., etc. (1).

Cette éosinophilie prononcée a été encore constatée par Gauthier et Bellet chez un malade de Reynaud (2).

**COMPLICATIONS ET PRONOSTIC.**— On peut considérer comme de véritables complications de la draconculose les cas dans lesquels le parasite siège sous la langue, à la main, sur la verge, etc. Généralement, en effet, l'extraction des filaires de la main et du pied est très difficile en raison de ce fait que le ver peut être enroulé autour des petits os, ou simplement réfléchi sur eux.

La rupture du parasite, dans l'épaisseur des tissus, provoquée le plus souvent par des tractions brusques et maladroites, peut être le point de départ de complications. Cette rupture est suivie presque toujours du retrait de la filaire, qui vide dans la poche où elle s'est tassée une partie de son contenu constitué, avons-nous dit, par des embryons; c'est à ces embryons que certains auteurs, et notamment Davaine, attribuent les accidents plus ou moins graves qui ont été signalés. Blanchard pense, avec plus de raison, que ces accidents, très exagérés du reste, sont dus à une substance toxique quelconque dissoute dans le liquide au sein duquel nagent les embryons.

Les accidents provoqués par la rupture du parasite ne nous ont pas paru présenter une bien grande gravité. Mais les observations ne manquent pas de réaction inflammatoire très vive, accompagnée de fièvre intense avec délire, survenant à la suite de cette

(1) *Société de biologie*, t. II, p. 76.
(2) *Caducée*, 1903, p. 301.

rupture. Cromer fut lui-même torturé de douleurs intolérables et présenta des phénomènes généraux inquiétants. Morucchi souffrit dans les mêmes conditions de douleurs locales intenses accompagnées d'une suppuration abondante et interminable. Lister dut garder le lit pendant trente jours. Hemmersau, cité par Davaine, fut quatre mois sans pouvoir ni marcher ni même se tenir debout.

Quant aux cas de mort qui pourraient être attribués à la filaire, ils ne sont peut-être pas aussi rares qu'on le croit; mais le plus souvent le mauvais état général du malade et son incurie ont pu contribuer à déterminer les accidents mortels. Il s'agit surtout de multiplication de filaires en assez grand nombre chez un même individu, pour provoquer des suppurations abondantes et même de la gangrène. Clot-Bey dit avoir vu tomber dans le marasme et périr plusieurs individus chez lesquels il s'était formé des abcès profonds et des fistules.

Trucy cite un cas de mort survenu chez une femme par suite de suppuration et de gangrène dues à la présence d'un très grand nombre de filaires aux membres inférieurs et aux fesses.

Nous avons déjà signalé l'intérêt qu'il y aurait à rechercher les filaires dans des régions autres que la peau. On peut se demander si certains accidents mortels, mal expliqués, ne sont pas le fait de localisations viscérales du parasite. L'hypothèse est d'autant plus plausible que des dragonneaux, avons-nous dit, ont été déjà rencontrés dans le mésentère, au voisinage du foie et du rein.

A ce point de vue, l'observation suivante qui nous a été communiquée par Rigollet mérite d'être rapportée. Il s'agit d'un tirailleur sénégalais observé à l'hôpital de Saint-Louis et porteur d'une demi-douzaine de dragonneaux siégeant aux pieds, aux mollets, à la cuisse, au scrotum... On commença à pratiquer l'extraction lente. Un ver siégeant à la région lombaire fut rompu et il fut absolument impossible d'avoir le parasite en entier. Deux mois après, les parasites commencèrent à se multiplier en nombre vraiment extraordinaire, sortant de tous les côtés et déterminant des poussées inflammatoires et des zones d'œdème très étendues; il y en eut 32 à la fois enroulés sur des baguettes. Le malade eut de l'ascite, des crises de dyspnée, et finit par succomber. L'autopsie n'a malheureusement pas été pratiquée.

On peut se demander, en présence de la dyspnée et de l'ascite, si ces accidents n'ont pas été déterminés par une généralisation viscérale des filaires.

Enfin une complication fort intéressante est *l'urticaire* d'origine filarienne bien étudiée dans ces derniers temps par Comméleran (1), mais cependant signalée avant lui.

(1) L'Meurreu de Tidjikdja (Mauritanie), urticaire d'origine filarienne (*Ann. d'hyg. et de méd.col.*, 1907, p. 379).

On constate, dans certaines parties de la Mauritanie, une fièvre éruptive de nature papuleuse, en placards confluents, prurigineuse et fugace. La maladie est accompagnée de frissons, de nausées, d'embarras gastrique, d'injection des yeux et de prostration de tout l'organisme. Connue sous le nom de *L'Meurreu*, cette manifestation présente tous les caractères communs aux intoxications intestinales, et en particulier à l'empoisonnement par la mytilosonine des moules vénéneuses.

Malgré ces analogies, il ne saurait être question d'une intoxication alimentaire, étant donnée la nature des aliments dont se nourrissent, en particulier, les hommes atteints de « L'Meurreu », et les Maures en général (couscous, mil, laitage, etc.); d'autre part l'apparition, à une échéance plus ou moins longue du ver de Guinée chez ces malades, l'opinion des indigènes basée sur une expérience plusieurs fois séculaire, la multiplicité des cas permettent de considérer la maladie comme réellement déterminée par la filaire.

Très justement Commeléran rapproche « L'Meurreu » de l'urticaire d'origine hydatique; rapprochement que du reste Bartet (1) avait déjà fait en 1898, en constatant de l'urticaire chez un mulâtre du Dahomey atteint de ver de Guinée. Même antérieurement à cette constatation, Sutheland, Ducke et Winge avaient signalé l'urticaire, annonçant ou accompagnant l'apparition du parasite. Nous devons dire que Commeléran pas plus que Bartet n'avaient eu connaissance des faits signalés par ces derniers observateurs (2).

Les cas d'urticaire constatés par Commeléran ont toujours paru coïncider avec des anomalies dans l'évolution finale du dragonneau, car « *toutes les fois qu'il y a eu urticaire, il y a eu évolution anormale du ver* » : mort de l'animal à l'intérieur des tissus, contact des microfilaires avec les tissus organiques.

La toxine cause de l'urticaire serait, ou un produit de la sécrétion des embryons, ou mieux un produit de l'activité du ver lui-même, produit qu'il injecterait dans les tissus, pendant les efforts qu'il fait pour terminer sa migration, à travers les obstacles que présentent les tissus plus ou moins serrés et résistants (Commeléran). Bartet estime que la sécrétion génératrice de l'urticaire est celle que l'animal produit en tout temps dans son utérus. C'est la même sécrétion qui détermine la petite phlyctène, au moment où le ver va sortir, ce qu'a du reste parfaitement vu Manson qui écrit que « la phlyctène se forme à la peau, très probablement par le fait d'une sécrétion irritante ». Ce liquide, destiné à faciliter la sortie du parasite, agit comme un vésicatoire en petit

(1) Colonne expéditionnaire du Dahomey (*Arch. de méd. navale*, 1891, t. X, p. 163).
(2) *Bulletin de la Société de pathologie exotique*, 13 mai et 10 juin 1908.

(Bartet). Ainsi s'explique également le prurit qui précède l'apparition de la tumeur filarienne.

L'aspect aplati, rubané que présente le ver quand il y a eu urticaire est la preuve qu'il a vidé son contenu dans l'organisme, contrairement à ce qui doit se passer normalement. L'urticaire ne se produit pas quand le ver se rompt au moment de la sortie, justement parce qu'alors il se vide en partie à l'extérieur; l'extrémité rétractée dans la poche se déverse bien à l'intérieur, mais alors la toxine produit des accidents inflammatoires et des troubles généraux. Il semblerait que le liquide irritant ne produit de l'urticaire que quand il est expulsé dans des tissus sains et résorbé tel quel.

Fahmy a vu assez fréquemment l'irritation locale causée par la filaire être le point de départ de collections purulentes froides, d'abcès tuberculeux sous-cutanés. En effet, en ouvrant ces abcès, il lui est arrivé de voir au milieu du pus grumeleux et des débris caséeux le corps d'une filaire. Il est bon de ne pas perdre de vue cette coïncidence possible.

**DIAGNOSTIC.** — Dans le cas de localisation que nous avons qualifiée d'anormale, le diagnostic n'est pas toujours facile au début. Les filaires de la verge et du pli de l'aine peuvent être prises pour des manifestations vénériennes ; c'est ainsi que Fahmy a vu des malades atteints dirigés sur les services de vénériens. On pourra confondre une filaire de l'aine avec un bubon suppuré. Des filaires de la langue ont été prises pour une gomme, une grenouillette ; celles de la région parotidienne pour une parotidite. Il suffit, pensons-nous, de signaler la possibilité de pareilles erreurs pour permettre de les éviter. Pour cela, il faudra penser à la filaire ce qui ne vient pas toujours à l'esprit, même quand on se trouve dans un centre d'endémicité, à plus forte raison si ces manifestations sont constatées en dehors de ces centres.

On ne devra donc pas perdre de vue l'apparition possible des filaires sur toutes les parties du corps et même des muqueuses. Dans les pays d'endémicité, il faudra suspecter les furoncles, les abcès chauds et ne pas oublier que la filaire peut se cacher sous toutes les phlegmasies cutanées localisées. Le diagnostic sera facile si l'on tient compte de la sensation spéciale que donne le ver enroulé sous la peau. Les varices cutanées lymphatiques et surtout veineuses peuvent, dans certaines conditions, donner le change, surtout si l'on ne pense pas au dragonneau.

Au scrotum, l'œdème, souvent considérable, masque le relief du ver et peut faire penser à toute autre affection.

La présence du parasite dans le voisinage d'une articulation a pu faire croire à une arthrite.

Un matelot allait être amputé, à Rotterdam, pour une tumeur

de la région malléolaire, lorsqu'une incision heureuse fit découvrir une filaire. Il faudra toujours, quand il s'agit d'un sujet venant des pays tropicaux et présentant des tumeurs inflammatoires sous-cutanées, penser à la possibilité d'une filaire.

L'urticaire, si fréquente dans les pays chauds, pourra être le point de départ d'une interprétation erronée, d'où la nécessité dans les pays à endémicité filarienne d'examiner attentivement dans ce cas les sièges ordinaires du dragonneau. Commeléran rapporte le cas d'une vieille mauresque qu'il soignait depuis longtemps pour une arthrite du cou-de-pied. Un jour la malade, très effrayée, se plaignit de vives douleurs articulaires; la peau était chaude, empâtée et on se demandait si l'articulation n'allait pas suppurer quand apparut une éruption urticarienne suivie deux jours après de la sortie d'un dragonneau.

**TRAITEMENT.** — Le traitement vulgaire est le suivant : quand la tumeur est ulcérée, l'extrémité céphalique se présente spontanément à l'extérieur. Si la tumeur n'est pas ulcérée, on fait une légère incision de la partie la plus saillante, incision par laquelle le ver ne tarde pas à se montrer. L'extrémité est saisie avec précaution, liée à un fil de soie et enroulée sur une fine baguette de bois ou un petit rouleau de diachylon. Ensuite on opère ou l'on fait opérer par le malade lui-même de *très légères* tractions, comme pour tirer sur un fil inerte peu résistant. Au moindre arrêt dans la progression du parasite, à la moindre résistance, on suspend la traction. Le tout est fixé au voisinage de l'ulcère et recouvert d'un cataplasme, autant que possible antiseptique. L'enroulement est poursuivi le lendemain, avec les mêmes précautions, jusqu'à complet épuisement du ruban.

Ce procédé anciennement classique présente de nombreux inconvénients : il expose à la rupture du ver, accident dont nous connaissons les dangers; d'une longueur excessive, il immobilise le patient pendant vingt jours en moyenne et souvent davantage. Il peut résulter de ce fait une entrave sérieuse au fonctionnement des services militaires, en multipliant les indisponibles, notamment dans les troupes indigènes, si souvent atteintes par le dragonneau.

Pour hâter l'extirpation, Béclère a proposé de pratiquer la chloroformisation du parasite à l'aide d'une boîte remplie d'ouate hydrophile, imbibée de chloroforme et appliquée sur la peau vaselinée, au niveau de l'extrémité du ver. La traction opérée immédiatement après deviendrait très facile et très rapide.

Dans le même ordre d'idées, Lefebvre put enlever très rapidement un dragonneau après avoir injecté dans le corps du parasite une solution à 2 p. 100 de chlorhydrate de cocaïne (1).

(1) *Presse médicale*, 24 octobre 1908, page 688.

Dans une communication faite à la Société de pathologie exotique, Bellet rapporte deux cas traités avec succès par la cocaïnisation. De plus, Bellet fait une injection dans l'épaisseur même de l'abcès. L'injection est suivie de l'application de compresses imprégnées d'eau bouillie bicarbonatée (15 p. 1.000) (1).

Frappés des inconvénients que présentent les anciens procédés, inconvénients qui seraient cependant bien atténués par l'anesthésie du parasite, les médecins militaires coloniaux, et notamment Emily (2), ont recherché un moyen plus rapide de débarrasser les patients.

S'inspirant des résultats obtenus dans le traitement des kystes hydatiques par les injections de bichlorure de mercure, Emily a eu l'idée d'employer ce procédé au traitement de la tumeur formée par le Dragonneau, bien qu'il ne s'agisse pas d'une tumeur enkystée. Nous devons cependant rappeler qu'avant Emily on avait essayé l'action du bichlorure et des liquides irritants pour hâter la guérison de la maladie.

Déjà en 1732, Gallendal (3) considérait comme efficace la solution de sublimé en application locale. Cet auteur en aurait obtenu de bons résultats. En effet, il n'est pas impossible que le sublimé, en pénétrant dans la tumeur par la petite ouverture, puisse entraîner dans une certaine mesure la mort du parasite et hâter ainsi son expulsion.

Le traitement qui se rapproche le plus de celui d'Emily a été préconisé, bien longtemps avant lui, par Trucy en 1873 (Th. cit.). « Lorsque le ver sera situé dans les parties charnues, écrit-il, lorsque la forme de la tumeur indiquera qu'il est pelotonné sur lui-même, sans attendre la formation de la phlyctène, on poussera au centre de la tumeur, au moyen d'une seringue de Pravaz, une injection de teinture d'iode pure. La quantité à injecter devra varier avec le volume de la tumeur. On recouvrira ensuite la partie malade d'un cataplasme émollient.... » Quand la fluctuation est bien établie, Trucy incise largement l'abcès, le vide par pression, sans s'occuper de la filaire, si elle ne se présente pas tout d'abord, car elle finit par s'éliminer assez rapidement, entraînée par la suppuration. L'iode tue d'abord la filaire, puis agit comme irritant sur les parois de la poche et active la marche des accidents inflammatoires. L'ulcère guérit vite et dans de bonnes conditions.

La durée moyenne du traitement par ce procédé a été de six jours et demi; tandis qu'elle a été de vingt-trois jours dans les cas traités par la méthode ordinaire. Cette durée a été un peu pro-

(1) *Bulletin de la Société de pathologie exotique.* Séance du 11 novembre 1908.
(2) Un nouveau traitement du ver de Médine (*Arch. de méd. nav. et colon.*, 1894, p. 60.)

longée quand la teinture d'iode était additionnée d'eau à 50 p. 100. Il ne semble pas que le traitement si rationnel de Trucy, si peu différent de celui d'Emily, soit entré dans la pratique, car nous ne l'avons trouvé relaté que dans sa thèse.

Le procédé d'Emily, aujourd'hui adopté par la majeure partie des médecins coloniaux, est le suivant : Après antisepsie de la région malade, on fait avec la seringue de Pravaz, sur différents points de la tumeur et autant que possible sur le trajet des cordons, des injections de liqueur de Van Swieten pure, en tout une pleine seringue. La région est ensuite enduite d'onguent mercuriel et le tout est recouvert d'un gâteau de coton hydrophile imbibé de Van Swieten dédoublé et d'un bandage modérément serré (1).

Trois cas peuvent se présenter : 1° La tumeur est manifeste et le diagnostic établi. Il existe une légère douleur, il n'y a pas de fluctuation. C'est le cas le plus favorable. L'injection tue le parasite avant qu'il n'ait produit aucun désordre au sein du tissu conjonctif qui l'enveloppe, elle arrête dans leur évolution tous les phénomènes inflammatoires;

2° Le Dragonneau, complètement développé, commence à pointer sous la peau. Ce cas est moins favorable, mais toujours justiciable de l'injection;

3° L'élimination du ver est commencée; il sort péniblement à travers l'ouverture pratiquée par le pus. Même dans ce cas défavorable l'injection de sublimé rend des services, elle tue le parasite, qui est éliminé d'un seul coup.

La méthode d'Emily a donné généralement de bons résultats.

Les injections de bichlorure agissent moins rapidement dans les régions où la peau repose presque immédiatement sur un plan osseux, comme à la face dorsale du pied, par exemple. Dans ces régions, en effet, le ver ne peut se ramasser sur lui-même et il est obligé de cheminer à travers des plans aponévrotiques où il est très difficile de l'atteindre.

Blin (2) pratique l'injection et, le lendemain, saisissant l'extrémité du ver après avoir pratiqué une petite incision, il l'enroule sur un bâtonnet, comme dans la méthode ancienne. Blin a obtenu des résultats à peu près identiques à ceux d'Emily, c'est-à-dire la guérison au bout de quatre ou cinq jours au plus.

L'emploi de la méthode nous a donné des résultats assez variables. Elle nous a paru efficace surtout quand le parasite est bien rassemblé sous la peau et y forme boule. Il arrive très souvent qu'une faible portion seulement est enroulée, alors que

(1) *Journal de Roux et Vandermonde*, t. XII.
(2) Trait. de la filaire de Médine (*Arch. de méd. nav. et coloniale*, 1895).

l'autre se prolonge assez loin dans les tissus où l'animal reste accroché, il peut se faire que dans ce cas l'injection n'agisse pas avec toute son efficacité.

Blin émet l'avis qu'au contact du sublimé les fibres musculaires se contractent, ramenant ainsi vers la poche la portion du corps engagée profondément dans les tissus. C'est ainsi qu'en enroulant le ver on n'arrive, dans la première séance qui suit l'injection, à n'enlever que la partie déjà ramassée sous la peau. Il est facile de se rendre compte, avec le doigt, après les premières tractions, que la poche paraît vide. Le lendemain, on y trouve le reste du ver qu'il est alors facile d'enlever.

Lasnet a fait l'injection directement dans le corps du parasite (sublimé ou teinture d'iode), en ayant soin d'employer une fine aiguille qu'il est facile d'enfoncer dans le pertuis que présente l'extrémité du ver. En employant une injection colorée, Lasnet a pu constater qu'elle pénétrait très loin, surtout si on avait soin de pomper auparavant le contenu de l'utérus.

Nous devons reconnaître que les injections pratiquées dans ces conditions n'ont pas paru plus efficaces et ne déterminent pas une extraction plus facile qu'en suivant la technique indiquée par Emily.

Roquemaure (1) a constaté que les indigènes de la région du Chari, consommant les eaux contenant du natron (carbonate de soude), ou s'y baignant, n'étaient pas atteints de draconculose. Partant de cette intéressante observation et de ce fait que nombre de parasites exotiques ne peuvent supporter l'action du chlorure de sodium, il eut l'idée de substituer la solution de ce sel au sublimé. Du reste il a été constaté que les embryons de la filaire de Médine ne peuvent vivre dans l'eau de mer.

Le ver étant à découvert, soit spontanément, soit par une incision, Roquemaure injecte lentement le contenu d'une seringue de Pravaz de la solution saline dans l'intérieur du parasite. A peine la seringue retirée le ver laisse échapper une sorte de ruban crémeux. On applique ensuite un grand cataplasme antiseptique. La douleur ressentie par le malade est très supportable et la réaction peu sensible. Il se forme un petit phlegmon circonscrit que l'on ouvre le surlendemain. Le ver est éliminé avec le pus et la guérison obtenue au bout de quatre jours. Le résultat ne semble pas, en somme, plus rapide qu'avec le sublimé.

En résumé, le procédé Trucy-Emily doit être adopté. Cela ne veut pas dire, cependant, que l'ancienne méthode doive être absolument mise de côté. Malgré ses aléas et la durée de traite-

(1) Méthode d'extraction rapide du ver de Guinée (*Ann. d'hyg. et de méd. col.*, 1903, p. 497).

ment, elle n'en constitue pas moins une excellente ressource pour ceux qui n'ont pas un médecin à leur portée.

D'après Manson, lorsque la parturition est accomplie, ce qui peut être facilement constaté par l'expérience de l'arrosage à l'eau froide, le ver peut se résorber ou tend à sortir spontanément ; alors il suffit d'une légère traction pour aider sa sortie complète, ce qui ne peut et ne doit pas être tenté tant qu'il émet des embryons.

Si le phlegmon déterminé par le parasite a de la tendance à se diffuser, malgré les moyens mis ordinairement en usage, et si les phénomènes s'aggravent, il est indiqué d'ouvrir largement la collection purulente qui est traitée comme un phlegmon ordinaire.

**PROPHYLAXIE.** — La prophylaxie de la maladie doit s'inspirer des deux modes de pénétration du parasite : voie intestinale et pénétration cutanée directe, car ils doivent être admis jusqu'à plus ample informé.

Dans ces conditions, cette prophylaxie se résume d'abord dans la consommation d'eau de bonne qualité, ne provenant pas des mares et des étangs, et en tout cas d'eau toujours filtrée, bouillie ou même simplement dégrossie.

L'Européen doit éviter de se baigner, de marcher dans les mares et les flaques d'eau suspectes, et de séjourner longtemps sur le sol détrempé. Il aura les pieds et les jambes suffisamment abrités par de bonnes chaussures et des molletières en cuir. Ce sont là des prescriptions que malheureusement les indigènes ne peuvent jamais suivre.

# PESTE

PAR P.-L. SIMOND
Médecin principal des Troupes Coloniales.

## I

## ANCIENNETÉ DE LA PESTE. SES CARACTÈRES. SON MICROBE

**Ancienneté de la peste dans le vieux monde.** — De toutes les maladies transmissibles qui tuent, la peste est la plus mal famée. C'est aussi l'une des plus anciennement connues, et certains livres de la Bible en font explicitement mention : Environ douze siècles avant l'ère chrétienne, la peste sévissait en Syrie, dans le pays des Philistins, parmi les habitants d'Asdod, de Gath, d'Hékron et de Beth-Scémès. D'après le récit biblique, elle aurait atteint cinquante mille et soixante et dix personnes dans cette dernière cité.

Les divers documents anciens que nous possédons sur la peste avant le moyen âge ne parlent que de ses apparitions dans les territoires méditerranéens, notamment la Syrie, l'Egypte, la Lybie, la Thrace. L'historien Papon (1) a dénombré les épidémies importantes connues, qui ont ravagé le bassin de la Méditerranée jusqu'en 1720. Il arrive au chiffre de 195. On pouvait donc penser que cette région du globe est le foyer principal de la maladie. Cependant, à partir de l'époque où les progrès de la navigation ont rendu fréquentes et faciles les relations avec les Indes et la Chine, on s'est aperçu que la peste était également une maladie de l'Asie Orientale. Les connaissances acquises dans le précédent siècle nous autorisent à admettre qu'elle est aussi anciennement connue en Extrême-Orient que sur les bords de la Méditerranée et qu'elle a, très probablement, en Chine son berceau.

**Caractères généraux de la peste.** — De tout temps, les médecins ont considéré la peste comme une maladie infectieuse et contagieuse, caractérisée cliniquement par la présence de bubons ou de charbons. Les descriptions de Dioscoride, Posidonius, Rufus d'Ephèse, qu'Oribase a transcrites au IV^e^ siècle; celles de Procope, de Césarée, témoin, deux siècles plus tard, de la grande épidémie de Byzance, et d'Evagrius, son contemporain, atteint lui-même de peste à Antioche, donnent un tableau fidèle de la forme buboni-

(1) PAPON, De la peste, 1801.

que de la peste. Les formes non accompagnées de bubons n'avaient probablement pas échappé à ces auteurs; une phrase d'Evagrius en particulier semble s'y rapporter. Peut-être n'ont-ils pas décrit ces formes en raison de leur moindre fréquence, ou même parce qu'ils doutaient de leur nature pesteuse. Il faut arriver à la peste noire du xive siècle pour trouver dans l'œuvre de Guy de Chauliac une mention explicite de la peste pneumonique.

Certains caractères de la maladie ont très vivement frappé Procope. Il insiste sur la singularité de la propagation qui se fait d'une manière désordonnée et inattendue; sur le profond mystère dont la transmission est entourée, mystère tel qu'on ne sait par quelles précautions il est possible d'éviter l'atteinte; sur la marche de l'affection, tantôt foudroyante, tantôt prolongée, avec des symptômes si irréguliers et capricieux que le pronostic des plus illustres médecins est rarement confirmé. Ce sont bien là les traits originaux qui font de la peste une maladie au plus haut point impressionnante et lui ont valu, autant que la mortalité dont elle s'accompagne, son déplorable renom.

Si l'on a peu de chose à ajouter aujourd'hui aux caractéristiques cliniques que nous ont transmises les anciens, du moins les découvertes modernes ont permis de préciser les formes de la maladie, de baser le diagnostic sur la présence d'un microbe spécifique, et de déterminer les modes de la propagation.

Au sens moderne, la peste est une maladie transmissible, caractérisée bactériologiquement par la présence dans l'organisme du cocco-bacille de Yersin et, cliniquement, par divers symptômes consécutifs à l'infection du système lymphatique par ce microbe. De ces symptômes l'un, la fièvre, est constant; les autres se manifestent avec une fréquence variable. Les plus typiques sont : les bubons, présents dans la majorité des cas; la bronchopneumonie, qui affecte une marche et une physionomie spéciales et ne s'accompagne pas de bubons; enfin, dans les cas exempts de bubons apparents et de pneumonie, un état de stupeur profonde ou de coma qui suit de près l'élévation initiale de la température.

L'anatomie pathologique révèle une tendance aux hémorragies et à la nécrose des tissus infectés par le microbe.

Au point de vue de l'épidémiologie, la peste est caractérisée par l'allure capricieuse de la propagation, par l'intensité de sa diffusion et par le rôle que jouent dans la transmission les puces et les rats.

**Découverte du microbe de la peste.** — Pasteur le premier a exprimé l'opinion que la peste était due à l'infection de l'organisme par une bactérie. Même il a exposé, dans une séance de l'Académie de Médecine, la méthode qu'il adopterait pour isoler le microbe du corps des malades si l'occasion lui était fournie de le rechercher. Il devait appartenir à un de ses élèves de réaliser cette découverte.

Au mois de juin 1894, deux bactériologistes, Kitasato, délégué par le Gouvernement japonais, et le médecin des Colonies Yersin, envoyé par l'Institut Pasteur, s'étaient rendus à Hong-Kong au fort de l'épidémie de peste, pour étudier cette maladie et en rechercher le microbe. L'un et l'autre presque simultanément annoncèrent qu'ils avaient réussi à isoler et à cultiver ce microbe.

En même temps qu'il adressait des cultures à l'Institut Pasteur, Yersin exposait les caractères de la bactérie spécifique dans une note communiquée à l'Académie des Sciences, le 30 juillet 1894, et s'exprimait en ces termes :

« Les premières recherches bactériologiques ont été faites sur des sujets vivants. L'examen du sang retiré d'un doigt, à diverses périodes de la maladie, n'a pas montré de microbes et l'ensemencement est resté stérile.

« Les bubons, au contraire, contiennent en abondance et à l'état de pureté un bacille très petit, court, à bouts arrondis, ne se teignant pas par la méthode de Gram, mais se colorant par le violet de gentiane.

« Chez huit malades, j'ai trouvé le bacille dans les bubons. Il est moins abondant dans les autres ganglions et très rare dans le sang au moment de la mort. Le foie et la rate sont augmentés de volume et renferment le bacille spécifique.

« Des souris inoculées avec une trace de la pulpe d'un bubon meurent en vingt-quatre heures avec des bacilles dans les ganglions, dans les organes et dans le sang, où ils sont plus longs et plus grêles; elles succombent à une véritable septicémie. Les cobayes meurent en trois à six jours; ils présentent de l'œdème au point d'inoculation, une tuméfaction des ganglions voisins et une augmentation de volume du foie et de la rate. Plus la maladie se prolonge, plus les ganglions deviennent volumineux.

« Le microbe se cultive facilement sur gélose en donnant une couche blanchâtre. »

Dès cette communication, le microbe de la peste a été définitivement caractérisé. Les faits annoncés par Yersin ont été par la suite confirmés dans tous les laboratoires et si l'on a pu, après de longues recherches, ajouter quelques caractères nouveaux à ceux exposés dans cette description, du moins aucun de ces derniers n'a pu être ni retranché, ni modifié. On peut affirmer que le microbe isolé, depuis lors, des cas de peste humaine ou animale, dans toutes les régions du globe, a constamment présenté les caractères précisés par Yersin.

Au contraire, le microbe découvert par Kitasato ne paraît pas

LA PESTE DANS LE MONDE
DE 1894 A 1911
Epidémie chinoise de 1910-1911
Localités atteintes _(Les dates sont celles des premiers cas dans les localités qui ont eu plus de 500 cas.)
Villes non atteintes par la peste
Voie ferrée
Principales localités visitées de 1894 à 1908 par des épidémies se rattachant à celle de Hong-Kong de 1894. _(Les dates sont celles de la première manifestation épidémique notable dans chaque localité.)

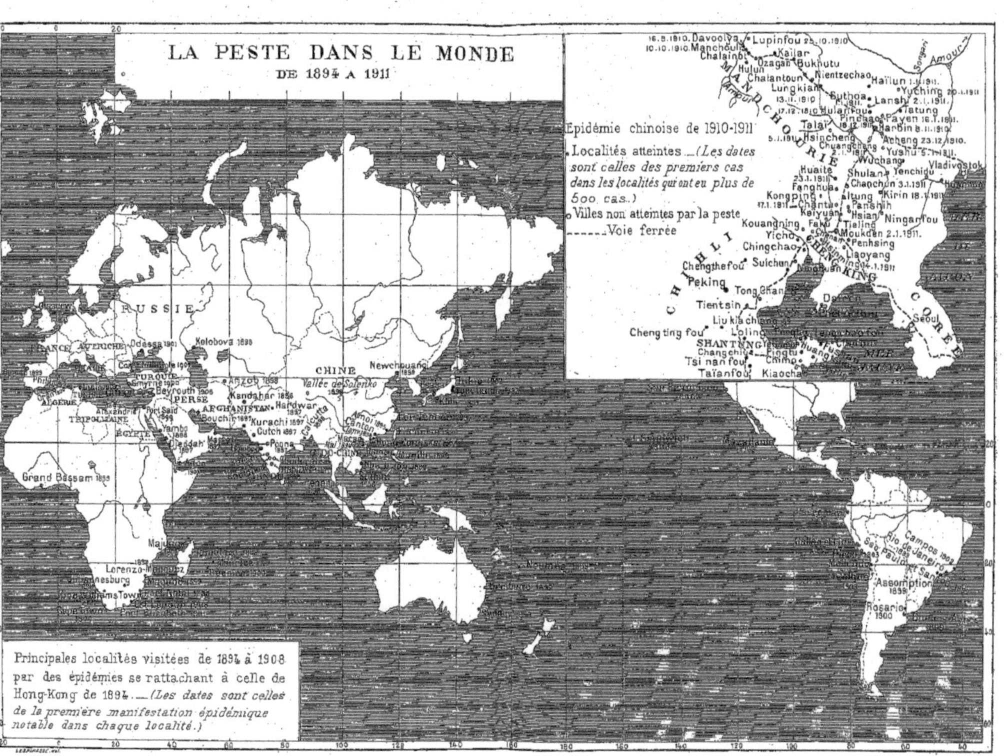

Fig. 106.

EXTENSION DE LA PESTE AU XIXE SIÈCLE
DE 1799 A 1893
Foyers permanents ou temporaires et principales localités visitées par la peste. — (Les dates sont celles de la première manifestation épidémique notable au cours de cette période, dans chaque localité.)
Explication des signes
Foyer endémique remontant à une époque éloignée et dont l'ancienneté n'est pas connue.
Foyer endémique temporaire qui paraît avoir été en activité pendant une période limitée dans le cours du XIXe siècle.
Localité ayant éprouvé plusieurs épidémies importantes de 1800 à 1893.
Localité ayant éprouvé au moins une épidémie.
RUSSIE
FRANCE
AUTRICHE
ITALIE
Dalmatie
Odessa 1813
Vetlianka 1877
Constantinople
Erzeroum
Bakou
TURQUIE
FOYER DU KURDISTAN
Grèce 1828
Tunis 1818
Sousse 1819
Malte 1813
ALGÉRIE
Benghazi
Merdje
Jaffa
Alexandrie
le Caire
FOYER DE TRIPOLITAINE
EGYPTE
la Mecque 1816
FOYER DE L'ASSYR
FOYER DE L'OUGANDA
Bagdad
Hamadan
Kermanchah
Chiraz 1835
Bouchir
Téhéran 1830
Asterabad 1887
Merv
FOYER DU KHORASSAN
Meschhed
Kandahar
FOYER DE GAHRWHAL ET KUMAON
Hansi
Bareilly
Hyderabad
Pali 1835
Cutch Mandvi
Amehdabad
INDE
CHINE
FOYER DE TRANSBAÏKALIE
Yan-che-Kou 1888
FOYER DU YUNNAN
Yunnanfou 1866
Pose 1890
Long-Tcheou
Mongtzé
INDO-CHINE
Pakhoi
Canton

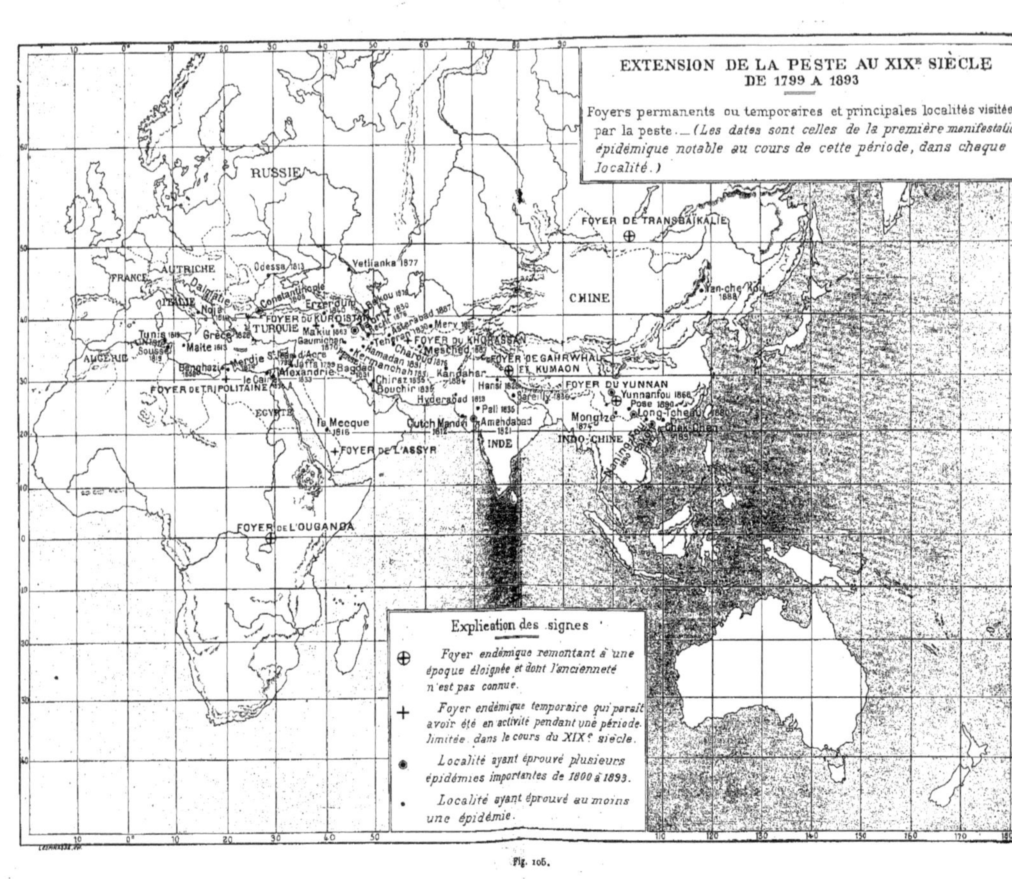

Fig. 105.

avoir été retrouvé par les observateurs, dans les cas de peste, si ce n'est peut-être exceptionnellement comme un microbe d'infection secondaire.

Les caractères de ce microbe, tels que les ont décrits Kitasato et ses élèves, diffèrent considérablement de ceux du bacille de la peste. On peut s'en rendre compte par le tableau comparatif ci-dessous :

| | Microbe de Yersin. | Microbe de Kitasato. |
|---|---|---|
| Forme | Cocco-bacille | Diplocoque capsulé rappelant celui de la pneumonie. |
| Mobilité. | Immobile. | Mobile. |
| Colorabilité. | Ne prend pas le Gram. | Prend le Gram. |
| Culture sur gélose. | Crémeuse, abondante. | En petites colonies délicates, transparentes, rappelant celles du pneumocoque. |
| Culture en bouillon. | Ne trouble pas le bouillon. | Trouble le bouillon d'abord, puis se dépose. |
| Action sur le lait. | Ne coagule pas. | Coagule le lait. |

Si l'on a pu penser au début qu'il s'agissait là de deux variétés du microbe de la peste, la question est aujourd'hui jugée et l'on peut affirmer que le microbe de Kitasato n'a aucun rôle dans la maladie.

### CARACTÈRES DU MICROBE DE YERSIN

**Forme et classification.** — Le microbe découvert par Yersin appartient au groupe des cocco-bacilles. C'est une bactérie ovoïde, plus ou moins allongée, qui, dans les conditions normales, mesure environ 1 μ de largeur pour une longueur variable de 1 à 3 μ, quelquefois plus. Elle ne présente pas de cils à sa surface et ne manifeste aucune mobilité. Ce cocco-bacille est assez pléomorphe. Suivant les formes de culture, il revêt des formes différentes et varie considérablement dans ses dimensions.

Dans les jeunes cultures sur gélose ordinaire, il est court et ovoïde. Dans les cultures âgées, il présente fréquemment des formes d'involution, tantôt allongées en bâtonnet irrégulier, tantôt en massue, tantôt renflées en forme de levures. Fréquemment, dans les vieilles cultures, il prend l'apparence sphérique des coccus. Dans les organes d'animaux infectés, particulièrement dans la rate, il offre une forme bacillaire plus ou moins allongée.

**Colorabilité.** — Le microbe de Yersin prend facilement les diverses couleurs d'aniline ; il se décolore très facilement aussi. Traité par la méthode de Gram, il ne reste pas coloré.

Dans les préparations faites avec les humeurs ou les organes d'animaux pesteux, le microbe (plus allongé généralement, avons-nous dit, qu'il ne l'est dans les cultures sur gélose) manifeste une colorabilité spéciale. Ses extrémités arrondies prennent fortement la couleur, tandis que le centre reste clair. Cette coloration *polaire* n'est pas spéciale à la peste; on la retrouve chez d'autres coccobacilles, tels que le choléra des poules, par exemple. Elle est toutefois très marquée chez le microbe de Yersin et peut aider à éta-

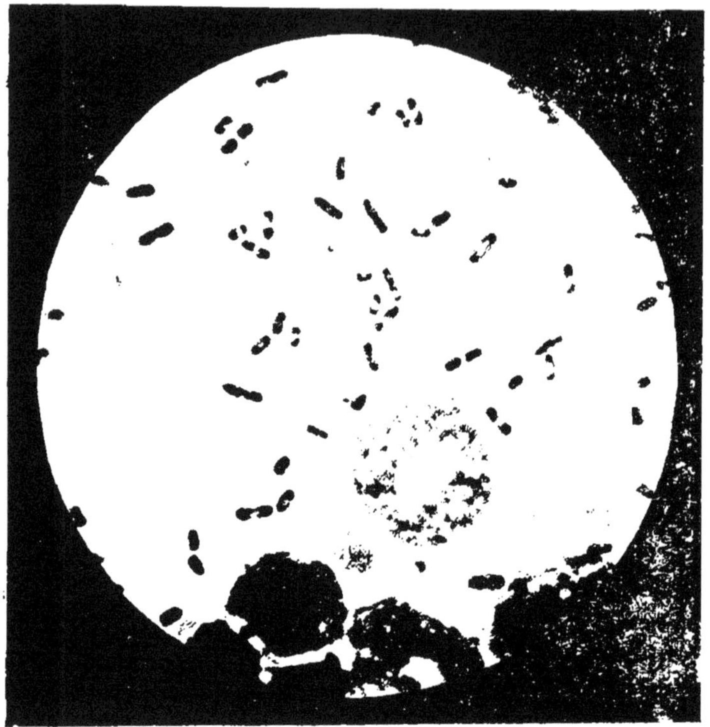

Fig. 107. — Coccobacille de la peste dans un frottis d'organe.

blir le diagnostic. Ce microbe, cultivé sur les milieux de laboratoire, peut manifester la coloration polaire, mais faiblement. On la rend plus évidente en traitant la préparation par l'acide acétique avant de colorer.

Les formes d'involution prennent moins bien la couleur que les formes normales.

**Culture.** — Le coccobacille de la peste pousse aisément dans les milieux ordinaires, de laboratoire, à des températures qui peuvent varier de 5 à 40°. Sa température optima est comprise entre 25° et 30°.

Il se comporte en culture comme un microbe franchement aérobie ; cependant il peut aussi pousser en anaérobie.

Il ne forme pas de spores.

Ensemencé en bouillon peptonisé ordinaire, il se multiplie sans troubler le liquide, en donnant de petites chaînettes courtes qui se déposent en grumeaux au fond du tube ou sur les parois. Souvent un voile se forme à la surface. La culture rappelle celle du streptocoque.

Haffkine a montré qu'en additionnant le bouillon d'un corps gras tel que l'huile de coco ou le beurre fondu, de manière à former des yeux à la surface du bouillon, on obtient une culture caractéristique en stalactites. Ces stalactites, formées de chaînettes de microbes agglomérées, débutent à la face inférieure des gouttes graisseuses et se développent en s'allongeant, jusqu'à toucher le fond du vase.

Les cultures en bouillon ne fournissent pas de formes d'involution en bâtonnets ou en massues de contour irrégulier, mais seulement des formes en granules rappelant des microcoques.

Sur gélatine entre 18 et 23°, le microbe donne des colonies séparées, petites, translucides, en gouttes de rosée, qui poussent lentement et deviennent parfois, au bout de quelques jours, grandes et opaques. La gélatine n'est pas liquéfiée.

La gélose peptonisée est un bon milieu pour le bacille pesteux. A 37°, on voit, en moins de deux jours, apparaître des colonies hémisphériques, blanches, qui généralement s'étendent et s'unissent aux voisines pour constituer une couche crémeuse. Ces colonies sont glaireuses, filantes; elles adhèrent au fil de platine et, quand elles sont petites, peuvent être enlevées en entier au moyen de l'instrument à la façon d'une parcelle d'albumine d'œuf.

En vieillissant, les colonies deviennent jaunâtres; elles peuvent s'étendre et acquérir un contact irrégulier, ou se réunir aux voisines, ou demeurer isolées. Sur les vieilles cultures, on trouve en abondance les formes d'involution les plus diverses.

Certaines modifications du milieu, l'addition du chlorure de sodium, par exemple, comme l'a montré Hankin, favorisent leur apparition rapide.

Les cultures peuvent se faire sur sérum coagulé. La pomme de terre est un mauvais milieu.

Dans les cultures maintenues humides et à basse température, le microbe peut vivre assez longtemps. Il se conserve mieux encore à l'abri de l'air. Un bon moyen de le conserver consiste à l'ensemencer en gélatine, à maintenir celle-ci liquide à 30° environ pendant quelques jours et, lorsque la culture est bien développée, à laisser solidifier le milieu. Emprisonné dans la gélatine, le microbe reste vivant pendant de longs mois.

**Conservation du microbe dans le milieu extérieur.** — On

a attaché une grande importance à préciser la durée de la conservation du bacille de Yersin dans le milieu extérieur, surtout parce qu'on attribuait à cette conservation le rôle essentiel dans la persistance de la peste à l'état endémo-épidémique dans les foyers. Nous avons expérimenté que cette conservation était de courte durée sur le sol et les matériaux desséchés, sur les milieux solides exposés aux poussières et envahis par des microbes étran-

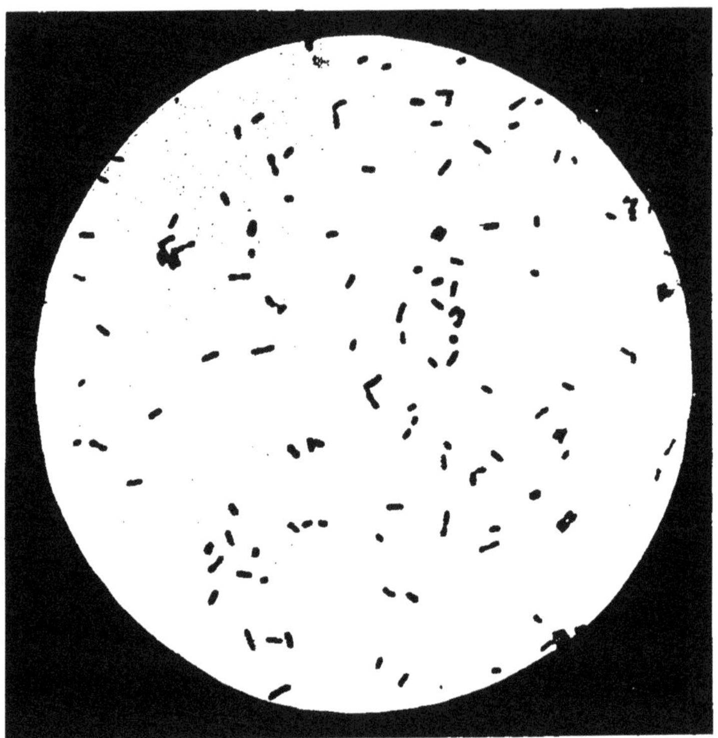

Fig. 108. — Coccobacille de la peste en culture sur gélose.

gers. Hankin a montré que, mélangé aux grains, le bacille ne pouvait être retrouvé après six à sept jours. Enfin, la Commission Anglaise (1) a vu que, sur le sol des habitations indoues, où l'on a répandu des cultures de peste en bouillon, on ne peut retrouver le microbe après vingt-quatre ou quarante-huit heures.

Par contre, on a pu conserver ce microbe pendant vingt jours dans l'eau distillée stérilisée, quarante-sept jours dans de l'eau de mer, trois mois dans le lait. On a constaté qu'on pouvait le retrouver vivant dans les conserves de viande après seize jours,

(1) La Commission Anglaise que nous citons fréquemment dans cet article est celle qui a poursuivi dans l'Inde, depuis 1904, des études concernant l'épidémiologie de la peste, sous la direction du Dr Martin.

dans les animaux pesteux enfouis, jusqu'au trentième jour.

En somme, exposé dans le milieu extérieur à l'action de la lumière en même temps qu'à la dessiccation et à la concurrence vitale, le microbe de Yersin périt en peu de jours. Au contraire, il subsiste assez longtemps, s'il est en milieu humide et à l'abri de la lumière.

**Destruction du bacille pesteux par les agents physiques et chimiques.** — On a vu que le microbe résiste peu à la lumière et à la dessiccation. L'exposition directe au soleil des tropiques le détruit en quelques heures. Il est également très sensible à la dessiccation, surtout à des températures un peu élevées, de 30 degrés, par exemple. Il résiste mieux à la dessiccation s'il est protégé par les mailles d'un tissu ; c'est ainsi qu'un linge imprégné de crachats pneumoniques peut le conserver pendant sept jours, d'après la Commission Allemande. Ashurton Thompson et Tidswell, à Sydney, ont expérimenté que, suivant les conditions diverses, le bacille de Yersin, dans le milieu extérieur, périt dans un intervalle qui varie de vingt-quatre heures à trois semaines.

Le froid a peu d'action sur la vitalité du microbe ; on a pu l'exposer à la température de 20° au-dessous de zéro, sans le tuer. Il n'en est pas de même pour les températures élevées, associées ou non à la dessiccation.

Dans une atmosphère sèche :

A 100°, le microbe meurt en vingt minutes ;

A 70°, il faut environ deux heures pour le tuer.

Dans une atmosphère humide, il périt presque instantanément à 100°, en quelques minutes à 80°, en une demi-heure à 60°, en une ou deux heures à 58°.

Les agents chimiques, désinfectants et antiseptiques, ont une action rapide sur le microbe pesteux : l'acide phénique à 1 p. 100, le lysol à 1 p. 100, l'acide sulfurique à 1 p. 2000 le font périr en quelques minutes.

Le sublimé à 1 p. 1000, seul ou additionné de permanganate de potasse, le détruit presque instantanément.

Le bacille de Yersin est donc un microbe des plus fragile. Les observations et les expériences à cet égard nous ont amené, dès longtemps, à soutenir qu'on ne saurait attribuer à sa conservation à l'état libre dans le milieu extérieur la persistance de la peste dans une région donnée.

**Toxine et endotoxine.** — Le microbe fabrique une toxine que Yersin le premier a mise en évidence. La toxine excrétée dans les cultures est peu active ; la toxine contenue dans le corps des microbes ou endotoxine l'est beaucoup plus. Cette toxine injectée aux animaux sensibles détermine les mêmes symptômes généraux que le microbe vivant. C'est donc à la toxine qu'est due la virulence du bacille.

## II

## FORMES CLINIQUES TYPES DE LA PESTE HUMAINE

### DISTINCTION DE TROIS FORMES TYPES

Peu de maladies offrent, dans leurs manifestations cliniques, une variété aussi grande que celle observée dans la peste. Il en est résulté un peu de confusion dans le classement de ces manifestations et dans l'appréciation de leur valeur. Parfois, on a considéré comme des formes spéciales de peste des catégories de cas caractérisées par des symptômes secondaires et qui constituent de simples variétés d'une forme type. C'est ainsi qu'on a décrit une forme intestinale, une forme septicémique, alors que les symptômes intestinaux et la septicémie constituent des complications qui peuvent se produire dans des formes différentes.

Pour la clarté de la description, autant que pour conserver à la maladie sa physionomie propre, il nous paraît nécessaire de ne pas multiplier les catégories auxquelles on applique la dénomination de formes de la peste.

Dès longtemps le public a distingué deux formes principales : celle avec bubons et celle avec pneumonie sans bubons. Guy de Chauliac est le premier médecin, croyons-nous, qui ait formulé nettement cette distinction, lors de l'épidémie d'Avignon, au XIVe siècle.

Aujourd'hui encore, la présence ou l'absence de bubon au début de la maladie demeure la base solide de la classification des formes cliniques.

Toutes les fois que le bubon se manifeste à la période de début, la peste affecte les allures d'une maladie localisée. Cette localisation n'est pas toujours définitive et l'infection peut, suivant les cas, s'étendre ou se généraliser. Quoi qu'il en soit, au point de vue de la symptomatologie, de la marche, de la durée, de la gravité, la maladie revêt une physionomie bien spéciale.

Lorsque le bubon fait défaut ou qu'il apparaît dans le cours de l'évolution, à titre de symptôme tardif, le tableau clinique est dès le début celui d'une infection générale. L'évolution est rapide, dramatique, et la mort arrive presque régulièrement au troisième jour, comme l'avait noté Guy de Chauliac. Toutefois, deux cas se présentent : tantôt les symptômes pulmonaires dominent la scène et l'on a affaire à une bronchopneumonie d'emblée; tantôt les symptômes pulmonaires font défaut et sont remplacés par des symptômes nerveux. En ce cas, presque toujours le malade accuse dès les premières heures une stupeur très prononcée ou même tombe dans un coma qui peut durer jusqu'à la mort. Ces troubles paraissent dépendre d'une généralisation précoce du microbe dans le système lymphatique. Il n'est pas rare, en effet, de constater,au bout d'un jour ou deux, parfois de quelques heures,la tuméfaction de plusieurs ganglions en diverses régions du corps.

Exceptionnellement, la maladie ne se révèle au début par aucun symptôme ou simule une simple indisposition et, au bout de très peu de temps, se termine par la mort subite.

En raison de l'état typhique que présente le malade dans la plupart des cas sans bubons ni pneumonie, nous avons appliqué à cette forme, il y a quelques années, le qualificatif de *typhoïde*. La plupart des auteurs ont, au contraire, adopté l'appellation de forme septicémique. Nous verrons, en traitant de la septicémie, combien cette appellation est mal choisie et que le terme de septicémique ne saurait s'appliquer à une forme clinique puisque la septicémie n'est pas cliniquement reconnaissable. Nous continuerons donc à appeler cette forme *peste typhoïde* ou *peste généralisée*, en vue d'éviter des confusions ou des erreurs.

Donc nous distinguons trois formes cliniques de la peste :

1° La forme bubonique, caractérisée par l'apparition précoce d'un ou plusieurs bubons apparents;

2° La forme pneumonique, caractérisée par l'absence de bubons au début et l'évolution rapide d'une bronchopneumonie spéciale ;

3° La forme généralisée ou typhoïde (forme septicémique des auteurs), caractérisée à la fois par la manifestation, au début, de symptômes nerveux graves, par l'absence de bubons apparents précoces et par l'absence de pneumonie.

Chacune de ces formes présente une symptomatologie,une évolution et une gravité qui lui sont propres. Leur coexistence dans la plupart des épidémies de peste est la raison qui, de tout temps, les a fait considérer comme des manifestations d'une même maladie. La découverte du microbe a consacré cette unité. Si ce n'était le recours à l'examen bactériologique, il serait plausible parfois de soutenir qu'il s'agit d'affections fondamentalement différentes.

Chacune, la première surtout, est sujette à des variations dans l'évolution, la symptomatologie, la durée, les complications.Mais ces modalités sont d'ordre secondaire et, comme nous l'avons dit, ne justifient pas la création de formes types nouvelles.

Des trois formes, la première est de beaucoup la plus importante par le nombre des cas. La seconde peut être seule en cause dans des épidémies importantes comme celle de Mandchourie de 1910. Dans les épidémies ordinaires, toutefois, elle tient un rang secondaire ; la proportion des cas qui s'y rattachent varie de un à dix pour cent. La troisième comprend une très petite proportion de cas, fort difficile à apprécier, étant données les variations d'une épidémie à une autre, mais qui ne nous paraît pas dépasser deux ou trois pour mille.

En vue d'abréger les descriptions abstraites de chaque forme et de mettre en relief cependant leur physionomie et leurs caractères, nous multiplierons autant que possible les exemples, brièvement résumés, de cas typiques.

## FORME BUBONIQUE

**Caractères de la forme bubonique.** — Le caractère essentiel de cette forme est l'apparition, dans les premières 24 heures de

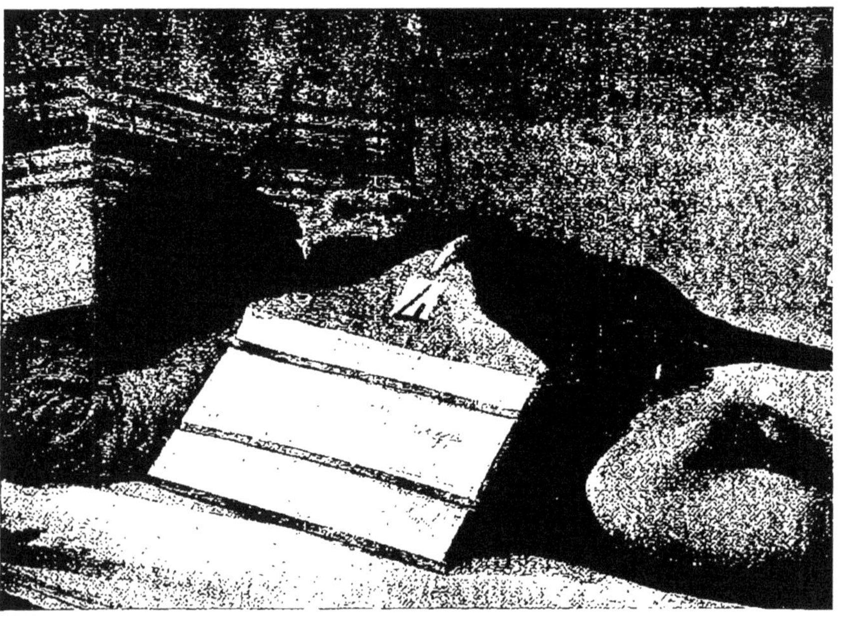

Fig. 109. — Forme bubonique avec bubons multiples, un bubon inguinal droit et un bubon fémoral gauche.

l'atteinte, d'un ou plusieurs bubons. L'apparition du bubon est toujours précédée par l'élévation de la température et quelquefois par l'apparition d'une phlyctène dont on verra plus loin la signification.

La forme bubonique est tantôt simple avec bubon unique ou bubons multiples, développés au début, tantôt compliquée. Dans ce dernier cas des manifestations secondaires, telles que bubons tardifs, pneumonie, septicémie, viennent modifier l'évolution, la durée et le pronostic.

En ce qui concerne la forme bubonique simple, il y a lieu de distinguer trois degrés de gravité : cas graves, moyens et légers, qui sont assez nettement caractérisés au point de vue clinique.

Les trois exemples suivants rendent bien compte des différences qui existent dans l'évolution des cas, pour chacun de ces degrés.

**Cas type de forme bubonique très grave.** — Un Indou âgé de 37 ans éprouve du malaise général pendant la nuit. Il a res-

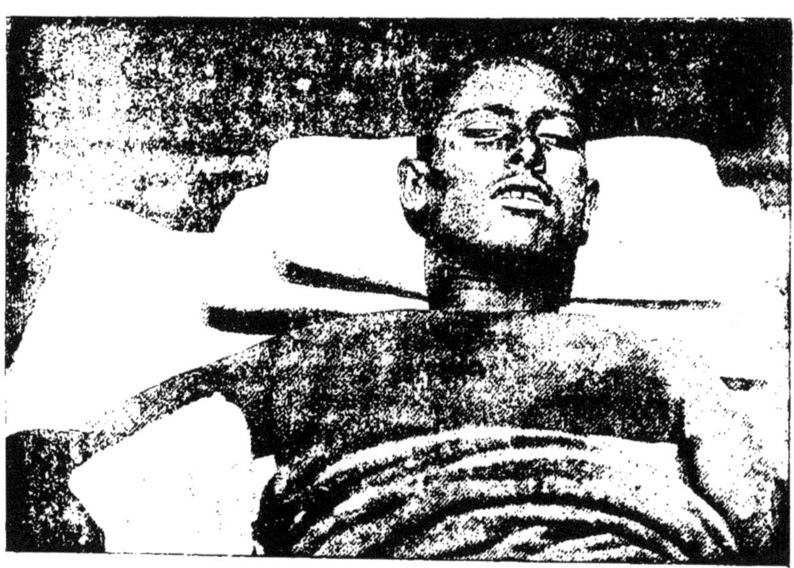

Fig. 110. — Forme bubonique avec bubons multiples (un bubon cervical droit et un bubon cervical gauche).

senti des frissons, s'est plaint de mal à la tête et de douleurs lombaires (renseignements donnés par sa femme). Soumis à notre examen le matin à 10 heures, il présente de la congestion de la face avec les conjonctives fortement injectées. Le front est plissé, la physionomie hébétée, avec une expression douloureuse. La langue est très saburrale avec la pointe et les bords rouge vif. Il y a photophobie et le malade tient les yeux énergiquement fermés. Quand on l'interroge, il répond par monosyllabes et d'un air de mauvaise humeur; sa parole est lente et embarrassée, comme celle d'un homme ivre. Au pli de l'aine, à droite, on constate une tumeur ovale, arrondie, saillante, sans changement de coloration de la peau. A la palpation, cette tumeur paraît constituée par un ganglion lymphatique gonflé, dur, très sensible à la pression, dont le volume dépasse celui d'un œuf de pigeon. Pas d'œdème des tissus environnants. La douleur occasionnée par le bubon détermine le décubitus dorsal et l'écartement des cuisses. La peau est chaude et sèche, le pouls est dur, fort, à 100, la température est à 39°. La respiration est un peu accélérée (24 mouvements par minute). Rien d'anormal à l'auscultation du poumon. Le soir, on constate une augmentation notable du volume du bubon devenu plus saillant, difficilement mobile sous la peau, à surface ovoïde unie, à contours peu nets. La température atteint 39°,7. Même état de stupeur et de mutisme. Le malade accepte les boissons qu'on lui présente, mais ne demande rien.

Le matin du 2e jour, le thermomètre est descendu à 38°,1. Pas de photophobie ni de congestion de la face. La stupeur a diminué, le malade répond volontiers et s'exprime plus facilement. Le bubon est peu douloureux. Urines foncées, peu abondantes.

Pas de selles depuis l'avant-veille. Vers midi, la température remonte à 39°. Elle atteint 40° dans la soirée.

3e jour. Le matin, faible rémission de la température. Subdélire. La région péribubonique est légèrement œdémateuse. Dans la journée une selle dure. Le soir, la température revient à 40°.

4e jour. Chute matinale importante de la température (38°,3) sans amélioration de l'état général. Langue très saburrale, fuligineuse, sèche. Région du bubon *infiltrée et œdémateuse*. Pouls petit, dicrote, à 100. Respiration accélérée à 36. Albumine dans les urines en petite quantité.

5e jour. Aggravation des divers symptômes. A l'auscultation, on perçoit quelques râles à la base des deux poumons. Matité dans la région dorsale due à la congestion passive du poumon et qui disparaît lorsqu'on fait coucher le malade sur le côté pendant un moment. Respiration difficile et rapide à 44. Pouls presque filiforme, à 140.

Le malade est mort le matin du 6e jour.

**Cas type de forme bubonique de gravité moyenne.** — C..., sujet américain de race blanche, s'est senti indisposé dans la journée et a constaté la tuméfaction au niveau du pli de l'aine, à droite, d'un ganglion qui est devenu très vite douloureux et l'a obligé à s'aliter.

Examiné à 5 heures du soir, quelques heures après le début de l'indisposition, le malade présente un certain degré de congestion de la face. Il est agité et se plaint de douleur à l'aine, d'une sensation de chaleur par tout le corps et de mal à la tête. Pouls : 80. Température : 38°,2. Respiration : 20. Langue modérément saburrale.

Pas de troubles nerveux : ni stupeur, ni embarras de la parole. Loquacité exagérée. Au pli de l'aine droite, existe un bubon de petite dimension, très sensible au palper, et qui est le siège d'une douleur lancinante et continue.

Au 2e jour, la température, qui avait atteint 39° dans la nuit, redescend à 37°,8 vers midi, pour remonter à 38°,5 le soir. Douleur moins vive au niveau du bubon, qui a cependant augmenté

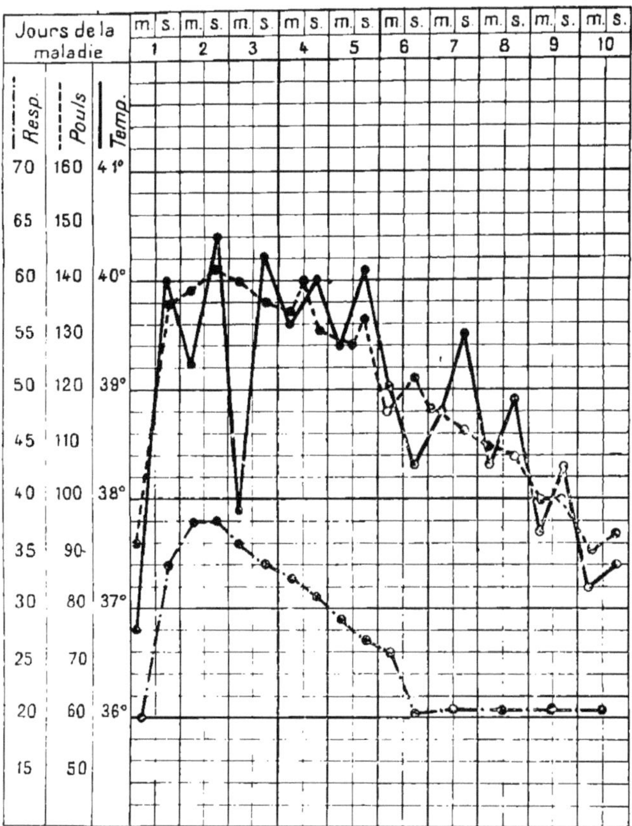


Fig. 111. — Courbes (respiration, pouls et température) d'un cas de peste de forme bubonique avant bubon inguinal simple. Le cas grave s'est terminé par la guérison.

de volume. Pas de céphalalgie. Langue fortement saburrale. Urines normales. Constipation.

Le 3e jour au matin le thermomètre est à 38°, le pouls à 92, la respiration à 22. Dans la soirée, la température remonte à 39°.

Le 4e jour pas de modification sensible des symptômes ci-dessus. Le malade a par moments du délire.

La température se maintient entre 37°,5 et 38°5 pendant les deux jours suivants. Le délire ne s'est pas reproduit.

Au 8e jour, la température tombe à 37°. L'état général est bon et le malade manifeste un léger appétit. Le bubon ne présente plus la dureté du début, il est un peu ramolli et a pris une teinte violacée. Une incision donne issue à quelques gouttes de sérosité purulente qui, ensemencée, fournit une culture pure de peste.

Amélioration progressive de l'état général et suppuration du bubon pendant les jours suivants. Le malade commence à se lever le onzième jour; il est très amaigri, profondément anémié et manifeste une grande faiblesse. Sa convalescence a continué sans arrêt. Elle a été très longue. Le bubon a suppuré d'une façon très disctrète puis il s'est nécrosé et éliminé, laissant une escarre peu étendue, mais profonde, dont la cicatrisation a demandé un mois entier. Il a fallu plus de deux mois au malade pour revenir à l'état normal.

**Cas type de forme bubonique bénigne (Pestis ambulans ou pestis minor des auteurs**). — Une jeune fille indoue, âgée de 13 ans, a éprouvé, le matin en se levant, de la gêne et de la douleur au pli de l'aine. Cependant elle ne s'est pas recouchée et a vaqué dans la maison à ses occupations ordinaires. Examinée dans la soirée, elle présente un bubon assez profondément situé et dont on ne peut exactement apprécier les dimensions en raison du développement du tissu graisseux chez la fillette. Ce bubon est sensible à la pression, mais point douloureux spontanément. La température axillaire est à 37°,5. L'enfant n'accuse ni mal de tête, ni trouble d'aucune sorte. Toutefois elle déclare avoir éprouvé de la lassitude et un peu de céphalalgie la veille en se couchant. Une piqûre faite au centre du bubon avec une longue aiguille ramène une goutte de sérosité qui, ensemencée, a donné, au bout de 24 heures, une culture pure de peste.

Le 2e jour, l'état général est le même que la veille, c'est-à-dire qu'on ne constate aucun trouble en dehors du bubon. La température, normale le matin, monte le soir à 38°. La fillette est restée debout pendant la journée.

La douleur du bubon à la pression n'existe plus au 3e jour. Température normale.

Le bubon a mis trois semaines à se résorber. A aucun moment la malade ne s'est alitée.

Fait intéressant : Dans la même maison, une sœur de cette malade, âgée de 11 ans, a manifesté, deux jours après celle-ci, un bubon inguinal. La maladie a évolué d'une façon identique. C'est à dire qu'en dehors du bubon et d'une élévation très médiocre de la température, qui ont déterminé le médecin à exiger l'alitement pendant deux jours, la petite malade n'a pas éprouvé de troubles notables.

**Cas avec bubons multiples.** — Les exemples précédents ont été choisis parmi des cas à bubon unique. Chacun de ces trois degrés peut se présenter avec des bubons multiples, sans qu'il y ait aucune différence marquée dans l'évolution.

**Variété du siège des bubons.** — Au point de vue de leur siège, les bubons peuvent être classés en diverses catégories qui présentent, comme nous le verrons plus loin, une importance différente, relativement au pronostic et à la gravité. W. E. Jennings a relevé le siège des bubons pour 16.132 cas. De cette importante statistique, on peut déduire les chiffres suivants concernant la proportion moyenne des cas relativement au siège :

| | | |
|---|---|---|
| Bubon unique de l'aisselle | gauche | 10,6 % |
| | droite | 11,5 % |
| Bubon unique de l'aine | fémoral gauche | 15,1 % |
| | fémoral droit | 15.7 % |
| | inguinal gauche | 11,8 % |
| | inguinal droit | 12,8 % |
| Bubon unique du cou | cervical | 6,2 % |
| | parotidien | 2,7 % |
| Bubons multiples | | 13,6 % |

Il est à noter que ces proportions sont extrêmement variables d'une épidémie à une autre, comme le montrent de nombreuses statistiques que nous nous dispensons de citer. De toutes ces statistiques il ressort que le bubon de l'aine (inguinal ou fémoral) est le plus fréquent ; puis vient le bubon axillaire ; puis les bubons multiples et enfin le bubon cervical.

Les rapports entre la gravité et le siège des bubons seront traités plus loin, en même temps que le pronostic et la mortalité.

## FORME BRONCHOPNEUMONIQUE

**Manifestation de cas bronchopneumonique dans la plupart des épidémies.** — Presque toujours, dans une épidémie de peste, on observe des cas bronchopneumoniques ; toutefois, la proportion de ces cas est assez variable d'une épidémie à une autre et, dans le cours d'une même épidémie, d'une période à une autre. L'histoire de la peste permet de penser qu'il en a toujours été ainsi.

Parmi les épidémies où la forme pulmonaire a dominé, on peut citer en première ligne la peste noire, qui sévit en Europe de 1346 à 1353 : Guy de Chauliac (1), décrivant l'épidémie d'Avignon de 1348, explique qu'au point de vue de la forme et de la mortalité cette épidémie se divise en deux périodes : Pendant la première, qui dura deux mois, on observa la forme pulmonaire avec fièvre continue, crachements de sang, et mort au troisième jour. Ensuite

(1) Guy de Chauliac, Inventorium, sive collectorium, partis chirurgicalis medicinæ.

prédomina la forme bubonique avec charbons, bubons du cou et de l'aisselle, et mort vers le cinquième jour.

Au XVI$^e$ siècle, on signale, en Hongrie, la prédominance de la forme avec crachements de sang. Plus près de nous, en 1881, des épidémies de villages, dans le district de Khorassan en Perse, ont affecté à leur début la forme pulmonaire et la forme bubonique pendant la seconde période.

Par contre, la plupart des épidémies des temps passés, de

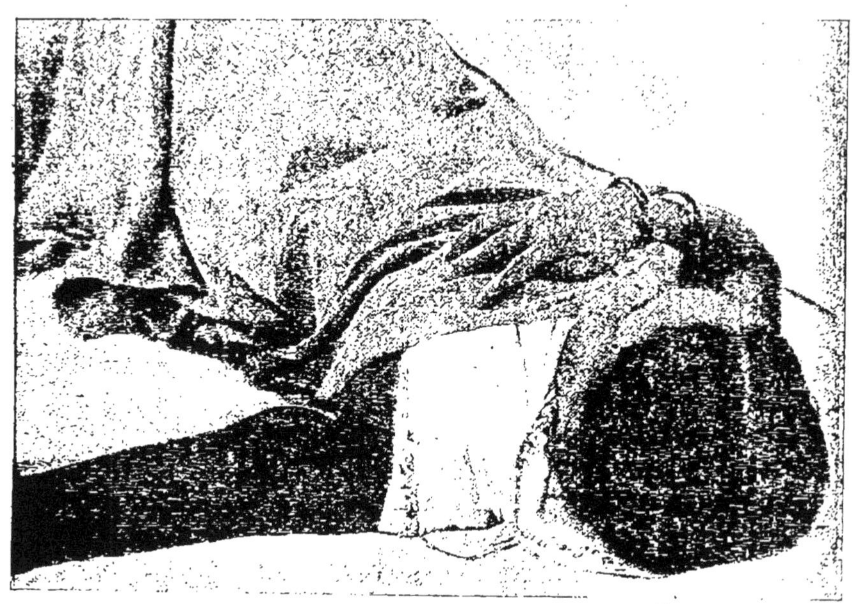

Fig. 112. — Forme bubonique (bubon axillaire gauche).

même que celles qui se sont succédé de 1894 à 1910 dans les divers pays du monde, ont fourni en général une majorité de cas buboniques à toutes les périodes de leur durée, avec une proportion variable et le plus souvent minime de cas pneumoniques.

L'épidémie de Mongolie de 1910-1911 s'est écartée de la loi générale par l'absence de cas buboniques. Il est probable qu'elle n'a pas été la première de ce genre, toutefois aucun document ne permet de l'affirmer.

**Caractères généraux de l'atteinte bronchopneumonique primitive.** — Le début de l'atteinte bronchopneumonique primitive est des plus insidieux : Ni l'aspect général, ni la température, ni le pouls ne font penser à une maladie grave. Le violent frisson unique de la pneumonie pneumococcique est remplacé par des frissons peu intenses, répétés. Les frissons peuvent même faire complètement défaut. Aucun signe pulmonaire. Seule, la dyspnée, assez précoce, peut retenir l'attention. Plus tard, la toux, très discrète souvent, est suivie d'expectoration striée de sang. A partir de ce moment, la marche de la maladie se précipite de telle sorte que la mort arrive au second ou au troisième jour, quelquefois au quatrième, rarement plus tard.

Deux exemples nous permettront de préciser la physionomie et la marche de cette forme clinique.

**Résumé de l'observation du cas du Dr Mueller.** — Le cas émouvant du Dr Mueller qui, à Vienne, en 1898, contracta la

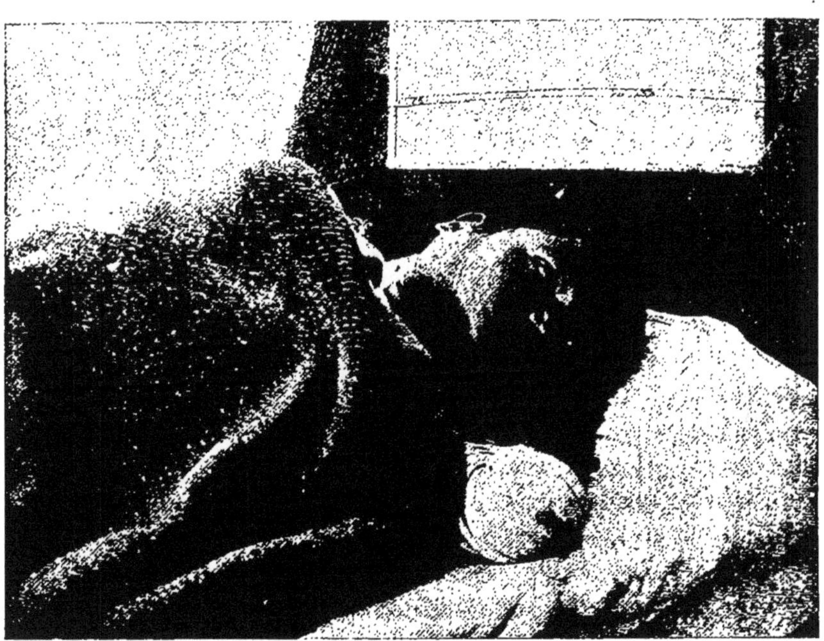

Fig. 113. — Forme bubonique (Bubon parotidien avec œdème de la région).

peste en donnant des soins à l'infirmier Barich et à une infirmière contaminée par ce dernier, a été décrit par Poch. Nous en donnons le résumé d'après Simpson :

Le 20 octobre, au soir, le Dr M... éprouve des frissons et de l'inappétence. La nuit est bonne cependant. Au matin, le 21, il se lève pour visiter l'infirmière malade, mais doit se recoucher à 9 heures. Pouls à 110 ; toux sèche et fréquente ; température 38°,2 à midi. A partir de ce moment, la toux s'accompagne d'expectoration séro-sanguinolente contenant le bacille pesteux. Le pouls monte à 120° et la respiration est à 40 dans l'après-midi. A 6 heures du soir, la température est de 40°,8. Pas de douleurs localisées ni de gonflements ganglionnaires. Le malade conserve sa lucidité. La nuit est assez calme avec alternances d'assoupissement et de délire léger. Dans la matinée du 22, la parole s'embarrasse. Toux très fréquente, courte, avec expectoration séro-sanguinolente très abondante. Après midi, la conscience revient. Le malade se plaint de douleur dans la poitrine et demande de la morphine. Vers 6 heures la respiration atteint 59, elle est pénible. La peau se cyanose. Toux de plus en plus fréquente. Du sang est expectoré en grande quantité. L'état empire dans la nuit et la cyanose s'accentue. La mort survient à 4 h. 30 du matin, après une courte agonie. La maladie a duré environ soixante heures.

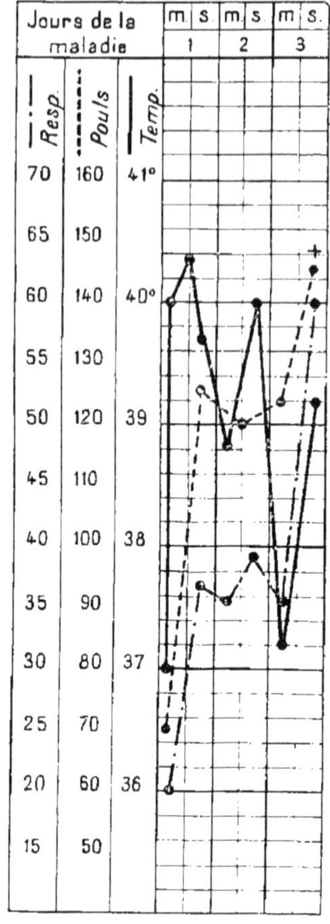

Fig. 114. — Courbes (respiration, pouls et température) d'un cas de peste bronchopneumonique. Décès le 3e jour.

**Cas type de pneumonie primitive.** — Un musulman âgé de 40 ans m'est présenté à 10 heures du matin. Dans la nuit précédente, il a éprouvé un malaise général, quelques frissons modérés, des douleurs de tête, une sensation de chaleur, de l'agitation et des nausées. En se levant pour venir à la visite, il a eu un peu de vertige. Cependant il n'accuse pas de faiblesse des jambes et marche facilement. Au moment de l'examen, l'aspect général est bon. La langue est légèrement saburrale. La face n'est pas congestionnée, la température est à 38°, le pouls à 80. La respiration est sensiblement améliorée et le malade se plaint d'une sensation de constriction du thorax lors de l'inspiration. A l'auscultation, aucun bruit anormal. Pas de ganglions engorgés.

L'examen ne révèle pas un état grave, rien n'autorise à porter le diagnostic Peste. Cependant, le malade affirme qu'il est atteint de peste et qu'il va mourir. Il base son affirmation sur le fait que, deux jours auparavant, il a veillé le cadavre d'un de ses camarades mort de peste en 70 heures et dont la maladie, dit-il, avait débuté exactement comme celle qu'il présente.

Le malade admis à l'hôpital est revu à 6 heures du soir. Son état est considérablement aggravé. Physionomie angoissée ; face modérément congestionnée. Langue peu saburrale, sèche ; pouls bien frappé à 100. Température 40°,2. Respiration à 36. Les mouvements respiratoires sont pénibles, la sensation de constriction ressentie dès le matin s'est accentuée. Il existe vers l'angle de l'omoplate gauche une zone où l'auscultation révèle des râles crépitants fins. Toux discrète à intervalles éloignés et sans expectoration. Nuit mauvaise, insomnie et agitation. Pas de délire.

Le 2e jour, au matin, la température a un peu baissé (39°2). Toux plus fréquente avec expectoration séreuse parfois striée de sang. Le malade est très faible et respire avec difficulté. Il a la sensation fréquente d'étouffer; cependant, le nombre des mouvements respiratoires se maintient entre 36 et 40. Chaque effort de toux s'accompagne d'une vive douleur sternale A partir de midi l'expectoration devient sanglante; les crachats sont fréquents, rosés ou rouge vermeil. L'examen microscopique direct y décèle le coccobacille de Yersin parmi d'autres bactéries.

Dans la soirée, le pouls est presque incomptable aux environs de 140. La température se maintient à 39,8. La dyspnée a augmenté. La connaissance est conservée, mais la faiblesse et la dyspnée empêchent le malade d'articuler distinctement.

La mort survient à deux heures du matin, après 48 heures de maladie.

**Variété dans la symptomatologie de la forme pneumonique.** — Ces deux exemples sont typiques et le tableau, sauf des exceptions, change peu dans cette forme de peste d'un sujet à un autre, sauf que l'expectoration est plus ou moins précoce et abondante, suivant les cas. Parfois elle n'apparaît qu'à la fin.

Au point de vue de la durée, nous croyons qu'elle ne varie pas dans des limites étendues, elle est de deux à trois jours dans presque tous les cas, rarement de 16 à 47 heures, très rarement de quatre, cinq, ou six jours. Nous avons observé cependant des malades qui ont vécu plus de six jours. Il nous paraît probable que, dans ces cas, la pneumonie était non primitive, mais secondaire et consécutive à un bubon situé profondément et non apparent. Les autopsies pratiquées par Wisokowitz, Zabolotny et par Dürk montrent que cette condition dans la forme pneumonique est réalisée plus souvent que l'on ne pourrait le supposer d'après l'examen clinique seul.

**Proportion des cas pneumoniques dans les différentes épidémies.** — La forme pneumonique, comme on l'a vu pour la peste de Mandchourie, peut se manifester à l'exclusion de toutes les autres formes pendant tout le cours d'une épidémie. Elle peut prédominer durant la première période de l'épidémie, comme nous en avons cité des cas. En général, elle se manifeste à toutes les périodes et surtout au moment de l'acmé de l'épidémie, dans une proportion très variable, mais extrêmement faible le plus souvent. Durant l'épidémie de 1896-1897 à Bombay, la première d'une série qui n'est pas épuisée encore, Choksy, sur 939 cas de peste qu'il a traités, a constaté 8 pour 100 de cas pneumoniques. Nous avons noté une proportion un peu plus forte pour les épidémies de Cutch-Mandvi, Kurachee, Karad, de 1897-1898, qui étaient également les premières observées dans chacune de ces localités.

Postérieurement, la forme pneumonique s'est raréfiée dans les épidémies indiennes, si bien que Choksy, pour un total de 13.023 cas observés par lui, jusqu'en 1908, n'a enregistré que 134 cas pneumoniques, soit 1 pour 100 environ.

## FORME TYPHOÏDE OU GÉNÉRALISÉE

**Caractères et division en deux catégories des cas de peste typhoïde.** — Cette forme est caractérisée par l'absence de bubons apparents et de pneumonie, une marche rapide et une généralisation précoce du virus dans le système lymphatique. On doit y distinguer deux catégories de cas : les uns qu'on peut appeler cas à allure normale, les autres qui méritent le nom de cas foudroyants. Les premiers ont une évolution caractéristique qui dure au minimum deux jours. Les autres évoluent en quelques heures, parfois en quelques minutes ou, plutôt, ils ont une évolution sournoise et la mort arrive avant que le malade lui-même se soit rendu compte qu'il était sous le coup d'une infection pesteuse.

**Cas à allure normale.** — Les cas de cette catégorie débutent d'ordinaire par un frisson. La température s'élève très rapidement à 40° ou au-dessus et demeure jusqu'à la fin aux environs de 40° avec des oscillations peu importantes. En même temps que le frisson du début, le malade éprouve des maux de tête, de la courbature, des douleurs au niveau des cuisses, des nausées. Dès les premières heures il présente de la stupeur, de l'embarras de la parole et de la dyspnée. La stupeur est plus accusée que dans la plupart des cas de forme bubonique. Presque toujours, dans les cas que nous avons observés, elle a fait place très vite au coma. On n'observe pas de bubon au début. Toutefois, dans le cours ou à la fin de la maladie, on voit souvent plusieurs ganglions des aines, des aisselles ou du cou légèrement tuméfiés et douloureux. En général, ces ganglions sont de médiocre volume, mobiles sous la peau et demeurent isolés les uns des autres. Plus rarement, ils sont assez volumineux et douloureux pour constituer des bubons véritables. Il est peu fréquent qu'un seul ganglion soit gonflé. La dyspnée est plus ou moins accusée et diffère peu de celle observée dans la pneumonie pesteuse au début. L'auscultation ne révèle pas de bruits anormaux, sauf à la dernière période où l'on entend, mais non toujours, quelques râles. La toux s'observe quelquefois à la fin de la maladie, mais ne s'accompagne pas d'expectoration sanglante. L'évolution est rapide et l'issue à peu près régulièrement fatale. La durée de la maladie n'excède pas d'ordinaire 72 heures. Exceptionnellement elle peut être de quatre à sept jours.

**Exemples de cas types de forme typhoïde à allure normale.** — 1° Femme indoue, âgée d'environ 50 ans, éprouve dans la nuit des frissons, de la fièvre et un violent mal à la tête. Elle a manifesté de l'agitation, de l'angoisse, puis est tombée dans un état de stupeur, ne répondant plus aux questions que par monosyllabes. Enfin, après quelques heures, elle a perdu connaissance. Apportée à l'hôpital à 10 heures du matin, elle est dans le coma. Température axillaire 39°, 9. Pouls faible à 116. Respiration à 32. Pas de bubons. Pas de toux. A l'auscultation, murmure vésiculaire diminué, pas de bruits anormaux. La malade est demeurée dans la même situation pendant deux jours, avec une température oscillant de 39°, 8 à 40°, 4. Parfois elle semble sortir du coma et prononce quelques mots inintelligibles, puis retombe dans l'assoupissement. Le 2e jour, on perçoit plusieurs ganglions légèrement tuméfiés dans le pli de l'aine droite et d'autres sur les côtés du cou. La mort survient le troisième jour, à 11 heures du matin, après 60 heures de maladie.

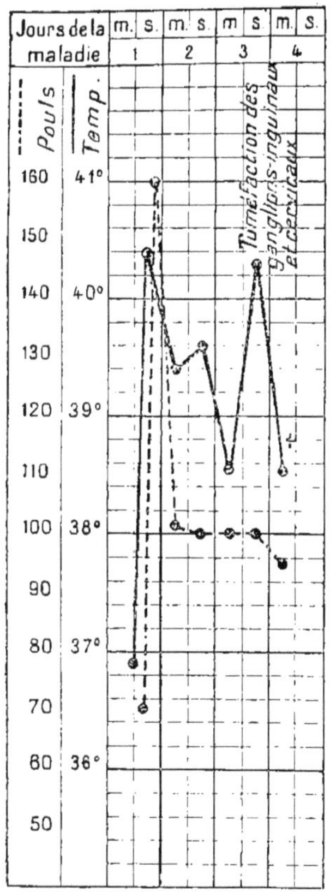


Fig. 115. — Courbes (pouls et température) du cas de B. Z... Forme typhoïde. Décès au 4e jour.

2° B. Z..., fillette de 9 ans, tombe malade le soir et présente des vomissements. Délire dans la nuit avec température très élevée. Le lendemain, la langue est saburrale, blanche, les vomissements et le délire se manifestent de nouveau le soir. Au matin du 3e jour, chute de température, qui remonte le soir. Tuméfaction des ganglions inguinaux et cervicaux. Mort le 4e jour, à 10 heures du matin.

A l'autopsie, le professeur Levin constate des pétéchies de petite dimension disséminées sur le thorax, les épaules, les cuisses. La plèvre, le péricarde, le péritoine, les muqueuses stomacale et intestinale présentent de petites taches hémorragiques. Les poumons, anémiés, demeurent perméables à l'air. Le cœur est mou, dilaté, d'un gris rougeâtre avec reflet jaunâtre à la coupe. Les ganglions axillaires, inguinaux, fémoraux, rétropéritonéaux, mésentériques sont tuméfiés, mous, de coloration rouge cerise. A la coupe, ils sont criblés d'hémorragies miliaires et de nodules grisâtres de sphacèle. Hémorragies dans le tissu cellulaire environnant. Rate augmentée de volume, parenchyme ramolli, brun rougeâtre. Hémorragies dans la capsule et les ligaments suspenseurs du foie. Reins hypertrophiés avec la capsule hémorragiée.

**Caractères communs et caractères distinctifs de la forme pneumonique et de la forme typhoïde.** — Par l'absence de bubons au début, la marche de la température, la rapidité d'évolution, la courte durée, la terminaison fatale, les cas de cette forme font songer à une pneumonie pesteuse où les symptômes pulmonaires n'auraient pas eu le temps d'évoluer. Ils en diffèrent par l'absence de râles, de toux et d'expectoration sanglante. D'autre part, la sidération nerveuse n'existe pas au même degré dans la bronchopneumonie pesteuse; il est même remarquable de voir les malades atteints de cette dernière forme conserver, très souvent, leur connaissance et leur raisonnement jusqu'à la fin, en dépit d'un température très élevée. Au contraire, les symptômes nerveux sont très accusés dans la peste typhoïde.

Ces distinctions ne sont pas absolues, et il semble bien qu'une proche parenté doit être admise, entre ces deux formes, principalement entre la pneumonie et la forme typhoïde d'allure normale. D'une part, en effet, la dyspnée qui existe toujours et qui, parfois, est aussi prononcée dans la peste typhoïde que dans la peste pneumonique, témoigne d'une congestion des vaisseaux pulmonaires analogue à celle du début de la bronchopneumonie. En second lieu, quelques autopsies de cas qui, cliniquement, doivent être classés dans la forme typhoïde manifestent que les poumons sont touchés. Tel le cas de Z. L..., dont il sera reparlé plus loin à propos des éruptions pemphygoïdes. Ce malade, décédé au 5e jour de la maladie, présentait des lésions de pneumonie lobulaire qui ne s'étaient pas traduites par des symptômes cliniques avant la mort. Parfois aussi, des cas sont diagnostiqués pneumonie primitive après l'autopsie, alors que, durant la vie, ce diagnostic n'a pu être posé et qu'au point de vue clinique on eût dû les classer parmi les cas typhoïdes. Par exemple, celui rapporté par Halford à Brisbane, et que nous citons plus loin en traitant des complications. Il n'est pas possible d'ailleurs que les différentes formes cliniques d'une maladie causée par le même microorganisme ne présentent pas des formes de transition de l'une à l'autre. A côté des formes typhoïdes, où l'on trouve des lésions pulmonaires, il en est d'autres où l'autopsie révèle des bubons. Mais ces bubons, comme les lésions des poumons, sont ici des phénomènes secondaires; le phénomène clinique primitif et essentiel consiste dans la généralisation de l'infection du système lymphatique. Cette généralisation existe également dans la catégorie des cas à marche foudroyante, alors même qu'il se forme parmi les groupes ganglionnaires profonds des bubons qui pourraient, à l'autopsie, être considérés comme des bubons primaires. Nous citons plus loin un cas de ce genre observé par Mac Culloch et Levin.

Donc la forme typhoïde est bien caractérisée au point de vue clinique. L'apparition tardive des bubons apparents ou leur absence totale la distinguent nettement de la forme bubonique ; l'absence d'expectoration sanglante et l'intensité généralement plus prononcée des symptômes nerveux la séparent cliniquement de la forme pneumonique. Sa durée parfois égale est souvent plus prolongée que celle de cette dernière, les cas foudroyants mis à part.

Au point de vue de sa fréquence, variable d'ailleurs, il n'est pas facile de la déduire des statistiques, car la plupart des auteurs ont confondu, sous l'étiquette de cas septicémiques, des cas de forme typhoïde et des cas de forme bubonique. D'autres ont confondu sous le nom de Peste sans bubons les cas pneumoniques et les cas typhoïdes. Personnellement, au cours de cinq épidémies auxquelles nous avons assisté et que nous avons étudiées, dans l'Inde, nous avons observé en tout 19 cas de cette forme typhoïde sans bubon apparent, ni pneumonie. On peut donc affirmer que c'est là une forme rare d'exception qui, dans les épidémies ordinaires, ne dépasse pas 1 p. 100 des cas, qui cependant peut figurer pour une proportion beaucoup plus élevée, comme on en a des exemples, surtout dans des épidémies de petites localités. On ne doit jamais perdre de vue que la proportion relative des formes cliniques varie très considérablement d'une épidémie à une autre.

**Cas foudroyants.** — A la forme typhoïde, avons-nous dit, se rattache cette catégorie de cas étranges, rapides, dans lesquels la maladie passe souvent inaperçue jusqu'au moment où elle se termine par la mort subite. Dans certaines épidémies, ces cas sont relativement fréquents, telle celle de Nha-Trang, où Yersin a relevé plusieurs cas foudroyants sur un total de 78 atteintes.

Dans d'autres plus importantes on n'en observe pas un seul. Comme exemples typiques, nous citerons en premier lieu deux cas observés à Cape Town par Mac Culloch et Levin et dont nous empruntons à Simpson la description. Ces cas concernent deux Malais, le mari et la femme.

**Cas foudroyants observés à Cape Town.** — Le premier, un

homme âgé de 50 ans, tombe malade dans la nuit du 8 au 9 août. Après avoir soupé normalement la veille, il s'était couché. Vers trois heures du matin environ, il s'éveille et prévient sa femme qu'il se sent indisposé. A 4 heures il éprouve du frisson, de la difficulté de respirer et tombe aussitôt dans le coma. Il meurt à 8 heures du matin, 5 heures après avoir ressenti les premiers symptômes.

La femme, qui paraissait bien portante le 9 août, jour de la mort de son mari, tombe malade le lendemain. Les docteurs Levin et Mach Culloch la visitent à 9 heures du matin le 10 août, et apprennent de sa fille qu'elle avait éprouvé des frissons. La malade à ce moment ne présentait pas de congestion de la face, la langue était normale, la température à 37°, le pouls petit, mou, à 98, la respiration à 28 ; le cœur et les poumons normaux à l'auscultation. Pas de bubons ni de ganglions gonflés en aucune région du corps. Dans la nuit suivante, à 2 heures du matin, le 11 août, la malade tombe dans le coma et meurt avant que le médecin ait le temps d'arriver. L'autopsie, pratiquée le même jour, montre dans la région axillaire gauche un bubon, de la dimension d'un œuf de pigeon, rouge et granuleux à la coupe. A peu près tous les ganglions lymphatiques du corps sont tuméfiés, congestionnés et colorés, à la coupe, en rouge violet. Les cavités pleurales contiennent environ un demi-litre de liquide clair, jaune. Les poumons sont œdématiés et laissent échapper quand on les sectionne une grande quantité de liquide jaune rougeâtre spumeux. Cœur de dimensions normales avec les bords des valvules rosés et épaissis. Rate fortement augmentée de volume avec la pulpe rouge foncé, friable. Reins avec ecchymoses sous-capsulaires. A la section, la couche corticale apparaît gonflée et altérée dans son aspect ; ecchymoses et hémorragies du bassinet. Foie tuméfié avec des plaques nécrotiques et une infiltration graisseuse à la surface. L'estomac contient du liquide couleur café ; il présente des ecchymoses nombreuses et des hémorragies de la muqueuse. Sang chargé de leucocytes.

Les préparations et les cultures du suc des ganglions, de la rate, du foie, du sang montrent le bacille pesteux.

**Cas foudroyants observés à Adalia.** — Le Dr Marcopoulos, de Constantinople, nous a communiqué trois observations analogues qu'il a recueillies à Adalia, ville du littoral de l'Asie Mineure où il était directeur du service médical en 1906. Ces observations concernent un jeune Turc âgé de 19 ans et deux femmes d'origine grecque, l'une de 45, l'autre de 25 ans. Voici brièvement résumé le cas de cette dernière : En se rendant un matin à son service, le Dr M... est appelé par Mme H... qui se trouvait debout sur le pas de sa porte et qui le prie de l'examiner parce qu'elle se sentait indisposée. Elle ne présentait ni fièvre, ni gonflement ganglionnaire, ni aucun symptôme du côté des poumons. Toutefois elle avait la langue chargée. Après lui avoir conseillé de prendre un purgatif, le médecin continue sa route. Un quart d'heure plus tard, on vient le prévenir que sa cliente a un évanouissement. Il retourne chez elle et la trouve morte. D'après les témoins, elle ne paraissait pas malade lorsqu'elle est tombée soudain en poussant un cri. Cette femme, cliente du Dr M..., avait joui jusqu'alors d'une bonne santé, elle était bien constituée et n'avait aucune lésion antérieure du cœur. Les trois cas de peste foudroyante observés par M... se sont produits à la période d'acmé de l'épidémie d'Adalia de 1906.

**Cas foudroyants observés à Nha-Trang.** — Yersin (1) a cité deux cas du même genre qu'il a observés sur des Annamites pendant la petite épidémie de Nha-Trang de 1898-1899, qui compta en tout 78 cas. L'un de ces cas est celui d'un pêcheur âgé de 60 ans qui s'embarque un matin avec des camarades pour aller à la pêche et une fois en mer se sent indisposé, se plaint de frissons et se roule dans sa natte au fond de la barque. Une heure après, ses camarades veulent le réveiller pour le repas. Il était mort. L'autre cas est celui d'une marchande qui meurt quelques minutes après avoir accusé du malaise. Le diagnostic bactériologique *post mortem*, pratiqué par Yersin, fut positif dans les deux cas.

Parmi ces divers exemples, le cas de la femme malaise observé à Cape Town est particulièrement intéressant en raison des lésions constatées à l'autopsie. Ces lésions témoignent d'une évolution plus longue qu'il ne le semblerait d'après les seuls symptômes. C'est du reste un fait qui ressort de toutes les observations, que le malade se sent indisposé avant l'apparition d'aucun symptôme précis. Il y a lieu d'admettre, à notre avis, que l'infection du système lymphatique, dans ces cas, est antérieure de plusieurs jours à la détermination clinique de la maladie. Son installation et sa progression silencieuses sont comparables à ce qui se passe dans les cas buboniques légers, dits ambulants. Mais pour ceux-ci aucune réaction générale importante ne manifeste, à aucun moment, qu'une toxine active soit fabriquée par le virus et déversée dans la circulation. Au contraire, dans la peste généralisée foudroyante, les choses se passent comme si la toxine au fur et à mesure, de sa production, était emmagasinée, par des phagocytes par exemple, pour être mise en liberté en bloc à un moment donné et agir en faisant pour ainsi dire explosion. A ce moment, son action est massive, intense, au point que les éléments nerveux sont sidérés en quelques instants et que la syncope cardiaque termine la scène.

(1) La peste à Nha-Trang (*Ann. de l'Institut Pasteur*, 1899).

Il nous paraît très probable que la forme foudroyante est déterminée par la qualité du virus plus que par une prédisposition de l'organisme. On s'expliquerait ainsi que des individus qui ont été exposés à être inoculés par un même virus, comme c'est le cas pour le Malais et sa femme, cités plus haut, présentent la même forme de peste.

## III

## ACCIDENTS ET FORMES COMPLIQUÉES DE LA PESTE HUMAINE. RECHUTES. — RÉCIDIVE

### COMPLICATIONS DIVERSES DE LA PESTE

Nous avons décrit les diverses formes de la peste sous leur aspect le plus simple, qui doit être considéré comme l'aspect normal, puisque c'est celui de la grande majorité des cas. Il arrive toutefois que des lésions variées viennent compliquer l'évolution de la maladie, en modifier la marche, la gravité et le pronostic.

Parmi ces complications, les plus importantes sont :

les bubons secondaires,
la phlyctène précoce,
le charbon pesteux,
la nécrose cellulo-cutanée,
les éruptions secondaires bulleuses et pustuleuses,
la pneumonie secondaire,
le marasme,
la septicémie,
la mort subite.

### BUBONS SECONDAIRES

On observe des bubons secondaires, en particulier dans les cas buboniques qui guérissent. Alors que la convalescence paraît commencée, que la température est revenue près de la normale, on voit à un moment donné se manifester une recrudescence de fièvre et en même temps apparaître un bubon secondaire soit au voisinage du bubon primaire, soit, plus fréquemment, dans une autre région. En général, ce bubon secondaire est moins douloureux que le premier en date ; il n'entraîne pas de troubles généraux importants, ne s'accompagne pas de stupeur et la fièvre qu'il détermine est éphémère. Elle disparaît après quelques heures. Tantôt ce bubon se résorbe rapidement, tantôt il aboutit à la suppuration.

Au lieu d'un seul, il peut survenir plusieurs bubons secondaires. Le cas n'est pas fréquent dans la forme bubonique.

Au contraire, dans la forme généralisée ou typhoïde, il n'est pas rare de voir apparaître au 3e ou au 4e jour ou plus tard dans les cas qui se prolongent, des gonflements ganglionnaires au cou, à l'aisselle ou à l'aine. Les ganglions atteints sont le plus souvent peu volumineux; quelquefois, ils constituent des bubons semblables à ceux de la forme bubonique, sauf que leur apparition est plus tardive. Ce sont des bubons secondaires.

## PHLYCTÈNE PRÉCOCE

**Signification et siège de la phlyctène.** — Au cours des épidémies auxquelles nous avons assisté, notre attention s'est portée sur un accident peu commun, qui se manifeste tout au début de certains cas buboniques et qui consiste dans l'évolution d'une phlyctène antérieure au développement du bubon. Nous avons désigné cette lésion sous le nom de phlyctène précoce, non seulement parce qu'elle constitue, lorsqu'elle existe, l'accident primitif, mais aussi pour la distinguer des éruptions bulleuses ou pustuleuses qui n'ont pas la même signification. La phlyctène précoce marque la porte d'entrée du microbe; elle complique un vingtième des cas environ. Cette proportion est très inconstante et varie suivant les épidémies.

Le siège de la phlyctène précoce est très variable. On peut la rencontrer, croyons-nous, sur n'importe quel point du corps. Cependant elle se manifeste le plus fréquemment en des régions où la peau est fine et délicate, comme les régions dorsale et malléolaire du pied, par exemple.

**Evolution de la phlyctène précoce.** — Lorsqu'on a la bonne fortune, assez rare, de suivre dès l'origine l'évolution de cette lésion, on est frappé de la voir précéder tous les autres accidents. Elle se montre avant le bubon et quelquefois avant qu'aucun malaise ait été ressenti. Tout au début c'est une minuscule tache rosée, punctiforme, ayant l'aspect d'une piqûre de puce et qui, toujours, passerait inaperçue si elle n'était le siège d'une légère douleur, cuisson ou démangeaison par laquelle est attirée l'attention du porteur.

En quelques heures, le point rosé est devenu une petite papule et bientôt l'épiderme de cette papule est soulevé par une goutte de liquide. Un peu plus tard, la phlyctène atteint deux à quatre millimètres de diamètre et affecte une forme lenticulaire ou bulleuse. Parfois, elle est ombiliquée. A ce stade, elle présente une coloration grisâtre ou violacée, suivant que le contenu est séreux ou séro-sanguinolent. Tantôt elle est entourée de peau saine sans réaction inflammatoire de voisinage appréciable. Tantôt son contour est marqué par une teinte foncée de l'épiderme épaissi et enflammé.

Nous avons établi que la phlyctène précoce renferme le bacille de Yersin. Il y est à l'état pur au début et peut s'accompagner d'autres bactéries lorsque le contenu de la phlyctène devient purulent.

Invariablement, la phlyctène s'accompagne d'un bubon dont le siège correspond à celui qu'elle occupe elle-même. Si une phlyctène apparaît sur un membre, on peut donc prévoir qu'à bref délai un bubon va se développer à la racine de ce membre. Dans quelques cas, une traînée de lymphangite marque sur la peau la voie lymphatique suivie par le virus pour se rendre de la phlyctène aux ganglions.

Dans une partie des cas observés par nous, particulièrement de ceux qui guérissaient, la phlyctène précoce n'arrivait pas à dépasser la grosseur d'une lentille. Le contenu devenait trouble, puis, avec la convalescence, le liquide était résorbé en même temps que l'épiderme soulevé se desséchait pour disparaître. Quelquefois la phlyctène atteignait des dimensions un peu plus fortes et se terminait de la même manière. D'autres fois, la région où siège la lésion devient œdémateuse au bout d'un jour ou deux et la phlyctène, après avoir atteint une dimension variable, se rompt, laissant à découvert une base enflammée en voie de nécrose. Dans ce cas, elle donne naissance à un charbon pesteux.

## CHARBON PESTEUX

Nous n'avons pas trouvé dans les traités une définition bien explicite du charbon pesteux. Sous ce nom, à l'exemple des auteurs anciens, nous entendons toute lésion nécrotique localisée de la peau qui se manifeste au cours de la maladie et qui s'accompagne d'une teinte noirâtre du tissu en voie de mortification.

**Charbon succédant à la phlyctène précoce**. — Le charbon pesteux peut avoir des origines diverses. Souvent il est la suite de l'évolution de la phlyctène précoce que nous venons de décrire. Après la rupture de cette phlyctène, la mortification du derme qui a commencé sous la vésicule continue à gagner en surface et en profondeur. La portion de peau en voie de nécrose présente d'abord une teinte violacée. Elle est parfois entourée d'une auréole de petites bulles. Sa surface est dure et sa température inférieure à celle de la peau saine. A ce stade, la lésion rappelle de très près la pustule maligne du charbon bactéridien. Un peu plus tard, la partie nécrosée devient noirâtre, et nettement délimitée, enfin elle s'élimine en déterminant une escarre profonde. Tantôt l'étendue de cette escarre ne dépasse pas les dimensions d'une pièce de cinq francs, tantôt elle est vaste et atteint jusqu'à

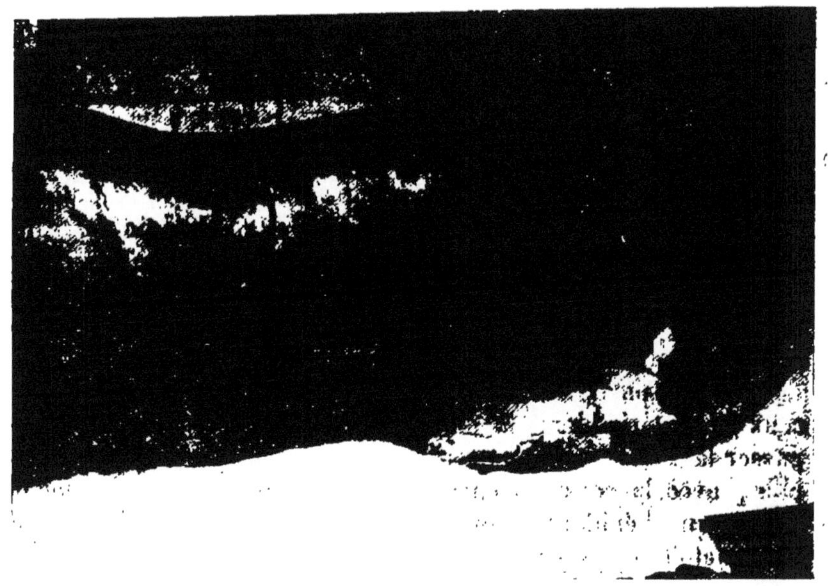

Fig. 116. — Charbons pesteux dorsaux arrivés à la période de nécrose cellulo-cutanée.

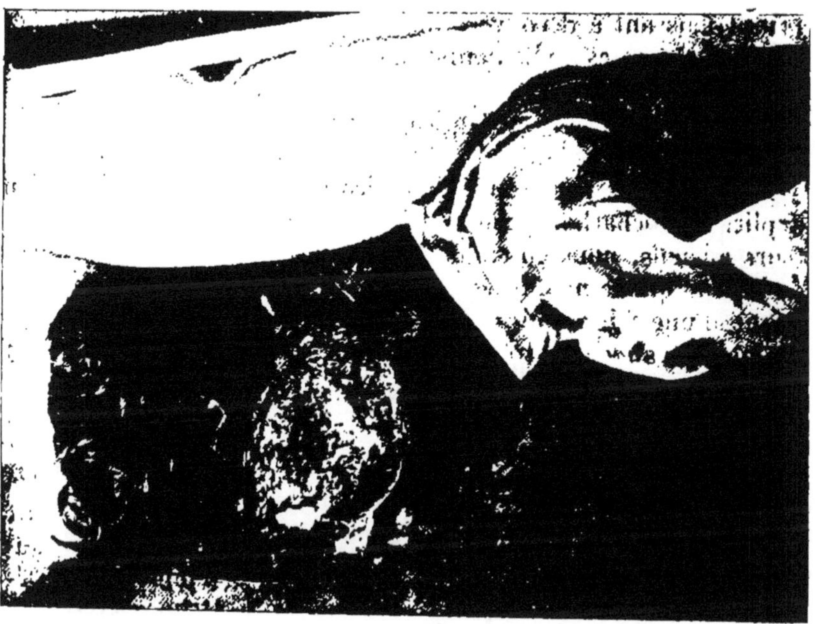

Fig. 117. — Nécrose cellulo-cutanée de la face ayant détruit l'œil gauche.

dix centimères de diamètre ou même davantage. Lorsque l'escarre atteint de semblables dimensions, le tissu cellulaire a été détruit à une grande profondeur. La perte de substance est énorme et laisse à découvert les aponévroses, les muscles et même les os, suivant les régions.

**Charbons succédant à des bulles ou à des pustules secondaires.** — Ainsi que nous l'avons signalé dès longtemps (1), le

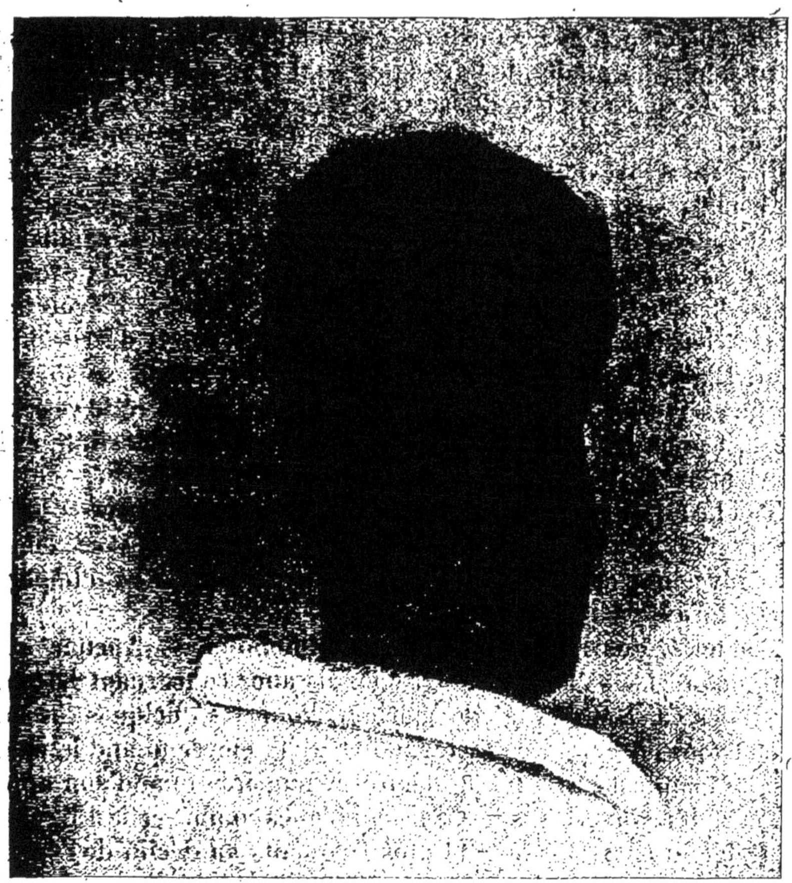

Fig. 118. — Nécrose cellulo-cutanée du cou et de la nuque consécutive à des charbons pesteux.

bacille de Yersin exerce sur les points de la peau où il se cultive et sur les tissus sous-jacents une action nécrotique comparable à celle que manifeste le charbon bactéridien et dont témoigne la pustule maligne. Lorsque, par une voie quelconque, le microbe est apporté en un point de la peau et réussit à s'y multiplier, un charbon est susceptible de se manifester en ce point. C'est ainsi qu'un charbon peut se développer au siège du bubon. Comme nous le

(1) P.-L. Simond et Yersin, Peste en Extrême Orient (*C. R. des trav. de la sous-section de médecine du XIII^e congrès international de médecine*, Paris, 1900).

verrons plus loin, le bubon, toutes les fois qu'il suppure, s'élimine par nécrose et, avec lui, le tissu cellulo-cutané avoisinant, en laissant une escarre plus ou moins vaste à sa place. Cependant, cette nécrose ne s'accompagne qu'exceptionnellement de la coloration noirâtre et dans la plupart des cas il y a non pas un charbon, mais simplement nécrose cellulo-cutanée corrélative de la fonte du bubon.

Les phlyctènes et les pustules secondaires qui peuvent apparaître à tous les stades de la maladie sont quelquefois le point de départ de charbons qui s'observent en proportion très variables, suivant les épidémies. C'est de cette origine que relèvent en général les charbons multiples. A une période variable de la maladie, les bacilles sont véhiculés en diverses régions de la peau, soit par les lymphatiques, soit peut-être quelquefois par les capillaires sanguins. Là où ils sont retenus et se multiplient, on voit évoluer des bulles ou des pustules, ou même des charbons. L'évolution de ces charbons diffère peu de celle que nous avons décrite plus haut. D'abord apparaît une pétéchie, puis l'épiderme se soulève en une bulle hémisphérique ou ombiliquée. Quand cette vésicule crève, le derme sousjacent est déjà en voie de mortification, et le charbon se développe ainsi que nous l'avons dit.

Tandis que les charbons issus d'une phlyctène précoce compliquent généralement une forme bubonique, ceux qui succèdent à des phlyctènes secondaires peuvent se manifester avec n'importe quelle forme de peste.

**Mortalité des cas compliqués de charbons.** — Aucune statistique précise n'existe à notre connaissance concernant la mortalité des cas compliqués de charbon. Pour les quelques cas que nous avons observés, cette mortalité a été élevée quand le charbon se manifestait de bonne heure et modérée quand son apparition était tardive. Dans certaines épidémies comme celle d'Egypte, de 1834, les charbons ont été plus fréquents au déclin de l'épidémie alors que la virulence de la maladie était moindre et la guérison plus fréquente. Le charbon a pu, dans ces conditions, être considéré comme une complication favorable. A notre avis, il n'influence pas sensiblement la mortalité. C'est une complication souvent tardive et peut-être plus fréquente dans les cas de gravité médiocre. De là une moindre mortalité pour la catégorie de cas où il se manifeste.

## NÉCROSE CELLULO-CUTANÉE

On a vu que le charbon, quelle que soit son origine, laisse après lui, lorsque la mort n'interrompt pas son évolution, une perte de substance plus ou moins étendue. Cette nécrose cellulo-cutanée est un des accidents les plus typiques de la peste. Choksy, qui l'a étudiée et décrite avec soin, en fait la caractéristique d'une forme de peste qu'il appelle type cellulo-cutané.

Nous ne reviendrons pas sur l'évolution de cette nécrose, évolution déjà exposée à propos du charbon ; rappelons toutefois que cette complication n'est pas liée à une période particulière de la maladie. Elle apparaît de bonne heure lorsqu'elle succède à un charbon pesteux issu de phlyctène précoce, plus tardivement lorsque le charbon d'où elle dérive est né d'une phlyctène secondaire. Enfin elle est un accident de la convalescence lorsqu'elle résulte de la fonte purulente des bubons.

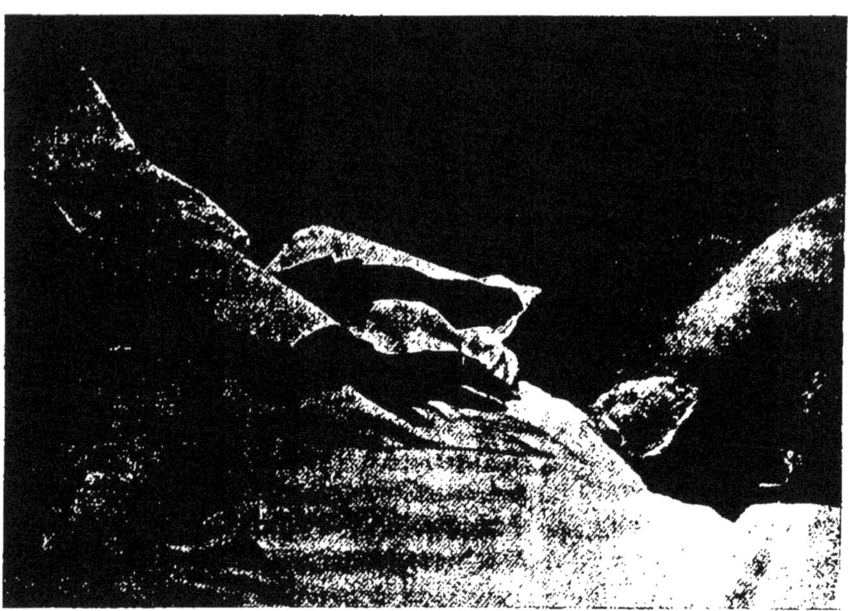

Fig. 119. — Nécrose cellulo-cutanée à la région fémorale gauche.

**Mortalité des cas compliqués de nécrose cellulo-cutanée.** — Choksy a remarqué que, dans les cas où la nécrose cellulo-cutanée est la suite de la phlyctène précoce qui a servi de porte d'entrée au virus et de point de départ du bubon, le volume de ce bubon, son importance et sa gravité sont en raison inverse de l'importance de la nécrose. Si celle-ci ne dépasse pas l'étendue d'une pièce de cinq francs, le bubon est volumineux et la maladie affecte la gravité ordinaire des cas buboniques. Si la nécrose est étendue, les chances de guérison sont accrues. Les statistiques de Choksy montrent que la gravité de la peste compliquée de nécrose cellulo-cutanée est moindre que celle de la forme bubonique ordinaire. Sur 497 cas observés par cet auteur, 180 ont guéri, soit une mortalité de 63,77 o/o contre 74,06 o/o pour la forme bubonique simple (dans la ... mortalité relative ... le développement tardif de ... l'extension, alors que le malade a ... gereuse. La marche de la nécrose est lente, ... plusieurs semaines. Dans des cas à phlyctène ... dès leur début, la mortalité ne nous a pas paru différente de

Fig. 120. — Nécrose cellulo-cutanée très étendue du flanc et de l'abdomen.

des cas buboniques ordinaires et, comme pour ces derniers, les décès se sont produits surtout du 5e au 7e jour. Si, de ces cas, on distrait ceux où une nécrose cellulo-cutanée commence à évoluer vers le cinquième jour ou postérieurement, ces derniers formeront une catégorie où la proportion des guérisons sera plus grande puisque la sélection a été faite après que les cas les plus graves avaient déjà abouti à une issue fatale. La mortalité sera bien moindre encore pour les cas où la nécrose cutanée succède à une phlyctène tardive ou à la fonte purulente d'un bubon, qui est un phénomène de convalescence.

### ÉRUPTIONS SECONDAIRES

En dehors de la phlyctène précoce qui ... primitif dans un nombre limité de ...

tions diverses se produire au cours de la maladie. On peut ranger ces manifestations cutanées en quatre catégories :

1° Exanthème rappelant ceux de la rougeole ou de la dengue;

2° Bulles isolées qui se manifestent à un moment quelconque de la maladie ;

3° Eruptions pemphigoïdes qui apparaissent au cours de la période aiguë et mériteraient le nom de pemphigus pesteux;

4° Eruptions pustuleuses tardives qui constituent un accident de la convalescence.

**Eruption exanthémateuse rappelant celle de la rougeole.**— Un exemple bien net de rash rappelant celui de la rougeole a été observé par Halford pour un cas pneumonique à Brisbane.

L'éruption a été constatée le 6e jour au matin, peu d'heures avant la mort; on n'a pas connu le moment où elle est apparue. Cette éruption avait fait croire à un cas de rougeole. Ce cas a affecté une allure insidieuse. Le sujet est tombé malade le 28 mai 1901, mais n'a présenté aucun symptôme pulmonaire ou bubonique jusqu'au 3 juin, 6e jour de la maladie. A partir de ce moment, les phénomènes pneumoniques se manifestent concurremment avec une éruption simulant la rougeole et évoluant rapidement. L'autopsie ne révèle que des lésions pulmonaires. Ce cas paraît avoir été un cas typhoïde compliqué, au 3e jour, de pneumonie secondaire. On ne voit pas, en effet, la pneumonie primitive déterminer un état fébrile avec malaise général grave de quatre jours de durée avant d'évoluer.

**Bulles isolées.** — En général, ces bulles se forment sur une région où la peau est infiltrée et œdématiée, en particulier au voisinage du bubon. Elles évoluent très rapidement et atteignent un volume très variable d'un pois à une noix ou plus. Le liquide qui les remplit est séreux, clair ou quelquefois teinté de sang. Elles se rompent en général au bout de peu de temps. Les cas où nous les avons observées étaient des cas buboniques très graves, à marche rapide, qui se sont terminés par la mort.

**Eruptions pemphigoïdes.** — On voit survenir ces éruptions dans la période aiguë. Elles constituent une complication rare. De petites pétéchies lenticulaires apparaissent d'abord, puis leur épiderme se soulève et il se forme des bulles de dimensions variées, plus ou moins confluentes, tantôt arrondies, tantôt ombiliquées, remplies d'une sérosité transparente où l'on rencontre régulièrement, comme dans la phlyctène précoce, le bacille de Yersin. Cette sérosité peut demeurer claire ou devenir sanguinolente ou noirâtre, ou même purulente. Quelquefois des charbons succèdent à certaines de ces bulles. Il est probable que les charbons multiples résultent souvent d'une éruption semblable.

**Observation d'une éruption pemphigoïde.** — Levin a rapporté un cas intéressant d'une éruption pemphigoïde ayant compliqué, au 2e jour, une forme de peste généralisée. Nous transcrivons, d'après Simpson, cette observation :

J. L..., métis indien âgé de 39 ans, éprouve brusquement la matinée un malaise grave avec frissons, vomissements, douleurs articulaires, lombaires principalement. Dans la soirée, il présente des taches sur les bras, la figure et la poitrine. Le jour suivant, ces taches ont donné lieu à de petites bulles disséminées sur tout le corps.

Le 3e jour il ressent aux aines et aux aisselles des douleurs causées par le développement de bubons. Les bulles de dimensions variables sont arrondies, non ombiliques et sans inflammation de la peau au voisinage. Leur contenu séreux renferme le bacille de Yersin. Au 4e jour, on constate que l'éruption est constituée par des bulles de deux à quinze millimètres environ. Le contenu de ces bulles est tantôt limpide, tantôt trouble et jaunâtre. Certaines bulles ont séché en formant des croûtes. A la région lombaire droite siège un charbon de petite dimension ; un autre existe sur le côté droit du thorax, au niveau de la côte inférieure. Les bubons sont nombreux : deux de chaque côté à la région cervicale, chacun de la grosseur d'une noisette ; un à chaque aisselle gros comme un œuf de pigeon ; un à chaque épitrochlée, celui de droite, volumineux, douloureux, non mobile sous la peau enflammée et infiltrée; enfin un à chaque aine, de la grosseur d'une noisette, peu douloureux, et sans inflammation de la peau.

L'état général du malade est grave. Faiblesse extrême, parole indistincte, bégaiement, conjonctives injectées, bouche sèche, langue chargée, rôtie, fuligineuse. Température 39°; pouls petit et faible à 120; respiration à 32. Premier bruit du cœur indistinct. Poumons normaux.

Pendant les 5e et 6e jours, l'état va s'aggravant ; le malade tombe dans le coma et meurt au 7e jour de la maladie, en dépit d'injections de sérum faites à partir du 3e jour.

A l'autopsie on trouve les poumons adhérents aux plèvres et des hémorragies sous-pleurales.

La section du poumon gauche montre, surtout à la base, des îlots granuleux rosés. Celle du poumon droit, de coloration gris rouge, offre par endroits une apparence granuleuse hépatisée. A la pression on fait sourdre un exsudat jaune rougeâtre privé d'air.

Reins très altérés dans la partie corticale. Foie volumineux en voie de dégénérescence graisseuse. Tube digestif normal.

Le bacille pesteux, qui, au 3e jour, existait dans les ganglions et les bulles, n'a pu être retrouvé à l'autopsie dans le sang et dans les bubons.

**Eruptions pustuleuses.** — Alors que la convalescence est

commencée, on voit parfois survenir des éruptions qui rappellent de très près celles de la varicelle.

Des papules apparaissent d'abord, bientôt remplacées par des bulles, dont le contenu, d'abord séreux, devient rapidement trouble et purulent. L'éruption s'accompagne d'un retour de fièvre de courte durée. Au bout de deux ou trois jours, les pustules se dessèchent et disparaissent ensuite sans laisser de trace. Cette complication, dans deux cas où nous l'avons observée, nous a paru très bénigne. Dans ces deux cas, le bacille n'existait pas dans le contenu des pustules au moment de l'examen.

Ces éruptions diffèrent de la précédente par leur évolution nettement pustuleuse, leur apparition tardive et leur bénignité.

## MARASME

Sous le nom de marasme, Choksy a décrit une complication rare qu'il croit liée à la septicémie d'une part, d'autre part aux injections de sérum ou à la résorption trop rapide du bubon.

**Caractères et formes du marasme.** — Le marasme revêt deux formes, aiguë et subaiguë, et se manifeste du huitième au dixième jour, au moment où le malade est amélioré en apparence : Notable progrès de l'état général, température et pouls normaux, bubon de faible volume ou en voie soit de résorption, soit de suppuration, disparition des bacilles pesteux de l'organisme, telles sont les conditions dans lesquelles survient le marasme. Dans l'intervalle d'un jour ou même d'une seule nuit, un changement subit se manifeste chez le malade. La figure se rétrécit et se creuse en raison d'une fonte rapide des tissus adipeux et musculaires. Les os et proéminences faciales font saillie, les globes oculaires s'enfoncent, le regard devient vide et le malade tombe dans une demi-stupeur dont il est difficile de le tirer. La parole est indistincte et réduite à un murmure. Parfois, le malade pousse des gémissements, il n'aime pas à être dérangé. Le décubitus est dorsal. Le pouls, rassurant quelques heures plus tôt, devient filiforme; les extrémités se refroidissent. Les membres sont alourdis. Les muscles de la déglutition peuvent être parésiés et rendre difficile l'alimentation. En même temps que se manifestent ces symptômes, apparaît un ictère intense et généralisé. Les conjonctives, les ongles, la peau prennent une coloration jaune; les excrétions sont chargées de bile. Le malade demeure dans cet état pendant un jour ou deux, puis la stupeur augmente, le pouls s'affaiblit et l'amaigrissement gagne le tronc et les extrémités. Les réflexes sont abolis, on observe de la paralysie glosso-labio-pharyngée et, si la mort ne survient pas, de la polynévrite. La cornée devient vitreuse, puis on voit évoluer une kératite ou une panophtalmie.

Le décubitus peut, à ce moment, devenir latéral avec les genoux repliés. La température s'élève et, lorsque la mort survient six ou huit jours après le début des symptômes, elle peut dépasser 41°. Dans quelques cas, la température reste au-dessous de la normale jusqu'à la mort.

Les mêmes phénomènes peuvent compliquer des cas non traités par le sérum, mais en moindre proportion d'après Choksy. Tous les cas de marasme aigu se terminent par la mort.

Dans la forme subaiguë, les mêmes phénomènes se développent très graduellement après une atteinte qui a duré déjà une quinzaine ou plus. Tandis que, dans la forme aiguë, le malade meurt dans la quatrième semaine de la maladie, dans la forme subaiguë, la mort peut survenir vers la sixième et jusqu'à la dixième semaine. L'amaigrissement s'accentue au point que le malade n'est plus qu'un squelette. Des troubles trophiques atteignent l'œil et peuvent amener la perte totale de la vue par panophtalmie. Les articulations se tuméfient, des ulcères se manifestent, la parole peut être supprimée et la déglutition rendue impossible. Les réflexes sont abolis, les sphincters cessent de fonctionner. La salive s'écoule par les commissures labiales. Les sécrétions bronchiques ne peuvent être expectorées et déterminent de la suffocation. La paralysie glosso-labio-pharyngée et la polynévrite surviennent. Les muscles se contractent douloureusement. Le malade gît, informe, sans réactions, le regard vague, à peine capable de faire entendre des gémissements. La vie est comme éteinte, bien qu'il respire encore, en attendant que la nature mette fin à sa misère.

Tous les cas qui arrivent à ce degré de déchéance ont une issue fatale. Pour quelques-uns, moins sévères, la guérison est possible avec une convalescence interminable. Il s'écoule jusqu'à six mois avant que le malade puisse se mouvoir. Parfois, les suites durent des années et le sujet ne recouvre pas complètement l'usage de la parole ou de ses membres.

L'une des observations de Choksy est particulièrement intéressante : dans ce cas, la scepticémie a existé dès le second jour de la maladie. Le marasme a commencé le quinzième jour, et a présenté la forme subaiguë. La guérison, qui a été très longue et très difficile à obtenir, est attribuée par Choksy aux injections de sérum de Yersin. Du 19e au 23e jour, le malade a reçu 270 cmc. de sérum en six injections.

## SEPTICÉMIE

Dans un rapport au Congrès international de médecine de Paris, en 1900, Simond et Yersin ont résumé de la façon suivante les résultats de leurs recherches sur la septicémie pesteuse :

« La peste est une infection du système lymphatique. Quel que soit le mode de pénétration du bacille, c'est par les vaisseaux de ce système qu'il chemine dans le corps. C'est dans les ganglions qu'il pullule surtout. Le sang ne le renferme guère que très tardivement, il se laisse envahir quand ses éléments de défense sont paralysés. Cette septicémie pesteuse est, sauf des exceptions, un phénomène préagonique. On peut dire que, dans la plupart des cas, le malade ne meurt pas par ce qu'il a des bacilles pesteux dans le sang, mais qu'il a des bacilles pesteux dans le sang parce qu'il va mourir. Il n'y a donc pas lieu d'admettre, avec divers auteurs, une forme septicémique de la peste humaine. »

La Commission Anglaise a effectué, en 1907, des recherches sur le même sujet en adoptant une technique qui lui permettait d'apprécier le degré de septicémie. Cette méthode consiste à retirer de la veine 2 cc. de sang; on ensemence ensuite en deux tubes de gélose un centimètre cube de sang, en ayant soin de mesurer exactement cette quantité et de la répartir uniformément à la surface du milieu. Après un séjour suffisant à l'étuve, on procède à la numération des colonies.

On constate ainsi que la septicémie est un phénomène à peu près constant dans les cas mortels, qu'elle existe dans les diverses formes de la peste, dans la forme bubonique comme dans les formes sans bubons, qu'en général, à partir du moment où elle est manifeste, elle progresse jusqu'à la mort. On observe quelques exceptions à cette dernière règle. C'est ainsi, que, dans un cas, on a vu la septicémie diminuer pendant que la maladie progressait. Dans un autre cas, le bacille présent dans le sang 17 jours avant la mort disparaît au bout de 5 jours (12 jours avant la mort). Enfin, deux malades ayant présenté de la septicémie ont guéri.

Ces recherches viennent en confirmation des nôtres. Le procédé de recherche du bacille par l'ensemencement d'une quantité notable de sang a permis de mettre en évidence que la septicémie commence, quelquefois, plus tôt que nous ne l'avions constaté alors que nous ensemencions une seule goutte de sang retirée du doigt du malade. Il n'en demeure pas moins que son apparition est extrêmement rare avant le quatrième jour de la maladie, sauf dans les cas mortels en moins de quatre jours.

On peut s'en rendre compte par le tableau suivant qui résume, à ce point de vue 15 cas mortels où la septicémie a été constatée par la Commission Anglaise et dont Choksy a fait l'étude clinique.

### Tableau des rapports entre le moment de l'apparition de la septicémie et le moment du décès.

| Jour de la maladie auquel la septicémie a été positive. | Jour de la maladie auquel s'est produit le décès. | Nombre d'heures écoulées entre l'apparition de la septicémie et le décès. |
|---|---|---|
| 2e | 3e | 8 |
| 2e | 4e | 48 |
| 3e | 4e | 20 |
| 4e | 5e | 23 et 1/2 |
| 4e | 7e | 81 |
| 4e | 7e | 78 |
| 4e | 8e | 91 |
| 5e | 5e | 2 |
| 5e | 6e | 29 |
| 5e | 6e | 30 |
| 5e | 7e | 45 |
| 6e | 8e | 54 |
| 7e | 8e | 25 |
| 8e | 8e | 1 et 1/2 |
| 8e | 11e | 72 |

C'est donc pour des cas dont la durée se prolonge de sept à onze jours qu'on peut observer un intervalle un peu considérable entre la manifestation de l'infection sanguine et le décès.

Dans un très petit nombre de cas, la recherche du microbe dans le sang quelques heures (13 à 27 heures) avant la mort a été négative. De là on ne peut pas conclure qu'au moment même de la mort le microbe n'était pas répandu dans la circulation générale. Nous avons en effet rencontré régulièrement le microbe dans le sang des agonisants, dans les quelques cas où nous avons eu l'occasion de le rechercher, une heure ou deux avant la mort. Des exceptions sont possibles; nous les croyons très rares.

Un fait des plus intéressants mis en lumière par les recherches de la Commission Anglaise et de Choksy, c'est que des cas compliqués de septicémie peuvent guérir. Sur 72 cas, où cette complication a été notée, trois cas buboniques ont guéri, dont un sans traitement et les deux autres avec traitement par le sérum. L'un de ces derniers était avec bubon axillaire. On est donc fondé à admettre que la guérison est possible pour une partie des cas compliqués de septicémie, 3 à 4 pour 100.

Voici les conclusions de la Commission Anglaise, touchant la septicémie :

1° Une septicémie sévère peut exister à une période relativement peu avancée de la maladie et à un moment considérablement éloigné de la mort ;

2° Le degré de septicémie est en relation inverse avec l'intervalle qui sépare le moment de l'observation de celui de la mort. Autrement dit, la septicémie est d'autant plus accusée que la mort est plus proche ;

3° Le degré de septicémie est en relation directe avec la gravité de la maladie ;

4° D'ordinaire la septicémie a une marche progressive. Parfois elle va diminuant ou revêt une allure irrégulière avec des alternances ;

5° Un malade qui présente de la septicémie peut guérir ;

6° L'examen direct du sang au microscope ne peut pas être considéré comme un fidèle indicateur du degré de septicémie.

Il était intéressant, surtout pour les cas où un intervalle de plusieurs jours s'écoule entre l'apparition de la septicémie et le décès, de rechercher quels symptômes cliniques traduisent la septicémie. Choksy s'est livré à cette recherche pour les cas compliqués de septicémie qui ont fait, dans son hôpital, l'objet des études bactériologiques de la Commission Anglaise.

Sur ce point il conclut :

1° Qu'il n'existe pas un seul signe ou symptôme permettant de reconnaître, par le seul examen clinique, la septicémie chez un malade ;

2° Qu'une forte présomption de septicémie est donnée par un pouls dépressible, filiforme ou imperceptible, surtout quand il s'accompagne de prostration nerveuse intense, d'ictère et d'altération rapide des traits par amaigrissement de la face.

De cette étude de Choksy, il ressort que l'examen clinique permet de soupçonner la septicémie, mais non de la diagnostiquer. Pour ce diagnostic, l'examen bactériologique est indispensable.

D'autre part, sur les 72 cas où la Commission Anglaise a démontré l'existence de la septicémie, 70 appartenaient à la forme bubonique, et 2 à des formes sans bubons.

Il est donc bien démontré qu'il n'existe pas une forme clinique septicémique de la peste; que la septicémie, ainsi que nous l'avons toujours soutenu, est une complication d'ordinaire tardive des diverses formes bubonique, pneumonique, et typhoïde de la maladie, complication qui entraîne, sauf dans des cas extrêmement rares, un pronostic fatal.

**Rapport de la septicémie avec la gravité de l'état général.** — A voir la septicémie coïncider régulièrement avec un état général et des symptômes nerveux très graves, certains ont admis qu'elle est la cause principale de cette gravité du mal.

Cependant, si toujours la septicémie s'accompagne de symptômes graves, on doit reconnaître que ces symptômes avant-coureurs de l'issue fatale existent fréquemment en dehors de la septicémie. Celle-ci les suit et ne les précède pas.

En dépit des communications existant entre le réseau lymphatique et les capillaires sanguins, le virus n'envahit point le sang en même temps que le système lymphatique. C'est qu'à cette période le sang lui oppose une résistance énergique et le détruit promptement. Mais il arrive un moment où le système nerveux et l'organisme sont profondément intoxiqués par le poison élaboré dans les lymphatiques, où les propriétés du sang et en particulier des éléments phagocytaires sont altérées. A ce moment, le virus n'est plus attaqué ni détruit par le sang; il peut s'y multiplier et la septicémie s'établit.

Pour nous, la septicémie n'est pas la cause, mais le témoin de l'aggravation de l'état général. Elle est un effet de la déchéance des éléments de défense contre la peste que possède le sang normal.

**Septicémie précoce.** — Ce n'est pas à dire que l'on ne puisse rencontrer la septicémie à une période rapprochée du début de la maladie. Le fait est peu fréquent dans la forme bubonique, cependant on peut quelquefois isoler du sang le bacille de Yersin, dans des cas buboniques, 48 heures après les premiers symptômes, peut-être même au bout d'un intervalle moindre. Dans les cas de bronchopneumonie primitive et dans les cas de peste typhoïde, la septicémie se manifeste souvent de bonne heure au cours du second jour ou même avant la fin du premier.

Mais dans ces cas précisément, la généralisation hâtive de l'infection dans le système lymphatique du poumon et souvent de tous les organes, la quantité de toxine répandue dans les humeurs grâce à cette pullulation du virus entraînent une déchéance rapide des éléments de défense. La durée de la maladie est écourtée et la mort arrive, 24 ou 36 heures après le moment où la septicémie s'est établie; c'est-à-dire que l'intervalle entre ce moment et le décès est le même que dans la plupart des cas buboniques.

La signification de la septicémie est donc ici la même que dans la forme bubonique. Il n'en est pas moins vrai que si une forme de peste devait recevoir le nom de forme septicémique en raison de l'apparition plus précoce du bacille dans le sang, c'est à la pneumonie primitive que reviendrait, de droit, cette appellation.

**Passage du bacille dans le sang pendant l'incubation.** — En affirmant que la septicémie n'est un phénomène du début dans aucune forme de peste, nous n'avons pas voulu prétendre que le sang soit absolument pur du microbe spécifique à cette période de la maladie. Loin de là. Mais il y a septicémie, pour nous, seulement à partir du moment où le bacille peut résister et faire souche dans le sang, de telle sorte qu'un ensemencement de deux ou trois centimètres cubes de sang suffise pour le mettre en évidence.

Bien avant que la septicémie existe, le fait de l'introduction de bacilles dans la circulation générale, quelle que soit la forme de peste, ne peut être mis en doute. Tout d'abord, au moment d'une inoculation par voie cutanée, il est presque fatal qu'une partie du virus pénètre dans les capillaires sanguins en même temps que l'autre partie pénètre dans les capillaires lymphatiques. Dans la suite, au cours de la période d'incubation, au fur et à mesure que le virus cultive dans les lymphatiques où il trouve des conditions favorables, il peut difficilement éviter de passer dans le sang en plus ou moins grande quantité. Mais, à cette période, nous l'avons dit, il ne réussit pas à se multiplier dans la circulation. Tantôt il y est détruit, tantôt il est véhiculé par le courant sanguin, il gagne des districts lymphatiques éloignés de son point d'origine et y crée de nouveaux foyers d'infection.

La généralisation de l'infection lymphatique qu'on constate dans la forme typhoïde et, dans certains cas tout au moins, l'envahissement du réseau lymphatique pulmonaire paraissent s'opérer par ce mécanisme.

## ŒDÈME PULMONAIRE ET PNEUMONIE SECONDAIRE

Il est assez rare d'observer des symptômes pulmonaires dans les cas buboniques qui guérissent. Par contre, dans les cas buboniques à évolution fatale, il est presque de règle de voir apparaître à un moment donné des troubles respiratoires résultant de congestion pulmonaire, œdème, ou bronchopneumonie secondaire.

**Congestion et œdème pulmonaires de la dernière période.** — Presque toujours, quand un cas bubonique approche de l'issue fatale, on constate de la congestion pulmonaire passive. A la percussion, on perçoit de la matité ou de la submatité dans une zone relativement étendue, zone dont la situation est en rapport avec le *décubitus* du malade et correspond à la région du thorax qui vient d'occuper la position déclive. Fréquemment, la congestion s'accompagne d'œdème du poumon qui se traduit par une dyspnée plus intense.

**Bronchopneumonie secondaire.** — Cette complication peut survenir au cours d'une atteinte bubonique alors que rien ne la faisait redouter. D'autres fois, le siège des bubons permet d'en prévoir l'éventualité. C'est ainsi que les bubons axillaires et cervicaux sont souvent le point de départ de la pneumonie. Il faut, à ce point de vue, se défier des bubons qui siègent à l'aisselle et au cou, surtout lorsque, dès le début, l'atteinte s'accompagne de symptômes graves, fièvre élevée, stupeur, ou lorsque, dans le cours de la maladie, la région péribubonique s'infiltre et devient œdémateuse. L'extension de l'infection au poumon se fait par la voie lymphatique. Le virus arrive par cette voie du bubon aux ganglions bronchiques les plus rapprochés d'où il gagne des bronches et les lobules pulmonaires du voisinage.

Cliniquement la bronchopneumonie secondaire diffère de la bronchopneumonie primitive par une moindre intensité des symptômes fébrile et dyspnéique, une marche moins rapide et la possibilité de guérison. La dyspnée est le phénomène qui attire d'abord l'attention; la toux et l'expectoration sanglante se manifestent ensuite. L'auscultation révèle des râles crépitants et sibilants. Le pouls s'affaiblit, il se produit souvent de l'arythmie du cœur, symptôme qui témoigne d'ordinaire que la mort est proche. Comme dans la bronchopneumonie primitive, les amygdales, le pharynx, le larynx, sont fréquemment enflammés.

**Cas type de forme bubonique compliquée de pneumonie secondaire.** — Un homme, âgé de 30 ans environ, a éprouvé vers le milieu de la journée un violent frisson, de la céphalalgie, de la fièvre et a dû se coucher. Examiné le lendemain matin, ce malade présente le facies pestique : Face congestionnée, conjonctives hyperémiées, front plissé, physionomie hébétée, parole lente et embarrassée. La fièvre est forte et le pouls dur et rapide.

A l'aisselle droite siège un bubon assez volumineux, dont on ne peut nettement délimiter le contour à cause de l'abondance du tissu graisseux et surtout en raison de la douleur que la palpation cause au malade. Cette sensibilité du bubon l'oblige à prendre le décubitus dorsal avec le bras écarté du tronc.

L'auscultation et la percussion ne décèlent aucun trouble du côté des poumons. La respiration est légèrement accélérée, mais facile.

Pendant les trois premiers jours, la fièvre et les autres symptômes évoluent comme dans une forme bubonique de gravité moyenne. Au matin du 4e jour, le malade accuse une dyspnée pénible. La respiration est à 40, avec une température de 39°6, et le pouls à 120, faible et facilement dépressible.

A l'auscultation, nombreux râles crépitants fins, disséminés dans les deux poumons et diminution du murmure vésiculaire. Par moments, le malade tousse légèrement et expectore des crachats séreux. Cette toux s'accentue dans la soirée et la sérosité expectorée devient uniformément rosée.

Même état le 5e jour. Le 6e jour, les symptômes s'aggravent. On note l'arythmie du cœur. Le pouls est à 120, très faible avec des faux pas fréquents. Le malade est mort le 7e jour au matin.

**Fréquence des complications pulmonaires.** — Dans la statistique de Choksy, portant sur 13.023 cas observés à Bombay, la pneumonie secondaire a été notée dans 453 cas, soit 3,5 p. 100 et l'œdème pulmonaire dans 690, soit 5,2 p. 100. Au total, les complications pulmonaires ont été constatées dans 8,7 p. 100 des cas et dans 11 p. 100 des décès. Cette proportion est inférieure à celle que nous avons relevée dans d'autres épidémies. A Kura-

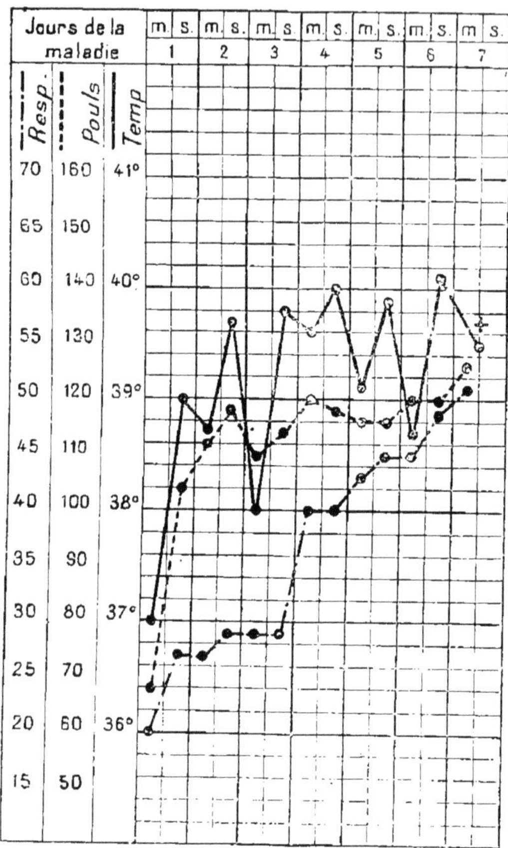


Fig. 121. — Courbes (respiration, pouls et température) d'un cas de peste bubonique compliqué au 4e jour de pneumonie secondaire. Décès le 7e jour.

chee en particulier, en 1898, sur 160 entrées consécutives à l'hôpital Vishandas, nous avons enregistré 32 cas de pneumonie secondaire, soit 20 p. 100, et noté de la congestion passive ou de l'œdème pulmonaire dans la plupart des cas buboniques qui se terminaient par la mort. Nous avons conclu de ces observations que les complications pulmonaires, congestion, œdème ou pneumonie, étaient des plus fréquentes dans les cas buboniques mortels. C'est aussi l'opinion de Métin. Il faut compter toutefois sur des variations importantes d'une épidémie à une autre.

**Mortalité des cas compliqués d'œdème et de broncho-pneumonie secondaires.** — Contrairement à ce que l'on pourrait supposer *a priori*, l'œdème est, de ces deux complications, celle qui donne le chiffre le plus élevé de mortalité, 99 pour 100. Nous croyons toutefois qu'il faut considérer ce symptôme non comme une complication à proprement parler, mais comme le résultat de la déchéance du cœur et de la généralisation de l'infection dans le sang. L'œdème est un effet fréquent des causes qui amènent la mort chez le sujet bubonique plutôt qu'une de ces causes.

La proportion de guérisons dans la pneumonie secondaire est relativement élevée, surtout si on la compare à la haute mortalité de la pneumonie primitive. Sur 453 cas buboniques compliqués de pneumonie secondaire que Choksy a observés, il s'est produit 64 guérisons, soit une mortalité de 86 p. 100 environ.

## MORT SUBITE

Tous les auteurs ont insisté sur les troubles apportés par l'infection pesteuse au fonctionnement du cœur. Cet organe est toujours atteint de bonne heure dans toutes les formes, ce dont témoignent l'affaiblissement, le dicrotisme, la rapidité du pouls, l'arythmie. A l'autopsie, on constate de la myocardite et parfois de la péricardite dans tous les cas qui ont eu une durée un peu longue. En dehors de ces troubles communs à tous les cas graves, il est un phénomène qui s'observe plus fréquemment dans certaines épidémies : c'est la syncope cardiaque, qui détermine la mort subite. La syncope cardiaque est une terminaison fréquente de la peste arrivée à la dernière période d'une évolution clinique normale. Choksy la signale pour 785 cas parmi 9.703 décès, soit 8 p. 100. Mais il est des cas où la mort par syncope cardiaque se produit subitement, avant qu'on ait pu faire le diagnostic et même avant que le sujet ait présenté des symptômes susceptibles de faire supposer qu'il est atteint d'une maladie sérieuse. Ces cas foudroyants, comme nous l'avons vu, appartiennent à la forme typhoïde. Nous en avons cité des exemples plus haut, en faisant la description de cette forme.

## ORCHITE

Marcopoulos nous a signalé des cas compliqués d'orchite qu'il a observés en Turquie. Un des testicules se tuméfie et acquiert le volume d'une orange. L'épididyme participe à l'inflammation. Dans les cas de Marcopoulos, la maladie a affecté la forme typhoïde; elle s'accompagnait d'une température très élevée et de délire. La mort est survenue rapidement au 3e ou au 4e jour.

Choksy a noté cette complication dans 25 cas de diverses formes, dont 5 ont guéri sur un total de 13.023 cas. On peut donc affirmer que l'orchite pesteuse est une manifestation très rare.

## COMPLICATIONS OCULAIRES

Les accidents oculaires sont des plus fréquents dans la peste. Un certain degré de conjonctivite s'observe au début dans la majorité des cas et souvent disparaît pendant le cours de la maladie. Quand, au contraire, l'inflammation des conjonctives s'aggrave, elle s'étend au globe oculaire et l'on observe des kératites, des iritis, des panophthalmies qui entraînent la perte de la vue. Ces complications peuvent survenir tardivement, sans qu'il y ait eu jusque-là des phénomènes inflammatoires du côté des yeux.

## AVORTEMENT

Il est de règle que la grossesse soit interrompue par la peste. L'avortement a lieu au cours de la maladie. Cette complication est des plus grave. La guérison est tout à fait exceptionnelle après l'avortement.

## AUTRES ACCIDENTS DE LA PESTE

En outre des complications et des accidents que nous avons décrits, il peut s'en présenter un très grand nombre d'autres, soit d'ordre chirurgical, soit d'ordre médical. C'est ainsi qu'on observe suivant les cas, la diarrhée, l'ictère, l'urémie, la péritonite, des paralysies diverses, des arthrites, des abcès, etc... Ces complications plus ou moins communes ne présentent pas d'indications spéciales. Il n'y a pas lieu de nous y arrêter.

## RECHUTES

Les rechutes sont extrêmement rares dans la peste. Personnellement nous n'en avons jamais observé.

Dans le rapport du Dr Weir, directeur du service de santé municipal à Bombay, sur l'épidémie de 1896-1897, figure un cas intéressant de rechute :

Il s'agit d'un indigène qui présenta, le 10 octobre 1896, un cas très grave avec bubon parotidien gauche et qui guérit, en apparence du moins au bout d'une vingtaine de jours avec suppuration du bubon. A peine 10 à 12 jours s'étaient écoulés depuis que le malade était entré en convalescence, lorsqu'il présenta à nouveau des symptômes graves de peste, le 2 décembre, avec gonflement du même bubon parotidien gauche, qui avait été en cause dès le début.

Cette rechute présenta comme la première atteinte un caractère grave et alarmant. Elle aboutit de même à la guérison. Le fait que le même bubon parotidien gauche a été le point de départ de la seconde atteinte, au bout de quelques jours, ne permet guère de douter qu'il s'agit bien d'une rechute, et non d'une infection nouvelle.

Métin a observé également un cas de rechute non douteux à Porto, en 1898.

### RÉCIDIVES

Les récidives dans la forme bubonique sont moins rares que les rechutes, sans constituer un phénomène fréquent. Les auteurs anciens ont mentionné ce phénomène pour diverses épidémies en Europe. Dans les épidémies récentes, plusieurs cas ont été notés par Weir à Bombay, par Simond et Mason à Cutch Mandvi, par Matignon en Mongolie.

Le cas que nous avons observé personnellement à Cutch Mandvi, en 1898, est celui d'un homme de 35 ans qui fut atteint une première fois de peste avec bubon inguinal au mois de septembre 1897. L'atteinte fut légère et la guérison complète au bout de trois semaines. Le sujet réintégra dès lors son domicile et reprit ses travaux ordinaires. Cinq mois plus tard, au début d'une nouvelle épidémie qui régna de mars à août 1898, le même sujet indou fut atteint pour la seconde fois d une forme plus grave que la première, avec bubons multiples (fémoral et inguinal). Le cas guérit difficilement, il y eut suppuration d'un bubon, amaigrissement extrême et la convalescence fut très longue.

## IV

## SYMPTÔMES. LÉSIONS A L'AUTOPSIE ET ANATOMIE PATHOLOGIQUE

### BUBONS

**Bubon unique.** — Le bubon est un symptôme précoce de la forme bubonique, le premier presque toujours qui suive l'élévation initiale de la température. L'attention du malade est attirée sur le point où un bubon se développe par une douleur tantôt sourde et continue, tantôt aiguë et lancinante. A ce moment, on peut constater la présence sous la peau d'un ganglion tuméfié plus ou moins profondément situé dans le tissu adipeux. Ce ganglion, presque toujours douloureux à la pression, augmente de volume avec rapidité. En quelques heures il peut avoir atteint la dimension d'un œuf de poule. Cependant son évolution dure en géné-

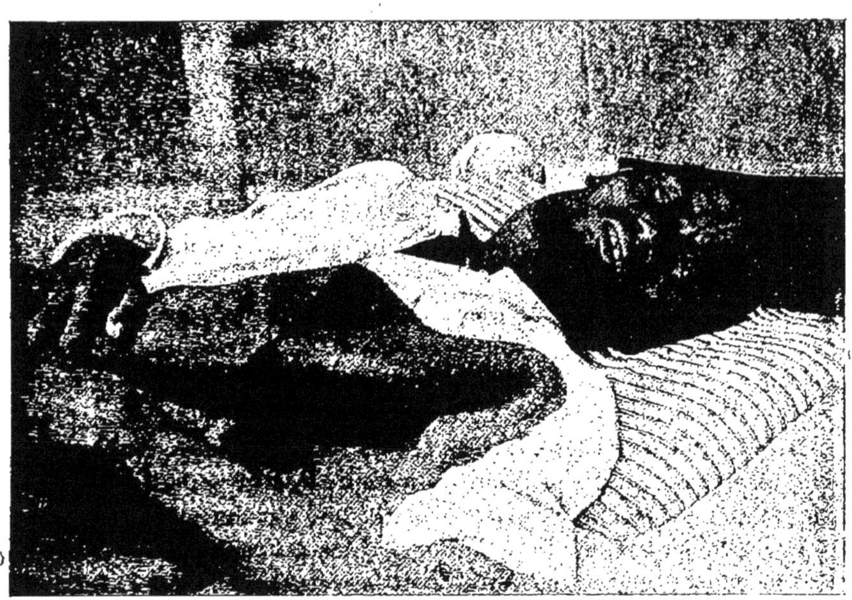

Fig. 122. — Bubon cervical (sous-maxillaire) droit avec œdème péribubonique.

ral plus de 6 heures. Une fois développé, le bubon constitue une tumeur plus ou moins saillante à contour ovalaire, de volume variable, depuis celui d'une noix jusqu'à celui du poing. Dans quelques cas, pour certains bubons iliaques et axillaires par exemple, la tuméfaction n'est pas sensible à la vue et c'est la palpation, soigneusement pratiquée, qui les fait reconnaître dans la profondeur des tissus. La surface du bubon est lisse et le contour généralement régulier; on y perçoit, mais rarement, des inégalités qui peuvent révéler l'association de plusieurs ganglions en un bubon unique. D'ailleurs, cette association peut exister et c'est le cas le plus fréquent sans que la palpation permette de la reconnaître. Les divers ganglions qui y participent sont intimement soudés. Le bubon est peu ou point mobile sous la peau. Pendant la première période, il offre au toucher une dureté remarquable. A la fin de la maladie, il perd ce caractère. La douleur provoquée par le bubon est surtout vive au début, elle s'atténue fortement après les premières 24 heures et peut même disparaître. Il n'y a pas de relation directe entre le volume du bubon et l'intensité de la douleur qu'il occasionne.

En général, le bubon subit peu de modifications pendant la période aiguë. Au début, la peau, à son niveau, conserve l'aspect normal et ne lui est pas adhérente. Plus tard, elle participe plus ou moins de l'inflammation sous-jacente, devient adhérente, tendue et congestionnée. Dans les cas graves, la région péribubonique s'infiltre et devient œdémateuse.

**Bubons multiples.** — Dans une partie des cas, le bubon est solitaire, du moins en apparence, car l'autopsie révèle très fréquemment des bubons profonds qui ne peuvent être décelés par l'examen clinique. C'est ainsi que, presque toujours, le bubon inguinal s'accompagne de bubons secondaires profonds et non apparents, bubons iliaque ou lombaire ou rétropéritonéaux. Il est fréquent d'avoir affaire à des bubons apparents multiples. Tantôt ces bubons multiples sont contigus; le sujet présentera, par exemple, simultanément un bubon inguinal et un bubon crural, ou deux bubons cervicaux; tantôt ils sont distants, par exemple un à chaque aine ou un à l'aisselle et un à l'épitrochlée ou un à l'aisselle et l'autre au cou, ou un à chaque aisselle.

**Bubon primaire et bubons secondaires.** — Le bubon qui se manifeste le premier reçoit le nom de bubon primaire. Il a une importance et des caractères spéciaux qui permettent de le reconnaître à l'autopsie et de le distinguer des autres. Chez le malade, l'apparition précoce, la douleur et le volume sont les caractères qui permettent de le distinguer. Les bubons développés postérieurement portent le nom de bubons secondaires. Ils peuvent apparaître en même temps que le bubon primaire ou quelques heures plus tard, ou à une période éloignée. Leur évolution est comparable à celle du bubon primaire, toutefois les douleurs sont moindres et ils deviennent rarement aussi volumineux. Ils ne présentent pas à l'autopsie les mêmes caractères.

**Siège du bubon.** — Tous les ganglions lymphatiques peuvent former des bubons. Ceux de certaines régions y sont particulièrement appelés; la région inguino-fémorale est, par exemple, le siège le plus fréquent du bubon. Au second rang viennent la région axillaire, puis la région cervico-parotidienne. Les bubons poplités, iliaques épitrochléens et du pli du coude, constituent des raretés. A l'aine le bubon peut être inguinal, ou crural, ou iliaque. A l'aisselle il occupe en général le creux axillaire. Au cou, il siège latéralement sous le maxillaire, ou immédiatement au-dessus de la clavicule, ou au voisinage de la parotide.

Quels que soient le siège et le nombre des bubons, un cas peut être léger, grave, ou fatal, mais non en égale proportion. Il existe un rapport assez constant entre le siège du bubon et la gravité de l'atteinte. Dans les cas de bubon unique, celui de la région parotidienne fournit la moindre mortalité, puis viennent les bubons inguinal et cervical et, en dernier lieu, le bubon axillaire dont la gravité spéciale tient à la facilité de l'extension de l'infection au poumon. Les bubons multiples siégeant en des régions différentes n'entraînent pas une mortalité plus forte que les bubons cervical ou inguinal simples. Les bubons multiples contigus, en particulier ceux de l'aine, occasionnent une mortalité à peu près aussi élevée que le bubon axillaire. Le siège et le nombre des bubons ont donc une importance pour le pronostic.

**Rapport entre le point d'entrée du virus et la situation du bubon.** — Toujours le développement d'un bubon primaire révèle une pénétration, par la voie cutanée, du virus pesteux. La situation de ce bubon correspond très généralement à la porte d'entrée du microbe, autrement dit, le ganglion qui s'enflamme le premier fait partie du groupe ganglionnaire auquel aboutissent directement les vaisseaux lymphatiques partis du point de la peau où s'est faite l'inoculation. La preuve en est fournie par l'expérience sur les animaux, aussi bien que par les observations chez l'homme :

Si, avec une aiguille chargée de virus, on inocule un animal sensible en un point quelconque de la peau d'un membre, on voit régulièrement le bubon primaire se développer vers la racine de ce membre. Il en est de même si, au lieu d'employer l'aiguille, on fait piquer le même point du membre par des puces infectées.

L'observation de nombreux accidents chez des médecins qui, en pratiquant l'autopsie d'un pestiféré, se sont piqués avec un bistouri infecté, montre que les choses se passent de même pour l'homme.

Ces accidents ont permis de démontrer plusieurs faits très importants au point de vue de la pathogénie, entre autres la manifestation exceptionnelle de réactions locales. Il arrive par exemple que le microbe donne lieu à une petite phlyctène qui apparaît précocement au point même d'inoculation, phlyctène dont nous reparlerons plus loin. Ce fut le cas pour Aoyama, à Hong-Kong, en 1894, et Sticker, à Bombay, en 1898. Cette réaction est absente d'ordinaire ; elle ne se manifesta pas chez d'autres médecins victimes de l'infection dans des conditions identiques : Levi et Pestana à Oporto, Evans à Calcutta. Une autre réaction rare est l'inflammation du vaisseau lymphatique qui véhicule le microbe du point infecté au bubon, et qui se manifeste par une trainée de lymphangite reliant ces deux points.

L'une et l'autre réaction manquent dans les cas ordinaires, et le premier phénomène inflammatoire localisé que l'on observe est la tuméfaction du ganglion appelé à constituer le bubon primaire.

La règle suivant laquelle ce bubon apparaît dans le groupe ganglionnaire le plus voisin du lieu de pénétration du microbe n'est pas absolue, du moins chez l'homme, comme on pourrait être tenté de le croire. Simpson rapporte le cas du professeur Lévi (de Stokholm), qui, en 1900, à Oporto, reçut, à la partie antérieure de l'avant-bras gauche, une égratignure faite avec un instrument ayant servi à une autopsie. En dépit de lavages immédiats de la petite plaie au sublimé, la peste se manifesta au bout de 40 heures par du malaise et un état fébrile, puis par le bubon à la quarante-huitième heure. Mais, chose inattendue, le bubon, au lieu de se développer à l'aisselle, apparut à l'aine gauche. Donc, sans être arrêté par les ganglions de l'aisselle, le virus avait cheminé jusqu'à un groupe ganglionnaire très éloigné. On doit admettre avec Simpson que le virus s'est ainsi transporté au loin par voie sanguine, peut-être renfermé dans des phagocytes, et qu'il est arrivé par des chemins détournés aux ganglions inguinaux. Ce fait peut être invoqué à l'appui de notre hypothèse que, suivant des conditions qui nous échappent encore, le virus introduit sous la peau n'est pas toujours retenu, chez l'homme du moins, par les ganglions auxquels aboutissent les vaisseaux lymphatiques infectés les premiers et qu'il peut arriver à d'autres réseaux lymphatiques, celui du poumon, par exemple, sans interposition d'un bubon proche du point d'entrée. Cette hypothèse rend compte, en particulier, de la production des cas typhoïdes où le virus se généralise d'emblée dans le système lymphatique.

## FIÈVRE

**Marche de la Température.** — La température, dans la peste bubonique, n'a rien de régulier ni de caractéristique ; c'est là son principal caractère, pourrait-on dire. Sa marche est à ce point variable et capricieuse qu'il est rare de trouver deux courbes qui se ressemblent. On ne saurait donc donner de cette marche un tableau qui s'appliquât à la majorité des cas. Il faut se borner à relever les particularités les plus intéressantes.

Il n'existe pas, croyons-nous, de peste sans fièvre. Dans quelques cas, toutefois, la fièvre est si fugace et si peu marquée que les malades en sont à peine incommodés. C'est à ces cas légers qu'on a donné le nom de peste ambulante, la maladie n'obligeant pas le malade à s'aliter. A l'exception de ceux-ci, toujours les cas de peste s'accompagnent dès le début d'une fièvre élevée. Son apparition est soudaine et coïncide fréquemment avec des frissons. L'ascension thermique est rapide. Dans les premières 24 heures elle atteint généralement et peut dépasser 39°. Presque chaque jour on observe une rémission, le plus souvent matinale, mais pouvant aussi survenir au milieu ou à la fin de la journée. La rémission peut manquer totalement à certains jours, elle peut être très courte ou se maintenir plusieurs heures. Enfin, elle est plus ou moins importante suivant les jours, et il n'est pas rare de voir la courbe toucher la normale une ou plusieurs fois dans le cours de la maladie. Dans la plupart des cas buboniques, une rémission importante se produit au second ou au troisième jour. Cette rémission est de courte durée; peu d'heures après être revenue près de la normale, la température remonte et atteint souvent dans la soirée un niveau plus élevé que la veille. En général le maximum n'est pas atteint le premier jour, mais le second ou le troisième, puis les oscillations restent au-dessous de ce niveau pour y revenir et le dépasser à l'approche de la mort. Souvent aussi, la mort est précédée par un abaissement notable de la température. Dans les cas qui guérissent, la température revient graduellement à la normale. Des ressauts pendant la convalescence marquent la suppuration des bubons ou l'apparition de bubons secondaires ou d'autres complications, lorsque ces phénomènes se produisent.

Dans les cas de peste bronchopneumonique et dans ceux de peste généralisée qui ont une marche très rapide, il peut arriver que la température atteigne dès le premier jour son maximum et s'y maintienne, avec des oscillations de peu d'importance, jusqu'à la mort. D'autres fois, les irrégularités sont marquées comme dans les cas buboniques.

## SYMPTÔMES CARDIAQUES

**Pouls.** — Au début de l'atteinte bubonique, l'amélioration du rythme cardiaque marche parallèlement avec l'élévation de la température. A cette période, le pouls est plein, fort, bondissant parfois, les bruits du cœur sont bien frappés. Au bout de peu de temps, quelquefois dès le second jour, le pouls s'affaiblit en même temps que sa fréquence augmente. Il arrive souvent à 120, dès le second ou le troisième jour. Souvent aussi on note du dicrotisme à la même période.

La courbe des pulsations ne suit point les oscillations de la température. Les deux courbes se contrarient, au contraire, très fréquemment. Au fur et à mesure que la maladie progresse, la faiblesse du pouls s'accentue. A une période avancée, il devient filiforme et si dépressible qu'on a de la peine à compter les pulsations.

Dans la bronchopneumonie primitive, l'affaiblissement du pouls est au contraire peu marqué. Les intermittences surviennent fréquemment dans les cas graves et sont d'un fâcheux présage. Nous avons relevé l'arythmie cardiaque dans une notable proportion de cas buboniques compliqués de pneumonie secondaire qui, tous, se sont terminés par la mort.

Les bruits du cœur, au fur et à mesure que la maladie progresse, vont s'affaiblissant, le premier bruit surtout. Il y a tendance à la syncope et c'est par défaillance cardiaque que la mort survient dans beaucoup de cas. C'est à cette cause que paraissent dus les cas de mort subite que l'on observe quelquefois chez des sujets qui semblaient atteints d'une façon très légère.

## SYMPTÔMES PULMONAIRES

**Respiration.** — Dans toutes les formes, la respiration est accélérée dès le premier jour et le malade accuse souvent une sensation de constriction du thorax au moment de l'inspiration. La dyspnée, dans les cas buboniques, demeure modérée pendant l'évolution de la maladie. Elle s'exaspère à la dernière période, lorsque surviennent la congestion et l'œdème du poumon.

**Dyspnée dans la bronchopneumonie.** — Dans la forme bronchopneumonique primitive, et souvent dans la forme typhoïde, la dyspnée va croissant depuis le début jusqu'à la mort. C'est surtout dans la bronchopneumonie que la dyspnée est constante et caractéristique. Le malade est oppressé et accuse fréquemment une sensation d'étouffement. Ni l'état des poumons, ni l'état du cœur ne justifient cependant une dyspnée intense. D'autre part, les sensations d'oppression et d'angoisse sont exagérées par rapport au nombre des mouvements respiratoires. Ce nombre varie d'ordinaire entre 25 et 40 pendant les deux premiers jours. Il s'élève, quand la fin approche et atteint jusqu'à 50 et 60 au moment de la mort. Parfois la dyspnée s'accompagne de cyanose.

D'une manière générale et dans les diverses formes cliniques, la courbe de la respiration s'élève rapidement à l'approche de la mort. Ce signe est quelquefois le plus certain de ceux qui permettent de prévoir l'issue fatale à bref délai.

**Point de côté.** — Le point de côté est un symptôme inconstant de la pneumonie pesteuse primitive ou secondaire.

Dans la pneumonie primitive, il est fréquent, mais n'a pas de siège fixe et ne se manifeste pas à une période déterminée de la maladie. Il apparaît quelquefois au début, plus souvent à la période d'état, rarement à la fin. Son intensité est variable et la douleur peut être assez vive, pour obliger le malade à une immobilité complète. Il peut disparaître à un moment donné pour se faire sentir de nouveau un peu plus tard. Rien de plus variable que son siège situé tantôt à la base du poumon, tantôt au-dessous de la clavicule, tantôt à l'angle de l'omoplate, tantôt près du creux axillaire.

Dans la pneumonie secondaire, le point de côté est souvent le premier symptôme de cette complication ; il mérite par suite toute l'attention du médecin. Il n'a pas de siège bien fixe et son intensité est variable, comme dans la pneumonie primitive.

**Toux.** — Ce symptôme est constant dans la pneumonie et présente des caractères particuliers : La toux, dans la pneumonie primitive, se produit très souvent dans la première période, quelquefois tardivement. Elle consiste généralement en une seule expiration spasmodique, brève, peu sonore. Elle est d'abord sèche, plus tard elle s'accompagne d'expectoration séreuse plus ou moins abondante. En dernier lieu l'expectoration est sanglante, soit striée de sang rouge vif, soit uniformément rosée. Presque toujours cette toux est fréquente ou même incessante.

Les caractères de la toux dans la pneumonie secondaire diffèrent peu de ceux que nous venons d'exposer.

**Bruits pulmonaires.** — L'auscultation ne révèle aucun bruit anormal dans les cas buboniques simples; si ce n'est à la dernière période quelques signes de congestion ou d'œdème.

Dans les cas de cette forme qui se terminent fatalement le poumon, à la dernière période, est le siège d'une congestion passive avec œdème, congestion qui se manifeste en particulier dans les parties déclives et se traduit par de la matité. Cette congestion est en rapport avec le décubitus et se déplace, ainsi que la zone de matité correspondante, lorsqu'on oblige le malade à changer de position et à garder la position nouvelle pendant un temps suffisant.

Dans la pneumonie primitive il en est parfois de même, c'est-à-dire que, jusqu'à une période avancée, le poumon paraît normal et ne fait entendre ni râles, ni bruits de souffle, ni altération du murmure vésiculaire. Cependant, à une période plus ou moins tardive, on perçoit presque toujours des bruits anormaux, râles crépitants ou sous-crépitants, râles humides, souffle. Mais ces symptômes sont régulièrement très discrets et point bruyants. Leur siège est extrêmement variable, presque jamais à la base; d'autre part ils sont peu étendus et n'occupent jamais qu'une zone des plus limitée.

Il n'y a pas de différence marquée à signaler en ce qui concerne la pneumonie secondaire.

Dans la forme typhoïde, surtout lorsqu'elle se prolonge, l'auscultation révèle parfois des râles fins, limités, qui font penser à l'évolution de lésions pneumoniques.

## SYMPTÔMES GASTRO-INTESTINAUX

**Bouche, pharynx, amygdales.** — La bouche est en général sèche et la soif ardente dès le commencement de la maladie. La langue est recouverte, sauf à la pointe et sur les bords, qui demeurent rouge vif, d'un enduit d'abord blanc, humide, épais. Plus tard l'enduit devient brunâtre, fuligineux, desséché et fendillé. Le malade éprouve quelquefois de la peine à tirer la langue qui peut être tremblotante. Dans la bronchopneumonie primitive, la langue reste souvent normale pendant la première période.

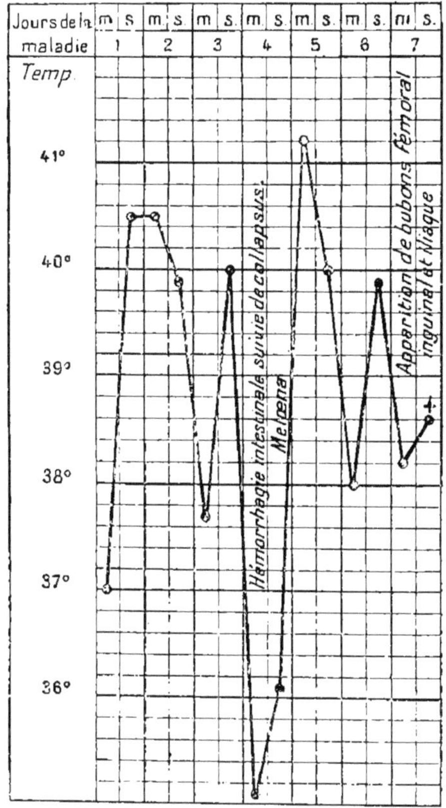

Fig. 133. — Courbe de température d'un cas de forme typhoïde ayant présenté des melœna au 4e jour et des bubons au 7e jour. Décès au 7e jour.

La muqueuse de la bouche est d'ordinaire enflammée, rouge, surtout au niveau du pharynx.

Les amygdales, particulièrement dans la forme pulmonaire, sont souvent très enflammées et tapissées de fausses membranes. L'haleine est fétide.

**Embarras gastrique.** — Il est commun d'observer, au début, des symptômes d'embarras gastrique, nausées et vomissements. Quand ces symptômes sont très accusés avec vomissements bilieux vert foncé, répétés, douleurs gastrique et hépatique, le pronostic est des plus grave.

Presque toujours il y a anorexie.

**Constipation et diarrhée.** — La constipation est de règle dans toutes les formes, sauf à une période avancée où la diarrhée s'observe assez fréquemment. Les cas exceptionnels où la diarrhée est précoce ont pu faire croire à une infection intestinale primitive et quelques auteurs ont décrit une forme intestinale que, pour notre part, nous n'avons pas rencontrée. Choksy a bien voulu nous donner son opinion sur ce point. Il nous écrit :

« Je puis affirmer que, au cours de mes observations, qui ont porté sur plus de 15.000 cas dans 14 épidémies différentes, je n'ai pas une seule fois rencontré la peste intestinale primitive. L'infection des ganglions mésentériques et des ganglions profonds de l'abdomen était toujours secondaire... »

**Melœna.** — Dans les cas où il existe des hémorragies de l'estomac ou de l'intestin, on observe des melœna fétides ou des selles sanglantes. Ces cas sont exceptionnels, mais peuvent se produire dans les diverses formes.

**Absence du microbe dans les déjections.** — La recherche du microbe dans les déjections a montré qu'il ne s'y rencontre pas, sauf dans les cas compliqués de septicémie avec hémorragies intestinales.

## SYMPTÔMES NERVEUX

**Symptômes nerveux de la période de début.** — On peut voir des pestiférés ne présenter aucun symptôme qui témoigne d'une intoxication du système nerveux. C'est le fait de cas buboniques légers et de quelques cas pneumoniques. Presque toujours au contraire il existe de bonne heure des manifestatione nerveuses. Ces manifestations, au début, diffèrent d'un cas à l'autre surtout par l'intensité. A une période plus avancée, elles deviennent très variables.

Les symptômes du début sont les frissons, les douleurs, la stupeur et les troubles de la parole. Le malade éprouve une céphalalgie plus ou moins vive, parfois accompagnée de vertige, localisée ordinairement aux régions frontale et occipitale ; il accuse en même temps de la rachialgie et des douleurs dans les membres. Il est très souvent secoué par des frissons violents et prolongés. Sa physionomie dans les premières heures exprime l'anxiété ; il est agité, loquace, inquiet. Un peu plus tard, cette agitation se calme et la stupeur lui succède accompagnée de troubles de la parole. Cet état de stupeur de la première période est des plus caractéristique. Le malade est renfrogné, de mauvaise humeur, il fronce les sourcils, plisse son front, ferme les yeux convulsivement et paraît étranger à ce qui se passe autour de lui. Si on le questionne, il répond par monosyllabes ou par phrases courtes et peu intelligibles. La parole est lente, embarrassée comme dans l'état d'ivresse ; les phrases sont inachevées et les mots déformés. Parfois le ton est irrité. En certains cas, il y a dès cette première période aphasie complète. Les réflexes dès la même période sont diminués.

Ces symptômes peuvent s'accentuer dans les jours qui suivent et faire place au coma ou au délire, ou bien, quoique rarement, disparaître d'une façon temporaire ou définitive.

**Coma.** — Ce symptôme est fréquent dans toutes les formes de peste et sa signification est toujours grave. Il varie d'intensité : tantôt c'est un assoupissement dont il est possible de tirer le malade pour un instant, tantôt c'est une perte complète de connaissance avec dyspnée intense et respiration stertoreuse. Lorsqu'il adopte cette allure, l'issue est régulièrement fatale. Parfois le coma succède dès le premier ou le second jour aux phénomènes de stupeur et d'hébétude et dure jusqu'à la mort. Dans d'autres cas, il apparaît à une période avancée. Il peut se manifester d'une manière intermittente : le malade, après une période plus ou moins longue d'état comateux, recouvre ses sens et son raisonnement pour un certain temps, puis il retombe dans le coma. Cette intermittence, quand nous l'avons observée, coïncidait avec des alternatives de température très élevée et de chute thermométrique brusque, dans des cas buboniques. Le coma précoce et prolongé n'entraîne pas toujours la mort. Nous avons vu un jeune homme atteint de bubon inguinal tomber dans le coma au second jour de la maladie, demeurer dans cet état pendant trois jours consécutifs et, finalement, guérir. A la suite du coma, ce sujet a manifesté une aphasie complète qui a persité pendant une semaine. La convalescence a été très longue.

**Délire.** — Le délire ne manque pour ainsi dire jamais dans les cas graves et apparaît ordinairement du troisième au cinquième jour. Il affecte une infinie variété de formes : délire tranquille, délire furieux, délire érotique, délire religieux, manie des types les plus divers.

Certains malades se jettent à chaque instant hors de leur lit et l'on est obligé de les y attacher. D'autres parlent à haute voix constamment, sans aucun répit. D'autres ne cessent de murmurer à voix basse des phrases inintelligibles. D'autres ont leurs membres agités de mouvements rythmiques constants. Parfois, le délire est lié à l'inflammation des méninges ou du cerveau. Calmette et Salimbeni ont rapporté un cas de délire furieux avec hallucinations chez un sujet porteur d'un bubon inguinal droit, qui mourut au 3ᵉ jour. A l'autopsie, on trouva une méningo-encéphalite généralisée. Le liquide des espaces sous arachnoïdiens était trouble et rempli de bacilles pesteux.

**Hallucinations.** — Quelques malades éprouvent des hallucinations. Dans la plupart des cas, ces hallucinations sont sous la dépendance d'une crise de délire.

**Convulsions.** — On observe, dans certains cas, surtout à une période voisine de la mort, des mouvements convulsifs. Ces convulsions paraissent dépendre de l'inflammation des méninges ou de la compression exercée par le liquide en excès dans la cavité arachnoïde. Elles peuvent rappeler le tétanos.

**Hyperesthésie générale.** — Dans certains cas, on observe une hyperesthésie générale telle que le moindre attouchement fait jeter des cris au malade. On ne peut ni l'alimenter, ni le médicamenter, ni lui donner aucun soin.

**Dysphasie.** — La dysphasie existe à des degrés divers dans la presque totalité des cas, surtout à la première période. Tantôt elle est peu prononcée et se manifeste par une parole hésitante et saccadée. Tantôt elle est très marquée : le malade est long à répondre ; il a la langue épaisse comme l'homme ivre ; il articule ses mots péniblement, lentement et ne les prononce pas en entier.

**Mutisme.** — Le mutisme résulte soit de la paresse du cerveau, soit de la mauvaise volonté du malade qui peut parler, mais se refuse à accomplir l'effort nécessaire et se borne à remuer les lèvres.

Ce mutisme est un phénomène qui s'observe peu fréquemment et presque toujours à une période avancée de la maladie.

**Aphonie.** — Dans quelques cas, et particulièrement dans des cas pneumoniques, le malade perd la voix et ne peut plus parler qu'à voix basse. H. de Brun en a observé plusieurs cas intéressants.

**Aphasie.** — L'aphasie est un symptôme peu rare, tantôt précoce, tantôt tardif, qui ne semble pas aggraver sérieusement le pronostic. On voit en effet guérir de nombreux cas où l'aphasie s'est manifestée pendant plus ou moins longtemps. Tel celui que nous citons plus haut, à propos du coma.

Souvent ce symptôme se manifeste au moment de la convalescence. Il coïncide régulièrement aussi avec la complication que nous avons décrite sous le nom de marasme. Sa cause paraît résider dans l'intoxication des cellules de la circonvolution de Broca. On a accusé également la paralysie des muscles du larynx, explication qui nous paraît peu plausible. L'aphasie s'établit assez brusquement. Le retour de la parole est au contraire lent et progressif. Le malade commence par des sons inarticulés, puis il apprend à articuler les mots à la façon des enfants. Peu à peu il recouvre la faculté de s'exprimer. Souvent des mois sont nécessaires pour qu'il recommence à parler d'une façon normale.

## SYMPTÔMES URINAIRES

**Caractères des urines.** — Les urines sont foncées en couleur, contiennent fréquemment de l'albumine du 2ᵉ au 4ᵉ jour, mais en petite quantité. Leur teneur en chlorures et en urée est diminuée. Assez abondantes au début de l'atteinte, elles deviennent rares dans le cours de la maladie.

L'hématurie apparaît rarement. Elle est d'un pronostic grave.

**Présence inconstante du microbe dans l'urine.** — Le bacille pesteux peut exister dans l'urine. On l'y rencontre en particulier à la dernière période, dans le tiers environ des cas où il y a septicémie. Il provient alors des hémorragies des glomérules du rein. Très exceptionnellement, l'urine peut le contenir sans que la septicémie existe. Sans doute, dans ce cas, sa présence est due à la rupture de petits vaisseaux lymphatiques.

## LÉSIONS A L'AUTOPSIE ET ANATOMIE PATHOLOGIQUE

**Caractères du bubon primaire et du bubon secondaire.** — A l'autopsie, on trouve en général des ganglions lymphatiques tuméfiés et souvent de véritables bubons au voisinage du bubon primaire. Il n'est pas rare que le système lymphatique soit pris en entier et que la plupart des ganglions, sinon tous, manifestent un certain degré d'engorgement. Des bubons profonds, non apparents pendant la vie, se sont quelquefois développés à distance du bubon, ce qui constitue le symptôme pathognomonique pendant la maladie. Ce dernier est, dans tous les cas, facile à distinguer. Il est plus volumineux que les autres, présente une coloration rouge foncé ou noirâtre, plonge dans un tissu infiltré et œdémateux dans lequel se rencontrent très souvent des foyers hémorragiques d'importance variable. Il baigne alors dans la sérosité sanguinolente. L'œdème qui entoure le ganglion ou le paquet ganglionnaire est plus ou moins abondant, dense et sanguinolent. Au contact de l'air il se prend en une masse gélatiniforme. Calmette et Salimbeni ont signalé que cette masse se couvre alors de fines gouttelettes graisseuses résultant de la destruction des cellules adipeuses sous-cutanées. Le bubon primaire est très souvent constitué par plusieurs ganglions soudés intimement en une masse unique. Les bubons secondaires sont, au contraire, formés presque toujours d'un seul ganglion tuméfié; ils n'ont pas la coloration foncée du bubon primaire et le tissu cellulaire qui les entoure n'est pas infiltré.

A la coupe, le bubon primaire offre une teinte jaune rougeâtre ou gris jaunâtre et un aspect marbré dû à l'alternance de foyers hémorragiques avec des zones de tissu grisâtre, d'aspect caséeux, en voie de nécrose. La tendance aux hémorragies et à la nécrose est caractéristique du bubon pesteux. Ces phénomènes sont liés en partie à la thrombose des vaisseaux sanguins. La consistance est molle et succulente. Les sinus sont gorgés de sérosité albumineuse qui s'infiltre entre les cellules et les follicules. L'*endothélium* qui revêt le réticule est en voie de prolifération. Les canalicules renferment une masse de leucocytes mononucléaires. Dans ces leucocytes et dans les cellules endothéliales, on rencontre les bacilles spécifiques. Beaucoup de ces bacilles sont libres dans les canaux. Ces microbes sont en telle abondance dans le bubon primaire qu'on peut rapporter à leur masse plus qu'à la prolifération cellulaire l'augmentation de volume du bubon. Aucun autre ganglion, en dehors du bubon primaire, n'en renferme en semblable quantité; cependant, les ganglions tuméfiés et les bubons secondaires situés à son voisinage sont riches en bacilles. Ceux qui sont éloignés du bubon primaire en renferment d'ordinaire, mais en moindre abondance; quelquefois, on n'y en rencontre point.

Dans aucune maladie, on ne constate une généralisation de l'inflammation des glanglions lymphatiques comparable à celle qui existe dans la peste. Il n'est pas rare, à l'autopsie, de trouver tous les ganglions augmentés de volume avec le parenchyme uniformément hyperhémié et les canaux lymphatiques gorgés de leucocytes et souvent de bacilles. Ces ganglions toutefois ne présentent pas les caractères et le degré de dégénérescence des bubons soit primaires, soit secondaires.

**Rate.** — La rate pesteuse est fortement augmentée de volume avec la capsule distendue et adhérente. Sa surface offre une coloration rouge noirâtre. On y aperçoit fréquemment des foyers hémorragiques. La pulpe est ramollie et diffluente. Elle offre une coloration brun foncé ou quelquefois rouge, à la coupe. Les corps de Malpighi sont augmentés de volume et peuvent parfois être distingués à l'œil nu. Au microscope, on constate une multiplication énorme des éléments endothéliaux. Le bacille abonde dans les cellules et dans le suc de l'organe.

**Foie.** — Le foie est un peu augmenté de volume. Sa coloration est foncée. Il est fortement congestionné, plein de sang, selon l'expression de Choksy. Sa substance, plus molle et friable qu'à l'état normal, peut adhérer à la capsule. Celle-ci montre fréquemment des ecchymoses dues aux hémorragies de vaisseaux sous-jacents. Les épithéliums sont en voie de dégénérescence et la dégénérescence est d'autant plus avancée que l'évolution de la maladie a été plus lente. En ce cas les cellules présentent un certain degré de transformation graisseuse et la coupe de l'organe est pâle. On peut rencontrer dans le foie des petits abcès multiples d'origine embolique. Ces abcès miliaires constituent des granulations ou nodules lymphoïdes. Le bacille spécifique abonde dans les capillaires.

La vésicule biliaire est toujours remplie d'une bile visqueuse, de coloration foncée, verdâtre.

**Reins.** — Les reins sont peu modifiés en général sous le rapport du volume. La capsule est adhérente et marbrée de pétéchies. Le tissu conjonctif périrénal est souvent infiltré par un exsudat sanguinolent. La couche corticale de l'organe est particulièrement altérée. Les glomérules de Malpighi sont les éléments les plus atteints : Ils sont hypertrophiés, congestionnés d'une manière intense et présentent des hémorragies. Leur état explique le passage, fréquent à la fin de la maladie, du microbe dans les urines. On peut rencontrer dans les différentes parties du rein des infarctus hémorragiques et quelquefois de petits abcès.

La capsule surrénale est tantôt intacte, tantôt tuméfiée. Rarement elle renferme des points de nécrose.

**Tube digestif.** — Le tube digestif est, en général, assez peu touché, cependant on peut rencontrer en certains points des lésions inflammatoires graves.

*Pharynx et Amygdales.* — Le pharynx est rouge, congestionné. La muqueuse est exceptionnellement infiltrée, œdémateuse, ou marbrée de pétéchies.

Les amygdales, normales d'habitude, peuvent être tuméfiées et parfois recouvertes de fausses membranes qui s'étendent au larynx et au pharynx.

*Œsophage.* — L'œsophage est le plus souvent normal. Quelquefois on y rencontre des hémorragies peu importantes.

*Estomac.* — Presque toujours la muqueuse stomacale est congestionnée avec de petites hémorragies punctiformes. Il arrive que ces hémorragies prennent de l'importance et déversent dans la cavité une certaine quantité de sang. Elles deviennent alors l'occasion de vomissements noirs ou de *melæna*, d'ailleurs rares dans la peste. Exceptionnellement la muqueuse est très enflammée avec infiltration de la sous-muqueuse.

*Intestin.* — Comme l'estomac, l'intestin est congestionné avec des hémorragies. En certains cas, les glandes de Peyer dénudées et gonflées présentent des ulcérations soit légères, soit, mais rarement, importantes et siégeant au voisinage de la valvule iléo-cæcale.

Les ganglions mésentériques participent de l'état inflammatoire de l'intestin et sont plus ou moins hyperhémiés. Parfois, ils constituent des bubons véritables avec des hémorragies dans leur voisinage. Tout le réseau lymphatique du mésentère est, dans ce cas, bourré de microbes.

**Moelle osseuse.** — Choksy a signalé que la moelle des os longs, tels que le fémur, présentait fréquemment un état de dégénérescence rouge aiguë.

**Lésions pulmonaires dans la bronchopneumonie primitive.** — Lorsqu'on découvre le poumon chez un sujet mort de pneumonie primitive, on constate en général à la périphérie de l'organe des nodosités de dimensions différentes, de coloration violacée, qui font légèrement saillie à l'extérieur. La plèvre, dans les points correspondants, présente des taches inflammatoires parfois avec des hémorragies. Sur la coupe du poumon on trouve disséminées dans le tissu des nodosités pareilles à celles visibles à la périphérie. Ces nodosités forment des îlots gris rougeâtre dont le volume varie ordinairement entre celui d'une noisette et celui d'une noix et, exceptionnellement, peut atteindre celui d'un œuf. Une zone inflammatoire délimite nettement leur contour. A la coupe, la nodosité est rouge foncé ou gris rouge; elle est formée d'un tissu dense, privé d'air, et ne surnage pas dans l'eau.

L'examen microscopique montre que les cloisons des alvéoles sont détruites et les cavités alvéolaires sont bourrées de cellules épithéliales détachées, de leucocytes, de globules sanguins, de bacilles pesteux en masse, parfois mélangés à d'autres espèces microbiennes, le tout aggloméré par un exsudat non fibrineux.

En aucun cas, un lobe n'est pris en entier, comme dans la pneumonie franche. L'inflammation est du type lobulaire. Toutefois il arrive que de nombreux lobules contigus soient intéressés et simulent l'aspect d'une inflammation lobaire. Le centre de ces masses de nodules confluents peut être en voie de nécrose.

Le tissu pulmonaire, au voisinage des nodosités, est congestionné et œdémateux.

Les bronches et les ramifications bronchiques sont enflammées et remplies d'un liquide séro-sanguinolent, non visqueux, contenant en abondance le bacille spécifique.

Les lésions pulmonaires sont donc celles d'une bronchopneumonie lobulaire.

Les plèvres contiennent parfois un exsudat séreux ou séro-sanguinolent. Elles présentent des hémorragies punctiformes disséminées, plus abondantes sur la plèvre diaphragmatique.

Les ganglions bronchiques sont engorgés, souvent hémorragiés, et renferment presque toujours le bacille pesteux.

Fréquemment des hémorragies de l'estomac et de l'intestin accompagnent cette forme de peste.

**Lésions de la pneumonie secondaire.** — Les lésions de la pneumonie secondaire diffèrent peu de celles de la pneumonie primitive, sauf qu'elles sont en général plus localisées. Cette complication accompagne en particulier les bubons axillaire et cervical, rarement les bubons inguinaux. Dans le premier cas, la situation périphérique des nodosités pulmonaires, leur abondance du côté correspondant au bubon primaire, l'existence de thrombus dans les veines qui avoisinent ce dernier sont des signes qui permettent d'affirmer le caractère secondaire de la pneumonie.

**Lésions pulmonaires dans la forme bubonique simple.** — A l'autopsie des cas buboniques, on trouve les poumons congestionnés et œdémateux dans la grande majorité des cas.

**Lésions pulmonaires dans la forme typhoïde.** — Dans cette forme on peut rencontrer tantôt une congestion intense avec œdème, tantôt au contraire l'anémie de l'organe. Lorsque la maladie s'est prolongée, il existe quelquefois des lésions nodulaires en voie d'évolution.

# V

# DIAGNOSTIC. PRONOSTIC. MORTALITÉ

## DIAGNOSTIC CLINIQUE

La variété dans les formes aussi bien que dans l'intensité des symptômes rend le diagnostic de la peste fort délicat. Sans doute en pleine période épidémique le médecin n'est pas embarrassé pour rapporter à la peste des cas de n'importe quelle forme. Il n'en est pas de même lorsque la présence de la peste dans la localité n'a pas été signalée. Le diagnostic devient alors d'autant plus difficile que l'attention du médecin n'est point attirée sur cette maladie. Il en résulte que, très régulièrement, les premiers cas observés sont mis sur le compte de maladies différentes. Les éléments du diagnostic varient avec chacune des formes.

**Diagnostic de la forme bubonique.** — Dans la forme bubonique, c'est le bubon qui doit éveiller l'attention. Nous avons vu, en traitant la symptomatologie, que le bubon pesteux présente souvent une physionomie spéciale. La fièvre et la douleur qui accompagnent son évolution, le volume qu'il acquiert en quelques heures, la céphalalgie, les frissons, les nausées, l'hébétude qui se produisent fréquemment dès son apparition, tels sont les signes qui doivent mettre le médecin sur la voie.

Mais, à des degrés divers, ces signes peuvent coïncider, dans d'autres affections avec des gonflements ganglionnaires. Les uns et les autres peuvent aussi, quelquefois, faire défaut dans un cas de peste bubonique. Il importe donc de différencier rigoureusement le bubon pesteux des adénites de nature différente.

*Bubons vénériens.* — Il est difficile de confondre le bubon pesteux du pli de l'aine avec des lésions vénériennes qu'un examen soigneux permet de dépister. Si ces lésions ont disparu, le bubon passé à l'état chronique, n'est ni douloureux, ni accompagné de fièvre ou d'autres phénomènes généraux.

*Affections de la peau.* — Dans le cas où le bubon dépend d'une maladie cutanée, cette maladie est facile à reconnaître. Nous devons faire une mention spéciale pour les lymphangites infectieuses des pays chauds.

Aux Antilles, à la Guyane, au Brésil, l'éléphantiasis est une affection fréquente. Elle est souvent précédée de poussées aiguës de dermite érysipélateuse avec adénite inguinale, d'où le nom *d'érysipèle* attribué à l'éléphantiasis par les indigènes. Ces poussées inflammatoires du membre atteint reviennent à des périodes irrégulières pendant le cours du développement, de l'affection et il est facile alors de rapporter à celle-ci les adénites constatées. Au début toutefois, avant que le derme soit épaissi, l'adénite qui accompagne la poussée érysipélateuse peut être prise pour un bubon pesteux et réciproquement, surtout chez les noirs, dont le pigment masque la rougeur de l'inflammation de la peau, point de départ de l'adénite. Thiroux a observé, à la Réunion, des bubons pesteux qui avaient été diagnostiqués lymphangite infectieuse.

Des adénites qui peuvent être douloureuses et volumineuses succèdent parfois à des excoriations de la peau. Ces excoriations sont facilement retrouvées.

*Adénites de la région cervicale.* — Au cou siègent souvent des adénites d'origine très variée, dues soit à des maladies chroniques ou diathésiques, cancer, syphilis, tuberculose, soit à des affections aiguës, comme la diphtérie, la périostite dentaire. Il est facile de rapporter les gonflements ganglionnaires à leur véritable cause, dans chacun de ces cas.

*Bubon climatique.* — Parmi les adénites susceptibles d'en imposer cliniquement pour la peste, il faut placer au premier rang l'affection appelée bubon climatique, que divers auteurs, Cantlie en particulier, ont voulu rapprocher de la peste.

Cette affection, que nous avons observée en Extrême-Orient, se manifeste épidémiquement. Elle est caractérisée par l'apparition d'un ou de plusieurs bubons inguinaux qui évoluent en s'accompagnant de fièvre. Voici le résumé d'un cas de ce genre que nous avons observé à la prison de Saïgon.

*Résumé de l'observation d'un cas de bubon climatique.* — Un détenu européen âgé d'environ 30 ans, d'apparence robuste, a ressenti le matin au réveil un malaise général : fièvre, céphalalgie, nausées, faiblesse. Il a constaté en même temps l'existence, au pli de l'aine droit, d'un ganglion douloureux, gonflé. Ce sujet, examiné le même jour, présente une congestion légère des yeux et de la face. Langue saburrale. Etat général bon. Pas de stupeur; le malade répond nettement et intelligiblement aux questions. Inappétence; pas de vomissements ni de diarrhée. Fièvre assez forte, 39° à l'aisselle. Au pli de l'aine droit, siège un bubon de la dimension d'un œuf de pigeon environ, non douloureux spontanément, mais sensible à la pression. Aucune lésion susceptible d'expliquer l'inflammation de ce ganglion n'existe ni au niveau des organes génitaux ni sur la peau du membre. Même état du malade le lendemain et le surlendemain. La température s'abaisse à 37°,8 le matin et remonte d'un degré environ dans la soirée. Le bubon a un peu augmenté de volume; il est légèrement sensible à la pression; il n'existe ni infiltration de voisinage, ni coloration anormale de la peau. Le 4e jour, la température tombe à 37°, le bubon a diminué de volume et n'est presque plus douloureux à la pression. Convalescence rapide. Résorption complète du bubon le 10e jour.

A trois reprises, le premier, le second et le cinquième jour, nous avons pratiqué la piqûre et retiré du centre du bubon une goutte de sérosité sanguinolente. Ni l'examen direct, ni la culture n'ont décelé le bacille de Yersin. L'inoculation de cette sérosité à une souris n'a donné aucun résultat.

La petite épidémie qui sévissait au moment de notre observation a atteint une dizaine de détenus. Tous ont guéri en peu de jours. Ni le suc du bubon, ni le sang ensemencés n'ont fourni aucune culture microbienne.

Comme on le voit, le bubon climatique est assez peu différent d'un cas de peste bubonique léger. La clinique seule ne permet pas de les distinguer; seul, l'examen bactériologique donne la certitude du diagnostic. F.-H. Clayton a étudié le taux leucocytaire dans les deux maladies. Dans la peste, il trouve une leucocytose notable avec diminution des éosinophiles. Le contraire se produit pour le bubon climatique, où il y a éosinophilie prononcée. Le même auteur a observé la suppuration du bubon climatique dans quelques cas.

**Diagnostic de la forme pneumonique.** — Sous cette forme, la maladie, dans la première période de son évolution, période qui peut durer 24 heures et quelquefois davantage, ne s'accompagne d'aucun symptôme permettant d'affirmer qu'on a affaire à la peste. C'est seulement à partir du moment où la toux s'accompagne d'expectoration sanglante qu'on peut établir le diagnostic, non sans difficulté toutefois. Nombreuses sont, en effet, les affections pulmonaires où la congestion de l'organe est intense et s'accompagne de dyspnée et de crachats sanglants : pneumonie lobaire, bronchopneumonie, rhumatisme articulaire, tuberculose, etc.

Dans les cas où il s'agit de congestion liée au rhumatisme articulaire, la présence de cette dernière affection empêche le diagnostic de s'égarer.

Les congestions avec hémoptysie de la tuberculose au début ne s'accompagnent pas d'une réaction générale susceptible d'être confondue avec celle de la pneumonie pesteuse. Si la tuberculose est avancée, les antécédents et les symptômes particuliers qui coexistent avec la congestion ne permettent pas de faire erreur. Il en est de même pour les congestions actives des poumons qui compliquent le paludisme ou la fièvre typhoïde. Le diagnostic différentiel, véritablement difficile et parfois même impossible hors de l'examen bactériologique, est celui avec la pneumonie franche.

**Diagnostic différentiel de la bronchopneumonie pesteuse et de la pneumonie franche.** — Les mêmes symptômes : malaises, frissons, céphalalgie, nausées, fièvre, existent au début dans les deux affections, mais avec des degrés forts différents. La pneumonie franche débute solennellement par un frisson initial violent, prolongé, unique, et une fièvre élevée. La maladie, dès le début, donne au malade et au médecin une impression de haute gravité. Dans la peste, les symptômes sont plus discrets. Le violent frisson initial manque ; il est remplacé par de petits frissons répétés. Le malade ressent un malaise intense, excessif ; cependant la fièvre du début est modérée, la langue peu saburrale. L'aspect général ne reflète nullement la gravité de l'atteinte. Par contre, la marche est plus rapide et au bout des premières 24 heures, l'état du pesteux est plus aggravé que celui du pneumonique. La toux peut être également sèche des deux côtés quand elle commence à se manifester. Dans la peste, l'expectoration avec stries sanglantes ou séro-sanguinolentes apparaît plus vite presque toujours. Mais c'est surtout la coloration du sang contenu dans les crachats qui permet la distinction clinique. Dans la pneumonie lobaire, les crachats teintés de sang sont ambrés, rouillés. Dans la peste, au contraire, le sang expectoré est rouge vif ; il a la coloration vermeille du sang artériel. Enfin, la terminaison fatale est beaucoup plus hâtive dans la bronchopneumonie pesteuse que dans la pneumonie lobaire.

A partir du moment où la toux est établie, la recherche du bacille de Yersin et du pneumocoque de Talamon est le plus sûr procédé de diagnostic. On doit le considérer comme l'unique élément de certitude.

**Diagnostic de la forme typhoïde.** — Plus encore peut-être que dans la forme précédente, l'examen clinique du malade atteint de peste généralisée ou typhoïde est insuffisant à lui seul pour asseoir le diagnostic. Il existe, en effet, deux maladies, le typhus exanthématique et la fièvre typhoïde, dont les symptômes à la première période peuvent être confondus avec ceux de la peste sans bubons ni pneumonie.

Rappelons brièvement les symptômes que l'on rencontre dans le typhus avant l'apparition de l'exanthème qui, vers le troisième jour, peut orienter le diagnostic : la maladie débute brusquement, avec frisson, céphalalgie, vertige, nausées. L'ascension de la température est rapide. Le sujet est très abattu, comme stupéfié. Souvent il a la parole hésitante et difficile. Quelquefois, il présente des moments de délire dès cette période, qui dure deux ou trois jours. Il y a de la constipation.

Ces symptômes sont, pour la plupart, superposables à ceux de la forme de peste généralisée qu'en raison de cette similitude nous avons appelée *typhoïde*. On peut cependant remarquer que, dans la peste, l'hébétude est parfois plus accusée, allant jusqu'au coma, et la marche plus rapide ; ces distinctions n'ont rien d'absolu. L'apparition des taches rosées dans le typhus et des ganglions gonflés dans la peste typhoïde, à la 2^e^ période de chacune de ces affections, constituent les seuls caractères cliniques différentiels importants.

Un autre symptôme, qui peut survenir dans la première période du typhus, c'est la manifestation bronchopulmonaire. Quand cette complication se produit, elle peut être prise pour une bronchopneumonie pesteuse.

La fièvre typhoïde, également, débute parfois par des symptômes semblables à ceux de la peste. Là, cependant, les symptômes abdominaux qui manquent dans la peste doivent faire écarter ce dernier diagnostic.

## DIAGNOSTIC BACTÉRIOLOGIQUE

**Nécessité de l'examen bactériologique.** — De l'exposé qui précède touchant le diagnostic différentiel, il résulte que l'examen clinique ne fournit, pour aucune forme de peste, des éléments constants de certitude. La forme bubonique même, la plus facile à reconnaître cliniquement, ne peut, dans les cas légers ou moyens, être sûrement distinguée d'adénites d'autre nature.

Dans le cours d'une épidémie déclarée, le médecin peut, avec une certitude presque complète, rapporter à la peste les cas dans lesquels le malade a passé en quelques heures de l'état de santé à un état typhique caractérisé par la fièvre et l'hébétude, lorsque ces cas présentent en outre l'une des conditions suivantes :

1° L'état typhique s'accompagne de bubons douloureux ;

2° L'état typhique s'accompagne de dyspnée, de toux et d'expectoration teintée de sang vermeil ;

3° Les bubons et les symptômes pulmonaires font défaut, mais les symptômes nerveux sont prématurément intenses : stupeur profonde ou coma.

Mais quand la maladie n'a point été signalée dans la région, le médecin praticien le plus exercé, s'il est réduit aux seules ressources cliniques, sera, presque toujours, conduit à classer sous l'étiquette d'autres maladies les premiers cas de peste qui se présenteront à lui. Il faudra des cas mortels répétés pour imposer le diagnostic vrai.

C'est là un grave danger, attendu que le succès de la défense contre l'épidémie est lié à la précocité de l'application des mesures prophylactiques.

D'où la nécessité d'inscrire dans les règlements sanitaires cette prescription, applicable en tout temps et en tout lieu, mais surtout d'une façon rigoureuse dans les ports et les villes reliées par le chemin de fer à une localité pestiférée : *Toutes les fois que le médecin reconnaît chez un malade des symptômes susceptibles de faire songer à la peste, il doit recourir à l'examen bactériologique.*

**Pratique du diagnostic bactériologique.** — La manière de procéder pour mettre en évidence le microbe de Yersin varie avec la forme de la maladie.

Quand il s'agit d'un cas bubonique, on doit prélever au centre même du bubon une goutte de sérosité. La technique est la suivante : On se munit d'un tube de gélose ordinaire, d'une pipette effilée, d'une lame à préparation et d'une seringue de 5 à 10 cc., stérilisée et fonctionnant parfaitement. On fait pénétrer l'aiguille, qui doit être longue et assez fine, jusqu'au centre du bubon ; puis, tout en maintenant la seringue immobile, on fait lentement et progressivement le vide. Au bout de quelques secondes, on laisse le piston revenir doucement de lui-même, après quoi on retire l'aiguille et, sans la détacher de la seringue, on la porte à l'orifice du tube de gélose. En pressant sur le piston, on fait tomber sur la gélose la sérosité qui d'ordinaire remplit l'aiguille. On recueille alors à la surface du milieu, au moyen du tube effilé, une gouttelette de ce liquide pour en faire une préparation sur lame. Ce qui reste sur la gélose est étalé au fil de platine, en vue d'obtenir une culture.

Dans le cas de bronchopneumonie suspecte, on recueille un crachat aussitôt que la toux est suivie d'expectoration. Avec ce crachat, on fait d'une part des préparations pour l'examen direct, d'autre part l'ensemencement en série sur plusieurs tubes de gélose, en vue de la culture et de la séparation. En troisième lieu, on pratique l'inoculation à la souris ou, à défaut, au cobaye. Si, au premier examen direct, on ne rencontre pas de formes du bacille de la peste, on recommence cet examen quelques heures plus tard. A l'agonie et quelquefois au 2e jour, on trouve le microbe dans le sang.

Dans la forme typhoïde, on ne peut obtenir de très bonne heure un résultat. Dès le second jour, on doit ensemencer sur gélose 1 ou 2 cc. de sang retiré d'une veine. Si cet ensemencement demeure stérile on recommence l'opération 24 heures plus tard. D'autre part si, comme il arrive fréquemment dans cette forme, des bubons secondaires se manifestent, on recherchera le microbe dans le ganglion le plus tuméfié selon la technique exposée plus haut. Enfin, quand l'issue fatale se produit, et elle est de règle du 3e au 5e jour, on trouve à ce moment le bacille en abondance dans le sang. On peut aussi après la mort le retirer de n'importe quel ganglion, comme l'a conseillé Yersin. Cette règle cependant souffre des exceptions.

Dans toutes les formes de peste, il est donc facile, soit au début pour les cas buboniques, soit à une période plus avancée pour les autres formes, d'établir un diagnostic certain par la mise en évidence du microbe spécifique.

Le diagnostic *post mortem* tardif, alors que les organes sont putréfiés, est encore possible par le procédé de l'inoculation par frottis sur la peau rasée au cobaye, ou par le procédé de Grisez et Wagon, dont nous parlerons à propos de la peste des rats.

**Séro-diagnostic.** — On n'a pas, jusqu'à présent, tiré grand parti de l'agglutination pour le diagnostic de la peste. D'une part, l'agglutination de la culture par le sérum est un phénomène inconstant, au moins à la première période de la maladie, celle où il serait précieux de la constater. D'autre part, la facilité, dans la plupart des cas, du diagnostic bactériologique et la certitude qu'il procure font écarter, d'ordinaire, la recherche de l'agglutination.

## PRONOSTIC

Aucune affection n'est plus que la peste sujette à dérouter le pronostic.

Nombre de cas, qui revêtent, au début, une allure bénigne dont le médecin croit devoir s'autoriser pour émettre un pronostic favorable, s'aggravent du second au quatrième jour et aboutissent à une issue fatale ; par contre, d'autres cas débutent avec des symptômes alarmants ou paraissent, en cours d'évolution, aggravés par des complications redoutables et se terminent par une guérison inattendue. Le pronostic es tdonc fréquemment déçu. Cette réserve faite, on doit reconnaître que, dans beaucoup de cas, l'examen clinique et l'examen bactériologique combinés fournissent les éléments d'un pronostic ayant une réelle valeur.

La peste est une maladie de courte durée, qui se juge, d'ordinaire, du troisième au sixième jour. Sa marche est rapide, les périodes se succèdent d'une façon précipitée, amenant des phénomènes nouveaux. Suivant les formes considérées, suivant les complications intercurrentes, les éléments du pronostic se modifient pour ainsi dire chaque jour.

Il y a lieu par suite, afin d'éviter des confusions, de ne pas exposer en bloc toutes les conditions favorables et défavorables qui interviennent dans le pronostic, mais d'envisager ces conditions pour chaque période, en tenant compte des formes et des complications de la maladie.

**Pronostic des cas buboniques à la période de début.** — L'évolution des premiers symptômes dans la forme bubonique demande généralement de six à vingt heures. C'est donc au second jour de maladie, seulement, qu'on peut émettre le pronostic que nous qualifions de pronostic de début.

Lorsque, dans un cas bubonique, la fièvre s'est installée sans être précédée ou accompagnée de grands frissons, que l'ascension thermique a été lente et n'a pas dépassé 39° à l'aisselle, le premier soir, que les symptômes gastriques ont été peu accusés et qu'il ne s'est pas produit de vomissements bilieux, que le malade n'a pas présenté d'agitation ni de stupeur marquée, que le volume du bubon n'excède pas celui d'un œuf de pigeon, on est fondé à pronostiquer une évolution simple avec terminaison heureuse de la maladie. Il y a lieu toutefois de tenir compte du siège des bubons et de leur multiplicité. Les bubons inguinal et parotidien présentent la moindre gravité, puis vient le bubon cervical et enfin le bubon axillaire, dont le pronostic est toujours réservé en raison de la complication pulmonaire que ce bubon entraîne fréquemment. S'il existe des bubons multiples, le pronostic en est un peu assombri; toutefois, cette multiplicité est assez souvent sans importance et compatible avec la guérison.

Si l'apparition du ou des bubons a été précédée de nombreux frissons et que la température ait dépassé à l'aisselle 39°, le premier soir; ou si le malade présente de la stupeur, avec les traits contractés, le front plissé, l'air de mauvaise humeur, la parole hésitante et embarrassée ; ou s'il a éprouvé dans la première journée des vomissements bilieux répétés, le pronostic est grave, quelle que soit la situation du bubon. Il est particulièrement sévère si le bubon est volumineux, profondément situé, ou siège à l'aisselle, ou encore si les bubons sont multiples. Lorsque le malade présente au second jour la majorité des mauvaises conditions que nous venons d'énumérer, l'issue fatale est probable.

**Pronostic des cas buboniques à la période aiguë.** — Les symptômes nerveux et le pouls chez le malade arrivé au 3e ou au 4e jour sont ceux qui donnent les meilleures indications cliniques pour le pronostic à cette période. S'il n'y a ni stupeur, ni délire, ni coma ; si en même temps le pouls n'accuse pas de faiblesse, ou de dicrotisme ou une rapidité exagérée, plus de 110 pulsations, par exemple, si la température a présenté des rémissions et n'a atteint à aucun moment 40°; enfin, si aucun signe ne révèle une complication pulmonaire, le pronostic est en faveur de la guérison.

Au contraire, si les symptômes nerveux se sont accentués, si le délire s'est manifesté ou si le malade est dans un état comateux, si le pouls est faible, dicrote, très rapide, le pronostic, bien qu'incertain, demeure grave.

A partir de cette période, deux complications peuvent survenir qui, l'une et l'autre, permettent de porter presque à coup sûr un pronostic fatal; ce sont, d'une part, la pneumonie secondaire caractérisée par le point de côté, la dyspnée, les râles bronchopneumoniques et la toux ; d'autre part, la septicémie, révélée par l'examen bactériologique et l'ensemencement du sang.

A défaut de ces complications, les symptômes qui, postérieurement, peuvent faire prévoir l'issue fatale sont :

1° L'affaiblissement progressif du cœur manifesté soit par un pouls misérable, rapide, filiforme, parfois difficile à compter, soit par l'arythmie ;

2° Le délire continu, quelle que soit sa forme ;

3° Le coma profond ;

4° L'œdème de la région péribubonique.

En certains cas, la maladie se prolonge au delà d'un septenaire sans que le malade évolue vers la convalescence. L'apparition de certaines complications tardives, le marasme entre autres, est d'un fâcheux pronostic.

Les nécroses succédant aux phlyctènes charbonneuses, quand elles sont très limitées, la nécrose du bubon, l'apparition de bubons secondaires tardifs, les éruptions cutanées en cours de convalescence, l'aphasie partielle ou complète ne constituent pas des accidents d'une grande importance pour le pronostic.

**Pronostic dans la forme typhoïde.** — Quand, dès le premier jour ou même les premières heures, le malade a été plongé dans la prostration ou dans le coma avec température élevée et accélération marquée du rythme respiratoire, qu'en même temps les premières 24 heures se sont écoulées sans apparition d'un bubon visible ou perceptible à la palpation, on a affaire à un cas typhoïde, et le pronostic est presque régulièrement fatal.

**Pronostic dans la forme pneumonique.** — Le pronostic est

fatal aussi quand on a reconnu les premiers symptômes d'une bronchopneumonie primitive : pas de bubon, mais malaise général, fièvre progressivement ascendante, dyspnée, toux discrète, enfin crachats contenant le bacille ou striés de sang vermeil.

## MORTALITÉ PAR RAPPORT AU NOMBRE DES CAS

**Causes qui font varier la mortalité.** — La mortalité varie avec la forme de peste et avec la race humaine. De plus, pour une même forme, elle n'est pas constante d'un pays à un autre et d'une épidémie à une autre; enfin elle peut, au cours d'une même épidémie, varier suivant les périodes.On ne peut donc se rendre un compte exact de l'importance de la mortalité pesteuse qu'en l'étudiant dans les différentes conditions où évoluent les épidémies.

**Mortalité dans les épidémies pneumoniques.** — La meurtrière épidémie de Mandchourie de 1910 a montré que la forme bronchopneumonique peut sévir d'une façon exclusive. Dans de telles épidémies, la mortalité est pratiquement de cent pour cent. Tout individu atteint succombe, et s'il survient quelques cas de guérisons, ils sont en proportion si faible qu'on ne peut en tenir compte. C'est une catégorie à mettre à part parmi les épidémies pesteuses.

**Mortalité dans les épidémies ordinaires.** — Très heureusement ces épidémies,exclusivement pneumoniques,sont exceptionnelles et paraissent ne pouvoir se produire qu'en des régions déterminées du globe. La peste affecte d'autres allures lorsqu'elle sort de ces régions pour parcourir le monde. C'est alors la forme bubonique qui domine, avec une minime proportion de formes pneumonique et typhique.

Pour ces épidémies mixtes,si l'on veut déterminer avec quelque exactitude le chiffre de mortalité par rapport au nombre des cas, on ne peut s'adresser aux statistiques des hôpitaux qui donnent, pour des raisons multiples,une proportion de mortalité différente de la normale. Il ne faut pas non plus s'arrêter aux statistiques officielles des épidémies des grandes villes. Ces statistiques mentionnent assez exactement le nombre des morts, mais non celui des malades, attendu qu'un grand nombre de cas qui guérissent sont dissimulés aux autorités sanitaires. Il est préférable de calculer la mortalité d'après les statistiques dressées dans de petites localités bien administrées,où les autorités locales ont pu enregistrer sans difficulté tous les cas et tous les décès.

**Mortalité dans les épidémies de l'Inde et de l'Extrême-Orient.** — C'est ainsi que, dans l'Inde, les statistiques ont été très soigneusement établies pour beaucoup de foyers, ceux de Kurrachee et de Karad entre autres. A Karad, durant l'épidémie de 1897, la mortalité a été de 74,2 pour 100. A Kurrachee, pour les épidémies de 1896-1898, elle a atteint 79,7 pour 100. La mortalité moyenne pour les deux foyers est donc de 76,8, chiffre qui peut être considéré comme applicable à la majorité des épidémies de l'Inde. La population des deux villes est mixte et comprend, presque par moitié, des musulmans et des indous. Les uns et les autres sont atteints dans des proportions différentes.

Dans les pays d'Extrême-Orient, le chiffre de la mortalité moyenne, pour les épidémies buboniques de 1894 à 1910, est un peu supérieur à celui que nous avons obtenu dans l'Inde. Il varie de 75 à 85 pour 100. On a signalé dans certaines épidémies une mortalité plus forte, jusqu'à 93 pour 100 parmi les Chinois.

Il ne faut pas perdre de vue que les chiffres que nous venons d'indiquer s'appliquent spécialement aux populations indigènes.

**Mortalité suivant la race.** — Les épidémies qui se sont succédé dans le monde entier à partir de 1894 ont permis de se rendre compte de la grande différence que présente la mortalité moyenne suivant les races. Nous avons vu que, dans l'Inde, on peut admettre le chiffre de 76,5 pour 100 comme représentant assez exactement la mortalité de la population indigène. Mais cette population native est complexe ; elle comprend des éléments ethniques variés, Indous, Musulmans, Parsis, Eurasiens, éléments représentant soit des races originellement distinctes, soit des races issues d'une souche commune qui se sont différenciées, tout en vivant côte à côte sur le même territoire, pour avoir adopté une religion et des mœurs dissemblables.

**Mortalité parmi les races de l'Inde.** — Les Indous manifestent la plus haute mortalité, comprise entre 77 et 90 pour 100, et variable encore selon les castes. Viennent ensuite les Musulmans, dont la mortalité n'excède pas 70 pour 100, puis les métis ou Eurasiens qui, d'après Choksy, fournissent le chiffre de 66, et enfin les Parsis, dont la mortalité moyenne, d'après le même auteur, serait d'environ 50 pour 100.

**Mortalité chez les Chinois et les Annamites.** — On a vu que le chiffre moyen de mortalité des épidémies buboniques en Extrême-Orient diffère peu de celui indiqué pour l'Inde. Si l'on considère à part chacun des éléments de la population, on constate là aussi des variations notables. Pour les Chinois, Clarck a relaté, durant l'épidémie de Hong-Kong de 1898, une mortalité de 89 pour 100, parmi 1.240 Chinois atteints. Yersin, en Annam, a enregistré une proportion plus forte encore parmi les Annamites.

**Mortalité chez les races noires.** — Les épidémies de Maurice, de la Réunion et d'autres régions habitées par des populations noires, ont montré que les noirs étaient presque aussi durement frappés que les indigènes de l'Inde. Lorans a relevé pour les épidémies de l'Ile Maurice, de 1899 à 1903, 5.206 cas, qui ont frappé presque exclusivement la population de couleur et ont occasionné 3.936 décès, soit une mortalité de 75, 6 pour cent.

A Tamatave, la mortalité relevée par Clarac et Mainguy parmi les Malgaches est de 73 pour 100. Chez les Canaques de la Nouvelle-Calédonie, Aubert et Jacquin ont observé, en 1903, 139 cas avec 120 décès, soit une mortalité de 86 pour 100, analogue à celle des Chinois et des castes inférieures de l'Inde.

**Mortalité chez la race blanche.** — Un fait qui nous a frappé dans l'Inde, c'est la faible mortalité qui atteint les Européens à Bombay. En réunissant toutes les observations, au nombre de 57, de cas européens qui ont été enrégistrés pour les années 1897 et 1898 à Bombay, nous avons constaté une mortalité de 38 pour 100. Comme les cas appartenaient exclusivement à une classe élevée de la société anglaise, classe où la résistance aux maladies doit être supérieure à la moyenne, on doit tenir le chiffre de 38 comme exceptionnellement faible. Ce chiffre, néanmoins, n'est pas très éloigné de la moyenne ordinaire, comme on peut s'en rendre compte par les épidémies soit de villes européennes, telles que Porto en 1908, soit de villes où l'élément de race blanche domine, comme Sydney et Rio-de-Janeiro.

A Rio-de-Janeiro, sur 3. 359 cas survenus de 1900 à 1909, on a compté 1.608 décès, soit une mortalité de 47, 8. Si l'on considère que, parmi les malades, figuraient une proportion relativement forte de noirs et de métis, pour lesquels la mortalité dépasse celle des races blanches, on peut estimer que, dans cette dernière catégorie, la mortalité a dû être voisine de 40 pour cent. Il faut noter encore que le traitement sérothérapique généralisé et rigoureusement appliqué à Rio-de-Janeiro par les autorités sanitaires, n'a pas été sans modifier très sensiblement le taux de la mortalité.

A Sydney, la mortalité pour les épidémies de 1900 à 1902 n'a pas dépassé 32 pour 100 parmi 442 cas qui ont frappé des personnes de race blanche. Ce chiffre est probablement le plus faible qui ait été enregistré. Il faut remarquer toutefois que les cas ont été presque exclusivement buboniques. Durant l'épidémie de 1901-1902, par exemple, sur 139 cas, il n'y a pas eu une seule pneumonie primitive. Le caractère des épidémies australiennes explique leur faible mortalité.

A Porto, la mortalité moyenne pour 279 cas survenus de juin à novembre 1898 fut de 33 pour 100. Toutefois, si l'on déduit les 142 cas traités par Calmette avec le sérum, on obtient pour les 137 cas restants une mortalité de 52.

En tenant compte des diverses statistiques, nous estimons qu'on peut admettre un chiffre de mortalité compris entre 40 et 45 pour la race blanche. Par conséquent, la mortalité serait d'un bon tiers plus faible chez celle-ci que chez les races mongole, indoue, nègre, malgache, canaque, pour les épidémies à prédominance de cas buboniques.

Une question se pose au sujet de cette différence : Sans que nous soyons fixés d'une manière précise sur la mortalité des épidémies qui ont atteint l'Europe au moyen âge, nous savons que cette mortalité fut effroyable en de nombreuses localités. La sensibilité de notre race au virus pesteux a-t-elle donc été modifiée depuis cette époque? Sommes-nous devenus plus résistants? S'il n'est pas possible d'affirmer que la mortalité de la peste en Europe, au moyen âge, ait été égale à celle que nous observons parmi les Indiens et les Chinois de nos jours, il semble néanmoins très probable qu'elle a dépassé de beaucoup la proportion de 45 pour 100 que nous avons indiquée comme étant un maximum pour la race blanche, dans les épidémies modernes. La différence a pu tenir, d'une part, à la forte proportion des cas bronchopneumoniques qui ressort avec évidence de certains rapports comme celui de Guy de Chauliac concernant l'épidémie d'Avignon. D'autre part, les conditions misérables dans lesquelles vivaient les classes inférieures devaient créer pour cette catégorie de la population une moindre résistance, comme nous verrons que cela se produit pour certaines castes de l'Inde. Il n'est pas impossible enfin que l'abondance des parasites véhicules de l'infection ne soit pour quelque chose dans la mortalité plus haute que présentent certaines catégories sociales. Depuis qu'il a été universellement admis que la peste bubonique est transmise par les puces et qu'on a étudié sous ce nouvel aspect les épidémies, on a pu constater que le déclin de l'épidémie coïncide avec la diminution du nombre des parasites infectieux. Or, il est remarquable qu'à cette période les cas sont généralement moins graves et la mortalité moins forte qu'au moment où les puces surabondent. Les expériences d'infection des animaux par les puces permettent aussi de penser qu'il n'est pas indifférent, pour la gravité de la maladie, que les piqûres infectieuses soient multipliées simultanément sur un organisme et que, par suite, la dose de virus inoculée soit copieuse. On est en droit de se demander si cette question de l'abondance des parasites et des inoculations multiples n'est pas en cause, partiellement tout au moins, dans cette différence apparente de résistance constatée d'une race à une autre.

Or, on sait que, durant les siècles qui ont précédé l'époque moderne, les conditions d'habitation, de misère et de malpropreté qui se rencontraient dans les classes inférieures de la population favorisaient, comme aujourd'hui dans l'Inde, la pullulation des parasites transmetteurs de peste. De là, probablement, une plus forte mortalité. Les mêmes conditions étaient, en outre, une cause de moindre résistance des personnes à la plupart des maladies.

**Mortalité suivant l'âge et le sexe.** — Les statistiques de Choksy montrent que, pour les populations de l'Inde, la mortalité ne varie pas ou varie dans des proportions insignifiantes d'un sexe à l'autre.

Les enfants manifestent une résistance plus grande : la mortalité est parmi eux de 10 pour 100 inférieure à celle des adultes, soit en moyenne 65 pour les enfants contre 75 pour les adultes.

**Influence du genre de vie sur la mortalité.** — Nous avons exposé les différences de mortalité que l'on constate chez les races de l'Inde. Il nous a paru exister une relation marquée entre le genre de vie et la plus ou moins grande résistance à la peste de ces divers éléments de la population. C'est ainsi que certaines castes indoues présentaient une mortalité de 85 à 90 pour 100 contre 75 à 80 chez d'autres castes. En général, ce sont les castes inférieures et miséreuses qui manifestent la mortalité la plus élevée. La population musulmane est plus résistante que l'indoue. Nous avons observé toutefois que, dans les districts où cette population est pauvre, comme au sud de la Province de Bombay, la mortalité est plus élevée que parmi les musulmans du Cutch, qui sont généralement aisés. On doit, à notre avis, attribuer la mortalité plus forte des Indous surtout à ce qu'ils sont végétariens et vivent très frugalement, tandis que les Musulmans, sauf ceux qui sont misérables, se nourrissent copieusement et mangent de la viande.

**Réceptivité.** — Si la mortalité varie selon le genre de vie ou la race, il n'en est pas de même de la réceptivité. L'Européen et l'Asiatique, l'Indou et le Chinois contractent la maladie avec la même facilité, du moment qu'ils se trouvent exposés de la même manière à la contagion. C'est cette condition qui diffère avec les classes de la société. Pour chaque race différente, ce sont les catégories pauvres vivant dans des logements mal tenus qui paient un tribut élevé à la maladie. Les riches sont atteints dans une faible mesure, en rapport direct avec leur manière de vivre et la bonne organisation de leur logement. Nous avons établi ce fait pour les races de l'Inde, Musulmans, Indous, Parsis, et nous l'avons également observé en Chine pour les classes aisées des Chinois.

## MORTALITÉ PAR RAPPORT A LA FORME DE LA PESTE

**Mortalité dans la forme bubonique.** — La forme bubonique

est celle qui détermine la moindre proportion de mortalité. Encore cette proportion est-elle variable suivant le siège, la multiplicité, la dimension des bubons ou les complications.

De très nombreuses statistiques, concernant en particulier les épidémies de l'Inde, ont été dressées en vue de fixer la mortalité pour les différentes catégories de bubons. Les chiffres de ces diverses statistiques présentent entre eux des écarts qui tiennent en partie à ce que la mortalité n'est pas identique dans les diverses épidémies, en partie à ce que ces statistiques comprennent exclusivement des cas hospitalisés. Or, nous avons exposé déjà que ces statistiques hospitalières, d'ailleurs très précieuses à divers points de vue, ne représentent pas toujours la mortalité normale. Le retard apporté à l'hospitalisation de la plupart des malades les fausse le plus souvent dans un sens trop favorable. Quoi qu'il en soit, elles peuvent nous aider à déterminer approximativement les pourcentages cherchés. D'autre part, si ces pourcentages pour chaque catégorie de cas ne sont pas absolus, du moins les rapports qu'ils indiquent entre ces différentes catégories demeurent exacts et peuvent être admis non seulement pour les populations de l'Inde, mais aussi pour celles des autres pays.

**Mortalité globale des cas buboniques dans l'Inde.** — Si nous considérons en premier lieu la mortalité bubonique, nous voyons que, dans les hôpitaux de Mahratta et Arthur Road, où elle a été établie par Choksy sur 12.090 cas, elle est de 74 p. 100.

La statistique qui figure dans le manuel de W.-E. Jennings donne le chiffre de 72,6 p. 100 pour 16.132 cas d'origines très diverses.

La statistique de C.-H. James pour les hôpitaux de Parel, Kurachee, Sukkur et Rohri aboutit au chiffre de 69,3.

Celle établie par G.-S. Thompson, pour le seul hôpital de Parel durant l'épidémie de 1896-1897, donne une mortalité de 62,6 seulement.

A notre avis, on peut admettre le chiffre de 72 pour 100 comme la moyenne normale de la mortalité bubonique dans l'Inde et l'Extrême-Orient.

**Mortalité par catégories de bubons.** — Suivant que le bubon est simple ou multiple, qu'il siège à l'aine, ou au cou, ou à l'aisselle, la mortalité varie dans des limites assez étendues. Les statistiques suivantes peuvent en rendre compte.

**Statistique de Choksy.**

| | | | |
|---|---|---|---|
| Mortalité | des cas avec | bubon unique non axillaire | 66,3 0/0 |
| — | — | bubons multiples de sièges différents | 67,9 — |
| — | — | bubons multiples contigus | 73,3 — |
| — | — | bubon axillaire | 77,9 — |

**Statistique de W. E. Jennings.**

| | | | |
|---|---|---|---|
| Mortalité des cas avec | bubon unique siégeant à l'aine.... | 72,5 | °/₀ |
| — | — bubon unique siégeant au cou.... | 69,5 | — |
| — | — bubons multiples.............. | 70 | — |
| — | — bubon axillaire............... | 77,5 | — |

Ce qu'il faut retenir de ces différentes statistiques, c'est leur concordance touchant les rapports d'une catégorie à l'autre au point de vue de la gravité. Que les épidémies soient plus ou moins meurtrières, les cas buboniques peuvent se classer toujours dans l'ordre progressif suivant, relativement à la mortalité qu'ils présentent :

1° Bubons simples de l'aine et du cou (parmi ces derniers, ceux siégeant à la région parotidienne fournissent la moindre mortalité) ;

2° Bubons multiples siégeant en des régions différentes ;

3° Bubons multiples contigus ;

4° Bubons axillaires (la haute gravité de ces derniers est due à la pneumonie secondaire qui vient ordinairement les compliquer).

La mortalité pour chacune de ces catégories peut être influencée par les complications dont nous avons parlé plus haut. Parmi ces complications, la septicémie et la nécrose cellulo-cutanée méritent une mention spéciale.

La septicémie est considérée par les auteurs comme une complication entraînant presque fatalement la mort. Nous partageons l'avis que la culture du virus dans le sang est le signe d'une issue fatale ; toutefois, ainsi que nous l'avons exposé déjà, cette généralisation nous apparaît non comme la cause première, mais comme un effet de la haute gravité du cas.

Choksy a montré par des statistiques que la nécrose cellulo-cutanée n'est pas ordinairement une complication fatale. Au contraire, la mortalité dans cette catégorie est moins élevée que dans toutes les autres. Cette bénignité résulte, croyons-nous, de ce que la nécrose cellulo-cutanée est une complication d'ordinaire tardive qui, par suite, intéresse surtout des cas évoluant vers la guérison et pour lesquels la période critique est passée.

**Mortalité dans la forme pneumonique.** — La mortalité de la forme bronchopneumonique primitive est pratiquement de 100 pour 100. Sans doute, il peut y avoir quelques exceptions à cette règle et l'on a cité des cas de guérison : Choksy, sur 134 cas, a eu une guérison. Personnellement, parmi 83 cas que nous avons observés dans des épidémies diverses, nous avons noté 3 guérisons. Mais les autopsies ont montré que certains cas considérés comme des pneumonies primitives sont en réalité des pneumonies secondaires compliquant un bubon profond et non apparent. Wyzokowicz et Zabolotny, en 1897, et Dürck, plus récemment, ont insisté sur ce point. Il se peut que les rares cas de guérison enregistrés par les divers auteurs appartiennent à ce type. On est d'autant plus porté à l'admettre que l'épidémie de 1910-1911, en Mandchourie, semble avoir définitivement prouvé que la guérison n'existe pas pour la bronchopneumonie primitive véritable.

**Mortalité dans la forme typhoïde.** — Sur 19 cas que nous avons observés personnellement nous avons enregistré 19 décès. Ce n'est pas à dire que la mortalité soit régulièrement de 100 pour 100, comme dans la forme précédente. Cependant les guérisons sont rares. On a vu que cette forme comporte des degrés très divers. Tantôt, après un début insidieux, les phénomènes graves se précipitent et la mort arrive, foudroyante, au bout de quelques heures; tantôt l'évolution présente une marche et une durée analogues à celle de la pneumonie et se termine par la mort après trois jours environ; tantôt la maladie se prolonge et fournit une certaine proportion de guérisons. Cette proportion est difficilement appréciable par les statistiques publiées jusqu'ici où la forme typhoïde est confondue tantôt avec des cas buboniques graves sous le nom de forme septicémique, tantôt avec des cas pneumoniques sous le nom de peste sans bubons. De toutes façons, la mortalité pour cette forme n'est jamais inférieure à 95 pour 100.

## VI

## PESTE CHEZ DIVERSES ESPÈCES MAMMIFÈRES

**Epizooties des rongeurs.** — Rocher, consul de France au Yunnam a, en 1871, appelé l'attention sur les épizooties qui frappent les rats avant que la peste ait atteint l'espèce humaine. Ces épizooties dues au microbe de Yersin jouent, comme on le verra plus loin, un rôle capital dans la propagation de la peste.

Les rats ne sont pas les seuls mammifères qui contractent la peste spontanée. On a observé cette maladie chez divers autres rongeurs, marmottes du Thibet ou Tarbaganes, écureuils de l'Inde et d'Amérique, cobayes, chez les singes, chez les chats et même chez les kanguroos.

Les muridés et les tarbaganes seuls paraissent jouer un rôle important dans la transmission et la conservation de la maladie. Nous serons par suite très bref en ce qui concerne la peste chez les autres mammifères.

**Peste chez les écureuils.** — Nous avons fait connaître en

1898 que l'écureuil ou rat palmiste de l'Inde, *Sciurus palmarum*, est susceptible de contracter la peste naturelle. Seuls les écureuils qui fréquentent les habitations, dans une localité épidémiée, deviennent malades. Il ne paraît pas que jamais la maladie se propage à ceux qui vivent loin des agglomérations où règne l'épidémie.

A San Francisco, on a signalé la peste chez l'écureuil de Californie, *Citellus beecheyi*. W. Mc. Coy (1) a observé des épizooties importantes chez cette espèce et signalé des cas de transmission de la maladie à des personnes qui avaient manié les écureuils tués à la chasse. Il est probable que ces écureuils, qui, comme celui de l'Inde, fréquentent les abords des habitations, ont emprunté la maladie aux rats domestiques. Elle s'est ensuite développée parmi eux épizootiquement.

**Peste chez les singes.** — Il en est de même des singes qui, en diverses contrées de l'Inde, ont été atteints de la peste, parfois épizootiquement, comme à Hardwar. Ce n'est que parmi les tribus de singes qui vivent au voisinage immédiat ou dans l'enceinte même des villes pestiférées qu'on a relevé des cas de peste.

**Peste chez les chats.** — On possède des observations assez nombreuses de chats domestiques qui ont contracté la peste naturelle, dans des villes où régnait une épidémie. En général, le chat est peu sensible à la peste. On a pensé que son immunité naturelle n'est pas assez solide pour le protéger lorsqu'il dévore journellement des rats pesteux. Toutefois, il n'est nullement démontré que l'infection chez lui s'opère par la voie digestive, elle peut tout aussi bien résulter d'un grand nombre de piqûres de puces infectées. Le fait que les chats qui meurent de la peste présentent ordinairement des bubons du cou n'est pas contraire à cette supposition.

**Peste chez les cobayes et les kanguroos.** — A Bombay, on a vu une épizootie se manifester parmi les cobayes enfermés dans une cage du jardin des plantes. D'autres animaux, placés dans les mêmes conditions, ont été signalés comme susceptibles d'être atteints de la peste naturelle quand ils vivent dans une localité en période d'épidémie. Tel est le cas, signalé par Asburton, Thompson, des kanguroos du jardin des plantes de Sydney.

**Observations concernant la transmission de la peste par les rats.** — Les observations de Snow et les nôtres, dans l'Inde, ont confirmé celles de Rocher au Yunnam, en 1871, et de Yersin à Hong-Kong, en 1894, à savoir que la peste murine précède la peste humaine. Yersin et Roux ont affirmé les premiers que la maladie de l'homme était subordonnée à celle du rat. Personnel-

(1) W. Mc. Coy, Plagne among ground Squirrels (*Journal of hygiène*, déc. 1910).

lement nous avons constaté, en 1897, que le rat joue un rôle prépondérant dans le développement des épidémies pesteuses, et nous avons accumulé, à l'appui de cette thèse, un très grand nombre de preuves recueillies en étudiant la peste dans l'Inde. Nous avons ainsi démontré que, si l'intervention du rat n'est pas toujours indispensable pour la transmission de la peste, du moins, dans la nature, il est le facteur ordinaire des épidémies.

**Espèces murines susceptibles de véhiculer la peste.** — Des 177 espèces que renferme, d'après Trouessart, le genre *Mus*, 6 seulement sont connues pour avoir des rapports avec les épidémies de peste. Ce sont le surmulot (*Mus decumanus* Pallas), le rat de grenier (*Mus rattus* Linné et *Mus alexandrinus* Geoffroy), la souris commune (*Mus musculus* Linné), les bandicots (*Nesokia bandicota* et *Nesokia bengalensis*), deux espèces qui se rencontrent dans l'Inde; enfin un rat des champs répandu au Cap (*Arvicanthus pumilio*). Ces trois dernières espèces, *Nesokia bandicota*, *Nesokia bengalensis* et *Arvicanthus pumilio* ne jouent un rôle dans la transmission que d'une manière exceptionnelle. Nous nous bornons donc à les citer. Au contraire, *Mus decumanus*, *Mus rattus* et *Mus musculus* sont les propagateurs attitrés de la peste ; nous ne pouvons nous dispenser d'indiquer leurs principaux caractères.

**Surmulot, *Mus decumanus*.** — Le surmulot est répandu dans le monde entier. On prétend qu'il a pénétré en Europe seulement en 1727, en traversant le Volga à la nage. Il a chassé en grande partie le rat de grenier et s'est répandu partout. Il vit dans les égouts, les caves et les sous-sols des habitations. On ne le rencontre pas, si ce n'est exceptionnellement, dans les étages élevés. Il fréquente assidûment les dépôts de marchandises. Enfin, il est l'hôte habituel des cales des navires ; c'est-là un motif pour nous de douter de l'exactitude de l'opinion d'après laquelle il serait demeuré inconnu en Europe jusqu'en 1727.

Caractéres de l'espèce. — Longueur, du museau à l'extrémité de la queue : 40 à 50 centimètres. Pelage gris fauve en dessus, grisâtre en dessous. Queue bicolore, comme le corps, un peu plus courte que le tronc, épaisse à sa base, pourvue de poils clairsemés et présentant à peu près deux cents dix anneaux distincts. Oreilles de la longueur du tiers de la tête, pourvues de poils ras. Doigts réunis à la base par une petite membrane interdigitale. Mamelles au nombre de douze, dont six pectorales et six abdominales.

Mœurs du Surmulot. — Ce rat est intelligent et féroce. Acculé par un ennemi, il se rejette sur lui et vend chèrement sa vie. Il n'est pas prudent d'introduire la main dans une cage où on l'a enfermé. Il supporte mal la captivité, et, mis en cage, il y meurt parfois au bout de peu de jours. C'est une opinion assez répandue que sa voracité le porte à attaquer et à dévorer ses congénères, plus faibles que lui. On a voulu conclure de là que, lors d'une épizootie pesteuse, les rats malades étaient dévorés par les rats sains, ce qui, croyait-on, devait constituer le moyen de propagation de la maladie. Cette opinion est inexacte, et nos observations personnelles sur les mœurs de l'espèce ne nous permettent pas de l'adopter. Si ces animaux se dévorent entre eux, c'est dans des circonstances exceptionnelles, en cas de disette, par exemple. En règle générale, lorsque des rats logés dans une même habitation voient une maladie frapper certains d'entre eux, loin de les dévorer, ils les fuient et émigrent à une distance plus ou moins grande, quitte à revenir plus tard.

Il en est de même du rat de grenier.

Le surmulot est un animal fouisseur, qui se creuse un terrier ou s'installe dans les terriers déjà creusés. Il se met facilement à l'eau et il est capable de nager et de plonger, ce qui explique sa prédilection pour les égouts, qui lui offrent, particulièrement dans les ports et les grandes villes, un asile sûr et conforme à ses goûts et à ses mœurs.

Il niche dans les terriers. La femelle met bas plusieurs fois par an. Il n'y a pas de saison spéciale pour la reproduction ; toutefois elle est plus active dans la période des chaleurs. La nichée compte de sept à onze petits.

**Rat de grenier,** ***Mus rattus.*** — Le rat domestique ou rat de grenier, originaire d'Asie ou d'Afrique, est, comme le précédent, répandu à peu près partout dans le monde ; il est probablement plus commun que ce dernier en dehors des grandes villes.

Caractères de l'espèce. — Longueur totale, du museau à l'extrémité de la queue, 36 à 44 centimètres. Queue un peu plus longue que la moitié de la longueur totale de l'animal, mince même à la base et pourvue, à son extrémité, de poils plus nombreux et plus longs que ceux du surmulot. Anneaux de la queue bien distincts au nombre de 260 environ. Oreilles grandes, légèrement plus longues que la moitié de la tête, presque transparentes et munies de quelques poils très rares. Pas de membranes interdigitales.

La forme de la face supérieure du crâne fournit un bon caractère différentiel entre *Mus rattus* et *Mus decumanus*. Les crêtes des os frontaux et pariétaux, très développés chez les deux espèces, circonscrivent avec le bord supérieur de l'os occipital un espace nettement délimité qui, chez le premier, est sensiblement bombé et élargi tandis que, chez le surmulot, il est presque plat, plus étroit et plus allongé.

On distingue deux variétés de rat de grenier : ce sont le rat noir, *Mus rattus* proprement dit, et *Mus alexandrinus* ou rat à ventre blanc.

La variété à ventre blanc a le pelage moins foncé en dessous que le précédent et presque fauve. Le ventre est gris blanc, les oreilles sont parfois rosées. Dix mamelles seulement dont six abdominales et quatre pectorales.

Ces deux variétés pourraient être considérées comme deux espèces, surtout en raison du nombre différent des mamelles, si elles n'étaient capables de croisements indéfiniment féconds. A. de l'Isle a constaté que les produits de ce croisement sont féconds dans la suite des générations qui en dérivent.

Les mœurs du rat de grenier diffèrent peu de celles de *Mus decumanus*. Meilleur sauteur et grimpeur plus agile, il ne va pas à l'eau avec la même facilité. De là vient probablement qu'il fréquente moins ordinairement les égouts. Il se loge de préférence dans les caves, les sous-sols, les caniveaux, les combles, les greniers. On le rencontre à tous les étages des habitations. Plus délicat que le rat d'égout pour sa nourriture, il recherche les magasins de grains et de comestibles. Il pullule, comme le précédent, à bord des navires. Il n'est pas fouisseur et affectionne peu les terriers.

C'est dans les cachettes formées par les meubles et matériaux de toutes sortes qu'il se tient d'ordinaire, niche et élève ses petits. La reproduction est surtout active à la saison chaude. La femelle fait trois ou quatre portées par an, chacune de trois à six petits.

**Souris domestique**. ***Mus musculus***. -- La souris, *Mus musculus*, répandue dans le monde entier, vit dans les habitations et au dehors, partout où elle peut trouver des cachettes pour se dissimuler et des substances alimentaires pour se nourrir.

**Caractères de l'espèce**. — Taille très petite, 17 à 19 centimètres du museau à l'extrémité de la queue. Pelage gris brun en dessus, gris cendré en dessous. Queue mince, unicolore, à peu près de la longueur du corps, conique, assez velue, à poils courts. Anneaux écailleux, petits, serrés, au nombre de 180 environ. Oreilles grises, pourvues de poils ras. Yeux petits. Pieds antérieurs presque moitié moins grands que les postérieurs. Dix mamelles, dont six pectorales et quatre abdominales. Les femelles font trois à cinq portées par an, chacune de quatre à six petits.

Peste chez les rats. — **Transmission expérimentale de la peste au rat**. — On peut conférer la peste aux rongeurs par divers procédés. Le plus simple est l'inoculation sous-cutanée. L'inoculation intra-veineuse est difficile pour les petits rongeurs. L'ingestion d'aliments souillés de microbes échoue le plus généralement. L'introduction dans l'orifice des narines, au moyen d'un pinceau ou d'un tampon, d'un peu de mucus nasal d'un animal malade confère la peste pneumonique.

**Peste expérimentale de la souris.** — De tous les animaux, la souris paraît être le plus sensible au virus pesteux. Si l'on introduit sous la peau une minime quantité de virus, en pratiquant, par exemple, une piqûre à la patte avec la pointe d'une aiguille qui a touché une culture de peste, l'animal devient malade au bout de quelques heures. La gêne du membre piqué et le bubon qui se développe dans les ganglions correspondants sont les premiers symptômes qui permettent de constater la maladie. Au bout de quinze à vingt heures, quelquefois plus, l'animal cesse de manger, se hérisse et demeure immobile et somnolent dans un coin de sa cage. Suivant le degré de virulence du microbe, la mort arrive au bout d'une durée qui varie de un à trois jours.

**Peste expérimentale du surmulot et du rat de grenier.** — Ces animaux sont, comme la souris, sensibles à l'inoculation sous-cutanée du virus à très faible dose. Le rat ainsi inoculé présente, au bout de vingt-quatre heures, un bubon dans une région voisine du point inoculé. Au bout du deuxième jour, il perd l'appétit, devient triste, hérisse son poil et reste immobile et somnolent. Il présente parfois de la difficulté respiratoire. En approchant de la mort, il est agité, par intervalles, de frissons et de mouvements convulsifs. Il meurt au troisième ou quatrième jour, parfois au cours d'une convulsion.

**Peste naturelle des rats.** — Les symptômes que l'on observe sur les rats ou les souris inoculés artificiellement, par piqûres de la peau, sont à peu près identiques à ceux que présentent les animaux quand ils sont atteints de peste naturelle. Ils manifestent des bubons, de la fièvre, puis de la septicémie. Arrivés au terme de la maladie, ils présentent des accès convulsifs; on les voit alors sortir en plein jour de leurs cachettes, courir en titubant droit devant eux, tomber en convulsions et mourir en pleine lumière.

**Diagnostic anatomo-pathologique de la peste naturelle chez le rat.** — En raison du rôle prépondérant que joue le rat dans la propagation de la peste, il est de première importance de reconnaître la maladie chez cette espèce. A cet effet, il faut rechercher les signes macroscopiques et les signes microscopiques, sur le cadavre du rat soupçonné d'être mort de la peste.

**Signes macroscopiques.** — Le bubon primaire constitue le plus important de ces signes; il siège le plus fréquemment à la région du cou. En dehors de ce bubon primaire, on trouve très fréquemment les ganglions des diverses régions du corps augmentés de volume et très visibles, alors que, chez le rat sain, les seuls ganglions faciles à voir sont ceux des régions sous-maxillaire et pelvienne. Parfois on constate de petites hémorragies dans le tissu périglandulaire. Sectionné, le bubon offre un aspect typique résultant de la nécrose plus ou moins avancée de sa portion médullaire.

Le foie peut présenter tous les degrés de la dégénérescence graisseuse. Au premier degré, le contraste entre les lobules malades, de coloration jaunâtre, et les lobules sains rougeâtres donne à l'organe un aspect marbré typique. Plus tard, sa surface est uniformément décolorée. Parfois il se montre parsemé, à la surface et dans l'intérieur, de granulations fines ayant l'aspect de points blanchâtres, comme si l'on avait répandu du poivre gris dans le tissu. Ce sont là autant de petits foyers de nécrose. Dans certaines épizooties, ce caractère, excellent pour le diagnostic, a été observé chez la moitié des rats autopsiés. La rate est augmentée de volume et de consistance ferme. Dans un petit nombre de cas elle est, comme le foie, parsemée de granulations nécrotiques.

L'estomac et l'intestin ne présentent pas de signes bien caractéristiques; l'intestin est parfois très congestionné. La congestion des reins est commune. Ces organes ont parfois subi la dégénérescence graisseuse; ils sont très rarement semés de granulations.

Les plèvres sont généralement le siège d'un épanchement abondant clair ou quelquefois teinté de sang. C'est là un caractère d'une grande valeur diagnostique.

Les poumons ne présentent, d'ordinaire, rien de caractéristique. Très rarement on observe une pneumonie nettement lobaire.

Le cœur est parfois injecté à la surface; ses parois sont relâchées, le ventricule gauche est vide et le droit rempli de sang. Le péricarde, souvent, est rempli d'un liquide clair.

Enfin, des hémorragies sous-cutanées ou dans les organes s'observent dans 50 p. 100 des cas environ.

Chez les rats morts depuis plusieurs jours, on peut fréquemment reconnaître trois signes importants : le bubon, les granulations et l'épanchement pleural.

Les médecins de la Commission anglaise de l'Inde attachent la plus grande importance à l'examen macroscopique. On sait en effet que les observateurs habitués à autopsier les rats pesteux reconnaissent du premier coup d'œil, presque à coup sûr, ceux qui sont infectés. Il n'en est pas moins vrai que diverses maladies peuvent produire des lésions qui rappellent celles de la peste. Billet a signalé en particulier la trypanosomiase du rat, due au *Trypanosoma Lewisi*, et la maladie découverte par Balfour, due à une hémogrégarine, hôte des globules blancs, *Leucocytozoon muris*. Cette maladie frapperait exclusivement *Mus decumanus*.

C'est l'examen microscopique qui, seul, peut donner la certitude.

**Signes microscopiques.** — L'unique but de l'examen microscopique est de retrouver le microbe de Yersin. Durant la maladie, le microbe apparaît de très bonne heure dans le sang du rat. Au bout de vingt-quatre heures, s'il n'est pas toujours visible par l'examen direct d'une préparation, il est facile d'ordinaire à isoler par ensemencement d'une goutte de sang recueillie purement. On peut également le retirer du bubon.

Le sang pris sur le cadavre d'un rat pesteux est en général très riche en bacilles. A l'examen direct, les frottis d'organes (de rat surtout) se montrent bourrés de ces microbes. Il est quelquefois utile de confirmer le résultat de cet examen par l'ensemencement du sang du cœur, en particulier lorsque les bacilles caractéristiques sont peu nombreux dans la rate.

**Diagnostic rétrospectif de la peste chez des cadavres putréfiés.** — Souvent les rats examinés au cours d'une épidémie sont morts depuis un certain temps et en partie putréfiés. Il n'est plus possible alors de reconnaître le bacille pesteux parmi la quantité d'espèces microbiennes qui ont envahi les organes. Cependant, plusieurs jours après la mort, on peut encore isoler le bacille de Yersin par inoculation au cobaye. Cette inoculation ne doit pas être sous-cutanée, sous peine de conférer à l'animal une infection à marche rapide par d'autres microbes que celui de la peste. Elle se pratique en frottant avec un fragment d'organe, de rate de préférence, une surface de peau fraîchement rasée chez le cobaye. Le microbe pesteux pénètre plus facilement que les autres dans l'organisme par les minuscules érosions de l'épiderme, et l'animal contracte la maladie.

Grysez et Wagon ont indiqué un autre procédé (1). Ces auteurs ont montré la possibilité de faire le diagnostic de la peste au moyen de la réaction de Bordet-Gengou (déviation du complément) alors que les organes sont en état de putréfaction avancée. Comme anticorps, on emploie le sérum antipesteux, comme antigène on emploie le foie ou la rate (1 gramme du tissu de l'organe, broyé et émulsionné dans 30 cc. d'eau salée à 8,5 pour 1000). Le complément est fourni par du sérum frais de cobaye dilué au 1/10.

**Peste chez les tarbaganes.** — On connaît, depuis une époque reculée, en Mongolie, une maladie contagieuse des tarbaganes à laquelle sont exposés les chasseurs et les personnes qui manipulent les cadavres de ces animaux.

(1) GRYSEZ WAGON, *C. R. de la Soc. de Biologie*, 29 avril 1911, t. LXX, p. 647.

Cette maladie des tarbaganes a été signalée pour la première fois en 1864 par Tcherkassof (1).

En 1894, Rudenko a émis l'opinion qu'elle n'était autre que la peste. Beliavsky et Retchnikof, en 1895, puis Zabolotony, en 1898, ont confirmé l'opinion de Rudenko. Le professeur Schottelius (de Stuttgart) s'est livré, sur des tarbaganes, à des expériences qui

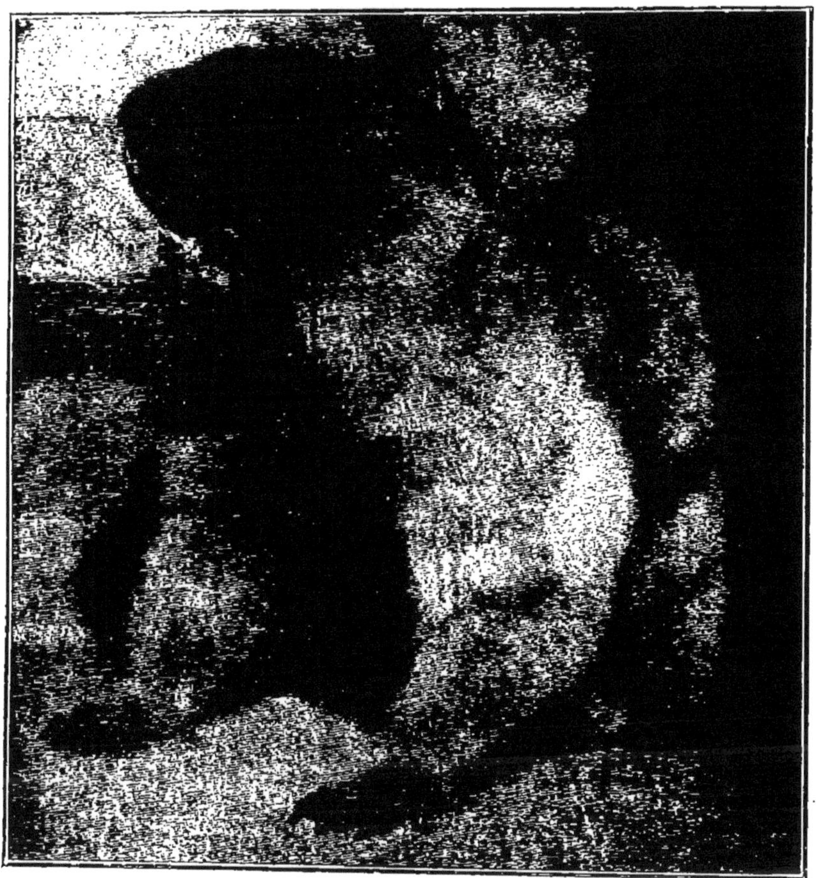

Fig. 124. — Le Tarbagane (*Arctomys bobac* Schreb.) (d'après la photographie publiée dans le rapport de la Conférence de Moukden).

rendent manifeste la sensibilité, à la peste, de cette espèce et la fréquence des lésions pulmonaires chez elle. Il n'est pas douteux aujourd'hui que la maladie des tarbaganes est due au microbe de Yersin.

Caractères des tarbaganes. — Le Dr Follenfant, qui a étudié sur place les mœurs des tarbaganes, a bien voulu nous communiquer les renseignements qu'il a recueillis sur cette espèce.

(1) Tcherkassoff, Erinnerungen eines Jägers aus Ostsibiri en (1855-1863), Leipzig, 1866.

Le tarbagane (*Arctomys bobae*) est un rongeur de la famille des marmottes, qui mesure environ 78 centimètres de longueur totale. Il a le pelage épais, gris noirâtre en dessus, plus pâle en dessous; les extrémités des membres sont grises et la queue roussâtre.

L'aire où le tarbagane se rencontre est assez étendue. Elle comprend, dans les régions septentrionales de l'Asie et d'une partie de l'Europe, la plupart des contrées où le froid est très rigoureux, soit du fait de la latitude, soit du fait de l'altitude.

Les tarbaganes vivent en société dans les terrains sableux et forment des agglomérations immenses; mais chaque animal possède son terrier particulier. Ce terrier est signalé par un monticule. situé au voisinage, qui constitue l'observatoire du propriétaire. Fréquemment le tarbagane s'assied sur ce monticule pour surveiller l'horizon. Entre un terrier et les terriers voisins, il existe toujours une distance d'environ 10 mètres.

Le tarbagane se nourrit de végétaux; c'est un animal hibernant qui dort dans son terrier de septembre à mars.

Les Bouriates et les Cosaques donnent la chasse à cet animal, dont ils tirent parti pour divers usages : la chair est estimée par eux; la graisse sert à astiquer les cuirs; enfin la fourrure est l'objet d'un commerce important.

C'est en automne que les tarbaganes manifestent, dans certaines contrées de la Mongolie, la maladie qui a été identifiée avec la peste. Les indigènes savent reconnaître les marmottes malades à leur démarche chancelante, à la facilité avec laquelle elles se laissent capturer, au bubon qui existe parfois à l'aisselle d'un membre, enfin à la façon dont le sang se coagule dans le cadavre. Le chasseur contracte la maladie en maniant et dépouillant les animaux ainsi infectés. Zabolotny fait observer que les Bouriates mangent la chair sans la faire cuire et peuvent être contaminés ainsi.

En 1885, une épizootie se produisit parmi les marmottes en Mongolie. Elle fut, peu après, suivie par l'épidémie de peste chez les habitants.

Nombre d'exemples de la contagion par ces animaux ont été cités. Nous rapportons les plus intéressants.

Dans le village de Soktui, en 1889, une famille cosaque présenta plusieurs cas de peste. Le premier membre de cette famille qui fut atteint avait chassé et écorché des tarbaganes. Après lui, trois autres cas mortels se produisirent dans la même maison, dont un à marche très rapide, celui d'une jeune fille de 16 ans qui mourut en moins de trois jours.

Un parent de cette famille, ayant manié les vêtements des personnes décédées, contracta à son tour la maladie et la transmit à cinq personnes de sa maison. Tous succombèrent. Un enfant Bouriate, demeurant dans une autre habitation, qui avait eu des rapports avec ceux-ci, fut atteint et mourut à son tour.

En 1891, deux années plus tard, un survivant de la première famille cosaque atteinte en 1889 commit l'imprudence d'écorcher un tarbagane infecté. Il fut atteint de peste mortelle et, après lui, son jeune frère âgé de cinq ans.

La même année, une bouffée de cas se manifesta dans le village d'Aska. La première victime fut un homme qui avait manié et mangé un tarbagane en compagnie de quelques amis. Cet homme transmit la peste à cinq membres de sa famille. L'un de ceux-ci fut soigné dans une maison voisine et contamina deux autres personnes. Aucun de ces cas ne guérit.

Soktui fut de nouveau éprouvé par la peste en 1894. Un habitant, qui avait transporté six tarbaganes capturés et tués par son chien, présenta au bout de 48 heures les symptômes de la peste et mourut en trois jours. Après lui, six personnes de sa famille furent mortellement frappées.

Follenfant a étudié les tarbaganes dans les régions voisines de Tsitsikov, où ils abondent. Cette ville, située à moitié chemin de Kharbine à Mandchouria (frontière russo-chinoise), est le centre d'un foyer très ancien de peste humaine surveillé par la Russie. C'est dans cette région qu'a débuté l'épidémie pneumonique de 1910.

En 1898, Matignon a signalé un foyer de peste humaine dans le district de Solenko. La même année, Zabolotny s'est rendu dans cette contrée en vue d'y étudier l'endémie. La région de Toung-Kia-Yung-Tzeu, où il a séjourné, au nord de Solenko, est montagneuse avec une altitude de 1265 mètres ; elle est boisée et fort peuplée. On y rencontre de nombreux villages, petits mais populeux, dont les maisons appelées « phanses », exiguës, couvertes en paille et divisées en deux pièces, logent chacune une famille de dix à vingt personnes. La peste, appelée par les indigènes « Vegne tzay » ou « Vegne-y », se manifeste en août et septembre, tantôt dans un village, tantôt dans un autre. D'après Zabolotny, elle est toujours précédée par la peste des tarbaganes, très abondants dans la contrée. Cet auteur tient des missionnaires que la peste existerait en ce point depuis 1885, année où précisément une épizootie très importante parmi les tarbaganes précéda la peste humaine (1).

C'est encore aux tarbaganes qu'on a attribué l'origine de la peste en Mandchourie. Cette épidémie débuta le 13 octobre 1910 à Mandchouli, station proche de la frontière russe. D'après des ren-

(1) ZABOLOTNY, Peste en Mandchourie (*Ann. de l'Institut Pasteur*, 1899).

seignements divers, la peste aurait été apportée dans cette localité par des indigènes venus pour prendre le train, en vue de fuir leur village où des cas s'étaient produits parmi des chasseurs de tarbaganes. La conférence de Moukden a admis que l'épidémie dérivait d'une épizootie des tarbaganes, mais elle n'a pu faire la preuve de l'existence, chez ces animaux, de l'infection naturelle avant que l'épidémie fût déclarée. La peste, d'autre part, existait dans la région depuis plusieurs années à l'état sporadique et les cas annuellement constatés, pendant la période de la chasse aux tarbaganes, paraissaient se rattacher à l'enzootie habituelle chez ces animaux.

## VII

## THÉORIES DE LA TRANSMISSION. INSECTES TRANSMETTEURS DE LA PESTE BUBONIQUE

Diverses théories, à peu près abandonnées aujourd'hui, ont été édifiées aussitôt après la découverte du bacille, pour expliquer la façon dont ce microbe se transmet soit aux hommes, soit aux animaux. Nous les passerons rapidement en revue avant d'exposer le mécanisme ordinaire de la propagation et le rôle qu'y tiennent les rats et les puces.

**Théorie de la transmission alimentaire.** — La première est celle de la transmission alimentaire. D'après cette théorie, la peste serait habituellement conférée à l'homme par l'ingestion d'aliments et de boissons souillés par le virus. Cette théorie suppose que le virus existe dans les excrétions des rats et de l'homme malades, que le rat, en particulier, grâce à la fréquentation du garde-manger, est susceptible de souiller les ustensiles de ménage et les aliments avec lesquels le microbe pénétrera dans le tube digestif de l'homme. Elle suppose également que le virus traverse la muqueuse du tube digestif pour s'introduire dans l'organisme. Aucune des hypothèses sur lesquelles se fonde cette théorie n'est confirmée par les faits. S'il est vrai que, dans une maison où des rats meurent de peste, les habitants sont à peu près toujours atteints, on ne peut incriminer la souillure des aliments, car les cas humains se manifestent tout aussi sûrement lorsque les aliments sont parfaitement à l'abri du contact des rats, ou lorsque les habitants prennent leur nourriture hors de la maison. En ce qui concerne la pénétration du virus par le tube digestif, elle est infirmée, en tant que cause habituelle, par les expériences sur les singes et sur les rats. Elle ne concorde pas non plus avec l'observation clinique, puisque la forme intestinale de la peste est exceptionnelle.

**Théorie de la transmission par des excoriations résultant de la marche nu-pieds.** — Une autre théorie a été adoptée par la plupart des médecins qui ont assisté aux épidémies de Chine et de l'Inde durant les dernières années du XIX<sup>e</sup> siècle. L'habitude de marcher nu-pieds, commune chez les populations de l'Inde et de l'Extrême-Orient, a fait supposer que la contagion s'opérait d'ordinaire par les membres inférieurs. On a admis que cette marche nu-pieds favorisait la production d'excoriations de la peau, qui, fortuitement, étaient mises en contact avec le microbe répandu dans le milieu extérieur par les excrétions des hommes et des animaux pestiférés.

Ici encore la théorie est basée sur des hypothèses que les faits ne justifient point. Lorsque nous avons cherché à vérifier si les pestiférés de l'Inde, surtout ceux atteints de bubons aux membres inférieurs, avaient pu s'infecter par des excoriations aux pieds, nous n'avons pas rencontré d'excoriations dans la plupart des cas, et, quand il en existait, le siège du bubon ne correspondait nullement avec les lymphatiques de la région excoriée. Bien mieux, lorsqu'il était possible, comme nous le dirons plus loin, de reconnaître la porte d'entrée du virus, il apparaissait nettement que cette porte d'entrée ne correspondait à aucune excoriation antérieure.

**Théorie de la transmission alimentaire chez les rats.** — Pour expliquer la propagation parmi les rats, la théorie alimentaire étant généralement admise, on invoquait surtout la réputation de férocité de ces animaux pour les accuser de se manger entre eux, de dévorer les malades de leur tribu et de multiplier par ce moyen la propagation. Cependant nous n'avons pu relever aucune observation de rats sains se dévorant entre eux, ni de rats malades dévorés par leurs congénères sains. Dans les maisons où sévit l'épizootie, il nous a été aisé de constater que, d'une façon très générale, les animaux atteints meurent dans leurs terriers ou sur le sol, sans que les autres songent ni à hâter leur fin, ni à en faire leur pâture. Loin de là, les rats sains, inquiets de voir des malades dans leur compagnie, sont surtout préoccupés d'abandonner la place et de chercher des cieux plus cléments. Ils émigrent le plus souvent et quelquefois vont très loin.

En ce qui touche la possibilité de la transmission de rat à rat au moyen des aliments souillés par les excrétions, nous avons expérimenté que l'ingestion de matériaux virulents était le plus souvent inoffensive pour le rat. Cette conclusion est corroborée par des expériences plus récentes de la Commission anglaise.

**Théorie de la propagation nasale parmi les rats.** — Une

autre théorie de la propagation parmi les rats a été basée sur les expériences de Roux et Batzarof démontrant la virulence des sécrétions nasales du rat pesteux. L'expérience fondamentale consiste à souiller l'orifice externe des narines d'un rat sain avec un peu de mucus nasal provenant d'un rat malade. Le rat sain contracte ainsi la maladie. Il est possible, en outre, dans des circonstances particulières et à titre d'expérience de laboratoire, de transmettre la peste à un rat par des aliments qu'ont souillés les sécrétions nasales du rat pesteux. Mais les conditions nécessaires ne semblent pas devoir se réaliser dans la nature, si ce n'est d'une façon très exceptionnelle. La forme de peste qui est transmise par la méthode de Batzarof est la forme pneumonique. Or, on sait que, dans la nature, le rat qui meurt de peste naturelle présente presque toujours une peste bubonique et non pneumonique. On ne saurait, par suite, admettre que la transmission nasale soit un mode ordinaire de la propagation naturelle chez les rats.

**Insuffisance de ces théories pour expliquer le développement des épidémies.** — Ayant entrepris, en 1897, de contrôler, par l'observation et l'expérimentation, les théories que nous venons de passer en revue, théories adoptées jusqu'alors pour expliquer la propagation de la peste et l'évolution des épidémies ou épizooties, nous avons été conduit à rejeter les unes et les autres.

Sans doute il peut arriver que, véhiculé par le crachat virulent d'un malade pneumonique, le bacille de Yersin puisse venir au contact d'une excoriation de la peau et infecter l'organisme par cette voie. Accidentellement aussi, ce microbe pourra être porté dans les narines, par les mains qui se sont chargées du virus au contact d'un pneumonique. L'urine infectieuse d'un rat moribond contenant le bacille pourra peut-être encore servir d'intermédiaire à la contagion. La virulence de cette espèce bactérienne est telle et la quantité nécessaire à une inoculation si minime qu'on ne peut mettre en doute la possibilité de tels faits de transmission dans la nature. Seulement ce sont là des faits isolés. L'observation et l'expérience nous ont montré qu'ils ne constituent jamais le moyen suffisant du développement d'une épidémie bubonique.

**La propagation relève d'un agent vivant.** — Au contraire, tous les faits concordent à démontrer que la transmission s'opère d'une façon active, qu'elle relève d'un agent vivant et enfin que cet agent est un parasite commun au rat et à l'homme, susceptible de passer de l'un à l'autre, suivant les circonstances. La puce est le parasite qui joue le rôle important dans cette transmission du rat au rat et du rat à l'homme. En certaines circonstances, la punaise peut se substituer à la puce comme agent de transmission d'homme à homme, mais ce n'est qu'à titre exceptionnel.

Deux faits principaux établis au cours de nos recherches nous ont permis d'affirmer, dès l'année 1898, la transmission parasitaire.

En premier lieu, nous avons constaté la présence, dans une certaine proportion de cas humains, d'une phlyctène qui se manifeste avant ou en même temps que le bubon. Cette phlyctène se produit parfois expérimentalement, quand on inocule la peste avec la pointe d'une aiguille à un animal de laboratoire. Elle marque donc, dans la peste naturelle aussi, la porte d'entrée du microbe et témoigne d'une inoculation par piqûre. En second lieu, après avoir reconnu que les puces qui ont piqué un rat malade renferment le microbe dans leur tube digestif, nous avons réalisé avec succès des expériences de transmission de la peste à des rats sains au moyen de puces infectées.

**Transmission de la peste par les puces et les punaises.** — L'idée de la transmission parasitaire n'a point été accueillie partout avec faveur. Parmi les médecins qui, vers cette époque, se trouvaient aux prises avec la peste, Asburton Thompson est le premier qui ait admis la justesse de nos vues touchant le rôle des puces et des rats. Par une étude systématique des faits de propagation durant l'épidémie de Sydney, il les a confirmés dès 1902 d'une manière saisissante. Cette confirmation, cependant, n'a pas suffi à vaincre le scepticisme de la plupart des médecins des villes pestiférées.

Si, à l'origine, nos affirmations ont rencontré des sceptiques et des contradicteurs, cela tient en particulier à ce que certains naturalistes ont objecté, fort à la légère, que les puces parasites du rat ne piquent pas l'homme.

C'est là une opinion en partie fondée pour quelques contrées de l'Europe, en partie seulement, car, dans toutes les régions du globe, le rat peut être, à certaines saisons, porteur de puces de l'homme, ou du chien, ou du chat, qui toutes peuvent piquer l'homme et le rat alternativement. Elle est parfaitement fausse en ce qui concerne la plupart des pays tempérés et toutes les régions chaudes. Tandis qu'en France le rat d'égout, le rat de grenier et la souris sont généralement parasités par *Ctenopsylla musculi* et *Ceratophyllus fasciatus*, la puce commune sur ces rongeurs dans les pays chauds est l'espèce décrite par Tiraboschi sous le nom de *Pulex murinus* et par Rothschild sous celui de *Loemopsylla cheopis*. Nous avons donné plus haut la description détaillée de cette espèce.

Si l'on fait piquer par *Loemopsylla cheopis* un rat pesteux arrivé à la période où son sang contient le microbe en abondance, cette puce contracte l'infection qui, ainsi qu'on l'a vu, demeure pour elle inoffensive. Placée sur un autre rat le jour même, ou le lendemain ou le surlendemain, elle lui transmet la peste. On ne peut mettre en doute après cette expérience que si, au lieu d'un rat sain, cette puce infectée s'attaque à un homme, elle ne doive lui inoculer la maladie de la même façon.

Veut-on provoquer une épizootie pesteuse parmi des rats, ou parmi les cobayes, que leur facile maniement désigne mieux que le rat pour ces expériences? Rien de plus facile. Il suffit d'introduire un animal malade dans un groupe d'animaux sains, puis de répandre dans le local qu'ils occupent en commun un nombre suffisant de *Loemopsylla cheopis*. L'épizootie se réalisera de la même façon qu'on l'observe dans la nature. Le rôle de la puce est facile à mettre en évidence par une contre-épreuve. Si en effet on mélange des animaux sains à des animaux malades, après s'être assuré qu'ils sont les uns et les autres exempts de puces, de même que le local où ils sont enfermés, on voit les animaux malades mourir sans qu'aucune transmission se manifeste, même si on laisse séjourner le cadavre dans le local en contact constant avec des animaux sains. La preuve de l'intervention des puces peut être faite également en laboratoire : si l'on fait piquer des puces sur un animal malade, puis, le jour même ou les jours suivants, sur un animal sain, ce dernier contractera la peste. Nos expériences répétées dans les conditions les plus variées par Gautier et Reybaud, par Verjbitski et plus récemment par la Commission anglaise, ont forcé la conviction du public médical.

Quelles sont donc les espèces qui concourent à la transmission de la peste?

On ne peut guère douter que toutes les espèces qui piquent habituellement le rat, comme *Ctenopsylla musculi* et *Ceratophyllus fasciatus*, soient capables de propager la maladie de rat à rat. Verjbitski en a donné la preuve pour *Ctenopsylla musculi* et la Commission anglaise pour *Ceratophyllus fasciatus*. D'autre part, toutes les espèces qui sont susceptibles de piquer alternativement le rat et l'homme peuvent servir d'agents de transmission soit parmi les rats, soit entre les rats et les hommes, soit parmi les hommes.

On avait cru jusqu'à présent que *Ceratophyllus fasciatus* et *Ctenopsylla musculi* étaient incapables de piquer l'homme, ainsi que le soutenait Galli Valerio. Gauthier et Raybaud ont démontré récemment que cette opinion est erronée. Les deux espèces sans doute piquent plus volontiers le rat, mais, si elles sont affamées, elles attaquent également l'homme. On doit donc les ajouter à la liste de celles capables de transmettre la peste du rat à l'homme.

La punaise est capable parfois de conférer la peste. Pour des motifs divers, elle est bien loin de jouer un rôle comparable à celui de la puce. La principale raison provient de ce que, dans les maisons, la punaise ne fréquente pas le rat; elle s'attaque à l'homme exclusivement. Or, nous avons vu que, sauf des exceptions, l'homme pestiféré ne présente des microbes dans le sang que peu d'heures avant la mort. Seules les punaises qui le piquent à la période agonique ont quelques chances de se contaminer. Le cas où la punaise est un véhicule de la peste ne saurait donc se produire très fréquemment. Quoi qu'il en soit, nos observations, celles de Calmette, de Hankin et les expériences de Verjbitski ne laissent planer aucun doute sur la possibilité de la transmission par ces parasites.

En ce qui touche la transmission d'homme à homme sans intermédiaire de rat, les puces se trouvent dans les mêmes conditions que les punaises, c'est-à-dire qu'elles ne peuvent s'infecter sur un malade qu'à la période voisine de l'agonie. On s'explique par suite la rareté de la contagion d'homme à homme par cet intermédiaire, tandis que, dans la grande majorité des cas, la transmission a lieu par les puces infectées sur le rat. L'épidémie est donc sous la dépendance de l'épizootie. Au contraire, l'épizootie résulte de la transmission du rat au rat; elle est tout à fait indépendante des épidémies. C'est pourquoi l'on voit régulièrement l'épizootie précéder l'épidémie.

## PESTE CHEZ LA PUCE

**Présence du bacille dans le tube digestif de la puce.** — Parmi les puces capturées sur les rats atteints de cette peste naturelle, soit au moment de l'agonie, soit après la mort, un certain nombre contiennent le bacille pesteux dans leur estomac. De même, si l'on fait piquer expérimentalement un rat infecté et près de mourir, par une puce, celle-ci manifestera la présence du bacille de Yersin dans son tube digestif. Il suffit d'examiner les déjections d'une puce ainsi infectée pour le déceler.

**Multiplication du microbe dans le corps de la puce.** — Le microbe absorbé avec le sang du rat se multiplie dans l'estomac de la puce. En effet, si l'on examine journellement les déjections des puces infectées sur le rat, on constate que le nombre des microbes va croissant jusqu'au quatrième jour, puis décline. Le nombre de microbes est plus grand si la puce est mise à l'étuve que si elle est conservée à la température ordinaire. Pendant que la puce est en observation, on doit la faire piquer sur des animaux sains pour la nourrir. En général, les microbes disparaissent au bout de huit à dix jours par une température de 32°. D'après la Commission anglaise, ils persistent plus longtemps, jusqu'à vingt et un jours, si la puce est maintenue à une température ne dépassant pas 26°5. Les expériences récentes de Gauthier et Raybaud démontrent que la durée de l'infection de la puce peut atteindre plusieurs mois.

**Virulence du microbe dans le corps de la puce.**— Verjbitski s'est demandé si, en passant par le corps des puces, le microbe de la peste s'atténue ou s'exalte. Il résulte de ses expériences sur ce point que, si le rat auquel la puce emprunte le microbe a été infecté avec un bacille peu virulent, cette puce, bien que renfermant le bacille en abondance, est incapable de communiquer la peste. Elle l'inocule au contraire, si le rat avait été infecté avec un bacille hautement virulent. Bien que ces résultats aient besoin de confirmation, on est fondé à en déduire que la virulence n'est pas modifiée par le passage dans le corps de la puce.

**Durée du pouvoir infectieux de la puce.** — Contrairement à ce qui se passe chez les moustiques vecteurs de la fièvre jaune ou du paludisme, la puce est capable de transmettre la maladie peu d'heures après avoir sucé le sang malade. Ce pouvoir infectieux est surtout marqué pendant les deux premiers jours qui suivent la piqûre du rat par l'insecte ; il peut se manifester, mais d'une manière moins constante, pendant quinze jours et plus, suivant les saisons.

**Température à laquelle se fait la transmission.** — On a constaté que toutes les températures ne sont pas également favorables à la transmission de la peste au rat et au cobaye par les puces infectées. L'expérience faite sur le cobaye à la température de 24° a donné une proportion de 84 succès p. 100 contre 32 p. 100 aux températures de 30, 31 ou 32°. Il en a été à peu près de même pour la transmission au rat. Les températures de 20 à 25° paraissent convenir particulièrement ; toutefois, la transmission peut avoir lieu à des températures plus basses, jusqu'à 5°.

**Conditions dans lesquelles les piqûres de puces peuvent transmettre la peste.** — Les puces des deux sexes sont également aptes à la transmission. Divers observateurs ont recherché combien de piqûres de puces sont nécessaires pour conférer la peste à un animal. Dans un seul cas, on a pu infecter un rat blanc par une piqûre unique. Il résulte de nombreuses expériences que, pour conférer la peste soit au rat, soit au cobaye, d'une manière à peu près certaine, il est nécessaire de placer au moins cinq puces infectées sur l'animal sain. Avec un nombre moindre, le succès est exceptionnel.

**Disparition des bacilles pesteux du corps de la puce.** — On peut estimer à environ un demi-millimètre cube la capacité de l'estomac d'une puce de taille moyenne, et à plusieurs millions, le nombre de microbes qui peuvent y être introduits avec le sang dont l'insecte se gorge sur un rat malade. Le fait qu'après une seule ingestion de sang virulent la puce rejette des bacilles avec ses excréments, pendant une période qui peut durer jusqu'à vingt jours et même plus, témoigne suffisamment que le microbe se cultive dans le tube digestif. La confirmation de cette culture est encore donnée par le fait cité plus haut que le nombre des bacilles, dans les déjections, va croissant pendant les quatre à cinq premiers jours pour diminuer progressivement ensuite. La présence du microbe d'ailleurs ne gêne en aucune façon l'hôte. Une puce pestifère n'est point malade ; elle se nourrit et se reproduit avec la même activité que la puce saine et la durée de son existence n'est nullement abrégée. Il semble assez surprenant, dans ces conditions, de voir le microbe disparaître au bout d'un temps plus ou moins long. La Commission anglaise de l'Inde a recherché par quel mécanisme s'opère cette disparition. Elle a constaté que la température exerce une influence sur le phénomène. Si l'on maintient par exemple l'insecte à une température de 30 à 32°, les microbes disparaissent très vite dans les déjections. Ils persistent beaucoup plus longtemps à une température de 24 à 25°. On ne peut donc attribuer leur disparition simplement aux lavages successifs de l'intestin par une série de repas de sang pur. D'autre part, si l'on fait jeûner un peu longuement la puce après qu'elle a ingéré du sang virulent, on voit que la multiplication des bacilles dans son tube digestif est beaucoup plus considérable que si on la nourrit, au bout d'un court intervalle, sur un animal sain. De ces observations, on est amené à conclure que le sang sain ingéré renferme un élément qui, à une température favorable, détruit le bacille. Cet élément ne peut être que les phagocytes. Ce serait donc par un phénomène de phagocytose, dû à l'introduction dans l'estomac des leucocytes du sang dont l'insecte se nourrit, que la puce se débarrasserait en quelques jours des cultures de peste qui souillent son tube digestif.

**Mécanisme par lequel la puce transmet le microbe de la peste.** — Après avoir expérimentalement obtenu la transmission de la peste au rat par les piqûres de puces infectées, nous nous sommes demandé si le microbe était porté directement dans les tissus par la trompe, pendant la piqûre, ou si la pénétration s'effectuait d'une autre manière.

Au début de la succion, la puce, nous l'avons dit, projette du liquide salivaire dans la plaie qu'elle vient de creuser. On pourrait donc croire que, lorsqu'elle est infectée, elle injecte le virus avec ce liquide, ainsi que cela se passe puor le microbe du paludisme, qui, de l'estomac du moustique, passe dans ses glandes salivaires, puis est injecté avec la salive dans les tissus pendant l'acte de la piqûre. Cependant, toutes les recherches faites sur ce point démontrent que le bacille de Yersin introduit dans l'estomac ne passe jamais dans le cœlome et ne saurait arriver aux glandes salivaires de la puce. D'autre part, l'anatomie de l'insecte semble prouver que la régurgitation du contenu stomacal n'est pas possible et que le microbe ne peut être projeté par ce moyen dans la plaie due à la piqûre.

En étudiant cette question, nous avons pu constater que la puce, pendant la succion, lorsqu'elle commence à être gorgée de sang, vide en partie son tube digestif et dépose le plus souvent ses déjections au voisinage immédiat du point piqué. Nous fûmes conduit alors à admettre que, lorsque ces déjections contiennent une culture de bacille de Yersin, elles peuvent souiller la petite plaie résultant de la piqûre, et par cette voie infecter l'organisme. Les recherches faites plus récemment par Verjbistki et par les médecins de la Commission anglaise de l'Inde les ont amenés à partager notre manière de voir.

Les expériences de Verjbistki, qui viennent à l'appui de cette hypothèse, ont consisté à faire piquer un lot de rats par des puces saines, sur une petite surface de peau préalablement rasée, à la cuisse par exemple. Aussitôt que les puces ont piqué, on applique avec un pinceau une culture de peste en bouillon sur le siège des piqûres. Les rats ainsi traités contractent la peste, tandis que les rats témoins qui, sans avoir été piqués, reçoivent le même badigeonnage sur la même région de peau rasée, demeurent indemnes. La piqûre de la puce offre donc une voie suffisante à la pénétration du microbe.

Quoi qu'il en soit, bien que notre hypothèse réunisse en sa faveur des arguments nombreux, à l'heure actuelle encore la question n'est pas définitivement jugée.

## BIOLOGIE DES PUCES

Les puces susceptibles de se rencontrer sur l'homme et sur le rat se tiennent, en général, sur le corps de l'hôte. Elles le quittent cependant, quelquefois, avec une facilité variable suivant les circonstances. C'est ainsi que la femelle pond le plus ordinairement à terre. Elle peut aussi pondre dans la fourrure du rat, mais ne fixe pas ses œufs aux poils. Tiraboschi, qui a bien étudié le parasitisme des puces, affirme que la presque totalité des espèces passent toute leur vie d'insecte parfait sur le corps de l'hôte et ne le quittent qu'à sa mort.

La ponte, au moins dans les pays chauds, peut avoir lieu en toute saison; toutefois, certaines circonstances, climatiques ou autres, peuvent influencer la reproduction des puces. On ne s'expliquerait pas sans cela que, dans la plupart des régions, on observe une ou plusieurs saisons où les puces chaque année abondent d'une façon particulière.

Les œufs sphériques ou ovoïdes, de coloration gris-perle, sont pondus en nombre variable suivant l'espèce (*Loemopsylla cheopis*, un à cinq; *Pulex irritans*, huit à douze). Ils éclosent après deux à trois jours en période chaude et peuvent demander jusqu'à douze jours, en hiver, dans nos régions.

De l'œuf sort une petite larve blanchâtre, apode (sauf deux petits appendices digitiformes situés à la face ventrale du dernier anneau), vermiforme, constituée par quatorze segments (tête comprise). L'avant-dernier segment porte, à la face dorsale, des poils très longs chez la larve de *Loemopsylla cheopis*, plus courts chez *Pulex irritans*.

Arrivée au terme de sa croissance, qui nécessite au moins une semaine, la larve cesse de manger, devient paresseuse, s'immobilise et file un petit cocon blanchâtre, d'une soie très fine, auquel adhèrent en général des poussières et d'autres petits corps étrangers. Dans cette coque, elle se transforme en nymphe qui, d'abord blanchâtre, brunit au fur et à mesure qu'elle approche de la métamorphose en insecte parfait. La transformation a lieu au bout de sept à quatorze jours.

La puce sort alors du cocon. Incapable de se passer de sang, elle doit bientôt se mettre en quête d'un hôte. Toutefois, elle est capable, à cette période, de vivre sans manger pendant sept à quatorze jours. Au contraire, lorsqu'elle est plus âgée et qu'elle a commencé à se nourrir de sang, si elle vient à en être privée, elle ne survit pas plus d'une semaine.

La durée de la vie de la puce la plus commune du rat (*Loemopsylla cheopis*), d'après la Commission anglaise, serait au maximum de quarante et un jours si elle est nourrie sur le rat et de vingt-sept jours si elle est nourrie sur l'homme. Gauthier et Raybaud ont montré que *Ceratophyllus fasciatus* et *Ctenopsylla musculi*, nourries sur l'homme ou le rat, peuvent vivre plusieurs mois.

Le cycle complet de la reproduction paraît être de vingt et un jours ; il varie avec les conditions d'alimentation de la larve et avec les conditions de climat.

Les expériences faites concernant la saison de la reproduction de *Loemopsylla cheopis* ont montré que cette espèce, dans l'Inde, se reproduit toute l'année, mais avec moins d'intensité en juin ; de plus les températures de 30° et au-dessus gênent la reproduction ainsi que le développement des larves.

## ESPÈCES DE PUCES CONNUES COMME CAPABLES D'HÉBERGER LE MICROBE DE YERSIN

Parmi les innombrables espèces de puces que Tiraboschi et d'autres auteurs ont décrites comme parasites habituels ou temporaires des muridés, un petit nombre ont été étudiées au point de vue de leur faculté d'héberger le bacille de la peste. Ogata, en 1897, a signalé la présence de ce microbe dans le corps de puces capturées sur des morts de peste à Formose. La même année, et sans avoir connaissance de cette observation d'Ogata, nous avons recherché et rencontré le bacille dans le tube digestif des puces qui parasitaient des rats infectés expérimentalement ou morts d'infection naturelle. Tidswell, en 1900, puis Gauthier et Raybaud, en 1902, ont confirmé les observations d'Ogata et les nôtres sur ce point. La question des espèces qui étaient en jeu n'a été élucidée que plus tard, principalement par les travaux de la Commission anglaise dans l'Inde.

Actuellement les espèces de puces chez lesquelles on a rencontré le microbe de la peste, soit qu'elles aient puisé ce microbe naturellement sur des rats, soit qu'elles aient été nourries à titre expérimental sur un animal pesteux, sont au nombre de six : *Loemopsylla cheopis*, *Pulex irritans*, *Pulex canis*, *Pulex felis*, *Ctenopsylla musculi* et *Ceratophyllus fasciatus*.

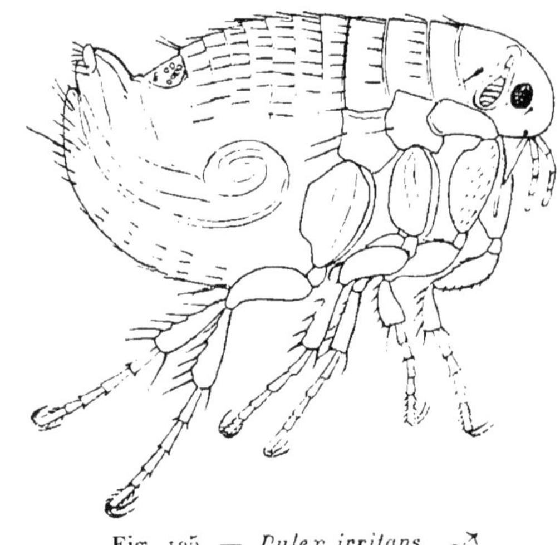

Fig. 125. — *Pulex irritans*, ♂.

Nous donnons ci-après une brève description de chacune de ces espèces, nous bornant à mentionner leurs caractères distinctifs les plus saillants.

### « Pulex irritans » Linné.

**Corps.** — Corps ramassé, de coloration brun marron plus ou moins foncé, luisant.

**Tête.** — Tête régulièrement arrondie en avant. Maxilles terminés en pointe longue effilée.

Dernier article des antennes fortement incisé sur un côté seulement.

**Peignes.** — Pas de peignes ni à la tête ni au thorax.

**Soies.** — Deux soies oculaires, une près de l'œil, l'autre près de la base des maxilles.

Une soie derrière le bord postérieur des fossettes antennales.

Le bord postérieur de la bande dorsale des segments thoraciques et abdominaux porte, de chaque côté, une série de quatre ou neuf soies. Les stigmates abdominaux s'ouvrent au-dessous de la dernière soie du segment qui les porte.

Deux soies sus-pygidiales, de longueur moindre que les soies correspondantes de *Loemopsylla cheopis*.

« **Loemopsylla cheopis** » Rosthchild ( « **Pulex murinus** » Tiraboschi).

**Corps.** — Corps ramassé, châtain ou jaunâtre, plus clair et plus velu que celui de *Pulex irritans*.

**Tête.** — Tête régulièrement arrondie en avant.

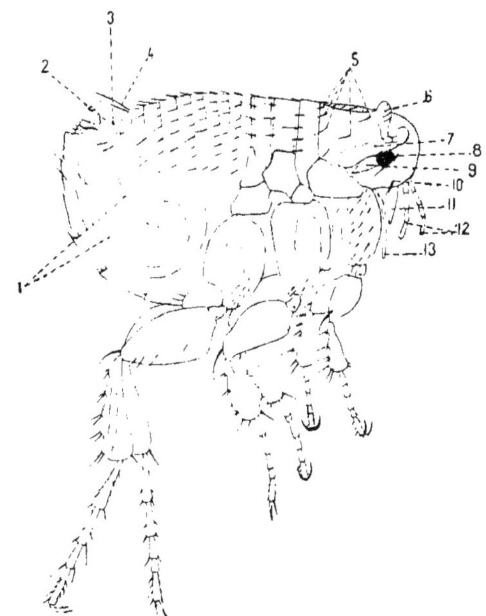


Fig. 126. — *Loemopsylla cheopis*, ♂ (dessiné d'après un échantillon capturé sur un rat à Marseille).

1, filaments du fourreau pénial vus par transparence; 2, tenailles du mâle; 3, plaque sensuelle ou *pygidium*; 4, soies sus-pygidiales; 5, soies postérieures de la tête, en deux séries formant un V; 6, antenne faisant saillie hors de la fossette; 7, fossette antennale; 8, soie oculaire; 9, membrane de la fossette antennale; 10, soie orale; 11, mâchoire ou maxille; 12, palpes maxillaires; 13, trompe.

**Peignes.** — Pas de peignes ni à la tête ni au thorax.

**Soies.** — Soies oculaires au nombre de deux placées comme chez *Pulex irritans*.

En arrière de la fossette antennale, deux séries de soies (deux à trois pour la série antérieure, quatre à cinq pour la série postérieure), qui se rencontrent et ont une soie commune à l'angle antéro-postérieur de la tête.

Sur les bandes dorsales des segments abdominaux, une série de six à sept soies de chaque côté; les stigmates s'ouvrent entre la dernière et l'avant-dernière de ces soies.

Deux soies sus-pygidiales fortes, plus longues que chez *Pulex irritans*.

### « **Pulex canis** » Curtis et « **Pulex felis** » Bouché ( « **Ctenocephalus serraticeps** » Kolenati).

Rothschild distingue comme des espèces différentes la puce du chien et la puce du chat, que d'autres réunissent sous le nom de *Ctenocephalus serraticeps*. Ces deux espèces ayant beaucoup de caractères communs, nous les décrivons simultanément.

**Corps**. — Corps ramassé, rouge brun clair, parfois avec des taches foncées sur le thorax, le dos et l'abdomen.

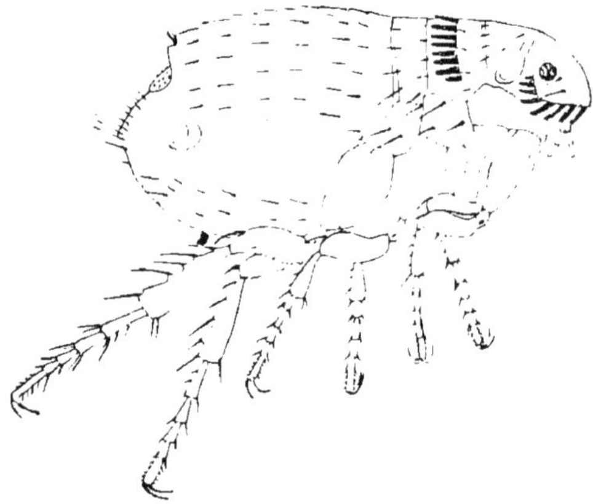

Fig. 127.— *Pulex canix*, ♀ (d'après nature).

**Tête**. — Bord supérieur et bord antérieur régulièrement arrondis en arc et sans limite de démarcation. Fossette antennale couverte, dans la moitié inféro-postérieure, par une lamelle chitineuse qui porte à son extrémité postérieure une petite épine.

**Peignes**. — Trois peignes, dont un de seize épines, au bord postérieur du pronotum, et deux de huit épines, un sur chaque côté de la tête au bord inférieur.

**Soies**. — Les soies sont disposées comme chez *Loemopsylla cheopis*.

Les bandes dorsales des segments abdominaux portent une soie apicale médiane impaire et, de chaque côté, une série de cinq à six soies. Sur les bandes ventrales des mêmes segments, deux soies de chaque côté.

### Caractères différentiels entre *Pulex canis* et *Pulex felis*.

Tête de *Pulex felix* femelle plus allongée, et avec une courbure moins prononcée de l'arc formé par les bords supérieur et antérieur, que chez la femelle *Pulex canis*. Chez le mâle de l'espèce

*Pulex canis*, à la surface externe du doigt mobile, les poils sont un peu plus nombreux. A la surface externe des cuisses postérieures, on voit sept à dix soies chez *Pulex felis* et dix à treize chez *Pulex canis*.

### « Ctenopsylla musculi » Dugès.

**Corps.** — Corps jaunâtre, allongé.

**Tête.** — Tête longue, en cône, presque rectiligne en dessus, puis arrondie en avant et en bas, de manière à ce que le sommet du cône se trouve au tiers de la hauteur de la tête. De chaque côté de ce sommet, on voit deux denticules chitineux noirs.

**Yeux.** — Yeux rudimentaires.

**Peignes.** — De chaque côté du bord inférieur de la tête, un peigne de quatre épines dirigées en arrière et en bas.

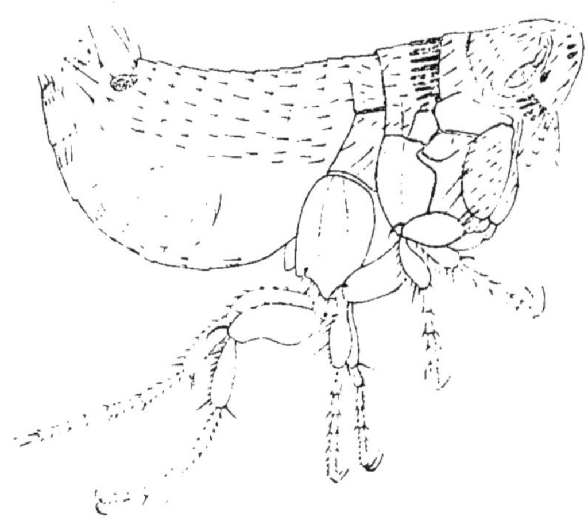

Fig. 128. — *Ctenopsylla musculi*, ♂. Cette puce a été dessinée d'après un échantillon capturé sur un rat à Marseille.

Sur le bord postérieur du pronotum, un peigne de vingt-deux épines longues et assez étroites.

**Soies.** — Le long du bord antérieur et supérieur de la tête, une série de soies courtes dont les deux médianes sont remplacées par les deux denticules chitineux. A l'extrémité antéro-inférieure de la tête, deux longues soies. En avant des fossettes antennales et des yeux, une série de trois longues soies oculaires. Dans la moitié postérieure de la tête, quatre séries parallèles de soies.

En avant du peigne, sur le pronotum, une série de six soies de chaque côté.

**Plaque sensuelle.** — Plaque sensuelle, noir foncé.

### « Ceratophyllus fasciatus » Bosc.

**Corps.** — Corps un peu allongé, de couleur châtain.

**Tête.** — Peu différente de celle de *Loemopsylla cheopis*.

**Peignes.** — Un peigne de dix-huit épines sur le bord postérieur du pronotum. Les deux épines inférieures de chaque côté plus courtes que les autres.

**Soies.** — En avant de l'œil, une série oblique de trois soies oculaires, longues et fortes. Plus en avant et en dessus, quatre

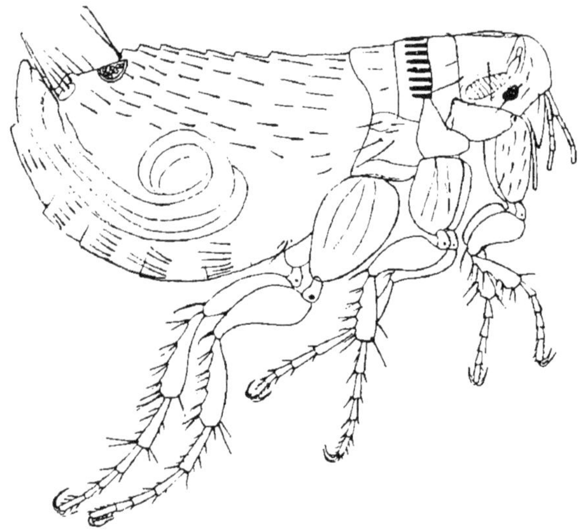

Fig. 129. — Ceratophyllus, ♂ (dessin exécuté d'après un échantillon recueilli sur un rat, à Marseille.)

petites soies chez le mâle ou une à deux chez la femelle. En arrière de la fossette antennale, deux séries de soies disposées comme chez *Loemopsylla cheopis*. En avant du peigne, sur le pronotum, une série de cinq soies de chaque côté, l'inférieure plus longue.

**Appareil de fixation mâle.** — Manubrium grêle et allongé, doigt mobile en forme de hache portant à son bord postérieur deux longues soies.

## HISTOIRE NATURELLE DES PUNAISES

**La punaise est susceptible de véhiculer la peste.** — En même temps que nous avons fait connaître le rôle de la puce, nous avons émis l'opinion que la punaise était susceptible de véhiculer la peste, non plus à titre habituel comme la puce, mais d'une façon occasionnelle. Nous avons cité divers faits qui justifiaient cette opinion. Un peu plus tard, une observation de Calmette à Porto venait s'ajouter à celles que nous avions faites dans l'Inde. Toutefois il restait à confirmer expérimentalement en laboratoire la transmission par cet insecte. Cette lacune a été comblée par Verjbitski.

**Caractères et biologie de la punaise.** — Les punaises appartiennent à l'ordre des insectes hémiptères. Une seule espèce est intéressante au point de vue de la peste : c'est la punaise des lits, *Cimex lectularius* Linné ou *Acanthia lectularia* Fabricius.

On la croit originaire d'Asie; elle est actuellement cosmopolite et pullule surtout dans les régions chaudes du globe.

Cet insecte présente les caractères suivants : longueur totale, 4 à 5 millimètres. Corps roux ferrugineux ou brunâtre finement velu, très aplati et presque arrondi. Extrémité des pattes noires. Yeux très saillants, ronds. Antennes assez longues, fines, velues, avec les deux derniers articles sétiformes. Rostre atteignant l'insertion des pattes antérieures. Prothorax large, fortement bombé sur les côtés, très échancré pour recevoir la tête. Écusson grand, triangulaire. Élytres rudimentaires ne recouvrant pas d'ailes. Les ailes font défaut chez les deux sexes. Abdomen plat, beaucoup plus large que le thorax, formé de huit segments frangés sur les bords.

La punaise des lits exhale une odeur nauséabonde due au liquide sécrété par une glande piriforme, rougeâtre, placée au centre du métatarse et dont l'orifice se trouve entre les pattes postérieures. Elle vit exclusivement de sang pompé sur l'homme ou les animaux vivants. Elle ne touche point au sang sorti des vaisseaux. Son odorat subtil lui fait percevoir de loin les émanations du corps humain et la guide jusqu'à lui pendant la nuit. Elle fuit la lumière et se tient cachée pendant le jour.

En Europe, la femelle pond quatre fois par an : en mars, en mai, en juillet et en septembre. La ponte comprend de cinq à quatorze œufs blanchâtres, pourvus d'un opercule, longs d'environ 1 millimètre. Les œufs sont déposés dans les interstices des boiseries, sous les tentures ou les papiers de tapisserie. Les jeunes insectes sont d'un blanc jaunâtre avec des yeux d'un roux vif et subissent quatre mues pour arriver à l'état parfait, en un laps de temps de dix à onze mois.

Ce parasite n'attaque pas seulement l'homme ; on peut le rencontrer sur les pigeons, les poules, les hirondelles, les chauves-souris.

La punaise peut vivre fort longtemps sans prendre de nourriture, plus d'une année, d'après des expériences dignes de foi. Son abdomen devient alors plat et mince au point d'être transparent. Lorsqu'elle rencontre un animal dont le sang lui convient, elle le pique, choisissant de préférence un endroit où la peau est fine. Si elle n'est pas dérangée, elle fait une seule piqûre de longue durée et ne retire son rostre qu'après s'être complètement gorgée de sang.

**Expériences de transmission par les punaises.** — Il est facile de faire piquer la souris, le rat ou le cobaye par des punaises à la condition de raser la peau au point où on les applique.

Lorsqu'une punaise a sucé du sang virulent, on peut mettre en évidence la présence du microbe dans son estomac soit par l'examen microscopique, soit par inoculation du contenu intestinal à un animal sain. La persistance du microbe dans l'intestin varie, d'après Verjbitski, suivant que l'insecte a été soumis à un jeûne plus ou moins prolongé avant de piquer l'animal pesteux. Si la punaise a jeûné depuis une semaine seulement, le microbe ne persistera pas plus de deux jours ; au contraire, si le jeûne a été de plusieurs mois, le microbe peut persister jusqu'à huit jours au maximum. Klodnitsky et Yordansky ont constaté une durée de conservation du bacille beaucoup plus longue dans le corps de la punaise. Ils le retrouvent après trois mois chez des punaises qu'ils ont infectées en leur faisant piquer une souris pesteuse (1) trois heures avant la mort.

Le bacille de Yersin conserve sa virulence dans le corps de la punaise et paraît s'y multiplier. En effet, le nombre de bacilles présents dans les déjections augmente pendant le deux jours qui suivent la piqûre et diminue ensuite.

Les punaises infectées se sont montrées capables de conférer la peste par leurs piqûres jusqu'au quatrième jour après avoir ingéré le sang virulent. A partir du cinquième jour, elles étaient inoffensives. On a pu, avec les mêmes punaises, donner la peste à deux animaux différents en les faisant piquer, le premier vingt-quatre heures et le second quarante-huit heures après qu'elles avaient sucé le virus.

En général la transmission ne s'obtient pas avec une seule punaise. Il faudrait au moins trois piqûres pour la déterminer à coup sûr.

La plaie pratiquée par la trompe de la punaise, de même que celle causée par la trompe de la puce, constitue une voie suffisante pour la pénétration du microbe. Si l'on fait piquer par une punaise saine l'oreille rasée d'un cobaye et qu'on badigeonne ensuite sa surface avec une culture de peste, l'animal prend la maladie, tandis que le même badigeonnage de l'oreille rasée, quand elle n'a pas été piquée, demeure sans effet.

On ignore encore de quelle façon s'effectue dans la nature la transmission par la punaise ; si le microbe est porté dans la plaie par la trompe ou s'il est déposé avec les déjections à côté de la plaie

(1) Klodmitsky et Yordansky. Nouvelles observations sur la vitalité du Bacille de la Peste dans le corps des punaises. (*Centralbl. für Bact.*, 17 août 1910, p. 349.)

de façon à la souiller. Il est possible que l'écrasement accidentel d'une punaise infectée, pendant qu'elle est en train de piquer, puisse favoriser l'inoculation en inondant la piqûre avec le contenu intestinal. Il est facile, en effet, de conférer la peste à un animal en écrasant sur sa peau la punaise infectée en train de piquer.

**Conservation du microbe vivant dans les taches du linge.** — La durée de conservation du microbe dans les taches résultant de l'écrasement des puces et des punaises et dans les taches déterminées par leurs déjections était intéressante à connaître. Verjbitski a constaté que, si cette durée est longue pour des effets conservés en milieu humide, à l'obscurité et à basse température, elle est fort courte lorsque les effets sont exposés à la lumière et à la dessiccation. Elle pourrait varier en ce cas de douze heures à quatre jours. C'est donc seulement dans des conditions exceptionnelles que la peste peut se transmettre au moyen des effets souillés par le contenu intestinal de punaises ou de puces infectées. Les expériences faites par Hankin et par nous-même sur la durée de la vie du microbe dans les grains, les aliments, le coton, les étoffes, les milieux de culture, en se plaçant dans les conditions normales de température, d'éclairage et d'humidité, viennent à l'appui de cette opinion. D'autre part, la Commission anglaise a recherché pendant combien de temps le microbe pouvait se conserver lorsqu'il était répandu sur le sol des habitations les plus aptes à demeurer longtemps infectieuses après avoir abrité des rats pesteux. Elle a constaté, comme nous, que cette durée était très courte et que l'on ne pouvait jamais expliquer, par la présence du microbe répandu sur le sol, la longue période pendant laquelle une habitation demeure dangereuse à habiter, lorsque la peste s'y est une fois introduite.

Il est donc à peu près impossible que des effets provenant d'une maison infectée, les draps d'un malade, par exemple, demeurent dangereux si ce n'est quand ils renferment des parasites, puces ou punaises, porteurs du microbe spécifique.

## VIII

## MODES DE PROPAGATION DE LA PESTE A COURTE ET A LONGUE DISTANCE

Lorsque la peste est introduite dans un milieu où elle rencontre des conditions favorables, elle se propage tout d'abord à l'intérieur de la localité pour y déterminer une épidémie. De là elle se répand dans la région et atteint les localités voisines. Enfin elle se transporte à des localités éloignées et envahit d'autres pays.

Nous avons donc à envisager :

1° la propagation de proche en proche ;

2° la propagation à courte distance ;

3° la propagation ou le transport au loin.

**Propagation de proche en proche et évolution de l'épidémie.** — Sauf des exceptions, pour que la peste se propage épidémiquement dans une localité, il est nécessaire, tout d'abord, que les rats de cette localité soient atteints.

Supposons qu'un rat en incubation de peste soit importé, ainsi qu'il arrive très fréquemment, dans une localité indemne. Ce rat va se joindre à un groupe de ses congénères au milieu desquels il mourra au bout de peu de jours. Grâce à la septicémie qu'il présentait avant la mort, la plupart des puces qui le parasitaient sont devenues autant de véhicules du virus pesteux. Ces puces, quelle que soit leur espèce, vont passer de ce cadavre sur les rats sains du quartier et transmettre à ceux-ci la maladie. Eventuellement, quelqu'une d'entre elles, d'une espèce capable de piquer l'homme, inoculera la bacille à un habitant. Ce fait pourra même se répéter dans le quartier. C'est ainsi qu'on pourra observer, parfois dès le début de l'épizootie, quelques cas humains isolés n'ayant d'autre rapport entre eux que de se manifester dans un même quartier. Mais bientôt l'épizootie est en plein accroissement ; alors les rats inquiets quittent la maison et souvent le quartier où ils voient périr les leurs. Si la saison est celle où les puces abondent, le nombre de ces insectes qui s'infectent sur les rats croît démesurément. Dans chaque maison où meurent des rats, elles se répandent en les quittant sur le sol, dans les literies, dans les linges. Dès lors les cas humains commencent à devenir nombreux. La marche des rats de maison à maison trace le chemin que suivra la mortalité humaine. Certains de ces animaux émigrent isolément dans des quartiers éloignés et y apportent des puces infectées ; aussi l'on voit au bout de peu de temps des cas humains surgir dans tous les quartiers de la ville. A ce moment, l'épidémie atteint la période d'acmé. Cette période se prolonge pendant une durée variable, puis le déclin commence. Le nombre des cas humains diminue progressivement ; ils finissent par devenir très rares. En même temps l'épizootie a presque cessé. En règle générale, l'évolution des épidémies de peste présente ces trois périodes bien distinctes : période de début ou d'accroissement, période d'état et période de déclin. La durée d'une épidémie peut varier beaucoup suivant les localités ; toutefois, elle dépasse bien rarement neuf à dix mois.

La dissémination résulte donc ordinairement de la collaboration de deux facteurs : le rat qui, grâce à ses mœurs vagabondes, transporte le virus d'une maison à l'autre et d'un quartier à un autre quartier ; les puces du rat qui, à sa mort, abandonnent le cadavre et se dispersent dans le local, prêtes à inoculer le virus aux habitants, hommes ou rats.

Il est aussi des cas où la tranmission s'opère, en dehors de l'intervention du rat, par des puces qui se sont contaminées sur des individus malades arrivés à la période où le microbe abonde dans le sang. De tout temps et en tout pays, peut-on dire, on a remarqué que les morts sont dangereux, que les veillées des morts sont fréquemment l'occasion de la transmission de la maladie. C'est que les puces qui empruntent le bacille pesteux au sang du malade le font dans les dernières heures de sa vie et demeurent dans sa literie et sur son corps jusqu'au moment où le refroidissement s'est produit. Elles se dispersent alors et s'attaquent à de nouveaux hôtes.

Enfin, parmi les agents de transmission, l'on peut admettre, comme une exception rare toutefois, les punaises infectées sur les agonisants.

De ce que nous venons de dire concernant le rôle du rat et de la puce, on peut déduire que l'évolution complète de l'épidémie est subordonnée à ces deux agents. Il n'est pas impossible cependant que certains cas ne relèvent d'une transmission directe. On a vu plus haut que la question du procédé par lequel se transmettent les cas pneumoniques n'est point tranchée et que, quelquefois tout au moins, ce procédé peut être la contagion vraie, autrement dit le simple contact.

Les modes de transmission auxquels le rat et la puce sont étrangers ne jouent qu'un rôle bien minime dans l'évolution d'une épidémie. Ils ne lui sont nullement nécessaires et n'ont aucune influence ni sur sa marche, ni sur sa disparition. L'épidémie est constamment subordonnée à l'épizootie murine, et la courbe de morbidité humaine suit de très près celle de la morbidité des rats, en particulier du rat de grenier qui, répandu dans les habitations, y vit plus que le surmulot en contact intime avec l'homme. Par suite, s'il se produit pour des causes quelconques une diminution notable du nombre des rats dans la localité, l'épidémie est diminuée ou même enrayée. Il est démontré également que l'arrêt de l'épizootie comme de l'épidémie est corrélatif de toutes les causes qui empêchent la puce de jouer son rôle d'agent d'infection. Ces causes sont, en particulier, la diminution du nombre des puces et l'élévation excessive de la température. Il existe une saison, d'ailleurs très variable suivant les localités, où les puces pullulent grâce à des conditions favorables de température, d'humidité, etc. C'est à cette saison que, d'après les recherches effectuées dans l'Inde, correspond la période épidémique de la peste.

D'autre part, nous avons remarqué que, très généralement, une épidémie de peste ne peut continuer son évolution quand la température atmosphérique se maintient à 30° et au-dessus. La Commission anglaise a constaté que la température exerce une influence marquée sur la disparition du microbe du corps de la puce. Tandis qu'aux températures inférieures à 30° le bacille peut encore exister dans le tube digestif de l'insecte huit jours et plus après qu'il a piqué, il disparaît en vingt-quatre heures si la puce, après la piqûre, est conservée à une température dépassant 30°.

Toutes ces conditions de l'arrêt d'une épidémie confirment, d'une manière éclatante, le rôle des rats et des puces dans la dissémination.

**Rôle des linges, vêtements et literie.** — Dès longtemps, on a attribué à tous les objets qui avaient été en contact avec le malade et particulièrement au linge, au vêtement et à la literie, la propriété de véhiculer l'infection.

L'expérience prouve que ces objets, s'ils sont souillés par le microbe, ne demeurent pas longtemps infectieux; il suffit d'une rapide dessiccation pour que le microbe y devienne inoffensif. Cependant, ainsi que nous en avons fait l'expérience dans les camps de ségrégation des villes indiennes, des effets provenant d'une maison pestiférée peuvent conserver pendant onze à douze jours environ le pouvoir de communiquer la maladie.

Sachant que la puce, après avoir absorbé le bacille pesteux, est capable de le conserver dans son tube digestif en moyenne une douzaine de jours, on est amené à incriminer encore les puces des méfaits que l'on attribuait jadis à la souillure des vêtements. Il est certain pour nous que les faits de transmission obtenus en couchant dans le lit où est mort un pestiféré, ou en manipulant les linges qui lui ont servi, ou en portant ses vêtements, relèvent, dans la presque totalité des cas, des piqûres de puces demeurées dans la literie, dans le linge ou dans les vêtements. Par là s'explique en particulier la transmission de la peste aux blanchisseurs.

## PROPAGATION DE LA PESTE A COURTE DISTANCE

**Caractères de la propagation autour du foyer.** — Si l'on suit la marche de la peste dans une région, on voit qu'autour du premier point attaqué l'aire d'infection s'étend avec une certaine lenteur et en adoptant une allure capricieuse. Cette marche est progressive dans tous les sens, et le foyer fait tache d'huile, mais une tache à contours irréguliers.

L'extension de cette aire, sauf exception, n'est pas illimitée; elle paraît ordinairement se circonscrire d'elle-même et ne pas dépasser un périmètre donné. La peste, au point de vue de sa propagation à courte distance, ne se comporte pas de la même manière en tous pays et à toutes les époques. En général, si le foyer primitif est une localité importante et si l'épidémie s'y est manifestée avec sévérité, l'extension à la banlieue et aux localités avoisinantes est rapide. Elle est lente au contraire si le foyer primitif est un village. La peste de 1894 a manifesté, en Chine et dans l'Inde, des propriétés de diffusion rapide et d'intensité épidémique que l'on ne retrouve pas dans les foyers accidentels qu'elle a formés soit en Europe, soit en Afrique, soit en Amérique. D'autre part, si elle a manifesté la même aptitude au transport à grande distance que les pandémies des siècles précédents, elle ne paraît pas avoir eu, au moins en dehors de l'Asie, la même force de rayonnement autour de chaque foyer.

**Rôle du rat dans la propagation autour du foyer.** — Donc, dans cette propagation à courte distance, nous relevons les mêmes caractères d'irrégularité et de fantaisie que nous avons constatés pour la dissémination. C'est que cette diffusion vers les localités voisines du foyer est due aux mêmes causes que la dissémination à l'intérieur du foyer même. Elle est opérée par les mêmes moyens : son agent principal est le rat. Les preuves à cet égard surabondent. On a vu que les rats, animaux prudents et méfiants, abandonnent facilement un logis où ils voient les leurs tomber malades. Parfois ils ne vont pas loin; d'autres fois, ils émigrent à des distances considérables. Snow a pu suivre l'émigration des rats de certains quartiers de Bombay, en 1896, jusqu'à une distance de plus de 20 kilomètres, que ces animaux franchissaient en quelques jours par petites étapes. Lorsque ces émigrations se manifestent, il y a toujours parmi les fuyards quelques rats en incubation de peste qui meurent en route, répandant des puces infectieuses dans les locaux où ils ont succombé. Maintes fois, on a pu constater que la propagation suivait exactement le chemin tracé par les rats.

**Transport par les effets.** — A côté de cet agent, il existe d'autres véhicules. C'est ainsi que le transport des effets provenant d'une maison infectée peut introduire la peste dans une localité saine, voisine du foyer. Comme nous l'avons exposé plus haut, c'est grâce aux puces qu'ils recèlent que les effets jouent ce rôle. Il semble que ce moyen de propagation soit exceptionnel; on ne peut cependant le mettre en doute, car on en a des exemples certains. On a remarqué, en Chine, que les effets ayant appartenu à des pestiférés et ayant été portés par eux, au moment du décès, étaient particulièrement dangereux. Ce fait est des plus intéressant. Il confirme, en effet, l'opinion que nous avons à maintes reprises soutenue, concernant le moment de la maladie où la puce peut s'infecter sur le malade. Ce moment, c'est la période agonique ou préagonique.

**Propagation à courte distance par l'individu en incubation, ou malade, ou porteur de puces infectieuses.** — Enfin la maladie peut être apportée directement par l'homme malade ou en incubation, ou simplement porteur de puces infectieuses dissimulées dans son vêtement. Nous avons cité ailleurs le cas d'une femme qui, atteinte de pneumonie pesteuse à Kurrachee, en février 1907, fut de là transportée par mer au village de Maska, à ce moment tout à fait indemne. La peste se transmit d'abord aux membres de sa famille, puis se répandit dans le village et fit 199 victimes.

De même que celle par les effets, la propagation par l'homme est un cas peu fréquent. La preuve nous en a été donnée dans l'Inde par ce fait que, dans les villages avoisinant un foyer, il arrive que de nombreux cas humains sont importés sans être suivis d'une seule transmission. Puis, un beau jour, la peste frappe quelques habitants du village sans qu'on puisse incriminer aucune source humaine et se répand capricieusement dans les maisons, sans qu'on puisse retrouver la filiation des cas. Le même fait se produit pour des localités qui n'ont jamais eu de relations avec le foyer et dont la population a adopté les mesures les plus rigoureuses de quarantaine défensive vis-à-vis de ce foyer. Donc, dans la grande majorité des cas, c'est le rat qui propage aux faibles distances, par l'intermédiaire des puces qui le parasitent, la maladie dont il est la première victime.

Comme jusqu'à notre époque les précautions et la défense adoptées par les localités avoisinant un foyer s'adressaient à l'homme seul, on ne saurait s'étonner que la propagation ait défié tous les règlements et tous les cordons sanitaires. Si, dans le passé, elle a présenté une marche lente, irrégulière, capricieuse, du moins cette marche n'a été en rien influencée par aucune des barrières que l'homme avait cru pouvoir lui imposer.

**Motifs pour lesquels la propagation de proche en proche en Europe a été moins active qu'autrefois, autour des foyers récents.** — On comprend aujourd'hui pourquoi la même peste qui a une extension rapide dans l'Inde se propage lentement en Europe autour des foyers récemment apparus ; pourquoi les épidémies qu'elle provoque sont très sévères en Orient et moins en Europe ; pourquoi les épidémies des siècles passés ont eu en Europe un caractère infiniment plus grave que celles de ces dernières années.

C'est que ce n'est point la maladie, à proprement parler, qui a des propriétés d'expansion plus ou moins accusées, des tendances sporadiques, ou des tendances épidémiques comme on l'a écrit souvent. Toutes ces qualités que l'on prête à la maladie existent en dehors d'elle et sont absolument indépendantes d'elle. Dans les villes de l'Inde ou de la Chine, les rats et les puces pullulent ; c'est pourquoi les épidémies sont sévères et la propagation rapide. En Europe, la proportion de ces animaux est moindre, et l'on ne voit plus des épidémies, comme celle de Marseille en 1720, causer la mort de 80.000 personnes dans un seul foyer.

Certes, la plupart de nos villes d'Europe n'ont pas à se targuer de progrès comparables, dans le domaine de l'hygiène, à ceux accomplis dans le domaine industriel ou scientifique. Mais, par la fatalité de l'évolution sociale et de l'augmentation des salaires, un plus grand bien-être règne dans la classe inférieure. Les maisons mieux construites n'offrent plus un accès aussi facile aux rats. La propreté plus grande des appartements, les conditions meilleures du vêtement et du couchage, la diminution du nombre des animaux domestiques dans les maisons ont également amené une notable diminution dans la quantité des parasites, puces, poux, punaises, qui hantent l'habitation et le corps de l'homme. En Chine et dans l'Inde, au contraire, les mêmes conditions qui favorisaient, dans les précédents siècles, la pullulation des parasites humains et murins, se rencontrent encore aujourd'hui : construction défectueuse des maisons, sol des habitations fait de terre battue ou d'un mélange de terre et de fiente de vache, appartements privés d'aération et de lumière, malpropreté des vêtements et des objets de couchage, négligence dans la propreté corporelle, promiscuité des habitants avec les animaux domestiques. Telles sont les raisons pour lesquelles les caractères de la peste paraissent changés quand elle sévit en Europe, alors que dans les cités orientales ils se maintiennent identiques à ce qu'ils étaient autrefois.

## TRANSPORT DE LA PESTE AUX GRANDES DISTANCES

Les conditions de la propagation au loin varient selon que le transport s'effectue par la voie de terre ou par la voie de mer. Elles varient également pour chacun de ces cas par rapport à des circonstances multiples.

### *TRANSPORT PAR VOIE DE TERRE*

**Transport par les voies non ferrées.** — Le transport loin du foyer primitif à travers un territoire est plus ou moins facile et rapide suivant la nature des voies de communication, suivant l'orographie de la région, suivant son degré de peuplement.

Nous avons indiqué comment s'accomplit la propagation de proche en proche autour d'un foyer. En quelques cas, ce mode d'extension peut être suffisant pour conduire la peste à de grandes distances du point de départ, particulièrement dans des pays dépourvus de voies ferrées, très peuplés et peu montagneux. Dans ces conditions, la maladie met très longtemps à franchir des distances relativement peu considérables; on en a un exemple dans le transport de la peste de Cutch Mandvi au Gugerat et à Amehdabad, dans l'Inde, entre 1812 et 1821.

**Influence de la nature montagneuse du pays.** — Cette propagation est encore plus difficile lorsque le territoire est montagneux, peu peuplé, que les routes non carrossables ne permettent pas le transport rapide et en grandes masses des marchandises. Il est difficile au rat de se dissimuler dans des ballots transportés à dos de mulets ou à dos d'homme. D'autre part, quand les villages, les hameaux, les habitations isolées sont très éloignés les uns des autres et séparés par des étendues de terrain accidenté, le rat sa hasarde rarement à s'éloigner du domicile héréditaire. C'est grâce à ces conditions, inhérentes à la nature du terrain, que la peste du Yunnan n'a pas réussi à envahir le Tonkin et que la peste du district de Garwhaal n'a pu s'étendre dans l'Inde (1).

**Transport au loin par les voies ferrées.** — Il a été possible de se rendre compte, dans l'Inde, de l'influence des voies ferrées sur la propagation au loin. La rapidité de la propagation aux centres ainsi reliés au foyer primitif contraste avec la lenteur de la marche de la peste, dans les provinces orientales du même pays, quatre-vingts ans auparavant. Le long des voies ferrées qui s'éloignent du foyer, la plupart des localités desservies reçoivent promptement la maladie. C'est, jusqu'au point terminus, comme une traînée de foyers secondaires qui apparaissent, d'ailleurs, sans aucun ordre dans leur succession.

Comme toujours, c'est surtout le rat qui est en cause. Les voies ferrées sans aucun doute facilitent l'émigration humaine et favorisent les importations de peste par les individus malades ou en incubation; mais surtout elles transportent les rats, particulièrement dans les wagons de céréales. C'est là, comme le montrent des faits très nombreux, l'origine ordinaire des foyers secondaires le long des lignes de chemin de fer.

(1) Simond et Yersin, Peste en Extrême-Orient. Paris, 1900.

## *TRANSPORT PAR MER*

**Importance du rôle des navires de nos jours.** — De tous temps la propagation de la peste de l'Orient à l'Europe semble avoir été opérée par les navires. A notre époque, ce moyen de transport ne paraît avoir rien perdu de son importance. Au contraire, grâce à la multiplication des lignes de navigation et des navires sur toutes les mers, à la substitution de la vapeur à la voile, ce transport est devenu plus facile et plus rapide. La récente incursion de la peste à travers le monde en fournit un éclatant exemple. De Canton, où elle se manifeste en janvier 1894, elle passe bien vite à Hong-Kong. De là, toujours par la voie maritime, elle gagne Amoy en 1895, Bombay en 1896, Kurachi, Cutch Mandvi, Djeddah en 1897, Madagascar en 1898, Alexandrie, Porto, Sydney, Nouméa en 1899. La même année, on la signale à Buenos-Ayres, puis à Rio-de-Janeiro. C'est la première fois que la peste pénètre sur le continent américain.

Enfin elle est arrivée depuis 1900 à Cape-Town, à Maurice, à Oran, à Glasgow et dans d'autres localités très éloignées de son point de départ. Ce n'est donc point à des difficultés de transport que l'Europe doit d'avoir été moins éprouvée que l'Asie. Jamais la peste n'avait voyagé aussi facilement ni aussi vite.

**Rôle du rat dans le transport de la peste par mer.** — On attribuait jadis à deux causes le transport de la peste à bord des navires : d'une part les objets inanimés, effets et marchandises, d'autre part l'homme. Pourquoi l'on incriminait les marchandises et les effets à usage? Il est facile de s'en rendre compte en parcourant les documents historiques qui ont trait à la question. C'est que maintes fois l'arrivée, dans un port indemne, d'un navire ayant relâché en un port contaminé a été suivie d'une épidémie de peste alors que, parmi l'équipage du navire, aucun cas humain ne s'était manifesté. En application de la doctrine qui reconnaissait exclusivement comme capables de véhiculer la maladie, l'homme, les effets et les marchandises, on incriminait celles-ci quand les cas humains faisaient défaut. Nombre de faits étaient invoqués à l'appui du transport par les effets et les marchandises; malheureusement pour la théorie, les transmissions que l'on rapportait à cette cause avaient été observées généralement sur des individus habitant une localité déjà pestiférée. De telle sorte qu'il était impossible d'affirmer que la maladie n'avait pas été contractée par la fréquentation de locaux infectés ou d'individus malades, plutôt que par le contact des marchanchises.

D'autre part, lorsqu'un navire arrivait dans un port sain, après avoir présenté en cours de route des malades parmi les hommes du bord, en dépit des précautions les plus minutieuses prises vis-à-vis de ces malades, de leur isolement et de l'isolement des bien-portants de l'équipage dans les lazarets, on voyait qu'il suffisait de décharger le navire pour faire naître des cas. On rendait alors les marchandises responsables du développement d'une épidémie. On était arrivé même à admettre que le miasme pouvait être disséminé par l'air.

Les études récentes ont permis de préciser les modes par lesquels la peste est transportée à bord des navires. Le plus ordinaire, et pour ainsi dire le seul, est encore le rat.

On sait que ce rongeur est l'hôte habituel des bateaux ; fréquemment les deux espèces *Mus decumanus* et *Mus rattus* s'y rencontrent simultanément. Dans les cales, les soutes, les doubles parois, dans l'espace existant entre le bordé et le vaigrage, ils vivent et multiplient, non sans détriment pour la cargaison et les approvisionnements de l'équipage. Un navire est-il en relâche à quai, les rats en profitent pour se rendre à terre la nuit en exploration. Réciproquement, les rats des égouts ou des navires voisins y accourent en quête d'un logis ou d'un festin.

Il est commun, par suite, qu'un navire quittant un port pestiféré emporte dans ses cales quelques rats en incubation de peste. Si les conditions sont favorables à bord, c'est-à-dire si les rats du navire sont parasités par des puces, ce qui est le cas ordinaire, la transmission du virus s'opère et une épizootie se déclare parmi eux. Tantôt cette épizootie ne dépasse point les cales du navire, et la maladie alors demeure confinée parmi les rats ; tantôt les animaux malades fréquentent les locaux occupés par l'équipage et y répandent des puces infectées. Des cas se manifestent alors parmi les hommes. Dans les deux cas, le navire est susceptible de semer la peste sur son passage.

La présence, à bord, de pestiférés humains est un épiphénomène de médiocre importance au point de vue de la propagation. Ce sont les rats pesteux qui, abandonnant le navire, vont contaminer les ports de relâche.

Nous avons, il y a quinze ans, démontré ce mécanisme du transport de la peste au loin par les navires. Toutes les observations faites postérieurement sur ce point en divers pays sont venues confirmer nos assertions. A Sydney, à Porto, à Naples, à l'Assomption et dans nombre d'autres ports, la peste a été importée par des rats pesteux de navires qui avaient relâché dans un foyer de peste et qui, la plupart du temps, n'avaient présenté aucun cas parmi leur équipage.

On peut s'étonner que les cas humains semblent, à notre époque, se manifester à bord des navires importateurs de peste avec moins de fréquence que dans le passé. Il est à considérer que, jusqu'à ces dernières années, la peste murine était inconnue ; seuls les bateaux qui présentaient des cas humains attiraient l'attention. Mais il y a à cette proportion moindre des cas chez les matelots une autre cause : sur les navires à voiles, plus petits et plus mal aménagés, le marin vivait en quelque sorte plus près des rats ; de plus, les traversées duraient fort longtemps. Ces deux conditions favorisaient la transmission de la peste, des rats aux matelots ; il était assez rare qu'une épizootie ne s'accompagnât pas de quelques cas humains. Aujourd'hui les traversées sont rapides, sur des vapeurs mieux aménagés, dont les cales, repaire principal des rats, demeurent en général fermées pendant le voyage. L'épizootie a donc moins de facilités pour se doubler d'une épidémie, bien que le cas s'en présente encore trop fréquemment.

## CAUSES DU RETOUR PÉRIODIQUE DES ÉPIDÉMIES. — RÉSUMÉ DES CONDITIONS DE LA PROPAGATION

**Période épidémique et période interépidémique dans un foyer de peste.** — C'est un fait d'observation très ancien que la peste importée dans une localité n'en disparaît point après une première épidémie. Cette épidémie est toujours suivie d'une accalmie trompeuse, à laquelle fait suite une recrudescence épidémique plus ou moins grave. L'alternance des périodes de calme et des retours épidémiques se continue, en général, jusqu'à l'extinction définitive de la maladie dans la localité. Le retour épidémique se produit presque toujours à une année de distance, dans la même saison que l'épidémie précédente. De telle sorte que l'année, pour une localité envahie, se divise en deux périodes : la période épidémique et la période interépidémique.

Un fait non moins intéressant, c'est que le retour épidémique ne correspond pas à une même saison de l'année pour tous les foyers en activité dans un territoire. Si nous considérons, par exemple, sur la côte occidentale de l'Inde deux foyers assez éloignés tels que Bombay et Kurrachee, nous voyons que la période épidémique à Bombay, en 1896 et dans les années qui ont suivi, s'étendait d'octobre à mai ; au contraire, à Kurrachee, elle durait de février à juin ou juillet. Nous avons donné des preuves multiples de cette variation de la période épidémique d'un foyer à un autre. Les conditions inhérentes au climat semblent être rarement en cause dans cette variabilité. C'est ainsi qu'on voit la période épidémique coïncider avec la saison des pluies dans un foyer, avec la saison sèche dans un autre, ici avec l'hiver, là avec l'été. Toutefois nous avons personnellement constaté que les grandes chaleurs sont défavorables à l'épidémie. Elle décline dès que la température se maintient à 30° ou au-dessus. Au contraire, les températures moyennes ou fraîches aident à son développement.

Il existe une étroite corrélation entre la marche de la maladie chez les rats et chez les hommes dans une même localité : lorsque l'épidémie décline, l'épizootie est en voie de disparition et, réciproquement, le retour épidémique coïncide avec le retour épizootique. Durant la période d'accalmie, si l'on observe quelques cas humains sporadiques, il est possible de retrouver également des atteintes isolées chez les rats.

**Rôle du rat, des puces et de la température atmosphérique dans le retour épidémique.** — Tous ces faits nous ont conduit à affirmer la subordination du retour périodique de la peste humaine au retour périodique de la peste murine. « L'accalmie est l'époque pendant laquelle la peste ne peut sévir épizootiquement chez les rats. L'intervention du rat dans le retour annuel de la peste est une de ses causes essentielles, mais non la seule (1). »

La puce est l'agent qui, avec le rat, influe sur le retour périodique de l'épidémie.

En quoi donc consistent l'action de la puce, celle de la température et celle du rat ?

La puce se multiplie abondamment pendant la saison chaude de l'année. C'est un fait connu. Par les temps froids, ses œufs mettent plus longtemps à éclore et ses larves à évoluer. Sa multiplication est également gênée soit par une grande humidité de l'atmosphère, soit par une grande sécheresse, soit par une chaleur torride. Une humidité moyenne la favorise. Nous savons que la multiplication des cas dans une épizootie expérimentale exige un très grand nombre de puces. Il en est de même pour l'épizootie naturelle. Par conséquent, les conditions qui permettent la multiplication des puces sont parmi celles qui assurent le retour épizootique.

Nous avons vu que la température exerce une influence sur la disparition plus ou moins rapide du microbe pesteux dans le tube digestif de la puce. Si donc l'évolution des épidémies est enrayée par les hautes températures, on peut expliquer le phénomène par cette double action de la chaleur, d'une part sur la reproduction des puces, d'autre part sur la durée de leur infection.

Durant la période épizootique, le nombre des rats, dans une localité, diminue considérablement en raison de la mortalité, très importante d'ordinaire, en raison aussi de l'émigration au loin d'une certaine proportion de ces rongeurs. Un autre phénomène sur lequel nous avons appelé l'attention, c'est l'immunité dont jouissent à la suite de l'épizootie un assez grand nombre d'entre eux. Il en résulte qu'à la fin de la période épidémique il existe très peu de rats sensibles à la peste. Cette population murine se renou-

(1) Simond, Propagation de la peste, 1898.

velle très promptement durant l'accalmie, par la reproduction d'une part, d'autre part par l'immigration des rats du voisinage.

La Commission anglaise a confirmé tous ces faits. Elle a, en outre déterminé, par l'expérimentation, que les piqûres de puces infectées contaminent 82 p. 100 des animaux d'expérience par une température de 24°, et 32 p. 100, seulement, par une température excédant 30°.

En définitive, le retour périodique de l'épidémie accompagne le retour épizootique. Cette recrudescence de la peste parmi les rats exige trois conditions : retour de l'abondance des rats, retour de l'abondance des puces, enfin une température inférieure à 30° en moyenne. Pour chaque localité, la période épidémique coïncide avec la saison de l'année où ces trois conditions sont remplies.

On n'a pu élucider jusqu'à présent la question de l'extinction de la maladie parmi les rats dans un foyer, extinction qui, très généralement, se produit au bout de quelques années. Nul doute que cette extinction chez l'espèce murine ne soit la cause de la cessation de l'épidémie humaine.

**Résumé des conditions de la propagation.** — Pour nous résumer en ce qui concerne la propagation de la peste soit à l'intérieur, soit à proximité d'un foyer, soit à des localités éloignées, nous dirons que cette propagation peut être effectuée par le rat, par l'homme, par les effets et en général par tous les objets susceptibles de convoyer des puces infectées. Le rôle de l'homme est fort restreint dans les épidémies ordinaires ; celui des matériaux convoyeurs de puces l'est encore davantage. Dans l'immense majorité des cas, c'est le rat pesteux qui propage la peste parmi les hommes, en répandant autour de lui, principalement après sa mort, des puces infectieuses. Les mœurs de cet animal, ses migrations en cas d'alarme, ou pour cause de disette dans son quartier, la facilité de son transport par chemin de fer avec les marchandises, les grains spécialement, l'habitude qu'il a de hanter les navires expliquent toutes les particularités de la propagation de la peste bubonique à petite et à grande distance.

Ce rôle du rat n'est pas exclusif des cas de transmission d'homme à homme par l'intermédiaire des puces ou, dans certaines formes de peste, par contagion directe sans cet intermédiaire. Il n'est pas exclusif non plus des cas de transmission par d'autres animaux porteurs de puces. Mais les autres moyens, à l'exception peut-être de la contagion directe pour les épidémies de forme pneumonique dont la propagation sera traitée dans un autre chapitre, constituent un appoint si inconstant et si faible qu'on ne peut en faire état lorsqu'il s'agit d'instaurer des mesures de prophylaxie générale.

## IX

## ÉTAT DE NOS CONNAISSANCES CONCERNANT LA TRANSMISSION DE LA PESTE PNEUMONIQUE

**Rareté des épidémies exclusivement pneumoniques.** — La forme pneumonique tient une place à part dans la pathologie et dans l'histoire de la peste.

Jusqu'à ces dernières années, on considérait cette forme comme capable de se manifester, en proportion très variable, mais faible presque toujours, dans les grandes épidémies. L'épidémie de Mandchourie de 1910-1911 a dissipé cette illusion. Tous les cas qu'elle a présentés, sauf quelques rares exceptions, ont affecté la forme pneumonique avec issue régulièrement fatale. Peut-être s'est-il déjà produit dans le passé des épidémies semblables. L'histoire toutefois ne les a pas enregistrées. Dans les temps modernes, nous ne connaissons comme ayant manifesté les mêmes caractères que des épidémies très peu importantes, celle de Kolobovka, par exemple, sur laquelle nous aurons l'occasion de revenir. En raison de la sévérité des épidémies de ce genre et de l'incurabilité des cas, le problème de leur prophylaxie s'impose d'urgence. La première condition pour le résoudre est de préciser les modes de transmission.

Sur ce point, ni les expériences réalisées en laboratoire, ni les observations relevées dans les épidémies mixtes qui se sont multipliées dans le monde depuis 1894, ni même les importantes études faites au cours de l'épidémie mongole par les médecins qui y ont assisté n'ont, à notre avis, fait la lumière complète.

Il n'est donc pas sans intérêt de passer en revue les notions acquises, relativement à cette transmission, et de faire ressortir les points qui demeurent douteux et demandent des investigations nouvelles.

**Transmission de la peste pneumonique dans les laboratoires.** — Il est remarquable que, dans les cas de transmission d'ailleurs peu fréquents, qui se sont produits dans les laboratoires où l'on pratiquait des expériences sur les animaux, la peste contractée par les expérimentateurs a constamment affecté la forme pneumonique. Tels ont été les cas du garçon de laboratoire Barich, à Vienne, en octobre 1898, du docteur Milner Sachs, à Berlin, en juin 1903, et enfin du directeur et de deux assistants du Laboratoire de médecine expérimentale à Saint-Pétersbourg, en janvier 1904.

Ce n'est pas tout. Lorsque ces cas accidentels de Laboratoire ont donné lieu à contagion, les cas secondaires ont été également de forme bronchopneumonique. Barich a communiqué la bronchopneumonie pesteuse au Dr Muller, et ce dernier à deux infirmières. Le Dr Mueller et une des infirmières sont morts, l'autre infirmière a guéri. Le Dr Milner Sachs a communiqué la maladie à l'infirmier Margraf, qui le soignait. Cet infirmier a éprouvé comme lui une forme bronchopneumonique mortelle.

**Transmission de la peste pneumonique dans les hôpitaux.** — Parfois la peste bronchopneumonique a été contractée dans les hôpitaux, en donnant des soins à des malades atteints de cette forme. Comme ceux contractés au laboratoire, ces cas, lorsqu'ils ont été l'occasion de cas secondaires, ont engendré des cas de même forme. Le Dr Manser, à Bombay, prend la peste en soignant une bronchopneumonie et la transmet à Mlle Joyce, l'infirmière qui lui donne des soins. L'un et l'autre manifestent la bronchopneumonie mortelle. De même à Cape Town, Mlle Kayser, directrice de l'hôpital, contracte la bronchopneumonie auprès d'un malade et la transmet à sa sœur. Les trois cas succombent avec cette même forme.

Il est surprenant que, en dehors de quelques faits bien établis, tels que ceux que nous venons de rapporter, la contagion de la peste pulmonaire ait été rare dans les hôpitaux au cours des épidémies de Hong-Kong, de l'Inde, du Brésil et en général de toutes celles observées de 1894 à 1909. Dans l'Inde et à Rio-de-Janeiro, nous avons été frappé de constater que ni les infirmiers qui assistaient les malades bronchopneumoniques, ni les parents de ces derniers quand ils étaient autorisés à les approcher et à partager leur hospitalisation (autorisation fréquente dans les hôpitaux indiens) ne contractaient cette forme de peste, en dépit de contacts répétés. Par contre, dans un hôpital de l'Inde, d'autres médecins ont observé une importante série de cas dérivés d'un premier pneumonique et transmis aux personnes ayant eu contact avec le malade.

**Transmission de la peste pneumonique dans les maisons particulières.** — Très nombreux sont les exemples où, dans une maison particulière, un premier cas pneumonique a été suivi par une série d'autres cas identiques. C'est un fait souvent observé et sur lequel nous avons insisté ailleurs que, si un premier cas bronchopneumonique se manifeste dans une maison, les cas qu'il engendre sont fréquemment de même forme.

Nous avons cité l'exemple d'une femme qui, en 1897, dans le village de Maska, Etat de Cutch, ayant éprouvé une atteinte de ce genre, contamina plusieurs membres de sa famille. Onze cas mortels de peste bronchopneumonique se succédèrent parmi ceux-ci dans la même maison.

Green a observé, à Calcutta, une série de 20 cas dérivés de

celui d'un nommé Kédar Nath, mort de bronchopneumonie pesteuse. Plus récemment, à Beyrouth, en 1909, H. de Brun a traité cinq malades atteints de pneumonie pesteuse contagionnés les uns par les autres. La source de ces cas était une pneumonie pesteuse dont la nature avait été méconnue; le malade avait été considéré comme atteint de pneumonie ordinaire. Ce malade a transmis la peste à sa femme dans leur maison. Puis cette dernière, transportée à l'hôpital, l'a communiquée à une sœur et celle-ci à trois autres.

**Transmission de la peste pneumonique dans de petites localités.** — Hors des grandes villes, on a maintes fois observé de petites épidémies qui ont affecté exclusivement ou presque exclusivement la forme pneumonique. L'une des plus intéressantes est celle de Kolobovka, rapportée par Tchistowitch (1).

Kolobovka est un village de 3.500 habitants au milieu des steppes, à 8 verstes de la ville de Tsarev dans le district d'Astrakan. En été, la population se transporte dans la steppe pour les travaux des champs et vit sous des baraques provisoires. C'est dans une de ces baraques que se produisit un premier cas pneumonique, le 28 juillet 1899, chez une femme sourde-muette. Transportée au village, cette femme mourut et fut enterrée le 2 août. Deux des parents qui avaient assisté à l'enterrement tombèrent malades le lendemain 3 août. Dans la nuit, d'autres cas se manifestèrent « *surtout*, dit Tchistowitch, parmi les personnes qui avaient été en contact direct avec les malades », ce qui laisse supposer que des cas se produisirent aussi chez des personnes qui n'avaient pas approché des pestiférés. Pour 24 cas qui se manifestèrent du 28 juillet au 21 août, il y eut 23 décès. Le dernier cas guérit. Des 24 cas, 17 affectèrent la forme pneumonique et 7 la forme typhoïde, aucun la forme bubonique. L'épidémie fut arrêtée grâce à l'isolement du village par un double cordon sanitaire, à la surveillance médicale stricte des habitants, et à l'isolement immédiat des malades.

Il ne paraît pas que les rats aient joué un rôle; cependant, on peut se demander si des recherches furent faites sur ce point.

Un commencement d'épidémie pneumonique s'est manifesté en 1910 en Angleterre dans le petit village de Preston, du comté de Suffolk, à quelques kilomètres du Sud d'Ipswich.

Le premier cas atteignit, le 11 septembre 1910, une fillette de 9 ans qui aurait reçu du chat de la maison cette maladie. Nous ne savons pas toutefois si ce chat était malade. L'enfant mourut le 16 septembre. Sa mère manifesta la maladie le 21 septembre et mourut le 23. Le mari et une femme qui avaient soigné cette der-

(1) Tchistowitch, Peste à Kolobovka (*Ann. de l'Institut Pasteur*, mars 1900, p. 132).

nière tombèrent malades tous deux le 26 et moururent le 29 septembre.

Il fut démontré que les rats de la région souffraient à cette même époque d'une épizootie pesteuse.

Un fait à citer encore est la petite épidémie qui s'est manifestée en juillet 1912 au Ruisseau, à 7 kilomètres d'Alger. Dans une maison de ce village, six cas pneumoniques se sont produits entre le 6 et le 11 juillet dans une même famille. Les six cas ont été mortels.

Voilà donc toute une série de petites épidémies pneumoniques qui se sont manifestées en des points éloignés du globe et où la transmission s'est effectuée, semble-t-il, dans des conditions très analogues. La maladie a atteint soit des personnes ayant eu des rapports directs avec un malade (c'est la grande majorité des cas), soit des personnes ayant couché dans la même pièce qu'un malade (cas des trois religieuses atteintes à l'hôpital de Beyrouth), soit des personnes qui avaient veillé un mort, comme nous l'avons observé à Kurachee, soit des personnes qui avaient simplement assisté aux funérailles (cas de Kolobovka). La transmission s'est effectuée généralement en dehors de toute intervention du rat.

Ces bouffées épidémiques où l'on a pu suivre tous les cas présentent divers points intéressants :

D'abord, les cas ont été presque tous pneumoniques, parfois typhoïdes, jamais buboniques. On peut en inférer que les conditions et moyens de transmission des cas typhoïdes et pneumoniques sont les mêmes tandis qu'ils diffèrent pour la détermination des cas buboniques. L'analogie d'origine des cas pneumoniques et typhoïdes souligne l'opinion qu'une proche parenté existe entre ces deux formes.

En second lieu, on a pu noter l'intervalle écoulé entre le décès d'un malade et l'apparition des premiers symptômes chez les personnes contagionnées par ce malade. C'est ainsi que cet intervalle n'a pas dépassé 24 heures pour deux personnes (parents du premier cas de Kolobovka). Dans la grande majorité des autres cas, il a été de deux à trois jours. Enfin pour quelques-uns il a été de quatre et même de cinq jours. A Preston, entre autres, la mère de la fillette décédée le 16 septembre tomba malade seulement le 21. Connaissant la rapidité ordinaire d'incubation de la bronchopneumonie on doit admettre, pour les cas où l'intervalle a été de 4 à 5 jours, que la transmission s'est effectuée postérieurement au décès.

**Epidémie de Mandchourie** — L'épidémie de Mandchourie ne paraît pas avoir beaucoup différé, au point de vue de la transmission, des petites épidémies que nous venons d'énumérer. Elle a débuté en octobre 1910 à la frontière russo-chinoise, dans une région où, dès longtemps, la peste humaine est associée à celle des tarbaganes. Tous les faits connus sont en faveur de cette origine animale. Toutefois, la preuve n'a pu être faite qu'une épizootie existait à ce moment, chez cette espèce. Le point le plus saillant de l'épidémie, c'est la rapidité de sa diffusion et l'intensité avec laquelle elle s'est propagée dans chacune des localités atteintes. Sa diffusion rapide a été rapportée, par la Conférence de Moukden, aux voies faciles de transport qui lui étaient offertes : voie ferrée, voie fluviale, voie maritime. Elle a été favorisée également par les migrations d'une multitude de coolies qui quittaient la Mandchourie pour aller fêter, dans leurs provinces, le nouvel an chinois. Mais en ce qui touche la propagation dans les villes envahies, Moukden, Fou-zia-dian, Kharbine, Chang-chun, etc., on ne peut éviter d'être surpris quand on compare son intensité avec ce qui s'est passé dans les villes de l'Inde, où des cas pneumoniques se sont manifestés, chaque année, en proportion variable depuis 16 ans, sans jamais donner lieu à une épidémie importante de cette forme.

D'autre part, la persistance durant cinq mois de l'épidémie Mandchourienne, sa tendance à s'étendre constamment en dépit des obstacles qui lui étaient opposés, contrastent avec la facilité et la rapidité avec lesquelles se sont éteints les petits foyers pneumoniques qui se sont manifestés en d'autres pays. Il semble que la propagation des cas pneumoniques ait rencontré en Mandchourie des conditions plus favorables que partout ailleurs.

**Difficulté de retrouver l'origine du premier cas d'une série pneumonique.** — Il est en général assez facile de suivre dans une série de malades pneumoniques la propagation d'un cas à un autre. Là où l'on est plus embarrassé, c'est quand il s'agit de retrouver la source d'où dérive le premier cas pneumonique d'une série.

Dans les bouffées de cas de pneumoniques mentionnées précédemment, la contagion par des rapports directs avec des cas humains de même forme peut être admise, sauf en ce qui concerne précisément le premier de chaque série.

Dans le fait de Calcutta, par exemple, le premier cas et les quatre qui l'ont suivi ont été contractés dans une maison où n'existaient pas de cas humains. Il est donc possible que cette maison fût infectée par des rats.

Dans le fait de Beyrouth, il n'existait en ville de peste humaine, ni bubonique, ni pneumonique, quand le premier cas s'est manifesté dans une maison particulière. L'hypothèse que ce logis était infecté par des rats est la seule plausible.

De même, le premier cas de Kolobovka est celui d'une femme qui a été atteinte dans une baraque de la steppe, en dehors de tout cas humain. On est donc amené à supposer que des rats malades ont infecté ce domicile de fortune.

Dans le fait de Preston, la contagion du premier cas a été rapportée à un chat. On sait toutefois qu'une épizootie régnait parmi les rats et même les lapins de la région. Si le chat a été l'intermédiaire, c'est qu'il tenait sans doute des rats le bacille pesteux.

Nous n'avons pas de renseignements détaillés en ce qui concerne le fait du Ruisseau. Là encore, en l'absence de cas humains antérieurs, on est obligé d'incriminer la présence des rats pesteux dans la maison.

Donc, partout où nous ne trouvons plus un cas humain auquel attribuer la contagion, les notions que nous possédons sur la genèse des cas de peste nous amènent à admettre l'intervention de rats pesteux.

Dans cette hypothèse, on ne saurait rapporter la transmission à un contact direct, car ces rats, dont la présence dans le local n'a pas été connue, n'ont été manipulés ni vivants ni morts par les personnes atteintes. La transmission a dû, en conséquence, s'opérer par les moyens ordinaires, c'est-à-dire par les puces infectées que les rats ont abandonnées dans l'habitation.

Si ce raisonnement est fondé, les puces de rats pesteux seraient responsables, au moins dans une partie des cas, de la première infection pneumonique d'une série.

En voyant se succéder, en séries, des cas pneumoniques, on serait tenté de croire que, toujours, un cas de cette forme dérive d'un autre semblable. Non seulement la recherche de l'origine du premier cas de chaque série montre qu'il n'en est rien, mais les faits observés au cours des épidémies buboniques viennent souvent aussi à l'encontre de cette présomption. On peut voir dans un foyer des cas pneumoniques se manifester dans des locaux où, jusque-là, il ne s'est produit aucun cas de peste. Ces cas peuvent frapper des personnes qui n'ont fréquenté aucune demeure infectée, ni approché aucun malade. Il nous semble impossible de rapporter les faits de ce genre que nous avons observés à une autre cause qu'à l'infection, par des puces de rats pesteux, du domicile des victimes.

La source serait la même que celle des cas buboniques qui, en foule, se produisent dans les mêmes conditions. Seule la raison déterminante d'une évolution pneumonique plutôt que bubonique reste, dans ces cas, un mystère.

**Contagion au cours de la veillée mortuaire.** — Nous avons cité des cas où la contagion a atteint des personnes qui n'ont pas eu contact direct avec le malade, mais ont séjourné auprès du cadavre, en particulier pour le veiller pendant la nuit. Ce fait n'est pas d'observation récente.

Dès longtemps, les Chinois ont remarqué que la contagion s'observe fréquemment parmi les gens qui ont veillé le cadavre d'un pestiféré. La même observation a été faite à Glasgow en 1902. Personnellement nous avons relevé dans l'Inde plusieurs faits de transmission en semblables circonstances. La forme contractée dans ces conditions peut être celle avec bubons ; souvent c'est la forme bronchopneumonique.

**Fréquence de la forme pneumonique chez les chasseurs de tarbaganes.** — On a vu que la peste contractée en laboratoire, par des personnes qui manipulaient des animaux d'expérience, avait affecté la forme pneumonique. Il est intéressant de constater que la peste des chasseurs de tarbaganes adopte très fréquemment cette même forme. On a pu s'en convaincre par les quelques exemples cités plus haut de cette contagion. Presque toujours l'individu qui a manié un tarbagane infecté contracte la peste pneumonique.

**Conditions générales de la transmission de la forme pneumonique.** — De tout ce qui précède, on peut déduire que la peste bronchopneumonique est un résultat fréquent du contact direct de l'homme avec des animaux atteints d'infection expérimentale ou naturelle. Elle peut se manifester en dehors de ce contact dans les mêmes conditions que la peste bubonique. Elle peut être contractée par des rapports avec un malade ou un cadavre pneumoniques. Un premier cas humain étant donné, les cas qui en dérivent sont le plus souvent pneumoniques.

Cette forme dans certaines circonstances est hautement contagieuse. D'autres fois, la transmission semble ne pouvoir s'effectuer facilement. La contagiosité paraît varier avec des conditions extérieures au malade. Dans l'Inde, la transmission, très rare dans les hôpitaux, a été des plus communes quand le malade était soigné chez lui, au moins dans les classes inférieures de la population. Le froid rigoureux, à en juger par l'épidémie de Mandchourie, serait une condition favorable à la transmission de la peste pneumonique.

Enfin, la contagion est surtout à redouter quand la maladie approche de sa fin et dans les douze ou vingt-quatre heures qui suivent la mort.

**Opinions diverses et expériences concernant la transmission de la peste pneumonique.** — A lire les traités et les articles qui se rapportent à la forme pulmonaire de la peste, il semble que la question de l'origine des cas pneumoniques soit d'ores et déjà complètement élucidée. L'opinion pour ainsi dire unanime, c'est que cette forme résulte d'une pénétration du microbe de Yersin dans le poumon par les voies respiratoires. Toutefois, les auteurs ne semblent pas bien fixés sur le mécanisme de cette pénétration. Pour les uns, le virus est porté sur la muqueuse nasale par les mains souillées au contact d'un malade pneumonique ou de ses excrétions. Pour d'autres, l'atmosphère d'un local qui renferme un malade est infecté de microbes spécifiques provenant des crachats ou d'autres excrétions. Ces microbes sont en suspension dans les poussières ou dans les gouttelettes de salive expulsées pendant la toux. Ils pénètrent dans le poumon, d'après Strong, directement par inhalation. Pour Koulecha, au contraire, le bacille pénètre au niveau des amygdales et provoque une angine aiguë. L'infection gagne la circulation et, secondairement, le poumon.

L'hypothèse de la pénétration directe dans le poumon du virus qui a souillé les narines est vraisemblable. Elle est appuyée par l'expérimentation sur les animaux. Roux et Batzaroff ont montré, en 1898, qu'il suffit de badigeonner l'orifice des fosses nasales du rat avec du virus pesteux pour déterminer chez cet animal une pneumonie pesteuse. En dépit de cette expérience, cependant, on ne saurait affirmer que les choses doivent se passer de même pour l'homme. En effet, non seulement l'expérience sur l'homme n'a pas été réalisée, mais encore on ne connaît aucun cas de transmission accidentelle pour lequel le malade ait pu, avec certitude, attribuer la contagion à ce qu'il avait gratté ou simplement touché la muqueuse nasale avec les doigts, après avoir manipulé soit un cadavre, soit un malade, soit les effets souillés par celui-ci. On a quelquefois attribué la contagion à ce que les crachats du malade avaient atteint la figure de la personne contaminée : toutefois les faits de ce genre qui nous ont été rapportés ne présentent pas un caractère d'authenticité suffisant. Dans un cas qui paraît bien authentique, celui de l'infirmière Macdougall, à Bombay, la salive virulente atteignit l'œil et détermina une forme bubonique parotidienne et cervicale. La pneumonie ne se manifesta qu'à titre de complication secondaire. Un autre fait observé au Cap, en 1903, témoigne que le contact du virus avec la muqueuse buccale n'est pas toujours capable de transmettre la forme pneumonique : c'est le cas d'une jeune fille qui, ayant soigné et embrassé son fiancé atteint de pneumonie, contracta une forme bubonique avec bubon sous maxillaire. Ces deux cas témoignent que la transmission est possible, chez l'homme, par le dépôt d'une minime dose de mucus virulent sur les muqueuses oculaire ou buccale.

D'autre part, des expériences de Wizokowitz et Zabolotny sur des singes à Bombay, il résulte que la transmission de la pneumonie pesteuse à cette espèce est très difficile à réaliser par les voies nasales ou pharyngiennes. Pour transmettre cette forme, ces savants ont dû faire pénétrer le virus jusque dans la trachée du singe, au moyen d'une canule. En introduisant la culture de peste dans la bouche ou le pharynx, ils ont obtenu, quelquefois, la forme bubonique avec bubons cervicaux, jamais la pneumonie pesteuse, pas plus que l'infection intestinale. Dans la plupart des expériences, l'injection du virus n'a produit aucun résultat. De même, à l'Institut Pasteur de Lille, Calmette a constaté qu'il était souvent très difficile d'infecter le cobaye par la voie nasale. Il ne ressort pas des rapports de Strong et Teague que les expériences de ces auteurs aient été bien plus favorables à la théorie que celles de Wizokowitz, Zabolotny, Calmette et les nôtres. La plupart des animaux qui sont infectés par inhalation contractent non la peste pneumonique, mais des bubons primaires du cou qui, parfois, se compliquent de pneumonie secondaire. Donc la sensibilité à la transmission pneumonique, par contact du virus avec les muqueuses nasale ou pharyngienne, varie avec les espèces et peut différer chez l'homme et chez le rat.

Quoi qu'il en soit, il est logique d'admettre, jusqu'à preuve du contraire, que l'introduction du virus dans les narines de l'homme est susceptible de déterminer la bronchopneumonie pesteuse. Le problème n'est pas résolu pour cela.

S'il suffisait, en effet, que des crachats de pestiférés pneumoniques aient souillé les murs on les meubles ou la literie, dans le local où le malade est alité, pour que les poussières de ce local devinssent infectieuses, on ne pourrait s'expliquer la rareté de la contagion pneumonique dans les hôpitaux de l'Inde. Nous avons dit déjà combien cette contagion y était rare.

Divers médecins, et entre autres Yersin, nous ont confirmé que les pestiférés pneumoniques traités par eux, dans les hôpitaux d'autres régions, n'avaient pas contagionné le personnel qui les soignait. Nous avons pu, par suite, considérer comme exceptionnels les cas de contagion hospitalière tels que ceux de deux infirmières et du Dr Mueller à Vienne, ou ceux observés par de Brun à Beyrouth.

Simpson, dans son Traité de la peste, reconnaît cette rareté de la contagion pneumonique dans les hôpitaux. Il l'explique par les conditions différentes qui se rencontrent à l'hôpital et dans les maisons particulières des indigènes, maisons dont les pièces sont étroites, mal éclairées, mal ventilées. « Dans les conditions que présentent ces demeures, dit-il, la présence commune du bacille pesteux dans le sang, dans les organes internes et les excrétions des malades atteints d'une forme septicémique, rend ces malades très dangereux pour l'entourage, surtout lorsque les excrétions sont enlevées et manipulées par les personnes qui donnent leurs soins aux malades. »

Depuis lors, des médecins qui ont assisté aux épidémies de Mandchourie ont proclamé que l'hôpital était l'endroit par excellence dangereux. Il y aurait donc des différences dans la contagiosité entre la peste pneumonique de Mandchourie et celle observée en d'autres pays.

Un point qui ne s'explique ni par l'hypothèse de l'aspiration des gouttelettes de salive ou des poussières chargées de parcelles de crachats desséchés, ni par celle de la contagion nasale par les mains souillées, c'est la production de cas pneumoniques chez des personnes qui n'ont approché aucun malade et qui n'ont fréquenté aucun local abritant des malades. Tels les premiers cas des séries pneumoniques dont nous avons déjà parlé.

Un autre fait des plus intéressants à cet égard a été noté, au cours de l'épidémie de Mandchourie, par le Dr Christie de Moukden. C'est celui d'une femme qui, sans avoir elle-même éprouvé aucune atteinte de peste, a contaminé onze personnes en l'espace de quatorze jours. Le virus ici ne provient donc pas directement des effets ou excrétions d'un malade. On peut émettre bien des hypothèses sur ce cas. L'explication qui nous semble la plus rationnelle, c'est que la femme était porteuse de parasites provenant d'une maison infectée, parasites qui, sans avoir contaminé cette femme, ont passé de ses vêtements sur le corps des personnes atteintes. Ce n'est pas la première fois que nous avons eu à incriminer, soit des personnes, soit des animaux peu sensibles à la peste comme le chat et surtout le chien, d'avoir été les hôtes temporaires de puces infectées sur des malades et d'avoir servi à ces parasites de véhicules, pour les transporter d'une maison infectée à des personnes saines habitant à distance. Hankin a également observé des faits pour lesquels il a admis la même explication.

**Faits contradictoires touchant le mode de pénétration du virus.** — Plus on étudie de près les cas de peste bronchopneumonique, et plus il semble difficile d'admettre un mode de propagation unique pour cette forme.

Et, lorsqu'il s'agit de spécifier quel mode mérite d'être considéré comme prédominant, l'embarras croît au fur et à mesure qu'on examine les faits qui militent en faveur de chaque théorie ou qui lui sont contraires.

Toute une catégorie de faits, on l'a vu, peuvent être invoqués en faveur d'une transmission directe par pénétration du virus dans les fosses nasales et de là dans le poumon : ce sont la fréquence de la forme pneumonique chez les personnes qui ont manié des animaux pesteux ; la facilité avec laquelle la contagion atteint, dans les familles, ceux qui approchent un premier cas pneumonique ; l'absence souvent constatée de rats pesteux dans les maisons où cette contagion s'exerce et, enfin, les expériences de Roux et Batzarof sur la transmission nasale chez les muridés. On pourrait aussi invoquer les expériences de Strong; il est difficile toutefois d'y trouver une preuve nette de la transmission par inhalation des gouttelettes de crachats infectieux répandues dans l'atmosphère de la chambre du malade. En effet, ce n'est qu'à condition de placer les boîtes de gélatine en face de la bouche du malade, pendant la toux, que des gouttelettes projetées ont ensemencé le milieu. Hors de ces conditions, les boîtes demeuraient stériles. Quant à la transmission expérimentale aux animaux par inhalation, elle semble n'avoir donné que des résultats très irréguliers, quand ils ne sont pas négatifs, aux divers expérimentateurs.

Le transport du virus, dans les fosses nasales, par les mains qui ont touché le malade ou ses effets souillés de crachats, semble plus à redouter que l'inhalation. Nous ne pensons pas cependant qu'il puisse constituer le moyen ordinaire de la contagion pneumonique. On ne saurait perdre de vue que si les proches d'un malade n'hésitent pas, dans la plupart des cas, à lui donner des soins, ce malade et le local qu'il occupe inspirent généralement l'effroi à tout le voisinage. Les personnes amies, quand elles n'évitent pas de le visiter, se gardent de toucher son corps et ses effets. Dans ces conditions, on s'explique mal comment la peste peut passer d'une maison à une autre.

D'autres faits semblent contradictoires avec les précédents et jettent le doute sur les déductions qu'on en a généralement tirées. Ainsi, la rareté de la contagion bronchopneumonique dans les hôpitaux, la production des cas de cette forme dans des locaux où elle ne s'était jamais manifestée et sur des personnes qui n'avaient eu aucun rapport avec des pestiférés humains, la transmissibilité, particulièrement marquée, de la forme pneumonique lorsque le malade agonise ou dans les quelques heures qui suivent son décès, s'harmonisent mal avec la doctrine de la contagion nasale directe.

On le voit, l'histoire de la bronchopneumonie pesteuse apparaît remplie de contradictions. Ces contradictions se manifestent surtout lorsqu'on envisage cette forme comme radicalement séparée de la forme bubonique et qu'on prétend justifier cette distinction profonde par les modes de pénétration du virus.

**Possibilité de la transmission parasitaire de la forme pneumonique.** — La double barrière clinique et étiologique qui, d'après les idées admises, séparerait la peste bubonique de la peste pneumonique nous paraît moins absolue qu'on ne le croit généralement. C'est ce que nous nous sommes efforcé de mettre en lumière, en même temps que nous insistions sur les caractères qui permettent de distinguer des formes cliniques différentes.

En faisant abstraction de quelques cas difficiles à classer, nous croyons qu'on peut envisager la peste comme une maladie pour laquelle l'infection est, au début, ou locale ou générale. Tantôt la culture dans le système lymphatique (toujours directement intéressé) se localise à une région et se traduit par le bubon ; tantôt elle n'est pas arrêtée par l'évolution d'un bubon et elle gagne le système lymphatique du poumon ou même des autres organes. On a alors une forme bronchopneumonique ou une forme typhoïde. Dans le premier cas, le microbe, arrêté dans les ganglions, passe et se multiplie tardivement dans le sang. Dans le second, il y arrive de bonne heure et, bien qu'il ne puisse dès ce moment y pulluler, il est véhiculé jusqu'aux divers organes dont il envahit le réseau lymphatique. Ce n'est qu'après sa culture dans ce réseau, alors que la toxine produite abondamment a agi sur les éléments nerveux et sur les leucocytes, qu'il réussit à se cultiver dans le sang et qu'on constate une septicémie véritable.

Nous ne doutons pas que le mode de pénétration ne puisse déterminer une forme ou une autre. Si le virus est porté directement dans le poumon, on devra assister à l'évolution d'une bronchopneumonie. S'il est inoculé sous l'épiderme, on aura d'ordinaire une forme bubonique franche.

Mais il est admissible que, dans certaines conditions dépendant de l'exaltation du virus, de la dose, de la diminution de résistance de l'organisme, du siège de l'inoculation, etc., l'introduction du virus par la peau soit suivie d'une généralisation de l'infection avec bronchopneumonie primitive. Ces considérations nous ont amené, en 1898, à formuler l'hypothèse que la forme pneumonique de la peste peut être produite par la piqûre de puces et de punaises infectées, comme la forme bubonique.

L'allure des épidémies qui se sont développées en Mandchourie au cours de l'hiver 1910-1911 ne nous semble pas exclusive de la transmission parasitaire, quelque important qu'ait pu être d'ailleurs le rôle de la contagion directe dans la dissémination.

Les premières victimes, en automne 1910, ont emprunté aux tarbaganes la forme pneumonique, qui est habituelle à ceux qui manient ces animaux infectés. Elles l'ont transmise à quelques individus, et, alors qu'en d'autres circonstances, comme pour les exemples cités par Beliavski et Retchnikof, la transmission s'est limitée aux proches du malade primitif ou à une ou deux familles du voisinage, cette fois, les cas, toujours de même forme, se sont multipliés avec une facilité et une abondance inaccoutumées. En deux mois le mal a gagné toute une immense région.

Pendant les mois de janvier et février 1911, l'épidémie est à son apogée; elle atteint dans certaines localités presque toute la population, comme si le virus disposait pour pénétrer dans les maisons de moyens particulièrement subtils. Puis, à partir de mars, les cas diminuent simultanément dans tous les foyers; cette contagiosité extrême du virus semble s'atténuer. Enfin, au mois d'avril, l'épidémie est arrêtée partout, et c'est à peine si des cas isolés se manifestent encore dans quelques foyers.

Cette évolution nous offre, on le voit, un tableau peu différent de celui qu'on observe dans les épidémies subordonnées à une épizootie murine, c'est-à-dire qui ont les puces pour facteurs immédiats.

Le déclin simultané des épidémies et l'extinction au cours du même mois de tous les foyers mandchouriens nous paraissent particulièrement intéressants.

On ne peut attribuer cette terminaison aux mesures d'hygiène. En effet, en dépit des héroïques efforts du corps médical, la prophylaxie n'a pu être effective dans tous les foyers. Or, la peste a cessé aussi bien dans ceux où la prophylaxie était purement nominale que dans ceux où elle a été réalisée avec la plus grande rigueur.

On ne saurait non plus attribuer le déclin épidémique simplement à une modification saisonnière des conditions météorologiques. Sans doute, l'épidémie a sévi surtout pendant la période des froids rigoureux; toutefois, en admettant que la température se fût un peu relevée, les mois de mars et d'avril n'ont pas différé beaucoup des mois d'hiver. Il est admissible que la sensibilité plus grande du poumon, en saison froide, soit une condition favorable au développement des cas pneumoniques, mais on sait aussi que la peste ne redoute pas la saison chaude et qu'il faut une température supérieure à 30 degrés pour contrarier une épidémie. Comme la forme bubonique, la pneumonie pesteuse peut se manifester aussi bien en saison chaude qu'en saison froide. C'est ainsi que, parmi les bouffées pneumoniques que nous avons mentionnées, celle de Beyrouth s'est produite en hiver, celles de Kolobovka et du Ruisseau, en pleine saison chaude.

Nous avons montré, il y a quelques années, que les conditions saisonnières n'exerçaient pas une influence directe sur le développement ou le déclin des épidémies. On sait pertinemment aujourd'hui que, dans les épidémies ordinaires, ce déclin est déterminé par la raréfaction des puces, véhicules du virus. Une raison de ce genre expliquerait d'une façon satisfaisante la cessation simultanée des épidémies en Mandchourie.

Les témoins de l'épidémie sont d'accord pour affirmer que le rat n'est pas intervenu. Toutefois, ce fait ne saurait à lui seul exclure la transmission parasitaire.

Si les puces ne se sont pas contaminées sur le rat, elles ont très bien pu se contaminer sur l'homme. Nous savons, en effet, que, dans la bronchopneumonie, le microbe passe de bonne heure dans le sang. Il s'y multiplie au point que sa présence peut, au troisième jour, y être décelée par l'examen direct d'un frottis de sang au microscope. Par conséquent, la puce qui pique un malade pneumonique a de grandes chances de s'infecter, sinon dès le début, du moins au second jour et surtout au troisième.

Il est donc parfaitement vraisemblable que la peste pneumonique, qu'il s'agisse de cas observés soit isolément, soit en petit nombre par bouffées, dans des épidémies buboniques, ou bien qu'il s'agisse des épidémies exclusivement pneumoniques de la Mandchourie, puisse relever de l'inoculation du virus par des insectes infectés.

Une dissémination aussi intense et aussi rapide que celle observée dans ces dernières épidémies, si elle est due même partiellement à des parasites, nécessite que ces insectes existent en très grande abondance dans les localités atteintes.

**Abondance des puces dans les habitations Mandchoues.** — Il semble peu probable que les punaises aient pu jouer un rôle important, étant donnée la saison durant laquelle a évolué l'épidémie. Vivant dans les interstices des parois, dans les fentes des meubles, n'ayant avec l'hôte que des contacts très brefs, la punaise est mal protégée contre la saison d'hiver. Le froid, quand il ne la fait pas périr, l'engourdit ; elle supporte alors de longs jeûnes. La conservation de l'espèce, durant l'hiver, est assurée par un petit nombre d'individus résistants et surtout par les œufs.

Pour la puce, les conditions de l'hivernage sont bien plus favorables. Cet insecte se tient habituellement dans la fourrure de ses hôtes quadrupèdes ou chez l'homme dans les vêtements de dessous. Là elle vit constamment dans une atmosphère voisine de 30 degrés. Si elle s'en éloigne, c'est par accident ou pour changer d'hôte, ou pour demeurer tapie dans les vêtements ou la literie quand le local qui les contient est à l'abri du refroidissement. Les époques où la multiplication est la plus abondante varient avec les espèces et avec les saisons; toutefois, elles ne sont pas en rapport exclusif avec la température. Les fortes chaleurs, les périodes de grande humidité atmosphérique peuvent leur être plus préjudiciables que le froid. Les œufs déposés sur le sol peuvent être retardés dans leur éclosion par une température rigoureuse, mais durant la saison froide ils sont fréquemment pondus soit dans la fourrure de l'hôte auquel ils empruntent la chaleur nécessaire soit sur le sol d'un local habituellement chauffé. On ne doit donc pas s'étonner de rencontrer des puces en plein hiver, parfois en notable quantité, dans les habitations où elles trouvent des conditions favorables.

Il n'est pas douteux que ces insectes sont des hôtes trop nombreux dans les habitations mandchoues et peuvent y pulluler non seulement pendant la saison chaude, mais aussi pendant l'hiver le plus rigoureux, grâce à des conditions particulières. Le Dr Follenfant, qui a vécu longuement en Mandchourie, nous a fourni à ce sujet des renseignement intéressants.

L'habitation dans le Nord de la Chine ne diffère pas, comme construction, de celle des contrées chinoises du sud. Elle présente toutefois une particularité relative au mode de chauffage. A l'intérieur de la pièce principale existe le kanng, lit de camp en briques jointes avec un mortier d'argile, où couche toute la famille. Ce lit de camp constitue un appareil de chauffage dans lequel circule l'air chaud avec la fumée. La couche superficielle des briques qui le forment est soutenue par des murettes circonscrivant des tuyaux horizontaux qui proviennent d'un foyer situé dans le vestibule, foyer où brûlent, sous une marmite en fonte, des tiges de sorgho. La chambre chinoise est donc chauffée par le rayonnement de la chaleur accumulée dans la masse de briques formant le kanng. La température y est presque constante entre 20° et 25° et, pendant tout l'hiver, ne s'abaisse pas au-dessous de 20°.

Sur le lit de camp sont étendues des nattes et des couvertures qui demeurent entassées, sans être jamais l'objet d'aucun soin et d'aucun nettoyage. On les change quand elles tombent en lambeaux. Sous ces nattes et aux alentours du kanng, les insectes, puces, punaises, poux, trouvent un asile où ils peuvent pulluler et se reproduire hiver comme été. Leur nombre est tel à certains moments que, pour pouvoir dormir, le Docteur Follenfant était obligé de recourir à un vêtement de nuit composé d'un pantalon à pieds, serré à la ceinture et d'une veste à manches très longues nouées au delà des mains. Ce vêtement, à condition de le saupoudrer chaque soir, avant de le revêtir, de poudre fraîche de pyrèthre constitue, contre les insectes parasites, un appareil précieux de protection sans lequel, à certaines périodes, le sommeil est impossible.

Les médecins présents dans les foyers n'ont pas remarqué la présence de puces dans les maisons. Cependant, des observations faites par Andrew en 1908-1909, pour déterminer la saison où les puces sont particulièrement abondantes chez les rats dans le nord de la Chine, montrent que cette saison comprend les mois d'automne, septembre à novembre inclus. En dehors de cette période, le nombre diminue beaucoup ; néanmoins, en toute saison, on trouve des puces chez les rats. Il est intéressant de constater que l'automne est aussi la saison de l'épizootie des tarbaganes. D'autre part, c'est au cœur de cette même saison, le 10 octobre, que l'épidémie de peste a été officiellement reconnue.

On est fondé à penser que, si elles étaient capables de jouer un rôle dans la transmission pneumonique, les puces n'ont pas dû faire entièrement défaut dans les habitations du Nord de la Chine pendant la période d'hiver, qui a été celle de l'épidémie.

**Nécessité d'études nouvelles pour fixer le mode de transmission de la forme pneumonique.** — Nous nous sommes efforcé de mettre en relief, dans cet exposé, les conditions dans lesquelles s'effectue la propagation de la peste pneumonique. Les médecins présents à la conférence de Moukden ont admis que, dans l'épidémie de Mandchourie, on pouvait incriminer un seul mode de transmission, la contagion directe du malade à l'homme sain par inhalation de l'air souillé par des gouttelettes de crachats virulents.

Après avoir envisagé les faits de transmission tant dans cette épidémie que dans les autres, nous ne croyons pas qu'on doive, pour le moment du moins, admettre cette opinion d'une manière exclusive.

La succession des cas, dans les petites épidémies, semble relever très souvent d'une contagion directe. Toutefois ce mode de transmission n'explique que très exceptionnellement la genèse du premier cas d'une série. Dans les épidémies de Chine de 1910, la contagion directe paraît aussi avoir joué un grand rôle ; elle ne suffit pas cependant à expliquer ni l'intensité de la dissémination, ni certaines particularités telles que l'extinction simultanée des divers foyers au mois d'avril 1911.

Nombre de points obscurs recevraient une explication satisfaisante, s'il était démontré que les puces peuvent transmettre la forme pneumonique soit directement par leur piqûre, soit indirectement en souillant la peau de leurs déjections qui, à la suite de grattages, seraient transportées par les doigts à l'orifice des fosses nasales ou sur la muqueuse de la bouche.

Bornons-nous à constater que, théoriquement, rien ne s'oppose à ce rôle de la puce. Parmi les médecins qui ont étudié la peste de Mandchourie les uns ont prétendu que le virus était porté dans les bronches mêmes par l'inhalation. D'autres, au contraire, supposent qu'il se cultive primitivement sur les amygdales d'où il passe dans le sang qui le transporte aux lymphatiques du poumon. L'opinion que, dans certains cas, le virus inoculé par la puce puisse être de la même manière véhiculé jusqu'au poumon peut aussi se défendre.

De toutes façons, il reste, en ce qui touche la propagation de la peste pneumonique, des points mal éclaircis.

# X

# INCUBATION. PROPHYLAXIE. VACCINATION

## INCUBATION DE LA PESTE

Un point sur lequel il importe d'être fixé, lorsqu'on doit arrêter des mesures de défense contre la peste, est celui qui concerne la durée de l'incubation.

Pour nous permettre de déterminer cette durée, nous possédons deux éléments : d'une part, l'expérimentation sur les animaux ; d'autre part, l'observation des faits sur l'homme.

**Durée de l'incubation chez les animaux.** — L'incubation chez les animaux est, en général, très courte. Si l'on pique une souris avec la pointe d'une aiguille chargée de virus, au bout de quelques heures il est déjà possible de constater des progrès de l'infection. Chez le rat inoculé à la patte, le bubon inguinal apparaît généralement dans les premières vingt-quatre heures. Il en est de même chez le singe.

Si, au lieu d'inoculer l'animal avec une aiguille, on le fait piquer par des puces, l'incubation est en général un peu plus longue et peut durer deux jours. Nous ne croyons pas qu'on ait observé de cas où la durée de l'incubation chez le rat, la souris, le cobaye, ou le singe, inoculés par les piqûres de puces, ait atteint soixante-douze heures.

**Durée de l'incubation chez l'homme.** — En ce qui concerne l'homme, à défaut d'expériences précises d'inoculation par la puce ou par un autre procédé, on a relevé de nombreux faits qui peuvent permettre de déterminer la durée de l'incubation. Ce sont, par exemple, les faits d'inoculation par piqûre qui se sont produits chez les médecins en faisant l'autopsie d'un cadavre pesteux : Sticker à Bombay, Evans à Calcutta, Pestana et Lévi à Oporto, etc. La durée de l'incubation n'a pas dépassé trois jours dans ces cas.

La peste, avons-nous dit, est ordinairement inoculée à l'homme par la puce ; il est donc particulièrement important de préciser la durée de l'incubation dans ce cas. Certaines observations que nous avons faites dans l'Inde sont particulièrement précieuses à cet égard ; ce sont celles qui ont trait au développement de la peste chez des individus ayant manié un rat mort. On ne peut aujourd'hui mettre en doute que, dans la plupart des cas de ce genre, la transmission a été opérée par les puces qui, du cadavre du rat, ont passé sur l'homme. Dans tous les cas où il nous a été possible de relever les dates, la peste s'est manifestée le premier, le second ou le troisième jour, après que le sujet avait manié le rat.

Il existe également un certain nombre de faits bien observés de transmission de peste pneumonique pour lesquels la durée d'incubation peut être exactement déterminée. Tel est le cas, cité par nous, de plusieurs cipayes musulmans de Kurrachee qui contractèrent la maladie en veillant le cadavre d'un de leurs camarades décédé de peste pneumonique. Ils présentèrent les premiers symptômes de la pneumonie pesteuse les uns dans le cours du second jour, les autres dans le cours du troisième jour, après la veillée mortuaire.

Une Commission d'enquête sur la peste de l'Inde, en 1899, a recueilli un certain nombre de faits qui lui ont fait admettre pour l'incubation une durée de un à cinq jours. Dans plusieurs des cas cités, une cause d'erreur résulte de la probabilité que l'inoculation s'est effectuée par l'intermédiaire des puces postérieurement au moment auquel on la fait remonter. Très rares sont les observations où il est possible de fixer avec quelque certitude l'heure de la piqûre de l'insecte infectieux.

Rapprochant de nos observations personnelles celles qui ont été faites par divers auteurs au cours des dix dernières années, nous ne croyons pas qu'il existe de cas authentique d'une incubation ayant sûrement dépassé quatre jours de durée. C'est donc avec raison que la conférence de Paris a fixé à cinq jours le chiffre officiel de la durée maximum d'incubation de la peste.

**Mesures à prendre vis-à-vis des personnes suspectées d'être en période d'incubation.** — S'il est nécessaire de tenir en surveillance les personnes suspectes d'être en période d'incubation, il ne faut cependant pas attacher à cette question de l'incubation chez l'homme une importance démesurée. A l'époque où l'on supposait que la contagion directe jouait le rôle capital dans l'évolution des épidémies, on était fatalement amené à maintenir les individus réputés suspects strictement en quarantaine pendant une durée assez longue, au moins égale à la durée maxima de l'incubation. Or cette durée, établie d'après des observations insuffisantes, était assez arbitrairement estimée à neuf, dix, douze jours, suivant les auteurs. Nous savons actuellement que le malade n'est infectieux qu'à une période tardive de sa maladie, que la contagion immédiate n'est pas à redouter pour la plupart des cas et qu'elle est, à elle seule, insuffisante pour la détermination d'une épidémie.

Dans ces conditions, le strict isolement des personnes suspectes n'a guère de raison d'être. Il peut suffire, pour éviter tout danger, de les soumettre à une surveillance médicale effective, quitte à isoler celles qui tombent malades au moment où l'événement se produit.

Nous aurons à revenir sur cette question de l'isolement.

## PROPHYLAXIE GÉNÉRALE

La prophylaxie des collectivités varie selon qu'elle se propose d'empêcher la maladie de pénétrer dans un pays, dans un port, dans une localité quelconque ou, au contraire, de défendre la population contre la contagion alors que la peste a déjà envahi la localité. Dans le premier cas, la prophylaxie est offensive ; elle est défensive dans le second.

Les mesures de prophylaxie offensive sont différentes suivant qu'on a à craindre l'arrivée de la peste par mer ou par terre. Celles de prophylaxie défensive sont partout semblables.

L'effet des mesures qui s'appliquent à la collectivité doit être complété par l'effort individuel. C'est à cette condition surtout que la prophylaxie est efficace. Nous aurons donc à considérer successivement la prophylaxie dans ses applications à la collectivité, ou prophylaxie générale, et dans ses applications à l'individu, ou prophylaxie individuelle.

**Transport de la peste par voie maritime.** — De tout temps, la peste a été transportée par mer, aux grandes comme aux petites distances. On connaît les cas célèbres de l'importation à Constantinople et à Gênes, en 1347-1348, par des navires venus de Gaffa en Crimée ; de l'importation à Marseille, en 1720, par un navire venu de Port-Saïd, *le Grand-Saint-Antoine*, qui avait eu des cas parmi l'équipage en cours de traversée ; de l'importation à Messine, en 1743, par un navire marchand venu de Morée. Plus près de nous la peste, en 1894, passe de Canton à l'île de Hong-Kong. De cette station maritime, point de convergence de toute la navigation de l'Extrême-Orient, elle a été véhiculée par les navires à Formose et à Amoy en 1894, à Bombay en 1896. De là elle a gagné, toujours par la voie maritime, divers ports de la mer Rouge, de la Méditerranée, de l'Atlantique et jusqu'aux ports américains, où jamais elle n'était apparue précédemment.

Si l'on se reporte à l'histoire des épidémies de l'antiquité, on voit qu'à aucune époque l'expansion de la peste par la voie maritime n'a été aussi rapide qu'aujourd'hui. La raison en est facile à trouver ; elle tient au développement pris durant le XIXe siècle par la navigation à vapeur.

**Par quel véhicule la peste est-elle introduite et conservée à bord des navires?** — On a admis jadis que c'était par l'homme et par les marchandises.

En général on observait, en effet, que les navires propagateurs de peste avaient des malades parmi leur équipage. Si ces malades faisaient défaut, si le navire n'avait pas eu de cas depuis longtemps déjà à son arrivée, on rejetait sur les marchandises la responsabilité de l'importation.

Nous avons vu plus haut que le rôle du malade est peu important. Quant aux marchandises autres que les hardes et effets, il est constant qu'elles ne peuvent servir de véhicule. L'agent ordinaire du transport par bateau nous est connu, c'est le rat. Quand on étudie les débuts de chaque épidémie dont le germe n'a pu être apporté que par mer, ce qui frappe d'abord, c'est que les premières personnes atteintes ne sont point celles qui ont eu contact avec des malades de l'équipage. Ce sont, bien plutôt, les individus employés au déchargement et, plus souvent encore, ceux qui logent à terre dans les entrepôts où sont remisées les marchandises. Parfois on sait quel est le navire qui a importé la maladie; bien plus fréquemment ce navire demeure ignoré. Toutes ces constatations anciennes ont longtemps fait incriminer les marchandises ; mais ceux qui ont adopté cette manière de voir ne soupçonnaient pas que, là où l'on emmagasine la cargaison d'un navire, on emmagasine presque toujours en même temps des rats de ce navire. En tout cas, soit par les chalands quand le navire reste mouillé, soit directement par les ponts volants lorsque le navire est à quai, presque toujours quelques rats de ce navire s'en échappent aux escales et élisent domicile dans les quartiers les plus voisins. S'il y a des rats pesteux parmi eux, ceux-ci disséminent la peste parmi leurs congénères du port ; en quelques jours, l'épizootie est constituée. Les cas humains la suivent bientôt. Cette origine apparaît avec évidence pour la plupart des ports contaminés depuis 1894, Bombay, Kurrachee, Cutch-Mandvi, Sydney, Porto, Pisco, Cape-Town, etc.

Ainsi une notion nouvelle est acquise : lorsqu'un navire ayant touché un foyer de peste arrive dans un port, c'est par les rats qu'il renferme dans ses cales que ce navire est surtout dangereux. S'il a des passagers et des malades, des précautions sont à prendre vis-à-vis d'eux et surtout de leurs hardes. Pour les marchandises, elles ne sont à redouter que par la facilité qu'elles offrent au rat pour débarquer avec elles.

De cette notion découle la conduite à tenir vis-à-vis du navire contaminé.

Proclamons-le tout d'abord, la prophylaxie maritime qui apparaît à première vue très simple est, dans la pratique, hérissée de difficultés. Par conséquent, lorsqu'il est possible de ne pas accueillir dans un port un navire suspect, c'est encore la meilleure solution du problème.

Des raisons multiples obligent fréquemment le port de relâche à ne pas user de cette rigueur. En ce cas, comment empêcher la peste de débarquer ?

Une première mesure à prendre, c'est d'empêcher le navire pestiféré de venir à quai.

En second lieu, il faut procéder à la destruction des rats à bord. Cette opération nécessite le débarquement au lazaret de tout le personnel dont la présence n'est pas indispensable, passagers et hommes d'équipage.

S'il y a des malades, ils sont transportés à l'hôpital pour y être isolés. Leurs hardes et effets, de même que ceux des personnes saines, sont passés à l'étuve à 80-90°, pendant une demi-heure, ou à 70-80° pendant une heure, de façon à tuer tous les insectes qu'ils peuvent renfermer. A ces températures, non seulement les puces et les punaises, mais aussi le microbe de la peste, ne résistent pas, que l'étuvage soit pratiqué à sec ou à la vapeur.

Dès longtemps nous avons préconisé, pour la désinfection des linges, hardes et effets suspects de recéler la peste, la substitution de l'étuvage à 70-90° à l'étuvage au-dessus de 100°. La destruction des insectes et des microbes est tout aussi bien assurée, et les tissus délicats, qui supporteraient mal les hautes températures, ne sont point détériorés.

Une fois débarrassé de ses passagers et d'une partie de son équipage, le navire est désinfecté à la vapeur sulfureuse, de façon à faire périr tous les rats qu'il abrite et les puces dont ces rats sont porteurs. C'est là une opération dont la pratique à l'intérieur des navires modernes, surtout avant le déchargement, n'est pas sans présenter de grosses difficultés et de sérieux inconvénients. Lorsqu'elle est effectuée dans de bonnes conditions, elle offre le maximum de garanties. Nous aurons à revenir sur les procédés en usage pour la réaliser.

Après cette sulfuration, il n'y a plus de danger à procéder au déchargement du bateau. Ce déchargement peut s'opérer en rade, sur des chalands, ou à quai. Il est toujours prudent, pendant le déchargement, d'exercer une surveillance en vue de s'assurer si quelques rats n'ont point échappé à l'action de l'acide sulfureux.

Nous avons supposé que les passagers sains et malades sont descendus au lazaret. Les derniers doivent y être placés dans un local d'isolement *absolument exempt de puces et de punaises*, pour y être traités jusqu'au décès ou à la guérison.

Quant aux premiers, il n'est pas indispensable de les soumettre à une longue quarantaine. Partant de ce principe que l'incubation ne dépasse pas une durée de quatre jours, on peut les libérer soit à la fin du quatrième, soit au cinquième jour après l'arrivée. Toutefois ce serait une erreur dangereuse de croire que le seul fait de les avoir isolés pendant cinq jours les rend inoffensifs. Ces passagers sains peuvent apporter avec eux du bateau, dissimulés dans le linge de corps ou le vêtement, des insectes infectieux. Et, dans ce cas, l'isolement à lui seul n'aurait aucune valeur, s'il n'était complété par une autre précaution consistant à les débarrasser des parasites.

Nos recherches dans les camps de ségrégation de Kurrachee, en 1898, ont montré que les personnes saines, provenant de maisons pestiférées, qui sont soumises à un isolement rigoureux, peuvent conserver la peste dans leurs effets pendant une durée de 11 jours et plus (1).

La Commission d'enquête sur la peste de l'Inde a répété, dans les camps de ségrégation, ces recherches qui lui ont donné des résultats identiques aux nôtres. Elle a cru à tort pouvoir en déduire des précisions concernant la durée de l'incubation.

Les auteurs jadis s'appuyaient sur des observations de ce genre pour attribuer une durée de six, huit, dix jours et plus à l'incubation. Nous savons aujourd'hui que les cas observés parmi les individus soumis à l'isolement n'ont pas toujours été contractés dans le local d'où ces individus proviennent. Le plus souvent ceux-ci ont été infectés, dans le local même où ils sont isolés, par des puces apportées dans leurs vêtements.

Par conséquent, la première mesure à appliquer à des passagers sains d'un navire infecté, dès leur entrée au lazaret, doit consister à les débarrasser d'une manière absolue des puces et punaises dont ils sont porteurs. Nous ne voyons, pour atteindre ce but, aucun moyen plus simple et plus efficace que de les faire débarquer dans un local spécialement aménagé et comprenant : 1° des cabines d'entrée où ces passagers puissent se dévêtir; 2° des cabines intermédiaires disposées pour le bain ou la douche; 3° des cabines de sortie où, à l'issue de là douche ou du bain, ils puissent revêtir d'autres effets pour, de là, se rendre dans les hôtels du lazaret. Les effets abandonnés par les personnes suspectes dans les cabines d'entrée seraient immédiatement désinfectés par la chaleur, puis rendus à leurs propriétaires. A la condition d'avoir subi cette purification, mais à cette condition seulement, les personnes restées bien portantes pendant quatre jours au lazaret peuvent être libérées au bout de ce laps de temps.

**Nécessité de la surveillance des rats à bord au point de vue de la peste.** — Nous avons supposé que le navire soumis à ces mesures avait présenté, au cours de la traversée, des cas de peste humaine authentiques. Or, il peut très bien arriver que ce navire ait la peste exclusivement parmi ses rats. De là la nécessité pour l'agent sanitaire chargé de l'arraisonnement d'interro-

(1) SIMOND, la Propagation de la Peste (*Annales de l'Institut Pasteur*, 1898).

ger avec soin le médecin et le capitaine sur tout ce qui concerne les rats à bord : leur abondance, les locaux où ils se tiennent et, en particulier, de s'enquérir si des rats morts ou des rats malades ont été vus pendant la traversée. Dans le cas où l'on a observé une mortalité inusitée parmi ces animaux, le navire doit être considéré comme pestiféré et traité comme tel.

Il est à noter que, dans les temps modernes, où la navigation est rapide, où les logements de l'équipage et des passagers sont mieux séparés des cales, neuf fois sur dix la peste murine ne se transmet pas aux personnes, à bord. Le danger n'en est que plus grand, puisqu'il passe inaperçu, et ce fait donne la clef de l'extrême diffusion de la peste dans le monde, à notre époque.

Dans l'application de la défense sanitaire contre l'entrée de la peste par voie maritime, le point essentiel est de savoir si un bateau est ou non porteur de rats pesteux. Là est le nœud de la question. Il importe, par conséquent, que tous les marins de toutes spécialités et de tous grades soient instruits de la nécessité, en vue de leur sécurité même, de surveiller de très près les rats à bord et de déclarer toutes leurs observations à cet égard au médecin arraisonneur.

Toute une série de mesures s'imposent, en raison des récentes découvertes concernant la propagation de la peste, d'une part aux navires, d'autre part aux ports.

**Les navires doivent être construits de façon à faciliter la dératisation.** — Pour les navires, ce sont d'abord des modifications dans la construction, de nature à permettre la dératisation rapide et à rendre son exécution prompte et sûre par les vapeurs ou gaz asphyxiants. En second lieu, l'équipage d'un bateau devrait être astreint à pratiquer à son bord, d'une façon permanente, la destruction des rats.

**Nécessité des mesures de destruction des rats dans les ports.** — En ce qui touche les villes-ports, leur administration devrait prendre toutes les mesures nécessaires pour les purger des rats. Certaines de ces mesures peuvent présenter des difficultés; toutefois, il ne s'agit point d'obtenir la destruction totale de ces animaux, destruction qui ne paraît pas encore réalisable. Par la surveillance des égouts et le grillage approprié de leurs ouvertures, par la surveillance des entrepôts, docks et magasins où sont accumulés les grains et toutes les marchandises débarquées dans le port, par l'organisation de brigades de chasseurs de rats, par des prescriptions aux habitants, il est facile d'arriver à une diminution telle du nombre des rats, aux abords du port, que le danger de la propagation de la peste soit réduit des neuf dixièmes.

Pour les navires autant que pour les villes, les frais de la guerre aux rats seraient couverts, et largement, par la suppression ou la diminution des dégâts que ces animaux commettent. L'hygiène ne serait-elle pas en cause que la raison économique devrait, à elle seule, dicter des mesures énergiques et générales contre les rongeurs.

Cette considération permet d'espérer que les populations des ports, les armateurs et les marins, ne tarderont pas à envisager les moyens pratiques de se débarrasser de ces commensaux si coûteux à nourrir et si dangereux à fréquenter.

Il est même à prévoir que le temps approche où la juste appréciation des méfaits de toute nature commis par les rats et la démonstration de l'intérêt économique et hygiénique qui s'attache à leur suppression, détermineront l'organisation internationale de la destruction des espèces murines nuisibles à l'humanité.

**Transport de la peste par voie de terre.** — On vient de voir combien est hérissée de difficultés la protection d'un port contre l'introduction de la peste par voie maritime. S'il en est ainsi lorsque le danger est confiné dans un navire qu'on peut isoler, désinfecter, dont on peut surveiller le personnel et le matériel, qu'en sera-t-il de la protection des localités et territoires contre l'invasion, par voie de terre, de la maladie?

Supposons que la peste ait fait irruption dans un port. Est-il possible de préserver les villes, plus ou moins éloignées, reliées à ce port par des routes, par des chemins de fer, par des canaux navigables?

A en juger par les exemples des temps anciens et des temps modernes, il semble qu'on doive répondre par la négative.

On a vu, à la vérité, des ports qui ont reçu la peste et qui ont présenté soit des cas sporadiques, soit des cas épidémiques sans que, de là, la maladie ait rayonné jusqu'aux centres importants, même rapprochés. Porto en 1899, Glascow en 1900 nous ont offert des exemples de ce genre. En examinant de près ces cas particuliers, on se rend compte que l'effort humain a compté pour peu de chose dans ce résultat. Il a dépendu de conditions et de circonstances locales, dont certaines nous échappent, mais qui sont, très généralement, indépendantes de l'action des services sanitaires et prophylactiques.

Dans les régions où les conditions naturelles sont favorables à la diffusion de la peste, aucun des moyens mis en œuvre par les autorités sanitaires et administratives n'a réussi à empêcher qu'un port, sévèrement infecté, ne devînt un centre d'irradiation vers les localités voisines et, aussi, vers les localités lointaines, auxquelles il est relié par les voies ferrées.

Nous avons été témoin dans l'Inde, à Bombay, à Cutch-Mandvi, à Kurrachee, de l'échec des mesures prises pour empêcher l'extension de l'épidémie aux localités ayant avec ces ports des relations importantes. De même, pour les villes de l'intérieur visitées par des épidémies graves, telles que Poona, Karad, etc., nous avons constaté l'inutilité de l'effort entrepris pour empêcher la peste d'aller plus loin.

Ces exemples, peu encourageants, ne sauraient pourtant nous convaincre de l'impossibilité de préserver de la visite de la peste une ville saine, en relation par des routes et des voies ferrées avec un foyer en activité. Et, si nous admettons qu'on puisse échouer fréquemment dans cette entreprise, du moins il est certain pour nous qu'une défense, sagement organisée, doit réduire à des manifestations sporadiques l'effet de la peste, une fois que celle-ci a forcé l'entrée de la localité.

Il n'est pas utile de revenir en détail sur les moyens dont use la peste pour se transporter par les voies terrestres aux petites et aux longues distances. Nous nous sommes étendu sur ce sujet à propos de la propagation. Rappelons seulement l'importance relative de ces moyens :

Aux petites distances, la propagation s'effectue, presque exclusivement, par les migrations nocturnes des rats qui s'éloignent du foyer spontanément ou qui, quelquefois, sont transportés avec des marchandises dans les trains ou dans les voitures. Elle reconnaît, comme moyen de second ordre, les puces infectieuses que recèlent les vêtements, effets et hardes, apportés par des personnes saines ou malades qui fuient le foyer épidémique. Enfin en troisième lieu, les individus en incubation ou déjà atteints, dont la maladie évolue dans la localité saine où ils se sont réfugiés peuvent, dans les conditions que nous avons indiquées, contaminer des puces et des punaises et, par l'intermédiaire de ces insectes, communiquer la peste aux habitants ou aux rats. Exceptionnellement ils peuvent la transmettre par contagion directe à leur entourage.

S'il s'agit des grandes distances, les mêmes agents sont les facteurs du transport du microbe par les voies ferrées. Le rat et l'homme peuvent être en cause : il est probable toutefois que, là aussi, le rat est le véhicule le plus fréquent. La preuve n'en est pas faite, et l'on ne peut, pour le moment du moins, refuser un rôle à l'homme, surtout à l'homme en incubation de peste. Quant aux effets et vêtements, il est certain que, par les parasites qu'ils recèlent, ils peuvent véhiculer la maladie aux longues distances, qu'ils soient portés par les personnes ou renfermés dans les colis. Leur action toutefois paraît s'exercer rarement.

Il découle de ces connaissances, touchant les véhicules de la peste, que la prophylaxie qui se propose de préserver une localité reliée à un foyer par des voies ferrées comporte :

1° L'interdiction du territoire aux individus malades de peste ;

2° L'interdiction du territoire aux individus sains provenant du foyer ou, si cette rigueur est jugée inapplicable, des mesures capables de rendre ces individus inoffensifs ;

3° Des mesures capables d'empêcher l'introduction de rats provenant de la région pestiférée ;

4° L'interdiction de l'entrée dans ce territoire des linges, effets, hardes, ainsi que des objets à l'usage domestique, qui seraient susceptibles de renfermer des puces ou des punaises.

**Mesures ayant pour objet d'empêcher l'importation de la peste par les personnes.** — La mesure radicalement efficace consisterait à refuser absolument l'entrée du territoire à protéger à toute personne en provenance de la région pestiférée. Comme son application soulève parfois des difficultés insurmontables, on est amené d'ordinaire à adopter une réglementation moins absolue. Jusqu'ici on a eu recours principalement aux quarantaines. Dans l'Inde, en particulier, on en a fait abus au point de rendre aux indigènes la circulation très onéreuse, très compliquée et très lente, dans certaines régions. Cela, d'ailleurs, sans aucun profit pour la prophylaxie. Nous ne croyons pas qu'on puisse avoir confiance dans ce moyen. D'une part, ainsi que nous l'avons démontré par nos recherches sur les camps de ségrégation, les personnes qui ont fréquenté des locaux pestiférés peuvent demeurer infectieuses par leurs parasites pendant une durée dépassant celle des quarantaines les plus sévères. D'autre part, la quarantaine, dès qu'elle excède vingt-quatre heures, est une mesure vexatoire et onéreuse. Enfin l'expérience a prouvé que le bénéfice qu'on en peut tirer est des plus contestable.

Etant donné que nous connaisons actuellement les conditions dans lesquelles un individu est dangereux, il nous paraît indispensable de baser sur cette notion les mesures dirigées contre les dangers de sa fréquentation.

Les personnes en provenance d'un foyer, par la voie des routes ou par le chemin de fer, doivent être arrêtées dans la station-lazaret proche du territoire à protéger.

Dès leur entrée dans ce lazaret, elles doivent être obligées, dans les mêmes conditions que nous avons exposées à propos de la prophylaxie maritime, à déposer leurs vêtements, à prendre un bain ou une douche, puis à revêtir un vêtement pur en attendant que le leur soit désinfecté. En même temps que leurs vêtements, tous leurs effets et bagages doivent être purifiés par l'exposition à la température nécessaire. Si elles ont avec elles des objets ou bagages qui ne puissent supporter l'exposition à la chaleur, ces objets seront conservés en quarantaine pour une longue durée, dans des locaux déterminés du lazaret. Après la sortie de la salle de bains, chaque personne sera soumise à un examen médical. Si elle est malade ou si elle présente le moindre symptôme suspect, elle devra être isolée dans l'hôpital, en traitement ou en observation, suivant le cas.

Toute personne reconnue saine sera, aussitôt après la visite médicale, autorisée à pénétrer dans la localité, munie d'un passeport sanitaire.

Dès ce moment, elle sera soumise à la surveillance de la police sanitaire pour une durée de dix jours environ, c'est-à-dire qu'elle devra faire connaître son domicile et n'en pas changer ni quitter la localité sans prévenir l'autorité sanitaire. En outre elle se présentera chaque matin, pendant les quatre premiers jours, à la visite d'un médecin. Si, dans les jours qui suivront, elle venait à tomber malade, le médecin devra en être informé par elle ou par son entourage et l'hospitaliser dans des conditions spéciales d'isolement.

Une organisation bien conçue et bien adaptée à la réalisation de ce programme peut procurer une garantie presque absolue contre l'importation de la peste par l'homme, en faisant éprouver aux personnes suspectes le minimum d'ennui et d'inconvénients.

**Mesures ayant pour objet d'empêcher l'introduction des rats suspects.** — Il ne saurait être question ici de la propagation aux petites distances. Nous savons, en effet, que, lorsqu'il s'agit d'un rayon de quelques kilomètres, le rat est susceptible d'émigrer nuitamment et de se transporter par étapes successives dans les localités avoisinant le foyer. Aucune barrière ne peut lui être opposée dans ces conditions.

Aux grandes distances, le transport du rat s'effectue presque toujours par les wagons de chemins de fer ou par les chariots chargés de marchandises, particulièrement lorsque ces marchandises sont des sacs de grains, de la paille, du foin, ou des matières alimentaires sèches dont le rat est friand. Une première précaution consiste donc à interrompre complètement l'importation de ces marchandises du port pestiféré. La localité devra s'en approvisionner ailleurs, dans un centre qui ne reçoive pas lui-même ces marchandises du foyer.

En ce qui concerne les marchandises que l'on peut considérer comme incapables de véhiculer la peste, fer, bois, charbons, liquides en fûts, matériaux de construction, etc., le trafic peut en être continué. Dans tous les cas, quelle que soit la nature des matériaux, une surveillance des plus stricte doit être exercée sur tous les wagons de marchandises. A cet effet, un service spécial de surveillance au départ doit fonctionner dans une gare intermédiaire proche du foyer de peste. Un service de surveillance à l'arrivée doit être installé également dans la gare de la localité à protéger, ou mieux dans une station très rapprochée, installée pour servir de lazaret. Nous ne saurions entrer ici dans le détail du fonctionnement de ces services qui doivent assurer à la fois la surveillance des marchandises et celle des voyageurs.

Il est inutile de le dire, les marchandises dont l'importation est prohibée ne pourront pas plus arriver par la voie des routes que par celle des chemins de fer.

**Interdiction de l'importation d'objets suspects provenant du foyer.** — Pour tous les matériaux suspects de renfermer des parasites infectieux, la prohibition doti être absolue. Cette catégorie comprend non seulement les linges et effets, mais aussi tous les objets à usage domestique : meubles, literie, tenture, tapis, ustensiles divers.

**Nécessité de compléter ces mesures par une prophylaxie intérieure préventive.** — Une ville qui, située à une distance minima du foyer d'environ 40 kilomètres, se garderait dans les conditions que nous venons d'indiquer, aurait des chances d'éviter l'introduction de la peste. Toutefois, si les mesures concernant les personnes et les objets suspects peuvent être pratiquées de façon à procurer une sérieuse garantie, celles concernant les rats ne sauraient inspirer la même confiance. Les autorités sanitaires, par conséquent, ne doivent jamais perdre de vue qu'une surprise est possible. Leur tâche n'est pas remplie du seul fait qu'elles ont pris des mesures pour empêcher la peste d'entrer. Il faut en même temps se préparer à l'expulser si elle venait à forcer la porte. La prophylaxie préventive qu'il y a lieu d'instaurer à l'intérieur du territoire, en même temps que la défense à l'extérieur, doit avoir pour objet de rendre la localité impropre à la multiplication des cas de peste, s'il venait à s'en manifester un.

Les principes de cette prophylaxie préventive sont faciles à poser. On connaît les deux agents essentiels de la peste, le rat et la puce ; il s'agit de les supprimer. La pratique est évidemment plus difficile que la théorie; on peut même affirmer que la suppression complète de ces deux groupes d'animaux dans une ville est une chose irréalisable. Quoi qu'il en, soit on peut, par des mesures appropriées, en réduire le nombre. Or si, par ce moyen, on ne supprime pas le danger, du moins on le diminue dans une mesure proportionnelle à la réduction du nombre des rats et des puces.

Nous examinerons plus loin les moyens à employer contre les rats et les puces.

En même temps que la lutte est menée de la façon la plus rude contre ces dangereux animaux, une administration sanitaire prévoyante devra, dans une ville menacée de peste en raison de la fréquence de ses relations avec un foyer, tout préparer pour opposer à la maladie, si elle vient à franchir les limites de la cité, une organisation défensive complète. Un plan de campagne devra être arrêté de manière à pouvoir, au moment voulu, disposer d'hôpitaux, de matériel, de personnel, de locaux d'isolement, de moyens de désinfection. C'est ici qu'il y a lieu d'appliquer le sage précepte : *Si vis pacem, para bellum.*

## PROPHYLAXIE DÉFENSIVE

Quelles que soient les précautions prises soit par les villes-ports, soit par les villes de l'intérieur, lorsqu'elles sont en relation par mer ou par terre avec une région infectée, ces villes ne réussissent pas toujours, loin de là, à empêcher la peste d'entrer chez elle. Dès lors, les circonstances leur imposent non plus une prophylaxie offensive, mais une prophylaxie défensive immédiate, active et méthodique, sous peine de la ruine de la localité. Il est possible actuellement, même lorsque la peste est au cœur de la place, de lutter contre elle de façon à limiter ses ravages. Le résultat dépend des principes sur lesquels cette défense est basée et de la façon dont elle est conduite.

Suivant l'importance de la localité à défendre, il peut exister des différences dans la mise en pratique des mesures de prophylaxie, mais non dans le principe de ces mesures elles-mêmes. Par conséquent, l'organisation et la mise en œuvre de la défense ne différeront guère, si ce n'est au point de vue des dépenses qu'elles entraînent ainsi que de l'importance du matériel et du personnel, qu'il s'agisse d'une petite localité ou d'une ville populeuse.

**Organisation d'un laboratoire spécial.** — Une première mesure doit être réalisée aussi bien lorsqu'en prévision de l'arrivée de la peste on prend contre elle des précautions offensives que lorsque la peste est présente et que la ville est mise dans l'obligation de se défendre : c'est la création d'un laboratoire spécial.

Qu'il s'agisse de reconnaître les cas de peste humaine qui, surtout au début des épidémies, soulèvent des discussions passionnées et dont le diagnostic ne peut être fait d'une manière complète qu'avec le secours de la bactériologie, ou de diagnostiquer la peste des rats et autres animaux, ou de préparer des vaccins et des sérums, on ne peut se passer d'un établissement outillé pour ces opérations et pourvu d'un personnel compétent.

La bonne organisation de ce laboratoire est une condition importante pour le succès de la prophylaxie.

**Destruction des rats.** — La partie essentielle de la défense, il faut encore le répéter ici, est la destruction des rats, rats de grenier, rats d'égout et souris. Sans entrer dans le détail des opérations à pratiquer dans ce but, et dont il sera question plus loin, nous examinerons sommairement les moyens d'aboutir à un résultat.

Les rats, on le sait, fréquentent de préférence les entrepôts de céréales, de paille, de fourrages et de substances alimentaires diverses. C'est donc là qu'il faut les poursuivre d'abord ainsi que dans les magasins de blé ou de farine, dans les boulangeries et dans tous les locaux renfermant des dépôts de matières alimentaires sèches. Viennent au même rang les égouts destinés à la réception des eaux pluviales ou des eaux ménagères, qui sont les repaires les plus fréquents des rongeurs dans les villes. Enfin, les établissements publics et les maisons particulières sont rarement indemnes de rats.

Il faudra aviser au moyen d'obtenir le concours de la population pour généraliser la lutte contre ces animaux. En tête des procédés à mettre en œuvre, il faut citer celui des brigades de chasseurs de rats composées d'individus dressés à cette chasse spéciale. Pour les égouts, on peut employer la suffocation qui, bien appliquée, a donné, dans certaines villes, à Rio-de-Janeiro entre autres, des résultats excellents. L'emploi d'animaux ratiers, chiens et chats, de virus, de poisons, de pièges, judicieusement pratiqué, peut concourir puissamment à réduire le nombre des rats de telle sorte qu'ils ne constituent plus un danger.

**Surveillance de la marche de l'enzootie.** — Les brigades de chasseurs de rats auront chacune à leur tête un agent sanitaire chargé de la surveillance des mouvements et de l'état sanitaire de la gent murine, dans chaque quartier. D'autre part, tous les rats tués et ceux trouvés morts ou malades seront transportés sans retard au laboratoire de prophylaxie pour y être examinés. Pour ce transport, les rats vivants sont placés dans des boîtes de fer, et les rats tués ou trouvés morts, dans des sacs spéciaux, imperméables, d'où les puces ne peuvent s'échapper. Une fiche indique la provenance exacte des animaux suspects d'être morts de la peste. De telle sorte que, si ce soupçon est confirmé par l'examen bactériologique, on peut immédiatement mettre le local d'où provient le rat en interdit, évacuer ses habitants dans des lazarets prévus à cet effet et prendre toutes les mesures de désinfection utiles. Un intérêt de tout premier ordre s'attache à ce que cette surveillance de la marche de l'épizootie soit rigoureusement exercée dans tous les points de la ville. Elle permet d'assainir les locaux infectieux avant que les cas humains aient apparu ou se soient multipliés, de préserver des rues entières et des quartiers ; c'est la lumière sur laquelle doit se guider le service de la défense pour marcher vers le but poursuivi.

**Destruction des puces et des punaises.** — En second lieu, il est nécessaire de détruire les puces et les punaises. Il ne s'agira point ici de poursuivre la destruction totale de ces insectes dans les maisons particulières par des moyens administratifs. Tout ce que peuvent à ce sujet les autorités sanitaires, c'est de faire connaître à la population le danger de la puce et de la punaise et la nécessité d'une action générale des habitants au point de vue de leur destruction dans les domiciles privés.

Mais là où l'action administrative doit s'exercer, c'est, d'une part, pour la destruction des puces infectées qui existent dans chaque maison où des cas de peste soit humaine, soit murine, se sont manifestés. Ces maisons doivent être évacuées et assainies d'une manière complète. D'autre part, l'administration doit imposer les mesures nécessaires pour cette destruction dans tous les établissements publics sur lesquels la ville ou l'État ont autorité : hôpitaux, casernes, hôtels, lycées, collèges, écoles, etc.

**Assainissement des locaux où se sont manifestés des cas de peste.** — Dès qu'un rat mort spontanément de la peste a été trouvé dans une maison, ou qu'un cas humain s'y est manifesté, tous les habitants de cette maison doivent l'évacuer aussitôt. Dans cette maison, en effet, il est à peu près certain qu'il existe des puces infectieuses abandonnées par les rats malades ou morts et, quelquefois, par l'homme pestiféré. Il est aussi très possible qu'il existe sur les habitants eux-mêmes, dans leurs vêtements, quelques puces infectées. Donc ces habitants ne peuvent, sans danger, être autorisés à circuler librement en ville. Il est nécessaire d'abord qu'ils subissent la purification corporelle et vestimentaire que nous avons indiquée comme constituant le premier acte de prophylaxie à appliquer aux personnes suspectes de recéler des parasites infectieux. A cet effet, ces habitants sont dirigés, dans les délais les plus courts et directement, de leur maison vers un lazaret aménagé pour cela. Il peut y avoir nécessité, suivant leur état d'indigence ou d'aisance, de les hospitaliser ou non dans cet établissement. S'ils désirent se loger en ville chez des parents, des amis, ou à l'hôtel, on pourra les y autoriser une fois la désinfection subie, sous la condition de se présenter journellement au médecin désigné, cela pendant quatre jours, en prévision du cas où ils se trouveraient en incubation de peste.

Une fois la maison vide de ses habitants, on procède à une désinfection qui a pour objet d'exterminer les rats, les puces et punaises qu'elle contient. Les vapeurs d'acide sulfureux, de formol, les poudres insecticides, les lavages avec des liquides qui font périr les insectes, l'immersion dans ces liquides ou dans l'eau bouillante des objets non susceptibles comme les linges et certains objets, tels sont les moyens qui, combinés de différentes manières, peuvent assurer cette purification des locaux. Après l'opération terminée, on maintient la maison en interdit pendant une durée de quelques jours, au cours de laquelle il est possible et utile de se rendre compte de la disparition ou de la persistance des agents infectieux.

La Commission anglaise a montré que les puces du rat et de l'homme adoptent très volontiers comme hôte le cobaye : si l'on place des cobayes dans une maison où il s'est manifesté des cas de peste, très communément les puces infectieuses se jettent sur eux et leur communiquent la maladie. Par suite, il suffit, quand une maison a été désinfectée, d'y placer des cobayes pour juger du degré de sécurité qu'elle présente. Si les cobayes demeurent indemnes, elle offre les plus grandes probabilités d'une complète garantie, et il est possible de la rendre à ses habitants.

Il ne suffit pas, en général, de faire subir la désinfection à la seule maison où le cas de peste s'est produit. Celles placées à son voisinage immédiat sont, en bien des cas, suspectes. Il est nécessaire de les faire évacuer et de les désinfecter.

**Réduction du nombre des chiens et des chats dans la localité.** — Parmi les mesures susceptibles d'amener une sensible diminution de l'abondance des puces dans les habitations, il en est une, qui, en dépit de ses difficultés d'application, mérite d'attirer l'attention des pouvoirs publics. C'est la diminution du nombre des animaux grâce auxquels les puces se multiplient dans chaque maison, les chiens et les chats, en conservant toutefois ceux qui donnent la chasse aux rats d'une manière effective. L'entretien de ces animaux en état de propreté suffisante pour qu'ils soient exempts de parasites est trop difficile à réaliser pour qu'on puisse l'exiger des habitants. Par contre, il est possible d'exercer une surveillance active sur les animaux errants, de les capturer et de diminuer par ce moyen, très notablement, leur nombre dans la ville. Il est également possible de faire connaître ce danger à la population, d'attirer son attention sur lui et de déterminer ainsi nombre de particuliers soit à se défaire de leurs chiens, soit à les débarrasser régulièrement de leurs puces par des moyens appropriés. Une propagande bien faite à ce sujet peut avoir des effets heureux.

**Mesures à adopter vis-à-vis des individus malades ou suspects.** — Dans une localité en épidémie de peste, tous les cas suspects doivent être immédiatement signalés à l'autorité sanitaire par le médecin, la famille ou l'entourage. Cette mesure était jadis préconisée parce que le malade était censé répandre la peste autour de lui par les émanations qui se dégageaient de son corps, par l'air expiré, par le plus insignifiant contact avec sa peau, ses vêtements, ou les objets qu'il avait touchés. Elle n'est pas moins nécessaire depuis que l'on possède des notions plus justes sur les modes de transmission. Nous savons aujourd'hui que ce danger de l'approche du malade se réduit à peu de chose, qu'il est rarement une source de transmission avant l'agonie et la mort : cependant on doit, plus que jamais, exiger la déclaration des cas, de façon à pouvoir sans délai transporter le malade dans un hôpital. Si le malade, au contraire de ce qu'enseignaient les anciennes théories, est peu dangereux avant la fin de la maladie, il n'en est pas moins vrai que son cas témoigne de l'infection de la maison. Ses proches, son entourage, ses voisins sont menacés non point toujours de son fait, mais du fait des mêmes rats, des mêmes puces qui lui ont communiqué la peste. Il est urgent, dans ces conditions, d'assainir la maison et de la laisser fermée pendant quelque temps. Pour procéder à cet assainissement, la maison doit être évacuée et ses habitants dirigés, ceux qui sont malades à l'hôpital, ceux qui paraissent sains dans un lazaret. On a vu plus haut comment doivent être traités ces derniers et qu'ils peuvent être libérés sitôt après désinfection, sous la réserve d'une surveillance sanitaire. Quant aux malades, ils seront admis dans un hôpital spécial des pestiférés pour y être isolés et traités. Répétons-le, les maisons voisines de celles où se sont manifestés des cas murins ou des cas humains doivent, la plupart du temps, subir aussi la désinfection. Leurs habitants seront soumis à une balnéation et à la désinfection vestimentaire qui paraissent, jusqu'à présent, constituer le moyen le plus simple et le moins vexatoire de les débarrasser des parasites infectieux dont ils peuvent être porteurs.

**Hôpitaux destinés au traitement des pestiférés.** — Un des premiers soins des autorités sanitaires, quand une ville est menacée d'épidémie de peste, doit être d'aménager un hôpital spécial en même temps que de se procurer les locaux, le matériel et le personnel nécessaires pour installer et ouvrir, au fur et à mesure des besoins, autant d'hôpitaux qu'il sera utile, selon l'importance prise par l'épidémie.

Il n'est point nécessaire que ces hôpitaux soient placés hors de la ville ; mais il est indispensable que les bâtiments choisis pour cet usage soient en bon état, bien construits, avec des parquets carrelés ou cimentés au rez-de-chaussée. Ils doivent réunir non seulement les conditions normales d'hygiène des hôpitaux ordinaires, mais aussi toutes les conditions qui doivent les rendre inaccessibles aux rats. C'est là un point essentiel. Il est indispensable également que l'on puisse les maintenir indemnes de puces et de punaises.

**Lazarets.** — Pour combattre les épidémies dans l'Inde, on a eu recours à l'évacuation, dans des camps dits *camps de ségrégation*, des habitants des maisons et quartiers pestiférés. Ces habitants accomplissaient une quarantaine de dix jours, quelquefois plus, dans le camp avant de retourner chez eux. Pendant ce temps, la maison était désinfectée. En raison du grand nombre de personnes qui devaient subir la quarantaine, ces camps constituaient de véritables villages, souvent de grande étendue, contenant plusieurs milliers d'habitants. Par suite, on était obligé de les installer hors de la localité pestiférée, parfois même assez loin. Ces camps ont donné quelques bons résultats; toutefois, comme la ségrégation ne s'accompagnait pas d'une désinfection des effets à usage, une certaine proportion de cas se manifestaient parmi leur population.

On pourrait, dans les contrées où le climat le permet, établir des lazarets sur le modèle de ces camps. Cependant, nous ne croyons pas qu'il soit utile, avec les données actuelles sur la propagation, de tenir en quarantaine les personnes provenant des maisons infectées si l'on a pris à leur sujet les précautions indiquées précédemment. Quoi qu'il en soit, l'administration sera toujours tenue de loger les personnes indigentes qu'elle a obligées à abandonner pour un temps leur demeure. Par conséquent, elle doit prévoir des locaux pour cette destination. Ces lazarets pourront être situés en ville ou dans la banlieue ; ils seront aménagés pour permettre de loger des familles. Leur organisation sera telle que les opérations de désinfection des effets et des personnes puissent s'y pratiquer en grand nombre à la fois.

**Utilité de la vaccination.**— Au premier rang des moyens qui peuvent coopérer à la préservation des habitants d'un foyer, il faut placer la vaccination. Elle doit être recommandée à tous et imposée aux personnes qui, provenant de maisons pestiférées, peuvent se trouver en période d'incubation. Nous n'entendons pas que cette petite opération, qui ne laisse pas d'être désagréable, soit infligée de force; mais les personnes suspectes peuvent être mises en demeure de choisir entre une quarantaine de quatre ou cinq jours ou la vaccination. C'est la vaccination qui sera très généralement préférée.

Nous traiterons plus loin de la question des procédés de vaccination à employer.

## PROPHYLAXIE INDIVIDUELLE

Nous entendons par mesures de prophylaxie individuelle tous les moyens que les particuliers peuvent mettre en œuvre pour se protéger, eux et leurs familles, quand ils habitent une localité pestiférée, ou suspecte, ou simplement menacée de l'invasion de la peste. Cette prophylaxie individuelle fait partie intégrale de la prophylaxie défensive. Elle est l'auxiliaire obligatoire de toutes les mesures d'ordre général, assumées par les autorités d'une ville envahie. Si elle est pratiquée par la majorité des habitants, elle contribue, dans une large mesure, à assurer le succès des opérations défensives.

**Les individus sont en général infectés dans leur domicile.** — L'expérience montre que, dans la majorité des cas, l'individu atteint de peste a été infecté dans son domicile. Cependant on a d'assez nombreux exemples d'ouvriers qui contractent la maladie dans les locaux où leur travail les oblige à passer soit la journée, soit la nuit. On peut voir aussi des personnes qui, pour avoir passé quelques instants dans un local où il s'est produit des cas murins ou humains, manifestent une atteinte de peste. Dans une ville en épidémie, la sécurité absolue n'existe nulle part, mais le risque, en dehors des locaux où il y a eu des rats malades, est extrêmement faible. Il est au contraire très grand dans les maisons infectées.

De ces observations on peut conclure qu'une mesure excellente pour se mettre à l'abri consisterait, lors d'une épidémie, à habiter hors de la ville et à n'y venir que pour ses affaires. Quelques privilégiés seulement peuvent employer pour eux et leurs familles ce moyen de protection. Pour ceux qui ne peuvent transporter leurs pénates hors du foyer de peste, il importe de veiller à ce que leur demeure soit à l'abri de toutes les causes d'infection.

**Protection de la maison contre les rats, les puces et les punaises.** — Avant tout, la maison doit être rendue inaccessible aux rats, aux puces et aux punaises. Il faut donc qu'elle soit en bon état au point de vue de sa construction. C'est dans les habitations anciennes, délabrées, dont la maçonnerie de mauvaise qualité a commencé de s'effriter par places, dont les charpentes et les boiseries sont vermoulues, dont les caves communiquent par des soupiraux non grillagés avec l'extérieur, dont les parquets sont en mauvais état, dont l'entretien est insuffisant, que les rats, les puces et les punaises trouvent des asiles inexpugnables. C'est dans ces maisons aussi que la peste élit domicile, séjourne longuement et reparaît à chaque recrudescence. On a cru que certaines maisons conservaient la peste d'une année à l'autre à l'état latent, parce que l'on voyait de nouveaux cas se manifester chaque année, lors des recrudescences succédant à la première épidémie. La raison de ce fait très commun n'est nullement une conservation du microbe dans le sol ou dans des endroits quelconques de l'habitation, c'est la fréquentation habituelle de la maison par les rats qui y rencontrent, grâce à sa vétusté ou à sa construction défectueuse, des conditions particulièrement favorables pour leur race. Telles, certaines habitations indigènes que nous avons visitées à Kurrachee; telles encore les vieilles maisons en pisé que nous avons vues dans certains quartiers de Rio-de-Janeiro et dont les murs, troués de galeries dans toute leur hauteur, abritaient des légions de rats.

Pour demeurer exempte de rats et parasites vecteurs de peste, une maison doit remplir certaines conditions.

La construction des murs doit être irréprochable pour qu'en aucune partie les rats ne puissent creuser des cachettes. Les porons, caves, sous-sols, quand ils existent, doivent être assez élevés pour qu'on puisse y circuler et en pratiquer sans peine l'entretien et le nettoyage. Leur sol doit être rendu imperméable par le cimentage ou le carrelage ou par l'asphalte; leurs parois doivent être lisses, exemptes de trous et de fissures. Ils doivent pouvoir être éclairés et ventilés. Toutes les ouvertures qui donnent du jour aux sous-sols et communiquent avec le dehors doivent être munies de grillages solides, à mailles trop étroites pour donner passage à la souris. Il doit en être de même des orifices des égouts par lesquels s'écoulent à l'extérieur les eaux ménagères ou l'eau de pluie provenant des cheneaux. Le sol des caves doit être cimenté. Pour les pièces du rez-de-chaussée, on doit préférer les carrelages aux parquets en bois. Les entrevous méritent une attention spéciale; ils ne doivent présenter en aucun point des ouvertures qui permettraient aux rats de s'y introduire.

Les offices, cuisines, garde-manger, placards, water-closets nécessitent des soins particuliers dans leur aménagement pour ne pas devenir des abris pour les rongeurs. Parfois, dans les pays chauds en particulier, les offices, les cuisines et les logements de domestiques sont situés à l'extérieur du bâtiment principal. Il y a lieu, bien entendu, de les installer avec le même souci de l'éloignement des rats.

Ce n'est pas assez de défendre l'accès de l'habitation au rat; il faut aussi l'interdire aux puces et aux punaises.

En ce qui concerne les punaises, nous reviendrons plus loin sur les moyens de s'en préserver. On sait qu'une stricte propreté, un entretien soigneux du mobilier, de la literie et de toute l'habitation sont indispensables pour obtenir ce résultat. On sait aussi que cet entretien est beaucoup plus difficilement réalisable si la construction de l'habitation est ancienne et défectueuse que si elle est récente et soignée.

**Eloignement des animaux porteurs de puces.** — La même propreté stricte est efficace pour empêcher la pullulation des puces dans la maison. Il faut y joindre une mesure essentielle, croyons-nous, qui consiste à n'héberger à l'intérieur de l'habitation et de ses dépendances ni chiens, ni chats, ni animaux de basse-cour.

Dans le cas où l'on ne veut pas se séparer du chien, on doit le soumettre fréquemment à des lavages ou frictions faites avec des préparations pulicifuges telles que les solutions de lysol. La désinfection journalière du chenil avec ces solutions et la poudre de pyrèthre peut le maintenir exempt de puces ; encore ne faut-il pas laisser vagabonder l'animal hors de l'habitation. Les autres animaux doivent être rigoureusement proscrits. On habitera une maison isolée toutes les fois que ce sera possible.

Dans l'habitation qui réunira les conditions énoncées, la peste aura beaucoup de peine à s'introduire. Nous avons, à plusieurs reprises, cité à cet effet l'exemple de *bungalows* occupés par des Anglais à Bombay. Ces villas, souvent élégantes et luxueuses, entourées de jardins, n'ont pour ainsi dire jamais été visitées par la peste au fort des épidémies ; du moins leurs occupants européens n'ont-ils été touchés qu'à titre de très rares exceptions. Par contre, assez fréquemment, des cas se sont produits dans les *go-down*, dépendances de ces habitations où est logé le personnel domestique. Là, nous trouvons un sol en terre battue mélangée de fiente de vache sur lequel les puces surabondent, des parois en torchis crevées en divers endroits, des ouvertures, portes et fenêtres non munies de fermetures la plupart du temps, des toitures basses en paillotte où les rats trouvent des refuges pour leurs nichées, une literie constituée par des nattes et couvertures infectées de parasites ; enfin, il y a défaut d'aération et de lumière. Toutes les conditions favorables à l'entretien des parasites et des rongeurs sont réunies dans ces dépendances. Aussi est-ce là que la peste a frappé, respectant le plus souvent le bâtiment principal dont les conditions de construction, d'entretien et de propreté étaient inverses.

Beaucoup de personnes ont été frappées de la différence d'importance et de gravité entre les épidémies de peste du commencement du XVIIIe siècle, en Europe, et celles des quelques ports européens visités par cette maladie dans les quinze dernières années. Nous avons signalé précédemment que les causes de ce progrès doivent être cherchées dans les conditions qui ont raréfié les rats et les parasites cutanés à l'intérieur des habitations urbaines. Nous insistons particulièrement sur l'amélioration apportée dans la construction et l'aménagement des maisons, amélioration qui tient le premier rang parmi ces causes. Dans les moindres ports d'Europe, on ne trouve plus de maison dont le sol au rez-de-chaussée ne soit ni cimenté, ni carrelé.

Pour ne parler que de la ville de Marseille, si éprouvée en 1720, il est certain que, même dans les quartiers qui aujourd'hui encore sont célèbres par leurs mauvaises conditions hygiéniques, par l'absence d'air et de lumière des rues et des intérieurs, par les installations défectueuses des water-closets et la malpropreté des habitants, les maisons ont été, au cours des derniers siècles, reconstruites dans des conditions très supérieures à celles qu'elles présentaient du temps de l'évêque Belsunce. L'usage des carrelages au rez-de-chaussée et aux étages s'est multiplié, au plus grand détriment des rats et des insectes parasites, encore trop nombreux d'ailleurs.

**Danger de la fréquentation des locaux infectés.** — Le fait d'habiter une maison isolée, bien conditionnée, en bon état d'entretien et de propreté, constitue donc une garantie de premier ordre contre la transmission de la peste pour ses habitants. Cette garantie ne les dispense pas d'observer diverses précautions, entre autres celles relatives aux dangers de la circulation dans l'intérieur de la ville. Il est fort rare que l'on récolte des puces pesteuses dans les rues ; les halles et les marchés sont plus suspects à ce point de vue. Mais ce qu'il faut éviter surtout, c'est de fréquenter des maisons où il a été vu des rats pesteux, celles où il y a des malades atteints de peste et, encore plus, celles où il y a des morts. Le passage ou le séjour dans ces domiciles infectieux sont infiniment plus périlleux que le séjour, même prolongé, dans un hôpital de pestiférés convenablement tenu.

Comme on ne peut éviter de sortir pour vaquer à ses affaires et qu'il est impossible de savoir si les maisons où l'on entre sont ou non infectées, l'individu soucieux d'éviter la peste sera amené à prendre, journellement, des précautions spéciales destinées à éloigner de lui les puces. Ces insectes redoutent l'odeur de divers liquides, acide phénique, crésyl, etc. ; de même ils sont éloignés par certains produits secs, en particulier la poudre de pyrèthre. Il est d'une pratique facile, et qui n'entraîne aucun désagrément sérieux, d'imprégner le tronc et les membres, ou certaines parties du vêtement comme les bas et les caleçons, d'un liquide qui éloigne les insectes, une solution de crésyl, par exemple. On peut aussi saupoudrer de poudre de pyrèthre quelques parties du vêtement, sans mettre cette poudre au contact de la peau. Ces procédés très simples de prophylaxie individuelle ne sauraient être assez recommandés.

Il est essentiel d'empêcher par tous les moyens que des puces infectieuses soient apportées dans l'habitation. A cet effet, il faut éviter de recevoir chez soi des individus, des animaux domestiques, du linge et des objets provenant des maisons infectées, car, par leur intermédiaire, des puces pesteuses peuvent être introduites.

En temps d'épidémie de peste, on ne doit pas faire blanchir le linge dans des blanchisseries publiques. C'est un fait d'expérience que les blanchisseurs paient un large tribut à la maladie. Il s'explique aisément, par le transport des puces pesteuses dans le linge provenant des maisons infectées qui l'ont envoyé à la blanchisserie. Du linge sale, les puces peuvent passer dans le linge blanchi prêt à être rendu à son propriétaire. Bien que la transmission par ce moyen semble devoir être exceptionnelle, il est préférable de l'éviter.

En se plaçant dans les conditions d'habitation et d'existence que nous venons d'indiquer, on peut considérer que les chances de l'infection pestique sont réduites au minimum. Malheureusement, il n'est pas toujours aisé de réaliser à la fois toutes ces conditions. Celles ayant trait à l'habitat en particulier sont à la portée d'une faible minorité seulement. Quant aux autres, étant donnée la longue durée des épidémies pestiques, trop souvent elles seront omises soit par ignorance, soit par bravade, soit par négligence pure. C'est le cas ordinaire pour les prescriptions d'hygiène, même les plus sûres, les plus simples et les moins onéreuses. Pour toutes ces raisons, nous estimons que, sans préjudice des mesures précédentes, tout individu appelé à résider dans un foyer de peste doit se soumettre à la vaccination.

## VACCINATION ANTIPESTEUSE

**Tentatives anciennes de vaccination.** — Les premiers essais de vaccination antipesteuse remontent au commencement du XIXe siècle, à une date où l'on ne soupçonnait même pas l'existence d'un microbe spécifique. On avait cru remarquer, d'une part, que la première atteinte de peste immunisait l'individu ; d'autre part, que les anciens varioleux étaient réfractaires à la peste. D'où l'idée de provoquer l'immunité en injectant un mélange de lymphe variolique et de pus provenant de bubons pesteux. Ces tentatives furent parfois inoffensives, probablement parce que le pus retiré de bubons déjà anciens ne contenait plus de microbe. Par contre, six inoculations pratiquées en 1824 par Cerutti en Egypte déterminèrent cinq décès. Le procédé de vaccination par le pus bubonique fut dès lors abandonné.

**Vaccination par le sérum.** — L'un des premiers résultats qui suivirent la découverte du microbe fut l'immunisation des animaux. Roux, Yersin, Calmette et Borrel, en 1894, entreprirent à l'Institut Pasteur d'immuniser des chevaux en vue d'en retirer le sérum jouissant de propriétés préventives et curatives. Leurs recherches aboutirent à une méthode qui permet de vacciner l'animal assez fortement pour qu'il résiste à l'inoculation d'une dose mortelle de microbe vivant et virulent. Cette méthode consiste à préparer d'abondantes cultures de peste en bouillon. On tue ces cultures par exposition prolongée à la chaleur de 60 à 65°. Le liquide contenant les bacilles morts et leur toxine se montre très toxique par injection sous-cutanée. Mais si l'on injecte d'abord des doses très faibles et qu'on laisse un intervalle suffisant entre deux injections, on arrive à faire supporter des quantités formidables du liquide toxique à l'animal. A ce moment on peut sans danger lui inoculer le microbe vivant. Aux cultures en bouillon chauffées, qu'on employait primitivement, Roux a substitué depuis longtemps des émulsions chauffées de culture sur gélose. Il a imaginé dans ce but des flacons plats, connus sous le nom de boîtes de Roux, qui permettent d'obtenir un développement extrêmement abondant de la culture.

Le sérum du cheval ainsi immunisé a acquis des propriétés remarquables : si l'on injecte à un animal de laboratoire, un singe par exemple, une petite quantité de ce sérum et qu'on lui inocule ensuite la peste, même à plusieurs jours de distance, il ne manifeste aucun malaise. Il est vacciné. Si on inocule d'abord le microbe et qu'on injecte le sérum ensuite, lorsque la maladie a commencé d'évoluer, l'animal guérit. Le sérum de cheval immunisé est donc à la fois un vaccin et un remède.

Les expériences de laboratoire ont montré qu'il suffit d'une quantité minime de ce sérum pour vacciner de petits animaux. Cinq à six gouttes injectées sous la peau d'une souris lui confèrent immédiatement une immunité qui peut durer plus de huit jours. On a donc songé à utiliser ce procédé pour préserver les individus sains dans les régions pestiférées.

Les premières vaccinations humaines furent effectuées par Yersin en Chine, en 1895.

L'injection du sérum à l'homme, à la dose de 10 à 20 centimètres cubes, s'est montrée inoffensive et presque indolore. Rarement elle est suivie d'une élévation de température qui dure quelques heures et s'accompagne de courbature ou de lassitude.

Ces accidents légers ne se produisent qu'avec le sérum de certains chevaux; il est aisé de reconnaître par un essai préliminaire l'innocuité du sérum qu'on doit employer.

Le procédé de vaccination par le sérum est pratique, facile à employer et d'un effet sûr. Parmi les observations qui démontrent son efficacité, nous pouvons citer le cas d'un Indou vacciné par nous-même à Maisur : cet homme habitait avec toute sa famille, composée de quinze personnes, une petite maison du centre de la ville. Seul des quinze habitants de la maison, il consentit à se laisser injecter 10 centimètres cubes de sérum en septembre 1897. Dans l'intervalle des trente jours suivants, les quatorze personnes non vaccinées furent atteintes de peste, lui seul échappa à la contagion. Un cas aussi concluant est celui d'une famille annamite de Nha-Trang. Cette famille comprenait six personnes, dont trois furent vaccinées par Carré au cours de l'épidémie de 1898. Les trois membres non vaccinés moururent de peste, tandis que les trois vaccinés demeurèrent indemnes.

La séro-vaccination présente malheureusement un défaut grave qui restreint dans une large mesure ses applications : c'est la courte durée de la protection qu'elle assure.

Des expériences que nous avons faites personnellement dans les villes de l'Inde, en 1897, nous avons tiré les conclusions suivantes :

« Le sérum confère une immunité immédiate qui dure dix jours ou plus, dans la plupart des cas, mais qui, chez quelques individus ne dépasse pas une semaine.

« La mortalité, parmi les individus atteints de peste qui ont subi la vaccination, est sensiblement la même que parmi les malades non vaccinés.

« En raison de la courte durée de l'immunité qu'elle confère, la séro-vaccination est difficilement applicable à toute la population dans un foyer.

« Par contre, elle constitue un procédé excellent pour certains cas particuliers. »

Les expériences de séro-vaccination, en Annam, au cours de l'épidémie de Nha-Trang et en diverses autres contrées, ont confirmé ces conclusions.

Un des avantages les plus précieux de la séro-vaccination est de conférer une immunité immédiate. Le fait qu'on ne peut citer un seul cas où, chez un vacciné, la peste se soit manifestée dans les trois jours qui ont suivi l'injection, autorise à admettre que, chez l'individu en période d'incubation, le développement de la maladie est arrêté court par le sérum. Ce procédé est donc à recommander tout spécialement aux personnes habitant une maison où s'est produit un cas de peste. On sait combien rarement ce premier cas demeure isolé : presque toujours, au moment où il se manifeste, d'autres habitants de l'immeuble sont déjà infectés.

La séro-vaccination est encore à recommander à tous ceux qui sont appelés à fréquenter temporairement des locaux où se sont produits des cas de peste, aux voyageurs obligés de s'arrêter dans une localité où sévit la maladie, en un mot à tous les individus exposés pendant une courte période à contracter la peste. C'est un auxiliaire précieux de la prophylaxie individuelle. L'injection vaccinale ne doit pas être renouvelée de peur de provoquer des accidents d'anaphylaxie.

**Lymphe de Haffkine.** — En 1896, Haffkine a appliqué à l'homme en le modifiant légèrement, le premier procédé employé par Yersin, Calmette et Borrel pour vacciner les chevaux, l'injection de culture de peste en bouillon tuée par la chaleur. Il préparait le vaccin de la façon suivante.

On introduit du bouillon nutritif ordinaire dans un matras, et l'on y ajoute une petite quantité de beurre fondu ou d'un autre corps gras. Après stérilisation, on ensemence le microbe de Yersin. La culture pousse en stalactites que l'on fait tomber au fond du vase par agitation, lorsqu'ils sont assez développés, afin de permettre le développement de nouveaux stalactites sous la couche graisseuse. De cette manière, on obtient une culture extrêmement abondante. Après six semaines, on soumet les matras, dans un bain-marie, à une température de 55° environ pendant le temps nécessaire pour tuer les microbes. Le liquide contenant les bacilles morts est alors réparti en tubes pour l'usage. C'est cette culture morte qui, additionnée d'une faible proportion (0,5 p. 100) d'acide phénique, constitue le vaccin. La quantité injectée au début par Haffkine pour un adulte ne dépassait pas 2 cmc. 5. Plus tard, on a augmenté la dose et, au lieu d'une seule, on a fait deux injections successives à quinze ou vingt jours de distance. L'injection était pratiquée sous la peau du bras.

A la suite de l'inoculation, des phénomènes locaux et généraux se manifestent. Au niveau du point où l'on a pratiqué l'injection, on observe, au bout de cinq ou six heures, de la rougeur et un gonflement douloureux, parfois accompagnés de l'engorgement des ganglions correspondants. En même temps, on constate une élévation de la température. L'individu ressent de la céphalalgie, de la lassitude et un malaise général. Bientôt la fièvre augmente et dépasse souvent 39°. Dans les cas ordinaires, elle tombe après quarante-huit heures, mais le gonflement douloureux et l'impotence fonctionnelle du bras peuvent persister huit à dix jours, parfois plus longtemps.

Les résultats de cette méthode, telle qu'elle a été appliquée durant les premières années par son auteur, se sont montrés assez inconstants. D'une façon générale, il semble que la mortalité ait été considérablement diminuée parmi les vaccinés.

La Commission d'enquête sur la peste dans l'Inde a émis les appréciations suivantes :

« La vaccination de Haffkine n'assure pas une protection absolue, mais elle diminue sensiblement le nombre des atteintes parmi ceux qui l'ont subie.

« Elle réduit considérablement la mortalité parmi les vaccinés, non seulement du fait que le nombre des atteintes est diminué, mais aussi parce que la proportion des décès est moindre chez les individus qui prennent la peste après avoir été vaccinés.

« Elle ne semble pas assurer la protection durant les premiers jours qui suivent l'opération. »

On peut donc tirer de cette méthode des avantages appréciables pour la prophylaxie. Il faut compter toutefois avec la répugnance que témoignent les individus pour une injection suivie d'accidents douloureux et d'incapacité temporaire de travail. Le procédé, surtout en raison de cet inconvénient, a été remis à l'étude dans divers laboratoires et notablement modifié.

**Vaccin obtenu par émulsion de cultures sur gélose tuées par la chaleur.** — Dès 1899, la Commission allemande à Bombay a reconnu la supériorité, sur le vaccin de Haffkine, des émulsions faites avec la culture en gélose. Le procédé de préparation qu'elle a préconisé n'est autre que le procédé perfectionné par Roux, employé à l'Institut Pasteur depuis 1898 pour l'immunisation des chevaux. On recueille par raclage la culture développée en boîtes de Roux et on la dilue dans l'eau physiologique, en proportion telle que 100 centimètres cubes de l'émulsion contiennent 25 centigrammes de corps microbiens desséchés. Cette émulsion de microbes tués par l'exposition à 65° pendant trois quarts d'heure au bain-marie n'est additionnée d'aucun antiseptique. La dose vaccinale employée est de 1 centimètre cube, contenant 2mg. 5 de corps microbiens.

Cette méthode de préparation du vaccin a été adoptée par Oswald Cruz au Brésil avec de légères variantes. La dose d'émulsion est de 2 centimètres cubes, au lieu de 1 seulement, renfermant la même quantité (2mg. 5) de substance active. L'inoculation est faite à la région dorsale, au niveau de l'omoplate. En ce point, la douleur consécutive est beaucoup moins marquée qu'au bras. Au Japon, Shiga a employé en grand un vaccin de même nature. L'injection d'émulsion sur gélose est suivie d'une réaction beaucoup moins importante que l'injection de lymphe de Haffkine. La réaction locale est peu intense, peu douloureuse et de très courte durée. Le mouvement fébrile, très léger, disparaît en vingt-quatre heures.

**Méthode de Calmette.** — Calmette et Salimbeni ayant constaté sur la souris que, dans l'intervalle qui s'écoule entre l'inoculation et l'établissement de l'immunité, non seulement l'animal est sensible à la peste, mais que cette sensibilité est même exagérée, ont préconisé l'emploi simultané d'une petite quantité de sérum préventif et de la culture chauffée. Par ce moyen, le sujet serait mis à l'abri de la peste aussitôt après l'opération. C'est ainsi que procède Oswald Cruz au Brésil. On doit ajouter le sérum au moment de l'opération, pour empêcher qu'il neutralise les toxines vaccinantes par un long contact avec elles. D'autre part, la quantité de sérum doit être minime, au maximum 2 centimètres cubes, pour ne pas gêner l'action immunisante de la culture chauffée. Enfin on doit éviter, dans la suite, de répéter l'injection de sérum de crainte d'accidents d'anaphylaxie.

**Vaccin de Besredka.** — A l'Institut Pasteur de Paris, Besredka a effectué des recherches en vue d'obtenir un vaccin qui présentât les avantages de la méthode préconisée par Calmette, tout en évitant les inconvénients qui résultent de l'association du sérum aux cultures chauffées.

Il utilise la propriété, mise en lumière par Ehrlich et Morgenroth, que possède toute cellule de fixer son anticorps à l'exclusion de toute autre substance qui pourrait s'y trouver mélangée, lorsqu'elle est mise en contact avec cet anticorps. Les corps microbiens, obtenus par raclage de cultures sur gélose de quarante-huit heures, sont émulsionnés dans une petite quantité d'eau physiologique et tués par une heure d'exposition à la température de 60° au bain-marie. On verse ensuite l'émulsion dans un vase contenant un sérum antipesteux fortement agglutinant. Les microbes agglutinés tombent bientôt et forment un dépôt au fond du vase. Le sérum est décanté, et le dépôt est soumis à plusieurs lavages successifs dans l'eau physiologique. Les corps microbiens sont ainsi débarrassés de tout le sérum et ne conservent que l'anticorps qu'ils ont fixé pendant la mise en contact. L'émulsion de ces corps microbiens chargés de sensibilisatrice ou anticorps spécifique constitue le vaccin. La dose à inoculer à un adulte correspond à un poids de 5 milligrammes de corps microbiens desséchés.

Besredka a vérifié sur lui-même que l'injection de cette dose de microbes tués, double de celle qu'on injecte dans les autres procédés, ne détermine qu'une réaction locale et générale insignifiante. Elle évite donc l'inconvénient capital de la vaccination de Haffkine. Pour Besredka, l'absence de réaction générale résulte de ce que les corps microbiens sont débarrassés des produits toxiques contenus dans le liquide de culture; l'absence de réaction locale est due à la présence de la sensibilisatrice fixée par les corps microbiens, grâce à laquelle la phagocytose de ce corps microbien est très rapide.

L'immunité conférée par le vaccin aux animaux de laboratoire est établie au bout de quarante-huit heures environ. Elle persiste pendant plusieurs mois. Les propriétés manifestées par ce vaccin en laboratoire sont des plus encourageantes, et il aurait donné de bons résultats en Amérique. Il est à souhaiter qu'une vaste expérience sur l'homme puisse être réalisée dans un foyer de peste.

**Vaccin de Lustig et Galeotti.** — Ces deux savants, au lieu d'employer les corps microbiens, ont cherché à en extraire chimiquement les substances toxiques qui constituent le vaccin.

A cet effet ils font agir, sur les microbes obtenus par raclage des cultures sur gélose, une solution de potasse caustique à 0,75

p. 100 à la température d'environ 10°. Après un contact de douze heures, on neutralise la macération avec de l'acide chlorhydrique. Il se forme un précipité floconneux qui est recueilli sur un filtre, desséché dans le vide et pulvérisé ensuite. Ce produit toxique constitue la substance vaccinante de Lustig et Galeotti. Sa toxicité est, à poids égal, moindre que celle des corps microbiens dont elle est retirée. On l'emploie à la dose de 2 à 3 milligrammes pour un adulte, dissoute dans une solution de carbonate de soude à 1 p. 100.

**Vaccination par des microbes de peste atténués vivants.** — Yersin et Carré, ayant constaté que la virulence du bacille pesteux est variable, ont cherché à obtenir des bacilles assez virulents pour que leur inoculation déterminât la vaccination de l'animal sans entraîner d'accidents graves. Les résultats sur les rats et les singes ont été encourageants, et Yersin s'est inoculé lui-même le microbe atténué sans éprouver d'accidents.

Toutefois, il n'a pas appliqué la méthode dans les foyers épidémiques.

Kolle et Otto, à quelques années de distance, ont repris les expériences de Yersin et Carré et sont arrivés à des résultats analogues. Strong a employé ce vaccin aux Philippines sur 200 individus. Aucun accident grave ne s'est produit.

**Choix d'un procédé de vaccination.** — Nous avons limité notre exposé aux procédés les plus importants et les mieux expérimentés ; il en existe encore d'autres. Comme on le voit, la question de la vaccination antipesteuse est en grande partie résolue. Si l'on ne possède encore aucun vaccin dont l'efficacité et la facilité d'application soient comparables à celles du vaccin jennérien, on a cependant le choix entre divers procédés susceptibles d'être utilisés comme auxiliaires de la prophylaxie. Auquel doit-on donner la préférence dans un cas donné ?

Nous n'avons rien à ajouter à ce que nous avons dit au Congrès médical de 1900 concernant l'emploi du sérum à titre préventif.

C'est un procédé de choix pour des cas particuliers ; toutefois, ses applications sont limitées.

Le vaccin de Haffkine, en raison des accidents sérieux qu'il occasionne, doit céder le pas aux vaccins préparés avec les cultures sur gélose, qui ont donné au Brésil et au Japon d'excellents résultats.

Dujardin-Beaumetz, qui s'est particulièrement occupé de la préparation des vaccins antipesteux à l'Institut Pasteur, estime que les émulsions de cultures chauffées ne provoquent qu'une réaction insignifiante et, par suite, qu'elles doivent être utilisées sans addition de sérum. Nous nous rangeons à cet avis et donnons la préférence au vaccin ainsi préparé.

# XI

# TRAITEMENT DE LA PESTE

## TRAITEMENT PAR LE SÉRUM ANTIPESTEUX

Vainement la sagacité des médecins s'est exercée, dans le cours des siècles, à découvrir un traitement efficace contre la peste. L'humanité a dû attendre la révolution pastorienne de la médecine pour enregistrer le premier progrès dans cette voie.

Dès qu'il eut reçu de Yersin le microbe que ce dernier avait isolé des bubons, le Dr Roux entreprit, avec la collaboration de Calmette et de Borrel, l'immunisation des animaux en vue d'obtenir un sérum curatif contre la peste. Ce sérum, préparé pour la première fois à l'Institut Pasteur de Paris par Roux, Yersin, Calmette et Borrel, donna, dès les premiers essais de traitement chez l'homme, essais pratiqués en Chine par Yersin en 1896, des résultats positifs. Il est aujourd'hui connu et employé partout sous le nom de sérum de Yersin.

La longue série d'épidémies qui ont suivi celle de Hong-Kong de 1894 ont permis d'expérimenter, dans le monde entier, d'une part les médicaments de toute nature, d'autre part le sérum antipesteux, et de se rendre compte de leur valeur. L'opinion qui se dégage actuellement de ces multiples expériences, c'est qu'aucune médication ne possède une action contre la peste, à l'exception du sérum d'Yersin. Ce sérum, bien qu'il ne soit pas efficace pour toutes les formes et dans tous les cas, constitue un remède spécifique capable de déterminer la guérison d'un notable proportion de malades, remède d'autant plus précieux qu'il n'en existe pas d'autre pour cette maladie.

**Préparation du Sérum antipesteux.** — Le principe de la préparation du sérum antipesteux de Roux, Yersin, Calmette et Borrel est l'immunisation lente et progressive du cheval par les injections intra-veineuses d'abord de bacilles pesteux tués, puis de bacilles vivants.

Après une longue période d'essais pour arriver à obtenir un sérum très actif, on s'est arrêté, à l'Institut Pasteur de Paris, à la méthode suivante exposée par E. Dujardin-Beaumetz dans la Bibliothèque de Thérapeutique de Gilbert et Carnot :

Les cultures choisies pour la vaccination des chevaux doivent être d'origine humaine, récente et virulente ; de fréquents passages sur cobayes et sur rats permettront de conserver au virus toute son activité. L'ensemencement se fait à la surface de la [illegible] dans les boîtes de Roux, afin d'obtenir une abondante récolte. Après un séjour de trois jours à l'étuve à 35°-37°, les cultures sont raclées au moyen d'une tringle de métal recourbée, émulsionnées dans de l'eau physiologique et filtrées sur ouate hydrophile. Ce sont ces émulsions, préalablement chauffées pendant une heure à 65°, qui sont injectées dans la veine jugulaire des chevaux.

La dose initiale ne doit pas être supérieure à 1/20 de boîte de

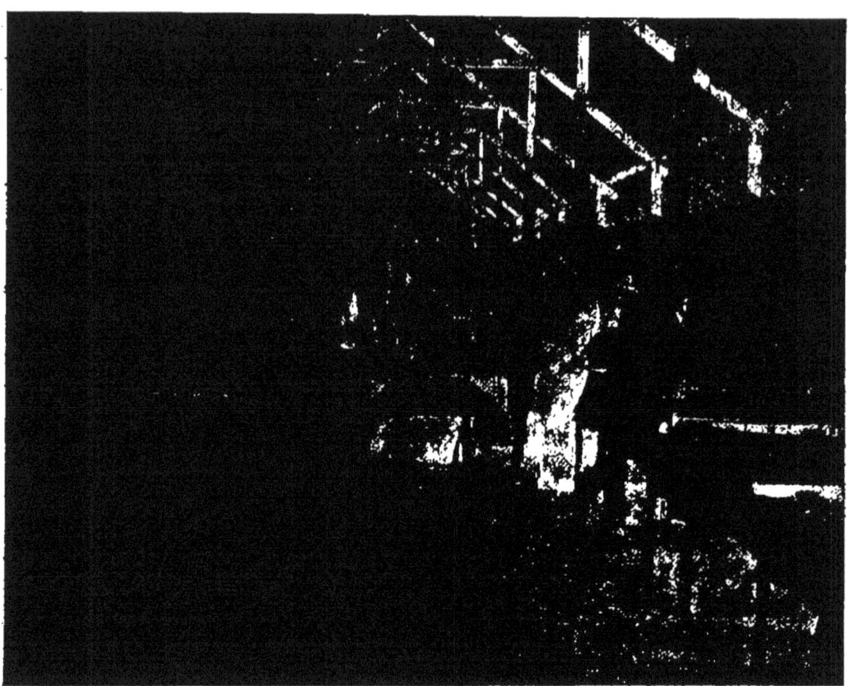

Fig. 130. — Une salle de pestiférés à l'hôpital d'Arthur Road, dirigé par le Dr Chókoy, à Bombay.

culture chauffée. Cette première injection est en effet suivie d'une réaction thermique intense (40°-41°) persistant pendant plus de 48 heures. Aussi laissera-t-on un intervalle de 15 jours entre la première et la seconde vaccination pour laquelle on répétera la dose primitive. Puis, chaque semaine, les injections intra-veineuses sont renouvelées, en augmentant progressivement les doses jusqu'à une boîte chauffée, et c'est seulement lorsque le sérum des animaux présente des propriétés préventives manifestes [illegible] l'on peut sans crainte commencer les vaccinations avec des [illegible] vivants et hypervirulents en suivant, pour la quantité [illegible] à employer, la même échelle de progression.

[illegible] de la vaccination, et même lorsque les animaux

sont solidement immunisés, la température monte brusquement à 40° dans les premières heures qui suivent l'injection, mais revient à la normale dès le lendemain.

La voie veineuse est la seule mise à contribution pour l'immunisation des chevaux. On évite ainsi les abcès qui surviennent infailliblement quand on a recours à la voie hypodermique et sur le danger desquels il est inutile d'insister quand il s'agit d'un virus comme celui de la peste. Mais l'injection dans la jugulaire, au premier abord plus commode et plus élégante, n'est pas sans inconvénients; les vaccinations sont, en effet, suivies d'acccidents immédiats dus à la toxine pesteuse à l'égard de laquelle les chevaux jouissent d'une sensibilité déplorable. Il n'est pas rare, lorsque le cheval a reçu une quantité d'émulsion pesteuse, même minime, d'assister à des symptômes dramatiques survenant brusquement après l'injection. Le cheval commence par hennir à plusieurs reprises; les jambes se raidissent, la démarche est titubante; le respiration s'accélère, la dyspnée est intense, l'animal se cabre et s'abat lourdement sur le sol, terrassé par une syncope trop souvent mortelle, malgré les affusions d'eau froide, les piqûres d'éther et les tractions rythmées de la langue. Tous ces symptômes se succèdent en quelques minutes et, si la crise n'est pas fatale, le cheval se relève sans difficulté et rentre dans sa stalle, ne semblant pas se ressentir de cette alerte.

Enfin l'amaigrissement et les arthrites douloureuses, que l'on observe fréquemment au cours de la préparation des animaux, obligent à des repos prolongés. L'immunisation est donc longue et délicate, et ce n'est pas avant six à huit mois que l'on peut compter obtenir un sérum antitoxique et antimicrobien pouvant être utilisé dans la sérothérapie humaine.

Lorsque les animaux sont en état de produire un sérum actif, les vaccinations se font alors en deux fois, à une semaine d'intervalle, d'abord à la dose d'une demi-boîte, puis d'une boîte entière de culture vivante.

Les saignées, de 6 litres chacune, sont pratiquées le dixième jour et le quatorzième jour, après la dernière injection, et le sérum recueilli subit trois chauffages à 54° avant d'être livré, afin de faire disparaître les propriétés toxiques du sérum équin.

Le sérum antipesteux, sous aucun prétexte, ne doit pas être additionné d'un produit antiseptique quelconque en raison de son emploi à doses massives.

**Détermination de la valeur du sérum.** — Roux et ses collaborateurs, au début de leurs recherches concernant l'immunisation, purent démontrer que le sérum des animaux immunisés contre la peste jouissait, vis-à-vis de la souris, espèce particulièrement sensible à ce virus, de propriétés préventives et curatives.

Si l'on injecte à une souris, sous la peau, quelques gouttes de sérum spécifique et qu'on lui inocule soit immédiatement, soit quelques heures, soit quelques jours plus tard, le virus pesteux à dose mortelle, la souris résiste. D'autre part, si l'on pratique sur le même animal d'abord l'inoculation du virus, puis, au bout de quelques heures, l'injection d'une faible dose de sérum, la souris déjà malade guérit. Dans les deux cas, suivant la valeur du sérum, son action est variable. On peut donc juger de la valeur du sérum soit au point de vue préventif, soit au point de vue curatif, par l'importance de la dose nécessaire pour préserver ou guérir la souris inoculée avec une dose fixe d'une culture de virulence déterminée. Pour la souris, la dose fixe à employer est celle qui adhère à l'extrémité d'une aiguille plongée dans la culture. Cette minime quantité inoculée à l'animal par piqûre, sous la peau de la cuisse, par exemple, suffit pour lui conférer à coup sûr la maladie et déterminer la mort au bout d'un nombre d'heures qui est en rapport avec l'activité du virus.

A l'Institut Pasteur de Paris, on admet que l'activité du sérum est satisfaisante lorsqu'il suffit de 1/10 de centimètre cube pour guérir une souris en lui injectant cette dose 16 heures après qu'elle a reçu le virus, inoculé par une piqûre sûrement mortelle en 48 heures.

**Action du sérum sur les diverses espèces animales.** — Chez tous les animaux de laboratoire sensibles à la peste, souris, rat, cobaye, lapin, singe, l'action préventive du sérum est facile à mettre en évidence. La quantité nécessaire en injection sous-cutanée pour protéger l'animal varie, pour un sérum donné, avec l'espèce et le poids ; cette quantité est toujours minime. La protection de l'animal est assurée contre les formes bubonique et pneumonique de la peste, formes qu'on peut lui conférer à volonté en employant la piqûre sous-cutanée pour déterminer la forme bubonique et le badigeonnage des fosses nasales pour déterminer la forme pneumonique.

Pour obtenir un effet curatif, il faut employer des doses plus fortes de sérum. La cure est d'autant plus facile à obtenir que le moment de l'injection du sérum est plus rapproché de celui de l'inoculation.

Les résultats obtenus sur le singe sont particulièrement intéressants en raison des rapports que cette espèce présente avec l'espèce humaine. Les expériences de Wyzokowitz et Zabolotny et les nôtres, en 1897-98, ont montré que les singes de moyenne taille qui ont été inoculés par piqûre intra-cutanée et ont contracté la peste peuvent être guéris par une injection sous-cutanée de 20 cc. de sérum antipesteux, pourvu que l'injection soit pratiquée dans les premières 48 heures qui suivent l'inoculation, en employant un virus capable de tuer l'animal en 72-80 heures. Dans une expérience sur des singes de forte taille, nous avons obtenu la guérison avec cette dose de 20 cc. injectée 24 heures après l'inoculation sous-cutanée du virus. L'animal, depuis douze heures déjà, était porteur d'un bubon volumineux et manifestait les symptômes d'une atteinte très grave. Un singe témoin de même race, inoculé en même temps et ayant manifesté les mêmes symptômes n'a pas reçu de sérum. Il est mort à la 67e heure après l'inoculation.

Les autres animaux sont également susceptibles de guérir de la peste bubonique, quand on les traite par le sérum après l'inoculation d'une dose mortelle de virus. Pour certaines espèces, le mode d'inoculation a une importance : chez le cobaye en particulier, Kolle a montré que l'injection du sérum, même pratiquée aussitôt après l'inoculation, demeure sans effet lorsque cette inoculation a consisté à frictionner avec le virus pesteux une petite surface, fraîchement rasée, de la peau de l'animal.

L'efficacité du traitement par le sérum est donc expérimentalement démontrée pour les animaux sensibles à la peste et en particulier pour les singes d'espèces diverses. Avec un sérum tel que celui de l'Institut Pasteur, on peut, pour une espèce animale donnée, obtenir à tout coup la guérison à la condition d'avoir, au préalable, déterminé et la dose de sérum nécessaire contre une piqûre pesteuse mortelle et le délai dans lequel le traitement doit être appliqué. On était donc en droit de fonder sur ce traitement les espérances les plus sérieuses en ce qui concerne l'homme. Ces espérances n'ont certes point été complètement déçues ; on ne peut dire cependant qu'elles se soient, jusqu'à ce jour, réalisées dans la mesure que pouvait faire présumer le résultat sur les animaux.

Avant d'exposer les résultats du traitement chez l'homme, nous devons signaler une différence, capitale croyons-nous, qui existe entre la peste bubonique chez l'animal et la même maladie chez l'homme. Chez ce dernier, le symptôme le plus frappant de la peste est l'intoxication des centres nerveux. Surtout dans les cas à pronostic grave, la cellule nerveuse est atteinte dès le début et nous avons indiqué précédemment l'importance des symptômes nerveux dans les diverses formes. On peut supposer que, de même que dans le tétanos, la toxine du bacille pesteux se fixe de bonne heure sur la cellule nerveuse et que le sérum l'atteint difficilement en ce cas.

Chez l'animal, les symptômes nerveux n'existent pas pour ainsi dire chez les espèces inférieures, si ce n'est à la dernière période de la maladie. Ces symptômes sont plus importants chez le singe, pour lequel, cependant, on n'observe rien de comparable à ce qui se passe pour l'homme.

Nous admettons, en conséquence, que c'est à une différence de l'impressionnabilité de la cellule nerveuse de l'homme par la toxine du virus pesteux qu'est due la différence dans l'efficacité du traitement.

**Résultats du traitement.** — Nous avons dit que le traitement de la peste par le sérum de Yersin n'était pas également efficace dans toutes les formes et dans tous les cas. En parcourant les statistiques dressées par les médecins qui l'ont employé, on est surpris des différences considérables qui existent entre les résultats accusés. La mortalité parmi les cas traités en différents pays a varié de 6 à 75 pour 100. Il tombe sous le sens que des écarts aussi importants sont dus, avant tout, à ce que les cas ou les séries de cas traités en différentes localités ou dans une même localité par différents médecins ne sont pas comparables entre eux. On a vu plus haut quelle différence de gravité peut exister d'une épidémie à une autre et combien sont nombreux les éléments qui font varier la mortalité. Ce sont d'abord la forme de la maladie, forme que les statistiques spécifient rarement, alors que son importance est primordiale; puis la race et la catégorie sociale à laquelle appartiennent les malades traités, l'origine et la valeur (mesurée comme nous l'avons indiqué précédemment), du sérum employé, enfin le mode d'administration du sérum, la dose, et le jour de la maladie auquel a été commencé le traitement.

On peut facilement se rendre compte que, s'il est très simple d'inscrire dans une statistique le nombre des cas traités et le pourcentage de guérisons, il est particulièrement délicat et difficile d'émettre une appréciation sur la part qui revient au sérum dans les résultats obtenus.

En essayant de dégager cette part, d'après les nombreux documents publiés et d'après notre expérience personnelle, nous ne prétendons pas fixer la proportion de guérisons que l'on doit attendre du sérum dans des conditions épidémiologiques données, mais surtout mettre en garde le médecin contre les erreurs d'interprétation susceptibles, après des espérances exagérées, de lui procurer des déceptions et de lui faire perdre toute confiance dans le médicament précieux dont il dispose.

Dans la première période de l'application du sérum antipesteux aux malades, on a employé le procédé des injections sous-cutanées en usage pour la sérothérapie antidiphtérique. Plus tard, Calmette ayant démontré les avantages de l'injection intra-veineuse, ce dernier procédé a été généralement préféré. Nous examinerons successivement les résultats obtenus avec l'un et l'autre procédés.

**Traitement de la peste par les injections sous-cutanées.** — Le sérum antipesteux a été appliqué par Yersin d'abord en Chine (en 1896), où, parmi 26 cas traités, il se produisit seulement 2 décès, puis (en 1897) dans l'Inde, où, parmi 50 cas, il y eut 17 décès, soit, pour un total de 76 cas, une mortalité de 38 o/o.

Nous avons remplacé Yersin dans l'Inde, en mai 1897, pour continuer les essais avec le même sérum préparé à l'Institut Pasteur. De juin 1897 à septembre 1898, nous avons traité dans cinq villes différentes, Mandvi, Bombay, Karad, Kurachee et Moundra, 383 malades, dont 217 sont décédés, soit une mortalité globale de 56,6 pour 100.

A comparer la mortalité des cas traités par Yersin et par nous avec la mortalité générale moyenne des épidémies qui ont fourni ces cas il ressort, en faveur du traitement par le sérum, une différence très importante d'au moins 20 pour cent. Cependant nous devons faire certaines réserves à l'égard de ce chiffre.

Tout d'abord, les cas traités ont été, par la force des choses, des cas choisis : disposant de quantités très limitées de sérum, les expérimentateurs ne pouvaient le dépenser pour des cas déjà proches de l'issue fatale.

Or, pendant le cours d'une épidémie dans les localités indiennes où nous avons opéré, la plupart des malades amenés à l'hôpital étaient dans un état avancé de la maladie; les moribonds et les convalescents formaient la majorité. Ces cas éliminés, il reste une catégorie encore fort complexe qui comprend des malades atteints de formes diverses, arrivés à une période de la maladie plus ou moins éloignée du début. Parmi ceux-ci encore, on est forcé de faire un tri et d'écarter en particulier les malades des cinquième, sixième et septième jours. Si stricte et consciencieuse soit la manière de procéder, il n'en demeure pas moins que la catégorie des sujets soumis au traitement est en général privilégiée, au point de vue des chances de mortalité, par rapport à l'ensemble des cas de l'épidémie.

Donc il est nécessaire de faire des témoins. C'est ce que nous avons essayé de réaliser toutes les fois que cela nous a été possible, notamment à Karad et à Kurachee, mais la difficulté de trouver des cas comparables en assez grand nombre nous a souvent obligé à considérer comme témoins un nombre de cas très inférieur à celui des traités, de telle sorte que la garantie cherchée n'est pas aussi complète qu'il faudrait. Cette manière de procéder nous a cependant permis de nous faire une opinion assez précise de la valeur du traitement en différentes épidémies : A Karad, une série de 32 cas nous a donné une mortalité de 65,5 o/o, sensiblement égale à celle des cas considérés comme témoins. A Kurachee, au contraire, sur une série de 76 cas, nous avons eu 39 décès, soit une mortalité de 51,3 o/o; ce résultat est le plus favorable que nous ayons obtenu dans l'Inde.

Nous avons pu nous convaincre, par des expériences sur les singes, que les sérums employés dans ces deux épidémies (sérums qui provenaient de chevaux différents) n'avaient pas la même valeur. Celui employé à Kurachee manifestait vis-à-vis des singes une action curative beaucoup plus énergique que celui dont nous disposions à Karad. Les résultats chez l'homme ont concordé avec ces expériences.

A cette période, qui fut celle des essais et des tâtonnements, non seulement les chevaux soumis à l'immunisation à l'Institut Pasteur n'étaient pas également immunisés, mais parfois aussi, pour satisfaire à nos demandes pressantes, on était obligé de pratiquer des saignées trop hâtives, nouvelle cause d'inconstance dans la valeur.

A partir de cette époque, la sérothérapie pesteuse s'est vulgarisée ; elle a été mise en pratique dans toutes les localités pestiférées pour ainsi dire. Les résultats obtenus ont été assez variables, mais, toujours, ils ont paru en faveur du traitement spécifique.

Nous ne pouvons passer ici en revue toutes les statistiques qui ont été publiées ; nous nous bornerons à mentionner celles qui ont le plus d'intérêt.

En ce qui concerne l'Inde, les documents sont nombreux. Choksy spécialement s'est livré à des expériences dont l'importance ne peut être méconnue : de 1903 à 1905, ce médecin a traité par le sérum de Yersin 249 cas choisis parmi des malades du 1er au 5e jour. Les moribonds, les convalescents et les cas où le pouls était franchement mauvais étaient systématiquement écartés. La mortalité pour ces 249 cas a été de 58,6 0/0, plus élevée par conséquent que celle des cas antérieurement traités par Yersin et par nous. En 1905, en vue de déterminer d'une manière plus précise l'action du traitement sérothérapique, Choksy décida, tout en procédant comme précédemment à l'élimination des cas trop avancés, de traiter une moitié seulement des cas considérés comme aptes à recevoir le sérum, en laissant au hasard de la succession des entrées à l'hôpital la désignation des cas qui devaient recevoir le sérum ou servir de témoins. Alternativement un entrant était placé dans la catégorie des traités et le suivant dans celle des non traités. L'expérience fut poursuivie en 1905 et 1906, jusqu'à ce qu'on eût atteint le chiffre déterminé d'avance de 200 traités et 200 témoins.

Le sérum était administré par la voie sous-cutanée. On injectait le premier jour une forte dose de 60 à 100 centimètres cubes et des doses plus faibles les jours suivants.

Dans la catégorie des 200 traités, il y eut 127 décès, soit une mortalité de 63, 5.

Dans la catégorie des 200 témoins, il y eut 148 décès, soit une mortalité de 74 pour cent.

L'emploi du sérum dans cette expérience a produit une différence de 10, 5 dans la mortalité.

Tous les cas, traités et témoins, appartenaient à la forme bubonique.

En dépit de quelques critiques qui ont été formulées, cette expérience longue et délicate, consciencieusement conduite, nous paraît avoir une importance de premier ordre.

Nous n'attachons pas la même considération aux résultats obtenus dans l'Inde par divers praticiens, dans leur clientèle privée. Sur 245 cas, la mortalité a été seulement de 40, 4 pour cent. Il est impossible toutefois de savoir dans quelles conditions le choix des sujets s'est exercé, et si les cas qui ont succombé peu après le traitement figurent dans la statistique.

D'une façon générale, dans les hôpitaux où le contrôle est plus rigoureux et le nombre de cas traités par un même médecin beaucoup plus considérable que dans la clientèle particulière, le traitement par le sérum a fourni des résultats qui concordent avec ceux obtenus par Choksy et par nous à titre expérimental.

C'est ainsi qu'à Poona, en 1906, le Dr Anklesaria a traité à l'hôpital général 56 cas qui fournirent 34 décès, soit une mortalité de 60.7 pour 100. Il est à noter que, parmi ces cas, 30 étaient au 3e jour et 17 au 4e jour de maladie, lorsque le sérum fut appliqué, ce qui justifie une mortalité assez élevée.

A l'Hôpital d'Indore, en 1906, sur 92 cas traités il y eut 39 décès, soit une mortalité de 42, 3 pour 100. Cette forte proportion de succès doit être attribuée, surtout, à ce que près de la moitié des cas furent traités dès le premier jour de maladie.

En résumé, en ce qui concerne l'Inde, l'emploi du sérum injecté aux malades indigènes par voie sous-cutanée, à dose de 100 à 300 cc. en deux ou trois fois, abaisse le taux de la mortalité de 10 à 20 pour 100 dans les cas buboniques.

Des résultats analogues ressortent des statistiques obtenues en Annam, en Chine, en Nouvelle-Calédonie, à Madagascar et portant sur des malades indigènes :

A Nha-Trang en 1898, Yersin traite 33 Annamites qui fournissent 14 décès, soit 42, 4 o/o de mortalité. Rouffiandis, en 1902, à Fou-Tchéou, traite 67 cas chinois avec 33 décès. Mortalité : 49, 2. Noc, à Nouméa, sur 17 cas chez des Canaques, enregistre 8 décès, soit une mortalité de 46, 9.

A Tamatave, en 1902, Clarac et Mainguy, sur 43 cas malgaches, ont 25 décès, soit une mortalité de 58 pour cent.

Toutes les statistiques précédentes portent sur des malades

de race mongole, indoue, ou noire. Si nous envisageons l'application du même traitement par le procédé des injections sous-cutanées à des sujets de race blanche ou à des métis européens, nous constatons un avantage marqué dans les résultats. C'est surtout pendant les épidémies Sud-Américaines que d'importantes séries de malades de race blanche ou métis ont pu être traitées.

Au Brésil, en 1902, on a traité à Campos 136 cas parmi lesquels 27 décès, soit une mortalité de 19, 1. A Rio Grande du Sud, 45 cas avec 7 décès, soit une mortalité de 15,5. Il est à noter toutefois qu'on a généralement défalqué des statistiques les décès qui se sont produits dans les 24 heures après l'administration du sérum ; par suite, la mortalité accusée est quelque peu inférieure à la réalité. Dans la ville de Iquique, au Pérou, Del Rio et Zegers ont traité, en 1903, 85 cas qui ont fourni 38 décès, soit une mortalité de 44 pour 100.

Ce que l'on doit surtout retenir de toutes ces statistiques, c'est l'unanimité des médecins qui ont employé le sérum à reconnaître qu'il est efficace dans une notable proportion de cas de forme bubonique. Cette proportion est d'autant plus forte qu'on s'adresse à des races qui possèdent vis-à-vis de la peste une plus grande résistance. La différence est encore plus accusée, comme on va le voir, lorsque le sérum est administré par la voie intra-veineuse.

**Traitement par les injections intra-veineuses de sérum.** — En 1899, Calmette et Salimbéni, puis Métin, furent chargés d'appliquer la sérothérapie antipesteuse pendant l'épidémie de Porto. Le résultat fut extrêmement différent de celui que nous venions d'obtenir dans l'Inde. Sur 142 cas traités à Porto, il y eut seulement 21 décès, soit une mortalité de 14,7 pour cent. Pendant la même période, 86 cas non traités fournirent 48 décès, soit une mortalité de 55,8. Le nombre total de cas connus de cette épidémie, du 4 juin au 11 novembre 1899, s'est élevé à 279 parmi lesquels 93 décès. Si l'on distrait de ce total les 142 cas traités par le sérum il reste, pour toute la durée de l'épidémie, 137 cas non traités qui ont fourni 72 décès ; soit une mortalité de 52, 5 à opposer à celle de 14, 7 présentée par les cas traités.

La mortalité globale pour tous les cas connus, traités ou non, de cette épidémie a été réduite à 33, 2 par le traitement sérothérapique.

Au cours de leurs expériences, Calmette et Salimbeni tentèrent avec succès de substituer l'injection intra-veineuse à l'injection sous-cutanée. Chez 31 malades, ils employèrent conjointement ces deux modes d'administration du sérum et obtinrent vingt-quatre guérisons contre 7 décès.

La méthode des injections intraveineuses a, dès lors, été adoptée par de nombreux médecins et s'est montrée constamment supérieure à celle des injections sous-cutanées.

Une confirmation des plus importantes de son efficacité a été donnée, à Rio de Janeiro, pendant la série de petites épidémies qui s'y sont succédé de 1900 à 1905.

**Applications de la sérothérapie à Rio de Janeiro.** — Pendant cette période de cinq années, le nombre total des cas connus a été de 3359, avec une mortalité moyenne de 47, 8 o/o. La majorité des cas envoyés dans les hôpitaux Paula Candido et Saô Sebastiào ont été traités par le sérum administré soit en injections sous-cutanées, soit en injections intrapéritonéales, soit en injections intraveineuses. La mortalité pour cent à l'hôpital Paula Candido, où tous les malades, d'après Vasconcellos, ont été systématiquement traités (1), s'est élevée à 42, 6, pour 680 cas en 1900 et en 1901, à 35, 2 pour 268 cas en 1902, à 31,3 pour 541 cas en 1903, à 28, 8 pour 535 cas en 1904 et à 20 pour 149 cas en 1905. Les statistiques, expurgées des cas traités qui sont morts dans les 24 heures, donnent des résultats très supérieurs : 33, 6 de mortalité pour 1900; 35,6 pour 1901; 25,3 pour 1902 ; 22, 9 pour 1903; 20, 4 pour 1904; 16, 5 pour 1905. Nous estimons que ce procédé de rectification des statistiques fausse l'appréciation de la part de succès qui revient au sérum et qu'il est préférable de baser cette appréciation sur la statistique brute. A l'hôpital Saô Sebastiaô, où une importante proportion de cas ont reçu le traitement par voie intra-veineuse, la mortalité en 1905-1906 a été de 37, 6. La statistique rectifiée, en omettant les décès qui se sont produits dans les 24 heures après le traitement, donne une mortalité de 21, 7 pour 187 cas en 1905 et de 28, 8 pour 187 cas en 1906.

Plusieurs facteurs interviennent dans l'amélioration progressive des résultats obtenus avec le sérum ; pendant les deux premières années on a surtout donné le sérum par voie sous-cutanée et intra-péritonéale. Ce dernier procédé, inauguré par Fontès, s'est montré supérieur à l'injection sous-cutanée et inférieur à l'injection intra-veineuse. L'injection intra-veineuse a été généralement en usage de 1903 à 1906. Entre les mains de Ferrari, elle a donné des succès remarquables. A côté du procédé d'injection, il faut tenir compte de la qualité du sérum préparé à l'Institut de Manguinhos par O. G. Cruz et dont la valeur a été en s'améliorant d'année en année. De l'ensemble des faits, il ressort que les injections intra-veineuses ont abaissé la mortalité des cas buboniques dans une proportion d'au moins 15 pour cent. Certains détails manquent, malheureusement, pour pouvoir fixer ce chiffre d'une façon précise.

(1) F. de Vasconcellos, Peste de Rio de Janeiro (*Annales de l'Institut Pasteur*).

Pendant la même période de 1900 à 1905, Penna, à Buenos Ayres, a traité par les injections intra-veineuses 204 malades qui lui ont donné 29 décès, soit une mortalité de 14, 2. Nous ignorons si les cas décédés dans les 24 heures après le traitement ont été déduits.

Il y a lieu d'insister sur l'importante différence qui existe entre les résultats obtenus par Yersin, Choksy et nous, dans l'Inde, et ceux obtenus en Europe et en Amérique par divers médecins, en appliquant la méthode intra-veineuse inaugurée à Porto par Calmette.

Sans doute il est légitime d'attribuer cette différence pour une part au procédé d'administration du sérum. Toutefois, si l'on considère la différence de mortalité chez les Asiatiques, d'une part, si l'on tient compte aussi du fait que la mortalité générale des cas non traités,dans les épidémies portugaises et américaines, a été de plus d'un tiers inférieure à la même mortalité pour les épidémies indiennes et chinoises, on est amené à reconnaître que les facteurs résistance de race et intensité épidémique ont contribué, pour une large part, à la différence des résultats. On est confirmé encore dans cette opinion, à défaut d'expérience de contrôle importante pratiquée dans l'Inde au moyen des injections intraveineuses, par le fait que les injections sous-cutanées de sérum, appliquées à des blancs ou à des métis de blancs et de noirs, donnent une proportion de succès très supérieure à celle obtenue sur les races indienne, mongole et noire par le même procédé.

**Conclusions concernant le traitement par le sérum antipesteux.** — Nous devons mentionner quelques expériences dans lesquelles le succès de la sérothérapie a été nul. C'est ainsi qu'en 1904 West, à Bombay, à l'hôpital Maratha, ayant traité 80 cas en faisant 80 témoins, a obtenu 30 guérisons parmi les témoins contre 25 parmi les traités. A Hong-Kong, les médecins qui ont appliqué le sérum en 1902 n'ont pas noté de bénéfice en sa faveur. Nous ne nous attarderons pas à discuter ces résultats surtout parce que nous manquons d'éléments essentiels d'appréciation, notamment la proportion de cas compliqués de septicémie ou de pneumonie qui figurent parmi les traités et la période de la maladie où le sérum a été appliqué. Nous les acceptons comme des faits prouvant que le sérum n'est pas infaillible et que nombre de cas ne sont pas justifiables du traitement. Mais ce que nous tenons à proclamer, c'est la rareté de faits semblables. Il est permis d'affirmer qu'en dehors de très rares exceptions toujours on a retiré avantage de l'emploi du sérum.

Il est possible de dégager quelques-unes des causes qui font varier les résultats apparents de la sérothérapie. En premier lieu, on doit placer les proportions relatives des diverses formes traitées. Nous avons, en 1897-98, administré du sérum dans un petit nombre de cas de formes typhoïde et pneumonique sans obtenir un seul succès et nous avons été convaincu de l'inefficacité du sérum dans ces formes. Postérieurement, quelques statistiques ont fait état de guérisons de pneumonie pesteuse. Il est probable qu'il s'agissait de pneumonie secondaire et non primitive.

Une expérience faite au cours de l'épidémie de Mandchourie confirme en effet que la pneumonie primitive n'est pas amendée par le sérum. Sur 42 cas traités par les injections intraveineuses et sous-cutanées, dont 33 dès le début (dans les six premières heures) et 9 au second jour, pas une seule guérison ne s'est produite. Il nous paraît donc démontré que si quelques rares exemples de guérison peuvent être cités parmi les cas de pneumonie primitive, ces guérisons exceptionnelles dépendent d'une résistance individuelle spéciale du sujet ou d'une moindre virulence du microbe, bien plus que de l'administration du sérum. Provisoirement on est obligé d'admettre que, seuls, les cas de forme bubonique peuvent bénéficier de ce traitement.

Au second rang, parmi ces causes, nous plaçons la résistance due à la race et l'intensité de l'épidémie. Nous n'insisterons pas sur la résistance de race dont nous avons déjà parlé. En ce qui concerne l'intensité de l'épidémie, il est à constater que plus cette intensité est marquée et plus est élevée la proportion des cas graves, à marche rapide et à issue fatale, non justiciables du sérum. Ce fait doit être rapporté soit à une exaltation de virulence due aux passages répétés du microbe par l'homme et le rat, soit à une inoculation copieuse par des piqûres multipliées d'insectes infectieux.

En faveur de cette dernière cause, on peut invoquer le fait qu'à partir du moment où l'épidémie décline la proportion de cas graves diminue. Or, on sait actuellement que le déclin épidémique est corrélatif d'une raréfaction des puces pesteuses.

Viennent ensuite le mode d'administration du sérum et les modifications que peut subir, suivant l'animal dont il provient, sa valeur antitoxique et bactéricide. Enfin la période de la maladie à laquelle il est appliqué est une cause de variation des résultats du traitement, plus importante peut-être que les précédentes. Chez nos pestiférés de l'Inde, nous avons noté une différence très sensible dans l'action du sérum, suivant qu'il est administré le 1^er^, le 2^e^ le 3^e^ jour ou à une période plus tardive encore. Aussi avons-nous, en 1898, préconisé l'injection de sérum tout au début de la maladie. Yersin, Calmette, Choksy, Kitasato et d'autres ont insisté sur le même point. Malheureusement, il est relativement rare que les malades soient apportés à l'hôpital dans les 24 heures qui suivent l'apparition des premiers symptômes. C'est le motif pour lequel cette cause d'erreur existe dans toutes les statistiques.

Il semble bien que l'on soit sorti de la période des tâtonnement et des incertitudes ; cependant, comme on vient de le voir, il n'est pas possible de tirer, des nombreuses expériences faites, une conclusion tout à fait précise touchant la proportion des cas guéris par le sérum. Cela tient surtout, nous semble-t-il, à ce que les expériences n'ont pas été réalisées dans des conditions telles qu'elles dussent aboutir à des résultats très précis.

Ces conditions seraient, croyons-nous, les suivantes :

1° Opérer sur des sujets de même race ;

2° Ecarter tout cas de forme pneumonique ou typhoïde, autrement dit tout cas sans bubon apparent ;

3° Ecarter tous les cas buboniques ayant dépassé le premier jour de maladie ;

4° Admettre à participer à l'expérience tous les cas buboniques, sans aucune exception, qui seraient présentés avant d'avoir dépassé 24 heures de maladie ;

5° Diviser ces cas, suivant le système alternant de Choksy, en deux catégories égales dont l'une recevrait le traitement et l'autre servirait de témoin.

Une expérience ainsi conduite, qui porterait sur quelques centaines de cas, ne laisserait aucune place à la critique et pourrait permettre en même temps une détermination exacte de la valeur relative des injections intraveineuses et sous-cutanées.

Nous ne nous dissimulons point les difficultés d'une telle expérience. Elle n'est cependant pas impossible à réaliser au cours d'une épidémie importante, comme il s'en manifeste, chaque année, dans quelques cités de l'Inde.

A défaut d'expériences aussi rigoureuses, les heureux effets accusés par la grande majorité des médecins qui ont utilisé le sérum antipesteux justifient, dans la mesure que nous avons indiquée, la confiance en son efficacité.

**Technique de l'administration du sérum.**— Ainsi qu'on l'a vu, le sérum peut être administré par la voie sous-cutanée, par la voie intrapéritonéale ou par la voie intraveineuse. Pour pratiquer l'injection sous-cutanée, on choisit la région de l'abdomen ou du flanc et l'on fait pénétrer l'aiguille obliquement dans le tissu cellulaire. On injecte ensuite lentement la quantité de sérum voulue. Lorsque cette quantité dépasse 60 cc., nous préférons faire deux injections, une sur chaque côté de l'abdomen.

L'injection intrapéritonéale réclame une aiguille assez longue et un peu grosse qu'on introduit au lieu d'élection de la paracentèse abdominale.

L'injection intraveineuse est d'une pratique plus ou moins

facile, suivant les sujets. On doit choisir de préférence la veine la plus accessible du pli du coude. En certains cas, on aura recours à une veine du dos de la main ou de la face antérieure du poignet, ou même à une veine du pied. Le liquide sera poussé avec une extrême lenteur.

Pour les injections intrapéritonéales et sous-cutanées, on peut se servir d'une seringue de 20 cc., que l'on remplit autant de fois qu'il est besoin en laissant l'aiguille en place. Pour l'injection intraveineuse, il est préférable d'employer un injecteur qui contienne la quantité totale de sérum à injecter. Il va sans dire que les instruments doivent être rigoureusement stériles.

Le sérum, surtout si on l'injecte dans la veine, doit être porté à une température d'environ 35°, peu inférieure à celle de l'organisme. Il doit être parfaitement limpide et sans aucun précipité. Par conséquent, on le débarrassera au préalable par décantation ou filtration sur ouate hydrophile de tout précipité albumineux qui pourrait exister. Ce précipité, plus ou moins abondant, se dépose au fond du flacon, au fur et à mesure du vieillissement; il ne s'en trouve pas dans le sérum de préparation récente conservé à basse température.

**Accidents qui suivent l'injection intra-veineuse.** — Lorsque l'injection intra-veineuse a été copieuse, le malade présente, quelques instants après l'opération, des accidents susceptibles d'alarmer le médecin. On observe d'abord l'accélération du pouls et de la dyspnée, puis des frissons et des sueurs profuses. Ces accidents, parfois, prennent une intensité dramatique. Le malade est agité, il éprouve une sensation d'asphyxie, les traits s'altèrent, les extrémités se cyanosent. La crise, suivant les cas, dure seulement quelques minutes ou se prolonge jusqu'à une demi-heure; tout rentre ensuite dans l'ordre, et le calme revient au malade. On n'a jamais observé une terminaison fatale à ces accidents. Ils ne se produisent pas ou sont très atténués, lorsque la quantité de sérum injectée est faible et ne dépasse pas quarante centimètres cubes.

**Dose de sérum à injecter.** — L'expérience a montré que le sérum est efficace surtout quand il est administré à large dose au début. On doit injecter le premier jour 100 à 150 centimètres cubes, si l'on choisit la voie sous-cutanée ou la voie intra-péritonéale. Si l'on préfère la voie intra-veineuse, on injectera 60 à 100 centimètres. En général, on renouvelle l'injection le lendemain avec une quantité moindre. Beaucoup de médecins répètent les injections pendant plusieurs jours de suite, trois, quatre, cinq fois, ou même plus. Nous n'avons constaté aucun avantage en faveur de cette méthode. Au point de vue théorique, d'ailleurs, il est à supposer qu'au bout de deux ou trois jours, le bacille pesteux est habitué au sérum et rendu réfractaire à son action. Si la première et la seconde injections n'ont pas modifié l'évolution de l'injection de manière à l'orienter vers la guérison, il semble improbable que, dans cette maladie à marche précipitée, la répétition multipliée des injections puisse amener l'effet favorable. Nous sommes loin de considérer la pratique des injections répétées comme nuisible au malade ; seulement, étant donné le coût du sérum, la dose relativement élevée qui est indispensable pour chaque malade, la difficulté d'obtenir au moment voulu les énormes quantités nécessaires pour une épidémie, nous estimons que l'on doit éviter de le prodiguer.

**Choix de la méthode à adopter.** — En raison des résultats obtenus par divers auteurs, de l'innocuité du procédé, de la nécessité d'une dose moindre de sérum, nous estimons que la voie intra-veineuse doit être choisie toutes les fois que cela est possible. Diverses circonstances peuvent s'opposer à ce choix : l'agitation du malade, la petitesse des veines et leur accès difficile chez certains sujets. Parfois aussi le temps et les moyens manquent au médecin pour pratiquer ce procédé plus long et plus minutieux que l'injection hypodermique.

Lorsque, pour une raison quelconque, la voie intra-veineuse est écartée, nous estimons qu'on doit s'adresser à la voie sous-cutanée. C'est celle-ci qui a été jusqu'à présent le plus pratiquée et il y a unanimité pour reconnaître qu'elle fournit de bons résultats. Choksy, le médecin qui, à notre époque, a traité le plus grand nombre de pestiférés, lui donne la préférence en raison de sa facilité et des succès qu'il a obtenus. Nous croyons qu'on peut très avantageusement combiner, comme l'ont fait à Porto Calmette et Salimbeni, l'administration du sérum par voie intra-veineuse et par voie sous-cutanée chez le même malade.

La voie intrapéritonéale, entre les mains des médecins brésiliens, se serait montrée supérieure à la voie sous-cutanée. Sans mettre en doute que l'injection dans le péritoine a donné de bons résultats, nous estimons que les expériences faites jusqu'à présent ne sont pas assez nombreuses pour établir une supériorité en faveur de ce procédé.

**Modifications dans l'état du malade à la suite du traitement.** — La plupart des médecins croient pouvoir affirmer que l'administration du sérum au malade est suivie, dans un très court délai, d'une modification apparente des symptômes. D'après cette opinion, la douleur du bubon disparaît et le volume du bubon diminue rapidement; la température s'abaisse; toutefois, la chute est temporaire en général et la fièvre reparaît comme auparavant; les symptômes nerveux s'amendent, l'hébétude disparaît, le délire, s'il existe, fait place au calme. Ces heureux effets seraient surtout manifestes après l'injection intraveineuse. Ni notre expérience personnelle, ni nos observations concernant des malades traités par nos confrères en différentes épidémies ne nous permettent de partager cette manière de voir, qu'il s'agisse du traitement par voie hypodermique, ou intrapéritonéale, ou intraveineuse.

Il est parfaitement exact que, tantôt quelques heures après l'injection, tantôt le lendemain, on observe, mais non d'une manière constante, une chute de la température. La fièvre tombe de un ou deux degrés, puis reprend au bout d'un laps de temps variable. Les symptômes nerveux également peuvent être modifiés. Mais les mêmes phénomènes d'abaissement de la température, de diminution ou disparition des symptômes nerveux, agitation, hébétude, délire, s'observent tout aussi fréquemment dans les cas buboniques non traités. On les constate non seulement dans ceux qui guérissent, mais aussi dans les cas mortels. Nous avons précédemment insisté sur l'irrégularité de la fièvre et sur la variabilité des autres symptômes au cours de la peste. Or, nous ne pouvons nous empêcher de juger que ce sont ces mêmes variations, habituelles dans la forme bubonique, qui en imposent aux observateurs. Il nous suffit, pour en être convaincu, de constater que ces modifications ne suivent nullement l'injection à un intervalle régulier ou même presque régulier, mais se produisent tantôt une heure, tantôt douze heures, tantôt un jour ou même plus, après l'administration du sérum. D'autre part, aucune modification de la marche de la température n'est relevée, à la suite de l'injection de sérum, ni dans la forme pneumonique, ni dans la forme typhoïde où, contrairement à ce qui se passe pour la forme bubonique, la fièvre revêt une allure continue. En ce qui concerne la douleur occasionnée par le bubon, nous avons déjà dit que cette douleur, fort vive au début, s'atténue généralement dès le second jour. Donc, si l'on injecte du sérum au premier ou au second jour de la maladie, on sera tenté de lui attribuer une atténuation ou une disparition de la douleur qui sont indépendantes du traitement.

Si nous inoculons deux singes de la même façon, nous verrons ces deux animaux manifester simultanément le bubon, la fièvre et l'abattement. Une fois ces symptômes développés, injectons à l'un d'eux une dose de sérum : aucune modification immédiate ou à court terme de la symptomatologie ne manifestera l'action du sérum. Mais au bout de 24, 36 ou 48 heures, nous verrons le témoin mourir, tandis que le sujet traité résiste en conservant plus ou moins longtemps la fièvre, l'abattement et le bubon. Ces symptômes s'amenderont progressivement et l'animal reviendra à la santé.

Si, d'autre part, un singe est inoculé de peste avec une dose d'un virus capable de le rendre gravement malade sans le tuer, nous ne constaterons aucune différence dans le mécanisme apparent du retour à la santé chez ce dernier et chez celui qui, ayant reçu un virus mortel, a été guéri par le sérum.

A notre avis, l'action du sérum chez l'homme ne produit pas, plus que chez l'animal, de modifications instantanément ou rapidement apparentes dans la symptomatologie. La guérison du malade traité s'effectue comme une guérison naturelle. Le sérum a fait pencher la balance, mais non d'une façon brutale. L'évolution de la maladie n'est pas soudainement jugulée, elle est simplement orientée vers la guérison sans que l'effet du sérum soit immédiatement sensible.

## TRAITEMENT HYGIÉNIQUE ET SYMPTOMATIQUE

A côté de l'administration du sérum qui en est la partie essentielle, il faut, dans le traitement de la peste, faire une place aux soins hygiéniques et parfois même, en dépit de leur peu de valeur, aux médications dirigées contre les symptômes.

**Soins généraux.** — Dès le début, le malade doit être alité et isolé dans une chambre bien aérée, maintenue à une température de 20 à 22 degrés. Lorsqu'on ne peut, comme dans les hôpitaux, affecter une chambre à chaque malade, on veillera à ce que la salle soit parfaitement aérée et jamais encombrée.

Il est nécessaire d'écarter tout ce qui peut provoquer ou aggraver les symptômes nerveux et cardiaques. Par conséquent on évitera au malade le bruit, la lumière vive, les contrariétés, les émotions violentes, les mouvements brusques et les efforts.

**Régime.** — Pendant toute la durée de la période aiguë, on maintiendra la diète avec lait et bouillon exclusivement. Dès l'entrée en convalescence, on modifiera le régime de manière à alimenter plus substantiellement et d'une manière progressive le malade.

La soif est en général vive; on prescrira en abondance des boissons rafraîchissantes, diurétiques et alcalines. Toute boisson alcoolique sera rigoureusement proscrite.

Presque toujours les malades sont constipés, du moins pendant la première période. La liberté du ventre doit être assurée non par des purgatifs, mais au moyen de lavages intestinaux simples, ou huileux, ou glycérinés. Si l'on croit devoir purger le malade, le purgatif sera administré par voie rectale.

**Traitement local du bubon.** — On a essayé de calmer la douleur par les applications émollientes simples ou belladonées et par les applications de glace. Ce dernier moyen semble donner des résultats. En général la douleur du bubon, très vive au début, s'atténue spontanément après 24 ou 48 heures.

Pour contrarier ou arrêter le développement du bubon des tentatives nombreuses ont été faites. Certains ont cru pouvoir arrêter, dans la tumeur, la culture du virus en injectant au centre même du bubon des liquides antiseptiques. Ce traitement a été abandonné par ses auteurs eux-mêmes. L'extirpation totale du bubon a été également préconisée et mise en pratique. Kitasato (1) s'en est fait le défenseur il y a quelques années. L'abandon général de cette pratique douloureuse, qui affaiblissait le malade sans entraver en rien la multiplication du virus dans l'organisme, est la meilleure preuve de son inefficacité.

Nous n'admettons pas davantage l'incision précoce du bubon qui, dans les cas où nous avons vu employer ce procédé, n'a amené aucun résultat heureux et qui ne compte aujourd'hui que de très rares partisans.

Le bubon doit être ouvert seulement lorsque la présence du pus est manifeste, ce qui ne se produit guère avant la convalescence.

**Traitement de la fièvre.** — On a appliqué à la peste, sans aucun succès croyons-nous, tous les médicaments doués de propriétés antithermiques, quinine, antipyrine, salicylate de soude, etc. A notre avis, tous ces médicaments ajoutent leur effet toxique à celui de la toxine pesteuse loin de contrarier celui-ci, et cela au plus grand détriment du malade. Ils doivent être rigoureusement proscrits.

Les applications fraîches ou glacées sur le front, les enveloppements humides sont de quelque utilité. Peut-être pourrait-on tirer quelque avantage des bains froids et, dans des cas exceptionnels, de la saignée, pour atténuer par exemple la céphalalgie violente qui parfois accompagne la fièvre.

**Fonctionnement du cœur.** — Une des indications qui apparaît des plus importantes est de soutenir le cœur, qui faiblit très vite sous l'influence de la toxine pesteuse. Ici encore, malheureusement, les agents dont on pourrait attendre quelque effet, strychnine, digitale, strophantus, se sont généralement montrés d'une inefficacité complète. On peut craindre, d'autre part, que leurs propriétés toxiques ne soient une cause d'aggravation de la maladie.

Choksy a préconisé, il y a quelques années, l'adrénaline administrée dès les premiers jours de la maladie, pour maintenir intactes les fonctions du système cardio-vasculaire. Il semble avoir plus tard laissé de côté cette médication.

**Délire.** — On ne possède aucun moyen de calmer le délire si

(1) Kitasato, Lutte contre la peste au Japon (*Congrès de la Société Américaine de médecine tropicale*, mars 1906).

ce n'est, dans quelques cas, l'administration de la morphine ou de l'hyosciamine. L'emploi de ces médicaments n'est pas sans danger pour le malade et nous ne croyons pas que leur effet définitif soit heureux.

**Dyspnée**. — Les injections de morphine soulagent le malade lorsque la dyspnée est intense. Nous ne pensons pas qu'on doive, sauf exception, user de ce médicament dans les cas qui paraissent présenter des chances de guérir. Lorsqu'il s'agit au contraire de cas dont le pronostic est fatal, comme les cas pneumoniques, c'est faire acte d'humanité que d'employer tous les moyens capables d'atténuer la souffrance du malade.

**Traitement des complications**. — Très nombreuses sont les complications de la peste soit à la période aiguë, soit pendant la convalescence, surtout celles d'ordre chirurgical. Les complications qui sont sous la dépendance de l'intoxication de la cellule nerveuse, aphasie, convulsions, manie, paralysies, etc., et celles d'ordre médical qui atteignent les organes, ictère, urémie, péricardite, pneumonie secondaire, etc., ne sont, en dehors de la sérothérapie, justiciables d'aucun traitement connu. Quant aux complications qui relèvent de la pathologie externe, charbons, nécroses, abcès, éruptions cutanées, inflammations oculaires, buccales, articulaires, elles ne présentent pas d'indications spéciales. Le médecin devra instituer pour chacune le traitement approprié, en tenant compte de l'état général du malade.

**Traitement général par la saignée**. — Le traitement de la peste par la saignée a été inauguré par Galien et a joui à certains moments d'une grande vogue. Les divergences d'opinion à son sujet parmi les médecins du XVII^e^ au XIX^e^ siècle, qui l'ont employée systématiquement, montrent combien ses résultats sont aléatoires. Tandis que, lors de la peste de Londres, au XVII^e^ siècle, Sydenham lui attribue une grande valeur, Hodge et Boghurst, qui l'avaient pratiquée pendant toute la durée de l'épidémie, la condamnent formellement. De même, durant l'épidémie d'Egypte, en 1834, certains médecins lui rapportent des guérisons tandis que la plupart affirment qu'elle est plutôt nuisible.

**Traitement par les purgatifs**. — Les purgatifs ont été aussi employés systématiquement dès le moyen âge, seuls ou combinés à d'autres médications, toniques, stimulants, sudorifiques, etc. Il ne paraît pas que ces traitements aient jamais donné de résultats appréciables.

**Traitement par les antiseptiques à l'intérieur**. — Atkinson et Thompson ont appliqué, en 1901, à Hong-Kong, un traitement par l'acide phénique à l'intérieur. En dépit d'un rapport favorable de Thompson portant sur 143 cas qui ont fourni une mortalité de 36, 4 pour cent, ce traitement a été abandonné à Hong-

Kong même. Il ressort de la critique de Simpson à ce sujet que la faible mortalité enregistrée par Thompson résulterait de circonstances étrangères au traitement.

Il est piquant de constater que l'idée de neutraliser par un produit chimique approprié le poison qui cause la maladie remonte à une époque reculée : Papon (1) rapporte qu'en 1762, en se basant sur une théorie d'après laquelle la peste était due à un ferment alcalin qui décomposait les humeurs, certains médecins pratiquèrent des injections intra-veineuses de petites doses d'antiseptiques qu'ils supposaient capables de neutraliser le ferment.

**Conclusions relatives au traitement de la peste.** — On vient de voir que le médecin ne saurait attendre un grand secours des médications symptomatiques. L'échec de la plupart des médicaments expérimentés est notoire. Il est décevant, d'autre part, de constater la faillite de tous les traitements empiriques conçus et appliqués depuis l'antiquité jusqu'à notre époque.

Il nous reste le sérum. Bien que son efficacité soit limitée, la sérothérapie est, de l'avis de ceux-là même qui doutent de sa grande valeur, la meilleure arme à opposer à la peste. Un des auteurs qui ont approfondi l'étude comparée du traitement de la peste et qui ont manifesté le plus de scepticisme à l'endroit du sérum, Simpson, écrivait en 1905 : « En dépit des résultats décevants du sérum, il faut reconnaître qu'il n'est pas, entre les mains des médecins, de traitement meilleur contre la peste. » Or, depuis cette époque, nombre d'expériences ont donné des résultats très supérieurs à ceux que Simpson avait alors en vue.

Une des meilleures notes en faveur du sérum que nous ayons relevée, c'est que certains médicaments ou procédés vantés ont, d'après leurs auteurs, donné des résultats surtout quand leur emploi a été combiné avec celui du sérum. Choksy, par exemple a retiré de bons effets de l'adrénaline administrée concurremment avec le sérum. Kitasato, de son côté, préconise l'extirpation précoce du bubon à la condition de l'appliquer concurremment avec le sérum. Nous inclinons à attribuer au sérum seul les heureux résultats obtenus par ces traitements combinés et, en ce qui touche le bubon, nous proscrivons son extirpation comme inutile et même, à certains égards, nuisible. Mais, même en admettant que le sérum n'ait pas seul le mérite des succès accusés, il est important de constater que la médication préconisée est inefficace sans lui.

Il y a, parmi les médecins qui ont pratiqué la peste, presque unanimité pour proscrire toute médication active en dehors du sérum et des soins hygiéniques que nous avons spécifiés. Telle est la conclusion de Choksy, un de ceux qui ont été le mieux

(1) Papon, De la peste, 1801.

placés pour juger la question. Choksy, après avoir expérimenté tous les traitements, pendant quinze années, sur plus de 19.000 malades, conclut à l'adoption du sérum de Yersin. Il ajoute qu'il faut éviter :

1° L'alcool, poison cellulaire qui paralyse la phagocytose, ne stimule pas le cœur de la façon souhaitée par le médecin et se montre souvent très nuisible ;

2° Les antithermiques, dont aucun ne saurait écourter même d'une heure la marche de la maladie ;

3° Les antiseptiques à l'intérieur, qui ne peuvent atteindre le microbe et ne donnent aucun résultat ;

4° Les purgatifs énergiques ;

5° Les interventions chirurgicales sur le bubon.

Nous sommes en complet accord avec notre distingué confrère et ami au sujet de la thérapeutique de la peste. Cette thérapeutique, à notre avis, comporte l'administration du sérum de Yersin et les soins hygiéniques. Elle doit être négative en ce qui concerne toute autre médication, abstraction faite des traitements spéciaux que peuvent nécessiter des accidents intercurrents.

## XII

## FOYERS DE PESTE ANCIENS ET ACTUELS, HYPOTHÈSES TOUCHANT LA CONSERVATION DU VIRUS DANS LA NATURE

**Endémicité de la peste.** — Avant l'épidémie de Hong-Kong de 1894, les médecins de la génération actuelle considéraient la peste comme une maladie disparue de l'Europe, mais qui conservait en Orient et en Extrême-Orient un certain nombre de foyers endémiques. Ces foyers, très éloignés les uns des autres, étaient situés dans quelques provinces de Chine, dans les districts de Garhwhal et de Kumaon (Himmalaya), dans certains districts du Kurdistan, de l'Irak-Arabi, de l'Assyr, de l'Égypte et de la Tripolitaine.

Les documents manquent pour s'assurer si ces foyers existent depuis une antiquité reculée. Il semble au contraire que la plupart soient de formation assez récente. Bien que la peste, depuis les temps anciens, ait paru faire élection de domicile dans les pays qui s'étendent de la Méditerranée aux Indes, il est douteux qu'elle y soit née. A maintes reprises elle y est, d'une façon certaine, arrivée de l'Extrême-Orient. Ce fait et bien d'autres nous font penser que l'Extrême-Orient a été, de tout temps, le point de départ de ses incursions et que, si elle a fréquemment laissé sur son passage des foyers endémiques secondaires, ces foyers n'ont pas eu une durée indéfinie. Ils se sont éteints au bout d'un nombre variable d'années; toutefois ils ont pu se rallumer à maintes reprises, grâce à des importations nouvelles. C'est le cas de certains foyers actuels de l'Inde, tels ceux du Kathiwar et du Gugerat, qui ont été en activité à la fin du XVII^e et au commencement du XIX^e siècle. Chaque fois, la peste s'y est installée pendant une vingtaine d'années pour disparaître ensuite complètement. Ces foyers ne se sont rallumés, en 1896 et 1897, qu'à la suite d'une nouvelle importation.

Nous savons, en effet, que là où elle s'installe la peste séjourne un temps plus ou moins long. Tantôt elle disparaît au bout d'une courte période ; plus souvent, un foyer endémique secondaire est créé. Alors, pendant de longues années, la maladie se manifeste à l'état endémo-épidémique, puis elle disparaît totalement jusqu'à une importation nouvelle. Il paraît constant que certains points du globe offrent à la peste un asile plus sûr et un terrain d'évolution mieux approprié. C'est là qu'elle fait de longues haltes, chaque fois que les circonstances favorisent ses incursions traditionnelles à travers le monde. Dans quelques-uns de ces points, surtout ceux situés en région montagneuse comme l'Assyr, l'Irak-Arabi, l'Uganda, le Quang-Si, le Yunnan, le Gahrwhal, elle semble s'éterniser, c'est-à-dire que parfois un siècle ou plus s'écoule sans qu'on soit certain de sa disparition. Dans d'autres foyers, elle séjourne seulement dix à vingt ans avant de s'éteindre. Très rares sont les localités où, après une première épidémie, la maladie disparaît sans retour offensif. Les épidémies de l'Inde du commencement du XIX^e siècle fournissent de nombreux exemples de cette longue persistance de la peste dans la plupart des points où elle a été une fois introduite. Sans remonter aussi loin, on retrouve les mêmes faits à l'époque actuelle. C'est ainsi qu'à Bombay depuis 1896, à Rio-de-Janeiro depuis 1899, pour ne citer que ces deux localités, la peste se maintient à l'état d'endémie. En se basant sur les exemples du passé, on est en droit de prévoir qu'au bout d'une période de quelques années ces deux villes seront entièrement délivrées du fléau.

Il se peut très bien que les foyers endémiques d'Égypte, d'Assyr, de Perse, de l'Uganda et d'autres encore soient du même genre que ceux, tout modernes, de Hong-Kong, Bombay, Rio-de-Janeiro. Leur origine daterait soit des épidémies de la première moitié du XIX^e siècle, soit d'une époque antérieure, mais peu lointaine.

Si la peste séjourne longuement en certaines régions, c'est qu'elle y rencontre sans doute quelques conditions particulières qui lui permettent, sinon de s'éterniser, du moins de se maintenir pendant de très longues périodes à l'état enzootique chez le rat. Les cas humains sporadiques ou épidémiques se succéderaient parmi les habitants de ces contrées d'une façon plus ou moins fréquente depuis une époque qu'on ne peut fixer. Ils cesseraient avec les circonstances qui amèneraient la suppression de l'enzootie.

On ne peut que faire des suppositions en ce qui concerne la raison pour laquelle la peste disparaît d'un territoire, au bout de dix ans par exemple, alors qu'elle demeurera vingt ans ou plus dans une région voisine. Ce que l'on peut affirmer c'est qu'elle doit s'éteindre chez les rats pour disparaître parmi l'espèce humaine.

**Hypothèse d'un foyer primitif en Chine.** — Existe-t-il une région limitée dont on ait quelque raison de penser qu'elle est le berceau de la peste ?

Si l'on considère d'une part que la maladie est connue en Chine depuis une haute antiquité, d'autre part, que les grandes incursions de la peste sur lesquelles on a conservé des documents, comme la peste noire ou la peste de 1896, sont parties de provinces chinoises, on est amené à penser que la source permanente de la maladie est en Chine.

On est confirmé dans cette idée par les conditions de la propagation et de la conservation du virus. Nous savons que, pour se propager, la peste a besoin d'intermédiaires, dont le principal est le rat. Il n'y a endémie que s'il y a enzootie. De même la peste ne se maintient à l'état endémo-épidémique dans une ville, à Bombay par exemple, que grâce à la persistance de la maladie chez le rat à l'état enzoo-épizootique. Ces faits démontrent que la peste est une maladie de certains rongeurs, qui, accidentellement, se propage à l'espèce humaine. A cet égard, la plupart des épidémiologistes partagent aujourd'hui notre manière de voir.

La durée de la conservation de la peste humaine dans un foyer tel que Bombay ou Hong-Kong dépend donc, exclusivement, de sa persistance parmi les rats. Or il ne semble pas que l'enzootie murine puisse durer indéfiniment dans une localité donnée. S'il en était autrement, la maladie, une fois installée dans une ville, n'en devrait jamais disparaître tant que les rats y subsisteraient; or, ce n'est point là ce qu'on observe. Pour des raisons qui échappent jusqu'ici chaque fois que la peste visite une région et s'y établit à l'état enzootique parmi les rats, ceux-ci, au bout d'un certain nombre d'années, en sont délivrés d'une façon définitive. Elle ne peut leur revenir que si elle est à nouveau importée dans la localité. Ce sont là des constatations de faits. Toute l'histoire des incursions de la peste en Orient et en Europe est en harmonie avec cette assertion.

Toutes les recherches concordent à démontrer qu'on ne saurait attribuer la persistance de la peste dans le monde à la conservation du microbe à l'état libre dans le milieu extérieur. Cette persistance paraît être assurée exclusivement par le passage du virus d'un organisme vivant à un autre.

Deux hypothèses se présentent à l'esprit pour expliquer la persistance de la peste dans la nature.

Ou bien la maladie est sans cesse en marche dans le monde. Elle se propage sans interruption d'une localité à une autre, séjourne dans chacune plus ou moins longtemps, suivant les circonstances, puis s'y éteint d'une manière définitive. En ce cas l'enzootie murine serait la condition de la perpétuation de la peste. Il n'existerait pas de foyers endémiques permanents, mais seulement des foyers accidentels dont la durée d'activité serait limitée. Il y aurait ainsi une étroite analogie entre l'endémicité pesteuse et l'endémicité amarile.

Ou bien il existe dans une région déterminée une espèce animale chez laquelle, contrairement à ce qui existe pour le rat, la peste se perpétue indéfiniment dans la nature à l'état enzootique. Nous avons vu que diverses espèces de mammifères peuvent manifester la peste naturelle : le singe, l'écureuil, les kanguroos, le chat, le cobaye, le tarbagane. Les premiers ne présentent cette maladie que d'une façon accidentelle, à la condition de vivre dans un foyer où elle sévit chez les rats et les hommes. Il en est autrement pour l'*Arctomys bobac* ou tarbagane dont nous avons déjà parlé.

Les renseignements recueillis sur la peste des tarbaganes font penser qu'elle se manifeste chez cette espèce indépendamment de l'homme et du rat. Le rat vit au contact de l'homme, en parasite de l'habitation. Donc, rien de surprenant à ce que les puces infectées sur un rat pesteux passent de son corps sur celui de l'homme et réciproquement. Le tarbagane, au contraire, vit isolé des autres espèces animales dans les campagnes. Son genre de nourriture, ses mœurs, son habitat, tout l'éloigne de l'homme aussi bien que du rat. Il ne doit avoir de contact avec eux que très exceptionnellement. On ne peut guère supposer que la peste lui arrive de l'homme ou du rat, cependant on a émis l'hypothèse qu'il pouvait s'infecter en dévorant des cadavres de pestiférés... Il est plus logique d'admettre qu'en certaines régions cette maladie se propage parmi les tarbaganes d'une manière continue, qu'elle est chez eux à l'état enzootique avec des manifestations épizootiques de loin en loin. Cette supposition est en harmonie avec le fait que dans les foyers de Mandchourie et de Solenko, les cas humains succèdent à des épizooties parmi les tarbaganes alors que les rats, comme on l'a noté pour l'épidémie de 1910, sont indemnes de la maladie. Il est à noter que le tarbagane est l'hôte d'une espèce de puce capable de piquer l'homme.

On peut cependant élever des objections à l'hypothèse de la conservation indéfinie du virus pesteux chez l'*Arctomys bobac*. Ces marmottes, nous l'avons dit, s'endorment en automne dans leur terrier et ne sortent de la torpeur hivernale qu'au bout de trois ou quatre mois. Pour que l'enzootie puisse exister il faut que, pendant cette période, le virus se conserve soit dans l'organisme de quelques-uns des individus endormis, soit dans le corps des puces qui les parasitent s'il en existe à ce moment. Cette conservation du virus pendant la durée de l'hibernation semble, à première vue, des plus problématique. Les puces, d'après les expériences de Gauthier et Raybaud, gardent le bacille pesteux dans leur intestin pendant plus d'un mois, mais il est plus que douteux que la persistance de l'infection, chez elles, et la durée même de leur existence égalent la durée du sommeil hivernal des marmottes. Reste la possibilité pour celle-ci de conserver le virus dans leur organisme pendant l'hibernation.

Dujardin-Beaumetz et Mosny ont fait, sur la marmotte des Alpes, des expériences très intéressantes en vue d'élucider cette question (1). Ils ont vu que l'*Arctomys marmotta*, inoculé au début de la période de torpeur, contracte la peste sans présenter de fièvre, ni de réaction au point d'inoculation, ni de bubons. La maladie, dans ces conditions, peut avoir une très longue durée avant de déterminer la mort. Dans un cas, la mort de l'animal est survenue au soixante et unième jour; dans une autre expérience la marmotte a survécu 115 jours à l'inoculation.

Les auteurs expliquent cette évolution anormale de la peste chez l'animal en hibernation, soit par le fait que le virus pullule médiocrement dans l'organisme refroidi aux environs de 8°, soit parce que l'organisme est inerte et sans réaction cellulaire à cette période. L'animal, au contraire, est très sensible à la peste et réagit fortement quand il n'est pas engourdi.

Si, comme il est probable, le tarbagane se comporte au point de vue de la peste pendant l'hibernation comme la marmotte des Alpes, on conçoit que la peste puisse se perpétuer chez cette espèce asiatique.

La conservation de la maladie à l'état enzootique chez une espèce animale, avec possibilité de passer accidentellement à l'homme ainsi que cela se produit lorsque des chasseurs capturent et manipulent des tarbaganes infectés, fournirait une explication satisfaisante de la reviviscence des épidémies humaines.

L'existence d'un foyer enzootique permanent, dans la Chine du

(1) Dujardin Beaumetz et E. Mosny, Evolution de la peste chez la Marmotte pendant l'hibernation (*C. r. de l'Ac. des sc.*, 1912).

Nord, permettrait également de comprendre pourquoi la peste, dans ses incursions à travers l'ancien monde, procède toujours de l'Orient à l'Occident.

Enfin, l'on aperçoit que la prophylaxie générale pourrait recevoir une orientation nouvelle s'il était démontré que l'*Arctomys bobac* est le seul réservoir permanent du virus pesteux. On serait dès lors en droit d'espérer la disparition de la peste de la surface du globe, comme suite à des mesures capables de supprimer l'enzootie pesteuse parmi les Tarbaganes.

La découverte de Yersin et les travaux dont elle a été le point de départ ont permis d'élucider la plupart des problèmes afférents à la pathologie et à l'épidémiologie particulièrement complexe de la peste. Néanmoins, comme on a pu s'en rendre compte, la part d'hypothèse est encore trop grande dans l'histoire de cette maladie et, sur nombre de points importants, comme celui de la conservation du virus, le champ demeure ouvert aux investigations.

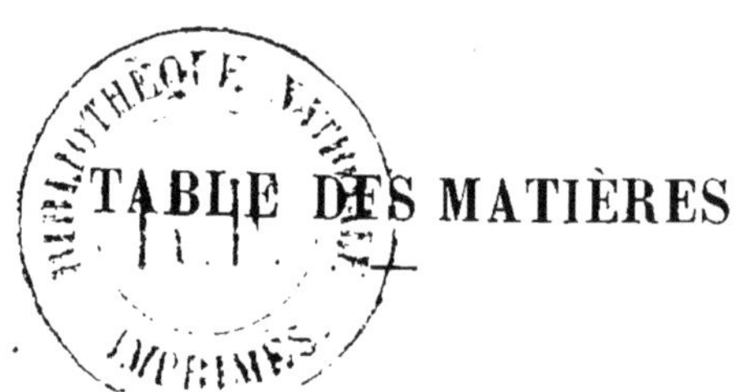

# TABLE DES MATIÈRES

## MALADIES PARASITAIRES

## PESTE

POITIERS. — IMP. G. ROY.

www.ingramcontent.com/pod-product-compliance
Ingram Content Group UK Ltd.
Pitfield, Milton Keynes, MK11 3LW, UK
UKHW022318190726
13856UKWH00001B/71